Spezialitäten und Geheimmittel

Aus den Gebieten der Medizin, Technik
Kosmetik und der Nahrungsmittelindustrie

Ihre Herkunft und Zusammensetzung

Eine Sammlung von Analysen und Gutachten

begründet von

Eduard Hahn und **Dr. J. Holfert**

Siebente, vermehrte und verbesserte Auflage

Bearbeitet von

G. Arends

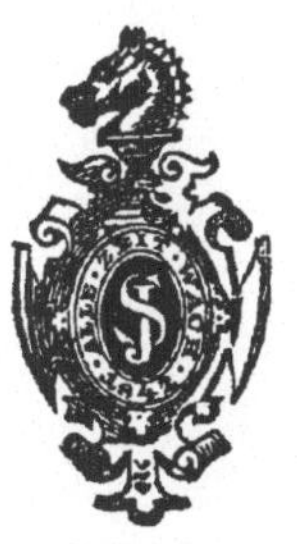

Springer-Verlag
Berlin Heidelberg GmbH
1919

ISBN 978-3-662-42086-7   ISBN 978-3-662-42353-0 (eBook)
DOI 10.1007/978-3-662-42353-0

Vorwort zur siebenten Auflage.

Trotz aller Verfolgung durch gesetzgeberische Maßnahmen und private Unternehmungen geht die Industrie der sogen. Geheimmittel ihren Weg weiter. Während der Kriegszeit ist dieselbe sogar in mancher Beziehung zu einer neuen Blüte gediehen. Daneben hat sich die Herstellung daseinsberechtigter Spezialitäten mit vornehmer Tendenz aber ebenfalls in erhöhtem Maße entwickelt. Es erschien deshalb nicht überflüssig, die Erzeugnisse der Spezialitäten- und Geheimmittelindustrie von neuem nebeneinander zu stellen und ihren Wert auf Grund einwandfreier Untersuchungen und Literaturquellen festzulegen. Alle Gewerbe und viele Industriezweige haben daran nicht geringes Interesse, denn es gibt wohl kein Gewerbe und keinen Industriezweig, in dessen Bereich technische oder andere Spezialitäten und Geheimmittel eine nicht immer nebensächliche Rolle spielen.

Aus diesen Überlegungen heraus ist die vorliegende Neubearbeitung des altbekannten Buches erfolgt und zwar nach neuen Gesichtspunkten, indem immer besonderer Wert darauf gelegt wurde, daß der Suchende möglichst leicht sich orientieren kann und dabei, wenn es überhaupt möglich ist, auch gleich eine Übersicht über die im Handel befindlichen ähnlichen Artikel erhält. So sind die großen Zusammenstellungen der verschiedensten Kosmetika, der Waschmittel neuester Art, der Ungeziefermittel, der Bäder, der Radiumpräparate, der Haarfärbemittel, Konservierungsmittel, der antikonzeptionellen Mittel und der sogen. Malthuspräparate und noch viele andere übersichtliche Reihen entstanden, aus denen der Suchende nicht nur augenblickliche Belehrung finden wird, sondern auch eine gewisse Anregung zum etwaigen Vergleich der eigenen Präparate mit denen anderer Firmen. Soweit es sich um vornehme, daseinsberechtigte Spezialitäten handelt, wird das Buch auf Grund dieser Anordnung also vielleicht in manchen Fällen anregend

und zu technischen Versuchen einladend wirken, wenn es dem
Verfasser natürlich auch fern liegen mußte, den bekannten Spezial-
vorschriftensammlungen irgendwie Konkurrenz machen zu wollen.

Die Übersicht des Ganzen ist in dieser Auflage dadurch
verbessert, daß sämtliche Stichworte in ein einziges Alphabet
eingereiht worden sind, wodurch die nicht immer streng durch-
führbare Einteilung in pharmazeutische, kosmetische, technische
und andere Präparate fortfallen konnte. Es erübrigte sich da-
nach auch ein besonderes Register. Der Suchende braucht das
Buch also nur einmal aufzuschlagen, und ich hoffe, daß er
immer das finden wird, was er gerade braucht, in manchen
Fällen vielleicht auch noch ein wenig mehr.

Chemnitz,
im Oktober 1919.

Georg Arends.

Aachener Gichtpillen der Firma „Aachener Quellprodukte, G. m. b. H." in Aachen zeigen nicht die Zusammensetzung, die sie nach den Prospekten haben sollen (Mannich und Schwedes), sondern enthalten Salze, die aus dem Aachener Sebastiansprudel gewonnen werden.

Aachener Thermensalbe soll bestehen aus Kali jodati 15,o, Kal. bromati 7,5, Calc. sulfurati 36,o, Sapon. viridis 120,o, Ol. Lavandulae 1,o.

Abbé Laurets Heilmethode gegen Fallsucht, Veitstanz, Neurasthenie usw. wird in den Zeitungen „aus Nächstenliebe" angeboten. „Man schreibe an Abbé Lauret, Kapuzinerstraße 8, Luxemburg (Großherzogtum)." Wer sich an diese Adresse wendet, erhält von einem Drogisten Schaack aus Luxemburg einen Prospekt: „Die Heilmethode des Pfarrers Lauret", welcher neben einer nichtssagenden Beschreibung der einzelnen Krankheiten nur eine Anpreisung zweier teurer Medikamente enthält.

Abendtee, Berneckers, besteht aus geschnittenen Sennaschoten.

Abetol-Pillen gegen Rheumatismus usw. enthalten je 0,075g Natriumsalicylat. (Mannich-Schirmer.)

Abführtabletten für Kinder von Natterer enthalten Sennesblätter, Weinstein und einige Geschmacksverbesserer. Fabrikant: Wilh. Natterer in München.

Abolene oder **Aboline** ist ein der weißen Vaseline entsprechendes Präparat.

Abolene Oil oder **Liquide Abolene** ist flüssiges Paraffin.

Abolitionstropfen von Abin Esra Magenkrampftropfen, bestehen aus 15,o Augsburger Lebenselixir, 7,o Pomeranzentinktur, 7,o saurer aromatischer Tinktur und 30 Tropfen Opiumtinktur. (Quenzel.)

Abortin ist ein nach Art des Tuberkulins hergestelltes Präparat zur Verhütung des seuchenhaften Verkalbens.

Abortoform ist ein Impfstoff gegen das seuchenhafte Verwerfen der Rinder.

Absorbine, ein Einreibungsmittel für Pferde, stellt eine leichtbewegliche, trübe, grüne, scharfriechende Flüssigkeit dar, die Menthol, Sassafrasöl und Aceton enthält. (Pharm. Ztg.)

Acerol, zur Vorbeugung gegen Maul- und Klauenseuche bestimmt, enthält Amylverbindungen und Formaldehyd.

Acetan, eine 86prozentige Ameisensäure, wird als Ersatz für konz. Essigsäure und als Konservierungsmittel in den Handel gebracht. — Das österreichische Ministerium des Innern warnt vor der Verwendung dieses Produktes. (Österr. Sanitätsw.)

Acethylith wird Calciumkarbid genannt, welches durch einen Zuckerüberzug vor äußeren Einwirkungen geschützt ist.

Acetine, zur Vertreibung der Hühneraugen, ist Essigsäure, schwach mit Fuchsin oder Karmin gefärbt.

Acetocaustin ist eine wasserhelle, sauer riechende und schmeckende Flüssigkeit, die keine giftigen Bestandteile enthalten soll. Es dient zum Zerstören von Warzen, Hühneraugen usw. Hersteller: Chem. Fabr. L. C. M a r q u a r t , Beuel-Bonn.

Acetoform ist eine komplexe Aluminiumverbindung, welche aus essigsaurer Tonerde und Zitronensäure in Verbindung mit Hexamethylentetramin besteht, in Pulver-, Tabletten- und Salbenform. Fabrikant: K a l l e & Co. A.-G. in Biebrich.

Acetogen, Nährsalz zur Essigfabrikation besteht aus 15 T. Calciumphosphat, 4 T. Dinatriumphosphat und 40 T. Ammoniumphosphat nebst kleinen Mengen Magnesiumphosphat und Kieselsäure als Verunreinigungen. (B. F i s c h e r.)

Acetollack ist eine Lösung von Acetylzellulose in Aceton und Essigaether.

Acetonal-Hämorrhoidalzäpfchen enthalten 10% Acetonchloroformsalicylsäureester und 2% Alsol (Aluminium acetico-tartaric.) in reiner Kakaobutter. Hersteller: A t h e n s t e d t & R e d e k e r in Hemelingen bei Bremen. (Allg. Med. Zentr.-Ztg.)

Acetozon ist Benzoylacetyl-peroxyd; es wird in 1 prozentiger Lösung als Präservativ gegen Infektion verwendet.

Acetozon-Inhalant besteht aus $1^0/_0$ Acetozon, $0,5^0/_0$ Chloreton, flüssigem Paraffin und einem Farbstoff. Fabrikant: P a r k e , D a v i s & Co. in Detroit (Michigan).

Acetylin ist die der Chemischen Fabrik v o n H e y d e n in Radebeul-Dresden geschützte Bezeichnung für ihre Acetylsalizylsäuretabletten.

Acetylsalicylsaures Hexamethylentetramin ist eine chemisch einheitliche Verbindung aus Hexamethylentetramin und Acetylsalicylsäure. Darsteller: Chem. Fabrik Dr. Leo E g g e r & J. E g g e r in Budapest.

Ackermanns Freßpulver von Hummel in Koburg enthält: 25°/₀ Viehsalz, 25°/₀ phosphorsauren Futterkalk, 20% Spießglanz und verschiedene Pflanzenpulver.

Ackermanns Lungenheilmittel von Oberpostassistent a. D. A c k e r - m a n n in Freiburg i. B. bestehen aus einer Tinktur zum Ein- nehmen, einer zum Einreiben, einer Flasche Met und verschiedenen Teesorten. Diesen kommt bei wirklichen Lungenleiden irgend ein Heilwert nicht zu. (Ortsgesundheitsr. Karlsr.)

Actina-Puder, als Kosmetikum und als Wundpulver empfohlen, besteht im wesentlichen aus Talkum und Borsäure. (Pharm. Ztg.)

Adamynintabletten enthalten nach den Literaturangaben Herba Trifol. fibr., Herba Taraxaci, Herba Absinthii, Herba Millefol., Herba Menth. pip., Herba Marrub. albi, Herba Centaur. minor., Herba Polygal. amar., Radix Gentian. und Cort. Frangul., in grob zerkleinertem Zustande. Die Tabletten dienen zur Bereitung von Aufgüssen, die bei Erkrankungen der Gallenwege genommen werden sollen.

Addyol aus der Fabrik pharmazeutischer Präparate E. S c h u l t e , Düsseldorf bei Verbrennungen aller Art empfohlen, besteht nach M a n n i c h und L e e m h u i s aus einer 1prozentigen wässerigen Pikrinsäurelösung.

Ade, eine schmerzstillende Zahnpaste, besteht aus einem mit Baum- wolle durchsetzten Gemisch aus Nelkenöl, Paraffin und Harz.

Adela (extra stark) ein Mittel gegen Ausschläge u. dgl. von Max L u s t i g in Berlin, ist eine mit Wintergrünöl versetzte, alkoholisch- wässerige Lösung von Salizylsäure und Borsäure. (G r i e b e l.)

Aderradium, ein Wunderheilmittel des Gärtners G ö s s e l , ist lediglich reines Quellwasser ohne jede besondere Heilkraft. (Korr.- Bl. f. ärztl. K.-V.)

Dr. Aders Menstruationstropfen, angeblich ein Kräuterdestillat, sind ein sehr dünner, alkoholarmer Auszug aus Vegetabilien, der vorwiegend nach Nelken und Zimt riecht. (Pharm. Ztg.)

Adesa, ein Metallputzmittel, besteht im wesentlichen aus Soda mit wenig Pottasche.

Adhaesol Dreuw wird eine klebende lanolinhaltige Salbengrund- lage genannt, die eine Salbenverwendung ohne Verband ermög- licht. Es kommt in drei Formen, weich, mittelweich und sehr hart in den Handel. Es können dem Präparat beliebige Medikamente beigemischt werden. Hersteller: Kaiser Friedrich-Apotheke, Berlin NW.

Adhäsit, gegen das Abrutschen von Klemmern, Brillen und Ein- gläsern empfohlen, ist eine nach Benzoltinktur riechende, klebrige Flüssigkeit.

Adigan ist ein Digitalisextrakt, das durch Ausfällung mit Cholesterin seines Gehaltes an Digitonin und den saponinartigen Substanzen beraubt worden ist. Hersteller: G. R i c h t e r in Budapest. (D. Med. Wochenschr.)

Adinawasser ist eine Lösung von 1,33 g Pottasche in 100,o Wasser. (Pharm. Ztg.)

Adjuvan ist eine abwaschbare Quecksibersalbe.

Adlerfluid (Linimentum antihämorrhoidale Adler) soll aus Hamamelis- und Hydrastisfluidextrakt, Benzoe- und Belladonna-tinktur, sowie Karbolöl bestehen. Das Adlerfluid einer Apotheke in Frankfurt a. M. besteht aus einer Lösung von Seife, Kampfer und Ammoniak in $50^0/_0$ Weingeist, sowie Essigäther, Senf-, Terpentin-, Wacholder- und anderen ätherischen Ölen. (Aufrecht.)

Adlerkleie von R i c h t e r - Kötitz i. S. besteht aus Weizen-, Gerste- und Haferabfall mit etwas Erdnußmehl, Wacholder und Sand. (Unters.-Amt Pommritz.)

Adolan, eine Einreibung der Firma Dr. A. W e i t e m e y e r in Erfurt (Concordia medica), besteht nach C. M a n n i c h und K r o l l aus einer hauptsächlich Mineralfette (Vaselin) enthaltenden Grundlage, der die angegebenen Bestandteile Salizylsäure, Methyl-salicylat, Kampfer, Menthol, Chloroform, Eukalyptusöl und Terpentin beigemischt sind. (Apothekerzeitung.)

Adorin ist ein festes Formalin enthaltendes Fußstreupulver der chemischen Fabrik auf Akt. vorm. E. S c h e r i n g in Berlin.

Adrenalin-Inhalant besteht aus einer Lösung von Adrenalinhydro-chlorid in einem aromatisierten neutralen Öl (1:1000), versetzt mit $3^0/_0$ Chloreton. Fabrikant: P a r k e , D a v i s & Co. in London E. C.

Adsella ist alkoholfreie Champagnermilch. Anwendung: als Nähr- und Erfrischungsgetränk. Fabrikant: A d s e l l a - V e r t r i e b g e s e l l - s c h a f t Berlin G. m. b. H. in Berlin O. 27.

Adurol, ein Bromsubstitutionsprodukt des Hydrochinons, wird als photographischer Entwickler verwendet.

Aeroform von H o e c k e r t & M i c h a l o w s k y , ist ein Ersatz für Formamint.

Aeroplast wird ein Zinkkautschukpflaster mit Luftkanälen genannt.

Afenil, eine Verbindung von Calciumchlorid mit Harnstoff, wird zu intravenösen Einspritzungen bei Heuschnupfen, Asthma und anderen Krankheiten der Luftwege angewendet.

Aflenzer Brustkräutertee ist eine Mischung aus isländischem Moos und anderen Hustenkräutern.

Afridolseife enthält 4% Oxymercuri-o-toluylsaures Natrium, eine chemische Verbindung, die etwa 50% Quecksilber in nicht ionisierbarer Form an Kohlenstoff gebunden enthält. Hersteller: Farbenfabr. Friedr. B a y e r & Co., Elberfeld.

Afrikanischer Balsam, eine Einreibung, enthält Ammoniak, Kampfer, vergällten Branntwein, Mineralöl, Wasser, einen Auszug von spanischem Pfeffer usw.

Afrikanischer Tee (Herba Cyclopiae) wird von den Herrnhuter Missionaren aus den Kapgegenden eingeführt. Derselbe ist ein Ersatz für Kaffee oder Tee.

Agarase werden Tabletten genannt, die Agar-Agar und bulgarisches Laktoferment enthalten. Hersteller: F. Uhlmann - Eyraud, Genf.

Agar sterilisat. ist ein 2,5 prozentiger Wasseragar. Hersteller: E. Merck, Darmstadt.

Agarulin ist eine Agar-Agar-Zubereitung, die Rhamnus Purshiana-Extrakt enthält, und dient als Abführmittel. Darsteller: Aktiengesellschaft vormals B. Siegfried in Zofingen.

Agasol ist gereinigtes, klarlösliches Agar-Agar für Nährböden. Hersteller: Chem. Fabrik Helfenberg A.-G: vorm. E. Dieterich in Helfenberg i. Sa.

Agfa nennt die Aktien-Gesellschaft für Anilinfabrikation in Berlin ihre photographischen Präparate, wie Platten, Entwickler, Verstärker usw.

Ago A, ein Lederklebmittel, ist eine Lösung von Zelloidin und Azeton.

Ago B ist reines Azeton.

Agobilin, ein Mittel gegen Gallensteine, enthält als wirksame Bestandteile Cholsäure und Salizylsäure an Strontium gebunden und eine geringe Menge Phenolphthaleindiacetat. Hersteller: Gehe & Co., Dresden-N.

Agonoplasmin siehe Malthuspräparate.

Agomensin werden Tabletten genannt, die 0,2 g aus dem Corpus luteum gewonnene, antagonistisch wirkende, hormonartige Stoffe enthalten. Sie werden bei Amenorrhöe, Ausfallerscheinungen usw. angewendet. Darsteller: Gesellschaft für chemische Industrie in Basel.

Agraria siehe Milbentod.

Agrimonia-Tee ist das zerkleinerte Kraut des Odermennig (Unters. Amt Dresden).

Agrippin-Auxiletten werden die von der Chemischen Fabrik „Auxil" m. b. H. in Mainz in den Handel gebrachten „Agrippin-Comprillen" genannt, welche Para-acetphenetidin, Coffein, Aspirin Bayer, Kal. jodat. enthalten.

Agucarin ist ein Synonym für Saccharin.

Ague-Cure von Ayer aus Nordamerika stellt 200,0 einer dunkelroten Flüssigkeit von Sirupkonsistenz mit einem geringen weißen Bodensatz von sehr bitterem Geschmack und dem Geruch nach Wintergreenöl dar. Sie besteht aus einem weingeistigen Auszuge der Chinarinde mit einem nachherigen Zusatz von etwa 1,o Chinoidin und ebensoviel schwefelsaurem Cinchonin, mit Hilfe von Schwefelsäure gelöst. Der weiße Bodensatz ist schwefelsaurer Kalk. Die Mixtur ist mit Zucker versüßt und mit Wintergreenessenz parfümiert. (O. L. Churchill.)

Ague-Cure von Jayne ist eine nach Rhabarber, Löwenzahn und Melasse riechende und schmeckende Mixtur im Gewicht von 250,o, welche Chininsulfat und Spuren anderer Chinaalkaloide enthält. (O. L. Churchill.)

Ague-Mixture von Christie stellt 255,o eines sehr dunkeln Sirups dar, zum vierten Teil aus Bodensatz bestehend, von sehr bitterem und pfefferartigem Geschmack und dem Geruch nach gewöhnlicher Melasse. Der Bodensatz ist gepulverter spanischer Pfeffer mit einer geringen Menge einer harzartigen Substanz. Die Lösung besteht aus Chinatinktur mit schwefelsaurem Cinchonin und Melasse. (O. L. Churchill.)

Aguine wird ein amerikanisches Wollfett genannt.

Aguma ist ein aus Sojabohnen hergestelltes Nährmittel. Hersteller: Agumawerke F. Thoerl & Co., Harburg a. E.

Aguman, ein Nährmittel für Diabetiker, Nierenkranke, Gichtiker usw., soll aus Sojabohnen hergestellt sein und ca. $50^0/_0$ Eiweiß und $2{,}3^0/_0$ Lecithin enthalten.

Ahns Freßpulver besteht aus phosphorsaurem Kalk, Glaubersalz, Kochsalz, Bockshornkleesamen, Wacholderbeeren, Süßholz und Fenchelrückständen. (Unters.-Amt Speyer.)

Aizaniton ist eingedickter Traubensaft ohne fremde Zusätze. (Pharm. Ztg.)

Akarin, Mittel gegen Akarusräude, Ekzem usw., besteht aus einer Auflösung von Kreolin in Alkohol. (Pharm. Ztg.)

Akazien-Gesichtscreme besteht aus Kaliseife, Borsäure, Bismutum subnitric., Odorans. (Unters.-Amt Budapest.)

Akremninseife, die zum Waschen der Hände usw. von Bleiarbeitern empfohlen wird, wei sie jede Spur noch anhaftenden Bleies durch Dunkelfärbung anzeigt, soll Schwefelwasserstoff beim Waschen entwickeln, enthält also wahrscheinlich ein Alkalipolysulfid (Kal. oder Natr. sulfurat.). Fabrikant: Dr. C. Zeihe in Freiburg i. B.

Ala-Haarfarbe besteht aus drei Flaschen mit Auflösungen von 1 Teil Silbernitrat, 2 T. Pyrogallol und 3 T. Thiosulfat. (Röhrig.)

Alabaster-Busencreme enthält Perubalsam, Gaultheriaöl, Paraffinsalbe, Wachs und Fett.

Alantolessenz von G. Marpmann in Leipzig enthält Alantol und Alantsäure. Das Mittel wird gegen Phthisis und bei akuten Katarrhen zu 15 bis 20 Tropfen gebraucht.

Alantol-Lebertran mit Kalk von G. Marpmann in Leipzig. Einer Mischung halb verdauter oder peptonisierter Fette wird eine bestimmte Menge phosphorsaurer Kalk und taurocholsaure Salze zugesetzt und diesem Präparat noch eine Lösung von Alantol und Alantsäure (3:100) hinzugemischt.

Alarm, ein Ungezieferseifenstift, besteht aus überfetteter Seife, die Ungeziefermittel enthält.

Albadermin gegen Sonnenbrand und Sommersprossen besteht aus zwei Lösungen; I ist eine Auflösung von 7,5 Jodkalium und 0,35 Jod in 12,5 Glyzerin und 120,0 Rosenblumenblätteraufguß. II ist eine Lösung von 15,0 unterschwefligsaurem Natrium in 500,0 Rosenwasser.

Albanin, ein Silberwäscheglanz, ist nach Hupka eine Mischung aus Talkum, Dextrin und vielleicht etwas Borax.

Albersdorfer Heilverein. Die als „Lebendige Kraft" angekündigten Tabletten enthalten neben Milchzucker Spuren von Eisen, Calcium, Magnesium, Kalcium, Natrium, Phosphorsäure in einer fettartigen Substanz. (Mannich u. Leemhuis.)

Albertol. med., ein künstliches Harzprodukt, soll als Ersatz für Mastix zur Herstellung von Verbandfixierlösungen dienen. Hersteller: Dr. Kurt Albert, Biebrich a. Rh.

Alberts Remedy soll nach Lorenzen bestehen aus: 7,5 g Tinctura Colchici, 7,5 g Tinctura Opii simplex, 10 g Kalium jodatum, 20 g Aqua destillata, 10 g Spiritus und etwas Tinctura Sacchari. Nach Weller: $29,47^0/_0$ Opium-Alkaloide und Colchicin enthaltendes Extrakt, $7,86^0/_0$ Kaliumjodid, $14,64^0/_0$ Kaliumazetat und 10,29 Gew.-Proz. Alkohol.

Albespeyre's Taffet siehe Papier épipastique.

Albin-Zahnpasta, siehe unter Hydrozon.

Albit, ein Kesselsteinmittel, enthält $38,9^0/_0$ Soda, $4^0/_0$ Ätznatron, $1,52^0/_0$ Kochsalz, $20,46^0/_0$ Wasserglas, $35,12^0/_0$ Wasser. Es ist ein Gemisch von Soda, Natron und Wasserglas, verunreinigt durch Kochsalz.

Albocarbon ist Naphthalin.

Albo-Carnit siehe Carnit.

Albrechtsche Pillen gegen Magenleiden enthalten Bismut subnitr. mit Süßholzextrakt nebst geringen Mengen nicht näher bestimmbarer harziger Stoffe. (Pharm. Ztg.)

Albertol-Tabletten, als Ersatz für das bekannte Alberts Remedy gegen Gicht und Rheumatismus von der Alberts Remedy Co. in Hamburg empfohlen, sollen die wirksamen Bestandteile von Colchic. autumnale, Kalisalze, Pflanzenextrakte, Milchzucker und Süßholz enthalten.

Albukola, Kräftigungsmittel für Frauen von Rita Nelson in Berlin, enthält Marantastärke, zuckerhaltiges Eisenkarbonat, Calciumphosphat, Sennesblätterpulver, Eiweiß und Lezithin. Nach einer späteren Analyse bestand das Mittel aus leicht gelb gefärbtem Casein, das mit etwas Natriumbicarbonat versetzt und mit Vanillin aromatisiert war. (Griebel.)

Albumina. Unter diesem Namen wurde von einer Stuttgarter Konservensalzfabrik ein Pulver in den Handel gebracht, das aus einer billigen Gummisorte (entweder Senegal- oder Ebariegummi), untermischt mit Borax. bestand. Von einem Eiweißgehalt war keine Spur nachzuweisen. (Untersuchungsamt Ulm.)

Albyl besteht aus 54% Acetylsalicylsäure, 29% Natriumsalicylat, 16 bis 17% Caseinnatrium und Spuren freier Salizylsäure. (Madsen.)

Alcho nennt A. Gawalowski ein von ihm dargestelltes Aluminiumkarbonat, welches zu medizinischen und technischen Zwecken Verwendung finden soll. Es ist ein weißes, geschmackloses Pulver mit $40-45^0/_0$ Aluminium.

Allcock's Pflaster siehe Pflaster.

Alcola heißt ein Mittel gegen Trunksucht, das Margarete Anderson aus New-York in den Handel bringt. Das Mittel besteht aus gelben, braunen und roten Tabletten; die letzteren enthalten Brechweinstein. (Mörner.) Siehe auch Alkola.

Alcool de Menthe von Riqulès, ist eine Lösung von 3,5 englischem Pfefferminzöl in 80,0 Weingeist. (Hager.)

Aldogène besteht aus 2 Teilen Chlorkalk und 1 T. Paraformaldehyd in getrennten Gefäßen. Bei Bedarf werden die Bestandteile mit 3 T. Wasser angerührt, wobei sich das Gemisch auf 108^0 erhitzt. Zur Raumdesinfektion. (Pharm. Ztg.)

Aletris Cordia ist ein viel gebrauchtes amerikanisches Geheimmittel. Ein Ersatzmittel bietet nach Raubenheimer folgendes Präparat: Rad. Aletridis farinosae 60,0, Fol. Gaultheriae proc. 60,0, Herb. Nepetae Catariae 30,0, Cort. Viburni Opuli 30,0, Rad. Caulophylli Thalictroid. 15,0, Cort. Cinnamoni Zeylanici 7,5, Cort. Aurantii amar. 3,75, Fruct. Carvi 1,875, Sacch. albi 300,0, Spiritus 94 Vol.-Proz. 312 ccm, Aquae q. s. ad 1000 ccm. Die mittelfein gepulverten Drogen werden in üblicher Weise mit einem Gemisch von 312 ccm Spiritus und 312 ccm Wasser, sowie zuletzt mit Wasser allein perkoliert, bis 800 ccm Perkolat erhalten sind. In diesem wird der Zucker aufgelöst und genügend Wasser hinzugefügt, so daß 1000 ccm erreicht werden. Zuletzt wird filtriert.

Alexine, gegen die verschiedensten Krankheiten empfohlen, soll aus reiner Phosphorsäure, doppeltphosphorsaurem Mangan und doppeltphosphorsaurem Eisen bestehen. (Nachr. f. Zollst.)

Alexipon ist Acetylsalicylsäureester mit einer Beimischung von Ol. Pini Sibirici. Hersteller: Gideon R i c h t e r in Budapest. (Z i m m e r & Co.)

Alfa-Einreibung gegen Krätze usw. ist eine Salbe aus Teer, Kreide, Schwefel, Seife, Stärke und Vaseline (Leipz. U. A.).

Alfa-Einreibung von Apotheker Hans G e r l a c h , Gr.-Znander in Westpreußen, gegen Kuhflechte und Krätze, ist eine braunschwarze, zähflüssige, nach Holzteer riechende Salbe, enthaltend Vaselin, Holzteer, Stärke, kohlensauren Kalk, Schwefel und Seife. (R ö h r i g.)

Alfin wird ein Blütenmundwasser von angeblich antiseptischer und erfrischender Wirkung genannt.

Algin ist eine durch 24 stündige Mazeration von Laminaria mit Sodalösung erhaltene schleimige Lösung.

Alginose enthält die wirksamen Bestandteile einiger Meeresalgen und wird als Kräftigungsmittel statt Lebertranpräparaten gebraucht.

Algontine, Mund- und Zahnwasser, besteht aus einer wässerigen Lösung von Kalisalpeter, mit Pfefferminzöl, Myrrhentinktur und Zimttinktur aromatisiert. Unter dem gleichen Namen soll ein Gemisch von Karbolsäure und Chloroform als Zahnschmerzmitte gebraucht werden.

Algorol, gegen Frostschäden, besteht aus einer stark alkoholischen Lösung von 2,05% Kampfer, 3,24% Jodkalium, 0,474% Hydrarg. chlorat. (R ö h r i g.)

Aliment complet Adrian von Apotheker Adrian in Paris ist ein als Nährmittel empfohlenes trockenes Gemisch von gebratenem Fleisch, geröstetem Brot, Milchzucker, Gemüsen und Malz.

Aliment Remy besteht aus 7,65% Wasser, 4,59% Mineralbestandteilen 2,18% Fett, 31,33% Rohprotein (Eiweiß), 54,25% Kohlehydraten und Rohfasern. Es ist ein fester Rückstand von der Herstellung fetter Öle und nur als Viehfutter verwendbar. (Nachr. f. Zollst.)

Alkaliton, ein Antiseptikum gegen übermäßige Schweißbildung von F. G r a b o w in Berlin, besteht im wesentlichen aus einer hellviolett gefärbten und parfümierten, mit Essigäther, Essigsäure und Formalin versetzten, etwa 0,8 prozentigen Salizylsäurelösung. (Pharm. Ztg.)

Al-ka-Lon der London Proprietary Company, ein Heilmittel gegen Gicht, Rheumatismus usw. sind Pastillen, die außer Talkum als Grundsubstanz etwa 10% Jodkalium, ein ätherisches Öl und Pflanzenextraktstoff enthalten. (R ö h r i g.)

Alkarson, ein Nervenstärkungsmittel, enthält 3 mg Solarson und 0,5 mg Strychninnitrat.

Alkathymol Parke ist ein Antiseptikum für Mund- und Gurgelwässer, welches Borax, Menthol, Thymol, Eukalyptol, Natriumbikarbonat, -chlorid, -phosphat und -sulfat enthält.

Alkofri ist ein alkoholfreier Obstwein der Obstweinkelterei von Max Dönitz in Kl.-Zschachwitz bei Dresden.

Alkoholbimsteinseife nach Professor von Mikulicz ist eine Vereinigung von Bimsstein mit festem Seifenspiritus und soll sich sehr gut zur Desinfektion der Haut und Hände eignen.

Alkola-Tabletten, von Margareta Anderson in New-York gegen Trunksucht empfohlen, enthalten neben Enzian und anderen Bitterstoffen Brechweinstein und Strychnin (!). Das Stadtpolizeiamt Stuttgart warnte im November 1910 davor, desgleichen der Preußische Kultusminister durch Erlaß vom 16. Januar 1912.

Alkola-Tabletten „Lasley" enthalten Kal. brom. 20,0, Natr. bicarb 20,0, Sacch. lact. 180,0 in Tabletten à 5 g. (Pharm. Ztg.)

Dr. Allendorffs Wildunger Tee, hergestellt in der Löwen-Apotheke Bad Wildungen, besteht aus Bohnenschalen 72, Maisnarben 6, Zinnkraut 4, Birkenblättern 5,4, Bärentrauben 5, Buccoblättern 2,5, Pfefferminzblättern 1, Süßholzwurzel 2,5 und Anis 1,6.

Allocain, ein Lokalanästhetikum, besteht aus Novocain, Alypin, Suprarenin und Thymol. (Zimmer & Co.)

Allotropin ein Urotropinersatz, ist eine Verbindung des Hexamethylentetramins mit der Orthophosphorsäure, Hexamethylentetraminphosphat $(CH_2)_6 N_4 . PO_4 H_3$, mit einem Überschuß von freiem Hexamethylentetramin und dient als Blasen- und Nierenantiseptikum. Fabrikant: Friedrich & Müller in Köln.

Allradium werden verschiedene Radiumpräparate wie Schlamm-Kompressen etc. genannt.

Alopecie-Haarwasser ist eine mit Benzoetinktur parfümierte Auflösung von 8% Zuckerkouleur und Spuren eines Chininsalzes in Wasser.

Alpenblütencreme enthält u. a. Bismut. subnitr. und Hydr. praecip. alb. (Gehes Codex.)

Alpenhonig, Schweizer, von Dr. Eschmann enthält in Prozenten: Feuchtigkeit 22, Honig 15, Malzextrakt 10, fremde Kohlehydrate 62; die letzteren bestehen aus Zucker, Dextrin und Stärke und sind jedenfalls gewonnen worden durch Einwirkung von Malzauszug auf Stärkekleister. (Amthor.)

Alpenkräuter von Dr. Schröder sind eine Mischung von Herb. Galeopsid. grandifl., Herba Thymi montan., Rad. Liquiritiae glabrae und Folia Sennae Alexandr. mit unbedeutenden Zusätzen.

Alpenkräuter-Eisen-Bitter von Apoth. Dennler in Interlaken besteht aus 3,5 Aloe, 0,42 Eisenvitriol, 350,0 verdünntem Weingeist und einigen Tropfen Anisöl. (Wittstein.) — Rhabarber,

Bitterstoffe, aber keine Aloe, Eisenzitrat mit 0,314 FeO in spirituöser Lösung. (Schwarzenbach.)

Alpenkräuter-Gesundheits-Likör Rudolf Bohls, besteht in 350,o Liqueur mit den Auszügen aus Fruct. Anisi. stell., Cort. Cinnamom., Cort. Frangulae, Herb. Centaurii, Rad. Cichorii, Rad. Gentian. nebst wenig Aloe. Preis M. 4,10. (Hager.)

Alpenkräuter-Magenbitter von Hauber ist ein brauner Likör von bitterem, geistigem, schwach aromatischem Geschmack, in 100 T. enthaltend: 0,5 Anisöl und Nelkenöl, 1,5 Aloe, 40,o Alkohol und 58,o Wasser. (Wittstein.)

Alpenkräuterseife, eine gestempelte transparente Seife von gelbgrüner Farbe, enthält Kokosöl, Talg, Natronlauge, Zuckerlösung, Glyzerin und Spiritus, ist mit Urangrün gefärbt und mit Bergamottöl, Pfefferminzöl, Anisöl und Lavendelöl parfümiert.

Alpenkräutertee enthielt vorwiegend Sandelholz, Huflattichblätter und Knöterichstengel, neben geringeren Mengen Ringelblumen, Kakaoschalen, Blüten der Schafgarbe und vereinzelten Lavendelblüten, Fenchelfrüchten, Ritterspornblüten (Beythien und Hempel.)

Alpenkräutertee von Dr. Schröder ist ein Gemisch aus Herb. Galeopsid., Herb. Thymi, Herb. Hederae, Fol. Sennae und Rad. Liquiritiae.

Alpenkräutertee von Dr. Schwarze besteht aus 40 T. Huflattigblättern, 20 T. Eibischwurzel, 8 T. spanischem Süßholz, 8 T. Sassafras, 4 T. Bittersüß, 4 T. Pfefferminze, 4 T. Rosenblättern, 4 T. Schafgarbenblüten, 4 T. kleinen Sennesblättern, 2 T. Ringelblumenblüten, 1 T. Kornblumenblüten, 1 T. Feldrittersspornblüten. (Böhmer.)

Alpenkräutertee Dr. E. Webers, bereitet nach Vorschrift des Hof- und Medizinalrats Dr. Schwarze in Dresden von Adolph Weber in Radebeul-Dresden, enthält 1 T. Flor. Acaciae, 5 T. Fol. Althaeae, 20 T. Fol. Sennae, 10 T. Fol. Farfar., 5 T. Fol. Millefollii, 10 T. Herb. Asperulae, 2 T. Flor. Calendul., 10 T. Rad. Althaeae, 5 T. Rad. Liquirit. russ., 5 T. Sassafras, 5 T. Lign. Guajaci und 1 T. Flor. Rhoeados.

Alpenkräutertrank des Zahnarkanisten Nikolaus Backé in Stuttgart ist eine filtrierte Tinktur aus 1,25 Aloe, 0,75 Rhabarber, 0,75 Enzian, 0,5 Nelken und 50,o Weingeist von 0,917 spez. Gew. (Wittstein.)

Alpentee von Rohmann in Berlin ist eine Mischung aus Isländischem Moos, Sennesblättern, Walnußblättern, Schafgarbe, Sassafras- und Sandelholz, Faulbaumrinde, Johannisbrot, Fenchel, Coriander, Süßholz, Lavendel- und Holunderblüten. (Bischoff.)

Alpentee, Schweizer von Feldmann in Berlin enthält Isländisches Moos, Sennesblätter, Walnußblätter, Scharfgarbe, Sassafras-

und Sandelholz, Faulbaumrinde, Johannisbrot, Fenchel, Coriander, Süßholz, Lavendel- und Holunderblüten. (Bischoff.)

Alpentee, Schweizer von Manthe in Berlin enthält Sennesblätter, Huflattig, Isländisches Moos, Süßholz, Anis. (Bischoff.)

Alpentee, Schweizer von Otto in Berlin besteht aus Huflattig, Sennesblättern, Isländischem Moos, Althee, Süßholz und Anis. (Bischoff.)

Alpestre, Alpenpflanzen zur Selbstbereitung von echtem Chartreuse, ist nach Zeitschrift für Spir.-Ind. ein Gemisch von 8 bis 9,0 Koriander und 1,0 Angelikasamen mit Spuren von Zimt, Wermut und Pfefferminze für gelben und von 6,0 Koriander, sowie 6,0 eines Gemenges von Angelikasamen, Ysop, Wermut, Minze und Zimt für grünen Chartreuse.

Alpha-Kakes sind eine Eiweiß-Kraftnahrung für Kinder. Im Durchschnitt fand E. Rosenthal 2,12% Stickstoff, denen 13,6% Eiweiß entsprechen würden. Fabrikant: Kakesfabrik von E. Benkendorff in Radebeul-Dresden.

Alobräu und **Apil,** zwei alkoholfreie Getränke, erwiesen sich als pasteurisierte Bierwürze bzw. sterilisierter Apfelsaft (Beythien.)

Althaeine-Hautpomade besteht aus Walrat, Glyzerin, Wasser und Gelatine. (Pharm. Ztg.)

Alteschadensalbe von Mathias Sachs in Berlin besteht aus einem Gemisch von Rüböl und Wachs. (Oischoff.)

Althoff's Wunderwasser siehe Wunderwasser.

Alumozon, präpariertes Tonerdesuperoxyd von Dr. H. Oppermann in Berlin, besteht aus einem homogenen, in Wasser nur zum kleinsten Tei löslichen Pulver, in dem sich Magnesiumsulfat, -karbonat, basisches Aluminiumsulfat und Superoxyd nachweisen lassen. Das Pulver ist mit Menthol und Kiefernadelöl verrieben. (Griebel.)

Alvatunder ist eine 1 proz. Kokainlösung, die noch einige unbekannte Stoffe enthält. Sie wird zur örtlichen Betäubung in der Zahnheilkunde verwendet.

Alvitoltabletten, gegen Hundestaupe, bestehen aus gleichen Teilen Sacchar. album. und Phenolphthalein. (Tierärztl. Rundschau.)

Alytoganoma wird ein besonders widerstandsfähiger Universallack genannt.

Amalah-Tee und **Amalah-Extrakt,** Mittel gegen Erkältungskrankheiten, bestehen aus einer ausländischen Centaurea- und Eryngiumart, sowie Drosera rotundifolia, Lichen Islandic, Herb. Absynth. Flor. Chamom. Darsteller: Dr. Eder & Co. in Berlin-Halensee.

Amarin, ein Antineurasthenicum in sterilen Subcutan-Injektionen zu 1,1 ccm, besteht aus Natrium glycerophosphoricum, Strychnin.

cacodylicum mit Novocain-Zusatz. Hersteller: Apotheker Bruno Salomon in Charlottenburg 4.

Amasira von Andreas Locher in Stuttgart besteht nach Angabe des Fabrikanten aus Sinau 4,o, Bertramwurzel 4,o, Fenchel 5,o, Krullfarn 3,o, Abbißkraut 3,o, Akley 3,o, Paeonie 2,o, Basilienkraut 2,o, Sarsaparill 13,o, Rhabarber 22,o.

Ambretteseedoil besteht aus Kopaivabalsam, welchem eine kaum wahrnehmbare Spur von Moschuskörnergeruch anhaftet.

Ambrine wird ein in der Anwendung dem Mastisol ähnliches Verbandmittel genannt, das von einer Pariser Firma in den Handel gebracht wird. Es soll aus Paraffin, Wachs und Kautschuk bestehen, Wachs hat jedoch nicht nachgewiesen werden können. (Pharm. Ztg.)

Ambrosia, ein Nährmittel, ist eine Pulvermischung aus 455 T. echten Kastanien, 305 Kartoffelmehl, 125 T. Linsenmehl, 125 T. Bohnenmehl, 91 T. Vanillepulver.

Ambrosia von Sterling, ein nordamerikanisches Haarfärbemittel, enthält nahezu 1% essigsaures Blei. (Chandler).

Ambrosiasirup der englischen Sodawasserfabrikanten ist eine Mischung gleicher Teile Vanille- und Erdbeersirup.

Ambrotine, Siccatif pale, von R. Schmidt fils in St. Denis-Paris ist Bernsteinlack (Siccatif).

Ambruns Wassersuchtsmittel aus der Adler-Apotheke in Duisburg erwies sich als das Produkt der sauren Gärung kleberhaltiger Stoffe von widerlichem Geruch und Geschmack. (Lenz und Lucius.)

American Consumption Cure der Gebrüder Zenkner in Berlin, ein angeblich gegen Schwindsucht wirksames Mittel, besteht im wesentlichen aus mit Zwiebelsaft eingekochtem Zuckersirup. (Bischoff.)

American Coughing Cure des Farmers Graudenz ist Zuckersirup mit Zwiebelsaft. (Bischoff.)

American Coughing Cure Lutzes soll außer anderen Stoffen eine Abkochung von Mohnköpfen (ob reif oder unreif ist nicht bekannt) enthalten.

American Nickel, zum Vernickeln angepriesen, ist eine stark salpetersaure Lösung von Quecksilbernitrat.

Amerikanischer Familien-Gesundheits-Kräutertee besteht aus Blättern von Akazie, Lavendel, Achillea Millefolium, Calendula und Holunder, ferner aus Koriander, Huflattich, Pfefferminze, Veronica, Thymian, Waldmeister, Kornblumen, Sassafrasholz, Sennesblättern, Sarsaparille und Eibischwurzel. (Beythien.)

Amidol, ein photographischer Entwickler, ist Diamidophenolhydrochlorid.

Ammonin von M. v. Kalkstein in Heidelberg, ein Waschmittel, welches Schwefelwasserstoff in kristallinischer Form enthalten soll, ist Soda, mit einem Kalk-Tonerdedesilikat und etwas Schwefelcalcium. — Eine Analyse des Breslauer Untersuchungsamtes ergab folgende Daten: Feuchtigkeit 3,92%, Kieselsäure 25,95%, Calciumoxyd 23,22%, Natriumkarbonat (Na_2CO_3) 18,75%, Tonerde und Eisenoxyd 8,70%, Magnesiumoxyd 4,24%, Schwefelsäure (SO_3) 1,17%, Chlor 5,99%, Calciumsulfid 2,20%, nicht bestimmt 5,86%. Ammoniakverbindungen waren nicht nachweisbar. Das Präparat dürfte daher ein Neben- oder Zwischenprodukt der chemischen Industrie sein.

Ammonit, ein Sprengmittel, ist eine Mischung aus 81,5 T. Ammoniumnitrat und 18,5 T. Mononitronaphthalin.

Amnesin ist eine Kombination von Morphin, Narcotin und Chinin in Gestalt injektionsfertiger Lösung und kommt in der Geburtshilfe zur Anwendung. Hersteller: C. F. B o e h r i n g e r & Soehne in Mannheim-Waldhof.

Amol, auch als Karmelitergeist bezeichnet, ist nach Angabe der Fabrikanten ein dem allgemein bekannten Spiritus Melissae comp. ähnliches Präparat. (Siehe auch unter **Carmol.**)

Amovin zur Anregung der Darmbewegung besteht nach G e h e r Codex aus Zellulose (mit mildem Apfelgeschmack), nach anderer Angabe aus Weizenkleie. Apfelgeschmack ist aber weder durch Geruch noch durch Geschmack nachzuweisen.

Ampa ist der Wortschutz für eine Anzahl von Arzneimitteln in Ampullenfüllung der T e m m l e r - Werke, Vereinigte Chemische Fabriken in Detmold.

Ampelophile von L a f f o n ist ein Reblausmittel, bestehend in einer Lösung von 5 T. Merkuronitrat in 10 000 T. Wasser und 10 T. Salpetersäure.

Amphoin siehe Malthuspräparate.

Amplosia ist ein unvergorener, fast alkoholfreier Traubensaft.

Ampoules Bories enthalten reines, sterilisiertes und durch eine Chamberlandkerze filtriertes Chaulmoograöl, das zu intramuskulären Einspritzungen Verwendung findet. Bezugsquelle: G. Desprez in Paris, 115 Rue Saint-Honoré.

Amrita von Horatio C a r t e r, auch **Dorema-Pulver** genannt, ein Mittel, um Mannesschwäche zu beseitigen, ein rotes und ein weißes Pulver, besteht aus phosphorsaurem Kalk, Ferr. carb. sacchar. und ca. 40% Stärke. (R ö h r i g.) Siehe auch unter D o r e m a - P u l v e r.

Amulet Elektrisches oder **Voltakreuz** besteht aus einem Kupfer- und einem Zinkblechstreifen mit roter Flanelleinlage und gelbseidener Vernähung. (T h ö r n e r.)

Amykos-Aseptin von Barnängen in Schweden, ein gegen alle denkbare Leiden empfohlenes Mittel, ist Borsäure mit oder ohne Alaunzusatz. Leinwand wird damit getränkt. (Nyström.)

Amykos von H. Galen in Upsala, ein Schönheitsmittel, wird wie folgt bereitet: Ein wässeriger Auszug von Gewürznelken, bereitet durch Kochen von 15—420,o Nelken in einer Gallone Wassers, worin 15—420,o chemisch-reines Glyzerin gelöst werden, wird mit 15—210,o Borsäure versetzt. (Engl. Patent.)

Amykos, Schwedisches Waschwasser, besteht aus wässeriger Borsäurelösung, die mit Thymolalkohol versetzt ist, so daß der Weingeist das Thymol noch in Lösung hält, und geringen Mengen von Zinksalzen.

Amynin ist ein physiologisches Mittel zur Ausheilung des Magengeschwürs. Bestandteile sind die natürlichen Antifermente des Pepsins und Trypsins, denen ein Antacidum beigemengt ist. Fabrikanten: Dr. Freund & Dr. Redlich in Berlin NW.

Anadoli von C. Kreller in Nürnberg (Zahnreinigungsmasse) ist ein Gemisch aus 42 T. Seifenpulver, 44 T. Stärkemehl, 12 T. levantischer Seifenwurzel, 2 T. ätherischen Ölen (Bergamott- und Zitronenöl). (Wittstein.)

Anaestheticum Bottwini besteht aus: Menthol 3,o, kristallisierter Karbolsäure 3,o, salzsaurem Kokain 1,o.

Anaestheticum von Thom. Alva Edison besteht aus 30,o Chloralhydrat, 110,o Weingeist, 90,o Chloroform, 60,o Kampfer, 59,o Nelkenöl, 59,o Pfefferminzöl, 50,o Äther, 5,o Salizylsäure, 3,o Amylnitrit, 2,o Morphinsulfat.

Analax enthält als wesentlichen Bestandteil Phenolphthalein, außerdem Fruchtsäuren als Geschmackszutaten.

Anatherin-Mundwasser von J. G. Popp in Wien wird erhalten aus 4,o rotem Sandelholz, 2,o Guajakholz, 5,o Myrrhen, 3,o Nelken, 1,o Zimt, je 0,1 Nelkenöl und Zimtöl mit 290,o. 90 prozentigem Spiritus und 125,o Rosenwasser. 100 g = M. 3. (Hager.) — Das nach dem Erlöschen des Privilegiums veröffentlichte Original-Rezept lautet: Myrrha 1 T., Guajakholz 4 T., Salpeter 1 T. werden mit 120 T. Kornbranntwein und 180 T. Löffelkrautspiritus eine Nacht hindurch mazeriert, dann aus einer Blase 240 T. davon abdestilliert, in diesen Gartenraute 1 T., Löffelkraut 1 T., Rosenblätter 1 T., schwarzer Senf 1 T., Meerrettig 1 T., Bertramwurzel 1 T., Chinarinde 1 T., Bärlappkraut 1 T., Salbei 1 T., Vetiverwurzel 1 T., Alkannawurzel 1 T. 14 Tage lang digeriert, dann koliert, filtriert und je 120 T. des Filtrats noch 1 T. Salpeteräther-Weingeist zugemischt. Mit dem nach dieser Vorschrift bereiteten Mundwasser hatte das von Hager untersuchte kaum entfernte Ähnlichkeit. — Die niederländische Gesellschaft gibt folgende Vorschrift: Tinct. Myrrhae 160,o, Tinct. Catechu 80,o, Tinct. Guajaci, Tinct. Ratanhae je 40,o, Tinct. Caryophyllor. 30,o, Spirit.

Cochlear, 20,o, Ol. Cassiae Cinnamom. gutt. 20, Ol. Rosar. gutt. 1, Spirit. (50%) 360,o.

Anämin ist ein Eisenpräparat in flüssiger Form, welches Ferri- saccharat und Pepsin enthält. Gegen Bleichsucht und Blut- armut angewendet. (Pharm. Ztg.)

Anämosemilch ist eine Jodeisen-Buttermilchkonserve, welche außer 0,15% Eisenjodür keinerlei konservierende oder aromatische Zu- sätze enthält und als Milchnahrung bei Bleichsucht und Blut- armut empfohlen wird. Fabrikant: W. Lakemeier in Bonn a. Rh.

Andersons Pillen sollen bestehen aus 1 g Aloe, 1,5 g Gummi Gutti, 0,1 g Anisöl und Honig soviel als nötig.

Andolin, ein Lokalanästhetikum der Andolin-Gesellschaft m. b. H. in Berlin S., ist eine Verbindung von β-Eukain und Stovain, welcher Suprareninum hydrochloricum zugesetzt wurde, und zwar 0,00008 g pro Kubikzentimeter. (L e n z und L u c i u s.)

Angiers Emulsion der A n g i e r C h e m i c a l C o. in Boston ist eine mit Hilfe von Gummi arabicum bereitete Petroleum- emulsion, die außerdem Glyzerin, Calcium hypophosphor., Natrium hypophosphorosum und Natrium benzoicum enthalten und bei entzündlichen Erscheinungen der Schleimhäute der Atmungs- und Verdauungsorgane innerlich teelöffelweise Anwendung finden soll.

Anginos-Tabletten sind ein wirksames Mund- und Rachendesinfi- ziens und enthalten Formol, Malzextrakt, Peroxyd, Laktose usw. Hersteller: T e m m l e r - Werke in Detmold.

Animal-Kraftgewürz siehe Kraftgewürz.

Anjuna-Balsam, ein Hautkosmetikum von Albert H e r z b e r g in Berlin, ist eine rötlich gefärbte, parfümierte Mischung eines Seifencreams und einer mittels Tragant hergestellten Ölemulsion. (K o c h s.)

Ankara, ein der Margarine ähnliches Ersatzmittel für Butter, welches nach F e n d l e r aus Kokosfett mit 10% Milch, etwas Eigelb, Salz und Farbstoff besteht.

Ankylotaphin ist ein etwa 15% Kresole enthaltendes Desinfek- tionsmittel, welches zur Großdesinfektion bei der Bekämpfung der Wurmkrankheit empfohlen worden ist.

Annaline der Annenmühle bei Osterode, ist gemahlener Gips. (J a c o b s e n.)

Annalith der Annenmühle bei Osterode, eine Art Gipsbeton, besteht aus gebranntem und gemahlenem Osteroder Gips, welcher mit scharfem Sande, Kiesel, Steinen, Abfällen von Bruchsteinen, Ziegeln usw. zusammengegossen wird. (J a c o b s e n.)

Annatoine von G. de C o r d o v a in New York, durch Beller & B r a u n in Hamburg eingeführt, ist ein Orleanextrakt, bestehend aus 82,66% Stärkemehl und Gummi, 5% Mineralstoffen, hauptsächlich kohlensaurém Natrium] 7,75% Wasser und 4,52% Farbstoff.

Antiflussin siehe M o s e r.

Animalit besteht aus einem Gemenge von Roggen- und Weizenkleie mit etwa 20% phosphorsaurem und kohlensaurem Kalk, 3% Kochsalz, Eisen- und Schwefelverbindungen. (Unters.-Amt Speyer.)

Anodyn von Ernst Müller in Berlin. Äußerlich gegen Rheuma, Zahnschmerzen etc., besteht aus Rosmarinöl 30 Tropfen, Thymianöl 10 Tropfen, Kampfer, 1 Bohne groß, Salmiakgeist 12,o, Spiritus 60,o. (H a g e r.) B e y t h i e n fand: Menthol, Nelkenöl, Äther und vielleicht geringe Mengen Kampfer, in Alkohol gelöst. Die Lösung war mit Alcanna rotgefärbt.

Anodyne Balm von B a t h, innerlich zu 20, 30 bis 50 Tropfen, äußerlich zu Einreibungen, besteht aus 30,o Seifenspiritus, 5,o Kampferspiritus, 5,o Rosmarinspiritus,. 10,o Opiumtinktur.

Anodyne Drops von G r i n d e l, gegen katarrhalischen, chronischen Husten, ist eine Lösung von 0,15 Morphinazetat in 5,o Weingeist und 20,o Wasser. (H a g e r.) — Morphinazetat 0,8, Essigsäure 4 Tropfen, Wasser 30,o, Weingeist 4,o. (D o r v a u l t.)

Anosmin-Fußpulver von Dr. O s c. B e r n a r in Wien, gegen Fußschweiß und üblen Geruch der Füße, besteht aus 21 T. pulverisiertem Alaun, gemischt mit 1 T. Maismehl. (H a g e r.)

Anosmin-Fußwasser von Apoth. K o c h, gegen übelriechende Fußschweiße, ist eine wässerige Lösung von Weinsteinsäure.

Anovarthyreoidin, ein Serum gegen Osteomalazie, Rhachitis usw., wird aus dem Blute thyreoid- und ovariektomierter Schafe gewonnen. (M. Med. Wochenschr.)

Anrheuman enthält Salicylsäuremethylester, Menthol und Wollfett. Darsteller: Apotheker Fr. H e i m a n n in Andernach a. Rh. (Pharm. Z.-H.)

Anstrich, desinfizierender, von H o r s t, besteht aus 2 T. Karbolsäure, 3 T. Braunstein, 2 T. Chlorcalcium, 10 T. Chinaclay, 4 T. Infusorienerde, 2 T. Dextrin und Wasser.

— **feuerfester,** von D o r n, besteht aus einem Gemisch von 29—34% Wasserglas und Pulver aus Schwerspat und Asbest.

— **wetterfester,** von B r u c h h o l d, besteht aus 75% Silberschlacke, 24% Leinölfirnis und 1% Kreosotöl.

— von M a t h e w s für Metalldächer und alle Arten von Holzkonstruktionen, welche den Einflüssen des Wassers ausgesetzt sind, besteht aus einer Lösung von Kautschuk in Leinöl, welche mit Graphit zu einer dicklichen, leicht streichbaren Mischung zusammengerieben worden ist.

Anstrich, Pavesis, zum Schutz der Mauern gegen Feuchtigkeit, besteht aus einer Mischung von 4 T. Glaspulver, 3 T. Kohle, 2 T. Bimssteinpulver, 3 T. Pech, 2 T. Schiffspech und 1 T. gekochtem Leinöl.

Ansy (dreifach konzentrierter Ansy) ist eine mit Teerfarbstoff aufgefärbte Flüssigkeit, welche neben Wasser und ca. 40 volum.-proz. Alkohol in der Hauptsache Rohrzucker neben etwas Kreosot und Menthol, bzw. Pfefferminzöl enthält. (W i l l.)

Antarthritic Specific von Reynold ist Vinum Colchici.

Antektrol heißt ein Impfstoff gegen infektiösen Abortus bei Tieren. Hersteller: H u m a n n & T e i s l e r , Dohna i. Sa.

Antepidemicum universale von H. Müller in Kopenhagen besteht aus Brunnenwasser, in dem vielleicht 2—3 Tropfen reiner Karbolsäure gelöst wurden, und zu deren Verdeckung man wiederum einige Tropfen Essigäther zusetzte. (Hager.)

Anthelminkapseln sind Glutoidkapseln, die Ol. Chenopodii enthalten und als Wurmmittel dienen sollen. Hersteller: A. G. H a u s - m a n n in St. Gallen.

Anthion ist Ammonpersulfat.

Antiabortivserum für Tiere ist eine 2prozentige Karbolsäurelösung mit etwas Nelkenöl und einer Spur Pflanzenauszug. (Tierärztl. Rundschau.)

Antialkoholin siehe Trunksuchtsmittel.

Antiaphthen, ein Mittel gegen Maul- und Klauenseuche, enthält Naphthalin, Kresolseife, Borax, Kohlen- und Tabakpulver. (Pharm. Ztg.)

Antiarthrin von L. Sell in München besteht nach einer Analyse des Laboratoriums für angewandte Chemie der Universität München aus Salicin und Gerbstoffsaligenin im Verhältnis 1 : 1.

Antiasthmatische Zigaretten Stramenthol bestehen aus Stechapfelkraut mit ein wenig Salpeter und 2 g Menthol auf 1 kg. (Nachr. f. Zollst.)

Antibacterid zum Konservieren animalischer und vegetabilischer Nährstoffe ist ein Schmelzprodukt aus 84 T. Borax, 50 T. Glykose und 31 T. Borsäure.

Antibakterikon von Dr. Graf & Co. in Berlin ist ein aus wässeriger Ozonlösung mit etwas Kochsalz und Salzsäure bestehendes Desinfektionsmittel.

Antibakterion von Arwed v. Pistor in Wien ist eine wässerige Lösung von 40% Zinksulfat und 4% Alaun.

Antiberiberin, ein Mittel gegen die Beriberikrankheit, wird aus dem alkoholischen Extrakt der Reiskleie dargestellt. (Pharm. Ztg.)

Antibilious Pills enthalten als wirksame Substanz Extract. Colocynthidis comp.

Anticala, ein Kesselsteinmittel, besteht aus 45% Soda, 3% Verunreinigungen, 16% Wasser und 36% organischen Stoffen.

Anticalcaire zum Weichmachen von Wasser soll aus Kalkhydrat, Alaun und Natriumkarbonat bestehen.

Anticelta Tablets von der Anticelta Association in London sollen als Verdauungsmittel genommen werden. Sie erwiesen sich als komprimierte Pastillen von 0,5 g Natriumbikarbonat mit Zusatz von etwa 1,25% eines Verdauungsferments. (Kochs.)

Antichlorpillen enthalten je 0,05 g Eisenoxydulsulfat, Natriumkarbonat, Chininsulfat und Brechnußextrakt, sowie 0,002 g arsenige Säure. Anwendung gegen Bleichsucht. (Kahm.)

Anticholerasäure von H. Ludwig in Wien ist eine Mischung aus 1 T. Schwefelsäure, 5 T. Wein und 10 T. Wasser. 180,0 = 3 M. (Buchner und Wittstein.)

Anticohol, Mittel gegen Trunksucht von Otto Reichel in Berlin, besteht lediglich aus Aloepulver. (Juckenack und Griebel.)

Anticola besteht aus einem Gemenge von ca. 3% Schwefel, ca. 50% Natriumbikarbonat und ca. 20% eines indifferenten vegetabilischen Pulvers (wahrscheinlich Päonienwurzelpulver). (Aufrecht.)

Anticolicum von Oswald Wöldike in Mühlhausen i. Th., gegen Kolik und Harnverhaltung bei Pferden, sowie gegen Aufblähen bei Rindvieh, ist eine 4prozentige Bleizuckerlösung in einem mit Zuckercouleur versetzten Baldrianauszuge. (Geißler.)

Anticornutin siehe Topasole.

Anticorpulin, Dr. Richters Entfettungstee, besteht lediglich aus zerkleinertem Blasentalg. (Pharm. Ztg.)

Anticorvin siehe Topasole.

Antidiabetikum (Glykosolvol) von O. Lindner in Dresden-N. soll hergestellt werden „durch gegenseitige chemische Einwirkung der Oxypropionsäure, $C_6H_6O_3$, auf chemisch reines Pepton und von theobrominsaurem Natrium auf das Zymogen des Trypsins, welches aus den Bauchspeicheldrüsen von Hammel und Rind dargestellt wurde". Nach Fleischer (Therap. Monatsh. 1905, Nr. 10) ist es als Diabetesheilmittel nicht zu empfehlen.

Antidiftericon von Dr. Bors besteht aus 2,5 Ol. Rusci, 1,5 Ol. Fagi, 45,0 Spirit. dilut., 0,5 Kal. carbon., 2,5 Kal. sulfurat. (A. Bokai.)

Antidiphteriticum für Hühner aus der Hof-Apotheke zu Bockenheim von Apoth. L. Richard ist eine Mischung aus ca. 7,5 chlorsaurem Kalium, 1,5 Salizylsäure, 15,o rohem Glyzerin und 130,o
mit Saftgrün gefärbtem Wasser. (Schwendler.)

Antidiphterin der Antidiphteringesellschaft in Berlin (Tieckstr.
12/13) ist ein gelbes, pulverförmiges, in Glasröhren eingeschlossenes
Gemisch aus 91 T. chlorsaurem Kalium und 4 T. Eisenchlorid.
(A. Donner.)

Antidipsintabletten sind durstlöschende Tabletten, welche neben
Zucker Zitronensäure, Apfelsäure und Fruchtaroma enthalten.
Fabrikant: Apotheker P. Arauner in Kitzingen a. M.

Antidot von Otto Kretzschmer in Berlin, gegen Zahnschmerzen, besteht aus einer Mischung von Alkohol, Chloroform und
Essigäther, mit Fuchsin gefärbt. (Bischoff.)

Antidote to Malaria siehe Fever- and Ague-Cure.

Antidysentericum siehe Pillen, indische.

Antiendotoxin-Serum ist ein Serum gegen die asiatische Cholera,
dem zu seiner Haltbarmachung 0,3% Kresol zugesetzt sind.

Antiepilepticum Dr. Bolten ist ein Preßsaft aus Schilddrüsen
und Nebenschilddrüsen in ½ prozentiger Karbolsäurelösung.
(Pharm. Ztg.)

Antiepilepticum Uten (Antiépileptique Uten) ist eine
grüngefärbte, mit Eukalyptusöl parfümierte, 10prozentige Brom-
kaliumlösung. (Pharm. Ztg.)

Antifellin Meurier gegen Gallensteine, sind zwei Präparate, von
denen das eine verschiedene Pflanzenauszüge, nach Angabe des
Herstellers Anïs, Fenchel, Pfefferminz, Breitwegerich, Knob-
lauch, Gamander, Faulbaumrinde, Leberkraut, ferner Glyzerin,
Salizylsäure, sowie Karlsbader und Neuenahrer Salz enthält.
Die andere Flüssigkeit ist der Hauptsache nach grüngefärbtes
Mandelöl mit etwas Pfefferminz- und Terpentinöl.

Antifensterschweißpasta ist eine flüssige Zusammensetzung aus
63% Weinspiritus und etwa 8 Unzen Glyzerin auf 1 Gallone Weinspiritus und etwas Essentialöl. (Kerby.)

Antiferacid von Rudel zum Entfernen von Chlor, Säuren und
Eisen aus der Papiermasse, ist eine Mischung von Natriumsulfat
und Natriumphosphat.

Antifermentolin und **Lamanns Reichspasta,** beide zur Reinigung
von Bierleitungen angepriesen, bestehen aus gewöhnlichem Ätznatron. (Beythien.)

Antiferment-Tabletten enthalten Bismut. subnitr., Natr. bicarbonic.,
Magnes. carbon., Rad. Rhei und Elaeosacch. Menth. pip. Fabrikant:
Dr. Müller & Cie. in Berlin.

Antiflexol besteht aus einer Salbe und einer Seife, welche ein feinkristallinisches Pulver (in der Hauptsache aus Calciumkarbonat bestehend) enthalten. Anwendung als Flechtenmittel. (Pharm. Ztg.)

Antifloral, Heilmittel gegen Erkrankung der Schleimhäute, weißen Fluß usw., soll ein Gemisch verdünnter Karbolsäure mit $4\frac{1}{2}\%$ Wasserstoffsuperoxyd sein. (Dresdner chem. Untersuchungsamt.)

Antifluor siehe Uterusan.

Antifluorintabletten siehe Cyta-Präparate.

Antiformin von Oskar K ü h n in Berlin ist eine stark alkalisch reagierende Lösung von Ätznatron und unterchlorigsaurem Natrium. (W e s e n b e r g.)

Antifouling Boilerfluid, ein Kesselsteinmittel, ist eine rotbraune, trübe Flüssigkeit von saurer Reaktion mit 2,75% Trockenrückstand, wahrscheinlich eine sehr verdünnte Lösung von Holzdestillationsprodukten.

Antifungin von Friedländer, Enthält 20% Borax und 80% Borsäure nebst Spuren freier Schwefelsäure.

Antifungin von Dr. Oppermann in Bernburg ist eine wässerige Lösung von saurem Magnesiumborat und enthält 15% Borsäure.

Antigermin, ein Mittel gegen Schwammbildung, welches Mauerfraß, Fäulnis und üble Gerüche beseitigen soll, soll das Kupfersalz einer schwachen, organischen Säure sein.

Antigichtpillen des Apoth. H e r b a b n y in Wien bestehen aus 25% Jodkalium, ferner aus Aloe, Jalapenwurzel und einem alkaloidhaltigen Extrakte mit den Reaktionen auf das Alkaloid der Herbstzeitlose oder der weißen Nieswurz. (v. K l e t z i n s k y.)

Antigichtwein Duflots soll Rotwein mit Meerzwiebelauszug und Jodkalium sein.

Antiglacid, eine ölige Flüssigkeit, welche das Gefrieren von kleinen Gasapparaten etc. verhindern soll, besteht aus einer konzentrierten Lösung von Chlorcalcium. (Untersuchungsamt Ulm.)

Antigon-Tee besteht aus geschnittenen Boldoblättern. Ferner enthält die Teepackung in separater kleinerer Blechschachtel Gelatinekapseln mit Copaivabalsam. (Pharm. Ztg.)

Antigourmine gegen Druse bei Pferden ist ein Hefepräparat. (Tierärztl. Rundschau.)

Antigoutteux Génevois siehe Huile de Marron.

Antihaemorrhinsalbe und -Tee siehe L a u e n s t e i n.

Antiherpetic Capsules siehe Flechtenkapseln.

Antihydropsin von Dr. B ö d i k e r besteht aus einem alkoholischen Auszug von Liebstöckel-, Rhabarber-, Hauhechel-, Enzian-, Kalmus- und Galgantwurzel, Guajakharz, Sassafrasholz und Bärentraubenblättern. (Karlsruher Ortsges.-Rat.)

Antikalkin, ein Mittel gegen Aderverkalkung, soll enthalten: Natriumkarbonat, Natriumchlorid, Natriumsulfat, Natriumphosphat, Magnesiumphosphat, Calciumkarbonat, Calciumfluorid, Kieselsäure, Gold (!), Akonit, Arnika und Mistel. Das Mittel kommt in Tablettenform in den Handel. (Pharm. Z.-H.)

Antikamnia, a succedaneum for morphia, the American Antipyretic, Analgesic and Anodyne, ist ein Gemisch von 20 Teilen Natriumbikarbonat, 70 T. Azetanilid und 10 T. Koffein. (F. G o l d m a n n.)

Antikampin, Raupenvertilgungsmittel, enthält Kreosot und Naphthalin.

Antikaustikon ist ein Wasserglaspräparat von Klug & Wolff in Dehnitz.

Anti-Kesselstein von Ad. Makrom in Berlin besteht aus fein kristallisiertem Chlorbaryum mit Salmiak und ca. 10% Eisenoxyd.

Anti-Kesselstein von Meyn & Co. in Berlin, Lieferungsgeschäft für Eisenbahn- und Fabrikbedarf, ist jedenfalls eine eingetrocknete Lösung von Witherit in roher Salzsäure, in 100 T. enthaltend 75,94 Chlorbaryum, 3,96 Salmiak, 16,60 Wasser, 0,48 Chlorcalcium 0,14 Chlormagnesium, 2,88 unlöslichen Rückstand. (F. B r o c k h o f f und H. S ü ß e n g u t h.)

Antikesselsteinkomposition von Petrik & Co. in Bodenbach besteht zu $^9/_{10}$ aus wasserhaltiger Rohsoda, den Rest bilden organische Stoffe, darunter weinsaurer Kalk.

Antikesselsteinextrakt von L. J a v a l f r è r e s in Hamburg ist eine glänzend braunschwarze ziemlich zähe Masse, welche irgend ein Pflanzenextrakt darstellt. (F i s c h e r.)

Antikesselsteinlauge von J. H a u f f in Feuerbach bei Stuttgart ist eine rohe Natronlauge von gelblicher Farbe, welche $32\frac{1}{2}^0$ Bé. wiegt und in 100 T. 23,09 Natriumhydroxyd, 0,80 Natriumkarbonat, 1,24 Natriumchlorid und 2,13 Natriumsulfat enthält. (F. B r o c k h o f f und H. S ü ß e n g u t h.)

Antikesselsteinmittel von Pelerü P. Keßler & Co. in Brüssel enthält etwas Nitrobenzol und besteht der Hauptsache nach aus feuchtem Torfpulver, Kaffeesatz u. dgl.

Antikesselsteinmittel von Alex. Stock in Guben besteht aus Kochsalz und Borax.

Antikesselsteinmittel von Levesque besteht aus 3 T. Alaun, 3 T. Zuckerpulver, 12 T. Soda, 12 T. Catechu, 9 T. Gummi arab. und 3 T. Pottasche.

Antikesselsteinmittel von Klewitz besteht nach Ztschr. f. Spiritusindustrie aus wasserhaltiger, 56% NA_2CO_3 enthaltender Soda, welche mit Tabakbrühe versetzt ist.

Antikesselsteinmittel von Marris besteht aus Wasser, Stärke und Paraffin. Der Wassergehalt beträgt ca. 57%, der Paraffingehalt zwischen 3,5 und 13,5%. (P r ü s s i n g, Tonerde-Ind.-Ztg.)

Antikonzeptionelles Pulver von A l t m a n n & Co. enthält Borsäure, Zitronensäure, Gerbsäure, Gummi und Stärke. (R ö h r i g.)

Antikonzeptionelles Scheidenpulver ist ein weißes, etwas parfümiertes Pulver von adstringierendem Geschmack, das Alaun, Borsäure und Reisstärke enthält. (Pharm. Ztg.)

Anti-Korosen zur Verbesserung des Petroleums, um die Explosion der Petroleumlampen zu verhindern, besteht aus Kochsalz, mit Ultramarin schwach blau gefärbt. (W i t t s t e i n.)

Antikrätzin der Apotheke zu Franzburg in Pommern ist eine graugrüne, dicke Salbe aus Seife, Schwefel und einem verseifbaren Fett. (R ö h r i g.)

Antilapin, ein Kesselsteinmittel, enthält Soda und Wasserglas.

Antilax ist ein Boluspräparat gegen Durchfall. Darsteller: A.-G. D o e t s c h , G r e t h e r & Cie.

Antilebetolith von M a r t i n v o n L a c k, ein Kesselsteinmittel, besteht aus 74,7 T. Wasser, 8,3 T. Stärke, 14,8 T. Ätznatron und 1,6 T. Kochsalz.

Antileprol gegen Aussatz (Lepra) ist gereinigtes Chaulmugraöl. (Pharm. Ztg.)

Antilithion, ein Kesselsteinmittel, besteht aus 87,32% Wasser, 11,87% organischen Stoffen, 0,81% Asche. Das Mittel ist nichts anderes als ein $12\frac{1}{2}$ prozentiger gerbstoffhaltiger Pflanzenextrakt (Katechugerbbrühe).

Antimalazin, ein Mittel gegen Osteomalazin, ist das Serum eierstockberaubter Schafe. Hersteller: E. M e r c k , Darmstadt.

Antimarin, ein Mittel gegen Seekrankheit, stellt Tabletten mit 0,2 g Paraamidobenzoesäureäthylester (Anästhesin) pro dosi dar. Fabrikant: Chemisches Institut in Berlin SW., Königgrätzerstr.

Antimerulion von Dr. H. Z e r e n e r in Magdeburg, hergestellt und vertrieben von G u s t a v S c h a l l e h n in Magdeburg, Mittel gegen Hausschwamm, besteht aus einem vorbeugenden und einem bereits entstandene Schwammbildung beseitigenden Mittel. Das erstere besteht aus 91 T. Kieselgur, 6 T. Chlornatrium und 3 T. Borsäure, das andere aus 87 T. Wasserglas, 6 T. Chlornatrium und 7 T. Borsäure. Empfohlen wird die gleichzeitige Anwendung beider Mittel, das Bestreichen der Hölzer mit der Lösung und die Umhüllung der bestrichenen Hölzer mit der präparierten Kieselgur.

Antimiasmaticum, Desinfektionsmittel in Pulverform, ist Ätzkalk mit einer Eisenvitriollösung gelöscht und mit Torfasche vermischt, vielleicht auch etwas Karbolsäure enthaltend.

Antimiasmaticum, flüssiges, ist eine Lösung von Eisenvitriol in Holzessig.

Antimiasmatischer Likör von Dr. K o e n e in Gertruidenberg, Mittel gegen Cholera, Ruhr, Typhus, Diphtheritis, Pocken, Röteln,

Scharlach und Masern ist eine viel freie Salzsäure enthaltende Eisenchloridlösung. (Karlsr. Ortsges.-Rat.)

Antimucorin siehe Topasole.

Antimyceton von A. Waßmuth & Co. in Barmen ist Liq. Natrii
chloroborosi. (Pharm.-Ztg.)

Antinaphthalin ist eine an Gasanstalten gelieferte Flüssigkeit,
welche den Zweck hat, die Naphthalinansammlungen in den Gas-
leitungsröhren in Lösung zu bringen. Die Flüssigkeit bestand
aus 40 Vol. denaturiertem Spiritus und 60 Vol. Benzol. (Breslauer Unters.-Amt.)

Antineurastinpastillen bestehen aus getrocknetem Eigelb, Milchzucker und Stärke. (Pharm. Ztg.)

Antinonnin, Mittel zur Vertreibung von Raupen und Insekten,
sowie zum Trocknen feuchter Wände der Farbenfabriken vorm.
Friedr. Bayer & Co. in Leverkusen, ist mit Seife und Glyzerin
zur Pastenkonsistenz gebrachtes o-Dinitrokresolkalium (Viktoria-
gelb).

Antiobesitas von Lehoussel in Genf, Mittel gegen Fettleibigkeit, ist eine stärkezuckerhaltige Jodkaliumlösung.

Antiperiodic Fever- and Ague-Cure von Wilkoft besteht aus
0,7 schwefelsaurem Chinin, gelöst in 150,o eines wässerigen China-
aufgusses nebst Tinct. arom. acid. (O. L. Churchill.)

Antiperiostin ist eine Lösung von rund 20% Hydrargyrum bichlorat.
5% Kal. jodat. in 75% einer starken Kantharidentinktur. (Pharm.
Ztg.)

Antiperonosporin siehe Topasole.

Antipetrin von Stigzelius, ein Antikesselsteinmittel, ist ein
gerbsäurehaltiger Pflanzenstoff, welcher zum größten Teile aus
den Blättern von Arctostaphylus Uva Ursi besteht. (Bunte.)

Antiphlogistin ist nach den Literaturangaben eine Paste aus
Kaolin und Glyzerin, die wenig Borsäure und Salizylsäure, sowie
etwas Pfefferminzöl, Gaultheria- und Eukalyptusöl enthalten soll.

Antiphthisic Capsules oder **Antasthmatic Capsules** von Werl sind
Gelatinekapseln, mit einem Gemisch aus 1 T. Azeton und 9 T.
Ol. Jecoris Aselli gefüllt.

Antiphylloxon, Mittel gegen Blutlaus, besteht aus 2 T. crist. Soda,
1 T. Schwefelkalium, 2 T. Kolophon, 2 T. roher Karbolsäure und
12 T. Wasser.

Antipon, Sweetening Tablets, von der Antipon Company in London
W. C., Buckingham Str., wird als Ersatz für Zucker bei Fettsucht
usw. empfohlen und besteht wahrscheinlich im wesentlichen aus
künstlichem Süßstoff. (Nachr. f Zollst.)

Antipositin soll im wesentlichen eine Mischung aus etwa 30 T.
Weinsäure, 16 T. Zitronensäure, 4 T. Weinstein, 14 T. Chlornatrium

und 36 T. Natriumkarbonat sein. Nach Angabe des Fabrikanten enthält es auch Apfelsäure. (Zernik.)

Antipositin für Hunde besteht aus Zitronensäure, Weinsäure und Natriumbikarbonat und hat die gerade entgegengesetzte Wirkung. (Tierärztl. Rundschau.)

Antiputrol, ein Desinfektionsmittel, besteht aus der als Karbolöl bezeichneten Fraktion der Teerdestillation, in welcher die schwer löslichen Bestandteile durch eine alkalifettsaure Verbindung wasserlöslich gemacht werden. Es enthält ca. 65—70% Phenol und dessen Homologe und löst sich in Wasser in jedem Verhältnis. Fabrikant: G. Hell & Cie. in Troppau.

Antiprurit wird als ein juckreizstillendes Mittel gegen Pruritus empfohlen. Das Präparat kommt in Salbenform in den Handel und soll nach den Angaben des Prospektes enthalten: Acid. carbolic., Alum. acetic., Glyzerin, Plumb. acetic., Bornylacetat, Menthol und Mucil. Tritici. Hersteller: Dr. F. K o c h , München.

Antipyridinessenz. I. eine Lösung von Mirbanessenz in Alkohol, II. ein Gemisch ätherartiger aromatischer Substanzen von schwachsaurer Reaktion. Beide Mittel zur Verdeckung des Geruches des durch Pyridinbasen denaturierten Alkohols. (Schweißinger.)

Antipyrogen, vom Ingenieur Kühlewein angepriesen, besteht aus schwefelsaurem Ammoniak, Borax und freier Borsäure. (P. Rabe.)

Antirhachit soll enthalten Wismut-, Calcium-, Magnesiumverbindungen und Milchzucker.

Antirheumaticum Saids ist eine mit Chlorophyll grün gefärbte, stark alkalische, stechend riechende, aromatische Flüssigkeit vom spez. Gew. 0,835. Aufrecht fand in 100 ccm 87,73 g flüchtige Stoffe, die aus Petrol- und Essigäther, Weingeist, Wacholder- und Terpentinöl, Kampfer und Ammoniak bestanden, während der Rückstand Rüböl zu sein scheint.

Antirheumin siehe Dr. H e i m.

Antirin, ein Schnupfenmittel, soll Kokain und Borsäure enthalten.

Antisanguin, ein Mittel gegen Blutungen, ist ein angeblich aus den amerikanischen Wilk-Wort-Kräutern hergestellter fluidextraktähnlicher Pflanzenauszug. (G r i e b e l.)

Antiscabin soll als wirksame Bestandteile Balsam. peruvian., Sapo oleac., Glyzerin, Spiritus, Acid. boric. und β-Naphthol enthalten. (Pharm. Ztg.)

Antiscorbuticum von Spilsburg ist eine Tinktur aus 0,5 Sublimat, 0,3 Antimonsulfid, je 0,5 Enzian, Pomeranzenschalen, rotem Sandelholz mit je 25,o Weingeist und Wasser.

Anti-Schweinfurter Grün ist ein Anilinfarbstoff, als Ersatz jener giftigen Farbe angeboten. (Schweißinger.)

Antisepticum „Frauenlob“ ist anscheinend ein mit etwas Borsäure versetzter Auszug aus Eichenrinde und Salbei. (J u c k e n a c k und G r i e b e l.)

Antisepticum von L. H. R o s e in Hamburg-Uhlenhorst zum Konservieren von Fleisch ist sehr fein pulverisierte Borsäure, welche durch 1% Tonerde und Kalk verunreinigt ist. (P o l e n s k e.)

Antisepticum „Hygieia“ ist eine einprozentige Lösung von Kaliumpermanganat. (G r i e b e l.)

Antisepticum „Laetitia“, spermatötende Flüssigkeit von L i n s e r in Pankow bei Berlin, bestand aus einer Lösung von 1,5% Borsäure und etwas Aluminiumsulfat in aromatischem Essig. (G r i e b e l.)

Antisepticum Salfnerol von Dr. S c h e i d i g, Genf, Waschund Spülmittel, ist eine stark saure, wässerige Flüssigkeit mit ca. 1% Borsäure. (R ö h r i g.)

Antisepticum „Gloria“, von Auguste L i e b i g - Leipzig-Neustadt, „allen Frauen sehr empfehlenswert“: Flasche mit 92 ccm einer wasserhellen Flüssigkeit, die sich als mit Wasser verdünnte Formalinlösung darstellt. (R ö h r i g.)

Antisepticum Venol stellt eine wässerige Lösung von Chinosol dar. (Pharm. Ztg.)

Antiseptische Sanitaskugeln, ein hygienischer Frauenschutz, bestehen im wesentlichen aus Kakaobutter als Grundmasse und geringen Mengen Borsäure und Chinin. (A u f r e c h t.)

Antiseptischer Gesundheitsessig von Apotheker Dr. A. K o p p in Straßburg soll eine 2 prozentige Lösung von Thymol in Alkohol und verdünnter Essigsäure sein. Der Verfertiger selbst gibt folgende Zusammensetzung an: 10,0 Acid. carbol. pur., 2,0 Acid. salicyl., 6,0 Acidum aceticum glaciale, 1,0 Menthol in 100 g Vinaigre de Belly gelöst. (Ortsgesundheitsrat Karlsruhe.)

Antiseptisches Wundpulver besteht aus dem Engelhardtschen Diachylonpräparat, untermischt mit Lycopodium und Stärkemehl. (Untersuchungsamt Ulm.)

Antiseptoform ist ein Desinfektionsmittel, welches Formalin enthält und von der Firma C o r b y s e, S t a c e y & C o m p. in London hergestellt wird.

Antisepton, von H. G r e i n e r in Leipzig-Plagwitz, ist eine parfümierte, grüngefärbte, mit fettem Öl und Glyzerin versetzte rund 1 prozentige Lösung von Resorcin in verdünntem Weingeist. (G r i e b e l.)

Antisklerosin-Tabletten von Wilh. N a t t e r e r in München enthalten 80 T. Natriumchlorid, 10 T. Natriumsulfat, 3,5 T. Calcium-, 3—5 T. Magnesium- und 3—5 T. Natriumphosphat.

Antispasmodicum von Dr. S t a r k siehe Epilepsiemittel von Dr. S t a r k.

Antisputol von Dr. Gertler, ist ein antiseptisches Spucknapf-pulver, welches aus mit Kupfersulfat und Formalin getränktem Torfmull besteht.

Antistrongylin, ein Mittel gegen Darmparasiten der Pferde, soll etwas Arsen neben Pflanzenextrakten enthalten. (D i l l e r.)

Antistrumalin, Mittel gegen starken Hals. Das Mittel besteht aus: I. 37 g einer Mischung aus 28% Wasser, 76% Fett, 9,5% Kaliumjodid; II. 15 g einer 3,5prozentigen Lösung von Jod in Alkohol. (R ö h r i g.)

Antisudin, Mittel gegen Fußschweiß usw., von A. Mandowski in Annaberg bei Oderberg in Schlesien ist gepulverter Alaun. (Hager.)

Antisudor ist ein flüssiges, Salizylsäure enthaltendes Mittel gegen übelriechenden Schweiß.

Antisudorin, ein Heilmittel gegen Fuß- und Handschweiß, von Apoth. Hellwig in Berlin enthält: Wasser, Alkohol, Borsäure, Salizylsäure-Methyläther (Gaultheriaöl), vermutlich Salol (Salizyl-säurephenyläther) und wahrscheinlich Chromsäure.

Antisudorin von A. Rollhäuser in Dresden-Altstadt ist eine Lösung von etwa 9,0 Chromsäure in 100,0 Wasser. (Karlsr. Ortsges.-Rat.)

Antisudrin, ein Fußschweißmittel, enthält als wesentliche Bestand-teile Tannoform. Talkum und weißen Bolus. Fabrikant: Apo-theker S c h u m a c h e r in Greetsiel.

Antisyphilis enthält gelöst Kaliumjodid, Quecksilber, Chinin, Eisen, Coca und Strychnin. Fabrikant: Farmacia della Marina D. N. M i t a r o t o n d a in Neapel.

Antitaenia. Mittel gegen Bandwurm der P h a r m a c i e i n t e r - n a t i o n a l e S a r e m e V a c c h i e r i, ist eine starre Pasta in Blech-büchse, bestehend aus 50,0 zerstoßenen Kürbissamen, 10,0 Zucker, 10,0 Glyzerin und etwas Orangenblütenwasser.

Antitaenin, ein Bandwurmmittel, enthält nach Angabe des Fabri-kanten 9,0 Extr. Filicis, 1,0 Koussoblüten und 0,05 g Podophyllin. Fabrikant: C h e m. F a b r i k E r f u r t G. m. b. H. in Erfurt-Ilvers-gehofen.

Antitestin ist der geschützte Name für Tabl. Papaverini cum Theobr. Natr.-salicyl. (Pharm. Ztg.)

Antituman ist eine 2,5prozentige Lösung von chondritinschwefel-saurem Natrium mit einem Zusatze von β-Eucain. Hersteller: J. D. R i e d e l, Berlin.

Antivaricol Dr. Hoffmann, auch L i q. a n t i v a r i c o s u s M ü l l e r i genannt, bildet eine nach Chloroform und Karbol-säure riechende, veilchenblaue Flüssigkeit von unbekannter Zu-sammensetzung, die sich mit Wasser zu einer erdbeerroten, verblassenden Flüssigkeit mischt. Nach Dr. Dölling soll es Ferrimethylchlorphenolat enthalten. (Pharm. Ztg.)

Antivenereal Elixir von Walker, Mittel gegen Gicht und Syphilis, entspricht einer Mischung aus 100,o Guajakharztinktur, 1,o Perubalsam und 10 Tropfen Fenchelöl.

Antiverminiumsilicat von Gustav Schallehn in Magdeburg, ist ein Desinfektionsmittel, welches gleichzeitig Feuerschutz gewähren soll.

Antizymotic Solution von Wither, ein in Amerika als Desinficiens und Desodorans empfohlenes Mittel, enthält 0,207 T. Quecksilberchlorid, 0,084 T. Aluminiumchlorid, 0,048 T. Zinkchlorid, 0,087 T. Chlorkalium, 0,788 T. Chlornatrium, 0,06 T. freie Salzsäure und 99 T. Wasser. (Pharm.-Ztg.)

Antoniobalsam wird bereitet aus 18,o Aloe, 18,o Myrrha, 108,o Styrax calamita, 72,o Rad. Angelicae, 8,o Safran, 54,o Perubalsam und 3000,o Kornbranntwein. (Industriebl. 1890, 320.)

Antonius, ein Mast-, Milch-, Kraft- und Freßpulver von Beckenbach in St. Johann soll enthalten 30T. Fenchel- u. andere Umbelliferensamen, 40 Haferschrot, 14 Süßholz, 8 Glaubersalz, 8 Futterkalk.

Antorin, Mittel gegen Schweißabsonderung, enthält 10% Bor- und 3% Weinsäure, 1% Gaultheriaöl, 2% Fruchtäther und 84% Rosenspiritus. Fabrikant: Heinrich Noffke in Berlin SW.

Aolan, ein aus Kuhmilch hergestelltes Eiweißpräparat, dient zur Behandlung der Bartflechte. Darsteller: P.Beiersdorf & Co. in Hamburg.

Apendicöl, gegen Blinddarmleiden angepriesen, ist rotgefärbtes Paraffinöl mit etwas Fruchtäther (Mennich u. Leenehuis).

Apfelin der Konservenfabrik Friedrichshafen (Schleich & Commerell), ist eine klare, rotbraune, sirupartige Flüssigkeit, die mit 8—10 T. Wasser verdünnt ein alkoholfreies Getränk, wie frischer Apfelsaft schmeckend, liefern soll. (Pharm. C.-H.)

Apfelnektar, ein alkoholfreier Obstwein, enthält neben hohem Gesamtextrakt eine bedeutende Zuckermenge, Apfel- und Phosphorsäure. (Niederstadt.)

Apfelperle, ist ein alkoholfreies, kohlensäurehaltiges Getränk, nach seiner Zusammensetzung vornehmlich ein mit Zucker und Kohlensäure versetzter Apfelsaft. (Niederstadt.)

Äpfelmalztee, ein Ersatz für chinesischen Tee, soll dargestellt werden, indem man 7 T. geröstete und gemahlene Äpfelschnitte, 2 T. grob geschrotenes Malz und 1 T. Zitrone zu einem Brei verarbeitet, der getrocknet und gemahlen wird. (Pop. homöop. Ztg.)

Aphor werden Tabletten aus Natriumbikarbonat mit verschiedenen Zusätzen genannt; sie sollen dem Badewasser zugesetzt lebhafte Kohlensäure entwickeln und natürliche Mineralbäder ersetzen. Darsteller: Dr. Sedlitzky in Hallein b. Salzburg.

Aphrodisia, ein Mittel zur Erregung des Geschlechtstriebes, besteht aus Selleriepastillen.

Aphrodisiacum, Steiners, ein nervenstärkendes Anregungsmittel, wird vom Hygien. Institut D. Franz S t e i n e r in Berlin hergestellt. Die verzuckerten und mit Silber überzogenen Pillen bestehen nach Angabe des Fabrikanten aus 40% Hämoglobin, 10% Lezithin, 15% Extract. Muirae und 35% Massa pilular.

Aphrodisium ideale von Eugen B o m b e l o n in Bergen soll nach Angabe des Fabrikanten die wirksamen Bestandteile von Boletus cervinus enthalten. In Wirklichkeit bestehen die Tabletten aus Rohrzucker, Weizenstärke und Yohimberindenpulver. (J u c k e n a c k und G r i e b e l.)

Aphten-Teer, ein Mittel gegen Maul- und Klauenseuche, ist eine teerartig riechende Flüssigkeit. (Pharm. Ztg.)

Apicin, dessen wirksamen Bestandteil Calcium phosphoro-guajacolicum bildet, wird zur Bekämpfung aller Krankheiten der Luftwege empfohlen und kommt in Form von Fondants in den Handel. Bezugsquelle: G. & R. Fritz in Wien.

Apil siehe **Alobräu.**

Aposta-Putzpulver, besteht aus Gips und Schwerspat mit 16,2% wasserlöslichen Anteilen. (Stuttgarter Unters.-Amt.)

Apnol, Dr. Cholewas, ein Asthmamittel, enthält Periplocin neben Glyzerin, Wasser, einer Spur Jodnatrium, Mentholspiritus und Pyridin. (Avellis.)

Apofran ist eine Kali-chloricum-Thymol-Zahnpaste. (Pharm. Ztg.)

Apokonin, ein Staubvertilgungsmittel der Firma C. F. W e b e r, Akt.-Ges. in Leipzig-Plagwitz, besteht im wesentlichen aus einem Gemisch schwerer Steinkohlenteeröle mit höher siedenden Kohlenwasserstoffen.

Apollopulver zur Befestigung der Zähne ist Tragantpulver, welches schwach aromatisiert und mit Eosin leicht gefärbt ist. (Pharm. Ztg.)

Apothesin, ein Lokalanästhetikum, ist die salzsaure Verbindung von Cinnamyldiäthyl-amino-propinol und wird in 0,4- bis 0,5-prozentigen Auflösungen oder verbunden mit Adrenalin in physiologischer Kochsalzlösung angewendet.

Apozème purgative, Médecine noire, Black Draught, ist ein Infusum aus 10,o Sennesblättern, je 2,o Kümmel und Koriander, 20,o Manna und 80,o Wasser, welchem noch 20,o schwefelsaures Magnesium und 15,o weingeistiges Zimtwasser zugesetzt werden.

Apparat Hydro zum Nachweis von Wasserzusatz zu der Milch besteht aus einem Blechkasten mit einigen Ragensgläschen, einer Flasche mit Schwefelsäure spez. Gew. 1,820 und einer Tropfflasche mit verdünntem Formalin 10 : 1000.

Apparatine, eine farblose, durchsichtige, zum Appretieren benutzte Substanz, wird gewonnen, indem 8 T. gelöste Pottasche in einen erwärmten Kleister von 10 T. Kartoffelstärke und 76 T. Wasser eingetragen werden.

Appretiermittel. Appretgummi ist leicht angeröstete Kartoffelstärke. — **Volumin** ist eine Lösung von unreinem Stärkezucker. — **Glanzpulver** ist gewöhnliches Kochsalz. (Ambühl.)

Aqua amarella ist ein Haarfärbemittel aus Bleizucker, Kochsalz und Wasser. (Siersch.)

Aqua camphorata enthält 1,0 Kampfer in 500 g Wasser. (D. Med. Wochenschr.)

Aqua Ferri nervina, N e r v e n s t ä r k e n d e s E i s e n w a s s e r von W o l f & C a l l n b e r g enthält in 10000 T.: 1,5 Ferrum carbonic. oxydat., 20,57 Calc. phosphoric., 23,29 Natr. chlorat., 9,97 Natr. bicarbonic. (Pharm. Ztg.)

Aqua primavera des Fräulein A l w i n e C o t t i in Berlin, ein Schönheitsmittel, ist parfümiertes Seifenwasser. (Bischoff.)

Aqua vitae incarnata siehe Fleischextraktlikör.

Aqua Zeozoni ist eine 0,3- bzw. 0,5prozentige mit Borsäure neutralisierte Lösung des Ortho-Oxyderivats des Äskulins. Hersteller: K o p p & J o s e p h , Berlin. (Pharm. Ztg.)

Arotom ist nach den Literaturangaben eine Mischung aus Kaffee und gerösteter Gerste.

Arausan, ein Einreibungsmittel, enthält 20% Kampfer, 10% Perubalsam und 20% Kaliseife. Hersteller: Chem.-pharm. Labor. in Kitzingen.

Arboröl soll ein verschiedene Kreosole, Phenole, Anthrazene usw. enthaltendes Produkt sein, welches in Mischung mit dem gleichen Volumen Äther bei Hautkrankheiten, auch bei Rheumatismus, Nervenschmerzen usw. gute Dienste leisten soll. Fabrikant: A r b o r - O i l in Mülhausen i. Els.

Arekanuß-Bandwurmmittel Marke Medico von O. R e i c h e l in Berlin besteht aus sechs Gelatinekapseln mit Rizinusöl und 20 g Arekanußpulver. (J u c k e n a c k und G r i e b e l.)

Arécovetrol besteht aus vier roten Kapseln mit Arecolin. hydrobrom. 0,1 + Plv. Sem. Strychni und vier grauen Kapseln mit Veratrin. sulfur. 0,1 + Plv. Sem. Strychni. Hersteller: Apotheker H a l l i n g - Lasdehnen.

Aretontabletten zur Darstellung von antiseptischem Mundwasser enthalten Borsäure, Aluminiumacetat, Thymol, Tannin und Chlornatrium. Fabrikant: Adolf K i r c h in Wiesdorf a. Rh.

Argaldin, Argaldon, ist ein mit abgebautem Eiweiß hergestelltes Silberpräparat, das auf Schleimhäute gebracht Formaldehyd abspaltet. Es gelangt in Form von Salbe und Lösung in den Handel. Darsteller: A. D e r i n g in Fürth in Bayern.

Argatoxyl, ein Mittel zur Behandlung septischer Wochenbett-erkrankungen, ist eine 10prozentige Aufschwemmung von Silber-atoxyl in Olivenöl. (D. Med. Wochenschr.)

Argentaminalbumose (Silbernitratäthylendiaminalbumose), ein Go-norrhöemittel, enthält etwa 7% Silber. Hersteller: Chem. Fabr. a. Akt. (vorm. Fr. S c h e r i n g) in Berlin-N.

Argentarsyl besteht aus Eisenkakodylat und Argent. colloidale im Verhältnis von 0,05:10 ccm. (D. Med. Wochenschr.)

Argented Tin, eine amerikanische Legierung von sehr schön weißer Farbe, großer Härte und leichter Schmelzbarkeit, welche zu bes-seren Sorten von Messerheften Verwendung findet, besteht aus 91 T. Zinn, 4 T. Silber und 4 T. Kupfer. (Metallarbeiter.)

Argentid, ein Putzpulver für Metall, ist wahrscheinlich gebrannter Dolomit. (H a g e r.)

Argentine-Wasser, V e r s i l b e r u n g s - F l ü s s i g k e i t , wird dargestellt durch Auflösen von 7 T. Silber in 13 T. Salpetersäure und Vermischen der erhaltenen Silbernitratlösung mit einer Lö-sung von 60 T. Cyankalium in 750 T. Wasser unter Zusatz von 13 T. Schlämmkreide.

Argentorat, ein A l u m i n i u m b l i t z p u l v e r , besteht aus entfettetem Aluminiumpulver und Kaliumperchlorat.

Argosan ist eine Lösung von kolloidalem Silber, die in Röhrchen zu 2 ccm mit einem Silbergehalt von 5 in 1000 in den Handel kommt. Darsteller: Rich. P a u l , med.-chem. Industrie.

Arguzoid, eine als Surrogat für Silber aus England in den Handel gebrachte Legierung, enthält 4,03% Zinn, 3,54% Blei, 55,78% Kupfer, 13,41% Nickel, 23,20% Zink und Spuren von Eisen.

Aricin-Pomade von Apoth. J u l. B i t t n e r in Gloggnitz zur Erhaltung und Belebung des Haarwuchses ist eine weiße Pomade ohne jede Spur Aricin. (H a g e r.)

Aristodont ist ein thymolhaltiger Zahncream.

Armee-Neuton besteht aus etwa 80—85 T. höchst fein gepulver-tem Ton mit 10—15 T. Dextrin und Wasser zu Kugeln geformt.

Arnicoform, ein Desinfektionsmittel, soll aus einem Arnikaauszug mit 15% Formaldehyd und einem Zusatz von Eukalyptusöl bestehen.

Arnikatinktur, weiße verbesserte, von Apoth. A p i a n - B e n n e-w i t z in Annaberg, ist der Destillation unterworfene Arnika-tinktur. (J a c o b s e n.)

Arolia-Tee gegen Gallensteinleiden besteht aus geschnittenen Epheu-blättern.

Aromatisch-balsamisches Mundwasser von E d u a r d K o c h in Berlin stellt eine wahrscheinlich mit Alkannarot gefärbte Flüssig-keit dar, aromatisiert mit Pfefferminzöl, Zimtöl und Kümmelöl.

Aropepsin ist aromatischer Pepsinwein von Apotheker Dr. B l e l l in Magdeburg.

Aroxa, K o h l e n s p a r e r, besteht aus ca. 97,5% rohem Salpeter und 2,5% Englischrot, nach anderen Angaben zum größten Teile aus Magnesiumsulfat und aus Natriumnitrat sowie etwas Eisenoxyd und Sägespänen. (Pharm. Ztg.)

Arphoalin ist ein Arsenphosphoreiweißpräparat zur Behandlung Krebskranker.

Arsa-Guajacol-Turiopin, ein Mittel gegen Tuberkulose, enthält Arsacetin, Kaliumsulfoguajacolat und Turiopin, ein Koniferenextrakt. Hersteller: Dr. R. und Dr. O. W e i l in Frankfurt a. M.

Arsalyt wird ein Ersatzpräparat des Salvarsans genannt, das sich durch größere Einfachheit der Applikation, geringere Giftigkeit usw. auszeichnen soll. (Münch. Med. Wochenschr.)

Arsanämin ist ein flüssiges Arseneisenpepsinsaccharat, gegen Bleichsucht und Blutarmut empfohlen.

Arsenblutan ist eine alkoholfreie Eisenmanganpeptonatflüssigkeit mit 0,01% arseniger Säure. Hersteller: Chem. Fabr. Helfenberg A.-G. vorm. E. D i e t e r i c h in Helfenberg (Sachsen).

Arsenferratose mit 0,3% Eisen und 0,003% Arsen besteht aus 12,5 T. Arsenferratin, 18,o Weingeist, 50,o Glyzerin, 1,25 Angosturaessenz und 168,25 Wasser. (Pharm. Ztg.)

Arsenocerebrin heißt ein in flüssiger Form in Ampullen zu 0,2 g in den Handel kommendes Mittel gegen Epilepsie, das aus Natr. cacodylicum und Extract. Cerebri. besteht. (Z i m m e r & Co.)

Arsen-Regenerin, ein Eisenarsenpräparat, besteht aus Ovo-Lezithin-Mangan-Eisen-Regenerin und je 0,04% Lithium, Kakodylicum und Arsacetin. Hersteller: Dr. R. u. Dr. O. W e i l, Frankfurt a. M.

Arsicol von Karl E n g e l h a r d in Frankfurt a. M. sind Pillen, von denen jede 0,05 g Ovolezithin, 0,00025 g arseniger Säure, 0,1 g Hämoglobin sowie Blaudscher Pillenmasse enthält. (Vierteljahrsschr f. pr. Pharm.)

Arsoenometer oder **Kunstweinerkenner,** ein von der „Vorstehung des chem.-techn. Laboratoriums in Wien" verkauftes Instrument, besteht in einer Senkwage mit einem einzigen Strich, welcher dem spez. Gew. des Wassers entspricht.

Arsoferrin-Pastillen Barber aus der Apotheke zum heil. Geist in Wien enthalten pro dosi Arsoferrin 0,1, Extr. Gentianae sicci 0,05 g. (Nachr. f. Zollst.) Nach G e h e s Bericht enthalten die 0,25 g schweren Tabletten (Tectolettes) 0,02 g Eisenoxyd und 0,00058 g arsenige Säure neben Eiweiß, Phosphorsäure und dem als Konstituens dienenden Extr. Gentianae sicc.

Arsoferroptin ist ein Arsen-Lezithin-Eiweißpräparat. Hersteller: Dr. N i s s e l in Königsberg.

Arsotropin werden Tabletten genannt, die Jodarsen und Bella-donnaextrakt enthalten. Hersteller: G. H e l l & Co., Troppau.

Artemidol-Tabletten enthalten ein Extrakt aus Artemisia abro-tanum. Hersteller: Dr. H. M ü l l e r & Co. in Berlin C. (Pharm. Zentr.-H.)

Arteminin, antiseptisches Mittel zur Konservierung von Fleisch usw., ist eine Auflösung von 1 T. Apfelsäure und 11 T. Borsäure in Wasser.

Artopan, ein Hilfsmittel für den Bäckereibetrieb, enthält nach v. C z a d e k 80% Zucker und 20% phosphorsaure Salze.

Asbestin für feuersichere Anstriche ist eine breiige Masse aus Asbest, gepulvertem Kieselstein, Ätzkali und Natronwasserglas, der beim Gebrauch noch Sand zugesetzt wird.

Ascatco, ein Asthmamittel, ist nach R i e d e l s Mentor ein Arsen- oder Opium-Arsenpräparat mit 13% Alkohol.

Aeschlimann's Schnupfpulver siehe Schnupfpulver.

Asellomaltyl ist ein Maltyl, das 20% Lebertran und 3% Calcium-glycerophosphat enthält. Hersteller: G e h e & Co., Dresden.

Aseptin-Cream nennt die Firma B e r g m a n n & Co., Radebeul-Dresden, einen von ihr hergestellten Bor-Glyzerin-Cream.

Aseptin von G. Gahn in Upsala, als Konservierungsmittel für Milch, Fleisch usw. in den Handel gebracht, ist Borsäure.

Aseptin, doppeltes, besteht aus 2 T. Borsäure und 1 T. Kalialaun. (H a g e r.)

Aseptinsäure von A. von B u s s e in Linden enthält 3,0 Salizyl-aldehyd und 5,0 Borsäure in 1 kg Wasserstoffsuperoxyd von 1,534% Gehalt gelöst. (H. T h o m s.)

Aseptol, ein Desinfektionsmittel, ist Oxyphenylsulfinsäure.

Aseptol-Mundwassertabletten enthalten neben Pfefferminzöl ein Peroxyd.

Asiatischer Kaffee, ein in Galizien der Landbevölkerung ver-kauftes Kaffeesurrogat, besteht aus ausgekochtem Kaffee, ge-mahlenem Ziegelstein und Bimsstein, Asche und gebrannten Erd-mandeln. (J a c o b s e n.)

Askolin ist mit schwefliger Säure gesättigtes Glyzerin.

Asklerosintabletten, ein Mittel gegen Arterienverkalkung, be-stehen aus physiologischen Nährsalzen und Natriumzitrat. (Pharm. Ztg.)

Äskulap, ein Einreibungsmittel gegen Rheumatismus und dergl. von Fr. J a e n i s c h in Berlin besteht im wesentlichen aus Am-moniak, Kampfer und etwas Terpentinöl. (Pharm. Ztg.)

Asasan, ein Nährmittel, enthält Eiweiß 8,04%, Lezithin 2,52%, glyzerinphosphorsaures Natron 1,60%, Fett 6,90%, Kohlen-

hydrate 31%, Nährsalze 5,63%. In der Asche waren enthalten:
Eisen, Kalk, Magnesia, Kali und Natron. (S c h u f t a n.)

Asphalin ist ein Gemisch aus 36 T. pyroschwefelsaurem Kalium,
28 T. Kalisalpeter und 9,6 T. Glyzerin neben einem für sich ge-
haltenen Gemenge aus gleichen Teilen chlorsaurem Kalium und
Kohle.

Asphalintee (Species antidiabeticae, Species Myrtilli
comp. Kullock) soll eine Mischung aus Heidelbeerblättern
und Bohnenfrüchten sein. Darsteller: Kolluck, Petrusapotheke
in Wien.

Assmanogentabletten enthalten die Eindampfungsrückstände der
Assmannshäuser Thermen in Verbindung mit einer Radioaktivität
von 75 Macheeinheiten pro Tablette. Hersteller: V i a l & U h l -
m a n n, Frankfurt a. M. (Pharm. Ztg.)

Astatki sind Petroleumrückstände, die zur Kesselfeuerung Verwendung finden.

Asthenoid-Tabletten, Mittel gegen Gicht und Rheumatismus, der
Feurig-Apotheke in Berlin-Schöneberg, enthalten Rhabarberpulver, Lithiumsalz, Theobrominnatriumsalicylat und Milchzucker. (G r i e b e l.)

Asthma-Bekämpfer von A. K l e i n in Herford i. Westf., in Form
der bekannten Räucherkerzchen, enthält als Hauptbestandteile
kleingeschnittenes Stramoniumkraut, welches mit Salpeter imprägniert ist; außerdem ließen sich Bestandteile von Lobelia
inflata nachweisen. Ähnliche Zusammensetzung zeigten die von
derselben Firma in den Handel gebrachten A s t h m a - Z i g a -
r e t t e n. (A u f r e c h t.)

Asthma-Bronchial-Zigarren der Bronchial-Ges. m. b. H. in Berlin
W 8 enthalten Tabak, Cannabis ind., Datura, Stramon, Anisöl,
Salpeter.

Asthmacarbontabletten der Deutschen Asthmacarbongesellschaft
m. b. H. enthalten Pulver der Komposite Trichocline argentea,
das mit Hilfe von Glühkohlen zwecks Einatmung der Dämpfe
verbrannt wird. (J u c k e n a c k und G r i e b e l.)

Asthma-Cure, Green Mountain von G u i l t, Generalagentur
von B. W a l t h e r in Dresden, besteht aus grob gemahlenem
Fenchel und Stechapfelkraut, mit einer Salpeterauflösung imprägniert. (Q u e n z e l.)

Asthma Cure, H a r a l d H a y e s, besteht aus mehreren verschiedenen Arzneien, deren wichtigste eine mit Jodkali versetzte
Terpentinölemulsion ist, die als Expektorans wirkt. Auch Eisen-
tropfen und Cinchoninkapseln gehören zu Hayes Asthma Cure.
(A v e l l i s.)

Asthma Cure, Himrods, besteht aus: Kalisalpeter, Stramonium,
Lobelia, Tee, Fenchel usw. (A v e l l i s.)

Asthmaform nennt Dr. L a b o s c h i n in Berlin ein Asthmapulver aus amerikanischen Kräutern. (Schweiz. Wochenschr. f. Ch. u. Pharm.)

Asthmakegel und **-Zigaretten** von Bier Frères in Brüssel sollen bestehen aus: Datura 0,5, Hyoscyamus 0,2, Belladonna 0,2, Lobelia 1,0, Menthol. 0,05.

Asthmakraut, Holländisches, des Apothekers Plönes in Weiskirchen bei Trier sind Stechapfelblätter, mit Salpeter imprägniert. (Karlsr. Ortsges.-Rat.)

Asthmamittel des Prof. Max Danas in London besteht aus einem Gemisch von Folia Stramonii, Herb. Lobeliae, Fol. Theae mit etwa 50% Kalisalpeter. (L e n z und L u c i u s.)

Asthmamittel Exibards siehe Exibards.

Asthmamittel von Apoth. K u b a l e in Klitschdorf bei Bunzlau besteht aus einer Lösung von Jodkalium, Bromkalium und Zucker in Wasser, stark gefärbt mit Cochenilletinktur in progressiver Steigerung der Dosen verteilt in 6 Flaschen. (H a g e r.)

Asthmamittel des Oberinspektors S c h ä f e r in Lindenau-Leipzig besteht aus einer Pulvermischung von Zucker, Süßholz und Pimpinellwurzel. (Q u e n z e l.)

Asthmamixtur von F o t h e r g i l l besteht aus: Ammon. jodat. 2,0, Ammon. bromat. 3,0, Tinct. Lobeliae 80,0, Sir. bals. tolut. 48,0. (A v e l l i s.)

Asthmapillen, Amerikanische, sind stark vergoldete Pillen aus Ammoniakgummi.

Asthma-Pressantzünder von Apotheker M. W a g n e r in Leipzig sind flache, streichholzähnliche Zünder, mit einer getrockneten teigigen Masse versehen, darin Salpeter, Fol. Stramonii, Herba Cannabis, Anethol und Herba Lobeliae nachweisbar waren. (R ö h r i g.)

Asthmapulver von Cléry ist ein Gemisch von Salpeter und Lobeliakraut. (Karlsr. Ortsges.-Rat.) — Nach einer anderen Analyse ist es eine Mischung von je 30 T. Stramoniumblättern und Belladonnablättern, 5 T. Salpeter, 2 T. Opium.

Asthmapulver, Fischers, besteht aus: Stechapfel 250,0, Salpeter 50,0, Schafgarbe 50,0. (A v e l l i s.)

Asthmapulver, Dr. Guilds von N e w b e r y u. Sons in London, besteht aus gepulverten Kräutern unbekannter Abstammung, mit Salpeter gemischt.

Asthma-Pulver für Pferde, von Rob. K l e m m - Berlin, „Mittel gegen Dämpfigkeit, Husten, Röhren, Pfeifen, Engebrust, Hartschnaufen gründlich geheilt": 58 weiße Pulver, bestehend aus einem Gemisch von Kochsalz, Natrium bicarbonicum, Grauspießglanz, Kohle und Pflanzenpulver, darin Bockshornklee nachweisbar. (R ö h r i g.)

3*

Asthmapulver, Martindales, besteht aus Kal. nitricum, Herba Lobeliae, Fol. Stramonii, Fol. Theae je 240,0, Ol. Anisi 1,0, Aqua q. s. (Avellis.)

Asthmapulver, Reichenhaller, von A. Schmid besteht aus: Eucalyptus, Grindelia robusta, Stechapfel, Salpeter, Benzoe. (Avellis.)

Asthmapulver, Schiffmanns, besteht aus: Salpeter 34,9%, Datura arborea 51,1%, Symploc. foet. 14,0%. Eine andere Analyse: Salpeter 25,0%, Stechapfel 70,0%, Tollkirsche 5,0%. (Avellis.)

Asthmaräucherpulver von O. Fischer in Wolfenbüttel wird auf folgende Weise dargestellt: Folia Stramonii 250,0 und Flores Millefolii 25,0 werden scharf getrocknet und gepulvert. Das grobe Pulver wird dann mit einer Lösung von 50,0 Kalisalpeter in 250,0 Wasser gleichmäßig durchfeuchtet und getrocknet. (Süß.)

Asthmatic und **Fumigating Pastills** von Samuel Kidder & Co. in Charlestown, U. S., sind 5 cm lange Kerzen, welche erhitzt werden, um die entwickelten Dämpfe einzuatmen. Sie bestehen aus Belladonnaextrakt, Belladonnapulver, Stramoniumblätterpulver, Kohle, Gummi, Stärke und Gewürzen mit 15% Salpeter. (Hager.)

Asthmatic-Pastills von Daniel White & Co. in New York, zum Anzünden bestimmt, bestehen aus Kalisalpeter 20,0, Scammoniumharz 3,5, Gummi und Zucker 35,0, Kohlenpulver, Pflanzenstielen und Blättern 40,7. (Fleck.)

Asthma Remedy von Langell besteht aus einem Gemisch von 10—12 T. grob gepulverten Belladonnablättern und 1 T. Salpeter, zusammen getrocknet. Wird angezündet und eingeatmet.

Asthamsalbe von Stange in Berlin ist eine dünne Salbe aus Fetten und Wachs mit Terpentinöl, venetianischem Terpentin und Chloroform. (Bischoff.)

Asthmasalbe von Sturzenegger in St. Gallen besteht aus Stearin und Schweinefett.

Asthmatee der Asthmacarbongesellschaft m. b. H. in Berlin-Halensee besteht aus dem zerkleinerten Kraut nebst Wurzel einer amerikanischen Komposite, die als Punaria ascochingae bezeichnet wurde. Nach Gilg heißt jedoch die Stammpflanze der Droge Trichocline argentea. (Pharm. Ztg.) (Siehe auch Asthmacarbontabletten.)

Asthmatee von Dr. Orlein besteht aus 8 T. Süßholz, 6 T. Eibischwurzel, 2 T. Isländischem Moos, 2 T. eines dem Bitterklee ähnlichen Krautes und 2 T. Andorn. (Schädler und A. Selle.)

Asthmatropfen von Apotheker Silkrodt in Dresden sollen hergestellt sein aus Lobelia, Stramonium, Acid. benz., Camph. raff., Extr. cap. Papaveris, Anethol., Spirit. rect., Aqua und Liq. Am. caust. Die Flüssigkeit gleicht in Farbe und Geruch einem

Gemische von Tinctura opii benzoica und Liquor Ammonii anisatus. (Pharm. Ztg.)

Asthmatropfen Linda enthalten 60 Vol.-% Alkohol, 5,0% aussalzbares ätherisches Öl (Ol. Pini). (R ö h r i g.)

Asthmatropfen des Grafen v. S c h l i e f f e n auf Schlieffenberg in Mecklenburg sind etwa 94% Alkohol mit etwas Anisöl. („Dtsch. Wochenbl. f. Gesundheitspfl. u. Rettungswesen". 1885.)

Asthma-Zigaretten von Dr. P l a u t bestehen aus 8 T. Fol. Stramonii, 8 T. Fol. Theae virid. pulv. und 7 T. Herb. Lobeliae, benetzt mit einer gesättigten Kaliumnitratlösung in Zigarettenform gewickelt.

Asthma-Zigaretten, Wiener, bestehen aus Stechapfelkraut, Fingerhut-, Bilsenkraut- und Tollkirschenblättern.

Asthmolysin ist eine sterile, wässerige Lösung von Nebennierenextrakt 0,0008 in Verbindung mit dem Extrakt aus den infundibularen Lappen der Hypophyse 0,04 pro Ampulle. Dient als Mittel gegen Asthma zu Einspritzungen unter die Haut. Hersteller: Dr. K a d e s , Oranienapotheke in Berlin. (D. Med. Wochenschr.)

Astmasan-Cigarillos der Firma B r o c k h a u s & Co. in Berlin-Halensee enthalten als Einlage das Kraut von Trichocline argentea Grieseb. Das Deckblatt besteht aus Tabak. (J u c k e n a c k und G r i e b e l.)

Asthmol, Dr. E s w i r t h s soll enthalten: Stramon. 40,0, Grindelia robusta 10,0, Capit. Papaver. 10,0, Bolet. Laric. 10,0, Menthol Kal. nitric. 20,0, Natr. nitric. 10,0. Fabrikant: E n g e l - A p o - t h e k e in Frankfurt a. M.

Astonin-Amphiolen enthalten Natrium glycerinophosphoricum, Natrium monomethylarsenicum und Strychninum nitricum in gebrauchsfertiger Lösung zu 1 ccm.

Astor ist ein Gemisch von Johannisbrot, Wickensamen, Rispenhirse, Zuckerhirse, Bockshornsamen, Anis, Hanf, Salbeiblättern, Steinklee u. dergl. Es wird in England als Beifutter für Kühe verwendet.

Astor-Büstenpraliné der Astor Industrie, Leipzig, ein weißer Karton mit 41 Stück Pralinen zu je 5—6 g; die Hülle besteht aus Kakaomasse, der gelbe Inhalt aus Nährsalzen, Zucker, Mais-, Bananen- und Leguminosenmehl gefärbt mit Curcuma. (R ö h r i g.)

Astralight, ein Pulver, welches dem Petroleum zugesetzt werden soll, um dessen Leuchtkraft zu bessern, ist ein Gemisch von 4 T. mit Methylviolett denaturiertem Kochsalz und 1 T. Kampfer.

Astroba, Volksnährmittel, von L. S t r o h b a c h , Leipzig-Gohlis, ist eine Mischung aus Kakao mit Leguminosenmehl und 1% Kochsalz. (R ö h r i g.)

Asyph sind Kakaobutterstäbchen mit 0,02 resp. 0,05 Quecksilber-metall. An Stelle von Schmierkuren zu verwenden. Hersteller: Apotheker C o r n e l i u s, Straßburg i. Els.

Äther, anästhetischer von A r a n, ist ein Gemisch von Äthyliden-chlorid mit höher gechlorten Äthern (Tri-, Tetra-, Penta- und Hexachloräther).

Äther, ozonisierter, von R i c h a r d s o n, soll eine Auflösung von Wasserstoffsuperoxyd in Äther unter Beigabe von etwas Alkohol sein.

Atherma, ein M i g r ä n e s t i r n b a n d, wird an Stelle von Kompressen und Einreibungen gegen Kopfschmerzen empfohlen. Fabrikant: Apotheke zur Austria in Wien IX.

Äthrole werden wasserlösliche Antiseptika und Kosmetika ge-nannt, welche zur Verstäubung in Zimmern, zu Waschungen, zur Händedesinfektion usw. Anwendung finden sollen und Eau de Cologne, Eukalyptol, Pfefferminzöl usw. enthalten. Es kommt auch ein Äthrolpulver als Desinfiziens und Waschpulver in den Handel. Fabrikant: Dr. H. N o e r d l i n g e r in Flörsheim a. M.

Atoleine ist ein nicht entflammbarer Kohlenwasserstoff, der zur Haarpflege Anwendung finden soll.

Atophan-Dragées enthalten je 0,1g Atophan. Hersteller: Chem. Fabr. auf Aktien (vorm. E. S c h e r i n g) in Berlin.

Atrophor, ein diätetisches Genußmittel für Korpulente von M ü h l - r a d t in Berlin NW. 23, enthält in der Hauptsache Zitronen-säure und Zucker. (A u f r e c h t.)

Audiphon Bernard. Der Ortsgesundheitsrat in Karlsruhe und der Berliner Polizeipräsident warnen wiederholt vor dem vom Institut National de la Surdité in Paris gegen Taubheit angepriesenen „un-sichtbaren Audiphon Bernard" und den zugehörigen Medikamenten, einer 6prozentigen Jodkaliumlösung und einem Schnupfpulver, welches aus Talkum, chlorsaurem Kalium, Borsäure und Zucker mit aromatischen Zusätzen besteht.

Aufrichtige Ballhäuser Schwarze Magen- und Gallentropfen ent-halten eine alkoholische Auflösung verschiedener Abführmittel, wie Rhabarber, Aloe, Jalapenharz, Sennesblätter und Koloquin-ten, welche mit Pomeranzentinktur parfümiert ist. (B e y t h i e n.)

Augenamulette. Gegen verschiedene Augenkrankheiten, werden in manchen Gegenden den Pferden teils in den Schopf, teils in die Mähne als sogenannte sympathetische Mittel kleine leinene runde Säckchen von der Größe einer Flintenklugel, in welchem sich pul-verisierte Kräuter von aromatischem Geruche (Feldkamille, Schaf-garbe usw.) befinden, eingeflochten und teuer bezahlt. (B ü r c h - n e r.)

Augenbalsam, Augsburger, besteht aus 0,75 rotem Quecksilber-oxyd, 0,5 Belladonnaextrakt, 0,5 Opiumtinktur und 7,o Fett-substanz. Preis *M.* 3,50. (H a g e r.)

Augenessenz von Dr. Müller ist schwacher Alkohol mit Lavendel-, Rosmarin- und Fenchelöl parfümiert. (Gscheidlen.)

Augenessenz, Romershausensche, von F. E. Geiß in Aken a. d. Elbe ist eine Tinktur aus Fenchelfrüchten, Anis und frischem jungen Fenchelkraut. (Hager.)

Augenheilbalsam, vegetabilischer, von Martin Reichel in Würzburg besteht aus Wachs, Butter, Quecksilberoxyd, Zinkoxyd und Kampfer. (Beyerlein.)

Augenheilmittel von Frau Dorothea Schmidt in Berlin ist eine Abkochung gewürzhaft bitterer Pflanzenstoffe. (Bischoff.)

Augenheilwasser von J. C. Hoffmann in Köln ist eine Lösung von 1 T. Eisenvitriol in 50 T. Rosenwasser. (Opwijrda.)

Augenlotion Dämon ist eine einprozentige wässerige Borsäurelösung mit Zusatz eines Pflanzenauszuges. (Röhrig.)

Augenpasta, antiseptische, Pasta cerata ophthalmica, Dr. Radziejewskis, von S. Radlauer in Berlin soll bestehen aus Schleichscher Wachspasta (siehe dort) mit 1% Hydrarg. oxyd. rubr., 2% Zinc. oxydat., 0,5% Kampfer, 2% Acid. aseptinic. und 2% Cocain. hydrochl. (Pharm. Ztg.)

Augenquelle des Naturheilkundigen Gössel entspricht in seiner Zusammensetzung dem Dresdener Wasserleitungswasser. (Beythien.)

Augensalbe der Witwe Farnier vom Drogist A. Weisert in Metz besteht aus Wachssalbe mit Quecksilberoxyd und essigsaurem Bleioxyd. (Karlsr. Ortsges.-Rat.)

Augensalbe der Witwe Sabine Fritsche in Roßla a. H. ist eine mit Zinkoxyd und rotem Quecksilberoxyd gemischte Wachssalbe. (Industriebl.)

Augensalbe, Pommade ophthalmique von W. Jensen Vandiest in Micheln besteht aus 16,0 rotem Quecksilberoxyd, 70,0 Palmöl und 14,0 japanischem Wachs. (Gräger.)

Augensalbe, rote, von Kreickmeyer in Dresden ist rote Quecksilberoxydsalbe. (Richter.)

Augenspiritus von Negenfind besteht aus einer Lösung von 95,0 Spiritus, 5,0 Rosmarinöl, 3 Tropfen Baldrianöl und 0,25 Kampfer.

Augenstarheilmittel vom prakt. Arzt S. Fischer in Grub in Appenzell sind Augentropfen aus 2,5prozentiger wässeriger Alaunlösung bestehend, Augenpulver, aus gebranntem Alaun bestehend, Pulver zum Einnehmen, bestehend aus 96% Kalisalpeter und 4% kohlensaurem Magnesium, und Pillen, welche Aloe und Rhabarber enthalten. (Karlsr. Ortsges.-Rat.)

Augentinktur „Girofla“ (ostindische Nelkentinktur) von Klepperbein in Dresden ist ein dünner, mit Hilfe von Franzbranntwein hergestellter Nelkenauszug. (Griebel.)

Augentröster von Apotheker M e i ß n e r in Berlin enthält Glyzerin-Borsäure, Natriumchlorid, Pflanzenextraktivstoffe und Wasser. (G r i e b e l.)

Augenwasser von B i e d e r m a n n in Annaberg ist eine Lösung von 0,2 Zinkvitriol in 60,o destilliertem Wasser mit etwas Nelken-aufguß.

Augenwasser von C h a n t o m e l a n u s, welches den Gebrauch der Brillen entbehrlich machen soll, ist ein schwacher Auszug von Lavendelblüten mit verdünntem lavendelölhaltigen Weingeist. (O p w i j r d a.)

Augenwasser, Dr. G r a e f e s, von L. R o t h in Berlin, besteht aus 1,5 Zinkvitriol und 100,o Fenchelwasser schwach gefärbt mit Fencheltinktur. Preis 3 *M.* (S c h ä d l e r.)

Augenwasser von J. F. G r u i s in Heilbronn besteht aus einer Lösung von Zinkvitriol und Zucker in Fenchelwasser, gemischt mit Zinkoxyd. (C. W. S t e i n.)

Augenwasser von J. P. H. H e t t e ist eine Auflösung von verschiedenen ätherischen Ölen (namentlich Lavendelöl, Bergamott- und Rosmarinöl) und Opiumtinktur in 50 Proz. Weingeist. (W i t t - s t e i n.)

Augenwasser von B e r n h a r d K r a f t in Calbe a. S. besteht aus 0,5 rohem eisenhaltigen Zinkvitriol, aufgelöst in 7,o eines unreinen, schlammig sedimentierenden Brunnenwassers. (S c h ä d l e r.)

Augenwasser, L e s c h z i n e r s, besteht in einer 0,2 prozentigen Zinksulfatlösung. (G s c h e i d l e n.)

Augenwasser von J. K. M ö t t e l i - H o h l in Wald (Appenzell) ist ein alkoholischer Pflanzenauszug, frei von Zink, Quecksilber-Borsäure und anderen bekannten Augenmedikamenten. (A m - b ü h l).

Augenwasser v. P l e n k n e r ist eine etwa 13%ige Zinksulfatlösung mit etwas pflanzlichem Extraktivstoff (Leipz. U.-A.).

Augenwasser von Inspektor S t r o i n s k i in Neiße enthält 1 Teil Zinkvitriol in 500 T. gewöhnlichem Flußwasser gelöst. (S c h r e i - ber.) — Eine Zeit lang versetzte Stroinski dieses Wasser mit einer Spur Patchouliparfüm. (H a g e r.)

Augenwasser Dr. W a g n e r s ist ein 0,3 prozentige Zinksulfat-lösung.

Augenwasser, Dr. W h i t e s, aus der Fabrik von T. E h r h a r d in Altenfeld in Thüringen. a) Gewürznelken 3 Stück, Zimt soviel wie eine große Erbse, Rosenwasser 2 Teelöffel, Essigsäure 1 Tropfen, Arnikatinktur 10 Tropfen. Nach einstündiger Digestion wird filtriert und in dem Filtrat weißer Vitriol eine Erbse groß gelöst. (H a g e r.) — b) Eine Auflösung von Zinkvitriol 3 T., Honig 4 T., in Wasser 80 T., parfümiert mit Nelkenöl und einer Spur Senföl. (W i t t s t e i n.)

Augenwol der Augenwol-Ges. m. b. H. in Berlin ist eine wässerige Lösung von etwa 3,5% Kochsalz, 2% Glyzerin, 2,25% Borsäure und 1,3% Alkohol. (Beythien.)

Augsburger Lebensessenz siehe unter Kiesow.

Augustinerpillen siehe Kaiserpillen.

Auralose, ein Mittel gegen Schwerhörigkeit, besteht aus auf Schirting gestrichenen Pflastern, die hinter die Ohren gelegt werden sollen. Die rötliche Pflastermasse zeigt weitgehende Übereinstimmung mit dem gewöhnlichen Heftpflaster. (Pharm. Ztg.)

Aureol, ein Haarfärbemittel, besteht aus zwei Flüssigkeiten: I enthält 1% Metol, 0,3% Amidophenolchlorhydrat, 0,6% Monoamidodiphenylamin, 0,5% schwefligsaures Natrium, 98% 95prozentigen Alkohol; II enthält eine 3prozentige Wasserstoffsuperoxydlösung.

Aureoline zum Blondfärben der Haare enthält als wirksamen Bestandteil Wasserstoffsuperoxyd.

Auricomus zum Blondfärben der Haare ist säurehaltige Wasserstoffsuperoxydlösung. (Jacobsen.)

Auroracreme besteht aus einer mit 25% Wasser versetzten Wollfettsalbe, der etwas Borsäure, geringe Mengen Perubalsam und ätherisches Öl beigemischt sind. (Leemhuis.)

Aurora-Pomade soll aus Veilchenwurzelpulver und Kakaobutter bereitet werden.

Aurum potabile siehe Hensel.

Australian Salt von Ohrtmann durch Glaser & Ehrlich in Berlin. Ein Papierbeutel, enthaltend ein weißes, in Wasser mit alkalischer Reaktion milchigtrübe lösliches Pulver, durchtränkt mit ½% eines dickflüssigen flüchtigen Kohlenwasserstoffs. In dem entölten Salz wurden gefunden in Prozenten 5,5 Natriumchlorid, 54 Borax mit 40,8 Kristallwasser. (Polenske.)

Austs Klostertee besteht aus Rad. Althaeae 348,0, Sem. Lini 348,0, Rad. Liquirit. 174,0, Fruct. Foenicul. 87,0, Fol. Sennae 43,0. (Berlin. Unters.-Amt.)

Auszehrungs- und Lungenkräuter von Dr. Redling, gegen Schwindsucht und Bluthusten, bestehen aus getrockneter und geschnittener Herb. Galeopsid. grandifl., vermischt mit einer sehr kleinen Menge Herb. Pulmonariae. (Hager.)

Auxilium medici, Hydrogen. peroxydat. medicinale stabilitate prominens, von Königswarter und Ebell in Linden b. Hannover, stellt eine 3prozentige Wasserstoffsuperoxydlösung dar, die eine gute Beständigkeit zeigt, aber einen hohen Säuregrad besitzt. Dieser Befund wird von der Firma Königswarter und Ebell bestritten. (E. Richter.)

Auxolin, ein „vegetabilisches Kopf- und Haarwasser" der Firma F. Wolff & Sohn in Karlsruhe, ist eine Auflösung von ca. 0,75%

Kaliseife und 3% Rizinusöl in 60pozentigem Spiritus (dazu Parfüm). (S c h w e d e s.)

Avantol, ein Desinfektions- und Geruchsbeseitigungsmittel, ist eine Kresolschwefelsäurelösung, die qualitativ dem früher unter dem Namen S a n a t o l in den Handel gebrachten Präparat entsprechen soll. Hersteller: Wilh. F r i e d r i c h , Hannover.

Avenacia von R a d e m a n n in Bockenheim-Frankfurt a. M. enthält in 100 T. 7,13 Fett, 14,56 Protein, 66,23 stickstofffreie Stoffe (Dextrin usw.), 1,53 Zellulose, 7,39 Feuchtigkeit, 3,16 Salze. (S t u - t z e r.)

Avenin ist ein Hafernährpräparat. Fabrikant: O t t o E. H e u s c h - k e l in Dresden-A.

Axelrods Joghurt-Maya ist ein mit milchsäurebildenden Keimen beladenes Milcheiweiß.

Axy-Tee für Gallenkranke besteht aus dem getrockneten Kraute des Steinbrechs. (B e y t h i e n und H e m p e l.)

Ayers Cathartic Pills von J. C. A y e r & Cie. in Lowall Mass. U. St. A. enthalten Aloe, Koloquintenextrakt, Scammonium- und Jalappenharz, Podophyllin, Capsicumpulver, Ingwerpulver, Pfefferminzöl und wahrscheinlich auch Krauseminzöl. (K o c h s.)

Ayer's Compound concentrated Extract of Sarsaparilla besteht aus einer 2% Kaliumjodid enthaltenden Süßholz- und Sarsaparill- wurzelabkochung, die mit geringen Mengen ätherischen Öles (vermutlich Fenchelöl) versetzt ist. (A u f r e c h t.)

Azodolen ist ein Gemisch von gleichen Teilen Pellidol und Jodolen (einer Verbindung von Jodol mit Eiweiß). Hersteller: K a l l e & Co., Biebrich am Rhein.

Azotyl, Ampullen und Pillen (keratiniert), soll aus Milz- und Gallen- extrakten, Cholesterin und antiseptischen Substanzen (Gomenol, Eugenol, Eukalyptol), Kampfer hergestellt werden. Zur Behandlung von Tuberkulose. (Pharm. Ztg.)

Azurin, ein Mittel gegen Meltau des Weines, besteht aus einer Lösung von 1 kg Kupfervitriol in 4 l heißem Wasser, welcher nach dem Erkalten 1,5 l Ammoniak von 20% zugesetzt wurde. Zum Gebrauche wird das Azurin auf 200 l mit Wasser verdünnt und auf die Weinstöcke gespritzt.

Baarsch's Salbe von Wilhelm B a a r s c h in Berlin ist eine scharfe, spanische Fliegen usw. enthaltende Salbe. (J u c k e n a c k und G r i e b e l.)

Babbit-Metall, als Antifriktionsmetall zum Ausgießen der Lager- schalen empfohlen, besteht aus einer Legierung von 50 T. Zinn, 4 T. Antimon und 1 T. Kupfer.

„Baby lacht“ von Dr. G r o t h e besteht aus einem samtenen Halsband, in welches zwischen zwei Gazestreifen Asa foetida eingenäht war; dabei lag ein Stück Veilchenwurzel. (K r a f f t.)

Bachus-Tabletten siehe **Hoffmann.**

Bacidolin, ein Konservierungsmittel, besteht aus Benzoesäure, Natriumbenzoat, Natriumsulfat, Natriumsulfit, Kalium- und Natriumnitrat und Kochsalz. (**Gehes** Codex.)

Backhaus-Milch wird folgendermaßen hergestellt: Vollmilch wird durch Zentrifugieren in Rahm und Magermilch geschieden. Die Magermilch wird bei 40° C. mit Trypsin und Alkali behandelt. Hierdurch wird das Casein zum Teil peptonisiert, zum Teil zum Gerinnen gebracht. Nach 30 Minuten werden die Enzyme durch Erhitzen auf 80° C. getötet, alsdann wird die Mischung durch Zusatz von Rahm auf den erforderlichen Gehalt von Fett und Casein gebracht, schließlich mit 1% Milchzucker versetzt, auf Flaschen gefüllt und sterilisiert.

Backmehl, selbsttätiges, vom Drogist G. **Liebig** in Hannover, besteht aus 8,4 T. doppeltkohlensaurem Natrium, 18,8 T. gereinigtem Weinstein und 1000 T. Weizenmehl.

Backpulver nach **Brehon,** fabriziert in Berlin, wird erhalten durch Mischen von 180 T. Alaun, 75 T. doppeltkohlensaurem Natrium und 50 T. minder-basischem Kalkphosphat, dargestellt durch Übergießen von weißgebranntem Knochenmehl mit dem gleichen Gewicht 10prozentiger Salzsäure.

Backpulver von **Clotworthy** in Baltimore besteht aus einem Gemisch von weinsaurem Aluminiumammonium und einem Alkalikarbonat.

Backpulver von J. **Gaedicke & Co.** in Berlin enthält sauren phosphorsauren Kalk und Magnesia, doppeltkohlensaures Natrium, etwas Kochsalz und Mehl. (C. **Raabe-Graf.**)

Backpulver, Yeast powder, von Prof. **Horsford** in Cambridge in Nordamerika. Zwei Präparate in Pulverform, weiß, mehlartig und jedes für sich in einem Umschlage verpackt. Das eine enthält sauren phosphorsauren Kalk und Magnesia, gemengt mit einer gewissen Quantität Mehl, das andere ist doppeltkohlensaures Natrium mit etwas Chlorkalium. Beide Pulver sind mit Kartoffelstärke in dem Verhältnis gemischt, daß sich gleiche Teile zersetzen.

Backpulver Oetkers. Nach dem D. R. P. 144 289 für Dr. **Aug. Oetker** in Bielefeld erhält derselbe aus 77 T. Weinsäure, 100 T. Mehl und 84 T. Natriumbikarbonat 261 T. Backpulver. Die Weinsäure wird in wässeriger Lösung mit dem Mehle eingetrocknet, so daß die Lösung in die Zellen des Mehles hineinzieht und eindunstet; das so präparierte Mehl vermischt man mit dem Natriumbikarbonat. So entsteht ein Weinsäurebackpulver, welches langsamer und gleichmäßiger reagiert als eine einfache Mischung der Einzelbestandteile.

Dr. Baders Brandwundmittel besteht aus stark mit Pyridin vergälltem Alkohol, der wahrscheinlich mit Chlorophyll gefärbt und mit einem ätherischen Öl versetzt ist. Mit dem denaturierten Spiritus des Handels erzielt man dieselben Erfolge. (Freundt.)

Badekraut von Dr. Grothe, ein Gemisch von 25 Teilen Kamillenblüten, 10 Teilen Lawendelblüten, 20 Teilen Eukalyptusblättern, 25 Teilen Kalmuswurzel, 5 Teilen Rosmarinblättern, nebst etwa 15 Teilen unbestimmbare Pflanzenteile.

Badetabletten von Mack bestehen aus 27 T. Reisstärke und 73 T. einer Mischung aus gleichen Teilen Weinsäure und Natriumbikarbonat, beliebig parfümiert.

Dr. Baetckes Asthmapulver der Apotheke zur Sonne in Berlin S. besteht aus Herb. Lobeliae und Fol. Stramonii mit etwas 30% Kaliumnitrat. (Kuhn.)

Bahrs Sanolin gegen Schweißfuß, enthält Akohol, Salizylsäure, Glyzerin, Wasser und Veilchenwurzelöl. (Pharm. Ztg.)

Baldrianum siehe Dr. Engels B.

Baldrianwein, Apotheker W. Ullrichs, ist ein mit Baldrian behandelter Süßwein. (Röhrig.)

Balneol Marke „U" ist ein mit denaturiertem Spiritus hergestellter Auszug aus aromatischen und gerbstoffreichen Vegetabilien, der vorwiegend nach Wacholderbeeröl und Wintergreenöl riecht. (Griebel.)

Ballhausische schwarze Magen- und Gallentropfen bestehen aus einem alkoholischen Auszuge von Pomeranzen, Jalappenharz, Koloquinten, Rhabarber, Aloe, Sennesblättern und Enzian. (Beythien.)

Ballistit ist ein aus löslicher Kollodiumwolle, Nitroglyzerin und Kampfer bestehender Sprengstoff.

Ballistol, ein Gewehrreinigungsmittel, besteht aus 85% Vaselinöl und 15% ölsaurem Alkali. (Pharm. Ztg.)

Balnofluol wird ein fluoreszierendes Fichtennadelextrakt genannt. (Pharm. Zentr.-H.)

Balsam-Bilfinger, gegen Rheumatismus und Gicht, besteht aus 25,0 schwarzer Seife, 40,0 Wasser, 10,0 Weingeist, 10,0 Kampferspiritus, 20,0 Salmiakgeist und 5,0 spanischer Pfeffertinktur. (Schädler.)

Balsam chinesischer, Baume Chinois, von Dr. Mountain in London, gegen Taubheit, ist eine Mischung gleicher Teile Erdnußöl, Glyzerin und Weingeist. (Wynne.)

Balsam, Jerusalemer, echter, in Nazareth im goldenen Engel, ist zusammengesetzte Benzoetinktur in einer viereckigen Flasche. (Hager.)

Balsam, Jerusalemitanischer, von Antonio, in Österreich vielfach verbreitet, ist nach dem Dresdener Chem. Unters.-Amte ein alkoholisch-ätherischer Auszug von Benzoe, Safran, Curcuma und Aloe.

Balsam, Lockwitzer, von I. G. Leonhardt sel. Erben in Dresden besteht aus einer Mischung von ca. 30 T. Terpentin, 20 T. Wachs und 50 T. Fett oder fettem Öl, parfümiert mit etwas Anisöl. (Chem. Zentralst. Dresden.)

Balsam de Maltha soll ein alkoholischer Auszug aus Ratanhawurzel, Tolubalsam (oder Benzoe) und Weihrauch sein.

Balsam, Oehmes, enthält 120 Teile Hoffmannschen Lebensbalsam, 3 T. Safrantinktur, 60 T. Hoffmannstropfen, je 5 Tropfen Kajeputöl, Angelikaöl, Zimtkassienöl, Pomeranzenöl, Kamillenöl, Bernsteinöl, Lavendelöl, Rosmarinöl und Muskatnußöl. (Quenzel.)

Balsam Pagliano soll eine Lösung von Gerbsäure und Glyzerin in Rosenwasser sein, die mit Cochenille rot gefärbt ist. (Pharm. Ztg.)

Balsam, Posers, von Ed. Groß in Breslau, gegen Rheumatismus, besteht aus 126,o einer gelben Flüssigkeit, bestehend aus ca. 4,o Rosmarinöl, 10,o Kampfer, 15,o Ameisentinktur, 5,o Spanischfliegentinktur, 90,o Weingeist und 10 Tropfen Safrantinktur. (Hager.)

Balsam, Potsdamer, oder **Parfum aromatique balsamique.** Styrax liquida, 4,o Caryophyll. 2,o, Ol. Caryophyll. 3,o, Ol. Cassiae Cinnamomi 1,o, Ol. Bergamott. 2,o, Ol. Citri 1,o, Ol. Lavandul. 2,o, Ol. Menth. crispae 0,25,o, Spirit. vini rectificatissimi 200,o. Macera et filtra. (Hager.)

Balsam, Seehofer, ohne Aloe. Turpetharz 100,o, Lärchenschwamm 15,o, Rhabarber 10,o, Galgant 20,o, Angelika 30,o, Enzian 15,o, Myrrhen 15,o, Theriak 15,o, Anis 5,o, Safran 5,o, Essigäther 10,o, Ätherweingeist 10,o, Rohrzucker 100,o, 70 proz. Alkohol 1300,o. („Pharm. Rundsch." 1887.)

Balsam, Schauers, ähnelt einem Gemisch aus 2 T. Spiritus balsamicus Fioraventi und 1 T. Spiritus Angelicae compositus. (Hager.)

Balsam, Sprangers, enthält als wirksame Bestandteile ätherische Öle.

Balsam, Venetianischer, von J. F. Regenspurger in Berlin, gegen Rheumatismus usw. ist eine Auflösung von 15,o Ölseife in 60,o, Branntwein, mit einigen Tropfen wohlriechenden Öls parfümiert. (Hager.)

Balsam, Vetorinischer, von Felix v. Mizersky, ist eine filtrierte Mischung aus 30,o, Arnikatinktur, 60,o Spiritus, 2,o Tolubalsam, 5,o Elemiharz, je 24 Tropfen Macis- und Lavendelöl, je 12 Tropfen Rosmarin- und Wacholderöl, je 8 Tropfen Kajeput-, Pfefferminz-, Zitronen- und Bergamottöl, je 6 Tropfen Salbei-, Majoran- und Rautenöl. (Hager.)

Balsam, Wiener, der Königseer Olitätenhändler wird erhalten durch Digestion von 200,o Myrrhe, 300,o Rhabarber, je 125,o Benzoe und Leberaloe, je 60,o Lakritzensaft und Weihrauch und 15,o Socotora-Aloe mit 4 Liter Alkohol. (Richter.)

Balsamisches Kropfliniment der Apotheke in Weipert in Böhmen ist eine Lösung von Jodkalium in Hoffmannschem Balsam und Lavendelspiritus. (Nachr. f. Zollst.)

Balsamischer Manual besteht aus 0,09 g Kajeputöl, 0,45 g Perubalsam, 0,45 g Storax, 0,5 g Schafgarbe, 0,25 g Benzoe, 2,05 g Rhabarber, 0,15 g Alkannawurzel, 0,35 g Weihrauch, 0,5 g Liebstöckelwurzel, 0,15 g Baldrianwurzel, 0,35 g Myrrhe, 10,5 g Weingeist, 4 g Wasser. Fabrikant: A. Neumann in Berlin, Rosenthaler Straße 50.

Balsamum antarthriticum siehe Pflanzensaft, indischer.

Balsamum antarthriticum Indicum ist Gurjunbalsam. — Später wurden von Elnain & Co. in Frankfurt a. M. andere Substanzen (Mischungen) unter demselben Namen in den Handel gebracht.

Balsamum St. Genevieri ist ein Gemisch von 5,o Terebinthina, 30,o Ol. Olivar. Prov., 25,o Cera flava, 5,o Cetaceum, 1,o Camphora und 4,o Lign. Santali. rubr.

Balsamwasser von Jackson (Zahn- und Mundwasser) ist ein mit Alkanna rotgefärbtes Destillat aus Benzoe, Guajakharz, Myrrha, Tolubalsam, Pomeranzenschalen, Angelikawurzel, Zimt, Vanille, Pfefferminze, versetzt mit Löffelkrautspiritus.

Dr. Bambergers Lupina-Pulver, von Dr. Bamberger & Co., Wiesbaden, als „bewährtes Mittel gegen Magenbeschwerden, Verdauungsstörungen, Blutarmut und Stuhlbeschwerden" empfohlen, soll enthalten: Condurango-Extrakt 6,o, Zitronensäure 5,o, Pepsin 6,o, Magnesia usta 10,o, Magnesiumsuperoxyd 20,o, Zucker, Milchzucker ana 25,o, Weizenstärke 15,o, Menthol 1,o. Eine Dose, enthaltend rund 45 g, kostet $M.$ 2,50. (Zernik und Kuhn.)

Bandwurmmittel. Die meisten Bandwurmmittel, die in den Zeitungen angeboten werden, enthalten Filixextrakt und Rizinusöl und sind demnach von dem freihändigen Verkauf in deutschen Apotheken ausgeschlossen. Zu diesen ohne ärztliche Ordination nicht abzugebenden Spezialpräparaten gehören z. B. die folgenden, die aber trotzdem noch — meist durch den „Erfinder" selbst oder durch eine Versandstelle — in großen Mengen an das Publikum abgesetzt werden. Der Preis dieser Mittel schwankt zwischen $M.$ 3 und $M.$ 15 pro Dose.

Bandwurmmittel des Apoth. Bräutigam in Berlin besteht aus Kousso, Rizinusöl und Zucker. (Bischoff.)

Bandwurmmittel des Apoth. Endruweit in Berlin ist ein Gemisch von Extr. Filic. aeth. und Extr. cort. Granati mit Zuckerlösung.

Bandwurmmittel der Franziskaner-Brüder in St. Mount besteht aus Koussoblüten. (Wittstein.)

Bandwurmmittel, Genfer, des Apoth. Bernard in Berlin sind Gelatinekapseln mit Rizinusöl, Farnwurzelextrakt und Granatrindenextrakt. (Bischoff.)

Bandwurmmittel mit Marke Peschier vom Apotheker E. Rohn in Genf sind 23, ca. 0,47 g schwere, mit einer gelatineähnlichen Masse überzogene Pillen, welche das wirkende Prinzip aus der Kousso enthalten.

Bandwurmmittel von Apoth. Petzold in Leipzig-Reudnitz enthält 6,0 vollständig ätherfrei gemachtes Extr. Filicis aeth., 1,5 Extr. Granat. und 3,0 Ol. Ricini in 18 Gelatinekapseln eingeschlossen.

Bandwurmmittel „Gloria" besteht aus sechs Gelatinekapseln mit Rizinusöl und einer Tüte mit 40 g Arekanußpulver. (Griebel.)

Bandwurmmittel von Hennig in Berlin ist ätherisches Farnwurzelextrakt. (Bischoff.)

Bandwurmmittel von C. Jacoby in Berlin ist 1 Schachtel mit 20,0 Koussopulver nebst Gebrauchsanweisung (Hager.)

Bandwurmmittel von E. Karig in Berlin enthält 24 mit Zimt aromatisierte Pulver, deren jedes 0,04 g Kupferoxyd enthält. (Schädler.)

Bandwurmmittel von Theodor Konetzky in Stein, Kanton Aargau bei Säckingen, ist eine Mischung gleicher Teile ätherischen Farnwurzelextrakts und Rizinusöls.

Bandwurmmittel von Lutze & Co. in Braunschweig besteht I. aus einem Paket Absinthiumkraut, 10,0; II. aus einem Paket Bittersalz, 15,0; III. aus einem Glas mit Extr. Filicis maris aethereum, 10,0; IV. aus einem Glas mit rot gefärbtem Rizinusöl. (C. Grothe.)

Bandwurmmittel des Direktors Mix. I. Eine Mixtur aus 3 dcg Chininsulfat mit einigen Tropfen Salzsäure in Lösung gebracht und 200,0 Wasser. Ist in 3 Tagen zu verbrauchen. II. Eine Schachtel mit 12,0 Koussopulver. Des Morgens einen Teelöffel in schwarzem Kaffee zu nehmen. (Schädler.)

Bandwurmmittel von Georg Pohl in Berlin, besteht aus Arekanußpulver und Gelatinekapseln mit Rizinusöl.

Bandwurmmittel Schneiders soll Filixextrakt und Rizinusöl enthalten.

Bandwurmmittel Violanis soll enthalten: Extract. Filicis, Pulv. Rhizom. Filicis und vermutlich Kamala. (Pharm. Ztg.)

Bandwurmmittel von Wende in Berlin besteht aus Gelatinekapseln mit Extract. Filicis. (Bischoff.)

Bandwurmpastillen Dr. Firckings in Berlin sind Boli von Kousso, Rizinusöl, Wachs, Zucker und etwas Farnkrautwurzelextrakt.

Bandwurmpillen von Peschier in Genf, fabriziert von Rohn, sind 30 Pillen aus 0,25 Kalomel, 0,6 Stann. praecipitat., 4,0 Extr. Filic. aeth. und der nötigen Menge Rhizom. Filicis pulv.

Bannertsche Einreibung für Pferde, von J. Bannert, Leipzig, besteht aus denaturiertem Spiritus, Salmiakgeist und Spur eines Kupfersalzes. (Röhrig.)

Barellas Universal-Magenpulver von F. W. B a r e l l a - Berlin SW. besteht nach Angabe des Darstellers aus 71,9 g Natriumbikarbonat 9,4 g Weinstein, 7,9 g gebrannter Magnesia, 4,7 g 800prozentigem Pepsin Witte, 3,8 g Calciumkarbonat, 2,3 g Ammoniumchlorid.

Bargums Viehreinigungspulver enthält neben Kal. carbonic. im wesentlichen Summit. Sabinae gr. plv. (Tierärztl. Rundschau.)

Barkola-Tinktur der Old Fort Chemical Co. in London E. C. bebesteht aus Kal. acetic. 20,o, Glyzerin 18,o, Extr. Graminis, Extr. Helenii aa 3,o, Extr. stigm. Maidis 4,o, Aquae qu. s. ad. 100,o. (Pharm. Weekbl.)

E. Barks schmerzstillende Einreibung gegen Rheumatismus, Hexenschuß usw.: 48 ccm einer trüben, grünlichen Flüssigkeit mit zwei Schichten, obere Schicht bestehend aus Terpentinöl und Ammoniak, untere Schicht enthält Lorbeeröl. (R ö h r i g.)

Barmenit, Natrium chloroborosum, Dr. C. Rügers, von A. Wass-muth & Co. in Barmen, enthält 50% Natriumchlorid, 27% Bor-säureanhydrid mit 33% Kristallwasser. (P o l e n s ke.)

Barmenitpökel I, ein Fleischkonservierungsmittel, in 100 g wurden gefunden: 25,2 Salpeter, 46,8 Natriumchlorid, 25,7 Rohrzucker, 0,8 Gips, 0,1 Feuchtigkeit und Spuren Magnesia.

Barnagau's antiseptisches Vademekum von der chemischen Fabrik Barnagau-Stockholm, enthält neben geringen Mengen Saccharin und Ol. Menth. pip. im wesentlichen Eugenol, Menthol, Seife, Alkohol und Wasser.

Barnängens antiseptisches Vademecum besteht im wesentlichen aus einer Lösung von Salol und Pfefferminzöl in Kaliseifenspiritus in etwa folgendem Verhältnis: Salol 3,o, Ol. Menth. pip. 5,o, Sapo Kalinus 10,o, Spiritus (96%) 100 ccm. (A u f r e c h t.)

Barol ist ein Holzkonservierungsmittel, welches durch Behandeln von Karbolineum mit Kupferchlorid erhalten wird.

Barrot, Stockschnupfenfluidextrakt für Mundwässer ist ein Gemisch aus Ol. Menthae und Ol. Melissae. (R ; h r i g.)

Barterzeugungs-Tinktur von B e r g m a n n in Rochlitz ist ein wein-geistiger Auszug einer Baumrinde mit Zusatz von Rosmarin- und Thymianöl. (W i t t s t e i n.)

— von A. E. R o y e r in Berlin besteht aus 10,o Kochsalz, 150,o künstlichem Franzbranntwein und 2,o Muskatblütentinktur. (S c h ä d l e r.)

Barthelemys Schutzmittel s. Schutzmittel.

Barttinktur, Dr. K r e l l s, von F e r d i n a n d N e t t e r in Köln be-steht aus Lein- und Rizinusöl, Holzkohle, Salpeter, etwas Schwefel und zerstoßener Brotkruste.

— **ungarische,** von Prof. B a t j a n y, fabriziert vom Parfümeur G. S e i f f e r t, Berlin-Dresden, ist wahrscheinlich eine wässerige, mit etwas Alkohol und Glyzerin versetzte Auflösung von Pyrogallussäure, vermischt mit Essig oder Essigsäure.

Bartwuchspomade von **Anna Csillag** ist gewöhnliche Fettpomade mit Spuren von Bergamottöl, Perubalsam und ähnlichen Zusätzen. (Bischoff.)

Baryl ist ein gegen Säuren und Laugen beständiger Zement.

Barzarin von **Barza & Co.** (Generalvertrieb **Beck & Co.,** **C** annstatt), als Spezifikum gegen Zuckerkrankheit angepriesen, ist ein 71% Alkohol und 6,8% Extrakt enthaltender Auszug aus einer bitterstoff- und gerbstoffreichen Droge. (**Mannich** und **Schwedes.**)

Basacidon-Zahnpaste enthält Rhodan-, Calcium- und Aluminiumverbindungen. Hersteller: Dr. **Laboschin**, chem. Fabr., Berlin NW. (Pharm. Ztg.)

Bauernfreude siehe Regensburger Viehmastpulver.

Bauernlust, Milch- und Mastpulver, besteht aus Süßholz, Meisterwurz, Enzian, Kohle je 15 Teile und Viehsalz, Glaubersalz, Futterkalk, Salpeter, Natrium bicarbon. je 8 T.

Bauerntrost, Kraftnährpulver, von Laudenbach in Schweinfurt: 6% Spießglanz, 20% Futterkalk, 3% Schwefel, Pulver von Umbelliferensamen und anderen Vegetabilien.

Bauers Antidiabetikum vom Chem. Laboratorium **Bauer;** Kötzschenbroda, stellt eine schmutzig-braune Flüssigkeit dar, die durch Abkochung von Chinarinde erhalten wird und noch eine Beimischung von Salizylsäure und bitteren Pflanzenextrakten, wie Enzian, Kalmus usw., ferner von erheblichen Mengen Kochsalz erfahren hat. Eine spezifische Wirkung bei Zuckerkrankheit soll dieses Mittel, dessen Wert sich auf etwa 30 Pfg. stellt, nicht besitzen. (Unters.-Amt der Stadt Erfurt.) Der Reg.-Präsident von Erfurt warnte am 2. September 1908 vor diesem Präparat. Angebliche Zusammensetzung von **Bauers** Diabetesmittel s. Tabelle S. 50.

Bauers Lithosanol, ein gegen Gallen- und Nierensteine empfohlenes Präparat des chem. Laboratoriums **Bauer - Kötzschenbroda,** **soll** (wahrscheinlich in der 2 Liter-Originalflasche) folgende Bestandteile bzw. deren Extraktivstoffe enthalten: Fünffingerkraut 40,0, Bocksbart 20,0, Wacholder 5,0, Kamille (japan.) 5,0, Sternanis 3,0, Extract. Condurango Mataperro 10,0, Extr. Colae 15,0, Herb. Rorellae 15,0, Extract. Kava-Kava 15,0, Kochsalz 10,0, Salizylsäure (frei) 2,0, Pfefferminzöl und Angelicaöl je 0,5, Franz. Kognak 20,0, Extract. Chinae 10,0, Lithium citricum 9,0.

Baumann-Orffsches Kräuternährpulver s. Orffin.

Baunscheidt's Lebenswecker siehe Lebenswecker.

Bavarol ist ein dem Lysol ähnliches Desinfektionsmittel.

Bayers Kälbertropfen, gegen Kälberruhr, bestehen vermutlich lediglich aus Pfefferminztinktur, in der Pfefferminzöl gelöst ist. (Tierärztl. Rundschau.)

Zusammensetzung von Bauers Diabetesmittel.

Bestandteile	I.	II.	III.	IV.	V.	VI.	VII.
Alsterwurzelabkochung	—	175	175	—	—	—	—
Arthrantextrakt	5	100	100	21	14	10	5
Ballutridentinktur . . .	—	25	25	—	—	—	—
Bergfieberwurzelrinde .	—	42,5	42,5	—	—	—	—
Birkenblätter	10	—	—	—	—	—	—
Weingeist. Chinaextrakt	—	—	—	28	28	15	45
Chinin, salzsaures . . .	—	—	5,0	—	—	—	—
Cola	—	—	—	—	—	100	100
Condurangoextrakt . .	—	—	—	—	—	15	15
Djoeatjambulfrucht . .	15	—	—	42	14	15	15
Djoeatjambulsaft . . .	—	325	325	—	—	—	—
Djoeatjambulrinde . .	15,0	—	—	42	14	15	15
Djoeatjambulabkochung	—	250	250	—	—	—	—
Enzianextrakt	3	—	—	14	14	14	15
Faulbaumrinde	5	—	—	—	—	—	—
Hornmohnextrakt . . .	60	—	—	—	—	—	—
Kalmusextrakt	—	—	—	14	15	15	15
Kalmuswurzel.	3	—	—	—	—	—	—
Kochsalz	75	50	50	56	28	30	30
Leinsamen	100	—	—	56	42	60	60
Leinsamenschleim . . .	—	950	950	—	—	—	—
Lorbeerblätter.	2	—	—	7	3,5	2	2
Lorbeerblättersalz . . .	—	75	75	—	—	—	—
Rosmarinblüten	2	—	—	7	7	5	5
Salizylsäure	6	7,5	7,5	7	—	3	5
Steineiche	5	—	—	—	—	—	—
Sternanis	3	—	—	7	3,5	3	3

Die vorstehenden tabellarisch zusammengestellten Angaben sind
folgenden Quellen entnommen: I. Anzeige im Reichsmedizinal-
kalender 1899. II. Pharmazeutische Zentralhalle 1900. III. Ibidem.
IV. Djoeatreklamezettel aus dem Jahre 1903. V. Deutsche Medizinische Wochenschrift 1904, Nr. 32, S. 1171. VI. Reklameblatt
Dr. Eisenbachs, April 1906. VII. Anzeige (eine ganze Seite!)
im „Tageblatt des 23. Kongresses für innere Medizin", S. 68,
1906. — Besser als durch diese abweichenden Angaben, die zum
Teil von der darstellenden Firma selbst stammen, kann der Ge-
heimmittelcharakter des Mittels gar nicht erwiesen werden.
(Apoth.-Ztg.)

Bay-Rum, ein von den Amerikanern sehr geschätztes Waschmittel für den Kopf, bereitet man durch Destillation von Rum
über Blättern von Myrcia acris. Gewöhnlich wird er durch Mischung
von 1,0 Myrcia-Öl, 16,0 Jamaikarum, 64,0 Weingeist und 48,0
Wasser dargestellt. (Henry R. Parsons.)

Beatin ist ein dem Sirolin ähnliches, gegen Lungentuberkulose empfohlenes Präparat. (Pharm. Ztg.)

Beaume circassienne, ein Wiener Haarfärbemittel, ist eine Lösung von Bleizucker in aromatischem Wasser unter Beigabe von Schwefelmilch.

Beccosäure von S c h a f f n e r & Co., Inhalation bei Lungenleiden, ist unreine Natriumbisulfitlauge. (R ö h r i g.)

Beck's Wismutpaste siehe Epithelogen.

Bedecur gegen Gallensteine von Br. D e i c h m a n n in Mannheim. Die beiden Arzneien enthalten nach dem Prospekt: I. 1,75 Extr. Cassiae, 1,o Extr. Rhamni, 2,25 Extr. Pimpinellae, 2,5 Extr. Foeniculi, 0,45 Natrium bicarbon., 0,55 Natrium sulfur., 0,225 Natrium chlorat., 0,025 Kalium sulfur. — II. 75,o Olein und Triolein, 7,o Palmitin, 6,o Stearin, 1,4 Phytosterin, 10,6 Arachinsäure und Aromatica. Nach der Gebrauchsanweisung wird zuerst Nr. I eingenommen, vier Stunden später Nr. II in „mehreren Zügen", eventuell „erwärmt oder mit Kognak". Aus diesen Angaben erklärt sich das Erscheinen der „Gallensteine" im Stuhl. Sie sind wahrscheinlich nichts anderes als Bröckel unresorbierbarer Vaseline und Paraffine. (P ö p p e l m a n n.)

Beemanns Pepsin Peppermint Gum ist von ähnlicher Zusammensetzung und ähnlichem Geschmack wie Whites Yucutan Gum. (Pharm. Ztg.)

Béjean's Gichtmittel siehe Gichtmittel.

Beinschäden-Indian von H e r m. B o h n e r t in Delitzsch besteht nach Angabe des Verfertigers aus 35 T. Terpentin, 15 T. Olivenöl, 15 T. gelbem Wachs, 10 T. Hammeltalg, 10 T. Schweinefett, 10 T. Kolophonium, 5 T. Karbolöl (mit Drachenblut angerieben).

Beinwundensalbe siehe Salbe.

Belarin, ein Präparat der Firma Dr. M. W e i t e m e y e r - Erfurt (Concordia medica), das als Syrup. sulfoguajacolic. comp. bezeichnet wird, enthält 5% Kalium sulfoguajacolicum, ca. 47% Zucker, etwas Alkohol sowie einen Pomeranzenschalenauszug als Geschmackskorrigens. (M a n n i c h und K r o l l.)

Bella-Grazia-Pillen, von J. S t u s c h e in Berlin W, bestehen hauptsächlich aus Eiweiß (Hämoglobin?) und organisch gebundenem Eisen (vermutlich Eisensaccharat). (A u f r e c h t.)

Bella-Grazia-Pulver, von J. S t u s c h e, Berlin W., zur Erzielung einer schönen Büste und Form angepriesen, ist im wesentlichen als ein Gemenge von Mais- und Bohnenmehl mit etwas Eigelb, Zucker und Kochsalz anzusehen. (A u f r e c h t.)

Bellitol zur Holzkonservierung ist ein hochsiedendes, aus Mineralöl hergestelltes Erzeugnis.

Bellmann's Schutzkörper siehe Malthuspräparate.

4*

Belmontin ist ein Paraffin, von den **Belmont-Quartier-Works** in London aus Mineralöl fabriziert und zu **Belmontin-Kerzen** verarbeitet.

Belmontin-Oil, Sherwoodoil, werden die Produkte der flüchtigen Anteile des Rohstoffs bei Bereitung des Belmontins genannt.

Benediktiner Abtey-Pillen enthalten als wirksamen Bestandteil Chininsulfat.

Benediktiner Gallen-Pillen enthalten Aloe, Gutti und Jalape.

Benediktiner-Heilpflaster von **Hauber** ist sogen. schwarzes Mutterpflaster (Empl. furcum).

Benediktiner-Magen-Tropfen Schäfer Voigts des Versandhauses Alfred **Voigt** in Berlin sind Benediktineressenz. (**Röhrig.**)

Benedictusöl von J. Heinr. **Zapp** in Köln besteht aus Baumöl mit etwas Birkenteeröl und brenzligem Wacholderöl. (**Hager**).

Benesol, ein Betäubungsmittel in der Zahnheilkunde, soll aus ß-Eukain und Kokainsaccharat bestehen.

Bengalin ist Kleie, die mit einer Lösung von chlorsaurem Kalium getränkt ist.

Benkendorfs Heilmittel, von Schneidermeister **Benkendorf** in Berlin, besteht aus einem wässerigen Auszuge aus vorwiegend Rhabarberwurzel. (**Juckenack** und **Griebel.**)

Benno-Pillen von **Voit** & Comp. in München, blutreinigende Magen- und Abführpillen, enthalten als wirksame Substanz Enzian und Rhabarber. Es soll noch vorhanden sein Rhamnus Purshiana und Taraxacum officinale. (**Röhrig.**)

Benzinoform ist Tetrachlorkohlenstoff, der an Stelle von Benzin als Fleckmittel empfohlen wird.

Bercolin ist ein Skiwachs, das vermutlich aus Vaselin, Wachs und Benzin besteht.

Berendsdorfs Pulver gegen Epilepsie enthält etwa 53,3 T. Bromkalium, 40,3 T. oktaedrischen Borax, 4 T. Zinkoxyd und 2,5 T. Feuchtigkeit. (**Kochs.**)

Bergers Flechtensalbe soll aus 2 g Perubalsam, 2 g Zinkoxyd, 10 g Lanolin, 20 g Karbolvaselin und 0,5 g Quecksilberpräzipitat bestehen. Darsteller: **Salomonis-Apotheke** in Dresden-A.

Dr. Bergmanns Herbosanum, ein Bronchialtee, enthält nach Angabe des Fabrikanten: Herba Galeopsidis grandiflor., Herb. Polygal. amar., Herba Tussil. Farf., Lichen Island., Radix Liquiritiae, Fruct. Anisi, Fruct. Foenic., Fruct. Phellandrii aquat. Hersteller: Kommandantenapotheke E. **Taeschner**, Berlin.

Dr. Bergmanns Ventrozon des Instituts für Sauerstoffheilverfahren G. m. b. H., Berlin W., ist ein Abführmittel, das ein Gemenge von Magnesiumsuperoxyd, Magnesiumkarbonat, bensoesaurem Natron (ca. 0,5%) und etwas Saccharin darstellt. (**Aufrecht.**)

Bergmannstrost ist ein Capsicumpflaster in einfacher Ausstattung für Krankenkassen. Hersteller: P. B e i e r s d o r f & Co., Hamburg.

Bergöl, schwarzes, der Königseer Olitätenhändler ist Ol. Rusci oder rohes Petroleum.

Bergöl, weißes, der Königseer Olitätenhändler ist Ol. Petrae.

Berliner Hämorrhoidal-Gesundheitstee besteht im wesentlichen aus einem Gemenge von zerkleinerten Vegetabilien, insbesondere von Süßholzwurzel, Sennesblättern, Faulbaumrinde, Kamillen, Flieder, Lindenblüten, Fenchel und Anis. (A u f r e c h t.)

Berliner Luftreinigungsmittel soll ein Gemisch aus 20 Rosmarinöl, 5 Lavendelöl, 5 Thymianöl und 60 Salpetersäure sein. Ein damit getränkter Schwamm soll zum Verdunsten des Mittels in das Krankenzimmer gelegt werden.

Berliner Universal-Frauentee enthält Cortex Frangulae, Rhiz. Graminis, Herb. Millefolii, Fol. Sennae und Herb. Asperulae. (Unters.-Amt Berlin.)

Berlinit, konzentriert, von D e l v e n d a h l & K ü n t z e l in Berlin enthält in Prozenten 7,46 Natriumchlorid, 9,80 Borsäure, 45,75 Borax mit 36,80 Kristallwasser. (P o l e n s k e.)

Berlinit, Pökel, von D e l v e n d a h l & K ü n z e l in Berlin, enthält in Prozenten 45,92 Natriumchlorid, 32,80 Kaliumnitrat, 19,16 Borsäure, 2,28 Wasser. (P o l e n s k e.)

Berners Symphiton soll eine Tinktur aus Radix Symphiti 1:5, mit Myrrhen- und Benzoetinktur zu je 2% versetzt, sein.

Bernhardiner Alpenkräuter-Magenbitter, echter, vom Königl. Hofdestillateur W a l l r a d O t t o m a r B e r n h a r d in München ist ein stark mit Fenchel und Anis aromatisiertes Getränk, welches eine große Menge aromatischer Pflanzenstoffe gelöst enthält. (J a c o b s e n.)

Bertolin, ein Spezifikum der Firma M. C. H o r n in Berlin N. 24, wird als einzig giftfreies Mittel bei Arthritis, Malaria und Arteriosklerose angepriesen und soll weder Colchicin noch Salizylsäure enthalten. Nach M a n n i c h und S c h a e f e r besteht Bertolin aus einem anscheinend mit Wein bereiteten Pflanzenauszug. Ein Arzneistoff, auf den die angebliche Wirkung zurückgeführt werden könnte, war nicht aufzufinden.

Beruhigungsmittel für zahnende Kinder von Marie v. S c h a c k in Berlin sind Kräuterzahnsäckchen aus farbigem Stoff, gefüllt mit etwa 2,0 eines gröblichen aromatischen Pflanzenpulvers, hauptsächlich Steinklee. (Karlsr. Ortsg.-Rat.)

Besalon, eine neue Salbengrundlage, ist hauptsächlich eine Mischung verschiedener Kohlenwasserstoffe. Darsteller: Apotheker Bruno S a l o m o n in Charlottenburg.

Bettnässenmittel von Franz B a u e r in Werthheim besteht aus 60,0 Milchzucker und 60,0 Kampferspiritus. (O. S i e m e r i n g.)

Bettnässenmittel von B l a t z in Rohrberg (Baden), besteht aus einem um die Harnröhre zu legenden Ringe von Guttapercha, der mittelst einer hin und her schiebbaren Metallvorrichtung verengert und erweitert werden kann. (W i t t s t e i n.)

Bettnässenmittel des Dr. K i r c h h o f f e r in Kappel bei St. Gallen sind 1. 30 Pulver, jedes bestehend aus 0,2 Ferrum carbonic., 0,4 Secale cornut. pulv. und 0,03 Extr. Sem. Strychni aquos. 2. Das Rezept zur Einreibung lautet: Spirit. Serpyll. 120, Tinct. Strychni 60,o, Liq. Ammon. caust. 15,o. (H a g e r.)

Bettnässenmittel des Adolph T h u r m a y r in Stuttgart besteht aus zwei kleinen gleich großen Flaschen: 1. gefüllt mit Mandelöl, zum Einreiben in die regio pubis, 2. zum Einnehmen (5—20 Tropfen morgens und abends) besteht aus gleichen Teilen eines am Tage gelassenen Harns und wässerigem Spiritus. (H a g e r.) — Nach Angabe des Verfertigers bestehen die Tropfen aus: Aqua communis, Spiritus und Extractum Belladonnae 0,1—0,2 pro 50,o Vehikel.

Bettnäß-Pastillen der Löwenapotheke in Regensburg enthalten Stärke, Zucker und Pflanzenpulver, der wirksame Bestandteil ist entweder ein scharfwirkendes Pflanzenextrakt oder ein ätherisches Öl. (R ö h r i g.)

Betulinar, ein Kosmetikum, besteht aus 1 g Menthol, 0,5 g Salizylsäure, 0,5 g Cumarin, 4 g Borax, 15 g Glyzerin, 25 g Alkohol und Wasser bis zu 100 g. (A u f r e c h t.)

Bickmol, h o l l ä n d i s c h e s F l u i d e x t r a k t, ein Tierheilmittel von Otto O s t e n in Berlin-Halensee, soll nach Angabe des Herstellers aus Kampferspiritus, Salmiakgeist, Seifenspiritus, Ätherweingeist und Capsicumtinktur bestehen. Capsicumtinktur war in der Flüssigkeit nicht nachweisbar. Dagegen enthält das Mittel außer den erstgenannten Bestandteilen noch Chlornatrium. (G r i e b e l.)

Bickmores Wundkur für Wunden aller Art bei Pferden, Rindern und anderen Tieren besteht etwa aus Borsäure 10,o, Schwefel 15,o, Indigo 1,o, Schweinefett 84,o. (A u f r e c h t.) Nach B e y - t h i e n ist die Salbe ein mit Ultramarin gefärbtes Gemisch von Vaselin mit Borsäure, Schwefel und Alaun.

Bickmorin, eine Salbe gegen Mauke, Druckschäden u. dgl., besteht aus gelbem Vaselin, Fett, Schwefel, Borsäure, Indigo, Natriumsulfat und geringen Mengen einer Aluminiumverbindung. (Pharm. Ztg.)

Biederts Ramogen zur Herstellung von Kindermilch besteht aus Kaliumkaseïnat, Milchzucker und Milchsalzen. Nicht zu verwechseln mit Biederts Rahmgemenge = trinkfertige Kindermilch. Fabrikant: Deutsche M i l c h w e r k e in Zwingenberg (Hessen).

Biermasse ist eine stark gehopfte, maltosereiche Masse, ähnlich einem konzentrierten Malzextrakt. Angeblich für den Export bestimmt. (S c h w e i ß i n g e r.)

Biermers Pillen bestehen aus Chinin. mur., Ferr. reduct. und Extr. Strychni. (P u f k e.)

Bigarol, ein Riechstoff, besteht aus 15 T. Nerolin und 85 T. Acetanilid.

Bilatin ist der Name eines im wesentlichen Lezithin und Trockenmilch enthaltenden Nerven-Nährpräparates.

Bilisan (G a l l e n h e i l) „ein glänzend bewährtes Mittel gegen Gallenleiden", von „Bilisan" G. m. b. H., Berlin W. 62, ist eins der wenigen der Rharbarbertinktur ähnlich zusammengesetzten Präparate, zu dem an Stelle von Zucker Glyzerin verwendet worden ist. (Pharm. Institut Berlin.)

Billigin, ein Kaffeesurrogat, ist eine Mischung aus Kaffee, Roggen und Zichorie. (M a n n s f e l d.)

Bilosin-Pillen gegen Gallenleiden enthalten ölsaures Natron, Lithiumsalze und Rhabarberextrakt.

Biltz Augenfeuer-Essenz ist gewöhnliches Rosenwasser. (R ö h r i g.)

— **Büsten-Elixier,** eine mit Fruchtäther parfümierte, alkoholisch wässerige Lösung von Borax mit wenig Glyzerin. (R ö h r i g.)

— **Natur-Haarwell-Essenz,** eine schwach alkoholische Boraxlösung (0,49% Borsäure). (R ö h r i g.)

— **Natur-Haarwuchs-Creme,** eine Paraffinsalbe mit rund 1% Borax. (R ö h r i g.)

Bilz-Brause siehe Sinalco.

— **Limetta** ist im wesentlichen eine künstlich gelb gefärbte Auflösung von ca. 1,5% Weinsäure und ca. 70% Zucker in Wasser, die mit etwas Ananas- oder Himbeeressenz parfümiert ist. (B e y t h i e n.)

Bilz' Nährsalze enthalten doppeltkohlens. Natron 50 T., saures phosphorsaures Calcium 16 T., saures phosphors. Magnesium 15 T., saures phosphors. Natrium 9 T., Kieselsäure 2 T., Eisen und Tonerde als Verunreinigung und Feuchtigkeit 8 T. (R ö h r i g.)

Bimola-Nährwürfel enthalten 1 Teil Kakao und 2 Teile Zucker (Dresdener U.-A.).

Biocitin, ein Nervenkraftmittel, soll enthalten Lecithin, Nucleovitellin, Caseinogen, Laktose, Fett, Wasser, Nährsalze aus Eidotter. (R ö h r i g.)

Biodyn-Tabletten enthalten Eiweiß und Phosphor. (Pharm. Zentr.-H.)

Biofaexpillen, von Apotheker Cl. G e s c h e r in Gronau gegen Blutgeschwüre empfohlen, enthalten Faex medicinalis 1000 Teile, Extr. Rhei, — Frangulae, — Equiseti, — Cascarae, Sarsaparillae, — Aloes, — Sennae, Sacch. lactis, Kal. phosphor., Magnes. sulf. je 20 T., Asparagin 5 T. Sie wirken im wesentlichen abführend. (Gesundheitslehrer.)

Bioform siehe Nährsalz „Bioform".

Bioform-Nährsalz von A. Willdorf in Berlin ist ein Salzgemenge, in dem Chlor, Schwefelsäure und Phosphorsäure, gebunden an Kalium, Natrium, Calcium, Magnesium und Eisen festgestellt wurden. (Griebel.)

Biogen L., ein Nervennähr- und Mastkurmittel von Dr. M. Heim in Berlin-Westend, besteht im wesentlichen aus Milchpulver und Malzextraktpulver neben sehr geringen Mengen eines organischen Eisenoxydsalzes. (Griebel.)

Biohydron, Dr. med. Colemans tonische Limonadenessenz, ist eine mit Essigäther aromatisierte, wässerige Lösung von Ferricitrat, Calciumcitrat und Zitronensäure, die außerdem etwas Essigsäure enthält. (Griebel.)

Biomalz, von Gebr. Patermann in Teltow-Berlin als Nerventonikum mit großer Reklame vertrieben, dürfte mit den bekannten Nervensalzen versetztes verdünntes Malzextrakt sein.

Bioplastin nennt Simriani ein Nähr- und Kräftigungsmittel, welches als wesentliche Bestandteile Lecithin, Eisen- und die Phosphate des Eidotters enthalten soll.

Biositon, ein Kräftigungsmittel bei Neurasthenie u. dergl. von Dr. Coleman & Co. in Berlin, ist ein rötlich-weißes Pulver, in dem Kohlensäure, Schwefelsäure, Phosphorsäure und Chlor, gebunden an Kalium, Natrium, Calcium, Magnesium und Eisen, sowie Schwefel und Infusorienerde nachgewiesen wurden. (Griebel.)

Biosol enthält Pepton 5,61%, Rohrzucker 10%, Extraktivstoffe 0,94%, Mineralstoffe 2,58%, Ammoniak 0,01%. (Pharm. Ztg.)

Bioson wird eine Eisen-Eiweiß-Lecithin-Verbindung genannt. Fabrikant: A. Diefenbach in Bensheim a. d. Bergstraße.

Biox-Sauerstoffbad siehe Sauerstoffbäder.

Biozyme ist ein Hefepräparat. Fabrikant Wiesbadener Biozyme-Gesellschaft, Wiesbaden.

Birkenbalsam von Dr. Friedr. Lengiel besteht aus 5,0 Wasserglas, 2,0 Pottasche, 1,0 Seife, 5,0 Gummi arab., 10,0 Glyzerin und 400,0 Wasser. (Schädler.) — Nach neueren Untersuchungen ein Dekokt von Cort. Quillajae 400,0 mit 7,0 Wasserglas und 10,0 Glyzerin.

Birkenbalsam, ostindischer, aus Wien, ein Heilmittel gegen Brust- und Lungenkrankheiten, ist ein mit Fuchsin gefärbter Erdäpfelsirup. (Innhäuser.)

Bisanna, von Apotheker Cl. Gescher in Gronau gegen Gallensteine angeboten, soll aus gleichen Teilen Rad. Rhei, Tub. Jalapae und Soda bestehen. (Gesundheitslehrer.)

Biscuits purgatifs von Caroz und Sulot enthalten pro Stück 0,29 bzw. 0,6 g Scammonium.

Biscuits purgatifs et vermifuges von Ferd. Graf in Aschbach enthalten pro Stück 0,25 g Scammonium.

Bismolanstuhlzäpfchen gegen Hämorrhoiden enthalten Wismut-oxychlorid, sowie in geringen Mengen Adrenalin und als Grundlage hauptsächlich Lanolin. Hersteller: Vial & Uhlmann, Frankfurt a. M.

Bisulfit. (Fleisch-Konservierungsmittel.) Nr. 1 trockenes Natrium bisulfurosum mit 50% schwefliger Säure. — Nr. II gelöstes Natrium bisulfurosum mit 20% schwefliger Säure. (Schweissinger.)

Bisurierte Magnesia, der To-Kalon-G. m. b. H. in Paris (siehe bei Livola), soll den „ausgemergelten und der Lebensenergie ermangelnden Dyspeptikern" zu einem „wohlgenährten Körper" verhelfen. Sie wird zu hohem Preise verkauft und besteht nach Mannich und Leemhuis aus Wismutkarbonat, Natrium-bikarbonat und Magnesiumkarbonat.

Bitterklee, schwedischer, von Backer, besteht aus 1 T. Stern-Anis, 2 T. Q a siaholz und 2 T. Cardobenediktenkraut.

Bitterkleesirup, Sirupus Trifolii compositus, gegen Lungen- und Hautkrankheiten ist ein 30% Zucker enthaltender Sirup aus Bitterklee und anderen Drogen. (Nachr. f. Zollst.)

Bitumoor-Heilsalbe von L. Zucker & Co. in Berlin soll enthalten 100 Teile Vaseline, je 20 T. Naphthalan, Eigelb und Terpentin, je 6 T. Nitrat und Wachs, 10 T. Kampfer, 3 T. Perubalsam, 2 T. Bitumoor, 3 T. Styrax und 0,5 T. Süßwasserkalk.

Blackerite, Mittel gegen Japsen bei Fasanen usw., besteht aus einer rot gefärbten Mischung von Ätzkalk und kohlensaurem Kalk mit roher Karbolsäure. (Pharm. Ztg.)

Blähsuchtwasser von Eduard Walch in Kolmar ist verdünnter Salmiakgeist mit etwas Tieröl.

Blähungsheilmittel der Gebr. Menard in Thonars, Frankreich, Liquide météorifuge, besteht aus Asafötidatinktur und Salmiakgeist. (Bischoff.)

Blanca, von J. Heller-Leipzig-Möckern, Mittel gegen Nasenröte, ist eine Auflösung von 1,44 % Kupferchlorid in 0,8 prozentiger Salzsäure, versetzt mit 4,5% Speckstein. (Röhrig.)

Bncal Camelia (weiße Schminke) besteht aus 5,0 kohlensaurer Magnesia, 10,0 Wismutsubchlorid, 10,0 gefällter Kreide und 15,0 weißestem Asbest mit 0,5% Ultramarinzusatz. (Prager Rundschau, 1889, 611.)

Blanc de Perles, ein Schönheitswaschwasser, ist ein wohlriechendes, mit Weingeist versetztes Wasser mit dichtem weißem Bodensatz von Kalomel und kohlensaurem Blei.

Blankol, ein Universalfleckenreinigungsmittel ist mit etwas Mirbanöl parfümiertes, stark verdünntes Ammoniakwasser. (Jahresbericht des Kantonchemikers in St. Gallen 1902.)

Blasenkatarrhtee von Ewald Z s c h a l e r in Berlin enthält Fruct. Phaseoli sine semine, Semen Lini, Fruct. Juniperi Flor. Stoechados, Cort. Quercus, Rhiz. Graminis und Fol. Uvae Ursi. (G r i e b e l.)

Blasenkatarrhtropfen von Edlefsen sollen ein Gemisch aus gleichen Teilen Ol. Terebinth. und Balsam. Copaiv. sein.

Blasensteinmittel von Arzt B r e m i c k e r in Glarus besteht in Tropfen aus verdünntem Weingeist mit einem sehr geringen Zusatz irgendeines Pflanzenauszuges und in Pulvern, welche außer Zucker keine chemisch nachweisbaren Bestandteile enthalten.

Blasen- und Nierentee von Paul F r i t z in Berlin ist ein Gemenge von Herb. Herniariae, Fol. Uvae Ursi und Rad. Sarsaparill. (G r i e b e l.)

Blatticidium oder **Mottentod** von Macks besteht aus 3 T. Kampfer, 1 T. Lavendelöl, 1 T. Spicköl, 1 T. Terpentinöl, 2 T. Benzin und 32 T. Spiritus. (H a g e r.)

Bleichflüssigkeit von Carl Anton M a r t i n in Wildenfels ist eine Mischung von Terpentinöl, Benzin, Schwefelsäure und einer Lösung von Natronsalpeter in Wasser.

Bleichpulver besteht in der Hauptsache aus Natriumsuperoxyd und einem oder mehreren neutralen Erdalkalisalzen (Magnesiumsulfat, Magnesiumchlorid, Calciumchlorid usw.)

Bleichsoda, wie sie von vielen Firmen derzeit in den Handel gebracht wird, ist meist ein Gemisch von 4 T. Kristallsoda und 1 T. Wasserglas.   Siehe auch **Henkel.**

Bleichsuchtpulver von Fräulein M. W. G e r z a b e c k besteht aus einem Gemisch von Anis, Zucker und 14% Eisenpulver. (W i t t s t e i n.)

Bleichsuchtpulver Geisha von A l t m a n n & Co., ist trockenes Malzextrakt mit 5,4% Ferriphosphat. (R ö h r i g.)

Bleichsuchtpulver von Kruse besteht aus je 1 T. Eisenpulver, Stärkemehl und Vogelknöterich und 4 T. Florentiner Veilchenwurzelpulver.

Bleichsuchtpulver von K r ü s i - A l t h e r r in Gais, Kanton Appenzell, ist 2 T. Ferrum pulv. gemischt mit 3 T. Kalmuswurzelpulver.   (H a g e r.)

Bleichsuchtpulver von T h r u s i ist ein Gemisch aus 1 T. Eisenpulver und 2 T. organischem Pulver, wie Gummi arabicum, Rhiz. Irid. Florentin., Polygon. aviculare usw. (E g b. H o y e r.)

Bleichsuchtwasser von Dr. E w i c h enthält in 10 000 T. 11 T. kohlensaures Natrium, 9 T. Chlornatrium, 1,5 T. schwefelsaures Natrium, 7 T. kohlensaure Kalkerde und 1,2 T. kohlensaures Eisenoxydul nebst reichlicher Kohlensäure. (H a g e r.)

Blennaphrosin, ein internes Antigonorrhoikum, besteht aus einem Doppelsalz (?) von Kal. nitricum und Hexamethylentetramin, dem noch Extr. Kawa hinzugefügt ist.   Hersteller: Einhornapotheke, Berlin.

Blenotin ein Antigonorrhoikum, besteht aus Ol. Santali, Myrrha, Camphora, Hexamethylentetramin, Borsäure und Champignonextrakt. Hersteller: K r e w e l & Co., G. m. b. H., Köln-Radesberg.

Blister Roter englischer (Stevens Ointment) ist eine 13% Quecksilberjodid enthaltende Spatsalbe.

Blistering Ointment von Leutnant James, für Pferde bei Spat, veralteten Stollbeulen, Überbeinen usw. ist eine weiche, schmierige, grünlichbraune Salbe von starkem Geruch, bestehend aus 3,0 Kantharidenpulver, 2,5 Euphorbium, 10,0 Elemisalbe und je 20 Tropfen Wacholder-, Rosmarin- und Terpentinöl. (Hager.)

Blitz, flüssiger siehe Fluid-Lightning.

Blitzähren, japanische, enthalten ein inniges Gemisch von 3 T. Ruß, 8 T. Schwefelblumen und 15 T. Salpeter. Zu schneeflockenähnlichen Funken nimmt man 2 T. Lindenkohle, 4 T. Schwefelblumen, 7 T. Natriumsalpeter.

Blitzblank-Seifensand aus Faunichts Laboratorium in Eidelstädt-Hamburg enthielt Seifenpulver, kalzinierte Soda, Tonerde und ca. 80% fein gesiebten Sand. (Unters.-Amt Ulm.)

Blockettes, ein Desinfektionsmittel, besteht aus Naphthalin und 12% Harzseife. (Nachr. f. Zollst.)

Blondeur zum Blondfärben der Haare von Friseur Bomeyer in Berlin, ist eine 10 prozentige Lösung von Wasserstoffsuperoxyd.

Blood Mixture von Clark enthält 4,0 Jodkalium, 0,5 Ätzkalilauge, 0,8 Chloroform, 15,0 Weingeist, 225,0 Wasser und 5,0 Zuckerkouleur.

Bloom of youth oder **Liquid Pearl** von G. W. Laird in New-York. Eine Flasche mit ca. 90,0 farbloser Flüssigkeit und ca. 30,0 rötlichem Pulver. Das Flüssige beträgt 75,0, enthält 2,0 Glyzerin und ist mit Bergamott- und Zitronenöl parfümiert. Der pulvrige Teil, mit Karmin gefärbt, ist ein Gemenge von etwa 2,0 basischem Wismutchlorid, 8,0 kohlensaurem Zinkoxyd und 3,0 kohlensaurem Kalk. (G. J. Mitsch.)

Blondels Serum siehe Laktoserum.

Blumendünger nach O. Förster enthält 25% schwefelsaures Ammonium, 30% Spodiumsuperphosphat mit ca. 16% löslicher Phosphorsäure, 45% dreifach konz. Kalidünger von Staßfurt.

— von Hesse enthält 4,22% gebundene Kohlensäure, 0,08% Chlor, 5,92% Wasser, 3,76% gebundene Schwefelsäure, 23,95% Kalk, 2,22% Magnesia, 10,55% Kalium und 12,70% Stickstoff.

— von F. Hoyer. 3 T. Kalisalpeter, 1 T. Bittersalz, 8 T. salpetersaurer Kalk, 2 T. Bakerguano werden in 24 T. Flußwasser gelöst und beim Gebrauch mit der 250fachen Menge Wasser verdünnt.

— von Redenburg & Bleeker in Uetersen i. H. besteht aus Phosphorsäure 3,5%, wovon nur wenig wasserlöslich ist, Kalium 7,56%, Stickstoff 6,66%.

Blumendünger von Prof. Knop besteht aus zwei Lösungen: I enthält 205,o Bittersalz auf 3½ Liter Wasser, II in demselben Wasserquantum 400,o salpetersauren Kalk, 100,o Kalisalpeter, 100,o Kaliumsuperphosphat, 26,11 freie Phosphorsäure. Je 1 T. jeder Lösung wird beim Gebrauch mit 100 T. Wasser verdünnt.

— von Radig & Köhler besteht aus 6,10% Phosphorsäure, wovon 3,95% in wasserlöslichen Verbindungen vorhanden, 27,80% Kalium, ferner bedeutende Mengen von Salpetersäure, Schwefelsäure, wenig Chlor und Ammoniak.

— von R. Schleicher in München riecht stark nach Fischguano und enthält Phosphorsäure 0,5%, Kalium 2%, Stickstoff 7,8%, wenig Schwefelsäure und Chlor, etwas Magnesia und Ammoniak. Wasserlösliche Phosphorsäure ist nicht vorhanden.

Blüten-Haarbalsam von E. Pusmentirer-Leipzig ist eine gelb gefärbte parfümierte alkoholische 3%ige Glyzerinlösung. (Röhrig.)

Blütenharz von Kwizda in Korneuburg, gegen Unfruchtbarkeit der Haustiere ist eine Mischung aus 9 T. Fichtenharzpulver und 1 T. Fichtenblütenstaub. (Hager.)

Blütenöl, amerikanisches siehe Feytona.

Blüten-Tau von Raus Erben (F. J. Weber) in Bamberg besteht aus 22,o einer Lösung von Bergamottöl, Zitronenöl, Pomeranzenblütenöl und Rosenöl in starkem Weingeist. (A. Span.)

Blutmehl, welches nach Mischung mit Melasse als Viehfutter gebraucht werden soll, ist ein mechanisches Gemenge von getrocknetem Tierblut und Torfabfällen (Torfmull). (Nachr. f. Zollst.)

Blutreinigender Abführungstee „Marke Medico" von O. Reichel in Berlin: Folliculi Sennae concis. (Juckenack und Griebel.)

Blutreinigungs-Bienen-Pustel-Fettstoff von Wilhelm Kornpointner, Reisender aus Arndorf, enthält Crotonöl, Canthariden, Euphorbium, Mezereum, Senf und Veratrin.

Blutreinigungspillen siehe auch Reinigungspillen.

Blutreinigungspillen, Burkespahn's, sind Pillen aus Aloe, Rhabarberpulver und Pflanzenextrakten, anscheinend Extract. Gentianae. (Bischoff.)

— **der heiligen Elisabeth** von Apoth. Neustein in Wien sind zum größten Teil aus Aloe und Jalapenharz, Rhabarber und Tamarindenextrakt zusammengesetzte, mit Zucker kandierte Pillen.

— **deutsche,** von Apoth. Rottwitt in Ziegenrück enthalten in 100 Pillen 2,5 Aloe und je 5,o Rhabarberpulver, Ferrosulfat und Pottasche nebst einigen Tropfen Pfefferminzöl. (Hager.)

Blutreinigungspillen von Dr. Matthias Lang, früher fabriziert von Wilderich Lang in Rohrschach, enthalten Kalomel, Kohle und Stärkemehl und sind mit Florentiner Rot gefärbt. (Gscheidlen.)

— des Laboratoriums Leo in Dresden sind überzuckerte Tabletten aus gepulverter Aloe und Rhabarber. (Röhrig.)

— **Muskauer,** von Apotheker Maas bestehen aus Aloe, Sennesblätterpulver, wahrscheinlich Rad. Gentianae, Stärkemehl und Bindemittel. (Bischoff.)

— des San.-Rat Dr. Michaelis sind mit Zucker überzogene Pillen, die in der Hauptsache aus Extr. Aloes, Sapo medic., Extr. Cascar. sagrad., Pulv. Rhei und Zucker bestehen. (Röhrig.)

Blutreinigungspulver Dr. J. U. Hohls besteht nach Angabe des Fabrikanten aus 1,0 Guajakharz, 2,0 Stiefmütterchen, 1,5 Ringelblumen, 0,5 Goldschwefel, 1,0 Sarsaparillwurzel, 2,0 Schafgarbe, 12,0 Zucker in 10 Pulver geteilt.

— von M. Schütze aus der Engelapotheke zu Köstritz besteht nach Angabe des Fabrikanten aus 10,0 Magnes. carbon., 5,0 Natriumchlorid, 65,0 Magnesiumsulfat, 25,0 Natriumbikarbonat, 35,0 Kaliumsulfat, 0,3 Wismutsalicylat, 0,3 Lithiumkarbonat, 0,15 Weinsäure.

Blutreinigungstabletten von Fritz Großmann in Düsseldorf sollen Cortex Frangulae, Folia Sennae und Herba Tanaceti enthalten.

Blutreinigungstee siehe auch Reinigungstee.

Blutreinigungstee, antiarthritischer, antirheumatischer, von Franz Wilhelm in Neunkirchen (Niederösterreich) enthält nach Angabe des Fabrikanten Cort. Iugland. 30 T., Cort. Ulmi 25 T., Fol. Aurant. 15 T., Fol. Eryngii 10 T., Fol. Scabiosae 15 T., Fol. Sennae 25 T., Lapis pumicis 0,5 T., Lign. santalin. rbr. 20 T., Rad. Bardanae 15 T., Rad. Caricis 0,5 T., Rad. Caryophyllat. 0,5 T., Rad. Chinae 0,5 T., Rad. Eryngii 20 T., Rad. Foeniculi 25 T., Rhiz. Graminis 20 T., Rad. Lapathi 15 T., Rad. Liquirit. 25 T., Rad. Sarsaparillae 12 T., Sem. Foeniculi 0,5 T., Sem. Sinapis 0,5 T., Stipites Dulcamarae 25 T.

Blutreinigungstee von Balke in Berlin besteht aus Sennesblättern, Lavendel, Süßholz, Huflattich, Isländischem Moos, Sassafrasholz und Faulbaumrinde. (Bischoff.)

— Lallemands von Apoth. Bernard in Berlin besteht aus Herba Genistae, Rad. Althaeae, Rad. Rhei, Cort. Frangulae, Lichen Islandicus, Fruct. Foeniculi, Fruct. Anisi, Fruct. Carvi, Fol. Farfarae, Lign. Guajaci, Flor. Verbasci.

— der Frau Brosée in Berlin besteht aus Sennesblättern, Faulbaumrinde und Koriander. (Bischoff).

Blutreinigungstee von Otto **Volland** in Langewiesen ist geschnittenes Stiefmütterchenkraut. (Pharm. Ztg.)

— von F. **Köller** in Graz besteht aus 32 T. Sennesblättern, 10 T. Guajakholz, je 8 T. Wacholderholz, Hauhechel, Quecken, Löwenzahnwurzel, Zichorienwurzel, 3 T. Ellernrinde, 2 T. Sasssafras und 5 T. Sternanis.

Blutreinigungstee von Dr. **Oppermann** in Berlin besteht aus Bärentraubenblättern, Wacholderbeeren, Petersilienwurzel und Petersiliensamen. (Pharm. Ztg.)

Blutsalz siehe Physiologisches Nährsalz.

Blutstiller in **Stäbchenform** besteht aus Aluminiumsulfat mit geringen Mengen Natriumsulfat.

Bocatol von H. **Bokatius**-Berlin N. 14, ein Büstenmittel, besteht aus Hafermehl mit etwa 1% Natriumphosphat. (**Röhrig.**)

Bockbieressenz. Zur Darstellung künstlichen Bockbiers, ist eine Tinktur aus 1 T. Gland. Lupuli, 2 T. Acet. pyrolignos. und 8 T. Spiritus. (**Hager.**)

Bock's Geheimmittel siehe unter Geheimmittel.

Bock's Pectoral siehe Pectoral.

Bodins Eichel-Hafermehl, eine neues Nährpräparat von Max **Bodin** in Leipzig, dürfte in der Hauptsache aus einem Gemenge von gerösteten Eicheln, Hafermehl und geringen Mengen Zucker bestehen. (**Aufrecht.**)

Boerhave's Kräutertee siehe unter Kräutertee.

Bokol, Nähr- und Kräftigungsmittel von Frau L. **Bruer** in Berlin-Steglitz, ist ein mit Vanillin aromatisiertes Gemenge von Magermilchpulver und Pflanzeneiweiß. (**Griebel.**)

Bokolin und **Boktol** siehe unter Geheimmittel der Frau Bock.

Boktoltabletten zu Ausspülungen bestehen vorwiegend aus Tannin, Alaun, Stärke und einer organischen Säure. (**Griebel.**)

Bolus-Seife „Liermann" ist eine alkohol- und glyzerinhaltige, aber wasserarme Elainkaliseife, welche mit 60% Bolus zu einer Paste verarbeitet ist.

Bomin gegen Seekrankheit von **Böhme** & Co. in Berlin-Lichtenberg sind weiße und hellgrüne Tabletten von je 0,5 g, die im wesentlichen aus Milchzucker und etwas Cerealinstärke bestehen. (Pharm. Ztg.)

Bonal, ein Konservierungsmittel, besteht aus Formaldehyd, Natriumsulfat, Natriumchlorid, Natriumphosphat und Milchzucker. (**Aufrecht.**) Siehe auch Nerventropfen.

Bonbon-Dentifrice Oxygénol enthält 74,12% Rohrzucker und im übrigen Maisstärke und etwas Gun mi, geringe Mengen eines mit Wasser-Sauerstoff entwickelnden Stoffes, ferner in sehr geringen Mengen Farbstoff und ätherisches Öl. (Pharm. Ztg.)

Bonbonrot zum Färben von Konditoreiwaren und Früchtegelee, ist eine giftfreie, in Wasser lösliche rote Anilinfarbe, welche aber nicht lichtbeständig ist. (Unters.-Amt Ulm.)

Bonnet-Pastillen sind runde, rotbraune Täfelchen, die 60% Gummi, 9% Lakritzensaft, 30% Zucker und 1% Veilchenauszüge enthalten. (Pharm. Ztg.)

Boom's Magenpulver enthält basisches Wismutnitrat, Magnesium und Calciumkarbonat. (Schweiz. Apoth.-Ztg.)

Boonekamp of Maagbitter wird hergestellt, indem unreife getrocknete Pomeranzenschalen 100,0, süße Pomeranzenschalen 30,0, Enzianwurzel 60,0, Cascarillrinde 30,0, Curcuma 15,0, Zimt 25,0, Gewürznelken 15,0, Rhabarber 7,5,0 90 prozentigen Spiritus 750,0 Wasser 1650,0, Sternanisöl 40 Tropfen und Zucker 250,0, digeriert, ausgepreßt und filtriert werden. (Hager.)

Boracid-Tabletten für Spülzwecke enthalten pro dosi 2,5 g Borsäure. (Beythien und Hempel.)

Boral siehe Sanagynol.

Boranium - Beeren, ein Konfekt zur Herabminderung der Fettleibigkeit, vertrieben von der Dearborn-Gesellschaft m. b. H. in Berlin, sind bonbonartige Plätzchen aus einer mit Pfefferminzöl aromatisierten fruchtpastenähnlichen Masse. Von wirksamen Stoffen konnten nachgewiesen werden Phenolphthalein, ein Auszug einer Emodin enthaltenden Droge und Extrakt von Fucus vesiculosus. (Griebel.)

Boran - Sommersprossencreme enthält etwa je 5% weißen Quecksilberpräzipitat und Wismutsubnitrat und Wasser neben 85% weichen Salbengrundlagen. (Lenz und Lucius.)

Bordeau Nectar ist ein frischer Traubenmost. (Nachr. f. Zollst.)

Bordelaiser Brei, gegen die Kartoffelkrankheit, von Prof. K. Fasquelle, ist eine Lösung von 8 kg Kupfervitriol in 100 l Wasser, gemischt mit einer Kalkmilch aus 15 kg ungelöschtem Kalk und 30 l Wasser.

Borisol, ein Desinfektionsmittel und Antiseptikum, besteht aus 85 ccm einer Auflösung von rund 10 g Formaldehyd und 6 g Seife in Wasser. (Beythien.)

Borisol, ein Desinfektionsmittel und Antiseptikum, besteht aus einer Auflösung von rund 10 g Formaldehyd und 6 g Seife in Wasser.

Börners Stomachicon besteht aus gleichen Teilen Kalmus- und Chinatinktur, Kognak und 2 Tropfen Zimtöl für 100 g.

Borocat siehe Konservesalz Borocat.

Boro-Chloretone, ein lokales Anästhetikum und Antiseptikum, ist eine Kombination von Chloretone und Borsäure. Fabrikant: Parke, Davis & Co., London.

Boroglyzerinkonservesalz von Rohkrämer & Sohn in Erfurt besteht aus einer Mischung von Boroglyzerin, Kochsalz und Salpeter. (Marpmann.)

Boroglyzerinlauge von Rohkrämer & Sohn in Erfurt ist eine dicke süße Flüssigkeit, welche außer Boroglyzerin Zucker enthält. (Marpmann.)

Borolin, ein sogen. Dauerwurstsalz, enthält 46,63% Rohrzucker, 23,3% Kochsalz, 13,25% Borsäure, 5,91% Borax, 9,84% Kalisalpeter und 0,27% Natriumsulfat. (Günther.)

Boroplasma wird ein antiseptischer künstlicher Breiumschlag genannt.

Borotartrol ist ein aus Borsäure und neutralem Natriumtartrat hergestelltes Konservierungsmittel.

Borsal ist eine Mischung aus Borsäure und Salizylsäure zu gleichen Teilen und dient zur Wundbehandlung.

Botanik-Essenz besteht aus Ol. Sinapis, Tinct. Euphorbii, Spirit. dilut. (Pharm. Ztg.)

Botano, diätetisches Getränk bei allen Harnsäurekrankheiten, besteht aus sehr fein geschnittenen Bohnenhülsen, die anscheinend einem Röstprozeß unterworfen worden waren. (Griebel.)

Bouillontabletten „Krafka" enthalten mit viel Kochsalz eingedickte Fleischbrühe. (Beythien.)

Böttgers Spezialitäten von M. L. Böttger in Straubing: Gehöröl: Rautenöl, Majoranöl, Sassafrasöl, Cajeputöl, Kampferöl je 1 T., Glyzerin 5 T.

    Hustentropfen: Anisöl 2 Tropfen, Salmiakgeist 0,5, Wasser 3,0, Arnikatinktur 3,0, Lakritzen 0,5, Pimpinelltinktur 3,0, Kampfer 0,05.

    Kinder-Krampfpulver: Magnesia 5, Rheum 2, Süßholz 2, Saccharum 5, Baldrian 1, Conchae 5, Weinstein 10.

    Lebensessenz: Pomeranze, Wermut, Bitterklee, Pfefferminze, Kalmus, Chinarinde, Rheum, Baldrian, Aloe je 2 g mit 10 g verdünntem Weingeist und 10 g Wein ausgezogen.

    Magen- und Blutreinigungspulver: Magnesia 5, Chlornatrium 20, Natriumbikarbonat 40, schwefelsaures Natrium 20, Ingwer 1, Rhabarber 1, Senna 3.

    Zahntropfen „Ira": Kampfer 0,5, Cajeputöl 0,5, Pfefferminzöl 0,3, Äther 3,0, Nelkenöl 0,5, Hopfenöl 0,5, Paprika 0,01, Spiritus 3,0.

    Flechtensalbe: Perubalsam 1, Olivenöl 1, Wachs 5, Vaselin 40, Lanolin 2, Benzoe 1.

    Universal-Aloesalbe: Bleipflaster 20, Wachs 20, Vaselin 40, Zinkweiß 4, Aloe 1.

    Drüsen- und Kehlsuchtspulver für Pferde: Wacholder 50, Fenchel 50, Salmiak 20, Chlornatrium 30, phosphorsauer Kalk 50, Stibium 30, Enzian 30, Kalmus 30, Foenum graecum 50, Natriumsulfat 50.

Präparat gegen Maul- und Klauenseuche. Dieses wird in den Prospekten des Fabrikanten als „Chlorcalcium pyoctaninum" bezeichnet.

Bovine enthält neben zerkleinertem Johannisbrot in der Hauptsache Stärkekörner von Linsen, Hirse, Reis und Mais nebst Schalenteilen davon. (Nachr. f. Zollst.)

Bovinine ist ein nach Angabe der Fabrikanten in New-York 34,7% lösliche Eiweißstoffe enthaltendes, aus Rind- und Hammelfleisch bereitetes Fleischpräparat.

Bovril, ein Nährmittel, ist ein mit unlöslichem Fleischmehl vermischtes Fleischextrakt.

Brain-Salt, amerikanischer Abstammung, ist ein Gemisch von 40,o Bromnatrium und 60,o Seignettesalz. (Schweissinger.)

Brama-Elixir, asiatischer Magenbitter, von Ch. Rama Ayen in Hamburg, besteht aus Cardamom, Zimt, Gewürznelken 15,o, Galgant, Ingwer, Zittwer, Pfeffer 30,o, Wermutöl 15 Tropfen, 90 prozentigem Spiritus 830,o und Wasser 330,o. (Hager.)

Brama-Lives-Elixir oder **Gesundheits-Tafelbitter** von Mansfeld-Büllner und Lassen in Kopenhagen, ist eine dunkelgoldgelbe Flüssigkeit, bestehend aus 4 T. Leberaloe und 96 T. Weingeist. (Wittstein.)

Brandol, von Karl Hoffbauer in Dortmund, besteht nach Angabe des Darstellers aus 93 % einer Brennesselabkochung, 2% Pikrinsäure und 5% Glyzerin und soll gegen Brandwunden Verwendung finden, ist aber wegen des Pikrinsäuregehaltes mit Vorsicht zu gebrauchen.

Brandsalbe von H. Bohnert in Delitzsch besteht nach Angabe des Fabrikanten aus 70 T. Leinöl, 15 T. Hammeltalg, 30 T. gelbem Wachs und 5 T. Karbolöl.

Brandsanal, ein Brandwundenmittel, besteht nach Angabe des Fabrikanten aus Acid. carbolic. 0,01, Acid. picrinic. 0,07, Aqua destill. 10,o und Glyzerin 0,23. Vorsicht, wegen des Pikrinsäuregehaltes.

Brandwundenöl von Albin Hermann, Radebeul, ist reines Paraffinöl mit Zusatz eines anästhesierenden Mittels (Kokain oder Eukain). (Röhrig.)

Brandwundenöl Flammin ist als ein Kohlenwasserstoff anzusprechen. (Beythien.)

Brandwundenöl von Hladky in Wien, ist ein gewöhnliches Öl mit empyreumatischen Stoffen.

Brannolin besteht aus Tinct. Arnicae, Spermacet, Sebum, Öl und Myrrhenextrakt. (Pharm. Ztg.)

Branntweinbasis von Conrad Büttner in Leipzig enthält im Liter 3,o Tannin, 3,6 Glyzerin, 6,67 freie Weinsäure, 1,87 freie Ameisensäure, 22,8 freie Essigsäure, 1,2 Ameisensäureäthyläther,

16,5 Essigsäureäthyläther, 3,12 Buttersäureäthyläther, 15,0 Essig-
säureamyläther, Capsicumtinktur, Spuren von Zucker und Weinbeeröl, 15,6 Extrakt, 0,06 Asche. (Polenske.)

Branntweinschärfe von Stephan in Schwerin ist ein alkoholischer
Auszug von Capsicumfrüchten. (Polenske.)

Brassicamin siehe Brassolat.

Brassicon, ein russisches Mittel gegen Kopfschmerz, besteht aus
2,0 Pfefferminzöl, 6 Tropfen ätherischem Senföl, 0,6 Kampfer,
1,0 Äther, 10,0 10 prozentigem Spiritus und soviel Melissen- oder
Pfefferminztinktur, als zur Färbung hinreicht.

Brassin von Peter Kirch in Berlin, ein Mittel gegen Husten
u. dgl., besteht anscheinend aus einer Abkochung von Haferstroh
und einer Rübenart (Brassica), die mit Zucker gesüßt ist.
(Juckenack und Griebel.)

Brassolat oder **Brassicamin-Guajacose** ist ein Auszug aus Thymus
vulgaris, Eucalyptus globulus und Brassica napa mit Kalium
sulfoguajacol.

Brassolin ist eine Lösung von Zelluloid in Azeton und Amylazetat.

Braunamin siehe Branolat.

Bräune-Einreibung von Netsch in Rauschau, zum Einreiben
des Kehlkopfs, ist ein rot gefärbtes Gemisch aus 3 T. Ol. Caryophyllor. und 1 T. Kreosot. (Hager.)

Brauns Nervenmittel siehe Nervenleidenmittel.

Brauns Schnupfpulver ist Mentholin mit Borsäure und Kaffeesatz. (Beythien.)

Brausan der chem. Fabrik Helfenberg A.-G. in Helfenberg sind
komprimierte, haltbare Kohlensäurebäder in Brikettform, welche
mit der Wirkung der Kohlensäure die der Borsäure bezw. des
Borax vereinigen. Die Bäder werden mit Zusatz von Schwefel,
Jod, Eisen oder auch ohne Zusatz geliefert.

Breakfast Tea besteht nach Angabe des Fabrikanten aus Tea Congo
60,0, Tea Souchong 49,0, Fol. Sennae 30,0, Rad. Liquirit. 25,0,
Rad. Sarsaparill. 5,0, Flor. Cyani 20,0, Flor. Calendulae 20,0.

Brechzucker der Königseer Olitätenhändler. 1 T. Brechweinstein
und 9 T. Zucker mit Wasser gekocht und zu Zuckerplätzchen,
deren jedes etwa 0,2 Brechweinstein enthält, geformt. (Richter.)

Bredfelder Geist siehe Geist.

Brenner's sches Pflaster siehe Heil- und Wundpflaster.

Brennesselhaartinktur von G. G. Schneider in Stuttgart ist
ein wässeriger, anscheinend aus Brennessel hergestellter Auszug,
der stark mit Amylacetat oder einem ähnlichen Ester parfümiert
ist. (Griebel.)

Brennesselspiritus von Häusner ist ein durch Digerieren von
Brennessel usw. mit Alkohol dargestelltes Haarwasser.

Bright Pine Varnish enthält ungefähr 33% unverseifbares, mit Wasserdampf flüchtiges Öl (Pinolin), ungefähr 18% unverseifbares, nicht flüchtiges Harzöl ohne Mineralöl und ungefähr 49% verseifbare organische Säuren, vorwiegend Harzsäuren. (Pharm. Ztg.)

Brillantine von Claon, ein Poliermittel, besteht aus 100 T. Guanoextrakt, 25 T. Tripel, 12 T. Weizenmehl, 10 T. Kochsalz bei 100° gemischt und nach dem Erkalten gepulvert. (Polenske.)

Brillantine von Ed. Pinaud in Paris besteht aus einer wohlriechenden, sich in zwei Schichten trennenden Flüssigkeit, deren untere, ca. ¾ des Inhalts darstellend, aus Olivenöl, die obere aus Weingeist besteht. (Jacobsen.)

Brimal, ein englisches Malzprodukt, enthält Wasser 18,47%, Maltose 60,50%, Eiweißstoffe 7,36%, Dextrin 12,17% (als Differenz). Der Aschegehalt beträgt 1,50%. (Pharm. Ztg.)

Brockhaustee, eine neue Bezeichnung für Brockhaus Johannistee, besteht aus dem zerschnittenen Kraut von Galeopsis ochroleuca. (Juckenack und Griebel.)

Brockmanns Futterkalk, Marke B, besteht nach Angaben Brockmanns aus Calc. phosphoric. crud. 60 T., Sem. Foeniculi, Bacc. Juniperi, Rad. Calami je 4 T., Rad. Liquirit. 6 T., Sem. Faenugraeci 7 T. (Benade.)

Brockseife von v. Hoeven enthält 49,5% Wasser, 32,1% Soda, 14,2% Fettsäuren, 2,42% gebundenes Natron und 1,78% Glyzerin und Unreinigkeiten.

Bromelin ist ein in dem Saft der frischen Ananas vorkommender enzymartiger Stoff, der in seiner Wirkung dem Pepsin und dem Papaïn ähnlich ist und auch wie diese Anwendung findet.

Bromidia von Battle & Co. in St. Louis. Jede Fluiddrachme (= 30 ccm) enthält 15 Gran Bromkalium, 15 Gran Chloralhydrat, ¹/₈ Gran Extract. Cannab. Ind. und ¹/₈ Gran Extr. Hyoscyami. (Fr. Hoffmann.) Vorschriften zu Ersatzmitteln für Bromidia finden sich in Arends' Neue Arzneimittel und Spezialitäten, Berlin 1905, Julius Springers Verlag.

Bromisirup, von Hoechert & Michalowsky, ist ein Ersatz für den französischen Ramisirup.

Bromofarina besteht aus mit Bromnatrium und Kümmelkörnern versetztem Getreidemehl und dient zur Herstellung von Brötchen, die unter dem Namen Bromopan gegen Epilepsie verordnet werden. (Nachr. f. Zollst.)

Bromopan siehe Bromofarina.

Bromophor enthält als wirksamen Körper Dibromlarizinolsäure.

Bromopyrine ist eine amerikanische Spezialität in Form eines gekörnten Brausepulvers, welches in einem Teelöffel 0,06 Coffein. hydrobromic., 0,18 Antipyrin und 1.o Bromnatrium enthalten soll.

5*

Bromo-Seltzer, ein Nervinum, besteht aus Brom, doppeltkohlensaurem Natron und Weinsteinsäure. (Nachr. f. Zollst.)

Bromo-Soda sind Granules, die Natriumbromid und Koffein enthalten.

Bromotussin besteht aus Extr. Thymi fld., Extr. Serpylli fld. je 6,0, Sir. Senegae, Sir. Papaver. je 30,0, Mellis crud. 20,0, Spir. Vini, 4,0, Natr. bromat. 1,0.

Brom-Somnisan des Tutogen-Laboratorium Szittkehmen, „bewährt bei nervösen Störungen aller Art, vorzügliches Spezifikum gegen Schlaflosigkeit", ist eine Mischung von Somnisan (Baldrian-auszug nach Art der Fluidextrakte) mit 5% einer Bromsalz-mischung. (R ö h r i g.) Siehe auch Somnisan.

Bromtee ist eine Mischung aus 5 T. Flor. Tiliae c. bracteis, 5 T. Fol. Sennae, 5 T. Flor. Acaciae, 8 T. Cort. Frangulae und 2 T. Lign. Sassafras. (H a g e r.)

Bromwasser, brausendes, von E r l e n m e y e r ist eine Auflösung von je 4,0 Bromkalium und Bromnatrium, 2,0 Bromammonium und 1 Tropfen Ammoniakflüssigkeit in 600 ccm Sodawasser oder einem natürlichen kohlensauren Mineralwasser.

Bronchialpastillen von A s c h e bestehen aus ca. 20,0 Zucker, 2,5 Schokoladenmasse, 1,0 Tragacanth, 0,8 Copaivabalsam, 5 Tropfen Pfefferminzöl und wahrscheinlich 0,1 Opium. (H a g e r.)

Bronchisan von Dr. E. S i l b e r s t e i n in Berlin NW. enthält etwa 4% Pyrenol neben Elixir e Succo Liquiritiae in wässeriger Lösung. (K u h n.)

Bronze, japanische, soll hergestellt werden aus 1 T. Gold, 3—9 T. Quecksilber, 33—65 T. Zinn und 1272 T. Kupfer.

Bronzelack, Pariser, zu enorm hohem Preise verkauft, ist eine Lösung von 1 T. Schellack in 8—10 T. Alkohol mit Zusatz von $^1/_4$ T. Kampfer und einigen Tropfen Lavendelöl.

Bronzetinktur zum Anreiben der Bronze ist eine gesättigte Lösung von Dammarharz in Benzin, deren Säuregehalt durch Alkali abgestumpft ist.

Brophenin ist ein Baldriansäure und Brom enthaltendes Nervinum. (Z i m m e r & Co.)

Brosia, deren eigentlicher Bestandteil Naturbutter sein soll, enthält nur $^3/_4$% Naturbutter.

Broux-Haarfärbemittel siehe Réactif du Henné.

Bruchbalsam, nach Dr. T a n z e r, von J. K. R a i n e r. Rosmarinsalbe, Lorbeeröl je 2 T., Muskatbalsam 4 T., rotes Johannisöl 6 T., gelbes Wachs 3 T., Myrrhentinktur und Aloetinktur je ½ T., Opiumtinktur ¼ T. Geschmolzen und erhitzt bis zur Verdampfung des Spiritus. (H a g e r.)

Brüche, Heilung derselben ohne Medizin, ohne Operation und Schmerzen durch Chemiker L a v e d a n. Eine Pelotte, innen mit

Zink- und Kupferblech, in welche öfters eine Lösung von **Poudre électrochimique** (Kochsalz) eingetröpfelt wird. (Hager.)

Bruchleiden-Heilmittel von Dr. med. Colemann in Berlin ist eine angeblich in drei verschiedenen Stärken hergestellte Tinktur, eine weiße und eine gelbe Salbe, die zusammen mit einem Bruchband zur Anwendung gelangen sollen. Die Tinktur besteht lediglich aus Alkohol verschiedener Konzentration, der durch geringe Mengen eines organischen Stoffes, der sich wie Emodin verhielt, gelb gefärbt ist. Die weiße Salbe enthält Zinkoxyd und Paraffinsalbe. Die gelbe Salbe besteht im wesentlichen aus Lanolin, das durch einen geringfügigen Zusatz eines anderen Fettes geschmeidig gemacht ist. (Griebel.)

Bruchleiden-Heilmittel von Otto Mück, angeblich praktischem Arzt in Glarus, bestehen in Pflaster, Tropfen und Pulver. I. Das erstere ist gewöhnliches Bleipflaster, mit Eisenoxyd rot gefärbt. II. die Tropfen erweisen sich als eine spirituöse, gelbliche Flüssigkeit, in der sich Spuren organischer Substanzen finden, während III. in dem Pulver sich außer Zucker keine wirksamen Bestandteile nachweisen lassen. (Karlsr. Ortsges.-Rat.)

Bruchleidenmittel von Colling siehe Mittel.

Bruchpflaster von Krüsi-Altherr ist ein gestrichenes Pflaster aus einer Masse von 5 T. Fichtenharz und 2 T. Terpentin. (Walz und Hager.)

Bruchpflaster, Caspar Menets, ist ein mit dünner Gaze überzogenes, und dünn mit einer Masse aus 9 T. Wachs, 3 T. Terpentin und 1 T. Elemi bestrichenes Papier. (Hager.)

Bruchsalbe des pharmaceutischen Bureaus Valkenberg ist eine Mischung von Schweineschmalz und Talg, versetzt mit einem Teerpräparat.

Bruchsalbe von Gottlieb Sturzenegger in Herisau, Kanton Appenzell, ist ein Gemisch aus 50,0 Fett und 1,0 Lorbeeröl. (Hager.)

Brumata-Leim ist ein Gemisch aus 9 T. Teer und 1 T. Fichtenharz oder aus 30 T. Leinöl, 35 T. Fichtenharz und 1 T. festem Paraffin.

Brunnengräbers sterilisierter Fleischsaft wird aus frischem Rindfleisch durch Pepsinsalzsäure-Verdauung und nachfolgendes Kochen im Papinschen Topfe gewonnen.

Brunolein, ein Beizmittel für Eichenholz, besteht aus 75 T. Wachs, in 325 T. Sikkativ geschmolzen und 600 T. Terpentinöl.

Brustbonbons von Gebr. Stollwerck in Köln. Carragheen 3 T., Isländisches Moos 2 T., Klatschrosen 1½ T., Huflattich 1 T., Süßholz 2 T., Althaeawurzel 2 T., Bellis perennis 1½ T., Souchongtee 1 T., werden mit 25 T. Wasser zur Hälfte eingekocht und die Flüssigkeit mit Raffinade weiter verarbeitet.

Brustgelée von Daubitz in Berlin ist eine gelbbraune, ziemlich klare, süße, schwach anisartig, hinterher etwas bitter schmeckende Gallerte, bereitet aus 12,o Leim, 60,o Zucker und 120,o eines Teeaufgusses aus Anis, Sternanis, Isländischem Moos etc. (Hager.)

Brust- und Blutreinigungstee von Zöffel besteht aus Malvenblättern, Kümmel, Süßholzwurzel, Sassafras- und Guajakholz. (Gscheidlen.)

Brust- und Hustenpastillen von Spitzlay sind ca. 1,o schwere Pastillen (ursprünglich Tabletten) aus 10,o höchst fein gepulvertem Anis, 1,o Opiumextrakt, 10,o Süßholzextrakt, 5,o Traganth, 100,o arabischem Gummi und 1000,o Zucker.

Brust- und Lungentee, Zeehischer ist eine Mischung von Vegetabilien, darunter Süßholz, Kümmel, Sassafrasholz, Malvenblätter. (Gscheidlen.)

Brustpastillen von Leonhard Sperber sind ein Gemisch von Zucker, Gummi arabicum und Althee.

Brustpillen vom Apoth. Reichelt in Breslau enthalten Lakritzensaft, Zucker, Tolubalsam und Brechwurzel. (Gscheidlen.)

Brustpulver, Poudre pectorale, von Beliol in Paris, gegen chronische Brustleiden ist eine Mischung von 75,o Milchzucker, 20,o Gummi arab., 5,o Tartar. natronatus. (Mayer.)

Brustsaft, präparierter, von Rudolph Büttner in Berlin ist ein mit Zucker verkochter Aufguß und Brusttee mit Mohnblumen. (Hager.)

Brustsirup, weißer, von G. A. W. Mayer in Breslau, besteht aus Sirupus simplex, mit Zwiebel- oder Rettigsaft versetzt. (Hager.)

Brustsirup von Dr. Moth ist eine Mischung aus Sirupus Althaeae 1000,o, Extr. Marrubii 30,o, Oxymel Scillae 50,o, Aq. Amygd. am. 25,o, Aq. Foeniculi 100,o, Sprit. aether. 10,o.

Brusttee, Hamburger, Dr. Aug. Königs Familienmedizin, soll ein Gemisch aus Altheewurzel, Süßholz, Mohnblumen, Malvenblüten, Eibischblüten und den gelben Blüten einer Stellaria-Art sein.

Brustwarzenbalsam, Rigaer ist ein Gemisch aus einem Eigelb mit 10—12,o Perubalsam. (Hager.)

Buccosperinkapseln sind Geloduratkapseln, welche Copaivabalsam, Buccoextrakt und in kleinen Dosen Hexamethylentetramin und Salizylsäure enthalten. (Berl. Klin. Wochenschr.)

Bückeburger Hühneraugenpflaster siehe Probat.

BuCo ist eine eingedickte Buttermilchkonserve der Deutschen Milchwerke in Zwingenberg in Hessen.

Buddes Magen-Elixir. Der Ortsgesundheitsrat zu Karlsruhe warnte vor diesem Präparat.

Dr. Buflebs Augenwasser ist Fenchelwasser. (Apoth.-Ztg.)

Dr. Buflebs Wurmol siehe Wurmol.

Dr. Buflebs Blutreinigungstee „Maikur“ ist eine Mischung von Walnußblättern, Sennesschoten, Fenchel, Anis, Hagebuttensamen, Wacholderbeeren, Lindenblüten, Ginsterblüten, Koriander, Kreuzbeeren, weißem Senfsamen, Lavendel, Kümmel, Brombeerblättern, Stiefmütterchenblüten, Wundklee- und Holunderblüten. (K r a f f t.)

Dr. Buflebs Kopfschmerzstiller: „Amm. spiric. Ammonspirat“: Oblaten mit 0,5 Ammoniumsalicylat. (K r a f f t.)

Dr. Buflebs Magen- und Verdauungssalz „Mir ist wohl“ besteht aus Natriumbikarbonat. (Pharm. Ztg.)

Dr. Buflebs Zahntropfen-Destillat ist eine Lösung von Kampfer in Alkohol mit beigemischtem Nelkenöl oder ein Destillat aus Kampfer, Nelken und Alkohol. (K r a f f t.)

Bühler, ein Mittel gegen Gicht und Rheumatismus von J. B ü h l e r in Urach, ist ein Gemisch aus fettem Öl mit ätherischen Ölen, darunter wahrscheinlich Wacholderöl. (Pharm. Ztg.)

Bulwers Flechtentod siehe Flechtenpomade von L e n z.

Bums, ein Schwabenmittel, ist ein Gemisch aus ca. $^1/_3$ Zucker und $^2/_3$ Borsäure. Dieser Mischung sind ca. 2% einer wasserunlöslichen Substanz zugefügt worden, die Eisen enthält und mit einem alkohollöslichen grünen Farbstoff angefärbt ist. (S c h w e d e s.)

Bunsenlikör von H e n s l e r in Maubach, Mittel gegen Fettleibigkeit, ist eine Tinktur aus Rad. Gentianae, Fol. Sennae, Fruct. Aurant. immat. Gutti, Kalium carbonic. und Acid. salicylic. (T e c h n e r.)

Bürgers Digestivsalz soll aus 27,5 T. Magnesiumsulfat, 12,69 T. Magnesiumtartrat, 24,5 T. Natriumbikarbonat, 9,86 T. Natriumbitartrat, 12,48 T. Natriumcitrat und 12,98 T. Magnesiumcitrat bestehen.

Dr. Burghardts echt balsamische Rosenmilch enthält etwa 4% Glyzerin und 0,2% Eosin in Rosenwasser. (Pharm. Ztg.)

Burkhardts Kräuterpillen sollen aus Alraun, Aloeextrakt, spanischem Pfeffer, Frauenminze, Engelwurz, Stachelesche und Zucker bestehen. Fabrikant: Adlerapotheke in Berlin N. 39.

Busennährcreme von B a u c h in Breslau ist eine parfümierte Paraffinsalbe. (R ö h r i g.) Der Ortsgesundheitsrat zu Karlsruhe warnte davor.

Busennährpulver Frebar, orientalisches Busennährpulver, enthält Rohrzucker, Milchzucker, Kakao, Weizenmehl, ist sonach ein in hohem Maße mit Mehl und Zucker verschnittener Kakao. (R ö h r i g.)

Busennährpulver Grazinol von R. M ö l l e r in Berlin ist anscheinend lediglich ein Gemenge von Hafermehl und Milchzucker. (J u c k e n a c k und G r i e b e l.)

Busennährpulver Grazol von O. S c h r e i b e r Nachf. in Berlin ist ein Gemenge von Hafermehl und Milchzucker. (G r i e b e l.)

Busenwasser Lenclo's ist parfümiertes Myrrhenwasser.   (R ö h r i g.)

Büstencreme Cebeda besteht aus rund 52 g Paraffin, 6,5 g Wachs, 1,5 g ätherischem Öl und 5 g Wasser. (B e y t h i e n.)

Büstenwasser Cebeda ist eine künstlich gefärbte Lösung von rund 11 g Glyzerin, 5 g Öl und 0,75 g Borax in 150 ccm 5 prozentigem Spiritus. (B e y t h i e n.)

Büstenwasser siehe Eau de Colid.

Büstenwasser „Eau de Paris" ist eine aromatisierte Lösung von Zucker in Wasser mit etwa 3% Glyzerin. (Pharm. Ztg.)

Butterfarben, welche im Handel vorkommen, sind mehr oder weniger gereinigter und mit Öl angeriebener Orlean.

Buttermilchkonserve ist ein Säuglingsnährpräparat, dasselbe soll eine rein milchsaure, kaseinarme, albuminreichere, fettlose Milch in jederzeit erhältlicher, nicht verderbender Form erlangen lassen. Nach einer Analyse von E. Wörner gibt die Konserve, mit 3 T. Wasser gemischt, eine Buttermilch mit 2,59% Eiweiß (mit 0,44 Albumin), 0,5% Fett, 8,3% Zucker (6% Rohrzucker und 2,3% Milchzucker), 0,5% Milchsäure, 0,58% Asche, 0,06% Kalk (CaO), 0,15% Phosphorsäure P_2O_5, bei einem Kalorienwert von etwa 500 Kalorien pro 1000 g der fertigen Mischung.

Butterpulver von K. von Gimborn ist doppeltkohlensaures Natrium, dem einfach kohlensaures Natrium beigemischt ist. (P. Petersen.)

Butterpulver von Lemmel, in Schleswig-Holstein vertrieben, ist mit Curcuma gefärbtes doppeltkohlensaures Natrium. (H i r s c h berg.)

Butterpulver, Schürers, von Apoth. Emil Schürer in Mutzschen (Kgr. Sachsen), besteht aus doppeltkohlensaurem Natrium mit $\frac{1}{2}$% Curcumapulver. (P e t e r s.)

Butterpulver von Tomlinson & Co. in Lincoln in England ist mit $\frac{3}{4}$% Orlean, bisweilen auch mit etwas Safflor gefärbtes doppeltkohlensaures Natrium. (K a r m r o d t.)

Bynogen, A l l e n & H a n b u r y, London, besteht aus Casein und Glycerophosphaten.

Cacaofer ist eine aromatische Eisentinktur (Hauptbestandteil Eisenzucker). (Schweiz. Apoth.-Ztg.)

Cacaol ist ein Gemisch aus Kakao, Zucker, Kochsalz und Hafermehl. (B e y t h i e n.)

Cachets du Dr. Faivre von P. B a s s e t sind weiße Kapseln, die Phenacetin 0,3 g, Coffein 0,1 g, Pyramidon 0,15 g, Chininsulfat 0,135 g und Magnesia usta 0,04 g enthalten. (M a n n i c h und S c h w e d e s.)

Cachets Chemol bilden nach H o e c k e r t & M i c h a l o w s k y - Berlin ein Ersatzmittel für die Cachets du Dr. Faivre.

Cachets Pronto bestehen aus Chinin, Amidopyrin, Salicylantipyrin und Guarana und werden gegen Grippe angewendet. Fabrikant: A.-G. H a u s m a n n in St. Gallen.

Cadogel ist als ein balsamartiges Teerpräparat zu bezeichnen, das mit Hilfe von Harzen und wenig Alkohol bereitet ist. (M a n - n i c h und L e e m h u i s.)

Caffeolpastillen enthalten Kaffeeextrakt und Apfelsäure. Dieselben werden als Anregungs- und Erfrischungsmittel empfohlen.

Calaya ist eine Spezialität in Sirupform, welche als ein vorzügliches Mittel bei Malaria gerühmt wird. Nach den Angaben der C a l a y a - G e s e l l s c h a f t in Bordeaux soll den wirksamen Bestandteil das alkoholische Extrakt des Rhizoms von Annesleya febrifuga bilden. Wahrscheinlich ist diese Pflanze identisch mit dem bekannten Pambotano (Calliandra Houstoni Bth.). (Mercks Bericht.)

Calcalith, ein harnsäurelösendes Mittel, ist ein aromatisches Gemisch, das Calcium, Lithium und Colchicin enthält.

Calcibram, ein Mittel gegen Influenza, ist das Kalksalz der Brenzkatechinmonoacetsäure.

Calcidin Abbott ist eine Mischung aus Jod, Calciumjodid, Kalk und Stärke. C a l c i d i n t a b l e t t e n enthalten je 0,003 g Calcium jodid. (Pharm. C.-H.)

Calcidum, ein Mittel gegen das Einfrieren von Wasserröhren etc. ist eine konzentrierte, wässerige Lösung von Chlorcalcium. (Untersuchungsamt Altona,)

Calcifor-Merzetten. Als Bestandteile werden im einzelnen angegeben: Calc. phosph., Calc. glycerinophosph., Calc. chlorat., Calc. sulfoichthyol., Calc. sulfurat., Formaldehyd org. geb., Sacch. Menthae. Hersteller: M e r z & Co., Frankfurt a. M.

Calciron, ein Mittel gegen Tuberkulose, enthält die wirksamen Bestandteile in einem angenehm schmeckenden Malzsirup gelöst. In einem Kaffeelöffel sind enthalten Calcium glycerolactophosphoricum 0,2, Kalium sulfoguajacolicum 0,5, Sir. Malti 4,5.

Calciumresinat ist nach Mitteilung des Karlsruher Ortsgesundheitsrates eine in Wasser gelöste Harzkalkseife. Dieselbe wird gegen offene Füße, Flechten, Geschwüre usw. angepriesen.

Calcodylin, ein Arsenpräparat, ist eine $2^1/_2$ prozentige Auflösung von Calcium kakodylicum in Ringerlösung. Darsteller: Chemische Fabrik Arthur J a f f é in Berlin O.

Calcosan ist ein Mittel für die Kalktherapie und stellt zuckerdragierte Tabletten aus Calc. lact. dar. Hersteller: Dr. O. V o g t in St. Gallen.

Calcreose, ein Gemisch von gleichen Teilen Kreosot und Kalk, stellt ein dunkelbraunes Pulver dar und dient als Ersatz von Kreosot bei Magenbeschwerden.

Calf Meal, Patent Simpson, ein Futtermittel als Ersatz der Milch bei der Aufzucht von Kälbern und Jungvieh, ist ein Gemisch aus 9 T. Bohnenmehl und 1 T. Leinmehl. (Mei ßl.)

Califig, ein Feigensirup der California Fig Sirup Cie, soll bestehen aus Sir. Fici Californ. (Speciali Modo California Fig Sirup Co. parat.) 75, Extr. Senn. liquid. 20, Elix. Caryophyllorum comp. 5.

California Vegetable Vinegarbitters von Dr. J. Walker gegen Magenschwäche, träge Verdauung, Durchfall, Schwindsucht etc. besteht aus 420,o einer mit dünnem Essig bewirkten Abkochung von Guajakholz, Sarsaparille, Chinawurzel, Sassafras, Hydrastis-rhizom etc. (Hager.)

Californischer Feigen-Sirup-Likör „Vinco" der Vinco-Compagnie in Schöneberg bei Berlin ist anscheinend ein Feigenauszug. mit einem Auszuge aus einer emodinhaltigen Droge (anscheinend aus Sennesblättern) sowie mit Alkohol und aromatischen Stoffen ver-setzt. (Juckenack und Griebel.)

Calix-Hühneraugenpflaster ist ein salicylsäurehaltiges Pflaster. (Schweiz. Apoth.-Ztg.)

Calming Pastills, Dr. Airys von F. Ad. Richter & Co. in Rudolstadt sind Tabletten aus Zucker und Anisöl, mit Lakritzen-saft. (Hager.)

Calomel-Ebaga, eine weiche Salbe von angenehmem Geruch, be-steht aus 10,8% Stearin, 0,3% Cera alba, 2,1% Aqu. dest., 1,8% Acid. oleinic., 1,8% Cetaceum, 2,1% Kal. carbonic., 9,9% Ol. Solar. und 12,3% Kalomel. Das Präparat soll an Stelle der ge-wöhnlichen grauen Quecksilbersalbe Verwendung finden. (Pharm. Ztg.)

Caloricid von M. A. Krause in Hamburg und I. Lewan-dowsky, ein Schmiermittel bei heißgelaufenen Zapfenlagern. 40,o gelbes oder rotes Blutlaugensalz werden in wenig Wasser gelöst, 4,o Eisenchlorid und 60,o Schwefel hinzugesetzt, einge-trocknet und mit 200,o Rüböl verrieben.

Calsodal, ein Kesselsteinmittel, besteht aus 30% Wasser, 19% Kaliumkarbonat, 41% Natriumkarbonat und 10% Natronhydrat, ist also rohe Soda mit einem Zusatz von Ätznatron. (Med. Ber. Württbg.)

Calsorin wird ein Sir. Calc. sulfoguajacolici genannt. (Pharm. Zentr.-H.)

Camomile Pills von Norton in Beccles in England, Heilmittel gegen Verdauungsstörungen, allerhand Magenbeschwerden u. a.m., bestehen aus gleichen Teilen Rhabarberpulver, Jalapenpulver und Kamillenextrakt. (Schädler.)

Camphar, ein Mittel gegen Cholera von Ed. Müller in Asch in Böhmen, besteht aus 55,o verdünntem 50 prozentigen Alkohol und

5,0 Kampfer, welcher zum Teil als lockeres Kristallpulver einen Bodensatz in der gesättigten Lösung bildet. (S c h n e i d e r.)

Camphodin besteht nach den Literaturangaben aus Kampfer, Kreosotkarbonat und Tolubalsam.

Camphoral, ein geruchzerstörendes, fäulniswidriges Mittel, enthält 3% Wasserstoffperoxyd, 1% Kampfer und 32% Weingeist.

Candol wird ein trockenes Malzextrakt genannt.

Canibals Enthaarungswasser (Eau dépilatoire de Serail) von B. M. C a n i b a l in Paris ist eine mit Geraniumöl parfümierte etwa zehnprozentige Lösung von Alkalisulfiden und Polysulfiden. (J u c k e n a c k und G r i e b e l.)

Cantharidol ist eine Anreibung von 30% cantharidinsaurem Jodquecksilber. (Pharm. Ztg.)

Capillin ist ein Kondensationsprodukt aus Chininchlorhydrat und Resorcin (Ersatzmittel für **Captol.**) In kaltem Wasser, Glyzerin, Chloroform und Äther ist es unlöslich, löslich in Alkohol. Für dessen Anwendung gibt M i n d e s (Pharm. Post) folgende Vorschriften: C a p i l l i n h a a r w a s s e r: Capillin., Chloral. hydrat. aa 1,0, Acid. salicyl. 0,5, Spir. sapon. kalin. 2,0, Spir. dilut. (70%) ad 100,0, Ol. Mirban., Ol. Geranii, Ol. Lavandul. aa gtts. V. — C a p i l l i n h a a r ö l: Capillin., Chloral. hydrat. aa 2,0, Spirit. 64,0, Ol. Ricin. 30,0, Ol. Mirban., Ol. Citri, Ol. Lavandul. aa gtts. III. — C a p i l l i n p o m a d e: Capillin 2,0, Acid. salicyl. 1,0, Spirit. 10,0, Ol. Ricin. 27,0, Butyr. Cacao 50,0, Cetacei 10,0, Ol. Mirban., Ol. Geranii, Ol. Citri aa gtts. V.

Caplicin, Gallensteinmittel der L e s s i n g - Apotheke in Berlin N. 20, enthält nach einem Prospekt von Dr. med. H. G e y e r in Nr. I: Ol. Lavandulae 4,0, Ol. ligni Juniperi 2,0, Vaselini 28,0, Cerae q. s. S. 2mal täglich einzureiben. — In Nr. II: Glycerini, Tct. Rhei aqu. aa 115,0, Tct. Stillingiae, Tct. Botryos mex., Tct. Cibarii, Tct. Lappulae hep., Tct. Simabae aa 12,0, Tct. Stryphnodendri 10,0, Spir. vini 50,0, Aqu. dest. 60,0, M. D. S. 3mal täglich 1 Eßlöffel nach den Mahlzeiten zu nehmen.

Capokoel ist ein aus dem Samen von Eriodendron anfractosum gewonnenes Öl, welches dem Baumwollsamenöl ähnlich ist und zur Seifenfabrikation empfohlen wird.

Capsinap nennen Dr. G u t z e i t und B r a u n in Königsberg ein Gicht- und Rheumatismuspflaster.

Capsulae trielasticae Funck's sind elastische Gelatinekapseln mit Sandelöl.

Capsules à l'huile de Gabion von Apoth. G a r d y enthalten rohes Petroleum.

Capsules Cognet enthalten nach Angabe des Herstellers Eucalyptol 0,1, Kreosot 0,05, Jodoform 0,01 und Ol. Arachidis 0,05 g.

Capsules de Goudron von G u y o t in Paris sind Gelatinekapseln mit 1—2 Tropfen flüssigem Teer gefüllt.

Capsules de Mothes sind Gelatinekapseln mit Copaivabalsam gefüllt.

Capsules de Raquin bestehen aus Copaivabalsam mit gebrannter Magnesia zur Masse gebracht und mit Gelatine überzogen.

Capsules de Vial sind elastische Gelatinekapseln, welche mit einem Gemisch aus ätherischem und empyrheumatischem Wacholderöl gefüllt sind.

Capsules du Docteur Herby von Toussaint sind Teerkapseln.

Capsules Indiennes sind mit Santelöl gefüllte Kapseln.

Capsules Sérafon de Gaiacol iodofermé. Jede Kapsel enthält 0,02 g Jodoform und 0,05 g Guajakol. Anwendung bei akutem und chronischem Bronchialkatarrh.

Captol-Haarwasser besteht aus einer Lösung von C a p t o l (ein Kondensationsprodukt aus Chloralhydrat und Tannin) in aromatisiertem verdünntem Spiritus. Ein dem Original ähnliches Präparat soll erhalten werden aus Chloral. hydrati 2,o, Acidi tannici 1,o, Acid. tartarici 1,o, Ol. Ricini 0,25, Spiritus 65,o, Aqu. dest. 35,o, Essentiae odor. Violae 5,o.

Carbazotine ist ein Sprengmittel, bereitet aus Kaliumnitrit, Schwefel, Gerberlohe, Ruß und Eisenvitriol.

Carboazolin besteht aus Salpeter, Schwefel, Ruß, Gerbrinde und Eisenvitriol.

Carbogen wird ein Präparat zur Herstellung von Kohlensäurebädern genannt, das aus Kaliumbisulfat und vermutlich Natriumbikarbonat bseteht.

Carbolineum Avenarius ist eine schwarzbraune Flüssigkeit, ein Gemenge schwerer Teeröle, wie sie bei der Gasbereitung erhalten werden, beim Stehen Bodensätze fester Teerbestandteile bildend. Spez. Gewicht 1,14, Siedepunkt 295o. (G e i ß l e r.)

Carbolineum-Ersatz besteht aus 100 T. Borax, 50 T. Ätznatron, 4000 T. Wasser, bis zum Kochen erhitzt, 450 T. Schellack darin gelöst, 200 T. Karbolsäure von 40—50% hinzugefügt und gut gemischt.

Carbon-Genitalien-Douche zur Ausführung der Therapie nach Prof. Dr. W e r t h h e i m gegen Mannesschwäche ist ein Blechgefäß, an welchem ein Sack aus Guttaperchaleinwand befestigt ist. Zugegeben sind zwei Pulver, welche aus Weinsteinsäure und doppeltkohlensaurem Natrium bestehen.

Carcolid, ein kolloidales Kohlepräparat, dient zur Behandlung von Darmkatarrhen. Fabrikant: C. F. B o e h r i n g e r & S ö h n e in Mannheim-Waldhof.

Cardiotonin enthält Convallamarin, sowie 2,5% Coffein. natrium benzoic. zur Steigerung der diuretischen Wirkung und gleichzeitiger Anregung des motorischen Herznervenapparates. (Pharm. Ztg.)

Cardui-Frauentee des Reformhaus T h a l y s i a in Leipzig zur Erleichterung der Menstruation, besteht aus Herba Cardui benedicti. (R ö h r i g.)

Carica besteht aus überzuckerten Pastillen, die im wesentlichen aus Zucker, Feigen- und Apfelmarmelade zusammengesetzt sind und etwas Phenolphthalein, Agar-Agar und Menthol. valerianic. enthalten. (Pharm. Ztg.)

Caricin ist ein mit Sennaauszug und aromatischen Stoffen versetzter Feigensirup. (G r i e b e l.)

Carignano-Pulver. Besteht nach einem angeblich von der Prinzessin C a r i g n a n o an P y a t und D e y e u x übergebenen Rezept aus Gummi Gutti 250,o, Bernstein 375,o, roter Koralle 125,o, Siegelerde 125,o, Zinnober 12,o, Mineralkermes 12,o und Beinschwarz 12,o. Das gemischte Pulver wird in Portionen zu 0,1 geteilt.

Carin, ein Fleischkonservierungsmittel, enthält 10% Hexamethylentetramin neben Kochsalz und Salpeter.

Carminative Elixier von D a l b y ist eine Mischung von 20,o Tinct. Opii, 10,o Tinct. Asae foet., 30,o Tinct. Castor. Canad., 10,o Ol. menth. pip., 5,o Ol. Carvi, 100,o Spiritus, 150,o Sirup. simpl. und 5,o Magnes. usta, in Flaschen zu 30,o.

Carminol. „Mundwasser in Pulverform", enthält Karmin 0,5, Sacchar. lactis 95,o, Natr. bicarbonic. 2,o, Ol. Menth. 3,o. Andere Bestandteile, denen eine desinfizierende Kraft zukommt, konnten nicht ermittelt werden.

Carmol. Karmelitergeist Carmol und A m o l werden nach Angaben der Fabrikanten aus Melissenkraut, Pfefferminzkraut, Lavendel, Zimt, Zitronenschale, Nelken, Koriander destilliert. Ein Gemisch, welches ziemlich gleichartig ist, stellt man her aus Ol. Lavandul., Ol. Caryophyll., Ol. Cinnamom., Ol. Citri, Ol. Coriandri, Ol. Macidis. aa 2 g, Ol. Menth. pip. 5 g, Spiritus 1000 g. (D r ä g e r.)

Carmol-Tee-Ersatz besteht aus Cortex Frangulae concis.

Carnat von L. Z i f f e r in Berlin, ein Fleischkonservierungsmittel, enthält 18,9% Natriumsulfat, 30,1% Natriumsulfit, 40,1% Natriumchlorid, 1,6% Natriumkarbonat, 5,1% Rohrzucker, 0,7% Calcium- und Magnesiumkarbonat und 2% Feuchtigkeit. Je 5 kg Fleisch sollen mit 5,o gemischt werden. (P o l e n s k e.)

Carniform A., Fleischkonservierungsmittel. In 100 g wurden gefunden: 3,5 Dinatriumphosphat, 3,1 Kristallwasser, 68,4 Natriumchlorid, 24,9 Salpeter, Spuren Calciumphosphat, Magnesium und Schwefelsäure.

Carniform B. In 100 g wurden gefunden: 22,6 Dinatriumphosphat, 17,3 Kristallwasser, 59,7 Salpeter, 0,6 Calciumphosphat, Spuren von Schwefelsäure und Magnesium.

Carnit, ein Fleischkonservierungsmittel, soll nach den Angaben von B a i e r aus Aluminiumacetat, Salpeter und Zucker bestehen. Nach A u f r e c h t wurden bei der Untersuchung des **Albo-Carnits** in 100 Gewichtsteilen u. a. festgestellt: Tonerde 1,62 g, Chlor 3,30, Zucker 9,50, Salpetersäure 3,92. Außerdem konnten nachgewiesen werden: Natrium, Kalium, Essigsäure und Spuren von Kalk, Eisen und Schwefelsäure. Die Zusammensetzung von Albo-Carnit dürfte somit wahrscheinlich folgende sein: Kochsalz 5,o, Salpeter 8,o, Zucker 10,o, Aluminiumacetatlösung 50,o, Wasser 50,o. Außer Albo-Carnit existiert noch ein **Rubro-Carnit** bezeichnetes Konservierungsmittel, welches die gleiche Zusammensetzung zeigte, nur daß es durch Fuchsin rot gefärbt war.

Carno-Konservesalz enthält 51,2% kristallisiertes Natriumacetat, 47,8% Natriumchlorid, 0,3% Gips, 0,05% Eisenoxyd.

Carnosot siehe Fleischkonservierungsmittel.

Carottine, ein künstliches Butterfärbemittel, stellt ein orangegelbes Öl dar und läßt sich in der Weise herstellen, daß man 125,o trockenen Orlean bei 100° mit 500,o Öl digeriert. (S c h m i t t.)

Cascara Cordial, ein amerikanisches Präparat, wird in der Weise bereitet, daß man 50,o Berberiswurzel, 15,o Koriander, 5,o Angelikawurzel mit 250,o Kognak, dem man zur Aromatisierung eine Mischung von 25,o Anisöl, 25,o süßem Pomeranzenöl und 1,o Zimtöl zusetzt, in einem Perkolator auszieht, mit 12,o Süßholzextrakt, 20,o Sagradafluidextrakt und 250,o Zucker versetzt und mit gutem Wein zu 1000,o auffüllt.

Cascara Diefenbach ist ein nach einem besonderen Verfahren gewonnenes Cascara-Sagradaextrakt von Ad. D i e f e n b a c h in Bensheim a. B.

Cascara Evacuant ist ein entbittertes Cascara-Abführmittel. Fabrikant: P a r k e, D a v i s & Co. — Nach Nachr. f. Zollst. ist es ein Auszug aus Faulbaumrinde mit 22,4% Weingeist und geringen Mengen Anisöl.

Cascara Midy sind Pillen, die ein wässerig-weingeistiges Extrakt der Cascara-sagrada enthalten.

Cascarino, Entfettungstee von Hugo S t o r z in Berlin, enthält Fol. Sennae, Folliculi Sennae, Flor. Sambuci, Rhiz. Rhei, Rad. Valer. Fucus vesiculosus, Cort. Frangulae, Cort. Cascarae Sagradae, Rad. Taraxaci c. Herba, Fruct. Anisi u. Fruct. Foeniculi. (J u c k e n a c k und G r i e b e l.)

Cassala-Salz, M i c h e l s, ein Fleischkonservierungsmittel. In diesem Salze wurden gefunden: 30,74%, Natriumchlorid, 15,40% Natriumphosphat, 23,30% Kalium-Natriumtartrat, 16,90% Kristallwasser, 1,20% Aluminiumoxyd und 2,10% Essigsäure als basisch essigsaure Tonerde, 8,40% Zucker, 0,98% Benzoesäure, 0,50% Schwefelsäure, Spuren von Kalk.

Cassalin siehe Fleischkonservierungsmittel.

Castoreum-Bromid (Sal. bromat. effervescens cum Valeriana et Castoreo) enthält brausendes Bromsalz, Baldrian und Castoreum. Fabrikant: Apotheker E. W e i g e r t , Breslau, Äskulap-Apotheke.

Catamen Cefag, Pyrazolonphenyldimethylsulfamidobenzoat, wird ein Mittel gegen Dysmenorrhoe genannt, das in Tablettenform in den Handel kommt. Hersteller: Chem. Fabr. A.-G. in Aarau (Münch. Med. Wochenschr.)

Cataplasme Lelièvre à la mousse d'Islande oder **Cataplasme instan- tané** ist zusammengepreßte Watte, die mit einer Abkochung von isländischem Moos getränkt ist. (Nachr. f. Zollst.)

Catarrh Shnuff von Dr. M a r s h a l l , ein Pulver, besteht aus den Blüten einer Nicotiana Art, sowie von Glechoma heder., Asarum Europ. u. a., parfümiert mit Eukalyptusöl und Spuren anderer ätherischer Öle.

Cathartic Elixir, Daffys blutreinigendes Elixier, ist eine Tinktur aus je 20,o Jalapenknollen und Sennesblättern, 30,o Frangularinde, je 10,o Anis, Kümmel, Koriander, Süßholz, 5,o Galgant, 40,o Ro- sinen, 280,o Weingeist und 180,o Wasser. — Nach einer anderen Angabe wird es bereitet aus je 20,o Jalapenknollen und Sennes- blättern, 10,o Anis, je 5,o Fenchel, Kümmel, Koriander, La- kritzensaft, 30,o Zucker, 220,o Weingeist und 150,o Wasser.

Cathartic Pills von A y e r bestehen aus Aloe, zusammengesetz- tem Coloquintenextrakt, Gutti, Capsicum und Pfefferminzöl. (H a g e r und H o f f m a n n.)

Catramina, von Prof. C a s a t i , ein Spezifikum gegen den Tuberkel- bazillus, ist gereinigtes Terpentinöl.

Cattle Medicine von J. H. C u f f in London gegen Klauenseuche der Schafe und Rinder und Hufgeschwüre der Pferde besteht aus einer farblosen Flüssigkeit I und einem roten Pulver II. I. ist eine Auflösung von Sublimat in 2 T. starker Salzsäure, II. ent- hält ziemlich viel Jodkalium mit einer geringen Spur freien Jods und jodsaurem Salz, ferner Brechweinstein, arsenige Säure und Schwefelarsen. (G e i ß l e r.)

Caulk's Abszess Cure, ein Mittel für die zahnärztliche Praxis, setzt sich aus einer Flüssigkeit und einem Pulver zusammen. Die Flüssigkeit besteht aus einem Gemisch von Kreosot und Forma- lin, das Pulver ist Zinkoxyd. (G r i e b e l.)

Caulophyllin werden Tabletten genannt, die wirksame Bestand- teile von Caulophyllum thalictroides L. enthalten sollen.

Causticatabletten enthalten je 0,001 g arsenige Säure oder 0,003 g Kobalt. Sie dienen zur Ätzung der Zahnpulpa.

Causticum von P l u n k e t t , Pasta gegen Krebs, bseteht aus 4,o arseniger Säure, 30,o Schwefel, 30,o Stinkasant und dem Saft von Ranunculus acris.

Caustol, ein Ersatz für Ätznatron, wird zur Reinigung von Bierdruckleitungen empfohlen und soll an der Luft nicht zerfließen.

Cavalin (Dooryzalf) ist eine rosafarbene Salbe, bestehend aus Mennige, Bleikarbonat, Japanwachs, Olivenöl und Kampfer. (Pharm. Ztg.)

Caviblen-Schutzmittel besteht aus schmelzbaren Hohlstäbchen, die mit einer 5% Proteinsilber enthaltenden Pulvermischung gefüllt sind, und einer Tube fettfreien, stark antiseptisch wirkenden Cremes, der vor Syphilis schützt. (D. Med. Wochenschr.)

Caviblen-Stäbchen enthalten in schmelzbarer Hülle U r a n o b l e n, eine Verbindung von Silber mit Uranin. In verschiedenen Stäiken im Handel.

Cavurolpillen, Mittel gegen Gonorrhoe, enthalten hauptsächlich Kawa-Kawa-Harz, Ol. Santali, Salol, nicht aber, wie behauptet wird, Hexamethylentetramin. (R ö h r i g.)

Cebeda-Tropfen ist ein Destillat aus verschiedenen aromatischen Drogen, wie: Zimt, Nelken, Wacholderbeeren, Rosmarin, römischer Kamille. (Pharm. Ztg.)

Cebeda-Pulver besteht aus pulverisierten Blüten der römischen Kamille. (Pharm. Ztg.)

Cedera, „das ideale Entfettungsmittel" der Cedera-Ges. m. b. H. in Berlin, ist eine den brausenden Mineralsalzen ähnliche Zubereitung. Es enthält Weinsäure, Natriumsulfat, Natriumchlorid, Natriumkarbonat sowie geringe Mengen von Kaliumsalzen, Calciumkarbonat, Magnesiumkarbonat und Eisenoxyd. (G r i e b e l.)

Cedern-Essenz von Sommer, ist eine wenig spirituöse rumhaltige Tinktur aus Sennesblättern, Rhabarber, Dreiblatt, Safran und Spuren von Gewürzen. (H a g e r.)

Cedintabletten ist eine neue Bezeichnung für Spermathanatontabletten. Siehe diese.

Cedro siehe Frauentee.

Celebrated Ague Cure siehe Cholagogue.

Celerine besteht aus je 5,0 Selleriefluidextrakt, Kokafluidextrakt, Kolafluidextrakt und Fluidextrakt von Viburn. prunifol., je 10 T. Alkohol, Zucker und Pomeranzenessenz und 30,0 Wasser.

Cellon-Salben bestehen aus der alkoholischen Lösung eines Celluloseabkömmlings. Sie stellen einen halbfesten Alkohol dar.

Cellosa, hygienische Hand-Wasch-Tabletten. Unter dieser Bezeichnung bringen die Saponia-Werke in Offenbach a. M. Tabletten in den Handel, die nach Angabe der Hersteller eine Verbindung von Toiletteseife mit geeigneten pflanzlichen Stoffen und einem neuzeitlichen Sauerstoffpräparat darstellen. Nach U t z bestehen die Tabletten im wesentlichen aus einer Mischung von feingepulvertem Koniferenholz mit Seife.

Cellulith, nicht zu verwechseln mit Zelluloid, entsteht durch lang andauerndes Stampfen des sog. Ganzzeuges in der Papierfabrikation, wobei man eine vollkommen gleichmäßige, feuchte Masse erhält, welche keine Spur mehr von Fasern erkennen läßt. Nach dem Trocknen stellt der Zellulosebrei eine hornartige Masse dar, welche beliebig gefärbt und ähnlich wie Horn, Ebonit, Zelluloid usw. verarbeitet werden kann. Vor letzterem zeigt das Cellulith den Vorteil, daß es unentflammbar ist.

Cellulose, alkalisierte, von F. J a n s s e n s in Herten zur Verhütung von Kesselsteinbildungen, ist im wesentlichen eine Lösung von Soda und Natron, anscheinend durch Erhitzen von Natron mit etwas Zellulose erhalten. (F. F i s c h e r.)

Cellulose, alkalisierte, von J. A. P i l g r a m in Barmen, enthält in 100 Gewichtsteilen 41,79 Wasser, 44,62 Soda, 2,71 Natriumhydrat, 11,49 Organisches (Stärkemehl, in Form von Kleie beigemischt).

Cement-Mastix ist eine bei Festungsbauten angewendete Mischung aus 40 T. Kolophonium, 80 T. Schlämmkreide und 100 T. gesiebtem Sand.

Cement, R e n n e s , ist mit Alaunlösung angerührter, gebrannter und gemahlener Gips. Wenn die Masse erstarrt ist, wird sie nochmals bei dunkler Rotglut gebrannt und zum Gebrauche mit einer Lösung von 1 T. Alaun in 12—13 T. Wasser angemacht.

Cement, S c h o t t s , Natürlich vorkommender Anhydrit wird zu Pulver gemahlen, mit 75,5% Kalkstein oder Kreide, gleichfalls gepulvert, vermischt und in einem Siemensschen Puddelofen geschmolzen und dann zerkleinert.

Cement, S c o t t s , wird dargestellt, indem man auf Kalk, welcher bei Rotglut gebrannt ist, die Dämpfe von brennendem Schwefel einwirken läßt.

Cement, S i n g e r s , Kitt zwischen Glas und Messing, aus 5 T. Harz, 1 T. Wachs, 1 T. Ocker und $^1/_4$ T. Gips bestehend.

Cement, U r e s , besteht aus 6 T. Harz, 1 T. Ocker, $^1/_2$ T. Gips und $^1/_4$ T. Leinöl. Ocker und Gips werden vorher kalziniert und dann zu den übrigen zusammengeschmolzenen Substanzen gefügt.

Cement, V a r l e y s , besteht aus 16 T. gewöhnlichem Harz, 1 T. Wachs und 16 T. geschlämmter Kreide. Die beiden ersten Substanzen werden zusammengeschmolzen und dann die Kreide, welche vorher durch starkes Erhitzen völlig getrocknet ist, hinzugerührt.

Cement von S o r e l besteht aus Chlormagnesium und gebrannter Magnesia.

Centifolien-Speckpflastersalbe (Wunderbalsam), von Apotheker Adolf T h i e r r y in Pregrada (Ungarn), ist eine angeblich aus Minium, Speckblüten und Öl hergestellte Salbe. (Nachr. f. Zollst.)

Ceolat werden von der Firma Kunheim & Co. in Berlin-Niederschöneweide die Cersalze der Fettsäurereihe genannt.

Ceolatlösung enthält 10% neutrales Ceracetat ($Ce (CH_3COO)_3 + 1\frac{1}{2} H_2O$), eine klare, farblose Flüssigkeit vom spez. Gewicht 1,06, die schwach nach Essigsäure riecht. (Anselmino.)

Ceolatpulver besteht aus stearinsaurem Cer, ein leichtes, feines, in Wasser unlösliches, in Alkohol wenig, in fetten Ölen beim Erwärmen leichter lösliches Pulver. (Anselmino.)

Ceolatsalbe ist eine weiße, fettfreie Paste, die 30% Cerstearat enthält. (Anselmino.)

Cerat, eine Poliermasse für Photographen, ist eine Mischung aus weißem Wachs, Terpentinöl je 25,o und Dammarlack 2,o Teilen.

Cerebos-Salz, eine holländische Spezialität, besteht aus 97,36% Kochsalz und 2,64 Calciumphosphat. (v. Ledden-Hulsebosch.)

Cervelatwurstsalz (Gewürzsalz). In 100 g wurden gefunden: 7,5 Gewürze, meist aus Pfeffer bestehend, 1,6 Feuchtigkeit, 81,6 Natriumchlorid, 2,5 Salpeter, 6,2 Rohrzucker, Spuren von Magnesium.

Césarine ist eine wahrscheinlich mit Hilfe von Kochsalz und Eigelb lediglich aus Kokosfett hergestellte Margarine. (Fendler.)

Cesol, eine synthetisch gewonnene Verbindung, steht dem Arekolin nahe und dient wie dieses zur Behandlung der Pferdekolik. Hersteller: E. Merck in Darmstadt.

Chasopin soll bei Morphinentziehungskuren Anwendung finden. Nach Dulière enthielt eine Probe an wirksamen Stoffen 1 bis 1,78% Morphinchlorhydrat und außerdem noch Spartein. (Journ. Pharm. Chim.)

Chavosot, das als bakterizides Mittel in der Zahnheilkunde Anwendung finden soll, ist angeblich ein entmethyliertes Estragol. (Zimmer & Co.)

Cheltenham Teeth Liquor siehe Paraguay-Roux.

Chelafrin muriaticum solutum von Hoeckert und Michalowsky ist ein Nebennierenpräparat wie Adrenalin, Suprarenin usw.

Chelatogen von Hoeckert und Michalowsky besteht aus Kasein und Natr. glycerophosphoricum.

Chelatose von Hoeckert und Michalowsky ist ein Ersatz für Somatose, Eisensomatose und Guajacose.

Chelonidin ist Schildkrötentuberkulin. (Pharm. Zentr.-H.)

Chelonisol ist eine Aufschwemmung von Schildkröten-Tuberkelbazillen. (Pharm. Zentr.-H.)

Chemidrol, Hoeckert und Michalowsky, ist 100 proz. Wasserstoffsuperoxyd.

Cherry pectoral von A y e r besteht aus 93,3 Sirup. Pruni Virgin., 11,7 Vin. Ipecac., 11,7 Vin. Antimonii, 7,8 Tinct. Sanguinariae und 0,2 Morphin. hydrochl. (Fr. H o f f m a n n.)

Cherry Tooth Paste von G o s n e l l & Co. in London besteht aus je 3,75 Zimtpulver und Nelkenpulver, 6,25 Veilchenwurzelpulver, 12,5 präzipitierte Kreide, 6,25 Bimssteinpulver, 6 Tropfen Nelkenöl und 25,o Honig, gefärbt mit ammoniakalischer Karminlösung. (S t e a r n s.)

Chimogen, ein örtliches Anaesthetikum, ist Petroläther.

China-Camphoran ist ein Kampferersatz der Fabrik Dr. J. T r o s t in Bad Ems.

China-Erhaltungspulver Minerva von Louis S c h u l t z in Berlin enthält in Prozenten 25 Natriumchlorid, 17,70 Borsäure, 38,84 Natriumsulfat, 9,20 Natriumsulfit, 9,40 Wasser. (P o l e n s k e.)

Chinaperlen, Dr. S e y f e r t h s , als Zusatz zum Wasser, um darin aufbewahrte Blumen und Buketts lange frisch zu erhalten, sind Kügelchen, deren jedes 1,3 g der Chlorhydrate der Chinaalkaloide (Chinchonin, Chinin usw.) enthält. (J a c o b s e n.)

China-Eisen-Sirup, Sirop de Quinquina rouge ferrugineux, von G r i m a u l t & Co. in Paris, gegen Verdauungsbeschwerden und chronische Dysenterie, wird dargestellt, indem 1,o Ferro-Ammon. pyrophosphorico-citric. in 22,o Wasser gelöst und filtriert mit 40,o Zucker und 5,o China-Tinktur versetzt werden. (H a g e r.)

China-Eisen-Sirup, Sirop de Quinquina ferrugineux von L e f o r t entspricht einem Sirup aus 40,o Chinawein und 70,o Zucker, in welchem 1,o Ferrum citric. ammoniat. aufgelöst ist.

Chinalin-Sauerstoff-Elixier von Dr. O p p e r m a n n in Berlin ist ein mit Pfefferminzöl versetzter, mit Hilfe von verdünntem Glycerin hergestellter Auszug aus Vegetabilien (darunter Chinarinde). Der Gehalt an Glycerin betrug etwa 35%. Aktiver Sauerstoff war in dem Präparat nicht nachweisbar. (G r i e b e l.)

Chinarsil ist eine Kombination von Chinin. hydrochloric. und Natr. arsanilicum, die gegen Maul- und Klauenseuche verwandt werden soll. (Z i m m e r & Co.)

Chinatrocin, ein Asthmamittel, enthält im wesentlichen die Bestandteile des Onaway (siehe dieses). Die Lösung besteht aus: Kokaextrakt 50 g, Belladonnaextrakt 0,015 g, Kalisalpeter, Extr. Stramonii, Extr. Grindeliae, Glyzerin, Wasser, Karbolsäure. (A v e l l i s.)

Chineonal ist eine Verbindung von Chinin 63,78% und Veronal 36,22%.

Chinese Medecine oder **Médecine chinoise** besteht aus 12,o zusammengesetztem Lavendelspiritus, 15,o Kampferspiritus, 15,o Salmiakgeist, 1,5 Sassafrasöl, 36,o Weingeist und 20,o Wasser. (H a g e r.)

Chinesischer Kitt für Porzellan besteht aus fein gepulvertem gebranntem Kalk 54 T., Alaun 6 T., frischem Blut 40 T.

Chinocol, ein Hustenmittel, soll aus China-Thiocol bestehen. (Z i m m e r & Co.)

Chiralcol ist eine hochprozentige, zur Händedesinfektion verwendete Alkoholseifenpaste mit einem Alkoholgehalt von 86%. (Pharm. Ztg.)

Chionia wird eine Tinktur aus Chionanthus virginica genannt. Dieselbe dient zur Anregung der Leber.

Cinnabarsana, die von Dr. A. Z e l l e r zur Krebsbehandlung empfohlene Arsenpaste, wird mit einer Mischung aus Acid. arsenicos. 2,o, Hydrarg. sulfurat. rubr. 6,o und Carbo animal. plv. 2,o, sowie etwas Wasser bereitet. (Pharm. Ztg.)

Clarin, gegen das Gefrieren der Schaufenster, ist eine Mischung von 66 Vol.% denaturiertem Spiritus, Wasser und 5% Glycerin. (R ö h r i g.)

Chloralum Powder aus London, Präparat der C h l o r a l u m - C o m p a n y - London, als Absorptionsmittel von organischen Verunreinigungen, als Antiseptikum und Adstringens in der Vermischung mit Weizenmehl genossen, sowie als Desinfektionsmittel der Eisenbahnwagen, Schiffe, Aborte, Ställe, Rinnsteine usw. empfohlen, enthält in %: 0,72 Chlorarsen, 0,55 Chlorblei, 0,37 Chlorkupfer, 52,43 Chloraluminium, 1,55 Chloreisen, 11,51 Chlorcalcium, 0,72 Gips, 32,15 Ton und Kieselerde. — Nach H a g e r ist es ein trockenes, gelblich grauweißes Pulver, dargestellt aus einem tonhaltigen Mergel, welcher mit konzentrierter roher Salzsäure durchfeuchtet und dann mit soviel Tonmergel durchmischt ist, daß ein trockenes Pulver entsteht.

Chloralum-Wool and Wadding aus London, Präparat der C h l o r - a l u m - C o m p a n y in England, empfohlen als Luftfilter, als blutstillendes Mittel und Antiseptikum bei frischen oder eiternden Wunden und Krebsgeschwüren, als Desinfektionsmittel für Särge und Leichen. Ein sauber etikettierter Beutel aus wasserdichtem Gewebe, enthaltend 35,o einer mit 1,73 festem Chloralum oder mit 9,80 flüssigem Chloralum getränkten und getrockneten Watte. (F l e c k.)

Chlorcalciumgelatine ist eine Gelatinelösung mit einem Gehalt von 5% Calciumchlorid und 10% Gelatine. (Pharm. Ztg.)

Chloranodyne von P a r k e , D a v i s & Co. in Detroit Mich. U.S besteht aus 12,o Morf. hydrochl., 160,o Tinct. Cannab. Ind., 270,o Chloroform, 5,o Ol. Menth. pip., 5,o Tinct. Capsici, 34,o Acid. hydrocyanici dil., 600,o Alkohol und 914,o Glyzerin.

Chloretone-Inhalant dient zu Inhalationszwecken, bei Wundsein und Reizzuständen des Halses, Husten und Dyspnoe. 100 g enthalten: Chloreton 1 g, Kampfer und Menthol je 2,5 g, Oleum Cinnamomii 0,5 g, Liquor Petrolati puriss. 93,5 g. In Flaschen zu 4, 8 und 16 fl. ozs.

Chloridin, ein Mittel, um poröse Ziegel vor der Verwitterung zu schützen, besteht aus Chlorverbindungen von Eisenoxydul und Eisenoxyd, sowie Tonerde nebst geringen Mengen von erdigen Basen.

Chloro siehe Hautbleichcreme.

Chlorkresoltabletten „Grotan" enthalten die Natriumverbindung des p.-Chlor-m.-Kresols. Hersteller: S c h ü l k e & M a y r in Hamburg.

Chlorodont, Pfefferminz-Zahnbleichcreme aus dem Laboratorium L e o in Dresden, ist eine mit Hilfe von Bimssteinpulver, Calciumkarbonat, Seife, Glycerin und dgl. hergestellte Zahnpaste, die als wesentlichen Bestandteil Kaliumchlorat enthält.

Chlorodyne, englische, ist eine filtrierte Mischung aus 5,0 Tinct. aromatic., 4,0 Tinct. Opii simpl., 0,1 Morphin. hydrochl. 10,0 Aq. Amygdalar. amar., 80,0 Sirup. Liquiritiae, 1,0 Extrakt Liquiritiae, 40,0 Spiritus, 5 Tropfen Ol. Menth. pip., 10 Tropfen Äther, 30 Tropfen Chloroform. — Oder: Tinct. aromat., Tinct. Opii simpl., Aquae Amygd. amar., Chloroform, Spiritus, Glyzerin je 10,0, Ol. Menth. pip. gtts. X. (L o r e n z e n.)

Chloroformic Anodyne von Georg H a r l e y soll eine weingeistige Opiumlösung sein mit Blausäure und Chloroform.

Chlorolphenol-Pasta besteht aus Lanolin, Vaselin, Amylum Tritici und Parachlorphenol zu gleichen Teilen. Sie wird bei Lupus angewendet.

Chloromenthol besteht aus: Menthol 10,0, Liqu. ammonii caust. spirit. 30,0, Chloroform 70,0. Zum Gebrauch verreibt man einige Tropfen in den Handflächen und zieht die entstehenden Dämpfe durch Nase und Mund ein.

Chlorphenol von A. T a c c h i n i in Como soll eine Mischung von 60—70% Chloroform mit Alkohol, Thymol und Menthol sein, enthält also kein Phenol. (Bericht des Kantonchemikers in Bern.)

Chocoglacé (flüssiges Schokoladenfabrikat) zur Herstellung von Chokoladenglasuren besteht aus einer wässerigen Auflösung von Stärkesirup, Albumin und braunem Teerfarbstoff unter Zusatz geringer Mengen Kakao und Harz. (Pharm. Ztg.)

Chocolat à la Magnésie von D e s b r i e r r e s besteht aus 44,0 Schokoladenmasse und 15,0 Magnesia usta zu 2 Tafeln geformt. (R e v e i l.)

Chocolat au Fer réduit von M i q u e l a r d u. Q u é v e n n e sind 40,0 schwere Tafeln mit je 0,2 Eisengehalt.

Chocolat digestif, Vichy-Schokolade, ist eine Zucker und etwas Natriumkarbonat enthaltende Schokolade.

Chocolat rétablière aus Wien ist ein Gemenge aus reduziertem Eisen, getrocknetem Fleische, Erbsen und Weizenmehl, Zucker und Kakaopulver.

Chocoladenbutter, aus England als Ersatz der Kakaobutter angeboten, zeigt alle Eigenschaften (Jodzahl, Verseifungszahl, Schmelzpunkt) des Kokosfettes. (S c h w e i s s i n g e r.)

Chocolin ist ein Gemisch aus gezuckertem Kakaopulver und gepulverter Manna, mit einem Zusatz von ,5% Phenolphthalein. (Pharm. Ztg.)

Cholagogue, Osgoods, oder **Celebrated Ague Cure,** ein Abführ- und Fiebermittel, besteht aus 3,o Chinin. sulfuric., 3,o Extr. fluid. Veronicae virginic., 6,o Extr. fluid. Stillingiae silvaticae, 4,5 Extr. fluid. Podophylli peltat., 0,2 Ol. Sassafras, 0,3 Ol. Wintergreen und Sirup. simpl. ad 100.

Cholé-Bitterlikör, ein Vorbeugungsmittel bei Gallensteinleiden von H. S t a m m in Essen, ist ein aus bitteren und aromatischen Drogen hergestellter stark gesüßter Likör. (G r i e b e l.)

Cholera-Essenz von Ed. K a n t o r o w i c z in Berlin und Posen ist ein filtrierter Auszug aus 15,o Herb. Centaurii minoris, 15,o Rhiz. Zingiberis mit 500,o Alkohol und 250,o Wasser, versetzt mit zirka 20 Tropfen Ol. Absinth. aeth. (H a g e r.)

Choleralikör Abdallah M e y e r s ist ein spirituöser, gezuckerter Auszug aus Pflanzenstoffen, Ingwer, Kalmus und bitteren Drogen.

Choleramedizin des Gutsbesitzers S c h n e i d e r in Chrostowo bei Uscz ist der ausgepreßte Saft von Löwenzahn und Schafgarbe, mit Spiritus gemischt. (H o r n.)

Choleramint ist ein internes Boluspräparat in Tablettenform, welches bei infektiösen Magendarmprozessen angewendet werden soll und besteht aus Bolus alba, Oleum Menthae piperitae und Saccharin. Hersteller: Chemische Fabrik M o r e a u & Co. in Berlin.

Choleramittel von K a i n z in Wien ist ein kampferhaltiger, weingeistiger Auszug von Wacholderbeeren und Fichtensprossen. (v. K l e t z i n s k y.)

Choleratropfen von A. B a s t l e r in Wien bestehen aus je 4,o Ol. Anisi., Ol. Cajeputi, Ol. Fruct. Juniperi, 20,o Spirit. aether., 24,o Tinct. Cinnamomi und 1,o Mixt. sulfur. acid. (W i t t s t e i n.)

Choleval ist eine Mischung **aus** kolloidalem Silber mit choleinsaurem Natrium als Schutzferment. Fabrikant: E. M e r c k in Darmstadt.

Choleval-Schutzstäbchen werden als Schutzmittel gegen Trippererkrankung von der Firma E. M e r c k in Darmstadt in Verkehr gebracht.

Cholis-Pillen werden gegen Cholelithiasis, Gallenleiden der verschiedensten Art, empfohlen und enthalten Cholal- und ölsaure

Salze, sowie Herba Chelidonii. Hersteller: Temmler - Werke in Detmold.

Choliton, Apotheker Bernhard Ringlers Gallensteinkur, eine den brausenden Mineralsalzen ähnliche Zubereitung. Ermittelt wurden: Lithiumkarbonat 10,25%, Natriumbikarbonat 6,17%, Weinsäure 18,76%, Saccharose 59,65%, Feuchtigkeit 4,53%. (Juckenack und Griebel.)

Chologentabletten sollen enthalten: Nr. I: Hydrarg. chlorat. 0,0054, Podopyllin ca. 0,01; Nr. II: Hydrarg. chlorat. 0,0023, Podopyllin ca. 0,006; Nr. III: Hydrarg. chlorat 0,0025, Podopyllin ca. 0,003, Kampfer ca. 0,005, Kümmelöl Spuren. Als Grundmasse enthalten alle 3 Stärken Süßholzpulver.

Cholol, „bewährtes Mittel gegen Gallensteine, Leberleiden, harnsaure Diathese, Gicht und Rheumatismus" der Niederräder Apotheke in Frankfurt a. M., soll ein aromatisierter und versüßter weingeistiger Auszug aus „sudanes. Mimosenbaraprinde" (??) sein.

Cholosan, Dr. L. Neumanns Rettichextrakt, ein Gallensteinmittel, wird aus schwarzen Rettichen unter Zusatz von etwas Alkohol zum Haltbarmachen hergestellt. Hersteller: Dr. L. Neumann in Dresden-Plauen.

Chresylatin, ein Desinfektionsmittel, enthält Harzseife, Naphthalin und Kreosot.

Christ's Pflaster siehe Rosenpflaster.

Chromacome, von Haarmodist Terreur in Paris, Rue Montmartre 117, vertrieben durch Gustav Lohse in Berlin, Jägerstraße 46, besteht aus 2 Flüssigkeiten. I. „Le chrômacome, teinture supérieure" im Gewicht von ca. 145,0, ist Galläpfeltinktur. II. eine Lösung von Eisenazetat mit etwas Höllenstein. (Schädler.)

Chromosan-Elixier besteht aus einer fruchtweinartigen Flüssigkeit, welche ein saponinhaltiges Pflanzenextrakt (Sarsaparille?) gelöst enthält (Mannich und Leemhuis).

Chromosan-Tabletten enthalten nach Mannich und Leemhuis je 0,007 Kaliumdichromat, viel Harz und als Grundmasse Kakao und Stärke.

Chromosot von E. Dresel in Berlin, zur Erhaltung der Wurstfarbe angepriesen, besteht aus 90% eines Gemisches aus Natriumsulfit und Natriumsulfat, 8% Eiweiß, Spuren Farbstoffe, Kalk, Eisenoxyd, Tonerde und Chlor. (Polenske.)

Chromwasser nach Dr. Güntz von O. Lische in Plauen bei Dresden ist ein kohlensaures Wasser, welches in 600 ccm 0,03 Kal. bichromic., je 0,11 Kalium nitric. und Natr. nitric. und 0,1 Natr. chlorat. gelöst enthält.

Cibus siehe unter Suppenwürzen.

Cicaton ist ein Calciumperborat enthaltendes Streupulver.

Cidrase werden besonders ausgewählte Sorten von Apfelweinhefe in Frankreich genannt. (Cider = Apfelwein.)

Cigarettes Indiennes von G r i m a u l t & Co. in Paris bestehen aus 0,3 Belladonnablättern, 0,15 Bilsenkrautblättern, 0,15 Stechapfelblättern und 0,1 indischen Hanfblättern, welche mit einer Lösung von 0,013 Opiumextrakt in 0,5 Kirschlorbeerwasser befeuchtet sind. (D o r v a u l t.)

Ciment, Zementin und **Rißzement** werden Kautschuklösungen mit verschiedener Konzentration und Flüchtigkeit bezeichnet, die in der Schuhindustrie in der Hauptsache zum Verkitten von Nähten und Rissen benutzt werden. (Techn. Rundschau.)

Chinchonatabletten von Apoth. P e t z o l d enthalten in Prozenten 4,36 Feuchtigkeit, 65,84 Rohrzucker, 3,54 Koffein, 16,66 halbentfetteten Kakao, einschließlich 0,24 Theobromin, 9,6 Chinarinde, einschließlich 1,25 Chinchonin. Eine Tablette enthält 0,042 Koffein und 0,016 Chinchonin.

Circassia-Wasser von A. R u o f f in Heilbronn ist ein Schönheitsmittel, bestehend aus 20 T. Álkohol, je 1 T. Zimtöl, Nelkenöl und Bergamottöl und je 0,5 T. Lavendelöl und Perubalsam. (W i t t s t e i n.)

Circassian-Hair-Rejuvenator von P e a r s o n & Co. in Brooklyn bei New-York ist eine trübe, 4prozentige Bleizuckerlösung. (C h a n d l e r.)

Cirine-Bohnermasse dürfte eine Art Wachsseife sein, die nach einer Mitteilung der pharm. Zeitung wie folgt bereitet wird: Cera flava 2,5, Aq. 4,0, werden mit einer Lösung von 1,o Kal. carbonic. in 2,o Aqua gekocht und das Gemisch bis zum völligen Erkalten beständig gerührt; alsdann wird der mit wenig Wasser fein angeriebene Farbstoff, wie z. B. Ocker, Orleana, Umbra usw. hinzugesetzt.

Cito siehe Frauentropfen.

Citosan, Ungt. nigrojodicum, enthält Perubalsam und Jodtinktur als wirksame Bestandteile. Hersteller: Klosterapotheke in Lorsch (Hessen).

Citostypan-Tabletten enthalten salzsaures Kotarnin und Hydrastinin (Fieberkraut). Dr. L a b o s c h i n in Berlin NW. 87.

Citotropfen, Stärke Nr. 2, von W. L e h m a n n in Berlin, ist ein alkoholhaltiges Destillat aus aromatischen Vegetabilien, das außerdem etwas Phenolphthalein enthält. (G r i e b e l.)

Citract von Wilh. L e s k e in Cossebaude bei Dresden ist ein aus der Zitrone gewonnener Extrakt, der die fünffache Stärke des natürlichen Zitronensaftes besitzt und unbegrenzt haltbar sein soll.

Citril. Unter diesem Namen kommt ein geklärter Zitronensaft als C i t r i l s a u e r , und mit einem Süßstoff versetzt als C i -

trilsüß, in den Handel. Fabrikant: Georg **Schnabel** in Limbach i. S.

Citroferrol ist eine zuckerhaltige Lösung von zitronensaurem Eisenoxyd. Außer Zitronensäure und Eisenoxyd wurden gefunden: 4% Alkohol und 18,5% Zucker. (**Mannich** und **Schwedes**.)

Citrol, Limonadepastillen, bestehen aus Zucker, Saccharin, Natriumbikarbonat und Zitronenöl. (**Ambühl**.)

Citronalpillen, gegen Gicht und Rheumatismus. 100 Stück enthalten nach Angabe des Fabrikanten 0,5 g salzsaures Chinin, 10 g Zitronensäure, 6 g Frangulaextrakt, 4 g Heidelbeerblätterextrakt, sowie Süßholzpulver und Süßholzsaft qu. s. zu gleichen Teilen. Fabrikant: Chemisch-pharmazeutisches Laboratorium **Bavaria** in München.

Citronentee „Lemo". Besteht aus zerschnittenen, getrockneten Zitronen, als erfrischendes Getränk, besonders für Rheumatiker, Zuckerkranke und Korpulente empfohlen. (Schweiz. Apoth.-Ztg.)

Citronellin ist ein wohlschmeckendes Ersatzmittel für frischen Zitronensaft. Fabrikant: **Hensel & Prinke** in Görlitz.

Citrosadintabletten von G. **Grémy** in Paris enthalten je 0,25 Natr. citric.

Citrospirinum compositum werden Tabletten genannt, deren jede Morphin. hydrochlor. 0,005 und Citrospirin (eine Mischung von Acetylsalicylsäure und Coffeinzitrat) 0,5 enthält. Hersteller: Dr. R. und Dr. O. **Weil** in Frankfurt a. M. Nach der Untersuchung von C. **Mannich** und L. **Schwedes** besteht Citrospirinum compositum aus Acetylsalicylsäure, Coffein, Füllmaterial und Morphinhydrochlorid. Eine Pastille enthält annähernd 0,42 Acetylsalicylsäure, 0,01 Coffein, 0,005 Morphinhydrochlorid, 0,102 Füllmaterial, Mineralbestandteile.

Citrovin, ein Ersatz für Zitronensaft und Essig, besteht im wesentlichen aus einer wässerigen Lösung von ca. 9% Essigsäure und 4,5% Zitronensäure. (**Kreis**.)

Claridat von Gustav **Behrend** in Wien, eine Naturhaarfarbe, ist eine Flüssigkeit, in welcher essigsaures Bleioxyd gelöst und Schwefelmilch suspendiert ist.

Clarin, gegen das Gefrieren der Schaufenster, ist eine Mischung von 66 Vol. % denaturiertem Spiritus, Wasser und 5 % Glycerin. (**Röhrig**.)

Clarks Eierpulver-Extrakt ist gelb gefärbtes, mit Natriumbikarbonat versetztes Maismehl. (Unters.-Amt Hamburg.)

Clavaethyl, Hühneraugenvertilgungsmittel, erfunden von **Koncz András** in Ungarn, ist Kollodium mit etwas venetianischem Terpentin und Salizylsäure. (**Geißler**.)

Clavalinpflaster ist ein Guttaperchapflaster gegen Hühneraugen. Fabrikant: C. Fr. **Hausmann** in St. Gallen.

Cleminit der D e a r b o r n - G e s. m. b. H. in Berlin soll den verblaßten, mit Runzeln und Flecken versetzten äußeren Teint entfernen und den darunter befindlichen schönen, belebten, jungen Teint freilegen, eine den Sommersprossenmitteln ähnlich zusammengesetzte Creme, enthält 10% Zinkoxyd, 5% weißes Quecksilberpräzipitat und 2% Stärke mit einer wasserreichen Salbengrundlage.

Cocain-Adrenalin-Tabletten zur Verwendung in der Zahnheilkunde, enthalten 0,01 g Cocain. hydrochlor. und 0,0002 Adrenalin pro dosi. Hersteller: P a r k e , D a v i s & Co. in Detroit. (Pharm.Ztg.)

Cocainol-Balsam, schmerzstillender, ist eine aus gelbem Vaselin, Menthol, Salicylsäuremethylester und Anästhesin bestehende Salbe. (G r i e b e l.)

Cocapillen von Dr. A l v a r e s , sind von ähnlicher Zusammensetzung wie die Cocapillen von Dr. Sampson in New-York. (Q u e n z e l.)

Cocapillen des Dr. S a m p s o n aus New-York bestehen aus Coca-Extrakt, Morphin und Cocapulver. Eine Pille enthält ca. 0,006 g Morphinsalz. (H a g e r.)

Cocloin, eine vegetabilische Milch, soll ein wässeriges Extrakt aus frischem Mais sein.

Coclucol soll nach Angaben der C o c l u c o l G. m. b. H. in Dresden aus Natr. bicarbonic., Natr. sulfuric., Natr. chlorat., Saccharum, Folia Sennae, Rad. Liquirit., Fruct. Foeniculi, Fruct. Anisi und Rad. Althaeae bestehen.

Coccocidin ist gebrauchsfertiges, durch eine Tetrajodverbindung verstärktes Lytinol und dient als mildes, äußerliches Jodpräparat mit starker bakterizider Wirkung in der Gynäkologie, Laryngologie und Urologie usw. Hersteller: T e m m l e r -Werke in Detmold.

Cocosinsalbe des pharm. Laboratorium Großrudstädt (Thür.) besteht aus etwa 7% Zinkoxyd, neben 85% eines Fettes und zeigt die Chrysarobinreaktion des Dioxymethylanthrachinons, von dem es 0,75% enthalten soll. (R ö h r i g.)

Cocotine siehe Kokosölpräparate.

Codeonal, ein Narcoticum und Hypnoticum, besteht aus 11,76% Codein. diaethylbarbituric. und 88,24% Natr. diaethylbarbituric.

Coelina, Menstruationstropfen, Versandhaus C o e l i n a , Cöln am Rhein, „garantiert reines Destillat aus heilkräftigen Drogen, prompt und sicher in der Wirkung": Flasche mit 25 ccm eines alkoholischen Destillats pflanzlicher Stoffe (angeblich Cortex Cinnamomi, Cortex Citri, Caryophylli, Herba Melissae, Semen Myristicae). (R ö h r i g.)

Cognacessenz von D e l v e n d a h l und K ü n t z e l in Berlin ist eine rötlichgelbe, sauer reagierende. alkoholische Flüssigkeit, im Liter enthaltend 0,33 freie Äpfelsäure, 0,18 freie Essigsäure, 0,06

Weinbeeröl, Spuren Essigsäure- und Ameisensäureester und Vanillin, 9,26 Extrakt, enthaltend 6,73 Traubenzucker und 0,248 Asche, worin 29% Kalium und 6% Phosphorsäure. Der Alkoholgehalt betrug 54,92 Volumprozente, Fuselöl war in Spuren vorhanden. (Polenske.)

Cognacessenz, rheinische, von Dr. Ludwig Erkmann, enthält im Liter 0,54 Zitronenöl, 9,65 Weinbeeröl, 30,0 Essigsäureäthyläther, 21,8 Perubalsam, 0,2 Vanillin, Spuren von Buttersäure- und Ameisensäureester, 5,5 Perubalsam, 1,1 Asche, 77 Volumprozente Alkohol und 0,24 Volumprozente Fuselöl. (Polenske.)

Cognacessenz fine Champagne mit Bukett von Kölling & Schmitt in Zerbst enthält im Liter 1,10 freie Buttersäure mit Spuren freier Essigsäure, 2,0 freie Ameisensäure, 0,03 Vanillin, 2,6 Weinbeeröl, 7,5 Ameisensäureäthyläther, 2,5 Buttersäureäthyläther mit Spuren von Essigsäure, 1,4 trockenes Extrakt, 0,04 Asche. (Polenske.)

Cognacfaçon von Delvendahl & Küntzel in Berlin ist eine rötlichgelbe, fast neutrale, nach Fruchtestern und Weinbeeröl riechende alkoholische Flüssigkeit vom spez. Gew. 0,886 bei 15,0 im Liter enthaltend 0,06 Vanillin, 2,22 Weinbeeröl, 6,0 Essigsäureamyl- und Äthyläther, 1,0 Extrakt mit 0,32 Traubenzucker. Der Alkoholgehalt betrug 71,3 Volumprozente mit Spuren von Fuselöl. (Polenske.)

Coho, von Apotheker Dr. A. Uecker-Niewerle, N.-Lausitz, Mittel gegen Trunksucht: Flasche mit 252 ccm einer trüben, schwach kaffeebraunen Flüssigkeit, darin nachgewiesen 6,24 Vol. % Alkohol, 14,42 % Extrakt, ein Pflanzenextrakt mit Zusatz von Zucker und Glycerin. (Röhrig.)

Cojapulver siehe Cozapulver.

Coladein besteht aus Kal. sulfoguajacolicum, Codein. phosphor., Terpineol, Extr. Thymi und Sir. Aurant.i. (Pharm. Zentr.-H.)

Cold Cure Tablets sind mit Schokolade überzogene Tabletten, welche u. a. Chinin, Ammoniumkarbonat und Kampfer enthalten. Sie sollen frei von giftigen Stoffen sein. Fabrikant: Arthur H. Cox & Co. in Brighton.

Colemen's tonische Limonadenessenz siehe Biohydron.

Colling's Bruchsalbe besteht im wesentlichen aus Adeps, Vaselin und etwas Paprikapulver, parfümiert mit Eucalyptus-, Pfefferminz- und Wintergreenöl. (Gehe's Codex.)

Collofin ist ein stark alkalisch reagierender Stärkekleister mit 81% Wasser, als Ersatz des Dextrins angeboten.

Collyre de Marinier wird durch Lösung von 0,5—1,0 g der nachstehenden Zusammensetzung in 100,0 Wasser erhalten: 10,0 Cuprialumnat., 0,5 Extrakt. Opii und 1,5 Mucilago Gummi Arab. zu

0,5—1,o schweren, dem Gewicht nach abgeteilten Tabletten geformt. (H a g e r.)

Colpitol ist ein Schutz- und Heilmittel gegen den ansteckenden Scheidenkatarrh der Kühe. (Z i m m e r & Co.)

Combinal, ein Schlafmittel, ist das Kalksalz der Diäthylbarbitursäure und Brenzkatechinmonoacetsäure. Darsteller: Chemische Fabrik und Serum-Institut B r a m in Leipzig.

Combustin, Heilsalbe von F. W i n t e r, Fährbrücke in Sachsen, ist eine nach Perubalsam riechende Salbe, enthaltend 52% gelbe Vaselin, 23% Zinkoxyd und 23% Stärke. (R ö h r i g.)

Compensations-Extrakt zu C. S i m o n s Fluid-Heilmethode von Tierarzt Carl S i m o n in Poln. Lissa (Rheumatismusmittel) besteht aus 40,o Kochsalz, 40,o Salmiakgeist, 40,o Brunnenwasser und 10,o Hoffmanns Lebensbalsam. (H a g e r.)

Composition zur Verhütung der Kesselsteinbildung von Theodor H e i m e in Halle a. S. ist ein unreines Pflanzenextrakt, allen Anzeichen nach ein Auszug von Katechuabfällen.

Compositionen von S ä g h e r gegen Kesselstein. Nr. I besteht aus 1 T. Holzasche, 1 T. Holzkohlenpulver, 3 T. Harz und 5 T. Stearin. Harz und Stearin werden zusammengeschmolzen und darauf Asche und Kohle hinzugefügt, das ganze innig gemischt und zu Kuchen geformt. Nr. II besteht aus 3 T. Seife, 6 T. Talg und 1 T. einer Mischung aus $^3/_4$ Holzkohlenpulver und $^1/_4$ Ruß. Zur Anwendung werden die Stücke in den Dampfkessel gebracht und alle 4—6 Wochen die auf der Oberfläche des Wassers in dem Kessel angesammelte kalkige Masse aus dem Kessel entfernt und derselbe vollständig ausgewaschen.

Composklerol-Tableten sind ein Mittel gegen Arteriosklerose und deren Folgezustände sowie zur Verhütung letzterer. Jede Tablette enthält Natr. jodat. 0,15 als Spezifikum gegen Arteriosklerose, Theobromin. natr. salicyl. 0,2 zur Unterstützung der Diurese, Calc. lactic. 0,25 zur Verbesserung der Konstitution im allgemeinen und Coffein. 0,02 zur Herzstärkung. Darsteller:D. H. M ü l l e r & Co., Berlin C. 19.

Compound Oxygen existiert in mehreren im Handel vorhandenen Sorten. I. Im Dunkeln aufzubewahren: Eine farblose wässerige Lösung von Ammoniumnitrat und Bleinitrat, beide Salze in fast gleichen Mengen zusammen etwa 3% der Lösung bildend. — 2. Für Verdauung: Eine Flüssigkeit ohne Farbe, Geruch und Geschmack, aus sehr reinem Wasser bestehend. — 3. von Dr. G r e e n: Eine wässerige Lösung von Ammoniumnitrat mit sehr wenig Bleinitrat. — 4. weiße feste kristallinische Substanz: Ammoniumnitrat. — 5. aus Boston: eine farbige, stark riechende Flüssigkeit, bestehend aus Alkohol, Chloroform und Tolubalsam. — 6. von Dr. O. L e a v y: enthält Alkohol, Chloroform, Bittermandelöl, Tolubalsam und Farbstoff.

Compound Sugar coated May-Apples Pills von Dr. S c o t t , sind mit Zucker überzogene Pillen, bestehend aus bitterem Extrakt, Podophyllumwurzelpulver, Rhabarber, Jalapenwurzel und Pfeffer. (H a g e r.)

Compressed Tablet No. 407 (Helonias Adstringent). Jede Tablette enthält etwa 0,03 g Pilsenkraut-, 0,008 g Opium-, 0,03 g Hamamelis- und 0,015 g Heloniasextrakt, 0,03 g Tannin, 0,001 g Thymol, 0,03 g Salizyl- und 0,15 g Borsäure, 0,03 g Alaun, 0,002 g Eukalyptol. Anwendung bei weißem Fluß an Stelle von Vaginal-Suppositorien. Fabrikant: P a r k e , D a v i s & Co. in Detroit (Michigan).

Compresses désinfectantes von L e P e r d r i e l bestehen aus Papier mit inkorporiertem Kohlenpulver.

Comprimés Bretonneau enthalten Ammoniumbenzoat. Anwendung gegen Jodismus, Bromismus und Quecksilberkrankheit. Gegeben werden 6—8 Stück auf drei Tageszeiten verteilt. Fabrikant: Maison L a n c e l o t & Co. in Paris, 26 und 28 rue St. Claude.

Concent-Lecithin siehe Dr. Schleimers C.

Condensed Beer des Dr. B e r n a r d in Berlin ist mit Alkohol versetztes Malzextrakt. (B i s c h o f f.)

Condys Fluid, als Desinfektionsmittel empfohlen, besteht aus einer Lösung von Kaliumpermanganat in Wasser. (S c h a f f e r.)

Cones Formolodor, antikonzeptionelle Sicherheitskegel, bestehen aus 19,38% Wasser, 0,88% M neralbestandteilen (Kalk), 79,74% organischen Bestandteilen (2,47% Zitronensäure, etwa 10% Gelatine, Rest Glycerin). (Pharm. Ztg.)

Conglutin-Nährsalz ist ein Gemisch von rund 30% eines pflanzlichen Eiweißpräparates mit 46% Kochsalz, 8% Magnesia usta und geringen Mengen von Phosphaten und Sulfaten. (Pharm. Ztg.)

Coniferengeist von Apotheker R a d l a u e r ist eine 5prozentige Auflösung von Terpentinöl (Waldwollöl) in Alkohol.

Coniferen-Zigaretten von L. W o l f f in Dresden sind Zigaretten, welche in dem hinteren Teile des Mundstücks einen kleinen Pfropfen aus grüner Pflanzenfaser haben, angeblich aus Fasern einer Coniferenart der Hochalpen. Dieses Pfröpfchen soll die Eigenschaft haben, aus dem Rauche das Nikotin und alle anderen schädlichen Stoffe zu beseitigen. (S c h w e i s s i n g e r.)

Conservateur für Haarleidende von Edm. B ü h l i g e n in Leipzig besteht aus 10,0 Tinct. Arnicae, 5,0 Glyzerin, 10,0 Spiritus und 60,0 Wasser. (S c h ä d l e r.)

Conservierungsflüssigkeit für Fleisch, Stuttgarter, ist eine Lösung von Calciumbisulfit mit einem Überschuß von freier schwefliger Säure von nur technischer Reinheit. (B. F i s c h e r.)

Conservierungsflüssigkeit von B. J e g e l in Hof zum Konservieren kleiner Tiere. Dieselben werden in eine Lösung von 125,0 schwefel-

saurer Tonerde und 10,o krist. Karbolsäure in 1 Liter Wasser eingelegt, und die Flüssigkeit so lange gewechselt, bis sie farblos
bleibt. Dann kommen die Tiere in eine Lösung von 200,o schwefelsaurer Tonerde in 1 Liter Wasser, welcher eine Lösung von 5,o
arseniger Säure in 500,o Kalilauge von 1,11 spez. Gewicht und ½
Liter Glyzerin von 1,23 spez. Gew. zugesetzt wurde.

Conservesalz von M. B r o c k m a n n in Eutritzsch bei Leipzig
enthält in Prozenten 34,32 Natriumchlorid, 14,04 Kaliumnitrat,
15 Kaliumsulfat, 24,86 krist. Borax, 12 Borsäure. (P o l e n s k e.)

Conservesalz der c h e m i s c h e n F a b r i k E i s e n b ü t t e l
in Braunschweig, patentiert, ist ein zusammengeschmolzenes Gemisch von 4 Aeq. kristallisierter Borsäure und 1 Aeq. Natriumphosphat, welchem Salpeter und Kochsalz zugemischt werden.

Conservesalz, einfaches, der H a g e n e r K o n s e r v e s a l z -
f a b r i k, ist ein weißes, etwas feuchtes, in Wasser mit geringer
Trübung lösliches, alkalisch reagierendes Salzgemenge, welches
neben Spuren von Kalk, Eisenoxyd und Tonerde in 100 T. enthält: 21,95 Borax mit 13,30% Kristallwasser, 33,10 Kaliumnitrat,
32,04 Natriumchlorid. (P o l e n s k e.)

Conservesalz, dreifaches, der H a g e n e r K o n s e r v e s a l z -
f a b r i k, ist ein feuchtes, weißes, in Wasser mit geringer Trübung
lösliches, alkalisch reagierendes Salzgemenge, in welchem neben
Spuren von Kalk, Eisen und Tonerde gefunden wurden: 0,80%
Natriumchlorid, 55,50% Borsäure, 29% Borax mit 14,70% Kristallwasser. (P o l e n s k e.)

Conservesalz, einfaches, von Theodor H e y d r i c h & Co. in Wittenberg, enthält in Prozenten 15,50 Kaliumnitrat, 73,40 Natriumchlorid, 9,45 Borsäure, 1,23 Wasser. (P o l e n s k e.)

Conservesalz, dreifaches, oder **Erhaltungspulver** von Theodor
H e y d r i c h & Co. in Wittenberg, enthält in Prozenten 55,5
Borsäureanhydrid mit 44,1 Kristallwasser. (P o l e n s k e.)

Conservesalz, Borocat, von J a n n a s c h, besteht aus borsaurem
Kalium und Natrium, salpetersaurem Kalium und Chlornatrium
und wird dadurch erhalten, daß gleiche Gewichtsteile Chlorkalium,
salpetersaures Natrium und Borsäure in Wasser gelöst und nach
der Filtration bei mäßigem Feuer zur Trockene eingedampft
werden.

Conservesalz, Frankfurter, besteht nahezu zur Hälfte aus Kochsalz neben Borax als Hauptbestandteil. (J. F o r s t e r.)

Conservesalz, Magdeburger, von Dr. G. M o e r i ē s in Magdeburg,
enthält in Prozenten 0,46 Calciumoxyd, 20,42 Natriumchlorid,
33,45 Borsäureanhydrid und 15 Borax mit 30 Kristallwasser.
(P o l e n s k e.)

Conservesalz der S t u t t g a r t e r K o n s e r v i e r u n g s s a l z -
F a b r i k ist Borax mit einer ganz geringen Menge Kochsalz.
(Industriebl.)

Contraculln wird ein fettfreier Mückenschutz genannt.

Contrarheuman siehe Fragr ers C.

Contrataeniam besteht aus konzentriertem Fluidextrakt der Granatwurzelrinde und einer Rizinusölemulsion. Fabrikant: Hofapotheke in Dresden.

Contra-Tinktur siehe Haarlikör, chinesischer.

Contratinktur zur Beseitigung von Silberflecken ist Jodkaliumlösung.

Contratussim ist ein Fluidextrakt aus den Blättern der Edelkastanie und des Gartenthymian. Fabrikant: Hofapotheke in Dresden. Nicht zu verwechseln mit C o n t r a t u s s i n B a y e r.

Contra-Tussin werden Tabletten genannt, von denen jede 0,1 Aristochin, 0 0005 Dionin, 0,001 Belladonnaextrakt und aromatisierten Zucker enthält.

Contratussin von A. B a y e r in Budapest, ein Keuchhustenmittel, wird aus Thymus vulgaris in der Weise bereitet, daß es frei von dem ihm sonst eigenen scharfen Geruch und Geschmack ist. Außerdem enthält das Elixier etwas Natriumbromid.

Convacocta von Georg B a h r in Wetzlar sind in der Luftleere eingedickte wässerige Pflanzenauszüge.

Convulsin, ein Keuchhustenmittel, ist ein gezuckertes Eukalyptusextrakt.

Coopers Bordeaux-Brühe, Pulver Nr. 1 besteht aus etwa 20% schwefelsaurem Kupfer, 25% saurem, schwefelsaurem Alkali (Kali u. Natron), 55% kohlensaurem Alkali (Kali u. Natron). (Pharm. Ztg.)

Coopers V. 3 Fluid enthält 0,3% Mineralstoffe (hauptsächlich Phosphate) und eine wässerige Emulsion von Phenol und Kreosolen mit 10% Gelatine.

Coopers Schafwaschpulver enthält 18,5 Teile Acidum arsenicosum, 4,5 Arsenii sulphidum, 63,0 Sulfur, 5,5 Soda, 7,5 Aqua. (Nachr. f. Zollst.)

Copahine ist Copaivabalsam mit Wachs und Cubebenpulver zur Pillenmasse gebracht, in eiförmige 0,5 g schwere Pillen geformt und kandiert.

Copaine Mège de Jozeau besteht aus kandierten Pillen, aus Copaivabalsam, Cubebenpulver, Natriumkarbonat und gebrannter Magnesia.

Coprasol siehe Malthuspräparate.

Cordalen ist ein Digitoxinpräparat für subkutane Injektionen.

Cordial von G o d f r e y entspricht einer Zusammensetzung aus 10,o Tinct. kalina, 10,o Spir. Melissae, 1,o Tinct. Opii crocat. und 5 Tropfen Ol. Sassafras.

Cordial-Drink oder **Lebenstrank** des Dr. C h e r w y , besteht aus 115,o Wasser, 15,o Spiritus, 2,o Jodkalium, 5,o Bittermandelwasser, 10,o Zucker und 3,o gebranntem Zucker. (H a g e r.)

Cordialelixier oder Elixir stomachic. Stoughton ist ein alkoholischer Auszug von Wermutkraut, Orangenschalen, Kalmus- und Enzianwurzel und Zimtrinde. (Pharm. Ztg.)

Cordialtinktur von R y m e r , ist eine Tinktur aus 10,o Aloe, 10,o Rhabarber, 10,o Cardamomen, 1,o Kampfer, 1,o spanischem Pfeffer, 4,o Bibergeil und 500,o verdünntem Weingeist, versetzt mit 1,o Schwefelsäure.

Cordin ist ein Gemisch von Benzoesäure und Weinsäure. (B e y t h i e n.)

Cordit, ein Sprengstoff, soll aus unlöslicher Schießbaumwolle, Nitroglyzerin und Vaselin bestehen.

Cornein ist ein salizylsäurehaltiges Hühneraugenpflaster.

Cornicide, Hühneraugenmittel, aus Extr. Cannabis 1 Teil, Acidum salicylicum 10, Oleum Terebinthinae 5, Kollodium 82, Acidum aceticum 2 Teilen.

Cornil ist ein Fleischsaft, der von Dr. A. O e t k e r in Bielefeld dargestellt wird.

Cornilin ist ein Hühneraugen-Guttaperchapflaster-Mull mit Salizylsäure und Extractum Cannabis.

Coronad, der Nährmittelwerke H u m m e l & K e l l e r in Mülhausen i. E. besteht aus Kakao, Bananen, „ausgewählten Kornpflanzen", Eiweiß, Eisen-, Phosphor- und Kalisalzen.

Corps et Fleur du Vin ist eine stark spirituöse Katechu- oder Ratanhiatinktur, welcher noch Spuren ätherischer Zusätze (Önantäther) zugegeben zu sein scheinen.

Corpulin gegen Fettsucht von Apotheker H e n k e in Berlin W. enthält angeblich 40% Extrakt des Meertangs, 10% Extrakt des Marienrösleins und Tamarindenmus.

Corrosiv, gegen Kesselstein, von L. C o h n & C o m p. in Berlin enthält in Prozenten Ätzkalk 33,28, kohlensauren Kalk 22,50, Ätznatron 19,27, Eisenoxyd und Tonerde 4,50, Magnesia 0,75, schwefelsaures Natrium 2,59, Chlornatrium 0,56, Sand 1,48, Wasser 15,07, der Hauptsache nach also Kalk und rohe Soda. (W e i n e c k.)

Coryfinbonbons enthalten je 0,02 Coryfin. (R ö h r i g.)

Coryzol besteht aus einer Emulsion von 4% Eukalyptusöl und 5% Formaldehyd. (Pharm. Ztg,)

Cosmeticum von S m i e r l i n g wird dargestellt, indem 30,o süße Mandeln und 15,o bittere Mandeln geschält und mit 330,o Wasser zu einer Emulsion angestoßen werden, zu welcher nach dem Kolieren 25,o Benzoetinktur und 15,o Zitronensaft hinzugefügt werden. (W i t t s t e i n.)

Cosmétique-Pasta von R o t t m a n n e r in Römhild besteht aus weißer Wachssalbe, etwas Schwefel, Wismutoxyd und Zinkoxyd. (H a g e r.)

Cosmetic Vinegar ist eine klare Mischung aus 60,o Tinct. Benzoes, 10,o Bals. Peruvian., je 150,o Aqua Colon. und Bals. Vitae Hoffm. und 300,o Essig.

Cosmetic Wash, K a l y d o n s & G o w l a n d s gegen Sommersprossen, besteht aus 100,o bitteren Mandeln und 500,o Rosenwasser, zur Milch angestoßen, durchgeseiht und mit einer Lösung von 0,1 Quecksilberchlorid und 7,5 Salmiakgeist in 15,o Kirschlorbeerwasser und ebenso viel Alkohol versetzt.

Cosmetisches Causticum von P o l l a u oder K l u g e , gegen Warzen, Muttermäler und andere Flecken auf der Haut, ist ein Gemisch von je 1 T. geschmolzenem Ätzkali und medizinischer Seife mit 8 T. gelöschtem Kalk.

Cosmos-Pomade von J. P o h l m a n n in Wien besteht aus 1,5 weißem Wachs, 3,o Walrat, 2,o Rizinusöl, 8,o Mandelöl, 2,o Glyzerin, 9,o Resedaextrakt und 0,5 Eau de Cologne. (H a g e r.)

Cough-Lozenges von K e a t i n g sind Pastillen aus 15,o Lactucarium, 7,5 Ipecacuanhawurzel, 6,0 Meerzwiebel, 15,o Süßholzextrakt und 360,o Zuckerpulver mit Tragacanthschleim bereitet. Nach einer Analyse des Hamburger Staatslaboratoriums enthalten die Lozenges noch 0,002 g Morphinhydrochlorid.

Cough-Mixture, Hustensaft von D u n c a n , P o w e l l & Co. in Leith (England) ist eine gelbliche, nicht ganz klare Flüssigkeit mit starkem Pfefferminzgeschmack, aus Meerzwiebelhonig und einer Auflösung von arabischem Gummi in Pfefferminzwasser bestehend. (J a c o b s e n.)

Cozapulver oder **Cojapulver** des C o z a i n s t i t u t s in London, gegen Trunksucht empfohlen, besteht nach der Lebensmittelprüfungsstation in Karlsruhe aus Natriumbikarbonat mit etwas Enzian und Kalmus. Nach einer Mitteilung der Untersuchungsanstalt für Lebensmittel in Wien ist es nichts anderes als doppeltkohlensaures Natrium, dem etwas Anis, Zimt und Neugewürz beigemengt ist. C o z a, das bekannte Mittel gegen Trunksucht, erwies sich als ein Gemenge von Natriumbikarbonat mit etwas Zimt und Piment (S c h a f f e r.)

Credargan siehe Septargan.

Crelium oder **Sapol al Cresolo** von A. B e r t e l l i & Co. in Mailand ist eine Kresolseifenmischung.

Cremafix zur Speiseeisbereitung ist eine Auflösung eines bordeauxroten Teerfarbstoffs in 48%igem Alkohol. (R ö h r i g.)

Crème Belladonna, eine Augencreme von Frau S c h r ö d e r - S c h e n k e in Berlin, besteht anscheinend lediglich aus Ungt. leniens. (G r i e b e l.)

Crême de beauté siehe Floréozône.

Crême de Céléri (Sellerielikör) wird bereitet durch Destillation von 2,25 l Selleriesamen, 2,25 l Wasser und 5 l Weingeist; im Destillat werden 4 Kilo Zucker gelöst.

Creme Déhné besteht aus Extr. Hamamel. destill. 30, Acid.boric., Anaesthesin aa 5, Lanolin 55,Camphor., Essent. Heliotrop., Essent. Rosmarin aa 1,0. (T h i e l e.)

Crême de phosphate de cheaux ist ein Lebertranersatz, der besonders bei der Rachitis empfohlen wird. Ein Eßlöffel enthält 0,25 g saures Calciumphosphat.

Crême du Liban, ein Kosmetikum, ist eine Mischung aus 35,o Olivenöl, 5,o gelbem Wachs, 5,o Walrat, 50,o geschälten süßen Mandeln, 20,o Wismutsubnitrat, 30,o Talkum, 2,o Benzoesäure, 10 Tropfen Perubalsam, 5 Tropfen Rosenöl, 5 Tropfen Pomeranzenblütenöl und soviel Olivenöl, daß eine derb breiige Masse entsteht.

Crême Grolich, eine salbenartige Einreibung zur Verschönerung des Teints usw., besteht aus 0,37% Schwefel, 3,75% Zinkoxyd und 95,8% Coldcreme. (B. F i s c h e r.)

Crême Iris besteht aus 0,5% Borax, 2% Talksteinpulver, 10% Zinkoxyd, 87,50% Glyzeirnsalbe, parfümiert mit Tuberosenextrakt. (B. F i s c h e r.)

Crême Lefeburc, Mittel gegen Sommersprossen, ist nach dem Berichte des Berner Kantonchemikers eine Salbe, aus Fett und gebleichtem Wachs bestehend, dem etwas Sublimat beigemengt ist.

Creme Pli, ein Mittel gegen Hautunreinigkeiten, ist eine schneeweiße parfümierte Salbe, die im wesentlichen aus unverseifbaren Stoffen, Wasser (79,5%) und einem Natriumsalz der Borsäure als Borax berechnet (0,43%) besteht. In der schaumigen Salbe verteilte Gasbläschen von Sauerstoff lassen auf ursprünglichen Zusatz von Natriumperborat schließen. (G r i e b e l.)

Crême Simon siehe Simons Waschcreme.

Creme Venus Carnis von A. H o c q u e t t e in Paris, ein weißes, angenehm nach Heliotrop duftendes Präparat, besteht aus einer salbenartigen, parfümierten Masse, die 15% stearinsaures Natrium, 35% Wasser und 50% Glycerin enthält. (S c h w e d e s.)

Cremiona von Arthur W e i l l in Straßburg i. E., „erprobtes Mittel gegen Nasenröte usw., besitzt kühlende Wirkung'': eine Zinntube mit 46 g einer gelblichweißen nach Zitronenöl riechenden Salbe, hergestellt aus einer Verreibung von Mineralfett, Wasser und Aluminiumacetat, parfümiert. (R ö h r i g.)

Creolin siehe **Kreolin.**

Crescat, Dr. R i e t s h **Säuglingsnahrung,** enthält sämtliche Nährstoffe der Frauenmilch in Pulverform. Bezugsquelle: R e i c h s - a p o t h e k e in Berlin, Elsasserstr. 54.

Crescentpillen und -Tee der Firma „T i s a n i a" bestehen aus Calamintha Acinos Clairr. 40,o, Polygonum aviculare 20,o, Polygonum Persicaria 10,o, Polygonum Convolvulus 10,o, Anthemis arvensis 20,o. Bezugsquelle: E. Z i m m e r in Weingarten, Württemberg.

Cresepton Pearson ist ein dem Creolin Pearson ähnliches Präparat.

Cresylatin enthält neben Harzseifen noch Naphthalin und Kresol und wird vermutlich durch Behandlung der naphthalin- und kresolreichen Anteile des Steinkohlenteers mit Harzseifen gewonnen.

Crinin siehe Funke's Crinin.

Cristaux jodés Proot von Apotheker A. P r o o t in Brüssel enthält in 1000 g 995 g Natriumsulfat, 1 g Ammonium ioduretum, 1 g Jodtinktur, 1 g Brechnußtinktur, 1 g Meerzwiebeltinktur und 1 g Gichtrübentinktur. Das Präparat wird gegen die verschiedensten Krankheiten empfohlen. (Nachr. f Zollst.)

Cristisons Pillen enthalten Koloquinte, Aloe und Skammonium.

Cromosantabletten von Dr. H. S e e m a n n G. m. b. H. in Sommerfeld, bestehen im wesentlichen aus Kakao, Lecithinalbumin, Zucker, dextrinierter Kartoffelstärke und geringen Mengen eines wasserlöslichen Chromsalzes. (G r i e b e l.)

Crotalin, ein Mittel gegen Epilepsie, wird aus Schlangengift hergestellt. Es kommt in verschiedenen Stärken in Ampullen in den Handel. (Pharm. Ztg.)

Crudol ist wohlriechendes rohes Vaselin in kleinen Zinntuben.

Crudol-Shampoo besteht im wesentlichen aus Pottasche, Seife und etwas Schleimstoffen in kleinen Zinntuben.

Crystallin, aus London in den Handel gebracht und zum Klären von Wein bestimmt, ist der Pharm. Post zufolge schwefligsaures Kalium.

Crystolis, gegen Haarkrankheiten, bildet ein grüngelbes Pflanzenpulver, in dem 80% Borax und 20% einer gepulverten Droge enthalten sind. (R ö h r i g.)

Csillag's Haarwaschtee siehe Tee.

Curbitin des Reformhaus T h a l y s i a in Leipzig besteht aus 25 g gepulverter Kürbiskerne. (R ö h r i g.)

Curbitin-Schokolade, ein Wurmmittel, ist eine Mischung von Kürbiskernpulver und Schokolade.

Curo sind eigentümlich geformte Vaginalscheiben, die aus 1,72 g Kakaoöl, 0,01 g Borsäure und 0,025 g Chininsulfat bestehen. Als Antiseptikum und zum Frauenschutz angewendet.

Curry-Powder, eine bekannte englische Gewürzmischung, besitzt nach Chem. and Drugg. folgende Zusammensetzung: Koriander

120,o, Kardamom 15,o, Kurkuma 90,o, Ingwer 12,o, Cayennepfeffer 12,o, Cyminumsamen 30,o, Foenum Graecumsamen 45,o, Zimt 60,o, Piment 8,o, schwarzer Pfeffer 4,o, langer Pfeffer 4,o, Nelken 4,o, Muskat 4,o.

Cusol ist der Name für Lösungen, Salben und Pulver, welche Kupfercitrat, das durch Zusatz von Natriumchlorid und Natriumborocitrat löslich gemacht ist, enthalten. (Pharm. Ztg.)

Custard Powder (Backpulver) besteht fast ausschließlich aus schwachgefärbter P almenstärke. (Pharm. Ztg.)

Custos, Dr. B e r n s t e i n s „S c h u t z e t u i z u r V e rh ü t u n g g e s c h l e c h t l i c h e r E r k r a n k u n g e n“ enthält: a) Mittel zur Verhütung des weichen Schankers und der Syphilis: 1. C u s t o s - C r e a m , aus Vaselin 5, Salizylsäure 0,25, Benzoesäure 0,05 bestehend, zum Einfetten; 2. C u s t o s S a l z , aus Kaliumpermanganat 5,o und Borax 1,o bestehend, zum Waschen. b) Mittel zur Verhütung des Trippers. Protargolschutztropfen, bestehend aus Protargol 1,o, Wasser 3,o und Glyzerin 1,o zum Einträufeln. Custos wird nach Beschluß der Pharmazeutischen Kreisvereine in den sächsischen Apotheken nicht geführt.

Cutasyl ist eine braune, emulsionsartige Flüssigkeit zur Behandlung der Akarusräude der Hunde.

Cyanit, einzig wahre feuerfeste flüssige Anstrichfarbe, ist eine rohe Wasserglaslösung. (G e i ß l e r.)

Cyclorenal, Salbe oder Suppositorien, enthalten Adrenalin, Coryfin und Perubalsam. (Z i m m e r & Co.)

Cygotabletten von E. S c h o e m a n n in Dortmund enthalten den eingedickten Auszug eines Teegemisches aus Fol. Uvae Ursi, Rad. Ononidis, Fol. Bucco, Fol. Betulae, Herba Herniar., Fruct. Petroselini und Fol. Menth. pip.

Cylarsol ist eine methylarsensaure Quecksilberverbindung und dient als Enésol-Ersatz. Darsteller: Chemische Industrie Dr. B a lj e t, d e M o o r & Co. in Arnhem.

Cylindrol, ein Präparat, welches zum Aufbügeln der Zylinderhüte dient, enthält als wirksames Prinzip etwa 1% Paraffinöl neben Chlorkohlenstoff und Benzol. Fabrikant: C h e m. F a b r i k H e l f e n b e r g A.-G. in Helfenberg bei Dresden.

Cyllin wird als ein verstärktes Kreolin bezeichnet, welches die J e y e s S a n i t a r y C o m p o u n d s C o. L t d. in London darstellt.

Cymarin, ein Herzmittel, ist die wirksame Substanz des Extr. Apocyni cannab. ind. fluid. In $1^0/_{00}$ iger Lösung in Ampullen, sowie in Dragées zu 0,3 mg im Handel.

Cyprin ist ein aus Zypressenöl hergestelltes Keuchhustenmittel.

Cyssatit ist eine aus der Auvergne stammende Erde, die mit Kieselgur identisch sein soll.

Cystitispillen siehe Cyta-Präparate.

Cystosan sind Tabletten mit Bromsalol und Hexamethylentetramin.

Cyta-Präparate von der Pharmazeutischen Fabrik der Dr. med. Meiers „Cyta‘‘-Präparate Heinrich Rieder in Rosenheim (Bayern) sollen folgende Zusammensetzung haben: Mutterperlen „Cyta‘‘: Rad. Val. 10,0, Ol. Cham. aeth. 0,1, Flor. Cham. vulg. et rom. plv. ana 5,0, Extract. Val. spir. sp. 20,0, Extr. Verb. spir. sp. 5,0, Extract. Viburni prunif. 15,0, Extr. Cannab. ind. 0,5, Ol. Menth. pip. 0,5, Ol. Foenic. 0,1, f. pil. pond. 0,15 sacch. obd. — Antifluorintabletten I: Chinosol. 0,5, Zinc. sulf. 2 g Borsäure 10%. — Antifluorintabletten II: Chinosol., Zinc. sulf. ana 1 g, Paraform 0,05, Borsäure 10%. — Auch Nierenkur-Tee „Cyta‘‘ und Cystitispillen „Cyta‘‘, nach Dr. med. Meier, werden von der gleichen Firma fabriziert.

Dr. Daam's Asthma-Tropfen dürften eine Mischung von einem Teil Liq. Kalii arsenicosi und drei Teilen der Lösung eines bitter schmeckenden Extraktes darstellen. (Mannich und Leemhuis.)

Dr. Daam's Asthma-Pillen enthalten als wesentliche Bestandteile Morphin und Jodkalium, und zwar von letzterem rund 0,3 pro Pille. (Mannich und Leemhuis.)

Daffy's blutreinigendes Elixier siehe Cathartic Elixir.

Dalloffpillen enthalten neben pflanzlichen Stoffen als wirksamen Bestandteil Eisen. (Pharm. Ztg.)

Dalloff-Tee gegen Fettleibigkeit von Dr. Dalloff in Paris, Bezugsquelle: Maximilian Naumann in München, besteht aus Flor. Anthyll. vulner., Fol. Sennae tot., Fol. Uvae ursi tot. und Fol. Lavandul. Spärlich beigemischt waren Follic. Sennae, Fruchtstände einer Juncusart, Plantago-Blütenstände und eine Frucht von Schinus molle. Thoms und Gilg.)

Dalmatin ist feines Insektenpulver.

Damendragees, als Abortivum und Mittel gegen Menstruationsstörungen empfohlen, sind weiße oder gefärbte Zuckerdragees, deren Kern aus gepulverten römischen Kamillen besteht.

Damenpulver (Gesichtspuder) von Pagenkopf besteht aus 256,0 Stärke, 8,0 Magnesiumkarbonat und 2,0 Borax, letzterer in Wasser gelöst der Mischung zugesetzt, getrocknet und durch Seife gebeutelt.

Damenpulver von J. Pohlmann in Wien ist ein Schminkpulver aus 14,0 Bleiweiß, 7,0 Talkstein, 1,0 Magnesia, mit etwas Karmin gefärbt und mit flüchtigen Ölen parfümiert.

Damenseife „Matrimonio secreto‘‘ soll, äußerlich angewendet, angeblich die Konzeption verhindern und ist gewöhnliche Toilettenseife. (B. Fischer.)

Damholid ist ein Hämoglobinpräparat, das nach E v e r s gegen Blutharnen der Rinder angewendet wird. Es gibt drei Handelssorten: 1. D a m h o l i d l i q u i d u m enthält 40% reines Hämoglobin und einen Zusatz von Phenol. Gabe: 25 ccm. Aufbewahrung am kühlen Orte, womöglich im Eisschrank. 2. D a m h o l i d I. ein körniges, schwarzbraunes, geruchloses Pulver, löst sich in kaltem Wasser fast vollständig in kurzer Zeit im Verhältnis 1:8 auf. 3. D a m h o l i d II ist ein feines braunrotes Pulver, das sich etwas schwerer als Damholid I löst. Die Lösung beider hat in kaltem destilliertem Wasser zu erfolgen. Die Gabe von beiden beträgt 50 ccm einer 20- bis 25prozentigen Lösung. Fabrikant: Chemisches Laboratorium Felix W e c k e r j u n. in Rostock.

Damps Lungenheilmittel, von Ed. D a m p in Berlin gegen Lungen- und Kehlkopfleiden empfohlen, besteht nach dem Berliner Polizeipräsidium aus Leinsamen und Spartiumtee. Letzterer wirkt giftig.

Dandelion and Quinine Bilious and Liver Pills von K i n g bestehen aus Rhabarber, Aloe und bitteren aromatischen Extrakten. (G e i ß l e r.)

Danosanum, Dr. med. J. S c h a f f n e r s B l u t r e i n i g u n g s p u l v e r , ist ein mittelfeines Pulver aus Herba Galeopsidis ochroleucae. (J u c k e n a c k und G r i e b e l.)

Darmantabletten von M. P e n s c h u c k sollen 0,17 g Cascara Sagradaextrakt und 0,03 g Phenolphthalein pro dosi enthalten. (Pharm. Ztg.)

Darre-Pillen, Roup-Pillen, gegen Darre, Erkältung bei Geflügel usw. enthalten stärkemehlreiche Drogen, wahrscheinlich Ingwer und Kampfer. (B e y t h i e n.)

Dasran, ein Desinfektionsmittel, bildet eine schwarzbraune, trübe, dickliche, nach Teer riechende Flüssigkeit mit einem spez. Gew. von 1,25. Hrst. Heinr. L e o n h a r d t in Neuhardenberg.

Daubitzlikör s. Kräuterlikör.

Daumin ist eine von Apotheker D a u m in Wiesbaden erfundene Masse, die dem Schellack gleich sein und diesen ersetzen soll. Über die Zusammensetzung ist Näheres nicht bekannt.

Davids-Tee von B. F r a g n e r in Prag, ist ein Gemenge von gleichen Teilen Tausendgüldenkraut, Ysop, wohlriechendem Kälberkropf (Scandix odorata), weißem Andorn, Schafgarbenblüten, Isländischem Moos und Kardobenediktenkraut. (Th.)

Davids-Tee, echter Karolinentaler, von K r à l , ist ein Gemisch aus weißem Andorn, Schafgarbenblüten, Isländischem Moos, Tausendgüldenkraut und Gundermann. (A. S e l l e.) Die Originalvorschrift soll lauten: Hb. Cerefolii (Scandicis), Hb. Centaurii minoris, Hb. Marrub., Flor. Millefol., Lichen. Isl. je 6 T., Hb. Hyssopi 3 T., Hb. Cardui bened. 2 T. (K i c z k a.)

Dealin, „antiseptisches Wundheilmittel", soll im wesentlichen die folgende Zusammensetzung besitzen: 20 T. Natriumperborat, 10 T. Borsäure, 10 T. Zinkoxyd und 60 T. eines Gemisches aus Talkum mit wenig Stärke und kohlensaurer Magnesia. (Berl. Tierärztl. Wschr.)

Decoct der Franziskaner-Brüder in St. Mount ist ein mit Wasser bereiteter Auszug von Enzian, Angelika, Kalmus, Süßholz, Schafgarbe und Tausendgüldenkraut. (W i t t s t e i n.)

Decoctum Parai, Dr. C h e r w y s **Klostermittel** von K i e t z & Co. in Duisburg a. Rh. ist das bekannte Z i t t m a n n 'sche Decoct, starkes und schwaches zusammengemischt und dadurch zu einem Likör gemacht, der im Liter 115,0 Zucker und 265,0 Spiritus enthält; außerdem ist die Quantität der Sennesblätter auf die Hälfte herabgedrückt, das Quantum des Süßholzes etwas vermehrt. (H a g e r.)

Defensin M., Mittel gegen Mannesschwäche des Heilkundigen R. K u h n in Berlin, ist ein Gemisch von Milchzucker mit verschiedenen Blattpulvern, darunter Matépulver. (J u c k e n a c k und G r i e b e l.)

Dégras ist eine Fettemulsion, welche bei der Sämischgerberei als Nebenprodukt gewonnen und zum Einfetten des Leders benutzt wird. Hauptbestandteile sind freie Fettsäuren. Das speziell fabrizierte Produkt enthält oft nicht zweckentsprechende Zusätze, wie Harz- oder Teeröl usw.

Degrasin ist ein haltbares Schilddrüsenpräparat, das in Tablettenform in den Handel kommt. 1 Tablette entspricht 0,03 frischer Schilddrüse. (Pharm. Ztg.)

Dekrinin, ein Enthaarungsmittel von Dr. G. L. H ü b n e r , besteht vornehmlich aus Baryumsulfid. (Österr. Ob. San.-Rat.)

Delegon ist ein Schutzmittel gegen Tripperinfektion in Form kleiner Stäbchen und enthält 2% Protargol neben einem physiologisch indifferenten Körper. Fabrikant: Farbenfabriken vorm. Friedr. B a y e r & Co. in Leverkusen.

Dellheims Brust- und Blutreinigungstee von A. D e l l h e i m in Weinheim: 95 g einer Teemischung, darin Rhizom. Gramin., Herba Equiseti, Herba Urticae, Flores Malvae, Herba Asperulae und Rad. Sarsaparill. (R ö h r i g.)

Delosan enthält in der Hauptsache besonders zubereitete Lungenmasse. Es wird zur Ergänzung der teilweise angegriffenen Lunge angewendet. Darsteller: H a u s m a n n , A.-G. in St. Gallen.

Demotogen ist ein aus Pflanzeneiweiß und Nährsalzen bestehendes Kraftnährmehl.

Dengdeng-Öl, indisches, gegen rheumatische Affekte, besteht aus zwei Flaschen mit je 8,5 ccm eines ätherischen Öles, das deutlich nach Pfefferminzöl riecht, aber als solches den Anforderungen an reines Öl nicht entspricht. (R ö h r i g.)

Densol, ein Lederkonservierungsmittel, besteht im wesentlichen aus Tran mit einem geringen Zusatz von Holzteer und Nitrobenzol.

Dentalin, ein in Tuben gefülltes Zahnreinigungsmittel, besteht aus 700 T. medizinischer Seife, 1000 T. Schlämmkreide, 50 T. Benzoesäure, je 10 T. Thymol und Myrtol, 40 T. Pfefferminzöl, 1400—1500 T. Glyzerin. (M i n d e s.)

Dentalon ist eine gesättigte Lösung von Chloreton in einer Mischung von Nelken-, Gaultheria- und Zimtöl. Anwendung: in der Zahnheilkunde.

Dentisan wird von G. B e r t l in München als Radikalmittel gegen Zahnfäule angepriesen. Den „Zahnärztl. Mitt." (20. 8. 13) zufolge wurde gegen B. Strafantrag gestellt.

Dépilatoire (Enthaarungsmittel), welches besonders den Damen zur Entfernung von Bärtchen empfohlen wurde, bestand aus einem Gemisch von Tonerdesilikat (Bolus) mit 11% Baryumsulfid. (B e y t h i e n.)

Depurose ist der Name für eine gereinigte Trockenhefe. (Z i m - m e r & Co.)

Derby Condition Powders von S i m p s o n J. T o b i a s , New-York, bestehen aus 2,0 Brechweinstein, 20,0 schwarzem Spießglanz, 10,0 Schwefel, 10,0 Salpeter, 40,0 Sem. Foenu graeci und 20,0 Wacholderbeeren. (S c h ä d l e r.)

Dermafor, ein Ersatz für Dermatol, Jodoform und Xeroform, soll nach Angabe des Darstellers Apotheker Dr. A. K a t o n a in Zolyom (Ungarn) als Hauptbestandteile „ein oxydiertes Alkaloid (?), Quecksilber, Jod, Wismut und Zink" enthalten.

Dermaforine ist ein vom Dermaforine-Laboratorium in Budapest, I, hergestelltes, fast vollständig neutrales Pulver, dessen Hauptbestandteile Quecksilber-, Jod-, Wismut- und Zink-Verbindungen sind. Es wirkt mäßig oxydierend, nicht ätzend, stark trocknend und vor allem desinfizierend. Dermaforine soll als wundtrocknendes Desinfektionsmittel dienen.

Dermasot des Apoth. B e r t s c h i n g e r in Baden (Schweiz), gegen profusen Fußschweiß, besteht aus 7,5 essigsaurer Tonerde, 120,0 destilliertem Wasser 2 Tropfen Buttersäure-Äther und etwas Rosanilin zur Färbung. (W e b e r.)

Dermatin, ein hautschützendes Kosmetikum, besteht nach der schwedischen Patentschrift aus 5,5—7 T. Salizylsäure, 7—15 T. Stärke, 25—50 T. Talkpulver, 30—60 T. Kieselsäure und 3—9 T. Tonerde.

Dermocrucin von K. A s c h o f f in Kreuznach ist ein 50% Kreuznacher Mutterlauge enthaltendes Salbenpräparat.

Dermol. Unter diesem Namen bringt C. Fr. H a u s m a n n in St. Gallen eine gegen aufgesprungene Haut anzuwendende Hautcreme in den Handel. Die Bezeichnung derselben ist sehr ungünstig gewählt, denn der Name Dermol findet bereits für chrysophansaures Wismut Anwendung.

Dermolin ist ein flüssiges Petroleum-Paraffin; **Dermosin** ein festes Petroleum-Paraffin. Beide werden als Zusatz zu Lederschmieren empfohlen.

Dermosapol soll eine aus Ölen, Fetten, Wollfett und Wachs unter Hinzufügung einer ungenügenden Menge von Alkali hergestellte Seifenmasse sein. (Pharm. Ztg.)

Dermosin siehe Dermolin.

Dermotherma, ein Mittel gegen kalte Füße u. dgl., soll Ameisensäure, Milchsäure, Thymol, Menthol, Kampfer, Formaldehyd und die wirksamen Bestandteile von Arnica und Capsicum enthalten.

Dermydrin nennt W. C. B e c k e m a n in Vänersborg ein Präparat gegen Hautleiden und Blutvergiftung, Rose, Gürtelrose, Halsdrüsenschwellungen, Hämorrhoiden, Husten, Lungenbluten und Lungenschwindsucht. Das Mittel wirkt innerlich g e s u n d - h e i t s s c h ä d l i c h , da es P h e n o l , Glyzerin, Borsäure, Kalium c h l o r a t und E s s i g s ä u r e in gewissen Prozentsätzen enthält. (M ö r n e r.)

Dernehl's Eisenpulver siehe Eisenpulver.

Desazon zur Sterilisierung des Wassers, enthält Chlorkalk und eine Verbindung von Wasserstoff mit Wasserstoffsuperoxyd, durch die das überschüssige Chlor gebunden werden soll.

Descompa-Peru von Dr. med. Ewald S c h r e i b e r in Cöln a. Rh., zur Behandlung aller Krankheiten der Atmungsorgane empfohlen, soll die wirksamen Bestandteile des Perubalsams in „bislang unbekannter Form und in solch feiner und wirksamen Verteilung" enthalten, daß sie durch Inhalation leicht zur Wirkung gelangen. Der Gesamtgehalt an Perubalsam dürfte nur sehr gering sein (ca. 1%). (R i c h t e r.)

Désincrustant von B o r g u i s & C o m p. in Turin ist eine braune, nach Terpentin riechende, schwach saure Flüssigkeit, welche 6% feste Stoffe, davon 2% Asche enthält. Wesentlicher Bestandteil ist Harzseife.

Désincrustant von L. C o n s t a n t & C o m p. in Clichy- a-Garenne ist eine braune, alkalische, viel Ätznatron nebst Katechu enthaltende Flüssigkeit.

Désincrustant Ragosine von der S o c i é t é V. J. R a g o s i n e in Paris ist der Rückstand au der Darstellung von mineralischen Schmierölen (Petroleumteer).

Désincrustant Gras Ricour gegen Kesselsteinbildungen bildet eine braune stark alkalische, nach Harz riechende Flüssigkeit, welche aus einer Lösung von roher Soda und etwas Harz besteht.

Désincrustant végétal von W a l t e f a n g l e in Besançon ist eine rote stark schwefelsaure Flüssigkeit, welche schwefelsaure Tonerde, Eisen und etwas Kalk enthält.

Désincrustant végétal liquide von N i c o l a u in Lyon bildet eine braune, zähe, saure Flüssigkeit, welche wesentlich aus Melasse besteht.

Desinfectant-fluid, C o n d y s , ist eine Tonerdepermanganat- und -sulfatlösung.

Désinfectant Saint-Luc besteht aus Chlorzink, Borsäure und Glyzerin.

Desinfektol, ein von Dr. Bruno L ö w e n s t e i n in Rostock in den Handel gebrachtes Desinfektionsmittel, besteht im wesentlichen aus Harzseifen und Natriumverbindungen von Phenolen. (W. M e y e r.)

Desinfektionsfluid von D u n k e l & Co. besteht aus verdünnten wässerigen und spirituösen, aromatischen Lösungen von Chlorzink und Sublimat. (B i s c h o f f.)

Desinfektionskerzen von T h ü m m e l. (Patent.) Eine Mischung von Bernsteinpulver und 1% Salpetersäure wird zur teilweisen Verdunstung der letzteren in ein Sandbad gebracht. Das so behandelte Bernsteinpulver wird in Metallformen, welche der Gestalt einer Kerze entsprechen, so lange erhitzt, bis durch Verschmelzung des Pulvers sich eine konsistente Kerze gebildet hat.

Desinfektionsmasse für Latrinen oder Kloakenwasser von S ü - v e r n. Eine Mischung aus Steinkohlenteer mit Chlorkalium und Magnesiumhydrat, dargestellt aus Chlormagnesium und Ätzkalk.

Desinfektionsmittel von B r u è r e ist das Doppelchlorür von Zink und Mangan.

Desinfektionsmittel von M a c D o u g a l l für Pferdeställe usw. enthält 3,8% schwefelsauren Kalk, 14,5% schwefligsauren Kalk, 22,8 kohlensauren Kalk, 10,2% kohlensaure Magnesia, 14,2% Ätzkalk, 14,6% Magnesia, 7% Sand, 12,8% Wasser und flüchtige organische Stoffe, darunter Spuren von Karbolsäure. Also wahrscheinlich nichts anderes als Gaskalk. (N e ß l e r.)

Desinfektions- und Desodorisationsmittel zum Konservieren von Nutzholz von K i n g z e l l & Z i n g l e r in London. Kolophonium wird mit etwas Kampfer in Terpentinöl gelöst; die Lösung wird mit Harzöl gemischt und bei 60^0 einem Luftstrom 24 Stunden lang ausgesetzt und dadurch oxydiert. Durch Zusatz von Kalk oder Sägemehl wird daraus ein festes Produkt hergestellt.

Desinfektionsmittel von V a l m a g i n i soll eine Lösung von Chlormagnesium sein.

Desinfektionspulver von D u n k e l & Co. ist Karbolkalk mit wenig Quecksilberchlorid. (B i s c h o f f.)

Desinfektionspulver von Max F r i e d r i c h in Plagwitz-Leipzig besteht in Prozenten aus 4,30 Sand und Kieselsäure, 1,60 Eisenoxyd und Tonerde, 48,13 Gips, 32,65 Kalkhydrat, 0,82 Chlor, Spuren Magnesia, 0,62 Alkalien und Kohlensäure, 3,16 Ätherextrakt, 7,72 Naphthalin, Karbolsäure und Feuchtigkeit.

Desinfektionspulver von L ü d e r s & L e i d l o f f in Dresden ist ein mehr oder weniger abgerösteter Schwefelkies. Die Masse enthält ca. 12% in Wasser lösliche Schwefelsäure, die jedoch nicht ganz an Eisen, sondern zum Teil auch an Kalk gebunden ist. (F r a n k.)

Desinfektionspulver von Dr. P e t r i in Berlin entspricht einem Gemisch aus 3 T. Torf und 2 T. Steinkohlengrus mit ½ T. schwerem Gasteer, nach Belieben vermischt mit Sand oder anderen Abfällen. (E. S c h ü r m a n n.)

Desinfektionspulver von W a l t e r, vertrieben von V o e g l e r & K e ß l e r in Homburg v. d. Höhe, besteht aus Gips, Kieserit (schwefelsaurer Magnesia), Eisenoxyd und Teerprodukten. (E. H e r b s t.)

Desinfektionsschwärmer von M a g i r u s in Ulm sind fingerlange, kleinfingerdicke Zylinder von steifem Papier, gefüllt mit einem Gemisch aus 6 T. Kalisalpeter, 34 T. Schwefel und 6 T. Kohle. (W i t t s t e i n.)

Desinfektionswasser von Dr. P e t r i in Berlin ist eine alkalisch reagierende 4½prozentige Lösung von Chlorcalcium, etwas schwefelsaure Magnesia enthaltend und mit Nitrobenzol parfümiert. (E. S c h ü r m a n n.)

Desinfizierendes Ozonwaschpulver von Apotheker R. C u n r a d i in Neu-Ulm, ein lockeres gelbliches Pulver mit deutlich unterscheidbaren weißen Körnchen, besteht im wesentlichen aus 30% Wasser, 10% Ölsäurenatronseife, 50% wasserfreier Soda und 10% Ton. (W. F a h r i o n.)

Desispritz, ein Desinfektionsmittel, enthält etwa 2,76% Formaldehyd und 80% Äthylentrichlorid. Die Zusammensetzung soll geändert worden sein. (B e y t h i e n.)

Desodor ist ein Mundwasser. Zur Darstellung wird Ol. Menth. pip. mit wässeriger Formalinlösung kräftig geschüttelt, worauf die oberste Schicht des mit Formalin gesättigten Öles abgezogen wird.

Desoxidin, ein Reinigungsmittel für Silbergeschirr, besteht aus einer verdünnten Cyankaliumlösung. (B e h r e.)

Despyrin, ein Mittel gegen Kopfschmerzen, von Apotheker Fritz B e i e r in Berlin, soll aus „Ac. tartaryl. sal.", d. h. wohl Tartarylsalicylsäure, bestehen. Nach den Untersuchungen von C. M a n n i c h und G. L e e m h u i s besteht das Präparat aus einem Gemisch von 86% Acetylsalicylsäure und 14% Kaliumbitartrat.

Diabetes-Mittel, von Medizinalrat Dr. M ü l l e r , besteht I. aus einem Salizylsäure, Salpeter, Glaubersalz und Glyzerin enthaltenden Decoct von mehr oder weniger indifferenten Pflanzenstoffen mit Zimtwasser, und II. aus einer Lösung von 2 T. Perubalsam in 98 T. Spiritus mit etwas Essigäther. (B i s c h o f f.)

Diabetes-Tee von L a s k e r enthält Eukalyptusblätter, Buccoblätter, Sennesblätter, Heidelbeerblätter und Bohnenschalen.

Diabetico ist ein champagnerartiges Getränk für Diabetiker.

Diabétifuge, ein Antidiabetesmittel des Laboratoire des Produits Scientia Paris, soll aus folgenden Bestandteilen zusammengesetzt sein: Mangansuperoxyd, Natriumbikarbonat, Antipyrin, Santonin, Uranylnitrat und „le chlorhydromethylarsinate de lithine". Unter letzterem soll wohl ein Salz der Methylarsinsäure verstanden werden. (Pharm. Ztg.)

Diabetikerbrot und -Zwieback erhält man nach S. R u d i c h auf folgende Weise: Man gibt einen entsprechenden Teil Weizenmehl in einen Leinenbeutel und wäscht ersteres unter Wasser derart aus, daß es keinen Stärkegehalt mehr besitzt. Es zeigt sich dies dadurch, daß das Wasser nicht mehr trübe wird. Aus der auf diese Weise gewonnenen Substanz, Gluren oder Kleber, läßt sich nun unter Benutzung gehackten Fleisches und einiger Eier Fleischzwieback herstellen, dessen Geschmack sich durch Zutun von Fenchel äußerst angenehm gestalten läßt. Ein Zusatz von feingemahlener Kleie zu diesem Kleber mit Eiern und etwas Butter gibt sodann ein ebenfalls gutes Kleberbrot.

Diabetikeressenz von P. G r u n d m a n n ist eine rund einprozentige Jodkaliumlösung, die mit einem alkoholhaltigen Pflanzenauszug versetzt und mit Glyzerin versüßt ist. (Pharm. Ztg.)

Diabetikertee von P. G r u n d m a n n besteht aus Bohnenschalen, Sennesblättern, Süßholzwurzel, Queckenwurzel, Stiefmütterchenkraut, Brennesselblättern und Fenchel. (Pharm. Ztg.)

Diabetylin - Tabletten, ein Mittel zur Bekämpfung der Zuckerkrankheit, bildet eine mit Trypsinen angereicherte Hefe. Darsteller: Diabetylin-Gesellschaft in Berlin-Steglitz.

Diabex, das Getränk der Diabetiker von Otto K e l l e r in Berlin, besteht aus 0,5 g schweren, aus den gepulverten Blättern von Peumus Boldus Molina (Fol. Boldo) hergestellten Tabletten.

Diablastin, ein Mittel gegen Krebs, soll ameisensaure Salze und das Fluidextrakt einer Papaveracee enthalten. (Allg. Med. C.-Z.)

Diachyon-Streupulver siehe Hell.

Diafor ist eine Verbindung der Acethylsalicylsäure mit Harnstoff und stellt ein weißes Pulver dar von schwach saurer Reaktion. Darsteller: Fabrik chemisch-pharmazeutischer Präparate von D. S c h ü t z & Co. in Bonn a. Rh.

Diakonband wird eine elastische Wickelbinde der Firma Wilh. Jul. T e u f e l in Stuttgart genannt.

Diamantin, von Uhrmachern als Stahlpoliermittel gebraucht, besteht aus reiner geglühter Tonerde.

Diamanttinte aus Amerika zum Schreiben auf Glas ist ein halb flüssiges Gemenge aus 3 T. Bariumsulfat und 1 T. Fluorammonium mit Schwefelsäure. (J a c o b s e n.)

Diamanttropfen von Dr. A l l i n h e a d sind angeblich zusammengesetzt aus den Säften der geheimnisvollen Kräuter des tropischen Klimas und sollen die Eigenschaft besitzen, den ganzen Menschen durchsichtig zu machen.

Diamin, Mittel gegen Zuckerkrankheit von Otto R e i c h e l in Berlin, besteht aus grob zerkleinertem Samen von Syzygium Jambolana. (J u c k e n a c k und G r i e b e l.)

Diana-Menthol-Franzbranntwein besteht aus einer Lösung von Menthol und Essigäther in verdünntem Spiritus. (Schweiz. Apoth.-Ztg.)

Dianol siehe Schäffer's D.

Diaphoretic Liquor von S t a n d i s h , ist eine konzentrierte Abkochung der Spezies Lignorum mit Rosinen versetzt, mit Rum.

Diastasin-Präparate von H a u s e r - S o b o d k a in Stadlau sind diastase- und eiweißreiche Malzextraktpräparate.

Diätetischer Entfettungstee von Georg P o h l in Berlin besteht neuerdings lediglich aus geschnittenem Blasentang. (G r i e b e l.)

Dick's konzessionirte Wundensalbe stellte das bekannte Empl. fusc. camphorat. dar. (R ö h r i g.)

Dictamia von G r o u l t & B o u t r o n R u s s e l , ein Kräftigungs- und Stärkungsmittel. 8 T. Arrowroot, 6 T. Mehl von Einkorn (Triticum monococcum), 4 T. Schokolade, $^1/_4$ T. Vanille. (R i c h t e r.) — Zucker 217 T., Spelzmus 92 T., Amylum 125 T., Karakaskakao und Maragnan 30 T., Vanille 1 T. (C h e v a l l i e r.) — Kakaomasse 60 T., präpariertes Gerstenmehl 100 T., Amylum 125 T., Zucker 225 T., Vanille 1 T. (H a g e r.) Das Pulver soll mit heißem Wasser oder heißer Milch zu einem Getränk gemacht und des Morgens genommen werden.

Didial ist eine Verbindung von Diallylbarbitursäure (Dial) und Äthylmorphin (Dionin) mit einem Zusatze von reinem Dial.

Diehlol gegen Räude ist roher Lebertran. (R ö h r i g.)

Diesings Antirheumamittel von Apotheker D i e s i n g in Leipzig, besteht aus Terpentinöl, Ammoniak und Paprikatinktur. (R ö h r i g.)

Digacoffein von Z e l l u c in Zürich ist eine Kombination von Digalen und Coffein. citricum.

Digestivpillen Groddeks enthalten in 900 Pillen 52,5 Aloevulper, 52,5 trocknes Ferrosulfat, 5,2 Coloquintenextrakt und 3,1 Strychnosextrakt. Die Pillen sind glänzend wie Pilulae aloet. ferrat.

Digestivsalz siehe Meyer's D.

Digifolin ist ein Digitalisblätterpräparat, das zur Hauptsache Digitoxion und Digitalein (bezw. Gitalin und Anhydrogitalin) enthält.

Digifolin-Ampullen enthalten 0,001 g Digifolin, 0,006 g Natriumchlorid und 1 ccm destilliertes Wasser. — **Digifolintabletten** enthalten 0,001 g Digifolin und 0,099 g Milchzucker. — **Digifolin-Verreibung** ist 1:100 zusammengesetzt.

Digimorval von Jean V e r f ü r t h in München werden Tabletten mit je 0,005 Morphin, 0,05 Plv. Fol. Digitalis und 3 Tropfen Menthol-Valerianat genannt.

Digipan Dr. Haas ist ein Digitalispräparat, das die Aktivglykoside der Folia Digitalis enthält.

Digipoten werden Tabletten genannt, welche die Digitalisglykoside in löslicher Form enthalten sollen.

Digisolvin, eine Digitaliszubereitung, 1 ccm entspricht 0,15 g Digitalisblättern als Aufguß. Darsteller: L ö w e n s Chemische Fabrik in Kopenhagen.

Digistrophan von G o e d e c k e & Co. in Leipzig werden Tabletten genannt, die alle wirksamen Bestandteile der Digitalisblätter und Strophanthussamen enthalten. — **Digistrophan diureticum** Nr. I. Eine Tablette entspricht 0,1 g Digitalisblätter, 0,05 g Strophanthussamen und enthält 0,2 g Natriumazetat. — Nr. II wie I, aber an Stelle von Natriumazetat „Coffeino-Natriumazetal". (Pharm. Zentr.-H.)

Digitalis Winckel stellt Fol. Digitalis in konservierter, haltbarer, titrierter Form und frei von Zersetzungsstoffen dar.

Digitan von L a Z y m a in Erlangen ist ein auf bestimmten Titer und physiologischen Wirkungswert eingestelltes Normaldialysat aus frischen Digitalisblättern.

Digityl stellt ein konzentriertes Digitalis-Infus dar, dem noch Stoffe wie Baldrian und Pfefferminz, wahrscheinlich Tinct. Valerianae und Menthol, zugesetzt sind. (Pharm. Ztg.)

Diktolin, ein Hilfsstoff zur Speiseeisbereitung, ist eine Mischung aus Traganth und Eiweißpulver. (R ö h r i g.)

Ding an sich siehe Waschpulver.

Djoeat Bauers, ein Mittel gegen Diabetes, soll nach A u f r e c h t u. a. Diuretin enthalten. Der Fabrikant gibt folgende Bestandteile an: Djoedat. Jambulfrucht, Djoedat. Jambulrinde, Maticoextrakt, Leinsamen, Lorbeerblätter, Rosmarinblüten, Kalmusextrakt, Enzianextrakt, Chinaextrakt, Sternanis, Kochsalz und Salizylsäure. Fabrikant: B a u e r s Institut für Diabetesheilungen in Dresden-Plauen.

Dioradin ist ein aus Jodpepton, Menthol und einer ätherischen Lösung von Radium-Baryumchlorid (?) bestehendes Antiphthisikum zur subkutanen Applikation. (Z i m m e r & Co.)

Diphenal, ein photographischer Entwickler, ist Diamidooxydiphenyl.

Diphtheriekräutersaft, Succus Antidiphtheritini von S t r e h l e r & Co. in München soll dargestellt werden, indem 100,o der jüngeren Teile des Blattrasens von Sempervivum tectorum mit ebenso viel Wasser fein zerstoßen, der Pflanzenbrei ausgepreßt und 100,o der Kolatur mit 2,o chlorsaurem Kalium und 20,o rohem Honig versetzt werden. Von dem Mittel wird stündlich ein Kaffeelöffel voll gegeben unter gleichzeitiger Anwendung 5prozentiger Quecksilberoxydsalbe um den ganzen Hals.

Diphtheriemittel des Vertreters der Naturheilmethode C. D r e - s c h e r in Breslau, besteht aus Alkohol 30%, Birkenteer 43%. Aus den 43 T. Birkenteer wurden 0,83 T. Phenole (Kreosot) abgeschieden. (B. F i s c h e r.)

Diphtheriemittel von Dr. L i e s z k o v s z k y in Wien besteht aus Kalium chloric., Liq. Ferri sesquichlor., Sublimat, Aq. dest. und Sirup.

Diphtherin ist ein eisenhaltiger Fischtran, der in der Tierarzneipraxis Verwendung findet. (R ö h r i g.)

Diphtheritismittel von J. R. B e r t r a n d , in Aachen, für Geflügel und Tauben, ist eine fettige, rote, nach Paprika riechende Salbe, in der Schweinefett, Paprika und Bockshornsamen nachzuweisen waren. (R ö h r i g.)

Diphtheritismittel von O. F r i e d e l in Braunschweig besteht aus 2 Lösungen, die abwechselnd eingenommen werden sollen. Die eine enthält Cyanquecksilber in Wasser, die andere ist ein weingeistiger Auszug indifferenter Pflanzenstoffe.

Diphtheritismittel von Apoth. H e r b a b n y in Wien besteht aus 60,o Spiritus, 0,6 Salizylsäure, 14,o Zucker, 2,54 Thymol, Kalk, Sirup, ätherischen Ölen und Wasser. (I n n h a u s e r.)

Diphtheritismittel von L e h m a n n in Berlin besteht aus Milchzucker mit einer Spur eines Quecksilbersalzes und einer geringen Menge eines Pflanzenpulvers. (B i s c h o f f.)

Diphtheritismittel des prakt. Arztes Heinr. L o b e n s t o c k in Mitterndorf (Ober-Steiermark) besteht aus einer Lösung von Kupfersulfat in Zimtwasser zum Gurgeln und einer bitteren Tinktur zum Einnehmen. (G e i ß l e r.)

Diphtheriemittel von L ö f f l e r ist eine Mischung von 4 T. Eisenchloridlösung, 36 T. Toluol, 60 T. Spiritus und etwas Menthol.

Diphtherieheilmittel des Drogisten Br. N i e r l i n g in Breslau besteht aus Glyzerin und Wasser zu gleichen Teilen mit 3% Kalihydrat. (B. F i s c h e r.)

Diphtheritismittel des Schuldieners A. N o o r t w y c k in Berlin besteht in der Hauptsache aus Spiritus, Birkenteer und Kreosot. (Tinct. Rusci comp.) (Karlsr. Ortsges.-Rat.)

Diphtheritismittel des G r a f e n v o n d e r R e c k e ist Mercurius cyanatus in homöopathischer Verdünnung. (Pharm. Ztg.)

Diphtheritismittel vom Heilschäfer R i e g e r in Glogau i. Schles. sind nach dem Bericht des städt. Unters.-Amtes Breslau: 1. eine Mixtur, bestehend aus Fenchelwasser und Honig, bzw. Fenchelhonig und Wasser; 2. Tropfen, bestehend aus Liquor Ammonii anisatus; 3. eine andere Mixtur, bestehend aus Rum und Himbeersaft; 4. ein anderes Fläschchen enthielt einen Rest von 3—4 Tropfen fetten Öles, in demselben war weder Phosphor, noch durch Einreiben in die Haut Krotonöl nachweisbar.

Diphtheritismittel von Ch. S m i t h in Berlin ist a) eine Lösung von chlorsaurem Kalium in Zuckersirup, sowie b) eine Lösung von Chloralhydrat und Zucker in Wasser. (B i s c h o f f.)

Diphtheritistinktur D. D o m s besteht aus einem Fläschchen mit Zitronensaft und einem zweiten Fläschchen mit Öl, Vaseline, Kaliumchlorat und vermutlich Dextrin. (H a g e r.)

Diphtheritistinktur zum Pinseln von E. K a r i g in Berlin ist ein Gemisch aus 15,0 Acid. carbolic., 8,0 Tinct. Jod , 60,0 Wasser. Die Mischung ist unvollständig, denn der größere Teil Karbolsäure bildet die untere Schicht der Flüssigkeit. (S c h ä d l e r.)

Diplin ist eine wasserlösliche Viehwaschessenz, welche durch Harzseife löslich gemachtes Teeröl enthält.

Dirigo, eine farblose, leicht bewegliche, aromatisch riechende Flüssigkeit, besteht aus Ol. Pini Pumilionis 50,0, Ol. Gaulther. 3,0, Menthol 1,0, Ol. Anisi 1,0. (Pharm. Zt.)

Diskohol-Pulver, ein Trunksuchtsmittel, besteht im wesentlichen aus Schwefel, Päonienwurzel, Natriumkarbonat und Weinsäure oder Weinstein. (Z e r n i k.)

Disinfecting Powder besteht aus salpetersaurem Ammoniak in kleinen Kristallen, überstreut mit rotem Eisenoxyd. Behufs Gebrauchs soll eine kleine Quantität auf eine heiße Schaufel oder auf Kohlen gestreut werden. (P a r s o n s.)

Dissotussan von H o e c k e r t und M i c h a l o w s k y , ist ein Exp. Thymi saccharat.

Diurase der Chem. Fabrik E b e n a u in München-W. wird ein Diuretikum genannt, das, soweit die Angaben des Prospektes einen Schluß zulassen, vermutlich Alkalikarbonate, Glykokoll und Terpinhydrat enthält. Das Präparat gelangt in Tablettenform in den Handel.

Diurin ist das Gesamtextrakt der frischen Adonis vernalis, das von besserer Wirksamkeit als Tinct. Adonidis oder auch Adonidin sein soll. (Presse médicale.)

Divinal, von Karl B a d e r in München gegen Gicht usw. angepriesen, ist ein Bäderzusatz, bestehend aus Kieselsäure 31,12%, Tonerde 4,39%, Eisen 7,20%, kohlensaurem Kalk 29,19%, Magnesia 1,85% und kohlensaurer Magnesia 3,87%. Vor dem Mittel hat der Gemeindevorstand Apolda öffentlich gewarnt (8. 6. 1910). Die Statthalterei von Böhmen (2. 11. 1908) bezeichnet das Badersche Unternehmen als ein kurpfuscherisches, dessen Mittel nicht nach Österreich eingeführt werden dürfen.

Dobberauer Zahntropfen siehe Zahnschmerztropfen.

Dobells Solution besteht aus 15 T. Borax, 15 T. Natriumbikarbonat, 3 T. Phenol, 35 T. Glyzerin und Wasser bis zur Gesamtmenge von 1000 T.

Dolomors von Dr. L a b o s c h i n in Berlin, ein Einreibungsmittel, ist zusammengesetzt aus überfetteter Salizylseife, Lanolin Vaselin und Terpentinöl.

Dolorant, ein Schmerzbetäubungsmittel, stellt Plätzchen dar, die im wesentlichen aus Kokain und Kochsalz mit einem sehr geringen Gehalt an Adrenalin bestehen. (Nachr. f. Zollst.)

Dominique-Dufours Haarcolor, von F. H ü b s c h e r in Berlin, enthält erhebliche Mengen von Paraphenylendiamin, ist also für lebendes Haar gefährlich. (G r i e b e l.)

Domopon ist ein Opiumpräparat, welches die Gesamtalkaloide des Opiums enthält. Hersteller: „C h i n o i n" Fabrik chem. (pharm. Präparate A.-G. in Ujpest bei Budapest.)

Doping ist eine Mischung aus 0,25 g Strychninarseniat, 0,5 g Koffein und 1 g Kokain. Dasselbe wird Rennpferden in einer ausgehöhlten Rübe, 40 Minuten vor dem Rennen, eingegeben, um ein schnelleres Laufen zu erzielen.

Doppel-Kräuter-Magenbitter-Essenz, Benediktiner, von C. P i n g e l in Göttingen ist eine Mischung von Wasser und Alkohol, in welcher Süßholzextrakt und Aloe aufgelöst sind und welche durch Zusatz von ätherischen Ölen, wie Pfefferminzöl und Anisöl aromatisiert ist. (B i r n b a u m.)

Doppelmilch-Phosphor-Kraftnahrung „COC" von S c h m a l l e r und L u b e n o w besteht aus Magermilchpulver, dem etwa 4,5% Natriumglycerophosphat zugesetzt sind. (Pharm. Ztg.)

Dorän, Kraftmalz, von E. W e i d e m a n n in Liebenburg (Harz), ist ein dünnflüssiges Malzextrakt. (R ö h r i g.)

Dorema-Pulver von Horatio C a r t e r in Berlin SW., als Aphrodisiakum und Tonikum angepriesen, zeigen im wesentlichen dieselben Bestandteile wie die A m r i t a p u l v e r der gleichen Firma (siehe diese): zuckerhaltiges Ferrokarbonat, Roggenmehl, Calciumphosphat und Bitterstoffe. Die roten Pulver enthalten außerdem noch Süßholz, Fenchelöl und andere Bestandteile des offizinellen Brustpulvers. (Pharm. Zentr.-H.) — Nach B e y t h i e n besteht das Dorema-Pulver im wesentlichen aus Stärkemehl und Rohrzucker und geringen Mengen einer bitter schmekkenden Droge (Colombowurzel ?).

Doriform ist ein aus Wismutoxyd und Tetrapyrokatechin bestehendes Mittel gegen Hautkrankheiten. (Z i m m e r & Co.)

Dorins Augenpulver der Firma D o r i n in Paris besteht aus Bleiglanz. (Unters.-Amt Baden-Baden.)

Dormal vom chem. Laboratorium „O r b i s“ in Rixdorf bei Berlin als untrügliches Mittel bei Schlaflosigkeit u. dgl. bezeichnet, besteht anscheinend lediglich aus Orangenblütenwasser. (J u c k e n a c k und G r i e b e l.)

Dormial, als bestes Konservierungsmittel für Holz von Wien aus in den Handel gebracht, zeigte ganz dieselben Eigenschaften wie das bekannte Karbolineum. (Unters.-Amt Ulm.)

Dostrah-Blutreinigungspulver soll bestehen aus Magnesiumoxyd, Magnesiumsuperoxyd, Zucker, Milchzucker, Zitronensäure, Stärke, Pepsin und Süßholzpulver; **Dostrah-Salbe** aus Magnesiumperoxyd, Borsäure, Lanolin, Vaselin und Wachs; **Dostrah-Tinktur** gegen Rheumatismus aus Kampher, Terpentin, Menthol, Myrrhentinktur, Terpineol und Spiritus. (Pharm. Ztg.) **Dostrah-Binden** bestehen aus Mullbinden, die mit einer Mischung aus rund 20,o Zinkoxyd, 2,5 arabischem Gummi, 5,o Stärke und 7,o Glyzerin imprägniert worden sind. (A u f r e c h t.)

Double Chloride of Gold Cure von K e e l e y zur Entwöhnung von dem Opium-, Morphium- und Branntweingenuß besteht aus 0,75 Auro-Natr. chlor., 0,4 Ammon. chlor., 0,065 Strychnin. nitr., 0,015 Atropin sulf., 90,o Extr. fluid. Chinae, 30,o Extr. fluid. Cocae, 30,o Glyzerin und 30,o Aq. dest. Zweistündlich einen Teelöffel unter Vermehrung der Dosen bis zum vierten Tage.

Dr. Daams Asthmamittel besteht aus einer Lösung von Jodkalium in aromatischem Wein. (Pharm. Ztg.)

Drachentod, ein Mittel gegen Leistenbrüche von A. N a g e l in Braunschweig besteht aus einem feinen Pflanzenpulver, das hauptsächlich Thymian und Stärkemehl enthält, sowie einer Salbe aus grünlich gefärbtem Fett. (Pharm. Z.-H.)

Dr. Drackes Büstenelixier von O. M ü l l e r in Crimmitschau ist eine mit Eau de Cologne versetzte und grün gefärbte Lösung von Borax (3,5%) und Weinsäure. (G r i e b e l.)

Dr. Drackes Menstruationspulver enthält Flores Anthem. nobil.

Dragées de Copahu von F o r t i n. 30,o Copaivabalsam und 1,2 Magnesia usta zu Pillen geformt, welche zuerst mit Gummi arab., dann mit Zucker überzogen sind. (R e v e i l.)

Dragées de Cubèbe au Copahu oder **Cubébines** von L a b e l o n y e. 2 T. Copaivabalsam, 2 T. Cubebenextrakt, 1 T. Eigelb werden mit so viel Süßholzpulver gemischt, daß eine Pillenmasse entsteht, aus welcher 7 dg schwere längliche Pillen geformt werden; diese werden getrocknet und mit weißem oder gefärbtem Zucker überzogen. (H a g e r.)

Dragées de Pougues nach G a r n i e r. Zur Darstellung werden 50,o Chlorcalcium, 50,o Chlormagnesium und 10,o Eisenchlorür in gleicher Größe aus Aloe mit ⅓ Enzianpulver, bestreut mit einem braunen, mit Süßholzwurzel versetztem Pulver. (H a g e r.)

Dragées Demazière enthalten in jedem Stück 0,125 g Cascara-Sagrada (Extrakt?).

Dragées ferrugineuses du Dr. R a b u t e a u enthalten Eisenchlorür und Calciumphosphat.

Dragées Souffrons siehe Jodure Souffron.

Dragées, wurmtreibende, von F o u g é r a sind kandierte Pillen, deren jede 0,03 Santonin und 0,015 Gutti enthält.

Dragolet soll aus Malzextrakt nach besonderem Verfahren mit zugesetztem entöltem Kakao bestehen. Hersteller: M. H o f f in Hamburg. (Pharm. Z.-H.)

Dralles Birkenhaarwasser besteht nach G e h e s Codex aus einer Lösung von Borsäure in einem alkoholischen Pflanzenauszug.

Dralles Veilchen-Malattine dürfte ein angenehm parfümiertes und mit geringen Mengen Salizylsäure versetztes Gemisch aus Glyzerin und einem Pflanzenschleim darstellen. (Z e r n i k und K u h n.)

Drapenta-Seife von H. D r ö s s e in Berlin enthält 3% Phobrol „Roche".

Dreiaform von M a c h k a in Berlin, ein Wunddesinfektionspulver, ist ein Formaldehyd-Aluminiumsilikat.

Dresdner Verdauungsgebäck „Marke Zick-Zack", runde Scheiben von gebackenem Teig, welche als wirksamen (abführenden) Bestandteil je 0,1 g Phenolphthalein enthalten. (B e y t h i e n.)

Dr. Dressels Nervenfluid ist nach dem Ortsgesundheitsrat in Karlsruhe ein mit Menthol versetzter alkoholischer Arnikablütenauszug; nach dem Berliner Polizeipräsidium eine Mischung aus Arnikatinktur, Hoffmannstropfen und Menthol. Der Regierungspräsident von Wiesbaden warnte im März 1909 vor diesem Mittel.

Droserin von Dr. R. und O. W e i l in Frankfurt a. M., ein Keuchhustenmittel, ist ein milchzuckerhaltiges Extrakt aus Drosera rotundifolia.

Droserin-Sirup enthält außer Droserin 1% Bromnatrium und 5% Baldrian.

Drosthymin wird ein Sir. Droserae et Thymi bromojodatus genannt.

Drusenol, gegen Druse der Pferde, ist vermutlich ein Hefepräparat. (Tierärztl. Rundschau.)

Drüson, ein Mittel gegen Krampfadern und Wunden, ist eine im Aussehen und Geruch an Bleipflastersalbe erinnernde Zubereitung, in der sich Fett, Wachs und Koniferenharz nachweisen läßt. (G r i e b e l.)

Dualin enthält 50% Nitroglyzerin mit Sägespänen und Kali-Salpeter. (N i e d e r s t a d t.)

Dubatol, ein Baldrianpräparat, erweist sich als isovalerylmandel-saures Calcium und dient als Einschläferungsmittel. Fabrikant: Chemische Fabrik von H e y d e n in Radebeul-Dresden.

Duflot-Wein siehe Niers D.

Dufttabletten von W o l f & S o h n in Karlsruhe bestehen aus einem zusammengepreßten Gemisch von Reisstärke, Magnesium-karbonat und Iriswurzelpulver, das mit Heliotrop-, Veilchen- oder Fliederduft getränkt wird.

Dun, von H. H e i ß in Darmstadt, eine Spezialität gegen alle möglichen Krankheiten, kommt in Form von Salbe, Zäpfchen und Pillen in den Handel. Die S a l b e und Z ä p f c h e n bestehen nach Angabe des Fabrikanten aus Cerat. resin. Pini 25,0, Ceta-ceum 25,0, Ol. Jecoris 15,0, Cera 4,5, Myrrha 0,5, Mel 4,0, Balsam. canadens. 2,0, Vitell. ovi 20,0, Sebum 4,0. Die P i l l e n bestehen aus der Salbenmasse und je 10% Succus u. Rad. Liquiritiae.

Dungs Rhabarberelixier von A. C. D u n g in Freiburg i. B. ent-hält in 5 T. die wirksamen Stoffe von 1 T. Rhabarber.

Duplex-Tee, gegen Lungenkrankheiten von der Gesellschaft für Pflanzenheilbunde in Charlottenburg angepriesen, besteht aus 75,0 geschnittenem Kraut von Glechoma hederacea und 4 je etwa 9,0 schweren, durch Riefen in drei gleiche Teile geteilten Täfelchen, die aus grob gepulvertem Schachtelhalmkraut unter Zusatz von Weizenstärke und Zucker durch Komprimieren hergestellt sind. (G r i e b e l.)

Durandol, ein Gallensteinmittel von dem deutschen Hygienehaus in Wilmersdorf-Berlin, besteht aus fettem Öl (anscheinend Oliven-öl), Terpentinöl und Äther. (Pharm. Ztg.)

Durit ist ein mit Magnesiumkarbonat vulkanisiertes Kautschuk-ersatzmittel.

Dustless Oil, ein staubbindendes Fußbodenöl, soll eine Mischung von Mineral- und Pflanzenölen, Phenylalkohol und Phenyl-ameisensäure sein. Letzterem Bestandteil soll desinfizierende Wirkung zukommen.

Dutch Drops ist der gefärbte Destillationsrückstand des ohne Wasser destillierten Terpentinöls. (H a g e r.)

Dwerstegs Zitronen-Malzhonig wird aus 50% Malzextrakt, 25% Honig, 15% Zitronensaft und 10% Kristallzucker hergestell. Anwendung findet er gegen Husten usw.

Dysiot, Lagermetall von R o m p e l & Co. in Homburg v. d. H., besteht aus 62,30% Kupfer, 16,75% Blei, 10,42% Zink und Spuren von Eisen, und kann erhalten werden durch Zusammenschmelzen von 62 Gewichtsteilen Kupfer 18 T. Blei, 10 T. Zinn und 12 T. Zink. (U h l e n h u t h.)

Dyspermanpillen, zum Gebrauche in der Veterinärpräxis, bestehen aus Kaliumpermanganat und Argilla. (R ö h r i g.)

Eastons Pills (Pilulae Trium Phosphatum). Jede Pille enthält etwa 0,06 g Eisenphosphat, 0,06 g Chininsulfat, 0,002 g Strychnin und 0,09 ccm starke Phosphorsäure.

Eastons Sirup, ein in England sehr gangbares Präparat, wird dargestellt, indem 4,86 oxydfreier Eisendraht in 58,56 Phosphorsäure vom spez. Gew. 1,5 durch Erwärmen gelöst, dann 0,32 Strychnin. und 7,77 Chinin. phosph. zugesetzt werden, die entstandene Lösung in 370 ccm Sirup. simpl. filtriert und auf 568 ccm mit Wasser unter gleichzeitigem Auswaschen des Filters nachgefüllt wird.

Eau antineuralgique von B a ë r in Paris ist eine Mischung von Alkohol, in welcher mit kochendem Wasser ausgezogener Tabak mazeriert war, mit etwas Kognak und einer Spur Indigo zur Färbung.

Eau aimantée gegen Kesselsteinbildungen von C. D e f r a n c e , L. V e r n a u c h e t & V i a l e t in Paris ist eine gelbe konzentrierte Sodalösung.

Eau Athénienne von H. B o u r g e o i s in Paris, Kopfwaschwasser, ist eine in Weingeist gelöste Kaliseife, mit etwas Pottaschelösung und aromatischem Öl. (G o p p e l s r ö d e r.)

Eau capillaire, ein Haarfärbemittel, enthält Bleiazetat und Natriumthiosulfat. (S c h l e g e l.)

Eau capillaire progressive, Haarfärbemittel von Dr. R. B r i m - m e y e r , in Echternach (Luxemburg), besteht aus 4,0 unterschwefligsaurem Bleioxydnatrium mit unbedeutenden Wismutoxydmengen und 100,0 Rosenwasser. (S c h ä d l e r.)

Eau céleste von A u d o y n a u d , ein Spezifikum gegen Mehltau, sowie auch zur Bekämpfung anderer pflanzlicher Parasiten, ist eine Lösung von 1 T. Kupfervitriol und 1 T. Salmiakgeist in 400 T. Wasser.

Eau contre colique siehe Gerlachs Kolikwasser.

Eau cosmétique von G u e r l a i n ist ein Gemisch von 30,0 Bittermandelwasser, 600,0 Rosenwasser, 10,0 Bleiessig, 5,0 Weingeist und 1 T. Benzoetinktur.

Eau d'Atirona, flüssige Schönheitsseife, besteht aus 25,0 eines weingeistigen Auszuges von Nelken und Zimt, 4,0 Natronölseife und einigen Tropfen Pfefferminzöl. (W i t t s t e i n.)

Eau de Bahama, zum Schwarzfärben der Haare ist eine Lösung von Bleizucker, in welcher Schwefelblumen suspendiert sind, parfümiert mit Anisöl. (R e v e i l.)

Eau de Beauté, Phönix-Drogerie in Leipzig, ist eine alkoholische, gefärbte, stark parfümierte, schwache Lösung (Extrakt 0,053%) von Borsäure. (R ö h r i g.)

Eau de Beauté von August R e n a r d in Paris besteht aus 122,o Orangenblütenwasser, 0,45 Quecksilberchlorid und 2,5 Kalomel.

Eau de Botot, Mundwasser, wird dargestellt aus 500,o Zedernholztinktur, 125,o Myrrhentinktur, 125,o Ratanhiatinktur und 5 Tropfen Pfefferminzöl. (W i n k l e r.)

Eau de Capille von K a m p r a t h & S c h w a r t z e, ein Haarfärbemittel, ist ein Gemisch aus 16,o Glyzerin, 8,o unterschwefligsaurem Natrium, 1,o Bleizucker, 2,o präzipitiertem Schwefel und 130,o Wasser, durch einen geringen Eau de Cologne-Zusatz wohlriechend gemacht. (H a g e r.)

Eau de Capille von J. F. U f f h a u s e n in Neumünster i. Holst., Haar-Färbemittel, ist zusammengesetzt aus 1,8 präzipitiertem Schwefel, 18,5 Glyzerin, 1,o essigsaurem Blei und 109,o Wasser. (H a g e r.)

Eau de Castille gegen Sommersprossen enthält Natriumhyposulfit und Bleiazetat.

Eau de Crystall, ein im Handel vorkommendes Appreturmittel, besteht aus 36—48 T. schwefelsaurer Magnesia, Chlormagnesium, Dextrin und 50—52 T. Wasser.

Eau de Colid, B ü s t e n w a s s e r, ist eine alkoholische Lösung von Mastix, Benzoe, Weihrauch und Cascarillrinde. (R ö h r i g.)

Eau de Dardel kann erhalten werden durch Mischen von 30,o Karmelitergeist, je 20,o Pfefferminz- und Rosmarinspiritus und je 15,o Salbei- und Thymianspiritus.

Eau de Fées, Haarfärbemittel von Sarah F e l i x , ist eine Lösung von 1,25 schwefligsaurem Bleioxyd in ca. 3,o unterschwefligsaurem Natrium, 7,75 Glyzerin und 88,o Wasser. (H a g e r.)

Eau de Fées, Haar-Naturalisier-Präparat des Chemikers L a t t k e in Kiel, ist der Hauptsache nach eine starke Auflösung von salpetersaurem Bleioxyd. (H i m l y.)

Eau de Figaro wird in 3 Fläschchen verkauft. I enthält eine Lösung von Silbernitrat und Kupfervitriol; II eine Schwefelnatriumlösung und III eine Zyankaliumlösung, um von der Kopfhaut die Silberflecken zu entfernen.

Eau de fleurs aus Paris setzt sich zusammen aus 95,5 Rosenwasser, 2,7 Schwefelblumen und 2,8 Bleiazetat.

Eau de fleurs de Lys aus Paris enthält Kalomel. (D u b r i s a y und C h a t i n.)

Eau de Fontaine de Jouvence zum Blondfärben der Haare ist säurehaltiges Wasserstoffsuperoxyd.

Eau de Hébé, Mittel gegen Sommersprossen, wird dargestellt, indem klein geschnittene Zitronen mit Essig, Lavendelessig, Alkohol und Wasser nebst Zitronenöl und etwas Rosenöl in einer verschlossenen Flasche digeriert und dann filtriert werden.

Eau de Java anticholérique ist eine Lösung von je 1 T. Kampfer und Karbolsäure in 20 T. verdünntem Spiritus. (C a s s e l m a n n.)

Eau de Javelle cristallisée von B r o c h o k y & Co. in Boulogne sur Seine, Ersatzmittel für Chlorkalk, ist eine mit unterchlorigsaurem Natrium imprägnierte Soda.

Eau de la Duchesse von L a m b a l l e ist ein Augenwasser aus 1,o schwefelsaurer Tonerde, 0,5 Bleizucker und 250,o Rosenwasser.

Eau de la Floride, von G a i s l a i n & Co. in Paris ist eine farblose Flüssigkeit mit einem zeisiggrünen Niederschlage, bestehend aus 50,o Bleizucker, 20,o Schwefelblumen und 1000,o destilliertem Wasser. (F. E y m a e l.)

Eau de Léchelle wird ersetzt durch eine filtrierte Mischung und Lösung von 200,o Aq. aromatica, 300,o Aq. destillata, 10,o Acid. carbolic., 10,o Ol. Thymi und 20,o Acid. tannic. (H a g e r.)

Eau de Lys de Lohse von L o h s e in Berlin, ein Schönheitsmittel, setzt sich nach einer Mitteilung des Breslauer Untersuchungsamtes aus Talksteinpulver 8%, Zinkoxyd 8%, Glycerin 6%, Rosenwasser 82% zusammen.

Eau de Madame de la Vrillière, als Odontalgicum, Stomaticum, Gingivale mit Wasser verdünnt anzuwenden, ist ein Destillat aus 16,o frischem Löffelkraut, 16,o frischer Brunnenkresse, 4,o Zimt, 3,o frischer Zitronenschale, 2,o roten Rosenblättern, 1,5 Gewürznelken und 96,o verd. Weingeist. (G u i b o u r t.)

Eau de Mélisse des Carmes, ein im Jahre 1611 aufgetauchtes Arcanum, welches in Frankreich ein beliebtes Hausmittel geworden ist, ist ein Destillat aus 180,o frischer Melisse, 30,o frischer Zitronenschale, je 16,o Ceylon-Zimt, Nelken und Muskatnüssen, je 8,o Koriander, Angelikawurzel und 1000,o Weingeist vom 0,864 spez. Gew. nach vorhergegangener viertägiger Mazeration. Entspricht dem in Deutschland gebräuchlichen **Karmelitergeist.**

Eau dé mer besteht aus einer jedenfalls sterilisierten Mischung von dest. Wasser mit 35—40% Meerwasser. (Pharm. Ztg.)

Eau de Merveille siehe Haarwasser.

Eau de Montblanc besteht I. aus einer Auflösung von 2,55 Silbernitrat in 97,45 ammoniakalischem Wasser und II. einer Lösung von 4,8 Schwefelnatrium in 95,2 Wasser. (H a g e r.)

Eau de Naples ist eine Mischung aus 12,o Borax, 100,o Wasser, 50,o Rosenwasser, 1,o Kampfer und 4,o Benzoetinktur. (W. H i l d h e i m.)

Eau de Notre Dame des Neiges ist ein Gemisch von gleichen Teilen aus der frischen Pflanze bereiteter Arnikatinktur und verdünntem Weingeist.

Eau dentifrice des Bénédictines siehe Eau dentifrice von Lubin.

Eau dentifrice von L u b i n , **Eau dentifrice des Bénédictines** ist eine starke alkoholische Lösung von Ol. Menth. pip., Ol. Anisi,

Ol. Caryoph. gefärbt mit Cochenille. Fabrikant: Paul P r o t
succésseurs Paris, Rue royale 11.

Eau dentifrice von M a l l a r d wird erhalten, indem je 8,o Sternanis, gemeiner Anis, Zimt, Nelken, 10,o Guajakholz, 6,o braune
Chinarinde, 5,o Rosenblätter und 2,o Muskatnüsse in einem Ver-
drängungsapparat mit einer Auflösung von 3,o Cochenille in 12
bis 15,o Wasser und dann mit 1000,o Weingeist von 0,860 spez.
Gewicht übergossen werden. 1000 T. der zuletzt mit Wasser ver-
drängten Kolatur werden mit je 7,o Pfefferminzöl, Löffelkrautspiritus und Benzoetinktur vermischt, absetzen gelassen und
filtriert.

Eau dentifrice du Dr. P i e r r e: Fructus Anisi stellati 15,o, Spiritus Vini (90⁰) 200,o läßt man 3 Tage stehen, filtriert und färbt
schwach rosa mit Alkannin; dann fügt man zu: Oleum Menthae
piperitae, Oleum Anisi stellati aa gtts. 60.

Eau dentifrice von P r o u d h o m m e. Ein Destillat aus je 25,o
Angelikawurzel und Anis, je 6,o Zimtkassie, Muskatnuß, Gewürznelken, 9,o Pfefferminzöl und 1000,o verdünntem Weingeist wird
mit je 6,o roter Chinarinde, Ratanhia und Tolubalsam und je 3,o
Vanillentinktur und Cochenille digeriert und filtriert.

Eau dépilatoire de Sérail siehe Canibals Enthaarungswasser.

Eau de Princesses, Eau de Beauté, Eau de Paris sans pareille von
August R e n a r d in Paris, Kosmetikum, besteht aus 2,5 Kalomel, 0,45 Quecksilbersublimat, durch die zugesetzten Parfüme
in der Weise modifiziert, daß die gewöhnlichen Reagentien
auf Sublimat fehlschlagen, und 122,o Pomeranzenblütenwasser.
(H a g e r.)

Eau de Quinine von P i n a u d enthält weder Chinin noch eine
andere Chinabase oder einen anderen charakteristischen Teil der
Chinarinde; ebenso fehlen in demselben Metallsalze, Gerbstoffe,
Salizylsäure und Canthariden. (T s c h e p p e.)

Eau de Quinine Pinaud. Ein dieser Spezialität gleichwertiges
Präparat soll nach folgender Vorschrift erhalten werden: Tinct.
Chinae simpl. 500, Spirit. vin. gallici 2500, Aqu. coloniensis 250,
Rum jamaic. 100, Alkohol absol. 150, Spir. sapon. 100, Cort.
Quillayae 20, Balsami peruv., Olei Bergam. aa 10, Ol. Geranii 3,
Ol. Aurant. flor. 5, Tinct. Canthar. 25, Ol. Ricini 15, Rad. Anchusae
10, Rad. Curcum. 1, digere per dies 6, tum filtra.

Eau dermophile. 4000 g Spiritus, 800 g Glyzerin, 1,5 g Orgéol
(ein nach Pomeranzenblüten riechender Körper von unbekannter
Zusammensetzung), 4 g Bergamott-, 2,5 g Geraniumöl, 10 g Vanilletinktur, 1000 g Rosenwasser. Das ganze ist mit Safran gefärbt.

Eau de Rose, ein in Berlin verkauftes Haarfärbemittel, ist eine
Lösung von 2,5 essigsaurem Zink in 120,o Wasser mit 2,75 Schwefelblumen.

Eau d'Espérance von R o t h e , ein Schönheitswasser, besteht aus einer Lösung von Salizylsäure und Borax in Spiritus.

Eau de Spa. Eau de Spa ist ein natürliches, aus Heilquellen des belgischen Badeortes Spa herrührendes Mineralwasser. (Pharm. Ztg.)

Eau des Perles aus Paris, ein Kosmetikum, besteht aus 10,0 Kalomel, 10,0 Zinkoxyd und 110,0 Wasser. (W i t t s t e i n.)

Eau de Suez von Gustav L o h s e in Berlin, gegen Zahnschmerz, ist eine mit Cochenille gefärbte ätherisch-alkoholische Ammoniaklösung. (B i s c h o f f.)

Eau de Toilette Subin besteht aus 0,5 g Iris-, 0,2 g Nelken-, 5 g Bergamott-, 3 g Lavendelöl, 3 g Moschus-, 70 g Tolubalsamtinktur und 500 g Spiritus.

Eau de vie alimenteuse siehe Fleischextraktlikör.

Eau de Vienne, ein Haarfärbemittel aus Paris, besteht aus zwei Flüssigkeiten, von welchen I. eine Lösung von salpetersaurem Silber in ammoniakhaltigem Wasser, II. Pyrogallussäurelösung ist.

Eau de X, chimiste, besteht aus 3 Fläschchen: I. 5,8 ammoniakalische Silbernitratlösung mit ammoniakalischer Kupfersulfatlösung; II. 3,7 Schwefelnatrium und 96,3 Wasser; III. Eau à détacher (Entfleckungswasser) ist eine Lösung von Cyankalium.

Eau de Zenobie des Dr. R o y , von A. L e q u i n in Paris, besteht aus einer wässerigen parfümierten Lösung von Bleizucker und unterschwefligsaurem Natrium. (G e i ß l e r.)

Eau divine de Lavande der Königsseer Olitätenhändler, ist ein Gemisch aus 0,4 Moschus, 12 Tropfen Thymianöl, 2,5 Zimtöl, 4,0 Rosmarinöl, 6,0 Nelkenöl, 22,5 Zitronenöl, 8,0 Lavendelöl, 67,5 Bergamottöl, 2700,0 90prozentigem Weingeist und 2,5 Essigäther. (R i c h t e r.)

Eau du docteur Sachs, von G i e b e r t , Parfümeur in Berlin, Haarwaschwasser, ist eine Lösung von Rizinusöl in Spiritus, welche Pikrotoxin enthält. (C. S c h a c h t.)

Eau écarlate, Scharlachwasser, von B ü r d e l , zur Reinigung roter Tücher und Wollstoffe, besteht aus 22 T. Oxalium, 16 T. Soda, 5 T. Pottasche und 1000 T. Wasser mit Cochenille gefärbt und schwach parfümiert. (S a u e r w e i n.)

Eau Egyptienne, ein Pariser Haarfärbemittel, ist eine Auflösung von 1 T. Silbernitrat in 24 T. Wasser. (R e v e i l.)

Eau Figaro, Haarfärbemittel der Société d'hygiène française der Sieurs V i g u i e r , enthält 125,0 einer mit Glyzerin versetzten Lösung von Bleizucker in einer schwachen Lösung von unterschwefligsaurem Natrium. (H a g e r.)

Eau fontaine de jouvence golden von E. H. T h i l l a y , Parfümeur in London, ein Haarfärbemittel, besteht aus Wasserstoffsuperoxydlösung. (A. v. S c h r o e t t e r.)

Eau foudroyante siehe La Ruline.

Eau Lajeune, Haarfärbemittel von **Lajeune** in Paris, Boulevard Montmartre 11, besteht in einem eleganten Pappkästchen, in welchem sich drei Flaschen mit Flüssigkeiten gefüllt und zwei knöcherne Zahnbürsten befinden. Flasche I enthält eine klare Flüssigkeit, bestehend aus 1,5 Pyrogallussäure, 0,3 Alkannafarbstoff, 17,5 Weingeist und 27,o Wasser. Flasche II enthält 3,5 Silbernitrat, 4,5 Salmiakgeist, 2,5 Gummi arabicum oder einen ähnlichen Schleim, 23,o Wasser. Flasche III signiert „Fixateur", enthält 5,5 Flüssigkeit, bestehend aus 0,5 Schwefelnatrium und 7,o Wasser.

Eau magique gegen Sommersprossen enthält Bleioxyd und Natriumhyposulfit.

Eau ozonisante enthält scheinbar Terpinhydrat. Beim Destillieren der Sprossen von Pinus maritima und australis im Vakuum bei möglichst niedriger Temperatur wird Tereben oder Australen erhalten. Mischt man dieses mit destilliertem Wasser und leitet durch das Gemisch einen Luftstrom bis zur Sättigung, so tritt Auflösung des Kohlenwasserstoffes ein, und die erhaltene Flüssigkeit besitzt hohen desinfizierenden Wert.

Eau phénoménale, Melanocome, Kascha und **Neri** sind Haarfärbemittel und bestehen aus getrennten Lösungen von ammoniakalischem Silber und Pyrogallol.

Eau Rolland zum Reinigen von Geweben, Holz, Stein, Glas und Metall, besteht aus einer Abkochung von 500 T. Seifenwurzel in 8000 T. Wasser, welcher 80—90 T. Ammoniakflüssigkeit zugesetzt werden.

Eau royale Windsor gegen Sommersprossen ist eine Lösung von Borax in Glyzerin. Nach anderen enthält es Glyzerin und Bleioxyd.

Eau tonique parachûte des cheveux von **Chalmin,** gegen das Ausfallen der Haare, besteht aus 120,o Digest von Veilchenwurzeln mit Rosenwasser, 0,2 Eisenvitriol, 3 Tropfen Essig, 1,3 Benzoetinktur, ebensoviel Perubalsam, 7,5 Olivenöl und 10 Tropfen Bergamottöl. (**Casselmann.**)

Eau tonique von **Chalmin** ist eine parfümierte Tanninlösung.

Eau Trémolières, ein Haarfärbemittel aus Paris, Rue St. Denis, enthält Bleioxyd.

Eau Végétale de Paul L. Marquis, Paris, besteht aus einem Pappkarton mit 2 Fläschchen. Nr. 1 hat die Zusammensetzung: Silbernitrat 2,58%, Ammoniak 0,90%, Wasser 42,82%, Alkohol 45,70%, aromatische Stoffe in geringer Menge. — Nr. 2 besteht aus: Schwefelkalium 2,17%, freies Alkali (ber. auf $Na_2\,CO_3$) 88,14%, Alkohol und aromatische Stoffe 9,03%. (**Aufrecht.**)

Eau virginale von **Chable** besteht aus einem filtrierten Gemische von je 1,o Plumb. acetic. und Zinc. sulfur., 25.o Aq. dest. und 12,o Aq. Coloniens. (**Reveil.**)

Eauzate ordinaire. Eine Originalflasche des französischen Geheimmittels enthält 75 ccm einer Mischung von Ol. Terebinth. pur., 90% mit Methylium salicyl. 10%. (Pharm. Ztg.)

Ebaga-Präparate bstehen aus einer aus Stearaten und Palmitaten, sowie geruchlosen Mineralölen hergestellten Salbengrundlage. (Pharm. Ztg.)

Eberths Blutreinigungstee gegen Rheumatismus, Nierenleiden, ist ein Teegemisch von nicht weniger als 28 verschiedenen geschnittenen Drogen. (R ö h r i g.)

Ecksteins Hämorrhoidalelixier der Stadtapotheke zu Vilsek ist, ein alkoholischer Kräuterauszug nach Art der Liköre. (R ö h r i g.)

Ecrassol von Karl P e l t z e r in Köln a. Rh., ein Stryaxpräparat, enthält 40% Styrax liquidus.

Edelweißsalbe gegen Mitesser, Sommersprossen, Falten und Runzeln ist eine mit Portugalöl parfümierte pottaschehaltige Salbe.

Edinol, Paramol, ein photographischer Entwickler, ist eine salzsaure Verbindung des m-Amido-o-oxybenzylalkohols.

Ediromy, ein Universalmittel gegen Hämorrhoidalleiden und Verstopfung, von der verwitweten Frau Dr. L a s k o w s k a in Breslau, besteht aus 0,5 g Belladonnaextrakt und 100 g Glyzerin. Die Anwendung erfolgt als Clysma mit Hilfe einer beigegebenen Spritze. (Breslauer Untersuchungsamt.)

Edosana, ein Nähr- und Reinigungssalz von E. P e t e r m a n n in Berlin-Schöneberg, ist im wesentlichen ein Gemenge von Natriumbikarbonat, Süßholzpulver, Guajakharz, Magnesiumperoxyd und Calciumphosphat. (G r i e b e l.)

Efem siehe Malthuspräparate.

Efusca von Dr. M ü l l e r & Co. in Berlin C. werden Tabletten genannt, die unter anderem Extr. Fuci vesiculosi enthalten.

Eggers Naturheilmittel, durch welches Rheumatismus geheilt werden soll, besteht in vier Leinwandsäckchen, welche gepulverten Schwefel enthalten. (Chemnitzer Untersuchungsamt.)

Eggless Embrokation wird folgendermaßen bereitet: Sapo kalinus 60,0, Camphora 30,0, Liq. Ammonii caust. 150,0, Ol. Sesami 450,0, Ol. Terebinth. 480,0, Aq. destill. ad 1500,0. Man löst den Kampfer in Terpentinöl und setzt das Sesamöl hinzu, während man die Seife im Salmiakgeist löst. Darauf werden beide Flüssigkeiten unter kräftigem Umrühren gemischt und zuletzt das Wasser in kleinen Mengen zugegeben. (Ph. Z.-H.)

Ehrlichs Hautcrême bseteht aus 80 g weißem Wachs, 80 g Walrat, 560 g Mandelöl, 0,2 g Alkannin, 280 g Wasser und 5 g Borax; zum Parfümieren wird eine Mischung aus 10 T. Jasminessenz, 1 T. Orangenblüten- und 1 T. Veilchenwurzelöl, sowie 5 T. Moschustinktur verwendet. (Ztschr. f. allg. österr. Ap.-Ver.)

Eierersatz von M e y e r h e i m ist mit gelbem Teerbfarstoff gefärbte Maisstärke, der ein Backpulver zugesetzt ist.

Eierpulver (Truegg) der M e r e l - S o u l - C o m p. in Syrakus N.J. in Amerika ist eine feinpulverisierte Masse von intensiv gelber Farbe, die sich in Wasser im Verhältnis von 1 : 10 fast vollkommen löst. Es besteht aus Wasser 7,40%, Fett 27,90%, Eiweiß 46,82%, Lecithin und Cholesterin 13,48% und ist vermutlich mit Safran etwas gefärbt. Der Aschegehalt beträgt 4,40%. (T i e m a n n.)

Eigon-Frostsalbe der Chem. Fabrik Helfenberg A.G. enthält Jodeigon, ein 20% Jod enthaltendes Eiweißpräparat.

Eikonogen, von Dr. A n d r e s e n , photographischer Entwickler, ist das Natriumsalz der Amidobetanaphtholbetamonosulfosäure.

Eikonserven und -surrogate haben B e y t h i e n und W a t e r s in größerer Anzahl untersucht. -E i p u l v e r , garantiert rein, bestand aus $^1/_5$ Eigelb, $^1/_3$ getrockneten Ganzei und der Rest wahrscheinlich aus Kasein. — O v o n von V o g e l e y , Ersatz für frische Eier, besteht aus gelb gefärbter Maisstärke mit etwa 3—4% Eigelb und etwas Natriumbikarbonat. Ähnlich war auch Ovumin zusammengesetzt. — L a c t o - E i p u l v e r ähnelt in seiner Zusammensetzung dem oben genannten Eipulver.

Einreibung für Frauen, stärkende, von v. L o o s b e r g in Berlin ist eine wässerig-alkoholische Lösung von kohlensaurem Ammoniak mit Zimtöl, Nelkenöl und Perubalsam. (B i s c h o f f .)

Einreibung für Pferde. Die auch zum innerlichen Gebrauch bestimmte Flüssigkeit setzte sich aus zwei getrennten Schichten zusammen und war als ein Vasolimentum liquidum mit Jod anzusprechen. (B e y t h i e n und H e m p e l.)

Einreibung gegen den Rotlauf der Schweine von dem Apoth. G e r l a c h in Rhinow ist eine Mischung von 12 T. Bilsenkrautöl mit 88 T. Terpentinöl. (K a i s e r.)

Einsiedler's Bleichsucht-Pulver ist Ferrum carbonicum saccharatum mit 8,62% Fe. (R ö h r i g.)

Einsiedler's Hämorrhoidalpillen enthalten 25 T. Ferr. sulfuric. sicc., 25 T. Amylum und 50 T. Aloe. (R ö h r i g.)

Eiovan wird ein Hautcreme genannt, der unter Zusatz von frischem Hühnerei hergestellt wird und sowohl parfümiert wie unparfümiert in den Handel kommt.

Eisenanstrich von S p a n g e n b e r g besteht aus mit Leinölfirnis angeriebenem Eisenpulver.

Eisenbiskuit der Freiberger Biskuitfabrik von G o t t s c h a l d enthält Fett 6,04%, Eiweiß 13,21%, Kohlehydrate 70,14%, Zellulose 0,08%, Feuchtigkeit 9,02%, Asche 1,14%, Eisenoxyd in löslicher Form, entspr. = 0,462% Fe. (S c h w e i ß i n g e r.)

Eisen-Bromocitin von Dr. Max H a a s e in Berlin werden Tabletten genannt, welche pro dosi 0,006 g Brom und 0,0015 Eisen in anorganischer Bindung, sowie 0,0425 Lecithin enthalten. Eisen-

Bromocitintabletten cum Arsen. enthalten außerdem 0,0002 Acid. arsenicosum.

Eisen „COC“ ist Magermilchpulver mit einem Zusatz von Ferriphosphat und Eisenpulver. (Pharm. Ztg.)

Eisen-Elarson ist eine Mischung von Elarson, dem Strontiumsalz der Chlor-arseno-Behenolsäure, und reduziertem Eisen in Tablettenform. Jede Tablette enthält 0,03 Fe und 0,0005 As. (Berl. Klin. Wochenschr.)

Eisenfarben, magnetische, von P u l f o r d , enthalten 25% Leinölfirnis, 15% Terpentinöl, 20% Kohle (Graphit?), 40% mineralische Stoffe (Eisen, Schwefel und Kalk).

Eisenhärtungsmittel, in langen schwarzen Stangen in den Handel kommend, besteht aus 25 T. gepulverter Tierkohle, 15 T. Chinarinde, 4 T. Kochsalz, 8 T. Blutlaugensalz und 6 T. Salpeter mit 40 T. Seife in Stangen geformt.

Eisenjodocitintabletten von Dr. Max H a a s e in Berlin enthalten pro dosi 0,0075 g Jod und 0,0015 g Eisen in anorganischer Bindung und 0,041 g Lecithin. Das Präparat gelangt auch mit 0,0002 g Acid. arsenicosum pro dosi als E i s e n j o d o c i t i n m i t A r s e n in den Handel. (Pharm. Ztg.)

Eisenkalksirup, milchsaurer, von Apoth. R e e b in Straßburg. 40,0 Calc. ferrolactophosphoric. und 4,0 Acid. citric. werden in 360,0 Wasser gelöst und in dem Filtrat 600,0 Zucker und 2 Tropfen Zitronenöl gelöst.

Eisenkognac von G o l l i e z enthält in 100 ccm 0,5 g Eisenoxyd und 18,5 g Alkohol. (Unters.-Amt Breslau.)

Eisenlikör von B. H e r t l in Kremsier (Kromerizi) ist eine blaßgelbe, klare Flüssigkeit von eisenartigem und schwach bitterem Geschmack, bestehend aus 2,22 reinem Eisenvitriol, 0,055 schwefelsaurem Chinin, 100,0 Zucker, 82,0 Wasser, 3 Tropfen verdünnter Schwefelsäure und einer Spur verschiedener aromatischer Substanzen. (H a g e r.)

Eisen-Magenbitter von Rob. F r e y g a n g in Leipzig ist gewürzreicher als der Eisenbranntwein, sonst diesem ähnlich. Er enthält in 10000 T. ⅔ T. an Zitronensäure gebundenes Eisenoxyd.

Eisenmagnesiapillen von W. K i r c h m a n n in Ottensen-Hamburg sind mit Vanillezucker überzogene Pillen aus 30,0 Ferr. sulfuric. und 5,0 Magnesia usta, zu 240 Pillen geformt.

Eisenmilch, Solutio Ferri lactiformis, von Emil P e l t z e r & Co. in Beuel bei Bonn, enthält neben geringen Mengen (0,007%) Kochsalz 1,83% Calciumphosphat und 0,97% Eisenphosphat in äußerst feiner Verteilung und sehr leicht löslicher Form. (B e c k u r t s.)

Eisenphytin „Ciba“ ist ein neutrales Eisensalz der Phytinsäure (Inositphosphorsäure) in kolloidaler Form. Das Präparat kommt in Form von Pillen (à 0,15 Eisenphytin) und granuliert in den Handel.

Eisenpillen mit Anker von R i c h t e r in Rudolstadt bestehen aus Enzianextrakt, schwefelsaurem Eisenoxydul, schwefelsaurem Kalium und Tragant.

Eisenpulver, Dernehls, von H. S c h r ö d e r in Berlin besteht aus Ferrum pulv. 16,o, Amylum 20,o, Saccharum 65. (H a g e r.)

Eisensajodin, eine Eisenverbindung des Sajodins, enthält in runden Zahlen 25% Jod und 5,7% Eisen.

Eisensajodinemulsion enthält pro 10 ccm 0,02 Jod und 0,008 Eisen.

Eisensajodinlebertran mit aromatischem Lebertran hergestellt, enthält in 10 ccm 0,02 Jod und 0,008 Eisen.

Eisensirup von Rob. F r e y g a n g in Leipzig, enthält in 10000 T. 1¼ T. Eisen in Form von zitronensaurem Eisenoxyd nebst den Bestandteilen der Chinarinde.

Eisenvalerianat Riebel von A. R i e b e l in Woldegk i. M. ist eine dunkelbraune Flüssigkeit von schwachem, aber angenehmem Baldriangeschmack.

Eisenwein von Gustav van L i p p in Cleve ist eine Auflösung von Extractum Ferri pomatum in 25—30 T. Wein. (H a g e r.)

Eispomade, haarkräuselnde, von B e r g m a n n , ist gewöhnliche Pomade.

Eispulver siehe Fix.

Eitin-Einreibung gegen Rheumatismus und Nervenschmerzen von H. S c h w a r z in Berlin, ist ein weißes Liniment, in dem Eigelb, Terpentinöl, Calciumazetat und freie Essigsäure festgestellt wurden.

Eiweiß-Kakes, Marke L e i b n i z. Die Untersuchung derselben ergab: 2,7% Feuchtigkeit, 7,3% Fett, 1,76% Nährsalze, 17,06% Eiweiß und 71,18% Kohlehydrate.

Eiweiß-Kräuterkognak-Emulsion siehe Tuberkeltod.

Eiweiß-Milch nach Prof. F i n k e l s t e i n von M. T ö p f e r G. m. b. H. in Böhlen bei Rötha i. Sa. ist eine Eiweiß-Muttermilchkonserve für Säuglinge.

Eiweißrahm Feco, eine Milchkonserve zur Herstellung von Säuglingsmilch, kommt in 2 Stärken, für größere und kleinere Kinder in den Handel.

Eiweiß-Rahmmilch des Handels enthält nach F e e r 50% Vollmilch, 3% Plasmon, 10% Rahm, 10% Zucker und Wasser.

Eksip von W. R i c h a r t z in Bonn a. Rh., „berühmtes Antidiabeticum, noch keinen Mißerfolg": Flasche mit 120 ccm eines dünnen wässerigen gerbstoffhaltigen Pflanzenauszuges mit Zusatz von 6% offizineller Salzsäure. (R ö h r i g.)

Ekzemin siehe Sommers E.

Elarson, ein Arsenpräparat, ist das Strontiumsalz einer Chlor und Arsen in eigenartiger Bindung am Kohlenstoff enthaltenden Behenolsäure.

Elbon-Ciba-Tabletten enthalten als wirksamen Bestandteil ein aus Zimtsäure und Oxyphenylharnstoff hergestelltes Erzeugnis, das gegen Tuberkulose Anwendung findet. Zur Verbesserung des Geschmackes ist den Tabletten etwas Brausepulver und als Bindemittel etwas Stärkemehl zugesetzt. (Pharm. Ztg.)

Elde-Gold und Elde-Silber heißen antiseptische und antikonzeptionelle Mittel der Firma „Elde-Werke" in Lodz. Beide Mittel bestehen aus einem mit einer fettartigen Masse präparierten Schwämmchen, das innen eine Kapsel enthält. Der Inhalt der Elde-Silber-Kapsel besteht im wesentlichen aus Borsäure, Alaun und Chininsulfat, derjenige der Elde-Gold-Kapsel aus Quecksilberchlorür und Chinosol. (Aufrecht.)

Electra, ein gelbliches Waschpulver, wird aus 3 T. Olein, 53 T. calcinierter und 12 T. kaustischer Soda, sowie 32 T. Wasser hergestellt. (Geißler.)

Electrargol, Electraurol, Electroplatinol und **Electropalladiol** sind auf elektrischem Wege gewonnene kolloidale Metalle, welche als bakterientötende Körper angewendet werden. Fabrikant: F. Comaret Fils & Co. in Paris.

Electricum ist nach Angabe des Fabrikanten Otto Reichel in Berlin, Eisenbahnstraße 4, Tiroler Kiefernadel-Waldwollöl. Es wird gegen Gliederreißen und dergleichen empfohlen.

Electrolin ist ein Petroleumdestillat, welches in Lampen mit einem Glühkörper gebrannt wird.

Electron ist ein ozonisiertes Olivenöl.

Elektrische Hüte sind eine Nachahmung der sog. Rheumatismusketten. Um Kopfschmerzen und andere Leiden, die durch das Tragen hoher, fester Hüte hervorgerufen werden, zu beseitigen, ist eine Vorrichtung aus zwei Metallbändchen von Zink und Kupfer in das Hutleder eingesetzt. Die Berührung derselben soll genügen, um durch die Ausdünstung und Wärme des Kopfes Elektrizität zu entwickeln, welche sich einem leichten Lüftchen gleich bemerkbar machen soll.

Elektrische Moorgürtel nach Dr. L. Nenadovics, mittels deren die heilende Wirkung des Moorbades verstärkt werden soll, bestehen im wesentlichen aus einem einfachen bzw. im Dreieck zusammengelegten Streifen aus Leinwand, auf welchem schmale Zink- bzw. Kupferstreifen oder dgl. bei den üblichen galvanischen Elementen verwendete Metalle in geeigneter Weise befestigt sind. Begibt sich nun die mit den Zinkgürteln an den Extremitäten und dem Kupfergürtel am Unterleibe versehene Person in das Moorbad, so soll ein galvanischer Strom erzeugt werden. (Pharm. Ztg.)

Elektrizität, rote. Die von Schützes homöopathischer Anstalt in Frankfurt a. M. als Heilmittel versandte rote Salbe, welche angeblich rote Elektrizität enthalten soll, besteht nach dem Korrespondenzblatt der ärztlichen Kreis- und Bezirksvereine im Königreich Sachen 1900, 168, aus einem Gemisch von Paraffin mit Fett oder Öl und ist (wahrscheinlich mit Cochenille) rot gefärbt.

Electrocollargol Heyden ist eine durch elektrische Zerstäubung hergestellte sterile, kolloidale Silberlösung zur intramuskulösen und intravenösen Injektion und zu Injektionen in entzündetes Gewebe. Gehalt an kolloidal gelöstem Silber 0,02%. Ersatz für die französische Spezialität Electrargol Clin (siehe diese).

Elektrocuprol ist eine Lösung von kolloidalem Kupfer. (Pharm. Ztg.)

Elektro-homöopathische Arzneimittel des Grafen M a t t e i sind wahrscheinlich aus Pflanzen bereitet und werden zum innerlichen Gebrauch in Form von kleinen Pillen angewendet, zum äußerlichen Gebrauch in Flüssigkeiten, welche „Elektrizitäten" genannt werden. Die innerlichen Arzneimittel, bis jetzt 19, können in 7 Mittel unterschieden werden: 1. Brustmittel, 2. Fiebermittel, 3. Gefäßentzündungsmittel, 4. Krebsmittel, 5. Psoramittel, 6. Syphilismittel, 7. Wurmmittel. Äußerliche Mittel sind 5: rote Elektrizität positiv, gelbe negativ; weiße, in beiden Arten wirksam; blaue für Gefäßentzündungsleidende; grüne negativ.

Elektrohomöopathische Mittel von F. S c h n e e in Berlin gegen Reißen, Taubheit und Ohrensausen bestehen I. in Streukügelchen aus Zucker und Weizenstärke, und II. in Zuckerpulver ohne irgendwelche erkennbaren Bestandteile. (B i s c h o f f.)

Elektrohomöopathie „Sauter" wurde in Nr. 38 der D. Med. Wochenschr. 1901 als Geheimmittelschwindel bezeichnet. Die bei dem Verfahren zur Anwendung gelangenden Mittel in Gestalt von Streutablettchen, Salben, Fluidors usw. sind in Reihen eingeteilt und mit dem Publikum unverständlichen Namen bedacht, wie Angiotique, Caméreux, Lymphatique, rote, blaue, weiße Elektrizität u. dgl., welche mit der Zusammensetzung nichts zu tun haben.

Elektrolyt von Georg H i r t h besteht aus rund 85 T. doppeltkohlensaurem Natron, 5 T. Kochsalz, 10 T. Rohrzucker. Es kommt als Pulver und in Tabletten in den Handel und wird zur Stärkung der elektrischen Spannkräfte des Menschen empfohlen.

Elektromagnetische Kissen und Pulver, Dr. C a r r e y s , aus der Sternapotheke in Straßburg i. E., gegen Gicht und Rheumatismus usw. Ein 135,o schweres Säckchen und eine 40,o schwere Schachtel, beide mit Schwefelblumen gefüllt. (Karlsr. Ortsges.-Rat.)

Elektromerkurol ist eine Lösung von kolloidalem Quecksilber.

Elektromotor von W. R o s i n in Berlin für Rheumatismusleidende besteht aus einer 7,5 cm langen und 3 cm breiten, doppelten, in ihrer Mitte etwas buckelig aufgetriebenen Zinkplatte, verwickelt mit einem 30 cm langen, 1,2 mm dicken Kupferdraht, welcher an den beiden Enden der Zinkplatte zu Ösen zusammengedreht ist. An der einen Öse ist ein 110 cm langer, gewundener, verziunter Messingdraht befestigt. Wird um den bloßen Leib gelegt. (Hager.)

Elektromotorische Essenz von Romershausen „zur Herstellung der unterdrückten Hauttätigkeit resp. der vital-elektrischen Strömungen und ihrer nervösen Funktionen", ist eine Auflösung von Terpentinöl und Rosmarinöl in Alkohol, rot gefärbt. (Reithner.)

Elektrosanbürste, von Obermeier in Paderborn gegen Kahlköpfigkeit, nervöse und rheumatische Leiden empfohlen, ist weitlos (Entsch. d. preuß. Kammergerichts v. 22. 9. 1913).

Elektroselenium wird eine Lösung von kolloidalem Selenium genannt.

Electrovanadosélénium, Complexe colloidale électrique de vanadium et sélénium, besteht in einer sehr dünnen, wässerigen Lösung eines dem Gummi arabicum ähnlichen Klebstoffes, in welchem als wirksame Bestandteile die Metalle Vanadium und Selenium fein verteilt sind.

Elektro-vegetabilische Homöopathie von Jules Delarne in Genf, gegen alle möglichen Krankheiten angepriesen, kennt sieben farbige Elektrizitäten, nämlich neben roter, blauer, grüner, weißer und gelber auch noch rosa gefärbte und braune; außerdem eine echte universelle Elektrizität, welche alle andern in sich vereinigt, am häufigsten anwendbar ist und diese meistens ersetzt. Es sind schwach gelblich grüne, stark verdünnte weingeistige Tinkturen von Pflanzen, von denen die universelle am wenigsten pflanzliche Stoffe enthält. Die dazu gehörigen Streukügelchen bestehen aus Zucker. · (Karlsr. Ortsges.-Rat.)

Elementaröl von Wendt in Berlin gegen Gicht und Rheumatismus ist ein Gemisch von Terpentinöl, fettem Öl und Petroleum. (Bischoff.)

Eleptin ist eine aus zahlreichen Mitteln, u. a. Brom und Phenazetin zusammengesetztes Antiepilepticum. (Zimmer & Co.)

Elgol, Mittel gegen Gicht u. dgl. von Gustav Laarmann in Berlin, besteht aus einem alkoholhaltigen Tabakauszuge, der stark mit Citronellöl parfümiert ist. (Juckenack und Griebel.)

Ellmans Embrocation siehe Royal Embrocation.

Elixir siehe auch Herztinktur.

Elixir antiasthmatique von Aubrée besteht aus 4,5 Jodkalium 0,5 Lactucarium gallic., 120,o Wasser, 1,o Spir. Aether. chlorati und 25,o Zuckersaft. (Schröpell.)

Elixir antibilieux von Etienne ist ein Macerat aus 5,o Rhabarber, 2,5 Ipecacuanha, 4,5 Scammonium, 1,o Safran, 15,o Jalape, 1,o Fliederbaumrinde, 200,o Wasser, vermischt mit 100,o Sirup aus Rosenblumenblättern.

Elixir anticolicum von L e b a s , gegen Kolik der Pferde usw., ist eine durch eintägige Digestion bereitete Tinktur aus 100,o Aloetinktur, 20,o Opiumtinktur, je 50,o Pomeranzenschalentinktur und Enziantinktur, 80,o Theriak, 100,o Weingeist, 100,o Wasser, welcher noch 50,o Äther zugesetzt werden. — Nach einer anderen Vorschrift wird dieses Elixir bereitet aus Aloe, Enzian, inländischem Rhabarber, Pomeranzenschalen je 20,o, Safran 10,o, Theriak, Mohnkapselextrakt je 30,o, Äther 60,o, Branntwein 640,o, Dosis: 100—120,o, verdünnt mit der 8—9fachen Menge Wasser oder Bier.

Elixir antifébrile d'Evangelista ist ein Gemisch aus Tinct. Aloes comp., Tinct. Chinae regiae und Sirupus simpl.

Elixir antigoutteux von V i l e t t e ist ein Auszug von 100,o brauner Chinarinde, 50,o Klatschrosen, 25,o Sassafras und 50,o Guajakharz in 4000,o Rum, welchem 2000,o Sarsaparillsirup zugesetzt werden. (H a g e r.)

Elixir Chinchonae peptonatae ist ein wohlschmeckendes, Pepton enthaltendes Chinarindenpräparat, das auch mit Eisen von der Rathausapotheke in Pforzheim dargestellt wird.

Elixir dentifrice des Bénédictins besteht aus Spiritus, Pfefferminzföl und Sternanis. (G s c h e i d l e n.)

Elixir de Lydia, gegen alle möglichen Leiden empfohlen, ist Baldriantinktur.

Elixir de Pepsine digestif von H o t t o t - B o u d a u l t ist eine Lösung von 2,o deutschem Pepsin in einer Mischung aus 1,o Milchsäure, je 20,o destilliertem Wasser, rotem Johannisbeersirup und Zuckersirup, sowie 40,o Spiritus Gari.

Elixir de Pepsine digestif von G r i m a u l t & Co. in Paris ist Pepsinwein.

Elixir de Radcliffe, ein englisches Geheimmittel, ist ein filtriertes Mazerat von 23,o Aloe, 4,o Rhabarber, 2,o Zimt, 2,o Zitwerwurzel, 2,o Cochenille, 60,o Kreuzdornbeerensirup, 150,o Weingeist und 155,o Wasser. (D o r v a u l t.)

Elixir de Santé von B o n j e a n ist zusammengesetzt aus 50,o Catechutinktur, 25,o Pomeranzenschalentinktur, je 16,o Pfefferminzölzucker, Kümmelölzucker, Anisölzucker, 100,o Aufguß von chinesischem Tee, 15,o Ätherweingeist und 150,o weißem Zuckersirup.

Elixir de St. Hubert pour les Chasseurs ist eine Lösung von ca. 2. T. Karbolsäure in 50 T. Spiritus. (C a s s e l m a n n.)

Elixir de Virginie enthält die wirksamen Bestandteile der Blätter und Rinde von Hamamelis virginiana im Verein mit denen des Capsicum brasiliense. Anwendung findet es innerlich bei Krampfadern, Hämorrhoiden und Venenentzündung.

Elixir gegen sexuelle Schwäche bei Männern, Chinesische Peu-tsao-Präparate von Apotheker L. T i e d e m a n n , dargestellt aus

Ginsengwurzel, soll aus einem Auszug von Pomeranzen und Wein bestehen. Die Einreibung besteht aus Spiritus und einem Storaxauszuge, parfümiert mit ätherischen Ölen.

Elixir Glaßer wird nach Angabe des Darstellers, Apotheker J. Glaßer in Türkheim, aus 25 T. Condurango- und 25 T. Chinarinde, 5 T. Ferriammoniumzitrat, 5 T. Orangenschalen, 5 T. Hoffmannschem Elixier, 1000 T. Malagawein und einigen Gewürzen bereitet.

Elixir Godineau soll sich nach der Analyse wie ein mit 2% Fleischextrakt versetzter Zuckersirup verhalten. Der Berliner Polizeipräsident warnt vor dem Ankauf des Elixiers.

Elixir of Celery, Sellerie-Elixier Dr. Wilkinsons zur Stärkung, Erhaltung und Erzeugung der Manneskraft, besteht aus einem Destillat von Wacholderbeeren, Angelikawurzel, Liebstöckelwurzel je 1 T., Spiritus 12 T., Pomeranzenblütenwasser und Rosenwasser je 4 T. Es werden 20 T. abdestilliert und das Destillat mit 12 T. gereinigtem Honig gemischt.

Elixir of Life Bitter von Jacob Wolff in New-York wird bereitet aus 1 Aloe, 10 Zimt, 2,5 Kalmus, 5 Angelikawurzel, 0,6 falschem Safran, 10 Zuckercouleur, 215 Glyzerin, 190 Weingeist und 350,0 Wasser. (Hager.)

Elixir, Petersburger, von Dr. Rottmann, ist ein weingeistiger Auszug aus Bitterklee, Cardobenediktenkraut, Tausendgüldenkraut, unreifen Pomeranzen, Anis und Zimt. (E. Geißler.)

Elixir pour les Fourrures Karolys ist eine Lösung von Kampfer und Karbolsäure in starkem Spiritus, gemischt mit einer hellbräunlichen scharfen Tinktur (Tinctura Pyrethri rosei?). (Casselmann.)

Elixir purgatif officinal von Lavolley entspricht der Tinctura Jalapae composita der französischen Pharmacopöe.

Elixir Salutis, Harlemer Gesundheitselixier, entspricht in seiner Zusammensetzung dem Daffyschen blutreinigenden Elixier.

Elixir stomachic. Stoughton siehe Cordialelixier.

Elixir toni-fébrifuge au Quinquina et Café von Deslauriers. 20,0 grob gestoßene Königschinarinde und 6,0 braune Chinarinde werden nebst 16,0 schwach gerösteten gestoßenen Kaffeebohnen mit 250,0 Wein, 15,0 Zucker und 2,5 Zitronensäure einmal nach längerem Stehen in der Wärme aufgekocht und der durchgeseihten Flüssigkeit 85,0 Zucker und 15,0 Spiritus zugesetzt.

Elixir tonique antiglaireux von Guillé, ein magenstärkendes Elixier gegen Verschleimung, besteht aus Rad. Colombo 90,0, Rhiz. Irid. Flor. 60,0, Rad. Gentian. 8,0, Tub. Jalap. 1500,0, Aloe 13,0. Croci 60,0, Chinin sulfuric. 16,0, Tart. stibiat. 2,0, Kalium nitric, 16,0, Lign. Santali citrini 30,0, Sirupi simpl., Spiritus und Aq. destillat. je 11,1. Die Vegetabilien werden mit dem Spiritus einen

Tag digeriert, dann mit den in Wasser gelösten Salzen und zuletzt mit dem Spiritus versetzt.

Elixir trijodurée von Dr. L i v i n g s t o n e in Paris ist eine wohlschmeckende, süße Lösung von 2% Jodkalium, 20% Zuckersirup und verschiedenen aromatischen Stoffen.

Elixir und Sirop balsamo-diurétique enthalten Buccoextrakt.

Elixir Valerianatis ammonici von G o d d a r d. Zur Darstellung werden 3,o Baldriansäure in 40,o destilliertem Wasser gelöst und mit kohlensaurem Ammonium gesättigt. Nach Zusatz von 35,o Weingeist, 50,o Zuckersirup, 1 Tropfen Bittermandelöl, 2 Tropfen Pomeranzenöl, 30,o Kirschwasser, 12,o Tinktur aus rotem Sandelholz, 3,o Pomeranzenschalentinktur und 2,o gebranntem Zucker wird die Mischung filtriert.

Elixir Vigorosa ist ein schwach vergorener griechischer Südwein, der etwa zur Hälfte mit einer weingeistigen Chinatinktur versetzt worden ist. (Pharm. Ztg.)

Ellimans Embrocation. Eine in England beliebte Einreibung. Als Ersatz werden folgende Gemische empfohlen: I. Camphor. trit. 20,o, Ol. Papaveris 460,o, Liqu. Amm. caust. 120,o, Tinct. Arnicae 75,o, Ol. Rosmarini, Acid. carbol. je 12,5. Der Luxemb. Ap.-V. empfiehlt folgende Vorschriften: a) für Menschen: Albumin. recent. ovi 25,o, Acet. pyrolign. dep. 50,o, Ol. Terebinth. 50,o. M. f. emulsio. b) für Pferde: Album. recent. ovi 25,o Acet. pyrolign. depur. 50,o, Ol. Terebinth. 75,o. — Ferner soll bei Pferdebesitzern folgende Mischung sehr beliebt sein: Camphor. trit. 20,o, Ol. Papaveris 460,o, Liqu. Amm. caust. 120,o, Tinct. Arnicae 75,o, Ol. Rosmarini, Acid. carbol. je 12,5.

Ellis Kopfwehpulver enthalten je 0,6 g Acetanilid. (Chemnitzer Unters.-Amt.)

Elsa-Fluid, von E. V. Z e l l e r in Stubica (Kroatien) gegen Nerven- und Gelenkschmerzen empfohlen, ist eine weingeistige, mit verschiedenen Essenzen oder Auszügen versetzte Flüssigkeit. (Nachr. f. Zollst.)

Emailsoda ist gepulverter Kryolith. (W i t t s t e i n.)

Embarin, ein Antisyphiliticum, stellt eine 6⅔%ige Lösung von merkurisalicylsulfonsaurem Natrium dar und enthält außerdem noch ½% Akoïn.

Embrocation Questionan ist ein Gemisch aus je 1 T. Acid. sulfuric. und Spiritus, sowie je 8 T. Ol. Olivar. und Ol. Terebinth. (H a g e r.)

Embrocation refraîchissante gegen Stoß, Schlag, Verrenkung der Haustiere von H i b o n & S m i t h. Das Eiweiß von zwei Hühnereiern wird in einer Flasche mit 165,o Wasser gemischt, dem man vorher 15—30,o Holzessig (oder auch gewöhnlichen Essig) zugesetzt hat. Nach dem Durchschütteln setzt man 100,o Spiritus und 24,0 Terpentinöl hinzu und schüttelt recht kräftig durcheinander. (H a g e r.)

Embrocation Varton besteht aus einer weißen, dickflüssigen Masse, die schwach nach Terpentinöl riecht. (Pharm. Ztg.)

Embryocedin siehe Malthus-Präparate.

Eminent, Zervelat- und Salamiwurst-Gewürzsalz von P. M. R o t h - s c h i l d in Eisenach. Zusammensetzung: ca. 85% Kochsalz, 5% Zucker, 5% Salpeter und 5% Gewürz, besonders Pfeffer.

Emittol heißt ein Tierheilmittel, das bei Spat, Sehnen- und Gelenkentzündung usw. Anwendung finden soll. Über die Zusammensetzung ist nichts bekannt. (Pharm. Ztg.)

Emmalin, Mittel gegen Zahnschmerz, Rheumatismus und Nervenschwäche von Fr. M ü l l e r in Berlin, ist eine aus einer farblosen und aus einer braunen Schicht bestehende Flüssigkeit, in der Steinöl, Pfefferminzöl und geschwefeltes Leinöl festgestellt wurden. (J u c k e n a c k und G r i e b e l.)

Emmensäure, ein Sprengstoff entsteht durch Versetzen rauchender Salpetersäure mit überschüssiger Pikrinsäure.

Emocascara wird ein Extract. fluid. Cascar. sagrad. genannt, welches das Emodin in Form eines Salzes enthält (welches Salz ist leider nicht gesagt) und demzufolge sehr zuverlässig wirken und verhältnismäßig angenehm schmecken soll.

Emplastrum Fodicatorium Paracelsi von Johann Christoph N e u - b e c k in Rohrbach, Schwarzb.-Rudolst., enthält 20,0 einer braunen Masse aus ca. 8,0 Mutterpflaster, 6,0 Harzpflaster, 3,0 Terpentin und 3,0 Baumöl. (H a g e r.) Nach Pharm. Ztg. soll das Präparat einfaches Bleipflaster darstellen.

Empyrol ist eine flüssige (Wacholder-)Teerseife. (Pharm. Ztg.)

Empyroleum Pini ist ein aus Fichtenteer dargestelltes farbloses Präparat, welches an Stelle anderer Teerpräparate Anwendung finden soll.

Emser Pastillen siehe Katarrhpastillen.

Emulgen von Gebr. H a n n i n g in Hamburg ist ein Mittel zur Darstellung von Lebertran- und anderen Emulsionen. Eine Mischung von 8 g Tragantpulver, 5 g Gummi arabicum, 10 g Spiritus und 55 g destilliertem Wasser soll nach W. R i e b e das Emulgen gut zu ersetzen geeignet sein.

Emulsin von Dr. R. B r ü g g e m a n n in Beverungen (Westf.) ist ein weißes, geruch- und geschmackloses Pulver, welches mit der 20 fachen Menge Öl mit oder ohne Zusatz von Wasser oder Glyzerin haltbare, weiße Emulsionen gibt.

Emulsion Clin enthält 0,5 g Phosphotal (Kreosotphosphorigsäureester) auf einen Kaffeelöffel.

Emulsion des Indes ist ein leichtflüssiges, ziemlich klares Bartwasser, das beim Rasieren an Stelle von Seife verwendet werden soll. Die Zusammensetzung ist folgende: Wasser 99,44%, Soda mit Ätznatron 0,14%, Natriumchlorat 0,15%, organische Substanz 0,27% und Spuren von Lavendel- oder Bergamottöl. (Pharm. Ztg.)

Enameline for the complexion, Dr. B r a d f o r d s , ist eine farblose Flüssigkeit mit ca. 6,6% Zinkoxyd. (C h a n d l e r.)

Enantico, ein Weinentsäurungspulver, das von einer Mailänder Firma in den Handel gebracht wird, ist gepulverter weißer Marmor.

Encre pour les Dames von Q u e s n e v i l l e in Paris ist eine wässerige Lösung von Jodstärke. (H a g e r.)

Endermol ist eine neutrale, geruchlose Salbengrundlage, die aus Stearinsäureamid und Paraffinen dargestellt wird.

Endotin ist die spezifische Substanz des Alttuberkulin Koch.

Energal, Dr. A d e r s , ein Nervenkraftmittel bei Zuständen von Nervenschwäche und sexueller Neurasthenie, enthält rund 10% Lezithin, 40% Kohlehydrate, 26% Stickstoffsubstanz (Eiweiß). (Deutsche Medizinal-Zeitung 1909 Nr. 85/86.) G r i e b e l fand rund 6% Lezithin, neben Eiweiß, Milchzucker, Rohrzucker und Kartoffelstärke. Das Lezithin lag in Form von Eigelb, der Milchzucker und ein Teil des Eiweißes in Form eines Magermilchpräparates vor.

Energeen ist ein in England gebräuchliches Diabetikerbrot.

Energetene (Energétènes) werden die frischen Säfte verschiedener Arzneipflanzen genannt, welche ohne jede Zuhilfenahme von Alkohol oder Wärme gewonnen werden und die wirksamen Prinzipien der betreffenden Pflanzen in unverändertem Zustande enthalten sollen. Sie bilden bräunliche Flüssigkeiten mit dem Geruch und Geschmack der Pflanze und enthalten in 1 g (= 36 Tropfen) die wirksamen Stoffe aus 1 g der frischen Pflanze. Bisher hat man solche „Energetene" aus Convallaria, Colchicum, Digitalis und Valeriana hergestellt. Leider ist nicht angegeben, von wem und auf welche Weise.

Energin von S z i g e t i und Dr. S z i l a r d in Fünfkirchen ist eine Lebertranschokolade, die Kalk enthält. (Nachr. f. Zollst.)

Energon, ein Antigonorrhoicum, soll aus Naphtha, Benzol, Kreosotöl, Phenol, Tannin, Anthracen, Santal., Copaivabalsam, Äthylschwefelsäure, Wasser bestehen. Nach F e i s t entsprechen diese Angaben nicht ganz den Tatsachen! (Pharm. Ztg.)

Energos, der elektrische Wunderkamm, welcher gegen vorzeitigen Haarausfall empfohlen wird und eine Stromstärke von 15 Milliampère entwickeln soll, entwickelt nach K r o n e nur 1 bis 1½ Milliampère und ist therapeutisch vollkommen wertlos. (Münch. Med. Wochenschr.)

Energy der Nährmittel-Industrie in Schloß Bergfried, A. W i n t h e r & Cie., Lörrach i. B. Der Ortsgesundheitsrat Karlsruhe warnt vor dem Präparat und sagt dazu: „Die Wintherschen Mittel dürfen weder außerhalb der Apotheken verkauft noch öffentlich zum Kauf angekündigt oder angepriesen werden; vielmehr sind Verkauf und öffentliche Ankündigung der hygienischen Nähr- und Nervensalze zur Heilung von Krankheiten nach § 367 R.-Str.-G.-B., 84 P.-Str.-G.-B. strafbar. Wir warnen dringend vor dem Bezug der Präparate."

Dr. Engels Baldrianum ist eine weinige Baldriantinktur, versetzt mit Himbeersirup und Kirschsaft (R ö h r i g.)

Dr. Engels Nektar besteht nach Angabe von Hubert U l l r i c h in Leipzig aus 300 g Malagawein, 50 g Weinsprit, 200 g Rotwein, 100 g Ebereschen- und 200 g Kirschsaft, 30 g Schafgarbenblüte, 30 g Wacholderbeeren, 30 g Wermutkraut und je 10 g Fenchel, Anis, Helenen-, Enzian- und Kalmuswurzel, sowie Kamillen. Ist also ein abgeänderter U l l r i c h scher K r ä u t e r w e i n.

Engel's Pessarien siehe Malthus-Präparate.

Englische Einreibung besteht aus gleichen Teilen Tinct. Aloes, Tinct. Myrrhae und Spiritus russicus. (Pharm. Ztg.)

Englisches Gichtpapier ist mit Pech getränktes Papier. (Pharm. Ztg.)

Englisches Milch-Butterpulver isi technisch reines Natriumbikarbonat. (B e y t h i e n.)

Englischer Wunderbalsam. Durch Mischen von 5 T. Perubalsam, 25 T. Aloetinktur, 25 T. Benzoetinktur und 45 T. Ratanhiatinktur läßt sich nach A u f r e c h t ein dem englischen Balsam ähnliches Produkt herstellen.

English breakfast-tea siehe Breakfast-Tee.

English Spied zur Beschwerung des Leders ist Chlorbarium. (A. G a w a l o w s k i.)

Enoctura, B l a s e n n e r v e n - B o n b o n s von Dr. med. H e u s m a n n & Comp. in Regensburg, gegen Bettnässen, bestehen in der Hauptsache aus Talkum oder Kaolin, imprägniert mit einem stark eisenhaltigen alkohollöslichen Pflanzenextrakt. (R ö h r i g.)

Enokturin-Tabletten des Instituts Sanis, München, „ein Nähr- und Kräftigungsmittel ersten Ranges; Befreiung von Bettnässen": 42 Tabletten zu je 1,03 g einer Mischung von 80 Teilen Zucker mit 20 Teilen eines Nährpräparates nach Art des Sanatogen oder Biocitin. (R ö h r i g.)

Enos siehe Fruit Salt.

Enos-Tabletten der Apotheke in Burgbernheim „beseitigt Bettnässen rasch und sicher": 47 linsenförmige Tabletten aus Getreidestärke, Kakao und Glycerin; der angegebene Gehalt an Castoreum (Bibergeil) war ebensowenig festzustellen als die bekannten spezifischen Bettnäßmittel. (R ö h r i g.)

Ensemin von Zahnarzt R o s e n b e r g und W o h l a u e r zum schmerzlosen Zahnziehen ist eine etwa 1prozentige Kokainlösung mit Adrenalin- und Chloretinzusatz.

Entbakterin, ein Gemisch aus Oliven-, Sesam- und Pfefferminzöl mit Salmiakgeist, wurde von der Firma H e r b a , G. m. b. H. in München, gegen ansteckende Krankheiten angepriesen.

Entbindungsmittel Leicht und Schnell von A l t m a n n & Co. besteht aus einer Flasche, enthaltend 350 g einer Ölemulsion von Lebertran, Eigelb, Glyzerin und wahrscheinlich einem Pflanzenextrakt, ferner einer Zinntube mit 30 g gelber Salbe, bestehend aus einer Wachskomposition mit Zusatz von ätherischen Ölen. (R ö h r i g.)

Entbindungspulver besteht aus 3 Pulvern: Pulver I, ein Beutel mit 2 Pulverkapseln zu je 10 g, enthält eine Verreibung von Milchzucker mit Arnica arvensis, 3. Verdünnung; Pulver II, 5 g einer Verreibung von Milchzucker mit Anemone pratensis, 4. Verdünnung; Pulver III, 5 g einer Verreibung mit Arnica mont., 4. Verdünnung. (R ö h r i g.)

Entéroseptyl, ein inneres Antisepticum, ist das Phosphat des Trinaphthyls.

Entfärbungspulver von A. G a w a l o w s k i in Brünn zum Entfärben von dunklem Bier oder Rotwein ist gereinigtes Satzpulver der Blutlaugensalzfabriken und enthält neben Wasser, Gips, Kieselsäure, phosphorsauren und kieselsauren Erden und Metallen 60% entfärbende Stickstoffkohle.

Entfettungsbäder von E. W e i t z i g in Charlottenburg bestehen aus kalzinierter Soda, die durch einen Zusatz von Eisenoxyd oder einem Eisenoxyd enthaltenden Mineral rötlich gefärbt ist. (G r i e b e l.)

Entfettungsdragees oder -Tabletten siehe Fucus und Fukusin.

Entfettungstabletten sind ovale, schwarze Tabletten, deren Kern als Abführmittel Glaubersalz, Bittersalz und eine Droge aufweist. (R ö h r i g.)

Entfettungstabletten von Dr. M. B e r n a r d Nachf. in Berlin enthalten als spezifisch wirksame Anteile pflanzliche Extrakte und Extr. Fuci, Extr. Cascar., Extr. Frangul., sowie Kakao. (R ö h r i g.)

Entfettungstee von P. F r i t z in Berlin, sollte nach Angabe des Herstellers bestehen aus Fruct. Cynosbati, Fruct. Myrtilli, Flor. Sambuci, Fol. Sennae, Fol. Menthae, Fol. Juglandis, Fol. Rosmarini, Hb. Equiseti, Lign. Sassafras u. Cort. Frangul. In Wirklichkeit lag nur ein Gemenge von Sennesblättern und Faulbaumrinde vor. (G r i e b e l.)

Entfettungstee Laarmanus siehe Reduzin.

Entfettungstee „Schlancoform" von Apotheker P. G r u n d m a n n in Berlin, besteht aus Süßholzwurzel, Queckenwurzel, Rhabarber,

Sennesblättern, Malvenblüten, Manna, Feigen, Anis, Fenchel und Koriander. (Pharm. Ztg.)

Entfuselungspulver von Plattner besteht aus 2 T. Stärke, 1 T. Eiweiß und 1 T. Milchzucker. Dasselbe soll, fein gepulvert, zur Klärung und Entfuselung von Likören dienen.

Enthaarungsmittel siehe auch Dépilatoire.

Enthaarungsmittel gegen Damenbärte, von Frau Agnes Teumel in Dresden, besteht im wesentlichen aus geschmolzenem Fichtenharz. (Stadtr. zu Dresden.)

Enthaarungsmittel, orientalisches, besteht aus einer Mischung von Schwefelleber, Schwefelcalcium, Calciumkarbonat und Kohle. (Gscheidlen.)

Enthaarungspulver von G. C. Brüning besteht aus etwa 30% rohem Baryumsulfid, 30% Mehl und 40% Kieselgur. (Lenz und Lucius.)

Entkalkungstabletten, Müller's, gegen Arteriosklerose enthalten ein Salzgemisch aus Chloriden, Sulfaten, Karbonaten, Phosphaten usw.

Entomoctine, ein Insektenvertilgungsmittel, von Breidieth, ist eine Tinktur aus spanischem Pfeffer und Insektenpulver.

Entomofobo, ein Insektenvertilgungsmittel von Apotheker Leonardi in Venedig, ist nach Pharm. Post eine Pflanzentinktur, wahrscheinlich aus Pyrethrum- oder Chrysanthemumarten bereitet, welche, mittelst Sprayapparates zerstäubt, Ozon entwickeln soll.

Entscheinungspulver, bestimmt, fluoreszierenden Ölen ihre Fluoreszenz zu nehmen, ist Nitronaphthalin. (E. Geißler.)

Enzytol, ein Mittel gegen Tuberkulose, ist eine Borcholinverbindung.

Epaetogen, ein Nährmittel, enthält Vitamin, Glycerophosphate, Eiweiß, Kohlehydrate usw.

Epidermiton von Merkel & Stiefel in Frankfurt a. M., Kosmetikum, besteht aus einer Flasche mit ca. 25 g Glyzerin, 1 Pinsel, 1 Schwamm und 2 ovalen, 1 cm dicken, rauh anzufühlenden Stücken einer harten, ca. 22,5 g schweren graurötlichen Masse, bestehend aus grobem, sehr gleichmäßigem Sande, durch Leim zu einer festen Masse vereinigt. (Geißler.)

Epiglandol siehe Glandole.

Epilatorium von Dr. Robert Fischer besteht aus einer etwa $1^3/_{10}$ prozentigen Wasserstoffsuperoxydlösung mit einem Zusatz von Glykose. (A. Gawalowsky.)

Epileine, ein Haarentfernungsmittel, enthält Schwefelnatrium.

Epilepsiekräuter von Buchholz in Berlin sind eine klein geschnittene Mischung aus je 30,o Beifußkraut und Pomeranzenblättern und je 10,o Sennesblättern und Guajakholz.

Epilepsie- und Krampfmittel von W. T a y l o r in Boston ist eine Flüssigkeit, bestehend aus Bromkalium, Bromammonium, Baldrianwurzelextrakt, Rum und Wasser.

Epilepsiemittel von Dr. A l b e r t in Paris ist identisch mit dem Auxilium orientis des Dr. B o a s. (H. G u s e n b e r g e r.)

Epilepsiemittel von A r n i m. Brotwürfel werden mit einer Lösung von 100—160,o Schwefelleber mit und ohne Birkenteer in ½ l Spiritus benetzt. Bei Nichterfolg ist noch eine Mischung aus 500,o Milchzucker und 15,o Schwefelblüte zu nehmen. Die Broschüre, worin dieses Mittel mitgeteilt wird, kostet M. 3. (H a g e r.)

Epilepsiemittel von Dir. D: B e s s e r in Berlin besteht aus 30,o rot gefärbtem Kampferspiritus. (S c h ä d l e r.)

Epilepsiemittel von B u c h h o l z in Berlin bestehen aus einer Mixtur und einem Tee (Epilepsiekräuter). Einen nahekommenden Ersatz der Epilepsiemixtur liefern folgende Mischungen: 250,o Abkochung von je 15,o Beifußwurzel und Päonienwurzel wird mit 15,o Beifußtinktur und 30,o Zimtsirup gemischt. (W a l d e n b u r g und S i m o n.)

Epilepsiemittel von D u r a n d besteht in 600 Pillen, deren Hauptbestandteil ein Extrakt aus Galium palustre ist, dann einigen Purgierpulvern, welche bei Eintritt des Vollmondes gebraucht werden, und aus einem Tee von getrockneten zerschnittenen Eschenblättern (Fol. Fraxini excelsior.). (H a g e r.)

Epilepsiemittel, Episan, B e r e n d s d o r f, enthält neben einem zur Parfümierung hinzugesetzten Amylester als wesentlichste Bestandteile Zinkoxyd, Kaliumbromid, Natriumborat und Magnesiumoxyd neben geringen Mengen von Tonerde und Kaliumsalzen. (B e y t h i e n.)

Epilepsiemittel von H e n s c h e l sind Pulver von Artemisiawurzel und eine Salbe aus Kampfer, Zimtpulver und Fett. (Ortsges.-Rat Karlsruhe.)

Epilepsiemittel von F r ö n d h o f f in Warendorf besteht aus Bernsteingrus 2,o, Krebsaugen, roten Korallen, Päoniensamen zerkleinert je 1,o und 7 Stück ganzen Päonienkernen in einem Leinwandsäckchen, das auf der Herzgrube getragen werden soll. (H a g e r.)

Epilepsiemittel von F r ö n d h o f f in Warendorf besteht in einem 6 Monate lang auf der Herzgrube zu tragenden Leinwandsäckchen, enthaltend Bernsteingrus 2,o, Krebsaugen, rote Korallen, Päoniensamen, zerquetscht und zerkleinert, je 1,o und 7 Stück ganze Päonienkerne. (H a g e r.)

Epilepsiemittel von G a d e e n ist dem A r n i m schen Epilepsiemittel ähnlich.

Epilepsiemittel des Fräuleins K. G o t z k o w in Garnen bei Goldapp in Ostpr. besteht aus 7 aschgrauen, ca. 0,5 g schweren Patronen, welche aromatisch riechen, süßlich schmecken, zur Hälfte aus Zucker und zur anderen Hälfte aus gleichen Teilen Zimt, Beifußwurzel und schwarz gebrannten Knochen zusammengemischt sind. (W i t t s t e i n.)

Epilepsiemittel der Frau G r o ß h e r z o g i n v o n M e c k l e n - b u r g - S c h w e r i n , angefertigt in der Hofapotheke zu Schwerin, besteht aus 91,23 T. Päonienwurzelpulver und 8,77 T. kohlensaurem Kalk, auf 24 Pulver verteilt, und einem Glas Maiblumenwasser. (H i m l y.)

Epilepsiemittel von St. J. G u r s c h in Dresden besteht aus 6 Flaschen, jede mit ca. 172,o einer Flüssigkeit angefüllt, die sich als eine mit Safran gefärbte 4,7 prozentige Auflösung von Bromkalium erweist. (W i t t s t e i n.)

Epilepsiemittel von J. H. H o e s c h in Köln a. Rh. ist eine Mischung aus 1750,o Olivenöl, 250,o Zucker, 15,o Pfeilwurzelmehl, je 5,o Eichenmistelpulver, Veilchenwurzel, Zitwerpulver. 7,50,o.

Epilepsiemittel von Moritz H o l t z in Berlin besteht aus 12 Flaschen, von denen jede 5,o Bromkalium in 150,o Wasser gelöst enthält. (H a g e r.)

Epilepsiemittel von C. J a c o b y besteht aus zwei Schachteln mit je 60 Pillen, die einen mit Veilchenwurzel bestreut, die anderen versilbert, erstere zur Kur, die anderen zur Nachkur, beide bestehend aus je 3,o Zinkoxyd, 2,o phosphorsaurem Kalk, 0,5 Rhabarber und 0,5 Beifußwurzel. (K r a n i e r.)

Epilepsiemittel von Dr. K i l l i s c h in Dresden, früher in Berlin, enthält in 200,o Wasser 7,5 Bromkalium und 0,03 schwefelsaures Atropin. Letzteres fehlt zuweilen. Kommt auch mit Indigolösung oder Anilinfarben schwach blau gefärbt vor. (H i m l y und H a g e r.)

Epilepsiemittel der Frau Pauline K r ü g l e r in Nieder-Langseiffersdorf, Kreis Reichenbach, besteht in Pulvern, die je 2,o Bromkalium, verunreinigt mit Kochsalz, enthalten, und aus einem Tee aus Sennesblättern, Pfefferminze, Huflattich, Lindenblüten und Schafgarbenblüten. (O s w a l d.)

Epilepsiemittel von L ü d i c k e in Berlin sind Leinwandstreifen in Blut eingetaucht. (B i s c h o f f.)

Episepliemittel von Prof. G. P a o l i in Rom, vertrieben durch Apoth. R i g o t t i in Fiume, besteht aus 10 T. Rad. Valerian., 2 T. Rad. Paeon., 2 T. Rad. Asari, 2 T. Tub. Ari, 2 T. Rad. Artemis,. 1 T. Cort. Cinn., 30 T. Sacch., 1 T. Ammonvalerianat.

Epilepsiemittel von Franz Anton Q u a n t e in Warendorf ist rektifiziertes, mit Alkanna gefärbtes Petroleum, dem eine unbedeutende Quantität stinkendes Tieröl zugesetzt ist. Hierzu noch ein gedrucktes Rezept, worauf sich ein Teegemisch aus gleichen Teilen Lindenblüten- und Stiefmütterchentee verordnet findet. 15,o nebst Rezept *M*. 15. Andere Rezepte desselben gegen Epilepsie sind: I. Rp. Kalii bromati, Ammonii bromati je 0,045, Zinci valerianic. 0,06, Rad. Artemisiae 0,62. II. Olei Succini rectific. 11,0. (H a g e r.) — Besteht aus zwei Flüssigkeiten, die eine aus Terpentinöl, Cajeputöl, Olivenöl und Bibernellextrakt zusammengesetzt, die andere eine Mischung von Bernsteinöl und Spiritus. (K o p p.)

Epilepsiemittel von R i e b s c h l ä g e r in Berlin ist eine wässerige schwach gefärbte Lösung von Bromkalium. (B i s c h o f f.)

Epilepsiemittel von R o l l e r aus der D i a k o n i s s e n a n s t a l t in Dresden besteht aus nicht vollständig verkohlter und gepulverter Hornsubstanz. Das Mittel wird durch Verkohlen von Elstern hergestellt, welche in den 12 auf Weihnachten folgenden Nächten geschossen worden sind. (D r a g e n d o r f f.)

Epilepsiemttel von Dr. P. M. S a l o m o n in Weißensee bei Berlin bestehen: I. aus 3 l einer 4prozentigen wässerigen Lösung von Bromkalium, II. aus einem Tee, der aus verschiedenen grob zerkleinerten Pflanzenteilen, darunter Zitwerblüten, Krauseminze und Baldrian zusammengesetzt ist. (Karlsr. Ortsges.-Rat.)

Epilepsiemittel von Dr. S t a r k in Liebau i. Schles. bestehen in **Krampftee** und **Krampfpulver (Antiplasmodicum).** Ersterer ist zusammengesetzt aus Baldrianwurzel, Veilchenwurzel, Engelsüß, Faulbaumrinde, Arnikablüten, römischen Kamillen und Sennesblättern. Das Pulver enthält hauptsächlich Baldrianwurzel, reichlich mit Zucker untermischt. (Karlsr. Ortsges.-Rat.)

Epilepsiemittel der S t r a u ß - A p o t h e k e in Berlin besteht aus einer Mixtur, einem Tee und einer Einreibung. Die Mixtur ist ein Bierauszug von Beifußwurzel, der Tee St. Germaintee ohne Zusatz von Tartar. dep., die Einreibung ein Gemisch aus Spirit. Angelic. comp., Tinct. Opii. und Spirit. Serpylli. (H a g e r.)

Epilepsie-Mixtur des Kurpfuschers S t e i n b a c h besteht nach der chemischen Untersuchung von M a n n i c h und L e e m h u i s aus einer 10%igen Auflösung von Bromkalium in einem wässerigen Pflanzenauszuge, wahrscheinlich einem Baldrianaufguß.

Epilepsiepillen von H e i m in Effelder in Sachsen. Zur Darstellung werden aus 0,6 Höllenstein, 2,0 Enzianextrakt, 2,0 Lakritzensaftpulver und 0,06 Opium, 0,1 g schwere Pillen formiert. (W i t t s t e i n.)

Epilepsiepulver Cassarinis enthält 95% Bromkalium neben wenig Eisenoxyd und Enzianpulver.

Epilepsiepulver des Grafen D u p l e s s i x - P a r s e a u ist zu Kohle gerösteter Maulwurf, nach G a u g e r wahrscheinlich getrocknete, halb verkohlte und gepulverte Ratten.

Epilepsiepulver von G o d e r n a u x in Paris, **Poudre unique,** ist präzipitierter Kalomel (B r a c o n n o t.) Graues Antimonoxyd (A l y o n). Kalomel und metallisches Quecksilber (P l a n c h e).

Epilepsiepulver, Mittel gegen Krämpfe der Säuglinge von E.K a r i g in Berlin, bestehen aus 8 Pulvern, jedes enthaltend 0,25 Zinkoxyd, 0,25 Beifußwurzel und 0,5 Zucker. (S c h ä d l e r.)

Epilepsiepulver von L. K r o h n in Berlin besteht aus gepulverten Wurzeln, Rinden und Blättern von Pflanzen, die eine spezifische Wirkung gegen Fallsucht nicht besitzen.

Epilepsiepulver von P l e i s , **Fit-Powders,** sind 24 abgeteilte, aber im Gewicht unter sich sehr abweichende braune Pulver, jedes bestehend aus ca. 0,4 Bromkalium und 1,o eines braunen, organischen, bitteren, mit Zucker gemischten und eine Spur Eisenoxyd enthaltenden Pulvers (Enzianpulver). (M i l l e r.)

Epilepsiepulver von R a g o l o , anfänglich in Nürnberg fabriziert, dann in Lübeck, später in Hamburg von E c k h o r s t. Nach K n o p f: Baldrianwurzel 60 T., Pomeranzenblätter 20 T., Salmiak 2 T., Kajeputöl 3 T. — Nach S u n d e l i n: Baldrianwurzel 12 T., weiße Magnesia 3 T., Salmiak, Kajeputöl je 1 T. — Nach G m e l i n und F e u e r s t e i n: Baldrianwurzel 60 T., Salmiak 6 T., weiße Magnesia 6 T., Kajeputöl 3 T. — Nach R a d i u s: Baldrianwurzel 18 T., Pomeranzenblätter 6 T., weiße Magnesia, Kajeputöl je 1 T.

Epilepsiepulver von R i n d s c h e i d l e r besteht aus je 5 T. Rad. Dictamni pulv., Rad. Paeoniae pulv., und Lign. Visci pulv., sowie 1 T. Castoreum pulv.

Epilepsiepulver von S l o e t v a n O l d r u i t e n b o r g h in Holland besteht aus Diptamwurzelpulver 8 T. und Zitwerwurzelpulver 1 T. Täglich 2,5 in Lindenblütenwasser auf einmal zu nehmen. (A l d i s.)

Epilepsiepulver von W e p l e r in Berlin ist verkohlter und gepulverter Hanfzwirn. 3,o in 7 Kapseln verteilt. (H a g e r.)

Epilepsiepulver von W i e d e b a c h und S c h l e m ü l l e r in Arensdorf sind mit I, II und III bezeichnete graue Pulver, die sämtlich miteinander übereinstimmen und je aus etwa einem Teelöffel voll halbverkohlter Kohlenmasse bestehen. Wird umsonst abgegeben. (H a g e r.)

Epileptica Hepkes ist nach G e h e ' s Codex eine etwa 15%ige Lösung von Natr. und Ammon. bromat. in einer Abkochung von Fol. Menthae.

Epileptin sind Tabletten zu 1 g, enthaltend Borax, Zinkoxyd, Kaliumbromid, Natriumchlorid, Phenacetin, Natriumlaktat, Pepsin, Stärke, Natriumbromid, Ammoniumbromid und Borsäure.

Epileptol Dr. Rosenberg, als Acid. amidoformicicum condensat. bezeichnet, ist ein geringe Mengen Hexamethylentetramin enthaltendes Gemisch aus Formamid und Formaldehyd. Epileptol soll rund 4% leicht abspaltbaren Formaldehyd enthalten. (Z e r n i k.)

Episan-Tabletten, als Epilepsiemittel empfohlen, enthalten ca.50% Bromkali neben Borax und Zincum valerianic. (S t e i n b r ü c k.)

Epithelogen ist eine Handelsbezeichnung für B e c k ' s W i s m u t - p a s t e , bestehend aus Wismutkarbonat bezw. -subnitrat, gelbem Vaselin, weichem Paraffin und Wachs.

Epithensalbe dient zur raschen Granulation von Wunden und Hautschäden und besteht aus Scharlachrot und Bestandteilen des Perubalsams. Hersteller: T e m m l e r -Werke in Detmold.

Epocol nennt die Chem. Fabrik Victor A l d e r in Wien und Ober- laa ein „neues, völlig ungiftiges Kreosotpräparat von außerordent- lich desinfizierender Wirkung" ohne „irgendwelche schädliche oder unerwünschte Nebenwirkungen". Es besitzt etwa folgende Zusammensetzung: 45% Natriumbenzoat, 30% Ammoniumsulfo- guajakolat, 25% Kaliumsulfoguajakolat. (Z e r n i k.)

Erasin von R e i c h h o l d & Co. in St. Ludwig im Elsaß ist Si- rupus Kalii sulfoguajacolici compositus cum Aethylmorphino hy- drochlorico.

Erb's Pillen siehe Pilulae tonicae.

Erepton, ein Nährpräparat, besteht aus vollständig bis zu den Aminosäuren abgebautem Fleisch.

Erfolg siehe Fußbadpulver.

Ergoapiol sind Gelatinekapseln mit Apiol, Ergotin, Sadebaumöl und Aloin. Ein amerikanisches Mittel gegen Störungen der Men- struation.

Ergocornal, Extractum Secalis Helvetici. 1 ccm entspricht 4 Teilen Mutterkorn. Darsteller: Dr. Arnold V o s w i n k e l in BerlinW.57.

Ergopan ist ein alkoholarmes, gereinigtes, pharmakologisch ge- prüftes, kräftig wirkendes Secale-Präparat, das in der Geburts- hilfe, Gynäkologie und inneren Medizin angewendet wird. Her- steller: T e m m l e r -Werke in Detmold.

Ergotin-Coffein ist eine Arzneikombination aus Extr. Secal. cor- nuti und Coffein. (Münch. Med. Wochenschr.)

Erhaltungspulver von Dr. H. O p p e r m a n n in Bernburg, be- stimmt, Nahrungs- und Genußmittel bei gewöhnlicher Tempe- ratur frisch zu erhalten, enthält als wirksamen Bestandteil Bor- säure.

Erhaltungspulver von L. Z i f f e r in Berlin zur Konservierung von Fleisch ist ein weißes Pulver, enthaltend 28,3% Natriumchlorid, 70% krist. Borsäure und 1,7% Feuchtigkeit. (P o l e n s k e.)

Ernanin, Mittel gegen das Blutharnen der Rinder, vom bakterio- logischen Institut Dr. K i r s t e i n in Berlin, besteht aus einem Teerfarbstoff, der sich genau so verhält wie Safranin T. **Ernanin- Tabletten** sind rotbraune, ebenfalls aus Safranin bestehende Ta- bletten. (G r i e b e l.)

Ernis, Dr., Tuberkulosepillen oder **Ferro-Guaja-Cinnamylpillen** enthalten Natriumcinnamylat, Natriumorthosulfoguajakolat und gezuckertes Eisenkarbonat.

Ernis, Dr., Tuberkulosepulver oder **Ferro-Guaja-Cinnamylpulver** entspricht in seiner Zusammensetzung den Pillen; nur ist ihm noch etwas Pfefferminzöl beigefügt. Ein halber Kaffeelöffel entspricht 1 g der Guajakol-Zimtsäure-Eisenkarbonatmischung.

Erota siehe Malthuspräparate.

Erotin der Erotin-Werke in Berlin W. 35, ein Mittel gegen Mannesschwäche, soll die wirksamen Bestandteile der Selleriewurzel enthalten.

Ervalenta von W a r t o n , gegen Verstopfungen, ist ein Gemisch aus dem Mehl der in Frankriech angebauten roten Linse. Bohnenmehl, 3—6% Zucker und Salz, ist aber später in der Zusammensetzung verschieden abgeändert angetroffen worden.

Ervasin von G o e d e c k e & Co. in Leipzig ist ein Antirheumatikum, eine Acetylkresotinsäure.

Ervasin-Calcium ist das Calcium-Salz der Acetylparakresotinsäure.

Erysol ist der Name für eine aus Phenol und Kampfer bestehendes Antistreptokokkenmittel.

Erystypticum von H o f f m a n n - L a R o c h e & Co. in Grenzach vereinigt den therapeutischen Wirkungswert von Rhiz. Hydrastis und Secale cornut. in Form von Secacornin-Roche.

Es ist erreicht, ein Konservesalz von A d l e r & K l e y in Meiningen, bestand aus wenig Salpeter, Kochsalz und Natriumphosphat. (M a t t h e s.)

Espic-Asthma-Zigaretten siehe Fumigateur.

Esprit d'Amaranth. Drei Sommersprossenmittel vom Apotheker W e i n i t s c h k y. Die Analyse ergab in Flasche III, die zuerst angewendet werden soll, 1,0 Quecksilberchlorid und 30,0 fuselölhaltigen Spiritus; in Flasche II sind 2,0 und in I, welche zuletzt anzuwenden ist, 3,0 g Sublimat. (T r a f f e h n.)

Esprit de Hanneton, Maikäferspiritus von Franz G r o ß in Landsberg a. W. ist eine trübe, gelbliche, spirituöse Flüssigkeit, dargestellt aus 80 T. Spanischer Seife, 20—25 T. Kampfer, 400 T. Wasser, 600 T. Alkohol und 80—100 T. frischen Maikäfern, durch Mazeration und Kolieren. (H a g e r.)

Esprit de Menthe von M. S c h u l t z e in Berlin gegen Kopfreißen ist Weingeist mit Pfefferminzöl und Essigäther. (B i s c h o f f.)

Esprit des cheveux oder **vegetabilischer Haarbalsam** von H u t t e r & Co. in Berlin ist eine verdünnte Mixtura oleosobalsamica, deren bräunlich-gelbe Farbe von einigen damit geschüttelten Nelken herrührt. (W i t t s t e i n.)

Essence of Burdock von H i l l soll eine mit 50 prozent. Weingeist bereitete Guajakharztinktur sein.

Essence von W i l s o n gegen Gicht und Rheuma entspricht einer Mischung von 1 T. Vinum Colchici und 2 T. verdünntem Weingeist.

Essentia amara der Königseer Olitätenhändler wird erhalten durch Digestion von je 30,0 Wermut, Schafgarbe, Bitterklee, Rainfarrn, Skordium, Enzian, unreifen Pomeranzenfrüchten und Salmiakgeist in 2 l 60prozentigem Weingeist. (R i c h t e r.)

Essentia antiphthisica des Dr. L o b e t h a l in Breslau ist eine 15prozentige Kochsalzlösung mit Spuren Jod. (W i t t s t e i n.)

Essentia Calydor siehe Schönheitsmittel.

Essentia dulcis der Königseer Olitätenhändler: Je 15,0 Terpentinöl und Schwefelsäure werden über Feuer erhitzt bis zur Sirupdicke. Diesem Gemisch (corpus pro essentia dulce genannt) werden nach dem Erkalten zugemischt 300,0 Weingeist von 60%, 200,0 Salpeteräther und je 20,0 Nelken- und Zimtöl. (R i c h t e r.)

Essentia lignorum, Hölzertinktur der Königseer Olitätenhändler, wird erhalten durch Digestion von je 500,0 Guajak- und Santelholz mit 8 l 80prozentigem Alkohol unter Zusatz von 4,0 Sassafrasöl. (R i c h t e r.)

Essenz, antiphthisische, siehe Essentia antiphisica.

Essenz, elektromotorische, von R o m e r s h a u s e n , zur Herstellung der unterdrückten Hauttätigkeit resp. der vital-elektrischen Strömungen und ihrer nervösen Funktionen ist eine Auf-lösung von Terpentinöl und Rosmarinöl in der neunfachen Menge Alkohol rot gefärbt. (R e i t h n e r.)

Essenz gegen Kopfschmerzen von Fräulein Clara M e y e r in Berlin ist eine Art Eau de Cologne. (B i s c h o f f.)

Essenz, haarkräuselnde, von M o r a s ist eine Lösung von 0,6 Kolophonium in 50,0 Weingeist, parfümiert mit Moschus und Bergamottöl. (F i n k.)

Essenz, Hamburgische wundersame, von J e n n y , mit allergnädigst kaiserlichem Privilegium vom Jahre 1782, gegen alle Krankheiten heilsam, ist ein in der Wärme dargestellter und noch warm durchgeseihter Aufguß von ungefähr je 1 T. Aloe, Gutti, Bdellium, Benzoe, Ammoniakgummi, Opoponax, Coloquinthen, Myrrhen, Safran, Sandelholz mit 100 T. aromatischem Wasser. 10,0 der Flüssigkeit ergeben 1,1 Verdampfungsrückstand. (H a g e r.)

Essenz, lebensmagnetische, von B e h r , für Schwerhörende und Taubgeborene ist Wasser, welches ein wenig Salpetersäure enthält, worin sich eine Spur Kupfer gelöst befindet. Der Stöpsel der Flasche enthält ein Stück Kupferdraht, das bis auf den Boden durch die Flüssigkeit reicht und am anderen Ende mit einem Zinkplättchen bedeckt ist. (L. F. B l e y.)

Essenzöl von Eleonore und Johann B a u e r in Hietzing, gegen Gichtleiden. 65 g einer gelblichen Flüssigkeit, aus zwei Schichten bestehend, welche sich weder durch Schütteln noch durch Wärme vereinigen lassen. Die obere, ca. 40,0 wiegende Flüssigkeitsschicht ist Sonnenblumenöl, die untere ein Gemisch von Wasser, 6,0 Äther und Saft von Ornithogalum caudatum.

Essigbitter, ein nordamerikanisches Geheimmittel, enthält Aloe, Glaubersalz, Gummi arabicum, Guajakharz, Essigsäure, Kohlensäure, Alkohol und etwas Anisöl. (E b e r b a c h.)

Estors Vaginalstifte für Tiere bestehen aus Chinosol, einem bituminösen, sulfurierten, dem Tumenol ähnlichen Körper, sowie Kakaobutter und Talkum. (K o c h s.)

Ethérolé antiseptique von P e n n i è s , ist eine weingeistige Lösung von Salizylsäure mit Eukalyptusöl.

Eubalsol von Dr. S e e m a n n in Schniebinchen werden Mittel zum äußerlichen und innerlichen Gebrauch gegen Gonorrhoe genannt. Das äußerlich anzuwendende Präparat besteht aus einer Lösung von etwa 2,0 Zincum sulfocarbolicum, 3,0 Acid. boricum, 0,6 Natr. salicylic. in einer Mischung von 83,0 Wasser und 11,0 Glyzerin. — Das innerliche Mittel ist eine Sandelholzöl, Kopaivabalsam und fettes Öl enthaltende Emulsion.

Eubalsol-Tabletten von Dr. H. S e e m a n n , G. m. b. H. in Schniebinchen, ein Mittel gegen Gonorrhoe, enthalten als wesentlichen Bestandteil Sandelöl, das mit Hilfe von Kartoffelstärke, Kieselgur, Magnesiumkarbonat, Milchzucker und dergl. in Tablettenform gebracht ist. (G r i e b e l.)

Eubomenth-Schnupfenschutz von Dr. L e w i n s o h n in Berlin ist eine aus adstringierend wirkenden Substanzen zusammengesetzte Mentholsalbe mit Adrenalin und Chloraton.

Eucophyt, ein Entfettungsmittel in Form von Tabletten, soll enthalten Extr. Fuci vesiculos, Rad. Phytolacc., Extr. Cascar. Sagrad. ana 0,1. (Vierteljahresschr. f. prakt. Pharm.)

Eudont, ein Mundwasser, ist eine Mischung von Ol. Caryoph., Spir. camphor. aa 2,0, Tinct. Jodi, Glycerini aa 3,0, Chloroform gtts. V.

Eugatol ist ein ungiftiges Ersatzmittel für das zum Haarfärben benutzte Paraphenylendiamin.

Eugénies Favorite von M'lls. T. et L. J o u v i n in Paris ist eine farblose Flüssigkeit mit 28% Bleikarbonat. (C h a n d l e r.)

Eukalyptus-Globulin von B e n s e & E i c k e in Berlin, ein Kesselsteinmittel von tief blauroter Farbe und dicker Konsistenz, ist der alkalische Auszug der Rinde und des Holzes des Blaugummibaums und enthält die wasserlöslichen Auszüge dieses Pflanzenstoffs, in Prozenten: 16,2 Tannin, 17,2 kohlensaures Natrium, 26,4 indifferente organische Stoffe und Pflanzenschleime und 40,2 Wasser.

Eukalyptushonig von Thomas Christy ist gewöhnlicher mit Eukalyptusöl parfümierter Honig, welcher zum Teil wohl aus Eukalyptusblüten von den Bienen gesammelt ist, aber keine Spur Eukalyptol, geschweige denn, wie angegeben wird, 17% davon enthält.

Eukalyptusmittel Heß' ist lediglich Ol. Eucalypti.

Eukonia, Rowlands, von August Obée in Frankfurt a. M., ein Puder für die Haut, ist ein schön weißes, zartes Pulver von geringem Vanillegeruch, herrührend von einer Spur Cinnameïn, und besteht aus Reisstärkemehl und anderen Stärkemehlarten, gemischt mit ca. 6% Wismutpräzipitat. (Hager.)

Eulyptol von Dr. Schmaltz besteht aus je 1 T. Karbolsäure und Eukalyptusöl und 6 T. Salizylsäure.

Eumattan anhydricum ist ein mit Wasser (bis zur zehnfachen Menge) mischbares Fett, die Fettgrundlage des Mattans. Es kommt in zwei Formen, teigig und flüssig, in den Handel.

Eumecon der Chem. Werke Concordia in Beuel a. Rh., ein Mittel gegen Morphinismus, enthält neben 0,6 Natriumsalicylat 1,5% Morphin.

Eumenol siehe Frauenwohl.

Eumictine in Kapseln besteht aus Santalol 0,2, Urotropin 0,05, Salol 0,05 für eine Kapsel.

Eupepsin von L. Kammerer in St. Blasien ist ein alkohol-armer Pepsinwein mit Chartreusegeschmack.

Euphrosia ist ein aus Trauben hergestelltes Getränk.

Eupnine Vernade ist nach den Literaturangaben eine Lösung von Coffein. jodat. mit einem Gehalt von 0,005 im Kaffeelöffel.

Eurener, Frau, Mittel derselben: **Mischaltheesalbe** besteht aus Ungt. flavum und Ol. Lauri; **Purgativ** ist die sog. Limonade purgatif; **Brustwasser** ist eine Mischung von Elix. e succo Liquir. 30,o mit 270,o Aqu. Foeniculi.

Eurespiran heißt eine Kombination von Lobelia inflata, Erythraea centaurium und Gentiana lutea in Tablettenform. (Zimmer & Co.)

Eusanose ist der Name eines vom Hessischen Apotheker-Verein hergestellten diäthetischen Präparates.

Eusapyl nennt sich eine wässerige Lösung von Chlormetakresol und rizinolsaurem Kali.

Eusemin, ein Präparat zur Injektionsanästhesie, enthält in 100,o physiologischer Kochsalzlösung 5,o Adrenalinlösung (1:1000) und 0,75 Cocain. hydrochloric. (Pharm. Ztg.)

Eusitin von Goedecke & Co. in Leipzig, Tabletten gegen Fett-leibigkeit, sollen Althaea-Schleimstoffe enthalten und zum Stillen des Hunger- und Durstgefühls dienen.

Eustomin der Firma Dr. Max W e i t e m e y e r in Erfurt und München, als Solutio Solveoli 4 % spirituosa aromatic. bezeichnet, besteht aus einer rotgefärbten, mit Pfefferminzöl aromatisierten Flüssigkeit, welche rund 20% Alkohol, ferner die Bestandteile des Solveols, nämlich Kresol und Kresotinsäure, enthält. (M a n n i c h und S c h w e d e s.)

Eustrophonium ist eine Lösung von reinstem Strophantin. Darsteller: Chem. Industrie Dr. B a l j e t, d e M o o r & Co. in Arnhem.

Euthalattin von Karl E n g e l h a r d in Frankfurt a. M. ist ein Mittel gegen Seekrankheit in Kapseln, welche Coffein, Theobr.-Natr. salicyl. und Kampfer enthalten sollen.

Euthymol ist ein Präparat aus Eukalyptus, Thymian, Pfefferminz, Wintergrünöl und Borsäure mit 23% Weingeist. (Nachr. f. Zollst.)

Eutrophia-Tabletten bestehen aus Schokolade, welcher geringfügige Mengen eines im geringen Maße die Auflösung des Nahrungseiweißes fördernden Fermentes zugesetzt sein soll.

Exanthemisches Öl ist reines Krotonöl. (R ö h r i g.)

Euxesis ist nach G e h e ' s Codex ein mit Wasser und einem Bindemittel emulgiertes und parfümiertes Fett, das als Rasiercreme Verwendung findet.

Excelsior, ein Konservierungssalz, enthält 18,67% schweflige Säure, entsprechend 73,5% $Na_2SO_2 + 7 H_3O$, außerdem Sulfate und Chloride. (Breslauer Unters.-Amt.)

Excelsior, selbsttätiger Desinfekteur ist eine mit 40,o rohem Naphthalin gefüllte Pappschachtel.

Exibard's Asthmapulver siehe Remède d'Abyssinée.

Exodyne der O r a n g e C h e m i c a l C o. in Orange, Mass., besteht aus 18 T. Azetanilid, 1 T. Natriumsalizylat und 1 T. Natriumbikarbonat. (G o l d m a n n.)

Explantis von C. W. R a p s gegen Gicht, Rheumatismus usw. empfohlen, ist ein abführender Bitterschnaps. (G r i e b e l.)

Explosionsschutzpulver für Petroleumlampen von C o n r a d B e h n e in Berlin, ist ein Gemisch aus 19,o Kochsalz, 0,4 Natriumbikarbonat und etwas Ultramarin. (H a g e r.)

Explosionsschutzpulver für Petroleumlampen von Dr. S. L o u - d e n in Philadelphia enthält 74,88 T. Natriumkarbonat, 21,34 T. Mannit, 1,31 T. Sand, 2,47 T. Wasser und Spuren von Mangan und Eisen.

Explosionsschutzpulver für Petroleumlampen besteht aus 75% Soda und 21% Milchzucker.

Expulsin von Dr. med. W i t t e in Berlin, „bei Gicht, Rheumatismus, Podagra, Ischias und Gelenkschmerzen als glänzend bewährt" empfohlen, besteht aus etwa 60% eines unreinen Tones sowie etwa 40% unreinem Calcium und Magnesiumphosphat. (M a n n i c h und S c h w e d e s.)

10*

Exsudol ist eine Ichthyol, Schmierseife und schmerzlindernde Stoffe enthaltende angenehm riechende Salbenmasse.

Extern Embrocation, Dr. Airys, ist ein weingeistiger Auszug von Cortex Mezerei und Cortex Cascarillae, worin eine bedeutende Portion Kampfer aufgelöst ist. Wird auch für innerliche Krankheitsfälle, wie für Cholerine, Indigestion, Influenza usw. empfohlen.

Extractum Valerianae aromaticum Kern von F. Walther in Straßburg-Neudorf ist ein schwach versüßtes, aromatisches Baldrianextrakt 1:5.

Extradigin enthält die gesamten wirksamen Bestandteile der Digitalisblätter. (Pharm. Ztg.)

Extradynamit wird ein Sprengstoff, bestehend aus Nitroglyzerin, Nitrozellulose und Ammoniumnitrat, genannt.

Extrait de Camelias, ein von Pariser Parfümeuren viel verkauftes Kosmetikum, enthält in Wasser fein zerteiltes weißes Quecksilberpräzipitat.

Extrait de Koumys von Edward, eine Pariser Spezialität, ist ein Kumisextrakt, welches etwas mehr Zucker und auch Milch enthält.

Extrait de Malte Française von E. Dejardin in Paris (ein sogenanntes Malzbier) soll in 100 ccm 11,87 g Extrakt, 6,5 g Alkohol, 0,57 g Eiweiß, 0,32 g Milchsäure, 5,18 g Maltose, 0,386 g Asche und 0,124 g Phosphorsäure enthalten. (Aufrecht.)

Extrait de Noix ein Haarfärbemittel, verdankt seine Wirkung einem Gehalt von Kalium-Bleioxyd. (Kämmerer.)

Extrait de Végétaline von C. Compère & Comp. in Paris, ein Kesselsteinverhinderungsmittel, bildet eine braune, sirupöse, stark alkalische Flüssigkeit, enthält viel Seesalz, Ätznatron, kohlensaures Natrium und organische Stoffe.

Extrait sec, als Zusatz zu Weinen behufs Vermehrung der Trockensubstanz, enthält 28,72% käuflichen Stärkezucker, 38,40% Glyzerin, 4,10% Tannin, 3,14% Dextrin, 4,27% Borsäure, Spuren Weinstein, 21,37% Wasser und mineralische Bestandteile. (Jay.)

Extrakt, Indischer, von G. Bäuchler in Berlin, ein Zahnwehmittel, besteht aus Nelkenöl, Kampfer, Äther und Spiritus mit vorwiegendem Nelkengeruch.

Extrakt, orientalischer, von Rothe & Co. in Berlin, ein Enthaarungsmittel, besteht aus ca. 60 g einer grünlich grauen, schwach nach Lavendelöl riechenden teigigen Masse, welche etwa 5% Calciumsulfhydrat enthält. (Schädler.)

Extrakt-Radix, Zahnmittel von Schott in Frankfurt a. M., ist ein Branntweinauszug aus Sturmhutkraut und Einbeerkraut. (Hager.)

Fabri-Injektion ist ein zur Behandlung der Gonorrhoe dienendes Mittel, welches auf einer Kombinierung von Metallsalzen und

Gerbstoffen beruht. Hersteller: L. F a b r i c i u s in Vohwinkel (Rheinl.)

Factis werden Kautschukersatzmittel genannt, die im wesentlichen aus vulkanisierten Ölen bestehen.

Faexan werden von Dr. Eduard B l e l l in Magdeburg Blutreinigungstabletten mit Faex medicinale genannt.

Faexase-Tabletten von C. H. B u r c k in Stuttgart enthalten 0,7 g Hefe.

Fakirtee vom Hygienischen Institut von K l a p p e n b a c h & Co. in Leipzig als Mittel gegen Schwindsucht vertrieben, ist nach gerichtlicher Feststellung gewöhnlicher Tee.

Familien-Medizinen von Dr. August K ö n i g , alleinige Niederlage für Amerika bei A. V o g e l e r & Co. in Baltimore, bestehen aus Hamburger Tropfen, Hamburger Brusttee und Hamburger Pflaster. — Der B r u s t t e e , ist ein Gemisch von Altheeund Süßholzwurzel, Klatschrosen, gemeinen Malvenblüten, Altheekraut und den safranartig gefärbten Blüten einer Stellaria; den gut bereiteten Spezies ist noch gröblich gestoßener Kandiszucker, mit Anis- und Fenchelöl parfümiert, zugesetzt. — Die T r o p f e n ähneln der schwedischen Lebensessenz, enthalten aber mehr Lärchenschwamm und sind durch Wacholderbeersaft dickflüssiger gemacht.

Familien-Salbe Derrer, eine Heilsalbe, besteht aus Mandelöl, Wachs, ·Walrat, Alaun und Kampfer. (Schweiz. Apoth.-Ztg.)

Familiensalbe von G ö r i n g ist ein Gemisch von 9 T. Wachs, 3 T. Fett, 2 T. Terpentin und 2 T. eingedicktem Saft von Ornithogalum scilloides Jacquin oder von Ornithogalum caudatum Aiton.

Familientee, Holländischer, von Emil R e h k a t s c h in Rixdorf: Gemenge von geschnittenen Schafgarbenblüten mit geringen. Mengen von Äpfel- und Orangenschnitzeln. (J u c k e n a c k und G r i e b e l.)

Fandorine sind Tabletten, welche die Extrakte des Eierstockes, der Milchdrüsen und von Anemone Pulsatilla, Piscidia erythrina und Viburn. prunifol. enthalten sollen.

Farina ist ein sterilisiertes Kinderzwieback-Nährmittel mit Pflanzeneiweiß (Aleuronat), welches über 20% verdauliches Eiweiß enthalten soll.

Farmers Friend, D o w n s. Pulver gegen Brand im Getreide, zur Beseitigung der Verheerungen der Schnecken, Erdflöhe und Würmer, zur Beförderung des Keimens und Wachsens des Getreides, besteht aus 67,5 T. Eisenvitriol, 18,5 T. Kupfervitriol, 13,8 T. arseniger Säure, 0,2 T. Sand. (H e i n r i c h.)

Farnesol ist eine aus dem Kassiaöl isolierte Substanz von angenehmem, durchdringenden Blumengruch, welche nach einem französischen Patente der Fabriques de Produits de Chimie organique de Laire dargestellt wird.

Farnunöl, 10proz., ist ein Bandwurmmittel aus dem wirksamen Prinzip des Extractum Filicis.

Fascol-Hämorrhoidal-Kapseln von Apotheker W i m m e r in Merchingen enthalten je 1,25 g einer weichen, grünlichen Masse, die aus 5,65 Wollfett, 8,2 Eibischsalbe, 0,4 Olivenöl, 0,45 Resorcin, 0,3 basisch gallussaurem Wismut, 0,45 Sennesblätterpulver und 14,4 Fascol besteht. F a s c o l ist ein bituminöses Mineral, das im wesentlichen 46,5% Calciumoxyd, 41,56% Kohlensäure, 1,09% Eisenoxydul, 0,74% Kieselsäure, sowie Stickstoff und Schwefel enthält.

Favorite Prescription von Dr. P i e r c e , besteht aus 280,o einer trüben, grünbraunen Flüssigkeit, mit einem ähnlich gefärbten, starken Bodensatz, welche nach folgender Vorschrift erhalten wird: Summitat. Sabin. rec. 10,o, Bolet. Laricis, Cort. Cinnamom. je 5,o, Cort. Chinae 10,o, coque c. Aqua ad colatur. 220,o, in qua solve Gummi arab. 10,o, Sacchari albi 5,o, et adde Tinct. Digitalis, Tinct. Opii simpl. je 2,o, Ol. Anisi stellat. gutt. VIII, Spiritus 45,o.

Feco siehe Eiweißsahne

Feen-Wasser, ein Kölner Haarfärbemittel, enthält in 100 T. 1,8 Bleizucker, 3,7 Natriumhyposulfit und 8,2 Glyzerin in parfümiertem Wasser gelöst.

Fehlener Marientropfen aus der Apotheke in Altkloster, Posen, Magentropfen, stellen einen weingeistigen Auszug zahlreicher Kräuter und Wurzeln dar. (M i c h e l.)

Feigenbrot besteht in der Hauptsache aus getrockneten, zerkleinerten und anscheinend zerstampften Feigen und zum kleineren Teile aus ganzen ungerösteten Haselnuß- und Pinienkernen und gerösteten Erdnußkernen. Es ist in Tafeln gepreßt und mit Oblaten aus Mehl belegt. (Nachr. f. Zollst.)

Feigen-Sirup siehe Califig und Californischer Feigensirup.

Fejoprot ist ein Eisen-Jod-Eiweiß-Präparat in Tablettenform. Jede Tablette enthält 0,025 Eisen und 0,025 Jod in fester chemischer Bindung in Eiweiß.

Feldau-Kiefer-Moor, ein an ätherischen und harzigen Stoffen reiches Naturprodukt, wird als nervenstärkender und -beruhigender Badezusatz bei Frauenleiden, Rheumatismus usw. verwendet.

Felke'sche Präparate. Von der Fabrik chemisch-pharmazeutischer Präparate „B o e b u c o", Gelsenkirchen, werden zahlreiche homöopathische Präparate, die nach den Grundsätzen der Felke-schen Heilweise (Pastor F e l k e) hergestellt sein sollen, in den Handel gebracht. Von diesen Präparaten sind von C. M a n - n i c h und G. L e e m h u i s folgende untersucht worden:

S a n t a F l o r a , ein Asthmamittel, enthält laut Deklaration „Yerba santa, Lobelia, Stramonium, Hyoscyamus, Meco-

nium, Aconitum in 1—4 Dez.-Pot". — Unter Yerba santa
ist das Kraut von Eriodictyon glutinosum zu verstehen.
Nach der Untersuchung besteht Santa Flora in der Hauptsache aus verdünntem Weingeist, der 0,9% Pflanzenextrakt
gelöst enthält.

Milztonicum, ein Abführmittel, enthält laut Deklaration „Rheum, Podophyllum, Cardamomum, Cinnamomum
in 1—4 Dez.-Potenz. Vinum et corrig." Nach der Analyse
ist Milztonicum im wesentlichen eine weinige Rhabarbertinktur, welche in 100 ccm 12,5% Alkohol und 9,2% Pflanzenextrakt enthält.

Weißer Nervenwein, ein Nervenstärkungsmittel, enthält nach der Analyse 5,71 Volum-Prozent Alkohol, etwas
Baldriantinktur, 4,8% Extrakt und ca. 0,1% eines Brom-
salzes.

Roter Nervenwein, ebenfalls ein Nervenstärkungsmittel, soll enthalten: „Aur. chlor., China, Ferr. acet.,
Veratr. alb., Kal. carb., Ambra, Castor. in 4—8 Dez.-Potenz.
Vinum et corrig." In 100 ccm rotem Nervenwein waren
enthalten: Alkohol 7,57 Vol.-Proz., Extrakt 9,4%. Im
Extrakt war Zitronensäure nachweisbar. Beim Veraschen
hinterblieben 0,17% Mineralstoffe. In der Asche konnten
Eisen, Spuren von Erdalkalien, Natrium, Kalium, Phosphorsäure und Salzsäure, dagegen kein Silber und Gold
nachgewiesen werden. Ebenfalls waren Alkaloide — Chinin,
Veratrin — nicht zugegen. Mittels Chloroform ließen sich
aus der vom Alkohol befreiten Flüssigkeit geringe Mengen
einer fettartigen Susbtanz isolieren, welche die Cholesterin-
Reaktion gab.

Gichtwein. In 100 ccm Gichtwein waren enthalten:
Alkohol 5,5 Vol.-Proz., Extrakt 10,99%. Im Extrakt war
Zitronensäure nachweisbar. Beim Veraschen hinterblieben
0,11% Mineralstoffe. Fehlingsche Lösung wurde von
der Flüssigkeit stark reduziert.

Herzgold, ein Stärkungsmittel bei Herzschwäche usw.,
soll enthalten: ‚Essent. dulc., Ignat., Digital., Sambuc.,
Natr. sulf., Aur. chlorat. in 4—8 Dez.-Potenz. Vin. et corrig."
In 100 ccm Herzgold waren enthalten: Alkohol 5,44 Vol.-
Prozent, Extrakt 11,8%, Aschenrückstand 0,21%. Im Extrakt war Zitronensäure nachweisbar. In der Asche war
neben Erdalkalien, Kalium, Phosphorsäure, Salzsäure,
Schwefelsäure, hauptsächlich Natrium vorhanden. Alkaloide waren auch hier nicht nachweisbar.

Dolorosa enthält laut Deklaration: „Viburn., Aloe, Thymus, Chamomill., Rosmar., Gram., Viol., Hydrast. in 4—8
Dez.-Potenz." Die Bestimmung der üblichen Konstanten

ergab in 100 ccm Dolorosa: Alkohol 4,71 Vol.-Proz., Extrakt 20,14%, Aschenrückstand 0,114%. Im Extrakt war Zitronensäure nachweisbar.

Migränelikör soll folgende Bestandteile enthalten: „Iris, Moschus, Castor., Asa foetida, Valer., Serpyll. Colocynth., Coffea, Natr. sulf. in 4—8 Dez.-Potenz. Vinum et corrigens." In 100 ccm Migränelikör waren enthalten: Alkohol 5,94 Vol.-Proz., Extrakt 7,9%. Im Extrakt war Zitronensäure nachweisbar. Beim Veraschen hinterblieben 0,21% Mineralstoffe, im wesentlichen Natrium. Coffein war nicht nachweisbar.

Nach diesen Untersuchungen bestehen Roter Nervenwein, Gichtwein, Herzgold, Dolorosa und Migränelikör in der Hauptsache aus einer weinartigen, unter Zusatz von Zitronensäure bereiteten Flüssigkeit, welche mehr oder weniger Pflanzenextrakte gelöst enthält. Alkoloide sind nicht vorhanden, jedenfalls nicht in nachweisbarer Menge.

Lungensirup soll Kal. sulfoguajacol., Yerba santa, Meconium D. IV. Vin. et corrig. enthalten. Nach der Untersuchung besteht Lungensirup im wesentlichen aus ca. 58% Zucker, 3,7 % Kalium sulfoguajacolicum, etwas Wein und Pomeranzensirup als Geschmackskorrigens.

Pflanzentonicum, ein Stärkungsmittel, ist nach der Analyse ein wässeriger Auszug aus emodinhaltigen Drogen, dem Zucker und Alkohol, sowie geringe Mengen Kampfer und eines Eisenpräparates zugesetzt sind.

Honiglebertran ist wahrscheinlich Himbeersirup mit sehr wenig Lebertran und Pfefferminzöl. (Zernik.)

Fellers Elsa-Fluid wird aus Pflanzen gewonnen. Es wird gegen Nerven- und Hüftgelenkschmerzen sowie Muskelerkrankungen angewendet.

Female Pills von Hooper bestehen aus 4 T. Aloe, 2 T. Eisenvitriol, 1 T. Myrrhe, 2 T. Schwarznießwurzelextrakt, 1 T. weißer Seife und ½ T. weißem Zimt. (U. S. Dispensatory.)

Feminina, ein Menstruationsmittel von K. P. Müller in Frankfurt, ist ein hellbraunes bitter schmeckendes Pulver, aus Milchzucker, Safran und Aloe bestehend. (Röhrig.)

Femisanon wird ein Sauerstoff entwickelndes Pessar genannt.

Fenchelhonigextrakt, schlesischer, von L. W. Eggers in Breslau besteht aus 500,o gereinigtem Honig, 1000,o Malzsirup und 5 Tropfen Fenchelöl. (Hager.)

Fenchelhonigextrakt, sizilianischer, besteht aus Fenchelöl, Stärkesirup und geringen Mengen eines vegetabilischen roten Farbstoffes. (Gscheidlen.)

Fenchyval von Deppe & Söhne in Billwärder-Hamburg ist Fenchylisovaleriansäureester.

Fer Bravais ist eine nahezu 4prozentige Lösung von dialysiertem Eisenoxydhydrat.

Fercao, eine als diätetisches Eisenpräparat empfohlene Mischung, besteht im wesentlichen aus Eisensaccharat und Kakao.

Fermaltin nennt Apotheker Fr. Klöckler in Prag VIII einen Maltose-China-Eisenwein.

Fermangol, ein von Apotheker A. Meyer in St. Goar a. Rh. hergestelltes Eisenpräparat, dürfte im wesentlichen als eine wässerig-alkoholische, aromatisierte Lösung von etwa 5% Eisenmangansaccharat, 1,5% glyzerinphosphorsaurem Kalk und 14% Rohrzucker anzusehen sein. (Aufrecht.)

Fermatorol, ein von Nathan in Brüssel hergestelltes Antiseptikum und Prophylaktikum, dürfte wahrscheinlich aus einer Mischung von Chinosol, Aluminiumacetat, Weinsäure und Borsäure bzw. borsaurem Natron bestehen. (Aufrecht.)

Fermentin besteht aus den Protoplasma- und Kernbestandteilen der Hefe. (Pharm. Ztg.)

Fermenturen. Unter diesem Namen stellt die chemische Fabrik Moreau & Co., Berlin S. 59, Urbanstraße 64, haltbare alkoholfreie Tinkturen her.

Feronia ist ein eisenhaltiges Brot von L. Feldmeiers Feronia-Brotfabrik in München-Laim.

Ferozon, zur Reinigung von Abwässern, enthält Tonerde-, Eisen- und Magnesiumsalze, sowie Magneteisen in schwammiger Form.

Ferral, ein aus Eisenalbuminat und Kakao zusammengesetztes Präparat, enthält 0,3% Eisen. Darsteller: Gesellschaft für Eiweißprodukte in Amsterdam.

Ferramat, Dr. Stockmanns Eisenpillen, eine den Blaudschen Pillen ähnliche Zubereitung, die das Eisen als metallisches Eisen enthält. (Röhrig.)

Fer Robin ist ein französisches Eisenpeptonat.

Ferrin ist eine Eisenkaseïnat enthaltende Flüssigkeit.

Ferrlecit von Nattermann & Co. in Cöln a. Rh. enthält in einer Originalflasche 0,83258 g Eisen und 0,4687 g Ovolezithin. (Mannich und Schwedes.)

Ferrivin, ein englischer Ersatz für Salvarsan, ist Ferritri-p-aminobenzolsulfonat.

Ferro-China Pigatti ist ein Liquor Ferri et Chinae compositus.

Ferrochinol ist eine mit Zimt versetzte schwach weingeistige Chininferrozitrat-Lösung.

Ferrocitol von Lüdy & Co., Burgdorf, ist eine aromatische Tinktur, welche Mangan und Eisenzucker und glycerinphosphorsaure Salze enthält. (Schweiz. Apoth.-Ztg.)

Ferrocyn sind aus Kolamin und Zinkferrocyanid bestehende Keuchhustentabletten. (Pharm. Ztg.)

Ferrofix, eine Lötpaste für Gußeisen, besteht aus Kupferoxydul und Borax.

Ferro-Guaja-Cinnamylpulver und -Pillen siehe Erni's Tuberkulosepulver und -Pillen.

Ferrol, ein Antikesselsteinmittel. Der wesentliche Bestandteil desselben besteht aus Petroleum, dem altbekannten Kesselsteinmittel. (Breslauer Unters.-Amt.)

Ferrolin soll eine Art Zaponlack sein.

Ferronat, ein Rostschutzmittel von R o s e n z w e i g & B a u - m a n n in Kassel, stellt eine weiche, vaselinartige, nach Äther riechende Salbe dar.

Ferronit ist Hartgummi, aus welchem Nägel hergestellt werden.

Ferrosin, ein aus Eisenoxyd, Kalk und Eiweiß bestehendes Färbemittel für Papier, Kautschuk usw., wird auch zum Beschweren dieser Stoffe verwendet.

Ferrozonpillen enthalten nach Angabe der Bezugsquelle „P h a r - m a k o" in Lippspringe Ferrum oxydulatum saccharatum vanadinicum.

Ferrustan von Dr. M. W e i t e m e y e r in Erfurt und München soll „Eisenzucker chemisch rein und Magn. usta" enthalten. Es besteht aus einer Mischung von 2 T. Ferrum oxydatum saccharatum und 1 T. stark mit Magnesiumkarbonat verunreinigter Magnesia. (M a n n i c h und S c h w e d e s.)

Festalkol, ein pastenförmiges Händedesinfektionsmittel für Hebammen, enthält 20% Kernseife und 80% 98prozentigen Alkohol.

Fettlaugenmehl von Dr. E m b ist ein pulveriges Gemisch von Seife mit 9% Fettsäure, Natronwasserglas und 33% trockenem Natriumkarbonat.

Fettlaugenmehl von Dr. L i n k sind Gemenge von Palmöl-Seifenpulver mit Wasserglas oder Mischungen aus 10 T. Talkstein, 30 T. Talgseife, 5 T. Soda, welche an der Luft abgetrocknet und gepulvert worden sind.

Fettsuchtmittel von Josef H e n s l e r - M a u b a c h in Baden-Baden besteht aus 3 Teilen: I. $\frac{3}{4}$ l eines mit Weingeist versetzten wässerigen Auszuges aus Fol. Sennae, Cort. Frangulae, Rad. Gentianae und Aloe 1,5. II. Gleiche Teile Glaubersalz, Kochsalz und Natriumbikarbonat in drei Schachteln. (T e c h m e r.)

Feuerlöschkomposition von M a n n o n. In einem geschlossenen Kessel werden 20 T. Holzkohle mit 25 T. Schwefelsäure erhitzt; die dabei entstehenden Gase, welche als Hauptbestandteile schweflige Säure und Kohlensäure enthalten, leitet man nach dem Waschen etwa 4 Stunden lang in ein Gemisch von 150 T. Ammoniak und 270 T. Wasser, das sich in einem mit rotierenden Schlägern versehenen Reservoir befindet. Unter weiterem vierstündigem Durchrühren setzt man der so erhaltenen Flüssigkeit 100 T. Chlornatrium zu und zieht sie dann in die Aufbewahrungsgefäße ab.

Feuerlöschkomposition von C. Schönbock wird erhalten durch Vermischen von 20 T. Kaliumchlorat, 10 T. Kolophonium, 50 T. Salpeter, 50 T. Schwefel und 1 T. Braunstein.

Feuerlöschdosen von Bucher bestehen aus 59 T. Salpeter, 36 T. Schwefel, 4 T. Kohle und 1 T. Eisenoxyd. (Wittstein.)

Feuerlöschgranate von Harden. Eine nicht ganz kugelige Flasche von blauem Glase im Gesamtgewicht von 900,o, enthaltend 555,o einer gelblichen, schwach trüben Flüssigkeit mit 19,46% Chlornatrium und 8,88% Chlorammonium. (Geißler.)

Feuerlöschmittel, flüssiges, besteht aus einer wässerigen Lösung von 5 T. Eisenvitriol, 2 T. Tonerdesulfat und 2 T. Kochsalz.

Feuerlöschmittel des Bezirksarztes Fickert in Frankenberg i. S. ist eine Auflösung von 1 T. Kochsalz oder Viehsalz und 4 T. Chlorcalcium in 20 T. Wasser.

Feuerlöschmittel von Heeren ist flüssiges Schwefeldioxyd.

Feuerlöschmittel von H. Johnstone in Philadelphia ist eine Mischung gleicher Teile Kaliumchlorat, Harz, Kaliumnitrat und Braunstein.

Feuerlöschmittel von F. Link in München, patentiert. 20,o Borsäure, 30,o Alaun und 25,o Eisenvitriol werden in 200,o heißem Wasser gelöst, dann in eine kalte Lösung von 30,o unterschweflig-saurem Natrium, 50,o Wasserglas und 800,o Wasser langsam unter fortwährendem Umrühren gegossen.

Feuerlöschpatronen von T. von Trotha in Gänsefurth, in Österreich-Ungarn patentiert, enthalten in gesonderten Abteilungen 12 T. Natronalaun und 3 T. schwefligsaures Natrium.

Feuerlöschpatronen von Schlippe in Moskau enthalten 343 T. schwefelsaure Tonerde und 142 T. schwefelsaures Natrium in 432 T. Wasser gelöst und wieder auskristallisiert. In einer Patrone aus gewalztem Blei oder Pergamentpapier befinden sich 4 T. dieses Doppelsalzes und darüber durch eine Querscheibe von Pergamentpapier getrennt, 1 T. schwefligsaures Natrium. Bei der Verwendung zerbricht man die Patrone und schüttet den Inhalt in das zum Löschen dienende Wasser.

Feuerlöschpulver, Münchener, enthält 43% Kochsalz, 19,5% Alaun, 5% Glaubersalz, 3,5% Soda, 6,6% Wasserglas, 22,3% Wasser.

Feuerlöschpulver von Bucher in Leipzig besteht aus Salpeter 59 T., Schwefel 36 T., Kohle 4 T., Eisenoxyd 1 T., 2500 g = *M.* 15. (Wittstein.)

Feuerlöschpulver der k. k. privilegierten Feuerlösch-pulverfabrik in Wien enthält in runden Zahlen Natriumchlorid 40%, Natriumbikarbonat 40%, Aluminiumhydroxyd 20%. (G o l d m a n n.)

Feuerlöschpulver des Feuerlöschers P r o t e k t o r besteht nach den Literaturangaben aus Natriumbikarbonat.

Feuerlöschsalz ist a) ein Gemisch von Kieselsäure, Kochsalz, schwefelsaurem und kohlensaurem Natrium, b) ein Gemisch von schwefelsaurem Natrium und schwefelsaurer Magnesia. (S c h w e i s s i n g e r.)

Feuerschutzmittel von T h o u r e t zum Imprägnieren von Stoffen besteht aus einer Auflösung von 3 T. phosphorsaurem Ammonium, 2 T. Salmiak, 1 T. schwefelsaurem Ammonium und etwas Chlorkalium in 45 T. Wasser.

Feuertod von S c h ö n b e r g, **Feuerlöschflasche.** Eine kugelige Flasche von halbweißem Glase im Gesamtgewicht von 700,o, enthaltend 440,o einer schwach trüben, fast farblosen Flüssigkeit mit 1,66% kohlensaurem Natrium und 6,43% Chlornatrium.

Filmogen ist eine Lösung von Kollodiumwolle in Azeton.

Fever- and Ague-Cure von R h o d e oder **Antidote to Malaria.** 400,o einer schwarzen, trüben Flüssigkeit von süßem, adstringierendem Geschmack. Der Bodensatz, welcher nach dem Absetzen über den dritten Teil der Flasche füllt, ist gepulverte Tierkohle, während das Flüssige nur versüßtes Wasser mit einer Kleinigkeit Eisenchloridtinktur und etwas Eisenvitriol ist. (O. L. C h u r c h i l l.)

Feytona oder **amerikanisches Blütenöl,** Mittel gegen Zahnschmerz, ist eine Lösung von 1 T. Kampfer in 2 T. Kajeputöl und 4 T. Chloroform nebst einer Spur Nelkenöl. (H a g e r.)

Fiant-Stuporid, Dentin- und Pulpen-Anästheticum der The Fiant Dental Mfg. Co. in Berlin, ist im wesentlichen eine rund 12,5prozentige Lösung von Cocain in Bromoform.

Fibrin-Bergel ist ein organo-therapeutisches Präparat, das aus dem ungeronnenen Blut gesunder Tiere, vorwiegend von Pferden, gewonnen wird. Es kommt als Pulver und als Aufschwemmung in den Handel und soll bei parenchymatösen Blutungen angewendet werden. Darsteller: Sächsisches Serumwerk in Dresden.

Ficarin, auch F i g o l i n genannt, von H o e c k e r t & M i c h a l o w s k y, ist ein Feigensirup.

Fichtal, von Dr. P. E l t e n in Helmstädt, ein Mittel gegen Rheumatismus, Asthma und dergl., besteht lediglich aus ätherischem Fichtennadelöl. (G r i e b e l.)

Fichtelgebirgs-Heidelbeer-Heilextrakt ist ein mit ca. 0,05% Salizylsäure und reichlichen Mengen Kapillärsirup versetzter eingedickter Heidelbeersaft. (B e y t h i e n.)

Fichtennadelbad „Santas" besteht aus einer Auflösung von Koniferenöl und etwas Seife in Spiritus. Eine andere Probe gleicher Bezeichnung unterschied sich von der obenstehenden durch den geringeren Gehalt an ätherischem Öl, das Fehlen von Seife und die Verwendung einer größeren Menge, dafür aber pyridinhaltigen Alkohols. (B e y t h i e n und H e m p e l.)

Fichtennadeltabak von L. M o r g e n t h a u , angeblich in England patentiert, ist gewöhnlicher Tabak, der mit einer schwach weingeistigen Lösung des Waldwollextrakts und Waldwollöls getränkt oder angefeuchtet und getrocknet, in die Form von Rauchtabak und Zigarren gebracht ist. (H a g e r.)

Ficule orientale siehe Kaiffa.

Fieberliniment, St. B a r t h é l e m y s , besteht aus 3 T. Kampfer, 5 T. Opiumtinktur, 60 T. Olivenöl und 125 T. Terpentinöl.

Fiebermittel für Kinder von H a p p e in Berlin ist ein alkoholischer Auszug aus Rhabarber, Safran, Süßholz und indifferenten Bitterstoffen. (B i s c h o f f.)

Fieberpulver von Rob. J a m e s in England, auch **Jamespowder** oder **Jacobspulver, Pulvis Jacobi** genannt, ist im wesentlichen ein Gemenge von phosphorsaurem Kalk, antimonsaurem Kalk und freier antimoniger Säure.

Fieberstein, Lapis antifebrilis, ist aus 54 T. Bleioxyd und 46 T. arseniger Säure zusammengeschmolzen. (W i n c k l e r.)

Fiebertropfen, vegetabilische von C. W a r b u r g in London bestehen aus Kampfer 1,o, Aloe 2,5, Cort. Aurant. expulpat. conc. 10,o, Rad. Helenii 12,o, digeriert mit Spiritus 240,o, Acid. sulfuric. dil. 24,o adde Cihnin. sulfuric. 9,o, Tinct. Opii crocatae 2,5. (R a g s k y.)

Figolin s. Ficarin

Filigo ist ein Händereinigungs- und Desinfektionsmittel, das als wirksame Bestandteile Soda und Sand enthält. Nach A u f r e c h t erhält man ein Produkt von ähnlicher Zusammensetzung durch Mischen von etwa 30 Teilen trockener Soda, etwa 20 Teilen Sand (Bimstein) und ca. 50 Teilen Holzmehl (Sägespäne).

Finesol-Ampullen von H o e c k e r t & M i c h a l o w s k y enthalten je 0,06 salizylarsinsaures Quecksilber.

Finns, Rath Dr. Finns Wasserpulver vom Chem. pharm. Laboratorium Rath Dr. F i n n s Erben, Pasing b. München, soll enthalten: Fol. Uvae Ursi, Herba aquatica, Theocin. natr. acetic., Fruct. Cynosbati, Herba Urticae, Hexamethylentetramin. (Angabe des Fabrikanten.)

Firmolansalbe des Laboratoriums „N e o s" in Berlin, ein Mittel gegen Mauke und ähnliche Tierkrankheiten enthält gelbes Vaselin, Lanolin, Wasser (rund 38%), sowie geringe Mengen eines Aluminiumsalzes (anscheinend Acetat) und Formalin (G r i e b e l.)

Firmusin, gegen Schwächezustände der Männer, enthält als Hauptbestandteile Rohrzucker, Stärke, Eiweiß und Lezithin. (R ö h r i g.)

Fischol, von Otto V e r t e r in Hanau a. M. als Ersatz für Lebertran angeboten, soll Eigelb, Fucusextrakt, Milchzucker und glycerinphosphorsauren Kalk enthalten.

Fit-Powders siehe Epilepsiepulver von P l e i s.

Five Minute fragrant Pain Curer von Dr. Walter S c o t t in New-York ist eine farblose klare Flüssigkeit, enthaltend 6,0 Äther, 21,0 Glyzerin, 3,4 Kochsalz und 170,0 destilliertes Wasser. (H a g e r.)

Fix, E i s p u l v e r , besteht aus Zucker, Farsbtoff, wenig Fruchtmark und Weinsäure. (R ö h r i g.)

Fixoplast nennt Dr. L a b o s c h i n in Berlin SW. ein Zinkkautschukpflaster.

Flammenschutzmittel für Gewebe. Imprägnierungsflüssigkeit von V e r s m a n n & O p p e n h e i m: Eine Lösung von wolframsaurem Natrium von 28° Tralles mit 3% phosphorsaurem Natrium; von N i c o l l: 6 T. Alaun, 2 T. Borax, 1 T. wolframsaures Natrium, 1 T. Dextrin in Seifenwasser gelöst; von S i e b d r a t h: 5 T. Alaun, 5 T. phosphorsaures Ammoniak, 100 T. Wasser; von P a t e r a: 12 T. Borax, 9 T. Bittersalz in 80 T. Wasser; von M a r t i n: 16 T. schwefelsaures Ammoniak, 5 T. kohlensaures Ammoniak, 6 T. Borsäure, 4 T. Borax, 4 T. Stärke und 200 T. Wasser; von E. v o n S o m m a r u g a: phosphorsaures und borsaures Ammoniak; von G l e i c h m a r - Rudolstadt: 40 T. Salmiak, 10 T. Borax, 5 T. Kochsalz, 300 T. Wasser, in welcher kochend heißen Lösung die Gewebe 1 Stunde eingeweicht werden; für weiße Ballkleider: 30 T. Stärke, 1000 T. Wasser, 60 T. Salmiak, 15 T. Borax und 8 T. Kochsalz; von J u d l i n in Berlin: eine Mischung von phosphorsaurer Ammoniak-Magnesia und schwefelsaurem Ammoniak; von Prof. B. H o f f - Jaroslau: die vanadinsauren Salze; von V e n d t & H e r a r d zum Tränken von Holz: eine Lösung von 12 T. Alaun, 2,5 T. Natriumhyposulfit, 5 T. Borax, 10 T. schwefelsaurem Kalium und 70,5 T. Wasser. (Dingl. polyt. Journ.) — Das schon von G a y - L u s s a c in Vorschlag gebrachte schwefelsaure Ammoniak in 7prozentiger Lösung eignet sich sehr gut, erleidet aber im Lauf der Zeit eine Zersetzung, welche die Gewebe allmählich zerstört, doch scheint diese Zersetzung sehr langsam vor sich zu gehen. (F l e c k.) (P. R a b e.)

Flammin, B r a n d w u n d e n ö l , ist als ein Kohlenwasserstoff anzusprechen. (B e y t h i e n.)

Dr. Flattens Universal-Tierseife von Apotheker Max D o e n h a r d t in Köln a. Rh., wirkt stark desodorierend und desinfizierend und soll zur Reinigung der Hunde sowie zu prophylaktischen Zwecken (bei Hauterkrankungen usw.) Anwendung finden.

Flavorone von Parke, Davis & Co. in Detroit ist eine Reinkultur einer Milchsäure erzeugenden Bakterie in Pulverform
und kommt in Gelatinekapseln in den Handel. Verwendung
findet es bei der Butter- und Käsebereitung.

Flechtenkapseln, Antiherpetic Capsules von Dr. Berkeley
sind Teerkapseln. (Hager.)

Flechtenmittel des kosmetischen Laboratoriums „Esteka“ in
Berlin-Wilmersdorf besteht aus einer Flüssigkeit, einer Salbe
und einem Tee. Die Flüssigkeit ist eine parfümierte Lösung
von α-Naphthol und Borax in einem Gemisch von Alkohol,
Wasser und Glyzerin. Die ebenfalls parfümierte Salbe enthält
im wesentlichen Paraffinsalbe, α-Naphthol, Zinkoxyd und etwas
Glyzerin, sowie sehr geringe Mengen einer organischen Säure.
Der Tee ist ein Gemenge aus Stiefmütterchenkraut, Faulbaumrinde, Süßholzwurzel und Sarsaparillwurzel. (Griebel.)

Flechtenmittel, von Richard Groppler (St. Marien-Drogerie)
in Charlottenburg, bestand aus 30 g „Lipotin“ — einer gelben,
aus Zitronellöl und Formaldehyd anscheinend bei Gegenwart
von Alkali hergestellten Flüssigkeit — und aus zwei Stangen
einer salbenförmigen Zubereitung von Ceratkonsistenz von je
etwa 38 g Gewicht. Letztere waren aus gelbem Wachs, Fett,
Perubalsam und rotem Quecksilberoxyd hergestellt. Ihr Gehalt
an Quecksilberoxyd betrug rund 2%. (Griebel.)

Flechtenmittel von Joseph Kulla in Elberfeld bestehen aus
Tee, Pulver und Salbe. Der Tee ist eine Mischung von gröblich
geschnittener Enzianwurzel, Faulbaumrinde und Pomeranzenschale. Das Pulver enthält zur Hälfte Schwefelblumen, außerdem Sennesblätter, Süßholzwurzel und etwas Aloe. Die Salbe
ist Wachssalbe mit Holzteer. (Karlsr. Ortsges.-Rat.)

Flechtenmittel, untrügliches, von J. C. Neef in Einsiedeln in
der Schweiz besteht aus einer Salbe und einem Tee. Die Salbe
ist aus Fett, Wachs, Terpentinöl und Kadeöl, der Tee aus Kamillenblüten, Malvenblüten, Pomeranzenblättern, Walnußblättern, Sennesblättern, Guajakholz, Sandelholz, Sassafrasholz,
Queckenwurzel, Süßholz, Seifenwurzel, Kalmus und Fenchel zusammengesetzt. (Karlsr. Ortsges.-Rat.)

Flechtenmittel von Buchdrucker Ed. Padberg in Dortmund
ist stark verdünnter Liquor Kalii arsenicosi.

Flechtenpastillen siehe Pastillen gegen Hautkrankheiten.

Flechtenpomade von R. Lenz in Danzig, Dr. Bulwers
Flechtentod, besteht aus Öl, Wachs, rotem Zinnober und
etwas Eisen.

Flechtenpulver aus St. Lubes in Frankreich enthält 10 T.
Salpeter, 1 T. Antimonchlorid und 20 T. Antimonoxyd. Jede
Dosis zu 1,5. (Wittstein.)

Flechtensalbe der Apotheke in Weinböhla i. S. besteht
nach Angabe des Fabrikanten aus 3 T. Benzoefett, Naphthalan,
Eigelb je 20, Wachs, Walrat, Ven. Terpent. je 5, Epikarin 2.

Flechtensalbe der Frau Brosée in Berlin ist weiße Präzipitatsalbe mit Opiumpulver. (Bischoff.)

Flechtensalbe von Fontaine in Paris besteht aus Olivenöl,
weißem Wachs und $^1/_{16}$ weißem Quecksilberpräzipitat. (Hager.)

Flechtensalbe, Hebras Flechtentod, der Mariendrogerie
in Danzig besteht aus Hydrarg. oxyd. rubr., Ol. Cacao., Cera
flav. parfümiert mit Perubalsam. (Süß.)

Flechtensalbe von Jürgensen in Herisau (Schweiz) soll bestehen aus Acid. salicyl. 1—2,o, Acid. boric. 1,5, Pyoktanin. aur.
qu. s. bis zu lebhaft gelber Farbe (in Spiritus gelöst), Zinc. oxyd.
66,o, Ol. Jecoris 33,o.

Flechtensalbe der Mariendrogerie in Danzig, besteht aus
gelbem Wachs, Öl (zumeist Oleum Cacao), Hydrargyrum oxydatum rubrum und einem Parfüm, anscheinend Perubalsam.
(Süß.)

Flechtensalbe des hygienischen Laboratoriums A. Leonhardt
in Leipzig, besteht aus Schwefel, Vaselin und Öl. (Röhrig.)

Flechtensalbe von Bruno Reichel in Apolda ist eine grüngefärbte Mischung aus Wachs und Schweinefett. (Schädler.)

Flechtensalbe von Frau K. Schmidt in Berlin ist weiße Präzipitatsalbe mit Opiumpulver. (Bischoff.)

Flechtensalbe von F. Schwarzlose in Berlin und S. G.
Schwarz in Breslau besteht aus 1 T. Perubalsam, 2 T. Karbolsäure, 10 T. gelbem Wachs und 30 T. Schweinefett. (Schädler.)

Flechtensalbe von Surbi in Paris gegen alle Arten von Hautkrankheiten ist zusammengesetzt aus 30 T. Rindstalg, 10 T.
Olivenöl, 2 T. Zinkoxyd, 2 T. Speckstein. (Wittstein.)

Flechtenseife, Dr. Berkeleys, ist gewöhnliche Teerseife.
(Hager.)

Flechtenwasser, wunderbar heilsames, mineralisch-vegetabilisches,
von Dr. A. von S. besteht aus 0,25 Quecksilberchlorid, 180,o
Wasser und 6,o Benzoetinktur. (Weber.)

Fleckkugeln von Chaptal zum Entfernen von Fettflecken.
10 T. weiße Marseiller Seife werden in Alkohol gelöst, so daß
ein flüssiger Teig entsteht, diesem 3 T. Eigelb und etwas Terpentinöl zugesetzt und schließlich so viel Walkerde zugeknetet,
daß ein Teig entsteht, aus welchem Kugeln geformt werden.

Fleckenwasser, Brönners, zur Entfernung von Fett- und
Schmutzflecken, ist angeblich Benzin.

Fleckenwasser, englisches, zur Entfernung von Säure-, Harz-,
Wachs-, Teer und Fettflecken, ist eine Mischung aus 100,o

95prozentigem Alkohol, 30,o Ätzammoniakliquor von 0,875 spez. Gew. und 4,o Benzin. (A r t u s.)

Fleckwasser von F r a n ç o i s wird angeblich aus 64 T. getrockneter Seifenkrautwurzel, eben so viel getrocknetem Seifenkraute, 45 T. geklärtem Zitronensaft, 185 T. Weingeist von 340 Tr. und 1700 T. destilliertem Wasser in der Weise dargestellt, daß man die Wurzel gröblich zerstoßen eine Viertelstunde kochen läßt, dann die klein zerhackten Blätter hinzusetzt und noch weitere 20 Minuten kochen läßt, dann durchseiht, filtriert und erkalten läßt; anderseits wird der Zitronensaft dem Weingeist zugesetzt und das Ganze mit der Seifenkraut-Abkochung vermischt. Man bedient sich derselben kalt, besser lauwarm, indem man den Fleck hineintaucht, bei Seidenzeugen mit der Hand zu Schaum reibt, bei Baumwoll- und Leinenzeugen aber mit einer Bürste abbürstet. Man spült in reinem Wasser aus und bügelt dann.

Fleckwasser, flüchtiges, von K a h l e r , ist Schwefelkohlenstoff.

Fleischextraktlikör von A. H e n s e l in Berlin, **Aqua Vitae incarnativa, Eau de vie alimenteuse,** 180,o eines schön roten, gewürzhaften Likörs, welcher 32% Verdampfungsrückstand hinterließ; dieser Rückstand ergab neben roter Anilinfarbe ¼% harzartige und extraktive, teils dem Ingwer, teils dem Zimt angehörige Stoffe, 27½% Zucker und 1¼% Fleischextrakt. (H a g e r.)

Fleischfaser-Zwieback für Hunde, aus New-York, ein künstliches Futtermittel, wird angeblich dargestellt aus reinem Mehl, Fleischfaserstoff und Datteln.

Fleischfuttermehl der L i e b i g s E x t r a c t o f M e a t - C o m p a n y enthält im Durchschnitt 76% stickstoffhaltige Bestandteile, 11—14% Fett und 5% Asche. (T o l l e n s.)

Fleischkonservierungsmittel hat E. P o l e n s k e untersucht: Dr. G ö h l e r s C a r n o s o t besteht etwa aus Natriumchlorid 49, Kaliumnitrat 15,5, Natriumazetat 10, Natriumbenzoat 3, bas. Aluminiumazetat 3, Calciumsulfat 3,8, Rohrzucker 4,5, Hexamethylentetramin 0,75, Feuchtigkeit 8, Sand 2%, Spuren Alkalikarbonate. — S e e t h o l besteht etwa aus Dinatriumphosphat (Na_2HPO_4) 46, Natriumsulfat 3, Kristallwasser 50%. Geringe Mengen Calciumsulfat, Chloralkalien und Aluminiumazetat. — P u r o s e I. Kalium-Natriumtartrat 66, freie Benzoesäure 11,2, dextrinartige Substanz 5, Kristallwasser 17%. — P u r o s e II. Natriumchlorid 79, Kaliumnitrat 0,6, Calciumsulfat 1, freie Benzoesäure 8,3, Rohrzucker 10%. — M ü l l e r s H a c k f l e i s c h - K o n s e r v e s a l z „B r i l l a n t" besteht aus teilweise verwittertem Dinatriumphosphat. — H e r k u l e s k r i s t a l l dürfte bestehen aus Natriumchlorid 7,6, Dinatriumphosphat 20, Kaliumazetat 4, Kaliumnatriumtartrat 29,7, Natriumbenzoat 14,7, Kristallwasser 23,3%. — H a n s a - K o n s e r v e s a l z. Dem Original würde ungefähr ein Gemisch folgender Stoffe entsprechen: Natriumnitrat 6, Dinatriumphosphat 49,2, Kristallwasser 43,7%. — D r e i f a c h e s , n i c h t r ö t e n d e s K o n s e r v e s a l z. E r h a l t u n g s p u l v e r. Dem Original würde ungefähr ein Gemisch folgender Stoffe entsprechen: Natriumchlorid 76,6, Magnesiumoxyd 5, Magnesiumkarbonat 2,3, Magnesiumazetat 10,2, Calciumsulfat 1,9, Wasser 3%. — E i n f a c h r ö t e n d e s K o n s e r v e s a l z. Dem Original würde ungefähr ein Gemisch folgender Stoffe entsprechen: Natriumchlorid 37,2, Natriumnitrat 57,5, Magnesiumoyxd 1,6, Magnesiumkarbonat 1,1, Calciumsulfat 1, Wasser 1,4%. — O d i n. Der aus 100 ccm Odin erhaltene Trockenrückstand entspricht etwa einem Gemische folgender Stoffe: Magnesiumazetat 21, Magnesiumformiat 0,1, Magnesiumoxyd und -karbonat 0,2%. Geringe Mengen von Chloralkalien und Calciumsulfat. — E r h a l t u n g s s a l z „E r r e i c h t". Dem Original würde ungefähr ein Gemisch folgender Stoffe entsprechen: Natriumchlorid 28,6, Dinatriumphosphat 42,9, Kristallwasser 28,6%. Spuren Calciumsulfat. — „M o g u n t i a f ü r f e i n e r e W u r s t s o r t e n." Dem Origina ginal würde ungefähr ein Gemisch folgender Stoffe entsprechen: Natriumchlorid 54,5, Kaliumnitrat 26,3, Natriumkarbonat 3, Rohrzucker 13,5, Feuchtigkeit 0,7%. Geringe Mengen Calciumsulfat. — C a s s a l i n. Dem Original würde ungefähr ein Gemisch folgender Stoffe entsprechen: Natriumchlorid 16,8, Dinatriumphosphat 16,8, Natriumazetat 7,2, Natriumbenzoat 10,2, bas. Aluminiumazetat 5,5, Zucker 13, Kristallwasser 29,2%.

Fleischpepton von D e n a e y e r hat keine konstante Zusammensetzung; sein durchschnittlicher Gehalt an Gesamteiweiß erreicht die Hälfte von dem angeblichen Gehalt an trocknem Fleischpepton; es enthält kein wirkliches Pepton, sein Gesamteiweiß besteht neben Albumosen höchstwahrscheinlich noch aus Gelatine und außerdem ist es borsäurehaltig. (N i e d e r h ä u s e r.) Nach einer Analyse von Dr. U l e x enthält das Präparat 22,15% Trockensubstanz, wovon etwa 7% Albumosen und etwa 8% Pepton. Borsäure war in Spuren vorhanden.

Fleischpreservepulver von H. S c h r a m m & Co. in Berlin ist zersetztes Natriumbisulfit mit einem Gehalt von 43% Natriumsulfat. (P o l e n s k e.)

Fleischsaft Puro enthält keinen „Fleischsaft" und kommt neuerdings unter der Bezeichnung „Künstlicher konzentrierter Fleischsaft" in den Handel, auch ist der Text der den Flaschen beigegebenen Umhüllung entsprechend abgeändert worden. Damit soll jede Beanstandung des Präparates für die Zukunft vermieden werden.

Fleischsaft „Vero". Unter diesem Namen wird von der Firma Dr. A. W o l f f , Chemische Fabrik, ein neues Kräftigungsmittel in den Handel gebracht, zu dessen Herstellung Liebigs Fleischextrakt und Fleischalbumose benutzt wird. Zur Geschmacksverbesserung wird etwas Suppenkräuterwürze und zur Konservierung ca. 5% Glyzerin zugesetzt. (Pharm. Ztg.)

Fleischsaft Visbovin von Dr. W a s s e r z u g in Frankfurt a. M. ist eine zuckerhaltige Fleischsaftkonserve, welche frischen Fleischsaft in unveränderter Form enthält.

Fleurs d'Oxzoin, ein Kosmetikum der Firma T o   K a l o n Mfg. Co. Ltd., Paris (siehe bei Livola!), das in Verbindung mit Benzoetinktur und Rosenwasser zur Anwendung gelangen soll, ist eine glyzerinhaltige Anreibung von Zinkoxyd mit Rosenwasser. (S c h w e d e s.)

Fleurpaste, ein Reinigungsmittel, soll aus alkalischer Schmierseife bestehen.

Flexible, ein Mittel gegen Rheumatismus, Ischias u. dergl.   von E.   K r i e s in Berlin, ist ein Gemisch von Terpentinöl, methylalkoholhaltigem Seifenspiritus und einem Pflanzenauszug. (G r i e b e l.)

Fliegenteller, zuerst von O.   T r o i t s c h in Berlin erfunden, sind mit Figuren bemalte Papierteller, welche angeblich mit Fliegengift-Abkochung von Quassia und langem Pfeffer getränkt sind.

Fliegenteller „Mucki" enthält bis zu 100 mg arsenige Säure. (K ü h n.)

Florantol, gegen Magerkeit von Dr. A d e r & Co. in Schöneberg-Berlin empfohlen, besteht im wesentlichen aus einem Gemenge von Eiweiß (Kasein), Kakaopulver und Bohnenmehl (wahrscheinlich auch Linsenmehl) und Salzen, unter denen Chlornatrium und phosphorsaures Calcium überwiegen. (A u f r e c h t.)

Floréozône, C r ê m e   d e   b e a u t é   h y g i é n i q u e, ist ein nicht mit Riechstoffen versetzter weißer Creme aus Glyzerin 72%, Seife (Ammoniakseife) 14%, Wasser 14%. (Pharm. Ztg.)

Floricin ist ein mit Mineralölen mischbares Destillationsprodukt aus Rizinusöl, welches zu technischen Zwecken sowie als vorzügliche Grundlage für Salben und Linimente Anwendung finden soll.

Floridawasser besteht aus 124,0 Lavendelöl, 124,0 Bergamottöl, 11,64 Zimtöl, 3,88 Nelkenöl, 7,76 Neroliöl, 0,25 Moschus mit 75 kg Eau de Cologne digeriert und filtriert.

Floriline, vegetabilische Zahnpasta nach Dr. John Y a t e s von Albin M ü l l e r in Brünn bildet eine rote, trockene, wenig harte Masse aus 20,0 Schlämmkreide, 10,0 Stärkemehl, 8,0 Glyzerin, 3,0 Bertramtinktur, 10 Tropfen Pfefferminzöl und der genügenden Menge Wasser, mit Florentiner Lack gefärbt. (H a g e r.)

Fluate, zur Härtung und Konservierung von Bausteinen, ist eine 40prozentige Lösung von Magnesiumfluorsilikat und eine 60prozentige Lösung von Zinkfluorsilikat.

Flucol gegen Rheumatismus, Fieber, Husten, Schnupfen usw. von F. Leitmeyer & Co. wird als 100prozentiges australisches Eukalyptusöl bezeichnet.

Fluid impérial de Jean Rabot siehe Französische Haarfarbe.

Fluid-Lightning, flüssiger Blitz, aus Nordamerika zur Linderung rheumatischer und anderer Schmerzen besteht aus 100,o Alkohol mit etwa 10 Tropfen Senföl, etwas Sassafrasöl und Pfefferminzöl.

Fluid-Ozon von J. Krohn in München, ein Mund- und Waschwasser, ist eine wässerige 10prozentige Lösung von übermangansaurem Natrium, verunreinigt mit Spuren von schwefelsaurem Natrium und Chlornatrium. (Wittstein.)

Fluid gegen dicke Sehnen bei Pferden ist eine aus Kampferspiritus, Salmiakgeist, wenig Cantharidentinktur und Wasser bestehende Flüssigkeit, welche mit anderen harmlosen Tinkturen etwas aufgefärbt ist. (Jacobsen.)

Fluide transmutatif noir, Haarfärbemittel von Berger in Paris. Ist eine Lösung von 1,3 Kupfervitriol, 0,25 salpetersaurem Nickeloxyd in 30,o destilliertem Wasser und 4,o Salmiakgeist. II ist eine Lösung von Schwefelcalcium. III „Eau à détacher" ist Cyankaliumlösung. (Engelhardt.)

Fluinol, früher **Fluorpinol** genannt, von Alfr. Schmidt in Basel ist ein mit ätherischen Ölen versetztes, alkoholisches Kiefern- und Fichtennadelfluidextrakt, welches als Zusatz zu Bädern, Gurgel- und Waschwässern, zu Inhalationen und Verstäubungen bei den verschiedensten Erkrankungen Anwendung finden soll.

Fluorpinol siehe Fluinol.

Fluotal ist Fluorbromphenylwismut, welches als starkes Antiseptikum Anwendung finden soll.

Flüssige Haut von Saria & Ehrsam in Zürich ist eine Art elastisches Kollodium, ohne weitere Zusätze. (Schweiz. Apoth.-Ztg.)

Flüssiger Eisenzucker der Apotheke in Weipert in Böhmen ist eine versüßte Lösung von Extr. Ferri pom. und Extr. Gentianae in Zimtwasser. (Nachr. f. Zollst.)

Flüssigkeit zum Konservieren anatomischer Präparate siehe Wickersheimer.

Flüssigkeit Condys ist eine schwache Auflösung von übermangansaurem Natrium. (Wittstein.)

Flüssigkeit zur Konservierung von Nahrungsmitteln von Wickersheimer ist eine fast farblose, wässerige, schwach opalisierende, dickliche, sauer reagierende Flüssigkeit vom spez. Gew. 1,0995 bei 20°, im Liter enthaltend 52,3 Borsäure, 18,25 Natriumchlorid,

22,8 Salizylsäure, 7,2 Natriumoxyd, 250,o Glyzerin, letzteres teils frei, teils als Glyzerinborat. (P o l e n s k e.)

Flüssigkeit, P u s c h k a r o w sche, zum Konservieren von Holz, ist Holzessigsäure, Eisenflüssigkeit mit etwas Zink und vielen Brandharzen. (C a s s e l m a n n.)

Flüssigkeit, S c h d a n n o w sche, ist eine trübe, dunkelbraune Auflösung eines Eisenoxydulsalzes (Eisenchlorür?) in Holzessig von 1,06 spez. Gew. (C a s s e l m a n n.)

Flußtinktur, allgemeine, von S u l z b e r g e r in Salzungen, ist eine Auflösung von 1 T. Aloe in 2 T. Weingeist. (S p a n.) Nach anderen ist sie Tinct. Aloes comp.

Flußtinktur Worms siehe Worms.

Dr. Foelsings Mucusan siehe unter Mucusan.

Fol. Damianae, ein Tierarzneimittel zur Anregung der Zeugungslust, bestehen aus Blättern und Stengelteilen von Turnera diffusa Wild. aphrodisiaca Urb., gemischt mit geringen Mengen fremder Pflanzenteile. (Pharm. Ztg.)

Foligan von Dr. G. H e n n i n g in Berlin W., ein Beruhigungs- und Einschläferungsmittel, soll die wirksamen Bestandteile der Orangenblätter in gleichmäßiger, bequemer Form enthalten. Im Handel in Tabletten zu 20 Stück.

Folliculin ist ein Fluidextrakt aus Folliculi Sennae.

Fonabisit gegen Gicht und ansteckende Krankheiten ist eine 10prozentige Lösung von Formaldehyd-Natrium bisulfurosum in physiologischer Kochsalzlösung. Im Handel in Ampullen zu 5,5 ccm. (Pharm. Ztg.)

Fontanellkügelchen von L e P e r d r i e l, bestehen aus in Benzin geweichtem Kautschuk mit Seidelbastrindenpulver zusammengeknetet und zu Pillen von Erbsengröße geformt. (H a g e r.)

Forbil, ein Abführmittel, soll aus Schokolade und Phenolphthalein bestehen. Schokoladentäfelchen von der Größe 5,5×4 cm, die in 8 kleine Täfelchen gerippt sind. (R i c h t e r.)

Force Food ist ein Nahrungs- und Kräftigungsmittel, das aus Weizenkorn und Gerstenmalz bereitet ist.

Fördere deine Zucht, Mittel zur Bekämpfung des ansteckenden Scheidenkatarrhs der Rinder, ist eine Mischung aus Mineralfett, Wasser, Kresol und ein Salzgemisch, in dem Aluminium und Weinsäure nachweisbar sind. (R ö h r i g.)

Formagnol Bouty, ein Nervenmittel, enthält Natriumformiat. (Z e r n i k.)

Formalincreme Eschig besteht aus 20 T. Lanolin, 100 ozonisiertem Vaselinöl (?), 120 Wasser mit 5% Formalin. Es wird als Desinfektionsmittel und Stauböl verwendet.

Formalinseife, flüssige, der Firma **Hahn** in Schwedt a. d. O., besteht aus Olivenöl oder Leinöl mit 10% Formaldehyd und wird als Mittel gegen Nachtschweiß der Phthisiker empfohlen.

Formalinseife von **Hell & Co.** in Troppau, flüssige, 10% Formalin enthaltend, wird als Desinfektionsmittel zum Reinigen der Hände, Instrumente und Operationsbehelfe und als desodorierendes Waschmittel verwendet.

Formalith ist mit Formaldehyd getränkte Kieselgur.

Formamint-Tabletten enthalten keine chemische Verbindung, sondern ein Gemisch von Kondensationsprodukten des Formaldehyds mit Zucker usw (**Lorenzen.**)

Formanwatte, gegen Schnupfen, wird durch Imprägnieren von Watte mit Forman, dem Chlormethylester des Menthols, dargestellt. (Pharm. Ztg.)

Formasol, ein Mittel gegen Fußschweiß, besteht aus einer mit Ananasäther parfümierten Formaldehydlösung. (Schweiz. Wochenschr. f. Chem. u. Pharm.)

Formica-Bäder siehe Kohlensäurebäder.

Formlaktol besteht aus weißen Tabletten, die im wesentlichen aus Rohr- und Milchzucker, Zitronensäure, Pfefferminzöl und etwas Formaldehyd zusammengesetzt sind.   (Pharm. Ztg.)

Formobor, nach Angabe des Fabrikanten eine wässerige Lösung aus 4% Formaldehyd und 1,5% Borax, wird als Desinfektionsmittel für Instrumente usw. empfohlen.

Formol géranié, ein Zahnmittel, enthält 40 Teile Formaldehyd, 20 T. Geraniumessenz, 40 T. 80prozentigen Weingeist.

Formophen-Tabletten von **Wagner & Wiebe** in Leipzig bestehen vermutlich aus einem Verdichtungsergebnis von Formaldehyd und Phenol. Anwendung: zur Desinfektion bei Genickstarre usw. als Verdunstung. (**Zernik.**)

Formosulfit von **Lumière & Seyewetz** ist eine Lösung von 3 T. reinem Trioxymethylen in 100 T. wasserfreiem Natriumsulfit, welche als photographischer Entwickler dienen und die Wirkung eines Alkalis und des Natriumsulfits vereinigen soll; es ersetzt den Alaun, indem es die Gelatine härtet.

Formotanninstreupulver, **Hoeckert & Michalowsky**-Berlin, ist Methylenditannin, also ein Ersatz für das bekannte Tannoform.

Formysol, ein Desinfektionsmittel von Th. **Hahn & Co.** in Schwedt a. O., ist eine klare, leicht gelblich gefärbte, flüssige Glyzerin-Kaliseife, welche mit einem Zusatze von 10% Formalin und einem solchen von 25% hergestellt wird. (**Schlieben.**)

Fornetscher Typhusimpfstoff, eiweißarmer, wird hergestellt, indem man eine in Langendorffscher Salzlösung, der 0,5% Pepton zugesetzt ist, gezüchtete 24stündige Typhuskultur

55 Minuten auf 55⁰ erwärmt und zur Entfernung der Abbauprodukte und Peptone einige Tage gegen die gleiche Nährflüssigkeit ohne Peptone dialysiert. Nach Fornet soll der so hergestellte Impfstoff keine Reaktion hervorrufen. Die therapeutische Wirkung besteht im Abfallen der Temperatur in einigen Tagen und Freierwerden des Sensoriums. (Münch. Med. Wochenschr.)

Försterin Galle von Georg S t ü w e - Hirschberg, ein Mittel gegen Gallensteine, ist eine homöopathische Flüssigkeit, deren spezifischer Bestandteil wegen zu großer Verdünnung nicht festzustellen ist. (R ö h r i g.)

Fortisin von K. S c h ü n e m a n n in Berlin, ein Mittel für „schwache Männer", ist im wesentlichen ein mit Ingwer aromatisiertes Gemisch aus an einen Eiweißkörper gebundenem Lezithin, Fett, Zucker und Stärke. (Z e r n i k.)

Fortonaltabletten von Dr. K e l l e r enthalten nach den Literaturangaben Lezithin und Eisen und sollen als Kräftigungs- und Stärkungsmittel Anwendung finden.

Fortossan ist ein Phytin enthaltendes Nährpräparat in Tablettenform.

Fragners Contrarheuman (Extr. Hippocastani, Mentholi salicylatum) besteht aus Ammon. jodatum 0,5, Mentholum 1,o, Acid. salicylicum 5,o, Extr. Hippocastani spir. 27,o, Lanolinum purum 5,5, Glycerinum 11,o. (Pharm. Post.)

Franck'sche Pillen siehe Grains de Santé.

Dr. Frank's Nervennahrung, vom Chem. pharm. Laboratorium G. m. b. H. in Wiesbaden in Form von Pastillen angeboten, besteht im wesentlichen aus Eigelbstoffen und Zucker. (W. L e n z.)

Franzes Kräutersalmiakeinreibung der S a l o m o n i s - A p o t h e k e in Dresden. Liqu. Ammon. caustic. 30,o, Spiritus denaturat. 60,o, Chlorophyll. bis zur satten Grünfärbung gibt nach L ö f f l e r ein Präparat, welches von dem echten nicht zu unterscheiden sein soll. Von anderer Seite wurde folgender Analysenbefund angegeben: 29,28 Weingeist, 10,03 Ammoniak, 0,069 Kupferazetat, 0,095 Bockshornsamen- und Wiesenpflanzenabguß.

Franzosenwasser für die Haare ist eine Lösung von 2,o Pyrogallussäure in 90,o Wasser und 5,o Spiritus odoratus.

Französische Haarfarbe, F l u i d e i m p é r i a l d e J e a n R a b o t , besteht aus zwei Lösungen, von denen die eine eine ammoniakalische Silbernitratlösung, die andere eine Lösung von Resorcin und unterschwefligsaurem Natrium darstellt. (B e h r e.)

Frapa, Wund-Desinfektions-Paste für Hämorrhoidalleiden, von F. P a u t s c h in Charlottenburg, besteht anscheinend lediglich aus Schweinefett und Kampfer. (G r i e b e l.)

Frappant, eine Salbe gegen Rheumatismus, Ischias, Hexenschuß, Gelenk- und Hüftschmerzen usw., besteht aus verschiedenen fetten und ätherischen Ölen (Tannzapfenöl, Fichtennadelöl) und Vaseline. (Schweiz. Apoth.-Ztg.)

Frauen-Elixir von Dr. L e g a b stellt einen schwach spirituösen Auszug verschiedener Pflanzen dar, welcher stark mit Fenchel- und Anisöl parfümiert ist.

Frauenheil, Dr. S c h n e i d e r s F r a u e n p u l v e r , ein Wasch- und Spülmittel, ist ein mit Heliotropessenz parfümierter Alaun. (Pharm. Ztg.)

Frauenhilfe siehe Sauerstofftabletten.

Frauenlikör Uetty, ein Mittel gegen Menstruationsstörungen, besteht im wesentlichen aus einer mit Zucker gesüßten Lösung von ätherischen Ölen, vorwiegend Nelkenöl, in verdünntem Alkohol. (Pharm. Ztg.)

Frauenpulver Dr. Schneiders siehe Frauenheil.

Frauenschutz von Dr. H, F i s c h e r & Co., Hamburg, und Frauenschutzpräparat „**Sine**", Antikonzeptionsmittel, das erste enthält als wirksamen Bestandteil Borsäure (6,2%), das zweite Chinin. sulfur. (Röhrig.)

Frauentee Bock's siehe Geheimmittel der Frau Bock.

Frauentee, echter orientalischer, Marke „Cedro", besteht zur Hauptsache aus Stengeln, Blättern und Blüten von Marrubium album und Blättern von Tussilago Farfara. (B e h r e.)

Frauentee „Venus" besteht aus den Blättern von Cnicus benedictus. (B e h r e.)

Frauentropfen „Cito" enthalten in 80,0 neben etwas Zimt- und Baldrianöl 41,6 Alkohol und 0,39 Extrakt (Zucker, Dextrine und Stickstoffsubstanz), hingegen keinerlei medikamentöse oder starkwirkende Stoffe.

Frauentrost siehe Kamillenbalsam.

Frauen- und Muttertee von Maria A l b r e c h t , Leipzig, besteht aus geschnittenen Herba Matricariae. (R ö h r i g.)

Frauenwohl, ein Mittel zur Erleichterung der Geburt aus dem Versandhaus H y g i e a (Frau Bertha S c h r ö d e r) in Berlin ist eine aus Chloroform, Bilsenkrautöl und Paraffin hergestellte Salbe. (Pharm. Ztg.)

Frauenwohl von Apotheker K a e s b a c h , ein Mittel gegen Periodenstörungen, dürfte eine Verreibung von Eumenol mit Süßholzpulver, römischer Kamille und Magnesia sein. E u m e - n o l ist das aus der Tang-Kui-Wurzel hergestellte Fluidextrakt. (Pharm. Ztg.)

Frauenwohl (Menstruationspulver) ist gepulverte römische Kamille.

Frebar siehe auch Busennährpulver und Nerventropfen.

Frebar Hustentropfen, früher R e g i n a , angeblich ein Destillat aus Benzoe, Kampfer, Alant, Salmiak, kohlensaurem Kalium, Anis, Wasser und Spiritus, ließ im Geruch vorwiegend Nelkenöl erkennen. (J u c k e n a c k und G r i e b e l.)

Freßlust von S. W u r m & Cie., Regensburg. Gemisch von Futterkalk, Viehsalz, Mais, etwas Schwefel und den bekannten Drogen.

Freß- und Mastpulver von einem Bautzener Drogisten: Glaubersalz, Schwefel, Spießglanz, Drogen.

Freß- und Mastpulver von K r a u t h e i m & K ü n z e l in Nürnberg: 20% Viehsalz, 5% Glaubersalz, 36% Futterkalk, Foenum graecum und verschiedene Wurzelpulver.

Fricalit, ein Antirheumaticum und Antineuralgicum, ist eine Kombination verschiedener Salicylsäure-Ester in Aethanlösung. Hersteller: T e m m l e r - Werke in Detmold.

Fricol, Einreibung für lahme Pferde: Kampferspiritus, flüchtiges Liniment, Terpentinöl, Arnikatinktur. — **Fricol, blau,** ist eine ammoniakalische Auflösung von Cuprum aluminatum. (J u c k e - n a c k und G r i e b e l.)

Friedmanns Tuberkulose-Heil- und Schutzmittel zur Behandlung der Tuberkulose und Skrophulose besteht aus lebenden, avirulenten, für Menschen und Tiere unschädlichen Schildkröten-Tuberkel- bazillen, die nach einem besonderen Verfahren hergestellt sind.

Friesen-Bonbons, Mittel gegen Husten, Heiserkeit und dergleichen, der Firma B r o c k h a u s & Co. in Berlin-Halensee. Die mit einem gelbroten Teerfarbstoff gefärbten und mit Menthol aro- matisierten Bonbons enthalten einen indifferenten Pflanzen- auszug (angeblich das wirksame Prinzip von Galeopsis ochroleuca). (J u c k e n a c k und G r i e b e l.)

Frigorit, ein Schutzmittel für Kühlröhren, erwies sich als eine filzartige Masse von Pflanzenfasern, Juteabfällen und Stroh, welche sich gegen Wasser und Säuren ziemlich widerstandsfähig erwies, von Alkalien aber leicht zerstört wird.

Frigusin oder D i j o d l a r i c i n o l s ä u r e ist ein Kollodium, das als Spezifikum gegen Frost, sowie als Ersatz für Jodoform- kollodium empfohlen wird. (Pharm. Ztg.)

Frisonis Gichtheiler von B r a n d t s Apotheke in Riedlingen a. D. (Württbg.) enthält: Tongaextrakt in Amerika frisch hergestellt 21,0, amerik. Schlangenwurzelextrakt (Cimicifug. racemos.) 0,35, Salizylsäure 8,0, Zimtessenz 20,0, Orangeblütenwasser 70,0.

Frossardine besteht nach Angabe des Darstellers aus einer wein- geistfreien, 10prozentigen aus Tabakwasser gewonnenen Nikotin- lösung. Nach dem Ergebnis der chemischen Untersuchung ist die Ware als eine wässerige Lösung von Nikotinsulfat mit etwas überschüssiger Schwefelsäure zu betrachten. (Pharm. Ztg.)

Frostbalsam von D o e p p ist ein Gemisch aus gleichen Teilen Oleum camphoratum, Oleum Rosmarini und Liq. Plumbi. subacet.

Frostbalsam des Dr. K e p e s ist ein Gemisch aus 10 T. Jodtinktur und 25 T. Kollodium.

Frostbalsam von R i c h a r d i n ist eine Lösung von 2,o Kampfer, 3,o Wacholderöl und 3,o Thymianöl in 4,o Salmiakgeist und 32,o Weingeist.

Frostbeulenelixir von Dr. O k e n ist eine Jodlösung in Alkohol, welcher eine harzartige Masse und Salpetersäure zugemischt sind.

Frostmittel nach Dr. Hedenus der S a l o m o n i s - A p o t h e k e in Dresden besteht aus 3 T. Borax, 3 T. Chlorkalk, 40 T. Benzoefett und ¼ T. Rosenöl.

Frostsalbe von B r e f e l d ist ein Gemisch aus 6,o Ferrum oxydatum fuscum, 3,o Bolus Armen., 6,o Terebinthina, 50,o Sebum, 50,o Adeps suillus und 15 Tropfen Oleum Bergamottae.

Frostsalbe von W a h l e r in Kupferzell. 24 T. Hammeltalg, 24 T. Schweinefett und 4 T. Eisenoxyd kocht man in einem eisernen Gefäß unter Umrühren mit einem eisernen Stabe so lange, bis das Ganze schwarz geworden ist, und setzt dann hinzu 4 T. venezianischen Terpentin, 2 T. Bergamottöl, 2 T. armenischen Bolus, welcher mit etwas Olivenöl fein abgerieben ist.

Fruchtcrème von S e b a s t i a n & Co. in Wilsdruff ist ein aus Früchten unter Zusatz von Zucker vergorenes südweinähnliches Getränk.

Früchte-Säfte-Essenz von V. T r i p p m a c h e r ist ein durch Auflösen von Zucker im Safte der Preiselbeere und der Hagebutte hergestellter Pflanzensirup. (Karlsr. Ortsges.-Rat.)

Fruchtkaffee von B u c h m a n n sind geröstete Lupinensamen.

Fruchttafelzucker von E. W i e l e in Magdeburg ist ein etwas grünlich gefärbter, mit Spuren Fruchtäther parfümierter Kartoffelstärkezucker, in Schokoladenformen gepreßt. (E. H e i n t z.)

Fructol, ein Konservierungsmittel für Fruchtsäfte, besteht nach H o f f m a n n im wesentlichen aus ca. 12% Ameisensäure neben etwas Schwefelsäure und vielleicht Zucker.

Frudetti, ein Limonadenpulver, besteht aus 2 Teilen: 1. einer Mischung aus Zucker, Zimt und Ingwer und 2. aus Brausepulver. (H e f e l m a n n.)

Fruit Salt, E n o s , ein in England und Amerika sehr verbreitetes Präparat, ist ein granuliertes Pulver, bestehend aus 168 T. doppeltkohlensaurem Natrium, 150 T. Weinsteinsäure und 110 T. Weinstein.

Frut werden Konservierungsmittel für Fruchtsäfte genannt, und zwar soll Frut I ein Flußsäurepräparat und Frut II ein Kalkpräparat repräsentieren. (S a n d m a n n.)

Fuchsol (Wanzentinktur) besteht aus Terpentinöl, dem geringe Mengen Menthol zugesetzt sind.

Fucol, ein Lebertranersatz der Fucol-Werke in Bremen, ist ein olivgrünes Öl mit den Konstanten und Reaktionen des Sesamöles. Jod war darin nicht oder nur in äußerst geringen Spuren nachweisbar. Die grüne Farbe und das schwache Aroma dürfte auf die Behandlung des Öles mit gerösteten Fucus-Arten zurückzuführen sein. (A u f r e c h t.)

Fucophyt, ein Entfettungsmittel in Form von Tabletten, soll enthalten Extr. Fuci vesiculos, Rad. Phytolacc., Extr. Cascar. sagrad. ana 0,1. (Vierteljahresschr. f. prakt. Pharm.)

Fucosin-Tabletten nach Dr. B l e l l enthalten 0,1 Extr. Fuci vesiculosi, 0,05 Extr. Rhei und 0,05 Extr. Cascar. sagrad. (Pharm. Z.-H.)

Fucus-Entfettungsdragees bestehen im wesentlichen aus dem zerkleinerten Thallus einer Braunalge, vermutlich Fucus vesiculosus. (Pharm. Ztg.)

Fukusin-Entfettungstabletten der Hof-Apotheke in Dresden. 50 Stück enthalten 2 g Fukusin (wirksamer Bestandteil von Fucus vesiculosus) und 4 g zusammengesetztes Rhabarberextrakt.

Fulmargin von Dr. H. R o s e n b e r g in Charlottenburg wird ein durch elektrolytische Zerstäubung gewonnenes kolloidales Silberpräparat genannt, das sich vor dem auf chemischem Wege hergestellten kolloidalen Silber unter anderem durch einen höheren Dispersitätsgrad auszeichnen soll. Fulmargin gelangt in gebrauchsfertigen Ampullen in den Handel. (D. Med. Wochenschr.)

Fumigateur pectoral d'Espic, E s p i c - A s t h m a - Z i g a r e t - t e n , bestehen aus Stechapfelblättern, Bilsenkraut, Tollkirschenblättern, Bilsenkrautsamen und -stengeln. (M a i und S c h a e f - f e r.)

Fumigateurs pectorales von G r i m a u l t & Co. in Paris bestehen aus sehr klein geschnittenen Blättern von Atropa Belladonna, Cannabis sativa Indica und einer Art Epilobium. (B r a u n.)

Fumigator for Hen-coops, Räucherung für Hühnerställe, in Nordamerika verkauft, ist gewöhnlicher Steinkohlenteer. (P a r s o n s.)

Fundal, eine von der Concordia medica in den Handel gebrachte Salbengrundlage, ist ein Gemisch aus Wollfett, 30% Vaseline und 6% Wasser. (M a n n i c h und S c h w e d e s.)

Fungicid, ein gärungshemmendes Konservierungsmittel für Süßweine u. dgl., besteht aus Natriumbikarbonat 7,98%, Natriumbenzoat 51,78%, Senfmehl 40,24%.

Funkes Crinin, ein Haarfärbemittel, ist eine ammoniakalische Silbernitratlösung.

Funkes Kapillaröl A ist eine alkoholische Tanninlösung.

Funkes Kapillaröl B ist eine schwachblau gefärbte wässerige Lösung von Natriumthiosulfat.

Fulgurit Raoulit, ein Sprengstoff, besteht aus verflüssigtem Stickoxydul und einem Gemisch organischer Flüssigkeiten, unter denen sich Methyläther und Alkohol befinden sollen.

Fullers Earth, Streupulver aus England, ist weißer Ton und Talkum.

Furon, ein Wurstkonservierungsmittel, besteht aus Kalisalpeter und essigsaurer Tonerde.

Fürstenbalsam, Bamberger, für Frauen. Eine Einreibung zur Kräftigung der Frauen vor und nach der Niederkunft, entspricht einer filtrierten Mischung aus gleichen Teilen zusammengesetztem Lavendelspiritus und Seifenspiritus, versetzt mit wenig Kampfer und Salmiakgeist.   (H a g e r.)

Furuncosan, gegen Furunkulose, ist eine schwach rosarote, 30prozentige Wasserstoffsuperoxydlösung mit Zusatz von Thymol und Borsäure.   (R ö h r i g.)

Fußbadepulver „Erfolg" besteht aus Senfmehl.   (G r i e b e l.)

Fußbadewasser Sudoral enthält in wässeriger Lösung etwa 12% essigsaure Tonerde neben geringeren Mengen Borsäure, Benzoesäure und Weinsäure.   (B e y t h i e n.)

Fußschweißmittel von L e g o u x besteht aus 10,o Glyzerin, 30,o Liq. Ferri sesquichlorati und 20 Tropfen Ol. Bergamott.

Fußwasser von K o c h ist eine parfümierte 3—5prozentige Borsäurelösung.   (G s c h e i d l e n.)

Futtermehl für Forellen und Karpfen von Louis G r o o s in Heidelberg besteht aus 30—35 T. Fleischmehl, 19—21 T Raps-, Leinsamenmehl und dergl., 9—10 T. Mais, 18—22 T. Erbsen oder Wicken, Saubohnen usw., 18—22 T. Getreidemehl und Hafer, 1—2 T. Kochsalz.   (H a r z.)

Galactophyl, ein von Wolfenbüttel aus in den Handel gebrachtes Milcherhaltungspulver, besteht aus 1 T. Borsäure und 4 T. Zucker. (C. P e t e r s e n.)

Galalith (Milchstein) ist Formaldehydkasein, das aus dem Käsestoff der Magermilch hergestellt wird und in seinen Eigenschaften an natürliches Horn erinnert.

Galazyma ist eine Art Kefir (gegorene Milch).

Galegol, ein Mittel zur Vermehrung der Milchabsonderung von Dr. F r a g n e r in Prag, wird aus Galega officinalis gewonnen.

Galéne-Einspritzung von J. F. S c h w a r z l o s e Söhne in Berlin besteht aus sulfokarbolsaurem Zink 3,o, arabischem Gummi 3,o, Opiumtinktur 2,o, Wasser 100,o.   (S c h ä d l e r.)

Galenit von I. D a v i d in Paris, als Ersatz der Mennige zum Anstrich von Metallen, sowie des Bleiweißes als erster Ölstrich bei Gebäuden empfohlen, ist ein Gemenge von schwefelsaurem Blei und Bleioxyd.

Galeol, nach Dr. C a m p h a u s e n , von R. H. S c h u l t z e , Berlin O., ein Mittel gegen Tuberkulose, Husten, Katarrhe, sind Tabletten, die in der Hauptsache aus Stärke, Zucker und Guajakholz bestehen. (R ö h r i g.)

Gallabführende Pillen von D i x o n sind 0,15 g schwere Pillen aus 10,o Aloe, 10,o Scammonium, 10,o Rad. Rhei, 0,5 Tart. stibiat., 15,o Extract. Gentian.

Gall- und Magentropfen von Z ö l f e l sind eine alkoholische Lösung verschiedener Bitterstoffe, unter denen Rhabarber nachgewiesen werden konnte. (G s c h e i d l e n.)

Gallena ist ein Gallensteinmittel der Gallenafabrik in Barmen, das aus drei Teilen besteht. Als Bestandteile werden angegeben: I. Ol. Lini, Ol. Ricini; II. Extr. Ligni Sassafras, Herba Millefol., Rad. Taraxaci c. Herba, Natr. chlorat. 0,3, Natr. sulfuric. 0,48, Natr. bic. 0,36; III. Arachinsäureglycerid, Palmitinsäureglycerid, Linolsäureglycerid. Gallena ist im wesentlichen also nur eine Variation der bekannten Ölkur.

Gallenheil siehe Bilisan.

Gallen-Magentropfen der Königseer Olitätenhändler werden bereitet aus 400,o Fruct. Aurantii, je 250,o Rad. Rhei und Tub. Jalapae, 450,o Aloe, 200,o Rad. Gentian., 150,o Fol. Sennae, 125,o Bolet. Laricis, 100,o Fruct. Colocynthid., 50,o Kalium carbonic. mit 5 l Weingeist von 80% durch Digestion, Filtration und Zusatz von Zuckertinktur. (R i c h t e r.)

Gallenmixtur von Ph. B a r t h in Marburg in Steiermark ist dasselbe Präparat wie das vorige, aber mit ¾% Drachenblut rot gefärbt. (W i t t s t e i n.)

Gallenmixtur für Pferde von F. B a r t h , Tierarzt in Freibach bei Altenhofen in Kärnten, ist eine klar abgegossene Lösung von 8 T. Holzteer in 92 T. schlechtem Kienöl. (H a g e r.)

Gallensteinkräuter siehe Kräuter.

Gallensteinkur, Ringlers siehe Choliton.

Gallensteinmittel der H a s s i a G. m. b. H. besteht aus 4 T. Nr. 1 waren 30,o unzerkleinerte Sennesblätter; Nr. 1a waren 12,o gepulverte Corianderfrüchte; Nr. 2 waren 15,o kristallisierte Zitronensäure; Nr. 3 waren 200,o Erndnußöl; Nr. 4 waren 30,o Ricinusöl. (G r i e b e l.)

Gallensteinmittel des Dr. med. Franke besteht aus 4 Flaschen mit Gebrauchsanweisung. Nr. 1 enthält vermutlich eine niedrige homöopathische Verdünnung einer vegetabilischen Tinktur; Nr. 2 enthält einen versüßten Auszug einer emodinhaltigen Droge (Frangula, Senna?); Nr. 3 dürfte Nr. 2 gleich sein; Nr. 4 enthält ein rotgefärbtes Öl, wahrscheinlich Olivenöl. (Z e r n i k.)

Gallensteinmittel Radical setzt sich aus fünf verschiedenen Präparaten zusammen. Nr. 1 und 2 sind wässerige Auszüge von sogenanntem Hamburger Tee (Sennesblätter, Koriander, Weinstein und Zucker), Nr. 3 ist Emulsion von Rizinusöl mit Zuckersirup und Nr. 5 gewöhnliches Rizinusöl. (B e y t h i e n.)

Gallensteinmittel der Frau verw. S t e p h a n , Dortmund, besteht aus einer Flasche mit 200 ccm eines Öles (Olivenöl), einer Flasche mit 20 ccm einer gelben spirituösen Flüssigkeit aus Harzen und Drogen nicht näher bestimmbarer Art, ferner einer Flasche, enthaltend 20 ccm einer braunen spirituösen Flüssigkeit aus frischen Kräutern zubereitet, und einem Beutel mit 30 g eines Teegemisches von Fol. Sennae, Fruct. Coriandri, Manna, Acid. tartaric., das als Species Hamburgensis bekannt ist. (R ö h r i g.)

Gallensteinmittel „Non frusta" soll enthalten weinige und wässerige Extrakte von Kamille, Faulbaum, Tausendgüldenkraut, Benediktenkraut, Rhabarber, Löwenzahn, Cascar. sagrad., Bitterklee. (R ö h r i g.)

Gallensteinmittel von Vinnai in Bretten bestehen aus einem Tee und einem Öle unbekannter Zusammensetzung. Der Ortsges.-Rat in Karlsruhe warnte vor Vinnai.

Gallensteinpastillen der Z y m a A.-G. in Montreux enthalten Natrium choleinicum, Carduus marianus, Taraxacum, Nasturtium, China u. a.

Gallen-Tee, von Frau A. H e n c k e - Erfurt, „neuestes Mittel gegen Gallensteine, Gries- und Leberleiden, löst die Steine schmerzlos auf, macht Operation überflüssig": Pappschachtel mit 125 g einer Teemischung aus Cortex Frangulae, Flores Millefolii, Herba Equiseti, Radix Gentianae, Rhizoma Rhei. (R ö h r i g.)

Gallentinktur des Dr. G. K r i e g e r in Graz besteht aus 5,0 Holzteer, 10,0 Wasser, 30,0 Spiritus, 1,0 Quecksilbersublimat und 0,05 Rosanilin unter gelinder Erwärmung gemischt und filtriert. (H a g e r.)

Gallentinktur von R i c h t e r ist eine Tinktur aus 90,0 Canthariden, 45,0 Kampfer, 20,0 Salpetersäure, 90,0 Äther und 1100,0 Spiritus.

Gallin, ein von B. D e i c h m a n n in Mannheim in den Handel gebrachtes Gallensteinmittel, besteht aus 3 Flaschen, deren eine aus einer Abkochung von Fenchel und Anis 12:200,0 besteht, in der gelöst sind resp. sein sollen: Natr. bicarbon. 14,0, Natr. sulfuric. 16,0, Natr. chlor. 3,0, Extr. Rhei 13,0. Die beiden anderen Flaschen enthalten eine Emulison aus: Extr. Absinthii 15,0, Ol. Amygdal. 240,0, Glyzerin 55,0, Aqua dest. 45,0, Mucilago 25,0, aromat. mit Ol. Arnicae und Ol. Iridis aa gtts. III. (H u p k e.)

Gallisan ist eine Kombination von Ovogal (an Eiweiß gebundener Galle) mit verschiedenen Magenmitteln.

Gallisol von Louis L a s s o n enthält Schwefelleber, Rizinusöl, Birkenteer, Spiritus vini, Pfefferminzöl. (B o c k.)

Galmanin, ein Streupulver, von Apotheker K a r p i n s k i in Warschau, besteht aus Zinkoxyd, Magnesiumkarbonat, Talkum und Stärke. (Apoth.-Ztg.)

Galvanisches Suppositorium von Dr. G l a ß in Philadelphia soll eine Regulierung des Stuhlgangs bei Verstopfung bezwecken. Es besteht aus einem an einem Stiel befestigten Spatel, der aus Silber ist und auf die Zunge gelegt wird, worauf der Mund geschlossen werden muß, und einem die Form eines Suppositoriums habenden Messingstück, welches in den Anus eingeführt wird. Der Spatel ist mit dem Suppositorium mittelst eines isolierten Drahtes verbunden, so daß der vermeintliche Strom durch den Körper geschlossen wird. Man benützt dieses Suppositorium 5—10 Minuten lang einmal oder zweima am Tag.

Ganteln, zum Reinigen lederner Handschuhe, besteht aus 200 T. Seife, 40 T. Wasser, 100 T. Natriumhypochloritlösung und 25 T. Ammoniak.

Garantol besteht lediglich aus unreinem, pulverisiertem, gelöschtem Kalk. Es dient zum Frischhalten von Eiern. (D i n s - l a g e.)

Gasaltabletten von C. B o n a v i a e F. di Bologna dienen zur Darstellung von künstlichem Vichy-Wasser. 50 Tabletten genügen zur Bereitung von 10 l.

Gase-Insektenpulver von L e s e m e i s t e r ist ein Pulvergemisch aus 65 T. Schwefel und 35 T. Salpeter in ener Büchse von Schwarzblech. Es soll im dichtgeschlossenen Raume abgebrannt werden.

Gasolin sind die zwischen 60 und 70^0 übergehenden Destillate des Rohpetroleums.

Gastricin der S a l v a t o r - A p o t h e k e in Preßburg, gegen Magenleiden empfohlen, besteht aus 1 g Ammoniumkarbonat, 1 g Ammoniumchlorid, 6 g Weinstein, 2 g Seignettesalz, 5 g Krebsstein, 3 g Magnesiumkarbonat, 10 g Magnesiumzitrat, 5 g Magnesiumlaktat, 3 g Natriumchlorid, 3 g Natriumsulfat und 60 g Natriumbikarbonat.

Gastrin, Kräuter-Magenpulver von Apoth. A. K u r t z w i g in Berlin NW., besteht aus Leberkraut, Kreuzwurzel 20, Sagrada, Lindkraut 10, Leinkraut 40.

Gastrognost-Friedrich ist ein Apparat zur Bestimmung von freier Salzsäure im Magensaft. Er enthält eine kleine Kapsel, die an einem langen mit Kongo-Rot gefärbten Faden verschluckt wird. Nach einer halben Stunde wird das Reagens aus dem Magen wieder herausgezogen und je nach der Färbung auf das Vorhandensein von freier Säure geschlossen. (Pharm. Ztg.)

Gastrophan des Apoth. J. F ü r s t in Prag, zur Stärkung der Verdauung und Förderung des Appetits besteht aus Quassiaholz

30,o, unreifen Pomeranzen 15,o, Galgant 4,o, Cardamomen 2,o, Sternanisöl 10 Tropfen, Pomeranzenschalenöl 10 Tropfen, Spiritus 180,o und Wasser 120,o digeriert und filtriert. (H a g e r.)

Gastrophile von Dr. B o r c h a r d existiert in mehreren Nummern und ist kochsalzhaltiges Sodawasser, in einzelnen Nummern vielleicht versetzt mit Glaubersalz.

Gastrus-Kapseln sind harte Leimkapseln von etwa Taubeneigröße, die eine leichtbewegliche, lichtbrechende Flüssigkeit enthalten. Diese scheint Chloroform und Schwefelkohlenstoff zu enthalten. Die Kapseln werden bei Tieren gegen die Larven der Pferdebremse angewendet.

Gayatine besteht aus einer Lösung von guajakolsulfosaurem Kalium mit 37,7% Zucker. (Pharm. Ztg.)

Gaziola, als B u s e n e n t w i c k l e r von Gebrüder H e r m a n n in Leipzig angepriesen, wurde von einem Leipziger Gerichtshof als gewöhnliche etwas gefärbte und parfümierte Vaseline gekennzeichnet. Der Gerichtshof erkannte wegen Betrugs gegen Arthur Johannes Hermann auf zehn Tage Gefängnisstrafe und 2500 Mark Geldstrafe und gegen Julius Fritz Hermann auf ebenfalls zehn Tage Gefängnisstrafe und 2000 Mark Geldstrafe.

Gebhardts Haarregenerator stellt ein Gemisch aus Rosenwasser, Glyzerin und Schwefelmilch, in dem 1,5% Bleiazetat gelöst ist, dar. (Pharm. Ztg.)

Gebhardt's Schönheitsextrakt siehe Schönheitsextrakt.

Gebirgstee, Harzer, von Paul H e i d e r in Berlin, ist eine Mischung von Schafgarbe, Lavendelblüten, Schlehdornblüten, Sassafrasholz, Sennesblättern, Pfefferminze, Huflattich, Süßholz und vereinzelten Bruchstücken von 3 anderen Pflanzen. (B i s c h o f f.)

Gebirgtsee, Harzer, Lauers enthält Flor. Acaciae, Calendulae, Lavandulae, Millefolii, Sambuci, Fol. Sennae, Herb. Farfarae, Majoranae, Matrisylviae, Menth. pip., Veronicae, Lgn. Sassafras, Rad. Liquiritiae.

Gedächtnis-Limonade von G. M. R a u f e r in Wien ist ein Gemisch aus 15 T. Acid. phosphoric., 15 T. Glyzerin und 70 T. Wasser. (S c h ä d l e r.)

Gefriersalz von H. F i n z e l b e r g in Andernach a. Rh. besteht im Mittel aus 20% Chlorcalcium, 20% Chlormagnesium, 6% Chlornatrium, 13% Chlorkalium und 4% Wasser.

Geheimmittel der Frau Dorothea Bock, Berlin-Schöneberg: 1. T o n o - T a b l e t t e n, Mittel gegen Blutarmut, Bleichsucht und Nervosität, sind rot gefärbte, überzuckerte Blaudsche Pillen. — 2. B o c k s F r a u e n t e e, Mittel gegen Frauenleiden, besteht aus Lign. Santal. rubr. 15,o, Fol. Sennae conc. 30,o, Fruct. Foenicul. cont. 30,o, Fruct. Anisi cont. 5,o. — 3. M u t t e r -

hilfe, ist ein mit verdünntem Alkohol hergestellter Auszug aus indifferenten Pflanzenteilen, dem wohlriechende ätherische Öle zugesetzt sind. Das Mittel soll angezündet zur Durchwärmung des Unterleibes dienen. — 4. Bokolin, nach den Angaben der Broschüre ein aus frischer Kuhmilch hergestelltes Nährpräparat mit einem Zusatz von Hämoglobin, setzt sich wie folgt zusammen: Hämoglobin ca. 2%, Wassergehalt 8,15%, Anorganische Bestandteile (Asche) 7,28%, Fettsubstanz 1,12%, Gesamt-Eiweiß 45,19%, Kohlenhydrate (Milchzucker) ca. 36,26%. — 5. Hämorrhoidensalbe besteht aus 14% Tannin und 86% einer etwas wasserhaltigen Wachssalbe. — 6. BoktolTabletten, Mittel gegen Weißfluß und andere Frauenkrankheiten, enthalten Alaun etwa 70%, und ferner Tannin, woraus mit Hilfe von Bindemitteln mit Vanille parfümierte ca. 1 g schwere Tabletten geformt sind. (E. Richter.)

Gehörapparate siehe Jurtz' G.

Gehörbalsam siehe auch Ohrenbalsam.

Gehörbalsam von Böhm gegen Schwerhörigkeit ist ein Gemisch aus 50,0 Zwiebelsaft, 50,0 Balsam. tranquillans, 3,0 Perubalsam, 1,0 ätherischem Kamillenöl, 1,0 Stinkasanttinktur und 1,0 Bibergeiltinktur.

Gehör-Instrument des Apoth. F. Brunner in Troppau (Abrahams **Porte-voix en miniature** à Paris) ist ein 2 cm langes, strohhalmdickes Röhrchen von Silberblech, am Ende mit einer kleinen muschelförmigen Erweiterung, mit etwas Baumwolle umhüllt ins Ohr zu stecken.

Gehörlikör, Schweizer, von Raudnitz ist mit wenig fuseligem Branntwein versetztes Wasser. (Wittstein.)

Gehöröl der Adler-Apotheke in Frankfurt a. M. gegen Taubheit, Ohrenfluß, Ohrensausen und Schwerhörigkeit besteht aus 20,0 Ol. Amygd. dulc., 4,0 Ol. Cajeputi, 3,0 Ol. Chamomill., 3,0 Ol. camphorat.

Gehöröl von Bauressis besteht aus 20,0 Kampferöl und 1,0 Kajeputöl. (O. Quenzel.)

Gehöröl des C. Brackelmann in Soest ist mit Sonnenblumenöl verfälschtes Olivenöl, versetzt mit Spuren Kajeputöl, Sassafrasöl, Rosmarinöl und Kampfer. (Hager.)

Gehöröl von Apotheker C. Chop in Hamburg ist ein in Staniol gehülltes Fläschchen mit 18,0 einer Mischung aus 2,0 Kajeputöl und 16,0 Provenceröl. (Schädler.) — Nach anderweitigen Untersuchungen Kampferöl mit 2% ätherischem Ysopöl.

Gehöröl vom prakt. Arzt S. Fischer in Grub in Appenzell ist eine Mischung aus Kajeputöl und süßem Mandelöl. (Karlsr. Ortsges. R.)

Gehöröl, Huile acustique des Dr. Mène Maurice ist ein mit Alkanna gefärbtes Gemisch aus 30,o Provenzeröl, 0,3 Kampfer, 8 Tropfen Zimtöl und 15 Tropfen Essigäther. (E. Hover.)

Gehöröl von Dr. John Robinson besteht aus 1000 T. Speiseöl (Sonnenblumenöl mit Mohnöl), 15 T. Kampfer, 6 T. Kajeputöl, 1 T. Sassafrasöl, 1 T. Bergamottöl, 1 T. Pelargonienöl. (Hager.)

Gehöröl des Oberstabsarzt und Physikus Dr. Schmidt von Aug. Brander in Hamburg enthält Oleum Amygdal., Ol. Chamomillae aether., Ol. Cajeputi, Ol. camphoratum. (Röhrig.)

Gehörölextrakt Dr. Schipecks von F. Giaconelli in Wien Fünfhaus, Stadiongasse 1 gegen Ohrensausen ist eine Mischung verschiedener Öle. (Karlsr. Ortsges.-Rat.)

Gehörpillen siehe Ohrenpillen.

Gehrings Sanosubstanzen Nr. I und II. Sanosubstanz Nr. I ist ein mechanisches Gemenge von gepulverten Orangeschalen und gepulvertem, chinesischem Tee (Teegrus). — Sanosubstanz Nr. II ist ein rötlichbraunes Pulver, das aus Zironensäure, grob gepulverter Gelatine und einem rotbraunen, künstlichen Farbstoff besteht. (Pharm. Ztg.)

Geist, Bredfelder, wird nach verschiedenen Vorschriften bereitet. 30,o Ambratinktur, 240,o Lavendelspiritus, je 4,o Nelken-, Bergamott-, Thymian- und Lavendelöl. (Heinr. Kral.) — 300,o Kölnisches Wasser, 50,o Rosenwasser, 1,o Moschustinktur. (Hager.) — Man digeriert 1000,o Veilchenwurzelpulver mit 17 l Weingeist von 95% einen Monat lang und setzt zu dem filtrierten Auszug eine Mischung folgender Öle: Rosenöl 4,5, Zitronen- und Neroliöl je 13,5, Moschus 2,2. Nach nochmaliger einmonatlicher Mazeration wird filtriert. — Bergamottöl, Nelkenöl, Thymianöl, Lavendelöl je 17,5 T., Neroliöl, Zimtöl je 2,2 T., Moschus 0,07 T. werden mit 1700 T. 95prozentigem Weingeist 14 Tage lang digeriert und filtriert. — 230,o Veilchenwurzel und 2000,o Weinspiritus werden 3 Tage digeriert, mit einer Mischung von 300,o Weinspiritus, 70 Tropfen Zitronenöl, 60 Tropfen türkischem Rosenöl, 70 Tropfen Neroliöl und 0,15 Moschus zusammengegossen und filtriert. (Vomácka.)

Geka, ein Kesselsteinmittel, soll im wesentlichen aus einer wässerigen Lösung von 21% kieselsaurem Natrium und 10% Soda bestehen.

Gelanthum, als Hautfirnis unter Zusatz von Arzneimitteln empfohlen, ist ein Gemisch gleicher Teile Gelatine- und Traganthlösung mit 5% Glycerin.

Gelargin ist ein Silbergelatinepräparat der Fabrik Astra in Schweden.

Gelastoid werden die elastisch-medikamentösen Präparate (Vaginalkugeln, Urethralbougies, Tubuli, Nasenbougies, Ohrenmandeln, Suppositorien) der Apotheke „zur Austria" in Wien genannt. Die Gelastoidmasse dürfte im wesentlichen aus keimfreiem Gelatineleim bestehen. (Pharm. Post.)

Gelatino-plastique, eine Salbengrundlage, besteht aus 15 g Gelatine, 60 g Wasser und 50 g Glyzerin.

Gelée antidiarrhéique ist eine bei 120° im Autoklaven sterilisierte 10prozentige Gelatinelösung.

Gelée de Baume de Copahu von C a i l l o t ist eine gewöhnlich mit etwas Pfefferminzöl parfümierte Gallerte aus 60,o Copaivabalsam, 20,o Zucker, 40,o Wasser und 5,o Hausenblase.

Gelina Digitalis sind durch Ausziehen von Digitalisblättern mit Gelatine und Härten derselben hergestellte Bohnen, deren jede 0,05 g Digitalisblätter enthält. (Pharm. Ztg.)

Gelocalkapseln von G. P o h l in Schönbaum bei Danzig sind Geloduratkapseln, die Kaliumjodid und Quecksilberjodid enthalten.

Gelonida Aluminii subacetici von G o e d e c k e & Co. in Leipzig kommen in drei Stärken in den Handel. Nr. I enthalten Aluminiumsulfat neben Aluminiumsubacetat. Nr. II sind technisch sulfatfrei. Nr. III enthalten einen Zusatz von 0,1 g Phenolphthalein.

Gelonida antineuralgica enthalten 0,01 g Codeinphosphat, 0,25 g Phenacetin und 0,25 g Acetylsalicylsäure und werden bei Nervenleiden, Rheumatismus und Influenza angewendet.

Gelonida antipyretica enthalten Phenyldimethylpyrazolon und Coffein.

Gelonida neurenterica enthalten 5 mg Cocain sowie etwas Menthol und eine geringe Menge Natriumbikarbonat. Anwendung gegen Diarrhöe.

Gelonida somnifera enthalten pro dosi 0,01 Codein. phosphor., 0,25 Natr. diaethylbarbitur. und 0,25 Ervasin-Calcium.

Gelonida stomochica enthalten 0,005 g Belladonnaextrakt, 0,15 g basisches Wismutnitrat und 0,15 g gebrannter Magnesia.

Gelose von A. G. J e r i c k e in Konstanz, zur Klärung der Würze auf dem Kühlschiff empfohlen, ist Agar-Agar.

Gelosin ist ein von Gelidium corneum, einer japanischen Alge, stammender Pflanzenschleim, welcher getrocknet in der Form sehr leichter weißlicher Fäden im Handel vorkommt.

Genickstarre-Heilmittel von dem Kaufmann B. R o c h o w ist eine stark wasserhaltige, locker aufgerührte Seife, welche mit Kampfer und etwas Nelkenöl versetzt ist. (B i s c h o f f.)

Genital-Essenz, Einreibung bei Männerschwäche, ist eine ölige Flüssigkeit mit Geruch nach ätherischem Öl, jedenfalls ein Terpentingemisch. (R ö h r i g.)

12*

Geolin von S i e g e l & T e g e l e r A.-G. in Düsseldorf besteht im .wesentlichen aus Ammoniak, ölsaurem Alkali, Schlämmkreide und wahrscheinlich Bolus neben Karmin als Färbemittel. (A u f r e c h t.)

Géraudelpastillen gegen Husten, Schnupfen, Asthma usw., enthalten je 25 mg gereinigten norwegischen Teer.

Gerbintabletten von Apotheker D i e t e l sollen zur Bereitung des Paraguaytee- oder Maté-Getränkes dienen.

Gerdal ist ein angeblich aus Fleischsaft, Eiweiß und Zucker bestehendes Kraftnährmittel.

Gerlachs Kolikwasser, Eau contre colique, ist eine aromatisierte alkoholische Lösung von organischem Blei- und Magnesiumsalz, welches solches Salz noch suspendiert enthält. (Med.-Kolleg. Stuttgart.)

Gerlachs Präservativcreme enthält Kampfer, Karbolsäure, Zinkoxyd, Seife und Salizylsäure.

Germania-Tee Nr. 4, ein Mittel gegen Asthma und Engbrüstigkeit von G. J. S c h u l z in Berlin, ist ein Gemenge aus zerkleinerten Vegetabilien. Festgestellt wurden Stockmalvenblüten, Königskerzenblüten, Huflattichblätter, Hafer, der während der Blütezeit gesammelt war, und geringe Mengen von Vogelknöterichkraut. (G r i e b e l.)

Germicidal Soap, eine blaugefärbte Seife, etnhält Jodquecksilber und Berliner Blau. Sie wird zu Desinfektionszwecken gebraucht. (Nachr. f. Zollst.)

Gesichtssalbe, G r o l i c h s, von C. F. D a h m s in Berlin ist weiße Präzipitatsalbe mit Wismutweiß gemischt und mit Rosenöl parfümiert. (B i s c h o f f.)

Gesichtswaschwasser. Ein vom Stuttgarter Untersuchungsamt untersuchtes Gesichtswaschwasser war eine Aufschwemmung von Kalomel in Wasser.

Gesundheitskaffee, homöopathischer, von E. K r e p l i n in Lehrte, ist gebrannter Roggen. (H a g e r.)

Gesundheitskaffee, homöopathischer, von J. P. M o s e r in Trier besteht aus 8,65% Wasser, 3,73% Fett, 11,93% Protein, 73,24% Kohlehydraten und 2,45% Mineralstoffen.   (N e u h ö f f e r.)

Gesundheitskaffee, homöopathischer, von Arthur L u t z e in Köthen erfunden, von Dr. William S c h w a b e in Leipzig verbessert, von L. W i l l i g in Köthen hergestellt, soll bestehen aus einer Mischung von geröstetem Roggen, Mais, Erbsenmehl, Zuckerrüben, Kakao (?) nebst Salzzusatz.

Gesundheitskörner, weiße, von D i d i e r in Paris sind gewöhnlicher abgesiebter weißer Senfsamen. (H a g e r.)

Gesundheitskräuter von L i e b e r in Creußen bestehen aus Herba Galeopsid. graniflor. conc. (W o l f.)

Gesundheitskräuter, S c h n e e b e r g s , gegen Auszehrung, Husten usw. von Apoth. Julius B i t t n e r in Gloggnitz, bestehen aus ca. 100,o Isländischem Moos, je 50,o Eibischwurzel und Spanischem Süßholz, je 5,o Feigen, Johannisbrot, Graupen, kleinen Rosinen, Eibischkraut, Eibischblüten, Malvenblüten, Wollkrautblumen, Gundermann, Leberkraut, Huflattich, Lungenkraut und Klatschrosen. (H a g e r.)

Gesundheitskräuter-Bitter von G o t t s c h l i c h enthält in 100,o annähernd das Lösliche aus 0,8 Opium. 3 Flaschen mit je 25 g. (H a g e r.)

Gesundheitskräuterhonig von C. L ü c k in Kolberg ist ein Gemisch von rohem Honig und frischem Vogelbeersaft vom spez. Gew. 1,23, mit 1% Alkohol und 0,11% Salizylsäure. (K. T h ü m - m e l.) — Der Fabrikant gibt dazu folgende Vorschrift: Mel. germ. opt. 575,o, Succ. Sorbor. recent. 115,o, Aq dest. 155,o werden aufgekocht und abgeschäumt. Der Kolatur fügt man hinzu Vin. generos. alb. 155,o, der vorher digeriert wurde mit Rad. Gentian. conc. 10,o, Rhiz. Irid. flor. conc. 10,o, Rad. Carlinae conc. 30,o, Herb. Mercurial. conc. 15,o, Herb. Amchusae conc. 7,5, Herb. Pulmon. arbor. conc. 7,5.

Gesundheitslikör von P a v e l & 'Co. in Berlin ist schwedisches Lebenselixir ohne Aloe, dafür mit Rhabarber, dann mit Zucker und Spiritus zu einem Likör gemacht. (H a g e r.)

Gesundheitspillen oder **Lebenspillen** von F r a n k sind versilberte Pillen, welche 1 T. Gummi Gutti und 4 T. Aloe enthalten. (H a g e r und W i t t s t e i n.)

Gesundheits-Ratafia von F. W. K r a f f t in Berlin, gegen Magen-, Brust- und Unterleibsbeschwerden, ist ein hellbräunlicher Schnaps im Gewicht von 250,o, bestehend aus 75,o Zucker, 105,o Wasser, 100,o starkem Weingeist, je 4,o Pomeranzenschalentinktur und Tinktur aus unreifen Pomeranzen, je 2,5 Gewürztinktur und Wermuttinktur, 1 Tropfen Pfefferminzöl, 5 Tropfen Essigäther und einigen Tropfen Zuckercouleur. (H o r n.)

Gesundheitssalz siehe Helso-Salt.

Gesundheitsseife, O s c h i n s k y s , ist ein Liniment aus etwa 12—15 T. Hausseife mit 88—85 T. Wasser, parfümiert mit geringen Mengen ätherischer Öle. (B. F i s c h e r.)

Gesundheits-Tafelbitter siehe Brama-Levès-Elixir.

Gesundheits-Tee von Frau S c h ö n e r in Berlin enthält u. a. Lavendelblüten, Schafgarbe, Johanniskraut, Malvenblüten, Sennesblätter, Huflattichblätter, Salbeiblätter, Süßholzwurzel, Sassafrasholz, rotes Santelholz, Kakaoschalen, sowie zahlreiche Blütenährchen einer Graminee (Holcus lanatus). (G r i e b e l.)

Gesundheitstrank für Schwangere von L e n h a r d t ist ein Aufguß von Sennesblättern, Ysop, Minze usw., worin Bittersalz gelöst ist. (W i t t s t e i n.)

Gethalin, eine Lederschwärze, ist eine mit Nigramin schwarz-gefärbte Mischung von Wachs und Terpentinöl. (Unters.-Amt Ulm.)

Gichtbalsam, indischer, von R e i c h e l t ist eine Mischung von Alkohol, Rizinusöl und Kajeputöl. (G s c h e i d l e n.)

Gichtbalsam nach Dr. L a v i l l e von Albin M ü l l e r besteht aus 5,o Cantharidentinktur, 5,o Salmiakgeist, 40,o Spiritus, 35,o Spanischer Seife, 0,5 Kampfer und 0,25 Rosmarinöl. (H a g e r.)

Gichtbalsam von S e e w a l d in Hochholz ist eine, auf einer kleinen Menge einer farblosen wässerigen Flüssigkeit schwimmende, blaß grünlichgelbe, einem ätherischen Öle gleichende Flüssigkeit; zwischen den beiden Schichten befindet sich ein gelblichweißes Häutchen einer festen Substanz (Schwefel). Die Bereitung geschieht vermutlich durch Destillation von 4 T. Terpentinöl und 1 T. konzentrierter Schwefelsäure. (T r a u t - w e i n.)

Gicht- und Blutreinigungspulver von S i e m e n s soll aus gleichen Teilen Süßholzstielen, Liebstöckelwurzelpulver und Scammonium-pulver bestehen.

Gichtelixir von J. G u l i e l m o in Landau besteht aus einer Lösung von 1,5 Chininsulfat und 7,5 Chloralhydrat in 30pro-zentigem Weingeist, mit Pomeranzenschalensirup gefärbt. (H a g e r.)

Gichtelixir von H e r l i k o f e r in Gmünd in Württemberg ist ein Gemisch aus 1 T. Tinct. Sem. Colchici, 1 T. Tinct. Bulbi Colchici und 2 T. Spirit. dilutus. (H a g e r.)

Gichtessenz, B a t t l e y s **Liquor antineuralgicus,** ist ein Digest aus 100,o Cortex Chinae regiae, 15,o Saccharum, 15,o Glyzerin, 100,o Weingeist und 800,o Wasser, welches bis auf 45,o einge-dampft und mit 5,o Weingeist versetzt ist.

Gichtfluid der homöopathischen Zentralapotheke von Prof. Dr. M a u c h in Göppingen besteht nach den Untersuchungen von M a n n i c h und S c h w e d e s aus fettem Öl 40,o, Ichthyol 8,o, Wasser 52,o.

Gicht Fort z u m E i n n e h m e n, besteht aus Magnes. carb. 4,64%, Kochsalz 4,09%, Bittersalz 9%, Natr. bicarb. 69,17% und Lycetol und Phenocoll rund 8%. — **Gicht Fort** z u m E i n - r e i b e n ist wahrscheinlich eine Auflösung von Ichthyol in Was-ser, mit ätherischen Ölen parfümiert. (R ö h r i g.)

Gichtheil ist ein alkoholischer Auszug aus Paprika mit Lavendelöl. (B e h r e.) Siehe auch Dr. H e i m.

Gichtliniment, H o m e s, besteht aus 3,o Kampfer, 10,o Ter-pentinöl, 20,o Nervensalbe, 35,o schwarzer Seife, 10,o gepulvertem Mutterkümmel und 1,o Ammonkarbonat.

Gichtkette mit Flußableitung von W i n t e r in Berlin, besteht aus 70 zusammengefügten Gliedern von Zink-, Kupfer- und Messingdraht in gleichmäßiger Anordnung, ist geschlossen mit einem Ornamente aus Zink- und Kupferdraht, an welchem eine flache Kapsel aus eben diesen Metallen von der Größe eines Zweimarkstückes hängt, reicht um den Hals und ungefähr bis auf die Magengrube, wo die Kapsel mittelst einer um den Leib geschlungenen Baumwollschnur festgebunden werden soll.

Gicht- und krampfstillender Balsam von L a m p e r t , 45,o einer rosenroten, schwach seifenartig und aromatisch schmeckenden Flüssigkeit, in 100,o enthaltend 1,o Thymianöl, Bergamottöl, Nelkenöl und Zimtöl, 6,o Ölseife und Spuren von Anilinrot. (W i t t s t e i n.)

Gichtmittel von B é j e a n in Besan on besteht aus 5,o Extr. Gentian., je 4,o Kalium jodat. und Natr. salicylic. (spätere Analysen geben Natriumbenzoat an), 80,o Wasser, 20,o Spiritus und 5 Tropfen Ol. Gaultheriae. — Nach P r u y s besteht es aus Ol. Gaulth. gtts. V, Spiritus 20,o, Aqua 80,o, Extr. Gentian. 5,o, Kal. jodat., Natr. salicylic. je 4,o.

Gichtmittel von P i s t o i a , Polveri antigottose delle R. R. Madri Benedictine di Pistoia, bestehen aus einem Gemisch von gepulverter Colombowurzel mit Patschuliblättern. (Z e r n i k.)

Gichtmittel von R e i n o l d , **Antarthritic Specific, Spécifique antigoutteux,** wird durch 8tägige Mazeration von 500 T. frisch zerschnittenen Colchicumzwiebeln und 15 T. Mohnblumen mit 950 T. Sherry und 100 T. Rum erhalten. (Engl. Patent.)

Gichtol ist eine vorwiegend aus Koniferenharz, Fett und Paraffin bestehende Salbe. (G r i e b e l.)

Gichtöl von J. E g e n e r & F r e y in Mainz und Rotterdam, besteht aus 35, Wasser, worin Guanobestandteile befindlich sind, 60,o Petroleum, 20,o Terpentinöl, 15,o Salmiakgeist und 10,o Spiritus. (S c h ä d l e r.)

Gichtosintsalbe enthält als wirksame Bestandteile Salizylsäuremethylester, Menthol, Kampfer, Borax und Ichthyol. (Griebel.)

Gichtosintseife ist eine vorwiegend nach Salizylsäuremethylester riechende Toiletteseife, die anscheinend in geringen Mengen dieselben Bestandteile enthält wie Gichtosintsalbe. (Griebel.)

Gichtosint - Tabletten gegen Gicht und Rheumatismus bestehen zu rund 70% aus Kochsalz und enthalten überdies noch etwa 20% Calcium- und Magnesiumkarbonat und -sulfat, 5% Dextrin und geringe Mengen Eisen, Tonerde und Strontium. (B e y t h i e n.)

Gichtpillen von L a r t i g u e in Bordeaux sind 0,15 g schwere mit Lycopodium bestreute Pillen, welche aus 4 T. gepulvertem Herbstzeitlosensamen und 1 T. Zucker bestehen. (W i t t - s t e i n.)

Gichtpillen Dr. L a v i l l e s sind kieselsaures und kohlensaures Natrium enthaltende Pillen von Extr. Physalis baccarum und Pflanzenpulver.

Gichtpulver, Louis W u n d r a m s. 3 Pulver, je aus 1,o Schwefelblüte und 0,3 Zucker bestehende. (H a g e r.)

Gicht- und Rheumasalbe von Georg K r ä t z, Scharfrichtereibesitzer in Zeitz, besteht aus 60,o Schweinefett, 5,o Kienöl und 1,o Kampfer. (S c h ä d l e r.)

Gicht und Rheumatismus, deren sichere Heilung durch Sympathie in einer dreistündigen Kur, ohne Anwendung innerer oder äußerer Mittel. Selbstverlag des bisherigen alleinigen Besitzers des Geheimnisses, K r i e t e in Berlin. Das außerordentliche Mittel besteht darin, daß der frische Urin des Kranken in einem irdenen Topf unter verschiedenen Manipulationen an einem Freitage drei Stunden gekocht wird, hierauf die dabei gebrauchten Gegenstände unter genau beschriebenem Hokuspokus in einem möglichst feuchten Keller stillschweigend vergraben werden. (H. I h l o.)

Gicht- und Rheumatismusbalsam von Gustav B e c k e r in Berlin enthält Kampferspiritus, Hoffmannschen Lebensbalsam und in nicht gerade untergeordneter Menge Chloroform. (J a - c o b s e n.)

Gicht- und Rheumatismusbalsam von G o l d s t e i n in Berlin ist eine Mischung von Ammoniak, Alkohol, Chloroform, Kampfer, Terpentin, fettem Öl und wahrscheinlich etwas Cannabisextrakt. (B i s c h o f f.)

Gicht- und Rheumatismusfluid, irländisches, von N a r e w s k i in Berlin ist ein Gemisch von Kampfer, Terpentinöl, Kalisalpeter, verdünntem Spiritus und Ameisensäure.

Gicht- und Rheumatismuslikör L a t o n s besteht aus Tinct. Colchici, Caryophyll., Capsici und Benzoes. (A u f r e c h t.)

Gicht- und Rheumatismusmittel von Dir. D. B e s s e r in Berlin, besteht aus einem groben Pulver aus Bernstein, Weihrauch, Lavendelblumen, Kamillen und Wacholderbeeren. (S c h ä d l e r.)

Gicht- und Rheumatismusmittel des Dr. L a v i l l e in Paris. I. Gichtlikör, Liqueur antigoutteuse. Siehe unter Liqueur de Laville. II. Gichtpillen. Extrakt aus den von den Samen befreiten Judenkirschen 15,o, Wasserglas 5,o, Pflanzenpulver so viel als nötig ist, um 0,3 g schwere Pillen zu formieren (das Judenkirschenextrakt soll man in der Art darstellen, daß man die reifen Alkekengifrüchte mit Kalkwasser zerquetscht, mit Weingeist extrahiert und den Auszug eindampft). (Hager und O. Henry.)

Gicht- und Rheumatismustropfen von Carl A r n d t in Bromberg bestehen aus 50,o Salmiakgeist, 5 Tropfen Pfefferminzöl, je 3 Tropfen Thymian- und Kajeputöl, 50,o Kampferspiritus und 5 Tropfen Opiumtinktur. (B e r i n g.)

Gicht- und Rheumatismustropfen von Dr. **H o f f m a n n** bestehen aus 45,0 Herbstzeitlosenwein und 10,0 verdünntem Weingeist. (**S c h ä d l e r**.)

Gichtsalbe von L. **B l ü h e r** in Plagwitz, auch bei Brust- und Kreuzschmerzen dienlich, nur auf gewöhnliches Schreibpapier gestrichen von Erfolg, ist ein Gemisch von 2 T. Terpentin und 1 T. Schiffspech. (**W i t t s t e i n**.)

Gichtsalbe von C. **P ü t t m a n n** in Cöln besteht aus 88 T. Terpentin, 10 T. Schwarzpech und 2 T. Holzteer. (**H a g e r**.)

Gicht- und Rheumatismus-Pflanzentropfen von C. **R e m m e l** in Landshut bestehen lediglich aus Terpentinöl. (Pharm. Ztg.)

Gichtspiritus von Dr. **B l a u** in Langenberg bei Gera. Gestoßener Pfeffer und Kochsalz je 15,0, Spiritus 180,0, Essig 50,0, Rosmarinspiritus, Quendelspiritus je 25,0 werden digeriert und durch Leinwand geseiht. (**H a g e r**.)

Gichttinktur von **C o c h e u x** ist Colchicumtinktur mit ihrem halben Volumen Weingeist verdünnt.

Gichttropfen, Medicinal-Water von **H u s s o n**, ist Vinum Colchici.

Gichtwasser siehe auch **L a n d s b e r g e r**.

Gichtwasser des Dr. **E w i c h** enthält in 10 l die nachstehenden wasserfreien Salze: 5,0 Calciumchlorid, 10,0 Magnesiumchlorid, 20,0 Natriumchlorid, 5,0 Lithiumchlorid, 2,5 Natriumsulfat, 40,0 Natriumkarbonat, gesättigt mit 3 Vol. Kohlensäure.

Gichtwasser von **M e t z g e r** in Bingen, gegen Gicht und Rheumatismus, ist ein Gemisch von 120,0 Quendelgeist oder gewöhnlichem Spiritus mit 4—7,0 empyreumatischer Essigsäure.

Gichtwasser, Wiesbadener, ist eine Auflösung von 7,5 Natriumbikarbonat in 1 l Wiesbadener Kochbrunnen.

Gichtwatte, aromatische, von C. G. **A l t g e l t** in Krefeld, ist ein Stück schlechter Watte, auf der einen Seite mit einer höchst schwachen, spirituösen Teerauflösung, welche mit violettroter Lackfarbe (Kugellack) versetzt ist, bestrichen. (**H a g e r**.)

Gichtwatte des Dr. **P a t t i s o n** gegen Gicht, Rheuma usw. ist schlecht geleimte Watte, auf der einen Seite mit einem weingeistigen Sandelholzauszuge, welcher mit wenig Perubalsam und Benzoeharz parfümiert ist, rot gefärbt.

Gichtwein s. Felkes G.

Gichtwein von J. M. **M ü l l e r** in Koburg ist schlechter Weißwein, dem etwa 0,02% Brechweinstein und Meerzwiebelaufguß zugesetzt sind. (**H a g e r**.)

Gichtwolle von Apoth. **N a u e n b u r g** in Neu-Gersdorf ist Kammwolle mit Kapfmer und wohlriechendem Öl parfümiert. (**S c h ä d l e r**.)

Gileadbalsam, ein Aphrodisiacum, wird erhalten durch Digestion von je 30,0 Cardamomen und Zimtkassie, 3,0 Mekkabalsam, 1,5 Cantharidentinktur, 350,0 Weingeist, 250,0 Zucker, 150,0 Wasser.

Ginger-Essenz siehe Jamaika-Gingeressenz.

Gingos, ein Mittel gegen Impotenz von Fritz A r n d t in Berlin, sind Pillen, die nach Angabe des Fabrikanten aus der Wurzel von Pannax Ginseng hergestellt werden. Im Kern der Pillen wurde Lezithin, Yohimberindenpulver und Süßholzpulver ermittelt. Ginsengwurzelpulver war nicht mit Sicherheit nachweisbar. (G r i e b e l.)

Ginsex von Dr. P. K o r a l l u s in Berlin, gegen Impotenz und Schwäche angepriesen, enthält Pflanzeneiweiß, Milchzucker, Natriumbikarbonat, Calciumphosphat, Magnesiumsuperoxyd, Kolanußpulver und gepulverte Ginsengwurzel. (G r i e b e l.)

La Giraucorne, Dr. G i r a u d s H u f s a l b e , ist eine resorcinhaltige Harzsalbe, die zur Förderung des Hornwachstums empfohlen wird. (Pharm. Ztg.)

Giraud's Hufsalbe siehe La Giraucorne.

Girheubin, ein Mittel gegen Rheumatismus, besteht in der Hauptsache „aus Pflanzenstoffen, welche seit alter Zeit als gute Heilmittel gegen rheumatische Leiden bekannt sind".

Girna von F r i e d e n r e i c h in Hannover ist ein Auszug aus Birke, Schafgarbe, Erdbeerblättern, Hirtentäschel, Konitere, Rhabarber und Baldrian. Das Präparat soll bei Gicht und Rheumatismus Anwendung finden.

Girondin von Jos. M e y e r in New York, ein Desinfektionsmittw. ist eine hellbraune Flüssigkeit von 1,25 spez. Gew. mit 29,7% festen Bestandteilen, worunter 25% schwefelsaures Zinkoxyd und 1,4% schwefelsaures Kupferoxyd. (E. E n d e m a n n.)

Gisa-Puder besteht aus fein geschlämmtem weißen Ton, Magnesiumkarbonat und Calciumkarbonat und dient als Wundpuder. Hersteller: Apotheker Heinrich H a u c k in Amberg.

Glacialia, ein englisches Konservierungsmittel für Milch, ist nach einem Bericht des Hamb. Staatslaboratoriums Borax mit 2—3prozentiger freier Borsäure; ein älteres gleichnamiges Präparat soll daneben Zucker und Glyzerin enthalten haben.

Glacialinsalz, ein römisches Präparat zum Konservieren von Milch, Fleisch und anderen Nahrungsmitteln, ist reine Borsäure.

Glandole. Mit diesem Sammelnamen bezeichnen die Chem. Werke G r e n z a c h, A.-G. in Grenzach in Baden, eine Anzahl von Präparaten aus sogenannten innersekretorischen Organen. Sie kommen sowohl in Form von Einspritzungen (in Ampullen) als auch für die innerliche Darreichung in Tablettenform in den Verkehr. E p i g l a n d o l ist das wässerige, keimfreie Extrakt aus der Epiphyse (Glandula pinealis, Zirbeldrüse). 1 ccm oder eine Tablette entsprechen 0,2 frischer Drüse. L u t e o g l a n d o l wird das wässerige, sterile Extrakt aus dem Corpus luteum genannt. Es ist von Eiweiß und Lipoiden befreit. 1 ccm Extrakt beziehentlich eine Tablette entspricht 1,0 frischer Drüse. O v o - g l a n d o l ist das keimfreie, wässerige, eiweiß- und lipoidfreie Extrakt aus Eierstöcken (Ovarien). 1 ccm Extrakt oder eine Tablette entspricht 1,0 frischer Drüse. T e s t i g l a n d o l ist das keimfreie Extrakt aus Stierhoden. Es ist schwach gelblich gefärbt und von Lipoiden und Eiweiß befreit. 1 ccm Extrakt oder eine Tablette entspricht 4,0 frischer Drüse. Als T h y r e o - g l a n d o l wird das wässerige, keimfreie Extrakt aus der frischen Schilddrüse bezeichnet. Es ist von Lipoiden und Eiweiß befreit. 1 ccm beziehentlich eine Tablette entspricht 1,0 frischer Drüse.

Glandol-Seife der K r o n e n - A p o t h e k e in Schwierlach, Mittel gegen Kropf, besteht aus einer Leinölfettseife mit Jodzusatz (6,52%), Glyzerin, Stärke, Kampfer und Kumarin.

Glanduitrin von Gideon R i c h t e r in Budapest ist ein wässeriges Extrakt aus dem Infundibularteil der Hypophyse, von Eiweißkörpern befreit und sterilisiert.

Glanduitrin-Tonogen, eine Kombination von Glanduitrin und Tonogen, soll bei Anfällen von Asthma bronchiale Anwendung finden. (Therap. Monatshefte.)

Glanduovin (E x t r a c t u m o v a r i a l e) von Max H a a s e & Co. in Berlin ist ein eiweißfreier Auszug von Eierstöcken, eine klare, hellgelbe Flüssigkeit, die in Ampullen sterilisiert ist und nach Dr. J. H i r s c h von unbegrenzter Haltbarkeit zu sein scheint.

Glanzstärke von W. Z w i c k. Zur Darstellung werden 4 T. Wachs und 4 T. Stearin zum Schmelzen erhitzt und der heißen Flüssigkeit unter Umrühren 1 T. Ammoniak zugesetzt, wodurch sofort eine dicke, weiche Masse entsteht. Bei weiterem Erhitzen wird dieselbe wieder dünnflüssig, worauf sie mit ca. 80 T. siedendem Wasser verdünnt und mit ca. 400 T. Stärke vermischt, in Formen gegossen wird.

Glarner Kräutertee, als Ersatz für Kaffee empfohlen, besteht nach Angabe des Herstellers aus Wundkraut, Ehrenpreis, niederem und hohem Kaspar, Johanniskraut, Himbeere, Erdbeere und Brandkraut. (Nachr. f. Zollst.)

Glass' Kruppmittel gegen Kolik und Druse der Pferde von Ad. G l a s s in Carlshof bei Wormditt, Ostpr., besteht lediglich aus Zuckerkügelchen. Ob diese etwa eine Behandlung mit einem Medikament in homöopathischer Verdünnung erfahren haben, ließ sich nicht nachweisen. (K o c h s.)

Glasune, ein Kitt für Glas und Metall, besteht aus einer dicken, schon in mäßiger Wärme fest werdenden Lösung von Asphalt in Teeröl, welcher etwas Glyzerin und fein pulverisierte Mennige zugesetzt werden.

Glättolin, ein Plättmittel, besteht aus 50 T. Talkum, 50 T. Karnaubawachs, etwas Paraffin und 0,2 T. Benzaldehyd. (Zernik.)

Glaucobinde wird ein nach besonderem Verfahren aus Prof. Dr. Unnas Zinkleim resp. Ichthyolzinkleim hergestellter gebrauchsfertiger Zinkleimverband (Marke Eule) genannt.

Gliadinpflaster von A. L. Klose in Berlin gegen Rheumatismus, ist ein mit einer weingeisthaltigen Leimlösung, welcher verschiedene scharfe Stoffe, wie Canthariden- oder Euphorbium tinktur beigemischt sind, überstrichenes dünnes Papier. (Hager.)

Gliricin, Gift gegen Nagetiere von Apotheker Heinersdorf in Kulm, ist eine braungefleckte, konsistente, leicht schimmelnde Latwerge aus höchst klein geschnittener Meerzwiebel, Mehl, Wasser und Fett.

Globo, ein Tierheilmittel von R. Küng in Sennwald, ist verdünnter Wacholderspiritus. (Ambühl.)

Globe Trotter, ein Mittel gegen Fußschweiß, ist eine schwachgelblich gefärbte Flüssigkeit und besteht aus Formalin, Glyzerin, Zinksulfat, Wasser, sowie Spuren von Lavendelöl. (Schweiz. Wochenschr. f. Chem. u. Pharm.)

Globin, ein Hilfsmittel gegen Blähungen bei Tieren, soll bestehen aus Flachssamenöl, Fischtranöl, 200 g einer wässerigen Glaubersalzlösung, 200 g Natron, 200 g Süßholzpulver und 200 g Stinkasant.

Globulin, Kesselsteinmittel von Bense & Eicke in Berlin, enthält 17,2% Natriumkarbonat, 16,2% Tannin, 26,4% Pflanzenschleim usw., 40,2% Wasser und besteht aus Sodalauge und Blauholzextrakt.   (Chem.-techn. Prüf.-Anst., Karlsruhe.)

Globus-Putzextrakt ist eine Schmelze von 4 Ceresin mit 43 Olein und 44 Neuburger Kreide.

Glöckner'sches Pflaster siehe Heil- und Zugpflaster.

Gloria laxative Pills sollen aus Extr. Casc. Sagr., Mais- und Weizenstärke, mit einer zucker- und eisenhaltigen Masse überzogen, bestehen.   In einer Analyse des Mittels wurde als Inhalt lediglich Aloe, als Überzug eine Schokoladenmasse festgestellt. (Pharm. Ztg.)

Gloria Sicherheitsovale sind Scheidenzäpfchen aus Kakaobutter, der Borsäure und Chinosol zugesetzt ist. (Pharm. Ztg.)

Gloria Tonic. Der Ortsgesundheitsrat in Karlsruhe warnte vor diesem Präparat, welches im wesentlichen aus Jod und Eisen enthaltenden Tabletten bestehen soll.

Glorial, ein Sohlenschutzmittel, ist eine Mischung von Leinöl mit Sand, die mit Nitrobenzol parfümiert ist.

Glorisano siehe Lehmanns National-Kräutertee.

Gluck-Gluck, ein von einer Berliner Firma als Ersatz für Eier angepriesenes Präparat, ist ein künstlich gelb gefärbtes Gemisch von ungefähr 66,5% Milcheiweiß, 23,4% Maisstärke und 3% Natriumbikarbonat. (B e y t h i e n.)

Glücksscher Kräutertee (Blutreinigungstee) Nr. 2 stark von Fr. G l ü c k s in Berlin besteht aus dem blühenden Kraut von Tannacetum vulgare. (J u c k e n a c k und G r i e b e l.)

Glutenbrod von L. F r o m m in Dresden enthält Eiweiß 19,90%, Fett 39,38%, Kohlehydrate 22,26%, Zellulose 1,38%, Asche 2,95%, Wasser 12,45%. (S c h w e i ß i n g e r.)

Glutenbrot Unic für Diabetiker enthält 36% Stickstoffsubstanz und 50% Kohlehydrate (Unters.-A. Dresden).

Glutinin ist eine Lösung von Stärkemehl in Ätznatronlauge.

Glycasine ist eine Gleitmasse zum Schlüpfrigmachen der Finger und ärztlicher Instrumente, eine im wesentlichen aus stearinsauren Alkalien und Glyzerin bestehende Salbe.

Glycerin and Cucumber siehe Gurkenmilch.

Glycerin-Eisenlikör, Wiener, Tinctura Ferri phosphorici Viennensis von H. R o s e n t h a l , enthält 5 T. pyrophosphorsaures Eisen, 15 T. pyrophosphorsaures Natrium, 10 T. Zitronensäure, 250 T. Wasser, 250 T. Glycerin. Nach der Digestion werden zugemischt 500 T. Zimtwasser, 750 T. Glyzerin, 1000 T. Spiritus, ein Sirup aus 600 T. zur Tafelkonsistenz gekochtem Zucker und 400 T. Wasser, je 5 T. Ingwertinktur, Zitronenschalentinktur, Galganttinktur, Kardamomtinktur. (H a g e r.)

Glycerinsurrogat aus Prag ist eine Mischung von Chlormagnesium, Stärkezucker und Dextrin neben Wasser. — Ein anderes Falsifikat war eine gesättigte Magnesiumsulfatlösung mit 160 g Glukose auf das Liter. (E. G e i ß l e r.)

Glycérophosphate de Chaux granulé, weiße, graupenartig geformte Körner, die aus etwa 6% glyzerinphosphorsaurem Kalk, 94% Zucker und 0,1% Vanillin bestehen.

Glycérophosphate granulé Robin enthält in Granules die Glycerophosphate des Natrium und Calcium.

Glycinal ist eine farb- und geruchlose Flüssigkeit, die als Glyzerinersatzmittel dienen soll. Hersteller: Leopold C a s s e l l a & Co. in Frankfurt a. M.

Glycin, ein photographischer Entwickler, ist Oxyphenylglykokoll.

Glyco-Thymique Bayard von H y o n ist eine farblose Flüssigkeit von 1,214 spez. Gew., welche aus einer Lösung von Saccharose, Glykose und Glyzerin in Wasser besteht, mit wenig Thymol oder Thymianöl aromatisiert. (L. v a n I t a l l i e.)

Glycoblastol, Haarwuchsmittel von Prof. K l e t z i n s k y in Wien, ist ein Glyzerinauszug aus den Fruchtschalen des spanischen Pfeffers, mit etwas Wasser verdünnt und einer Spur wohlriechenden Öls nebst einem Anfluge Patschui parfümiert. (H a g e r.)

Glycocithin von Dr. H. Müller & Co. in Berlin C. heißen Lezithin-Schokoladetabletten mit 0,1 Lezithin pro dosi.

Glycogène Clin capsules enthalten kohlensauren Kalk, Anisöl und Sandelöl.

Glykolin aus New York ist ein niedrig siedendes, vollkommen geruchloses Paraffin vom spez. Gew. 0,8662.

Glycomecoh, ein schmerzstillendes Mittel, ist ein Opiumpräparat und enthält neben den Hauptalkaloiden, Morphin, Narkotin, Papaverin, Kodein, Thebain, Narcein, auch die Nebenalkaloide. Darsteller: Temmler - Werke, Verein. Chem. Fabriken in Detmold.

Glyconin von M. E. Sichel, besteht aus 4 T. Eidotter und 5 T. Glyzerin.

Glycosolvol siehe Meyers Kurmittel.

Glyko-Gelatine ist eine rötliche Masse, die aus 2 T. Gelatine, 6 T. Glyzerin, 5 T. Orangeblütenwasser und so viel ammoniakalischer Karminlösung, als zur Färbung nötig ist, bereitet wird. Verwendung findet sie zur Darstellung von Pastillen.

Glyco-Thymoline, ein Mundwasser von Kress & Owen Cie. in New York, ist eine glyzerinhaltige, wässerige Lösung von Kaliumkarbonat, benzoesaurem Natrium (mit Spuren Natriumsalicylat), Borax und geringen Mengen Thymol und Menthol. Es ist mit Tinct. Coccionellae rotgefärbt. (Kochs.)

Glykosin - Mastpulver von Boldt in Stettin: Anis, Fenchel, Kümmel, Eibischwurzel, Malzabfälle.

Glyzerinpräparat des Naturheilkundigen C. Gadow in Berlin (Apotheker A. Pechsteins sauerstoffhaltiges Theo-Glyzerinpräparat) besteht aus einer Wasserstoffsuperoxyd enthaltenden Mischung von Glyzerin und Wasser, in der rund 8% Magnesiumzitrat gelöst sind. Der Eisengehalt des Mittels würde 0,27% Eisenzitrat entsprechen, scheint aber nur als Verunreinigung vorhanden zu sein.

Gocce Doriche enthält die Hypophosphite von Eisen, Mangan, Strychnin und Arsen.

Dr. Göhlis' Speisepulver soll bestehen aus Ammon. chlorat., Bol. alb. aa 1,o, Calc. carb. 4,o, Kal. Natrio-tartar. 12,o, Natr. bicarb. 82,o. (Putze.)

Goldbalsam, roter, der Königseer Olitätenhändler wird bereitet aus je 180,o Galgant, Zedoaria und Nelken, 90,o Salbei und rotem Sandelholz, 60,o Muskatnuß, weißem Senf und Alkanna, 45,o Drachenblut, 30,o Kalmus, 12 Liter 80prozentigem Alkohol, 10,o Kampfer und Zitronenöl. (Richter.)

Goldelfenwasser. Unter diesem Namen wird meist eine starke Lösung von Wasserstoffsuperoxyd verkauft.

Golden Hair Wash zum Blondfärben der Haare ist eine säure-haltige Wasserstoffsuperoxydlösung.

Golden Liquid Beef Tonic von Chs. N. C r i t t e n t o n in New York besteht aus Fleischextrakt, Kognak, Eisenzitrat, China-rindenextrakt und anderen Bitterstoffen. (Fr. H o f f m a n n.)

Golden Remedy verkauft J. W. H a i n e s, Cincinnati, Ohio, gegen Trunksucht; das wertlose Gemisch besteht aus Milchzucker mit unbedeutenden aromatischen Zusätzen (Ingwer, Piment usw.). (M ö r n e r.)

Gold Feen Water, Haarbleichmittel, enthält Wasserstoffsuperoxyd.

Goldgeist, Rademachers, siehe Rademachers

Goldhammerpillen enthalten Bismut. subsalicylic. 0,1, Ol. Menth. pip. 0,07, Rad. Rhei u. Fruct. Carvi je 0,03, Kohlepulver 0,04 u. Enzianextrakt 0,05. Bei Darmkrankheiten in Anwendung.

Goldkur gegen Trunksucht, Goldcure von K e e l e y , besteht aus subkutanen Injektionen von Daturin oder Atropin und Strychnin. Innerl ch erhält der Kranke Goldchlorid $^1/_{20}$ g, Ammoniumchlorid 1 g, Aloin $^1/_{25}$ g, Extr. fluid. Viburni gtts. X und Tinct. Cinchonae gtts. 40. Diese Medizin wird zweistündlich am Tage und Abend genommen. Sollte der Kranke (der in der Anstalt Alkohol ad libit. erhält) nach 5 Tagen noch Verlangen nach Alkohol haben, so wird der Medizin Ipecacuanha zugesetzt. Daneben gehen hydropathische Behandlungsmethoden, sowie fortwährender Zu-spruch von seiten des Arztes und der Pflegerin einher. Meist genügen vier Wochen zur Heilung, seltener sind fünf bis sechs erforderlich. (Bl. F e n n , Münch. Med. Wschr.)

Goldopon ist ein Diabetikerbrot mit etwa 3—4% Stärke.

Goldopon von B a u s t i a n & Co. in Berlin ist ein Diabetiker-brot mit 3—4% Stärke.

Goldsalz, philosophisches siehe Luftsalz.

Gomeline (Brillantine) besteht in der Hauptsache aus mit Wasser angerührtem Dextrin neben Baryumchlorid, verkleisterter Stärke und in Weingeist löslicher, nicht näher bestimmbarer Abbau-erzeugnisse der Stärke.

Gomfoom, Mittel zur Schaumentwickelung in moussierenden Getränken, ist eine Quillaja- oder Saponariatinktur.

Gonargin ist eine aus verschiedenen, zur aktiven Immunisierung besonders geeigneten Gonokokkenkulturen hergestellte Vakzine, die zur Behandlung aller tripperartigen Erkrankungen Ver-wendung finden soll. Es wird in verschiedenen Stärken her-gestellt.

Gonaromat Taeschner enthält nach den Angaben des Herstellers 93—94% ostindisches Sandelholzöl, ferner Ol. Macidis, Cha-momillae, Cinnamomi, Menthae pip., Caryophyllor. in Kapseln, die einer besonderen Behandlung unterworfen werden, so daß sie den Magen ungelöst passieren und sich erst im Darmkanal lösen.

Gondonaro, ein Kindermehl, ist ein Gemisch aus Milch, Eiern, Pflanzeneiweiß (Aleuronat), Milchzucker, diastasiertem Hafermehl, Bananenmehl, Pflanzenmilch, und anderen nicht näher bezeichneten Stoffen. (Pharm. Ztg.)

Gonoktein, ein internes Mittel zur Behandlung der Gonorrhöe, soll Extrakte aus Folia Uvae Ursi, Rheum palmatum, Erythraea centaur. und Menyanthes trifol. sowie das Harz von Kawa-Kawa, eine geringe Menge Bismutum subnitric. und Wacholderöl enthalten. (Pharm. Post.)

Gonolin siehe Reeds Gonolin.

Gonorrhoe-Fugin sind Tabletten, die Dermatol, Zinc. sulfocarbolicum, sowie Bleiacetat enthalten. (Pharm. Ztg.)

Gonostyli von B e y e r s d o r f & Co. in Hamburg, Pastenstifte zur Behandlung der Gonorrhöe, bestehen aus einer Grundmasse aus Dextrin, Zucker und Stärke und einem Arzneimittel, insbesondere Argonin 1%, Albargin 0,75%, Argentum nitric. 0,2%, Protargol 0,2%, oder Ichthargan 0,1—0,5%, Zinc. sulfuric. 0,5%.

Gonotoxin ist eine dunkelbraune, klare Flüssigkeit von saurer Reaktion und fleischbrühartigem Geruch, in der Albumosen nachgewiesen werden konnten. Es ist wahrscheinlich, daß in dem Gonotoxin ein Serumpräparat vorliegt, über dessen Herstellung jedoch nichts bekannt ist. (R i c h t e r.)

Gördels Tee soll russischer Knöterich sein.

Görings Familiensalbe s. Familiensalbe.

Gorkoms Magenpulver von Apotheker v. G o r k o m in Djokjakarta besteht aus rund 30% Natriumbikarbonat, 10% Wismutsubnitrat, 7% Magnesiumkarbonat und 48% Rhabarberpulver. (v. d. W i e l e n.)

Göttertrank gegen Magenleiden usw. von E m m e r i c h in Berlin ist ein spirituöser, stark mit Zucker versetzter Auszug aromatischer Pflanzen, speziell Ingwer.

Gottlieb's Haut-Funktions-Öl von M. E. G. G o t t l i e b in Heidelberg ist ein Auszug oder eine Abkochung von Vegetabilien mit fettem Öl. (G r i e b e l.)

Götzes Blutreinigungstee Nr. 150 besteht nach Angabe der Prospekte aus: Herb. Matrisylv., Rad. Caricis, Rad. Ononidis, Cort. Asparag, Rad. Bardan., Rad. Tarax., Lign. Guajaci, Lign. Sassafraß, Fruct. Juniper., Fol. Menth. pp. āā 2 T., Rh. Graminis, Lign. Santal, Rad. Liquirit., Herb. Scabios., Herb. Millefol., Fol. Senn. āā 5 T., Fol. Viol. tric., Fol. Malv. silv., Flor. Calend., Fruct. Anis, Fruct. Petros. āā 1 T., Fol. Jugland., Fruct. Phaseol. āā 10 T.

Goudron Guyot, eine Pariser Spezialität, besteht im wesentlichen aus einem wässerigen Auszuge von Buchenholztee. Das Filtrat wird mit etwa 1% Codein und einigen Aromaticis versetzt. Von anderen französischen oder schweizerischen Teerauszügen unterscheidet sich der Goudron Guyot durch das Nichtvorhandensein von Zucker.

Gout- and Rheumatic-Pills von W. C r o s s in Cardiff, als wesentliche Bestandteile schwefelsaures Chinin, Gutti, Jalapaharz und etwas Rhabarber. (H a g e r.)

Gouttes françaises, F r a n z ö s i s c h e H u s t e n t r o p f e n, bestehen im wesentlichen aus einer Lösung von ätherischen Ölen, insbesondere Zimt- und Nelkenöl, in verdünntem Alkohol. (A u f r e c h t.)

Gouttes de Paris, gegen Blutstockung, ist ein alkoholisches Destillat hauptsächlich aus Nelken, Zimt und Baldrianwurzel. (R ö h r i g.)

Gouttes Japonaises sind japanisches Pfefferminzöl.

Gracil von K i e s e l in München, ein Entfettungsmittel, ist eine Emulsion aus Vaseline und Gummi arabicum mit einem wässerigen pflanzlichen Extrakte. (R ö h r i g.)

Gracilin, Entfettungstee der Union Industrie-Gesellschaft-Berlin, besteht aus Sennesblättern, Manna, Rhabarber, Malven, Quecken, Fenchel, Süßholz. (R ö h r i g.)

Graciosa, B ü s t e n p u l v e r, ist ein hellbraunes Pulver, das aus Kakao, Weizenstärke und Zucker besteht. (Pharm. Ztg.)

Graditzer Restitutionsfluid, verbessertes und höchst konzentriertes (mit Arnika), enthält Chlornatrium, Chlorammonium, Magnesiumoxyd, Ammoniakflüssigkeit, Kampferspiritus, Seifenspiritus, Terpentinöl und vielleicht auch etwas Arnikatinktur. (Pharm. Ztg.)

Graichens Universal-Familientee besteht aus geschnittenen Sennesfrüchten. (Schweiz. Apoth.-Ztg.)

Grains de Beauté von Dr. P e n e l l e in Paris. Die mit einem starken Silberüberzug versehenen Pillen bestehen aus Hülsenfruchtmehl und Zucker, Eisenoxydhydrat, Gerbstoff und Drachenblut, versetzt mit aromatischen Pflanzenstoffen.

Grains de Santé von Dr. F r a n c k, **Francksche Pillen,** sind versilberte Pillen, aus Aloe und Succus Liquiritiae zu gleichen Teilen bestehend. (G u i b o u r t.)

Grandiosa, nach der Etiketteninschrift „kein Heilmittel, sondern ein Kräftigungs- und Stärkungsmittel", besteht aus einem Gemische von Kakao, Zucker, Getreide- und Leguminosenmehl. Es besteht auch die Möglichkeit, daß geringe Mengen sogenannter „Nährsalze" zugesetzt worden sind. (B e y t h i e n und H e m p e l.)

Granules d'Arseniate d'Or dynamité, Dr. A d d i s o n s , von der Pharmacie G e l i n , Paris, rue Rochechouart 38, sind kandierte Pillen mit je 0,0005 Goldarseniat.

Granulin ist eine Emulsion aus raffinierten neutralen Mineralfetten, in Farbe, Konsistenz und Geruch dem Lanolin ähnlich.

Graslaubs Emolliens besteht aus mit Bergamottöl parfümiertem Rizinus- und Olivenöl. (B e h r e.)

Grassolin-Emulsion ist im wesentlichen eine aus Lebertran, Wasser und etwas Seife hergestellte Emulsion, die noch geringe Mengen schwefelsaurer und phosphorsaurer Salze gelöst enthält. (Pharm. Ztg.)

Gravesessenz ist ein spirituöser Auszug von Johannisbrot und Honigkuchen mit Bittermandelöl, etwas Önanthäther und ätherischen Ölen.

Gravidin ist das aus der frischen Pflanze gewonnene Fluidextrakt von Fucus serratus.

Grazinol siehe Busennährpulver.

Graziola, ein Mittel zur Erzielung schöner Körperformen, besteht aus einer parfümierten, rot gefärbten, salbenartigen Masse aus 92% Mineralfett und 8% Wasser. (Pharm. Ztg.)

Great Remedy, Dr. R a d c l i f f e s , **Seven Seals** oder **Golden Wonder** von K e n n e d y & Co. in Pittsburg P. A., besteht annähernd aus 4,o Äther, 6,o Chloroform, 0,4 Kampfer oder kampferähnlichem Öl, 2,o amerik. Pfefferminzöl, 35,o Spanischpfeffertinktur, 50,o 90prozentigem Spiritus. (H a g e r.)

Grellin, eine Hämorrhoidensalbe von H. G r e l l in Berlin, ist eine gelb gefärbte Salbe aus Wollblumen und Fett. (G r i e b e l.)

Grellintee besteht wahrscheinlich aus Flores Verbasci. (Pharm. Ztg.)

Green Mountain Asthma Cure von J. H. G u i l d , M. D., R u p e r t , Vt., ein Asthma-Räuchermittel, besteht aus mit Salpeterlösung imprägniertem und wahrscheinlich mit etwas Anis- oder Fenchelöl versetztem, mittelfein zerkleinertem Stechapfelkraut. (Pharm. Institut Berlin.)

Grimaults Cigarettes indiennes au Cannabis indica bestehen aus 0,3 Belladonnablättern, 0,15 Bilsenkrautblättern, 0,15 Stechapfelblättern und 0,1 indischem Opiumextrakt mit 0,5 Kirschlorbeerwasser befeuchtet. (Pharm. Ztg.)

Grimers Pökelsalz ist ein Gemisch von Kaliumnitrat, Natriumchlorid und Zucker.

Grindpulver von M a h o n in Paris sind 3 Pulver, welche vielleicht wie folgt dargestellt sind: Tierischer kohlensaurer Kalk (Austerschalen, Eierschalen, Krebsschalen usw.) wird mit etwas Gips, Holzkohlenpulver und mehr oder weniger Ziegelmehl pulverisiert und gemischt, in einem bedeckten Tiegel einer angemessenen

Glühhitze ausgesetzt, wodurch sich der Kalk zum Teil ätzend brennt und der Gips durch das Kohlenpulver zu Schwefelcalcium reduziert wird, aus welchem allmählich an der Luft wieder unterschwefligsaurer Kalk hervorgeht. Alle 3 Pulver werden aus denselben Materialien bereitet, nur mit dem Unterschiede, daß zu Nr. 1 mehr Gips und Kohlepulver, zu Nr. II weniger Kohle und dagegen mehr kohlensaurer Kalk, endlich zu Nr. III mehr Ziegelmehl verwendet wird. (B u c h n e r.)

Grindsalbe der Gebr. M a h o n wird in Frankreich gewöhnlich aus 2 T. Kalkhydrat, 5 T. kristall. Soda und 25 T. Fett gemischt. Vergl. auch Grindpulver. (H a g e r.)

Grindwasser von B a r l o w , bestand aus 10 T. Natriumsulfhydrat, 10,o Seife, 8,o Weingeist und 220,o Kalkwasser.

Grisalpillen enthalten Sandelöl, Extr. Uvae Ursi spiss., Extr. Cubebar. und Hexamethylentetramin. (Pharm. Ztg.)

Griserin, der Griserinwerke G. m. b. H. in Berlin, ein zur Behandlung der Schwindsucht und anderer Infektionskrankheiten angepriesenes Mittel, ist ein Gemisch von Loretin (m-Jod-o-oxychinolin-anasulfosäure) mit 6,75% Natriumbikarbonat. (Z e r n i k.)

Grisol, ein Eisenrostschutzmittel, besteht aus Aluminiumsilikat, Zinkoxyd und Manganfirnis.

Groddeks Digestivpillen siehe Digestivpillen.

Grolich's Gesichtssalbe siehe Gesichtsalbe.

Gropplers Flechtenmittel s. Flechtenmittel.

Großers Waschstein enthält Wasser 54%, Soda 38,21%, Borax 6,61%, Wasserglas 1,70%.

Großmanns Nasenwatte ist eine mit Mentho imprägnierte Verbandwatte. (B e y t h i e n.)

Grossin, ein Zusatzmittel zu Rahm, welches bewirken soll, daß derselbe sich besser schlagen läßt, ist eine alkalische Zuckerkalklösung mit etwa 10,5% Rohrzucker und 5,5% Kalk. (F. R e i ß.)

Grotan siehe Chlorkresoltabletten „Grotan".

Dr. Grothes Frauen-Likör ist ein stark gesüßter alkoholhaltiger Auszug aus Baldrian, Römische Kamillen und dergleichen. (G r i e b e l.)

Dr. Grothes Frauenpulver ist Aluminiumsulfat. (G r i e b e l.)

Grundmanns Blutreinigungstee gegen Hautausschläge, Flechten, Gicht, Magenbeschwerden zeigt nahezu die gleichen Bestandteile wie der auf dem Index stehende Entfettungstee (siehe diesen). An Stelle von Rad. Rhei, Caricae und Manna ist Koriander und Herb. Urticae getreten. (R ö h r i g.)

Grundmanns Entfettungstee enthält Rad. Liquirit., Rhiz. Graminis, Flor. Malvae, Fol. Sennae, Herb. Violae tricol., Rad.

13*

Rhei, Caricae, Fruct. Anisi und Fruct. Foeniculi. (Polizeipräsidium Berlin.)

Grundmanns Hustentee siehe Hustentee.

Gruners Hydrinsäure, ein Konservierungsmittel, besteht aus Benzoesäure, Natriumbenzoat, Natriumphosphat, Kochsalz und Milchzucker. (Pharm. Ztg.)

Guamaltin von Apotheker L a a k in Königsberg ist ein Malzextrakt mit sulfoguajakolsaurem Kalium.

Gudes Narcosin soll in 1 ccm enthalten: Extr. Cort. Hamamelidis 1,o (?), Novocain 0,015, Cocain. mur. 0,005, Adrenalin. hydrochlor. solut. 0,00005 und physiologische Kochsalzlösung. (Pharm. Ztg.)

Gudona von G u d e & Co. in Berlin-Weißensee wird ein Hamamelisextrakt und chlorsaures Kalium enthaltendes Mund-, Zahn- und Gurgelwasser genannt.

Guhrolit werden von der Firma J e n c q u e l & H a y n , Hamburg, hergestellte Kieselgursteine genannt.

Guipsine sind Pillen, die „Extrait aqueux de Gui débarassé de substances oléo-resineuses 0,05, poudre de réglisse 0,03, gomme arabique 0,02" pro dosi enthalten sollen.

Gulasch-Extrakt von R o t h enthält nach Fr. S c h u l z e pro Tafel von 30 g 16,4 g Fett, 13,3 g Dörrzwiebeln und Paprika und 0,3 g Kochsalz.

Gummicrême, Schaumentwickler, ist eine saponinhaltige Tinktur aus Quillayarinde oder Seifenwurzel. (S c h w e i ß i n g e r.)

Gurgulin von Dr. L ö l o f f und Dr. M a y e r in Breslau soll aus Boroglyzerin (8,108% Borsäure) 975,o, Spiritus 75,o und Menthol 2,o bestehen.

Gurken-Emulsion der Frau E. B o c k , Berlin, ist ein mit Borsäure konservierter, parfümierter Pflanzenschleim. (R ö h r i g.)

Gurkenmilch, Glycerin and Cucumber, ist eine milchartige Flüssigkeit, welche stark nach Melissenöl riecht, etwas Alkohol und 20% Glyzerin enthält. Die milchige Trübung ist durch ein Harz (Benzoe) veranlaßt. (S c h w e i ß i n g e r.)

Gurkensaft von Otto S c h a u ß in Berlin, ein Mittel gegen Brust- und Lungenleiden u. dergl., ist ein anscheinend aus Gurkensaft, Honig und Zucker hergestellter Sirup. (G r i e b e l.)

Guttacuratabletten, der R a d l a u e r ischen Kronenapotheke in Berlin W., bestehen aus Chinasäure und Hexamethylentetramin und werden gegen Gicht und Harnsäurediathese empfohlen.

Guttae antasthmaticae Bamberger bestehen aus: Tinct. Lobeliae, Tinct. Digitalis, Aqua Laurocerasi je 10,o. Ähnlich zusammengesetzt sind die **Guttae antasthmaticae Oppolzer.**

Guttalin. Ein der Schuhcårme Guttalin sehr ähnliches Präparat erhält man, wenn man 25 T. Japanwachs und 25 T. Ceresin zusammenschmilzt, der flüssigen Wachsmasse dann 60 T. Terpentinöl einrührt und durch Zusatz von ½ T. fettlöslichem Lederinschwarz (Farbenfabrik Ocker a. Harz) oder Nigrosin färbt.

Guttamyl sind Kapseln, die das Einnehmen bitterer Tropfen erleichtern sollen, kleine flache Capsulae operculatae, welche kleine **Stärke**oblaten enthalten. Auf diese werden die Tropfen geträufelt, die Kapseln dann verschlossen und verschluckt.

Guttaperchapapierersatz wird durch Tränken von Geweben oder Papier mit Leimlösung und nachheriges Behandeln mit Formaldehyd hergestellt.

Guttmanns Roncegno-Pillen. Jedes Stück enthält 0,0015 g Arsensäure, ferner von den Sulfaten des Kobalts, Nickels, Mangans, Kupfers, Calciums, Aluminiums und Eisenoxyds je 0,04 g, den trockenen Sulfaten des Natrium, Kalium, Magnesium und Eisenoxydul, Natriumchlorid, Eisenphosphat und Kieselsäure in dem Verhältnis, wie sie durch Analyse des Roncegnowassers gefunden worden sind.

Guyots Teerlikör ist ein mit Alkalien in Lösung gebrachter Pflanzenteer. (R ö h r i g.)

Gynesan, ein Frauennährsalz der A d l e r - A p o t h e k e in Herford i. W., soll in einem Teelöffel 0,4 K_2O, 0,01 Na_2O, 0,6 P_2O_3, 0,4 CaO, 0,015 Fe_2O_5, 0,0003 Fe_3, 0,006 Cl und 0,001 Zitronensäure enthalten und den in einem Liter Frauenmilch vorhandenen Mineralstoffen entsprechen, wobei nur das Magnesium als Antagonist des Calciums fehlt.

Gynin, Irrigator-Spülpulver von H. H u y e r , ist ein rosa gefärbtes Gemenge aus Borsäure, Weinsäure, Chlornatrium, Aluminiumsulfat, Alaun und einer beim Glühen Phenol abspaltenden Substanz, anscheinend phenolsulfosaures Natrium. (G r i e b e l.)

Gynormon von Dr. W. W o l f f & Co. in Elberfeld enthält die sämtlichen Bestandteile der Schweineovarien. Im Handel in Tabletten zu 0,25 g, deren jede 0,5 frischer Ovarien entspricht.

Gyraldose, ein Spülmittel zur Scheidendesinfektion, ist ein Gemisch von Thymol, Trioxymethylen und Aluminiumphosphat. (Apoth.-Ztg.)

Haarbalsam, verbesserter, von W. R a u h u t in Berlin, ist ein Gemisch von Glyzerin, Rosenwasser und Schwefelmilch, mit 1% Bleiacetat. (J u c k e n a c k und G r i e b e l.)

Haarbalsam von H u t t e r siehe Esprit des cheveux.

Haarbalsam von H a n g e r & L ö b e r in Berlin SW., enthält Bleisalze.

Haarbalsam von L e p p e r t in Wien enthält essigsaures Blei und unterschwefligsaures Natrium.

Haarbalsam von A. M a r q u a r t in Leipzig ist eine Mischung aus 83,o Wasser mit Eau de Cologne parfümiert, 12,o Glyzerin, 4,25·Schwefelmilch und 1,2 Bleinitrat.

Haarbalsam von J. F. S c h w a r z l o s e Söhne in Berlin ist eine braungelbe, weingeistige, aromatische Flüssigkeit, welche ungefähr die Bestandteile der Eau de Cologne nebst flüssigem Storax, kohlensaurem Kalium und einem Fett, wahrscheinlich von Canthariden herrührend, enthält. (H a g e r.)

Haasbalsam, Dr. W a c k e r s o n s in London, enthält 0,05 Karmin, 1,25 Äpfeläther, 0,3 Koloquintenextrakt, 15 Tropfen Cantharidentinktur, 10 Tropfen Perubalsam, verrieben mit etwas Spiritus in 50,o Haarpomade. (H a g e r.)

Haarbalsam, Mustaches-Balsam, von M i g a r g é e besteht aus Fett und Harz.

Haarbalsam der Franziskanerbrüder in St. Mount ist eine parfümierte Lösung von 0,3 Silbernitrat in 25,o Glyzerin und 134,o Weingeist. (W i t t s t e i n.)

Haarbalsam, holländischer, aus R. B r a n d t s Adlerapotheke in Paderborn, ist eine gelbbräunliche Lösung von 1,o Gerbsäure in 75,o gutem Weißwein und 10,o Spiritus mit einer Spur Essigäther. (H a g e r.)

Haarbalsam, mailändischer, von Karl K r e l l e r in Nürnberg besteht aus 40,o Rindermark, 5,o Chinaextrakt, 1,o Perubalsam, 1,o Storax, 1,o Bergamottöl und 0,5 Zitronenöl. (H a g e r.)

Haarbalsam von M u l d e r soll wässeriger Rosenblätterauszug mit etwa 5% (0,5% Ref.?) Karbolsäure sein.

Haarbalsam, ostindischer, von Dr. A y e r enthält Bleizucker, Schwefel, Glyzerin, Lavendelöl und Wasser.

Haarbalsam, vegetabilischer, von Joh. Andr. H a u s c h i l d in Leipzig ist eine mit Indigo grüngefärbte und mit etwa 20% Weingeist versetzte Klettenwurzelabkochung. (K ö n i g.)

Haarbalsam, vegetabilischer, von A. M a r q u a r d t in Leipzig, besteht aus 42,o Wasser, 6,o Eau de Cologne, 24,o Gleyzerin und 1,8 Bleizucker.

Haarbalsam, vegetabilischer, von Frau Maria S c h u b e r t in Hirschberg i. Schl. zur Wiederherstellung der natürlichen Farbe ergrauter Haare, besteht aus 5% Schwefelblumen, 2% Bleizucker und 93% Rosenwasser. (J a c o b s e n.)

Haarelixir Frederiksens enthält neben Glyzerin Nitrobenzol, Pfefferminzöl 2,87% präzipitierten Schwefel und 1,12% Bleizucker. (B e y t h i e n.)

Haar-Ernährungsmittel von Prof. M. L a n g e n b e c k in Hannover. Feine Raspelhornspäne werden in kochendem Wasser erweicht, in verdünnter Ätzkalilauge gelöst, und der von der Ätzkalilauge gelöste Hornstoff durch verdünnte Salzsäure oder Schwefelsäure abgeschieden. 1 T. dieses Hornstoffes wird in 4,5 T. Ätzkali und 160 T. Wasser durch öfteres Umschütteln gelöst und koliert. (H a g e r.)

Haar-Erneuerungsmittel, sizilisches, von K o c h w i t z , ist eine Lösung von Bleizucker in Wasser.

Haarerzeugung, M o r n y s. I. „Haar-Esseenz“ ist wahrscheinlich eine mit Essig versetzte, dann aufgekochte, mit etwas Eau de Cologne parfümierte und kolierte Bierwürze aus Luftmalz. II. ist Haaröl. (H a g e r.)

Haarerzeuger „Rapid“ von John Craven B u r l e i g h. Das in Blechschachteln von 30 g Fassungsraum zum Preise von *M.* 1 verkaufte Mittel besaß die äußere Beschaffenheit einer gelbgrünen, mit Bergamott- und Nelkenöl parfümierten Pomade, deren Grundmasse aus Schweinefett und Wachs bestand. Es enthielt Cantharidin. (B e y t h i e n.)

Haaressenz von M o r a s besteht aus 20,o Rizinusöl, 80,o Alkohol, etwas Perubalsam, Thymianöl, Lavendelöl und Chinatinktur. (R a s p e.)

Haarfarbe von L e y t e n s in Antwerpen besteht aus zwei Flüssigkeiten, wovon I eine mit Anilinblau leicht gefärbte Höllensteinlösung, II eine verdünnte Lösung von Fünffach-Schwefelcalcium darstellt. In jedem Fläschchen sind etwa 20,o Flüssigkeit enthalten; beigegeben sind noch zwei schlechte kleine Bürstchen. (G e i ß l e r.)

Haarfarbewiederhersteller von Herm. J a n k e in Berlin besteht aus einer mit Alkohol und Glyzerin versetzten ammoniakalischen Lösung von Silbernitrat. (B i s c h o f f.)

Haarfarbe-Wiederhersteller „Nimmer Alt“ ist eine Auflösung von 0,8% Silbernitrat in Wasser. (B e y t h i e n und H e m p e l.)

Haarfarbewiederhersteller, Seegers, ist eine parfümierte ammoniakalische Silbernitraltlösung. (B e y t h i e n.)

Haarfärbekamm siehe Haarfärbemittel.

Haarfärbemittel des Handels enthalten vielfach Blei- oder Kupfersalze, Höllenstein oder andere zu dem genannten Zweck in Deutschland v e r b o t e n e Z u s ä t z e. Die bekanntesten solcher Spezialitäten sind folgende:

 A l a H a a r f a r b e bestand aus 3 Flaschen mit Auflösungen von: 1. Silbernitrat, 2. Pyrogallol und 3. Thiosulfat.

 A m e r i k a n i s c h e H a a r f a r b e von A. Z w e r n e r , Jean Schoentzes Nachfl., Hannover, enthält zwei braune Flaschen. Nr. 1 enthält eine gelbliche Lösung von Pyrogallussäure in verdünntem Weingeist. Flasche Nr. 2 enthält stark ammoniakalische 1,7.prozentige Silbernitratlösung. (M a t t h e s und K o e h l e r.)

Crinin, Haarfärbemittel, bestand aus 3 Flaschen: a) alkoholische Taninlösung, b) Thiosulfat, c) ammoniakalische Silbernitraltösung enthaltend.

Fluide impérial de Jean Rabot à Paris. Représentant en Allemagne: L. R. Bernhardt sen., Brunswick (!!!) besteht aus zwei Flüssigkeiten. Nr. 1 ist eine Lösung von Natriumthiosulfat und Resorzin. Nr. 2 ist eine ca. 9prozentige, stark ammoniakalische Silbernitratlösung. (Matthes und Koehler.)

Haarelixir Frederiksens gegen Haarschwäche und Haarausfall enthält neben Glyzerin, Nitrobenzol, Pfefferminzöl, präzipitiertem Schwefel nur Bleizucker (!). (Beythien.)

Haarfarbe Konoor enthält das wegen seiner gesundheitsschädigenden Wirkung gefürchtete Aureol, das sich bekanntlich aus Methyl-p.-amidophenol, Monoamidodiphenylamin, Amidophenolchlorhydrat und schwefligsaurem Natron zusammensetzt.

Haarfarbe Seegers „Braun" ist eine Lösung von Pyrogallol und Mangansulfat. Haarfarbe „Schwarz" ist eine Lösung von Pyrogallol und Eisenchlorür. (Juckenack und Griebel.)

Haarfarbe „Venus" setzt sich aus zwei verschiedenen Flüssigkeiten zusammen, von denen die eine als eine schwach alkoholische Pyrogallollösung, die andere als eine schwach ammoniakalische Silbernitratlösung anzusprechen ist. (Beythien und Hempel.)

Haarfärbekamm Hoffers von Karl Hoffers in Berlin wirkt derart, daß ein mit übermangansaurem Kali und Fett bestrichener Kamm mit einer Pyrogallol-Lösung abwechselnd in Wirksamkeit tritt.

Haarfärbemittel „Nötköl" ist eine wässerige Lösung von 3,85% Pyrogallol und 6,98% Kupfersulfat. (Beythien.)

Haarfärbungsbalsam „Kardomin" wird als „unschädlichstes und sicherstes Mittel" angepriesen, um ergrauten Haaren die natürliche Farbe wiederzugeben, enthält Bleiazetat (!), Schwefel, Essigsäure, Glyzerin und Wasser. (Aufrecht.)

Haarfärbungsbalsam, vegetabilischer, von Robert Böhme in Berlin, ist eine parfümierte Auflösung von Bleinitrat, welcher Schwefel zugesetzt ist; der Gehalt an metallischem Blei betrug 1—1,2%.

Haarfärbungsbalsam, vegetabilischer, von Treu & Nuglisch in Berlin ist eine Auflösung von Chlorblei in Glyzerin, etwas parfümiert, mit Schwefelzusatz.

Haarfärbungsbalsam, vegetabilischer, von Apoth. A. Beyer in Berlin enthält 2½% Blei und ebensoviel Glyzerin in stark parfümierter wässeriger Lösung neben einer reichlichen Menge präzipitierten Schwefels. (L o h m a n n.)

H a a r f ä r b u n g s b a l s a m von P. und R. J i l g e in Berlin besteht aus Glyzerin, Schwefelmilch, Bleichlorid 0,75% und Wasser und war mit Eau de Cologne parfümiert. Eine später untersuchte Probe enthielt an Stelle des Bleisalzes Wismutsubnitrat. (G r i e b e l.)

H a a r p e t r o l e u m, r u s s i s c h e s, ist lediglich mit etwas Amylazetat parfümiertes Wasser, ohne jede Spur von Petroleum. (B e y t h i e n.)

H a a r w a s s e r „E a u d e M e r v e i l l e" erwies sich als ein rötlich gefärbter, mit Nelken- und Zimtöl parfümierter 50 prozentiger Spiritus. (B e y t h i e n.)

N u a n c i n von W. S e e g e r, Steglitz-Berlin, enthält 2 Flaschen, eine kleine Bürste und einen kleinen Meßzylinder, Flüssigkeit 1 ist eine spirituöse Lösung von Natriumthiosulfat. Flüssigkeit Nr. 2 ist eine 3 prozentige, schwach ammoniakalische Silbernitratlösung. (M a t t h e s und K o e h l e r.)

P a n a x - H a a r f a r b e, V i t e k s I m m e r j u n g und R e f o r m - H a a r f a r b e von M. W a l t s g o t t N a c h f., H a l l e a. S. Die schwarzbraune, stark sauer reagierende Flüssigkeit besteht aus einer Pyrogallussäurelösung mit Eisensalzen (Eisenchlorid). (M a t t h e s und K o e h l e r.)

H a a r - R e g n e r a t o r, A. G e b h a r d t s sen., ist ein Gemisch aus Rosenwasser, Glyzerin und Schwefelmilch mit 1,5% Bleiazetat. (G r i e b e l.)

H a a r w a s s e r, e n g l i s c h e s, aus der Hof- und Feld-Apotheke von M a s c h k e in Breslau besteht aus Bleisalz, Glyzerin und Schwefel. (K u h r.)

H a a r w a s s e r, L o t i o n c o s m é t i q u e, von L a f o r e s t, zum Schwarzfärben der Haare, ist eine Abkochung von 360,0 Rotwein, 4,0 Kochsalz, 7,0 Eisenvitriol und 4,0 Grünspan, welcher noch heiß 7,0 Galläpfelpulver hinzugesetzt sind. (H a g e r.)

H a a r w a s s e r von S e e g e r in Wien enthält Kupfer- und Eisensalze, Pyrogallussäure und freie Salzsäure.

V e n e t i a n i s c h e M i x t u r, sind Haarfärbemittel, vor denen das Sächs. Ministerium des Innern gewarnt hat.

C. D. W u n d e r l i c h s - N ü r n b e r g H a a r f ä r b e - m i t t e l, Flasche Nr. 1 enthält 20 ccm einer parfümierten spirituösen Pyrogallussäurelösung, Flasche Nr. 2 enthält 20 ccm einer 10 prozentigen ammoniakalischen Silbernitratlösung. (M a t t h e s und K o e h l e r.)

Haarhersteller von Bernhard P e t z o l d & Co. in Dresden ist eine farblose, schwach sauer reagierende, wässerige Lösung von essigsaurem Blei, Glyzerin und Rosenöl, mit einem gelblich-weißen Niederschlag, welcher aus Schwefel und kohlensaurem Blei besteht.

Haarleiden-Heilmittel von P l u m e in Berlin: I. Pillen aus weißem Bolus und Höllenstein; II. Pulver aus kohlensaurem Magnesium, doppeltkohlensaurem Natrium, Mehl und anscheinend Krapp-wurzel

Haarlikör, chinesischer, von Richard H o f f m a n n in Leipzig besteht im wesentlichen aus Silbernitrat in Ammoniak gelöst. Die dem Haarlikör beigegebene „C o n t r a - T i n k t u r" ist bestimmt, Flecke welche die Silberlösung auf Haut und Wäsche verursachte, wegzuschaffen, und besteht aus einer Jodkalium-lösung

Haarmark, balsamisches ein von einem ehemals „berühmten Schäfer" der Grafschaft Glatz hinterlassenes Mittel, ist gelbe Vaseline mit Geraniumöl parfümiert. (G e i ß l e r.)

Haar-Konservierungs-Pomade von Dr. John B r o w n in Wien besteht aus 50,0 Pomade mit 4,0 Pyrogallussäure und 10 Trop-fen Kalilauge oder Kaliumkarbonatlösung schwarz gefärbt. (S c h ä d l e r.)

Haarkräutertee, Frau Paula J o a c h i m s, gegen Haarausfall usw., ist getrockneter, geschnittener an irgendeiner Waldstelle abgerissener Waldbodenwuchs und enthält trockene Grashalme, verdorrte Laubblätter und viel Schmutz. (R ö h r i g.)

Haarkräuterwasser ist eine Abkochung harmloser Kräuter, Kamille, Lavendel usw. (B e y t h i e n.)

Haarkur der Pilocaptin-Gesellschaft in Berlin besteht aus vier verschiedenen Flüssigkeiten: Teerextrakt, Haarwaschwasser, Haarspiritus und Haaröl, deren jede nach Vorschrift von Pro-fessor Dr. L a s s a r angefertigt sein soll. Nach den Unter-suchungen von C. M a n n i c h und W. D ü h r ist das Teer-extrakt eine mit einem Holzteer bereitete, etwa 25% Kaliseife enthaltende flüssige Teerseife. Das Haarwaschwasser besteht aus 8,4% Glyzerin und einer wenig Alkohol enthaltenden wässe-rigen Lösung mit geringen Mengen ca. 0,05% eines gelblich-weißen, nicht näher identifizierten Bodensatzes. Sublimat, das bekanntlich einen wesentlichen Bestandteil des Lassarschen Haarwassers ausmacht, konnte jedoch nicht nachgewiesen werden. Der Haarspiritus enthält in 65 Vol.-Proz. Alkohol 0,6% Naphthol. Nach der Lassarschen Vorschrift soll er in 150,0 = 3,0 Naphthol enthalten. In dem Haaröl konnte Salizylsäure, ca. 0,6%, aber keine Benzoetinktur nachgewiesen werden. Der Lassarschen Vorschrift entspricht dieses Öl daher nicht.

Haarsekt, vornehmstes, bestes Haarpflegemittel, ein parfümiertes, alkoholisches Pflanzenextrakt.

Haarwasser Port Elizabeth von G. D o r i z i o in Dresden ist eine aromatisch spirituöse Mischung, welche keine starken Reizmittel und auch keine Metalle enthält. (S c h w e i ß i n g e r.)

Haarwasser von R e t t e r in München besteht aus einer parfümierten spiritushaltigen Glyzerinlösung, deren Asche auf einen Kalkgehalt hinweist.

Haarwasser, vegetabilisches, H a r t u n g s , ist ein mäßig weingeistiger, mit Alkalien bezw. deren Karbonaten behandelter Pflanzenauszug, der leicht parfümiert ist.

Haarwuchsbeförderer von Erasmus W i l s o n enthält je 30,0 Mandelöl und Salmiakgeist, 3,5 Zitronenöl, 250,0 Rosmarinspiritus und 6,0 Cantharidentinktur.

Haarwuchsflüssigkeit von Elise G a l e e r in Bienne (Schweiz) ist zusammengesetzt aus 250,0 destilliertem Wasser, je 15,0 Salmiakgeist, Glyzerin und Wacholderbeerspiritus und je 10 Tropfen Rautenöl und Lavendelöl. (A. S e l l e.)

Haarwuchspomade von F. K ö g l e r in Hof besteht aus einem Kokosfett, welches neben Parfüm geringe Mengen eines schwefelhaltigen Öls (Senföl?) enthält. (A u f r e c h t.)

Haarwassser „Eau de Merveille" erwies sich als ein rötlich gefärbter, mit Nelken- und Zimtöl parfümierter 50 prozentiger Spiritus. (B e y t h i e n.)

Haarwasser, Vegetabilisches, zur Reinigung und Stärkung des Haarbodens und Entfernung der Schuppen, von Richard G o e - l i c h in Berlin ist eine alkoholhaltige, mit ätherischen Ölen parfümierte und mit Teerfarsbtoff rot gefärbte Flüssigkeit, mit rund 1,7% Soda (wasserhaltig) und 0,17% Chinin. (J u c k e - n a c k und G r i e b el.)

Haarwuchsknollen, Kalifornische, siehe Ipeknollen.

Haarzucker von Dr. W., welcher innerlich genommen den Haarwuchs fördern, das Ausfallen und Ergrauen der Haare verhindern, zur Verschönerung der Haut dienen und dem Körper Elastizität verleihen soll, ist Milchzucker.

Haas' Japanischer Tee „Samura" (**Species aperitivae Haas**) besteht aus Sennesblättern, chinesischem Tee, Rosmarinblättern und Sumach. (Nachr. f. Zollst.)

Haberechtscher Tee siehe Universaltee.

Habi, ein Frischhaltungsmittel, ist eine Lösung von Schwefliger Säure. Siehe auch **Haby.**

Habitina besteht aus 15 ccm Flüssigkeit, enthaltend 0,5 g Morphinsulfat und 0,25 g Heroinchlorhydrat.

Habrosine, ein diätetiosches Mittel, ist eine Mischung aus ca. 15 T. Kakaomasse, 5 T. Guarana, 20 T. präpariertem Gerstenmehl, 20 T. fein gemahlener Hafergrütze, 20 T. Zucker und 30 T. fein gepulverter, gewürzloser Biskuittorte.

Habys „Es ist erreicht". Für dieses Schnurrbartwasser des Hoffriseur H a b y in Berlin sind bisher folgende Vorschriften bekannt geworden: I. Dextrin 4,o, Acid. salicyl. 0,2, Spiritus 6,o, Aqu. Rosar. 90,o. — II. Extract. Malti 5,o, Spiritus 7,5, Acid. salicyl. 0,2, Aqu. dest. ad 100,o. — Nach A u f r e c h t und L e v i n - s o h n soll es aus ca. 4% parfümierter alkoholischer Dextrinlösung bestehen. Nach B e y s e n besteht es aus Malzextrakt, Spiritus und Salizylwasser. Ein Präparat von der Zusammensetzung: Malzextrakt 5,o, Spiritus 7,5, $2^9/_{00}$ Salizylwasser ad 100,o soll vollständig denselben Zweck erfüllen.

Hämacolade (H ä m a t o g e n - K a k a o), soll aus Kakao, Zucker, Kartoffelmehl, etwas Hämatogen oder Hämoglobin und Salz bestehen.

Haemalan, Dr. M a r g r a f f - Dessau, ist eine Eisenflüssigkeit, Mangan, Pepsin und Lezithin enthaltend.

Haematic Hypophosphites. In je 30 ccm sind enthalten: Kal. hypophosphorosum 0,097 g, Mangan. hypophosphorosum 0,065 g, Strychn. hypophosphorosum 0,008 g, Ferr. hypophosph. 0,081 g, Calc. hypophosph. 0,065 g, Chinin. hypophosph. 0,028 g.

Hämaticum Glausch von Apoth. G l a u s c h in Bremen ist eine Lösung von Eisenlactosaccharat mit aromatischen Tinkturen, Wein und Zucker.

Haematin ist ein trockner Blauholzextrakt.

Hämatinkaffee von Julius H e n s e l in Stuttgart besteht aus Cichorie. (B e y t h i e n.)

Hämatinkakao von Julius Hensel in Stuttgart enthält nicht mehr Eisen als gewöhnlicher Kakao. (B e y t h i e n.)

Hämatogen-Kakes „Haematoffa" enthalten troknes Hämatogen.
Hämaton von Apoth H a i t z e m a (Berend Haitzema Enuma) in Amsterdam, erfolgreiches Universalmedikament gegen Gicht und Rheumatismus, ist eine mit indifferenten organischen Substanzen versetzte salzsaure Lösung von Eisenchlorid und Kochsalz. (Karlsr. Ortsges.-Rat.)

Hämatogen-Viehkraftpulver von Apotheker S e l t e n s besteht aus Erdnuß- und Reisabfällen, 20% Futterkalk, 0,6% Spießglanz und wenig Drogenpulver. (Unters.-Amt Pommritz.)

Hämoglopan ist eine Zusammensetzung aus Hämoglobin, Nährhefe, Calciumglycerophosphat sowie wirksamem Pankreatin in Tablettenform. Darsteller: Chemisches Laboratorium Co-Li in Dresden.

Haemo-Lecithintabletten von Dr. A s c h o f f in Kreuznach. Jede Tablette enthält das natürliche Bluteisen aus 1 Teelöffel Blut und 0,1% reines Lezithin.

Haemolor gegen Verstopfung, Hämorrhoiden, Kongestionen usw., ist ein darmanregender Likör.

Haemoridol, von P. Müller in Frankfurt a. M., gegen Hämorrhoiden angepriesen, besteht aus Zucker, gereinigtem Schwefel, Weinstein, Magnesiumkarbonat und Rhabarberpulver. (Griebel.)

Hämoprotagon, als Tonikum empfohlen, soll ein Hämo-Lezithin sein, das Eisen und Phosphor in organischer Verbindung enthält.

Hämorrhoidalsalbe, von Frau Dorothea Bock in Berlin, besteht aus Fett, Wachs und Galläpfelpulver. (Griebel.)

Hämorrhoidalsalbe von Ziegler-Sequin in St. Gallen ist Schweinefett, mit Kreide vermischt und durch Kohlenpulver grau gefärbt. (Karlsr. Ortsges.-Rat.)

Hämorrhoidal-Tee von Otto Reichel in Berlin besteht lediglich aus dem in der Blütezeit gesammelten, geschnittenen Kraut von Linaria vulgaris. (Griebel.)

Hämorrhoidalwasser von Dr. Ewich enthält 0,75 wasserfreies Chlormagnesium, 3,0 trocknes kohlensaures Natrium, 0,6 Chlornatrium und eine mäßige Menge freier Kohlensäure in 600,0 Wasser gelöst. (Hager.)

Hämorrhoidenentfernungsmittel „Radikal" der Drogerie Herrmann in Berlin besteht aus 56 prozentigem Glyzerin, das mit Pfefferminzöl aromatisiert ist (250 ccm) und 125 g geschnittener Zittwerwurzel. (Griebel.)

Hämorrhoiden-Specificum Dr. Beachs, ist ein Weißblechbüchschen, enthaltend ca. 160,0 eines schwefelgelben feinen Pulvers und in demselben verpackt ein Fläschchen mit 40,0 einer braunen klaren Flüssigkeit. Das Pulver ist ein Gemisch aus 7 T. gewaschenen Schwefelblumen, 2½ T. Cremor-Tartari, $^1/_7$ T. einer geringen fein gepulverten Sorte Rhabarber. Die Tropfen bestehen aus einem braunen Zucker in stark spirituöser Lösung und mit Spuren von verschiedenen Äthern versetzt. (Hager.)

Hämorrhoidentod, Alpenkräuter-Likör von Dr. Fritz. 1000 T. enthalten 1 T. Gutti und 8 T. Aloe, ferner Rhabarber, Enzian, Zimt und 25% Zucker mit Kartoffelbranntwein (Hager.)

Hämostatische Pillen von Huchard. Aus je 2 g Ergotin und Chininsulfat, je 0,2 g Digitalisblätterpulver und Hyoscyamusextrakt werden 20 Pillen geformt. 5 bis 8 bis 10 Pillen sind täglich zu nehmen.

Haemostypticum Brüninghausen enthält im wesentlichen die wirksamen Bstandteile des Mutterkorns und der Hydrastiswurzel.

Haemostypticum Sanguistit ist nach Gehes Codex ein Perkolat von Wallnüssen mit weinigem Malzextrakt.

Hämozon enthält im wesentlichen Magnesiumsuperoxyd, physiologische Nährsalze, Lezithinderivate, Malzextrakt und Milchzucker. (Feist.).

Härtemasse A von Karl K u p f e r in Biel in der Schweiz, zum Härten und zum Verbessern verbrannten Stahls, eine brauenrote, fadenziehende Masse, besteht wahrscheinlich aus 50 T. Fischtran, 40 T. ordinärem Kolophonium und 10 T. Terpentinharz. — **Härtewasser B** enthält im Liter reinen, abgekochten, erkalteten und klar abgegossenen Brunnenwasser 25,0 eines Gemenges aus 40% Kalisalpeter und 59% Chlorammonium neben einer Spur Natriumsulfat. — **Stahlhärtepulver C** besteht aus 5% Natronsalpeter, 15% Chlorammonium, 25% gelbem Blutlaugensalz und 55% organischer Substanz (Klauenpulver). — **Härtewasser D** besteht aus einer konzentrierteren Salzlösung als B, und zwar werden auf 10 Liter 2 kg Pulver genommen und nach erfolgter Lösung 0,5 kg reine Schwefelsäure zugesetzt. Vielleicht ist das Pulver dasselbe wie jenes bei B verwendete.

Härtemittel für Stahl von J. L. B l e i c h s t e i n e r ist ein Gemenge von 3 T. blausaurem Kalium, 1 T. Borax, 1 T. Salpeter und ⅓ T. Bleizucker.

Haessers Futterkalk, Marke B: 49 Futterkalk + 11 trocknes Kochsalz + 40 Vegetabilien (Fenchel, Leinsamenmehl). (W e i l.)

Häusners Klebmasse besteht aus Cera flava, Dammar, Kolophonium je 10,0, Terebinthina 1,0, Äther, Spiritus, Ol. Terebinth. aa 55,0. (Pharm. Ztg.)

Hafer-Konserve von Gustav W a r n e c k e in Frankfurt a. M. besteht aus entweder 1. je 30 T. Hafermehl, dextriniertem Erbsenmehl, Roggenmehl und 10 T. Leinsamenmehl; oder 2. je 40 T. Hafermehl und dextriniertem Erbsenmehl und 20 T. Leinsamenmehl; oder 3. je 20 T. dextriniertem Erbsenmehl, dextriniertem Weizenmehl, dextriniertem Maismehl und Roggenmehl, je 10 T. geriebenem Brote und Leinsamenmehl; oder aus ähnlichen Mischungen.

Hafusi-Bäder sind Kohlensäurebäder für Hand- und Fußbad.

Hagenburgers Blutreinigungstee ist ein Gemenge zerkleinerter Vegetabilien. Festgestellt wurden: Fruct. Juniperi, Flor. Chamomill., Fol. Sennae, Fol. Juglandis, Fol. Urticae, Herba Viol. tricolor., Herb. Absinthii, Herb. Verbasci, Fruct. Anisi stell., Lich. island., Rad. Liquirit. und Rad. Bardanae. (G r i e b e l.)

Hagenburgers Hautcreme, ein Mitttel gegen Flechten und dergl. von A. H a g e n b u r g e r in Rhaden i. W. ist eine aus gelbem Vaselin, Lanolin, Zinkoxyd, Schwefel, Cerealienstärke und geringen Mengen Thymol bestehende Paste. (G r i e b e l.)

Hageolin ist ein Ungt. Hg. oxydat. flav. pultiforme 1%, 2%, 5% e Vaselina ydrar americana parat. Fabrikant: A d l e r - A p o t h e k e, Berlin N. 39.

Haigs Kropfkur. 1. Die Pulver enthalten Natr. bicarbon., mit Karmin rot gefärbt. 2. Braune Pastillen, enthalten Aloe, Kümmelöl, Eisen, Magnesium und Stärke. 3. Rote Pastillen, enthalten vorwiegend Extr. Hydrast. canad., weiterhin Pfefferminzöl, Magnesiumkarbonat und Stärke. 4. Salbe, enthält eine gefärbte Natronseife und metallisches Quecksilber. Die Zusammensetzung der Salbe ist wechselnd. (Pharm. Ztg.)

Haimogen des Hessischen Apotheker-Vereins ist ein eisenhaltiges Lezithinpräparat.

Hair Grower, ein mit großer Reklame angepriesenes Haarwuchsmittel von John Craven B u r l e i g h dürfte aus Lanolin, Kakaoöl, Wachs und einem öligen Auszug aus Klettenwurzeln bestehen,

Hair-Dye von A b t in Wien, ein Haarfärbemittel, besteht aus drei Flaschen, von welchen die eine eine Pyrogallussäurelösung, die andere eine ammoniakalische Silbernitratlösung, die dritte eine dünne Schwefelleberlösung enthält. (Fr. I n n h a u s e r.)

Hair-Elixir von William L a s s o n in Berlin besteht aus 5,6 Glyzerin, 1,4 Kochsalz und 83,0 Wasser, parfümiert mit Bergamottöl usw. (S c h ä d l e r.)

Hair-Regenerator, physiological, von Gebr. T e b b e t t in Manchester ist eine trübe Flüssigkeit mit 1,5% Bleigehalt. (C h a n d l e r.)

Hair Renewer, vegetable sicilian, von R. P. H a l l & Co. in Nashua ist eine trübe Flüssigkeit mit 1,4% Bleigehalt. (C h a n d l e r.)

Hair Restorative, vegetable american von Dr. Chr. L e b e r t, ist ein Gemisch von 2,0 Schwefelmilch, 4,5 Bleizucker und 25,0 Glyzerin mit zitronenartig riechendem Wasser. (W i t t s t e i n.) Andere Hair Restoratives sind ähnlich zusammengesetzt.

Hair Restorers. Von 21 in England untersuchten Hair-Restorers enthielten 14 suspendierten Schwefel und Blei in veränderlicher, meist bedeutender Menge; 2 weitere Proben enthielten Schwefel aus Hyposulfit mit Blei und können hergestellt werden durch Zugabe von Natr. subsulfurosum zu einem gelösten Bleisalz; es entsteht zuerst ein weißer Niederschag, der sich aber bei Überschuß löst und mit Jodkalium keinen Niederschlag gibt. In der Ankündigung wird aber gerade vor Bleimischungen in anderen Haarmitteln gewarnt, was durch Zugabe von Jodkalium zu entdecken sei. — Ein anderes amerikanisches Präparat enthielt sehr viel Blei, aber keinen Schwefel. — 3 Proben dienen zur Entfärbung der Haare; sie sind eine leicht saure Lösung von Wasserstoffsuperoxyd. Sie sind nicht giftig, zerstören aber die Haare. (The Lancet.)

Hair-Wash von Dr. Neville L e s l i e ist eine Mischung aus 120,0 Alcohol. absolut., 15,0 Ol. Ricini, 1,0 Tinct. Cantharid., 2 Tropfen Ol. Macidis und 1 Tropfen Ol. Rosae.

Halogenin von Ed. F i e r m a n in Berlin, Mittel zur Verhütung der Kesselsteinbildung, bestand aus 92% Salmiak, Katechu, nebst einem guten Anteil von Schmutz. (G r ä g e r.) Spätere Zusammensetzungen sind 65% Salmiak, 17% Chlorbaryum, 18% Katechu.

Halsband gegen Kropf von M o r a n d ist eine Halskravatte, gefüllt mit einem Gemisch aus gleichen Teilen Salmiak, .verwittertem Kochsalz und geröstetem Badeschwamm.

Halspastillen nach Dr. Z e u n e r enthalten je 2 g Resina Guajac, und Saccharum album mit einem geringen Zusatz von Anästhesin, Menthol und Rosenöl.

Hamburger Lebensöl ist ein weingeistiger Auszug von Nelken, Zimt und Pomeranzenschale. (Pharm. Ztg.)

Hamburger Tee enthält zerkleinerte Sennesblätter, gequetschten Koriander, Weinstein und Zuckersirup (?). (B e y t h i e n.)

Hamburger Universal-Gesundheitsmagensalz ist doppeltkohlensaures Natrium.

Hamburgisches Universallebensöl erwies sich als eine mit Nelken-, Kassia-, Bergamottöl und anderen Riechstoffen parfümierte, mit Zuckercouleur und Safran gefärbte Auflösung von Styrax und Benzoe in Alkohol. (B e y t h i e n.)

Dr. Hamiltons Pillen enthalten Koloquinten- und Bilsenkrautextrakt.

Handwaschtabletten siehe Cellosa.

Handwaschtabletten, Hygienische, enthalten neben mechanisch wirkenden Sägespänen etwa 25% Seife und 5% Natriumperborat. (Pharm. Ztg.)

Dr. Hannachs Lokalanästhetikum „Taft" ist eine rund 1 prozentige Lösung von Kokain in physiologischer Kochsalzlösung, die außerdem etwas Alkalijodid enthält. (Pharm. Ztg.)

Harlemensis, eine zähflüssige, widerlich riechende Masse, besteht aus geschwefeltem Terpentinöl, einem Gemisch von geschwefeltem Leinöl und Terpentinöl. (B e y t h i e n.)

Harlemer Gesundheitselixir siehe Elixir Salutis.

Harlemer Öl von O u d t h u i s - T i l l y in Harlem besteht nach Angabe des Fabrikanten aus 50% Terpentinöl, 35% Leinöl, 15% Schwefelpulver. (Nachr. f. Zollst.) Es ist demnach eine Mischung aus Ol. Lini sulfurat. und Ol. Terebinth. sulfur.

Harlemer Tropfen der Königseer Olit.-Händler sind eine Mischung aus 1000,0 Schwefelbalsam mit 125,0 Mohnöl und 60,0 Olivenöl, 8,0 Wacholderöl, je 2,0 Rosmarin-, Anis- und Zimtöl und 2,5 Nelkenöl. (G o b l e t.)

Hartlötpulver soll den zehnfachen Wert und die Wirkung von Borax besitzen. Die Untersuchung ergab entwässerten Borax mit Anilinrot gefärbt. (Unters.-Amt Ulm.)

Haruko, M e n s e s t r o p f e n , ist ein alkoholisches Destillat, aus römischen Kamillenblüten. (R ö h r i g.)

Harzer Gebirgstee besteht aus Sennesblättern, Schafgarbenblüte, Lavendelblüte, Ringelblumen, Eibischwurzel, Huflattichblättern, Fliederblüten, Süßholzwurzel und Koriandersamen. (G e h e s Codex.)

Ha-ta-na-Tabletten siehe Rubiacithin.

Hauptmanns Asthmatee enthält Nitrate, Nitrite, Zucker, Glyzerin, Alkohol und pflanzliche Extraktstoffe. (B e h r e.)

Hauptpulver, P o u d r e c a p i t a l e , von S a i n t - A n g e , ist ein Nießpulver aus 50 T. Haselwurz, 1 T. weißer Nießwurzel, je 10 T. Rautenblättern, Betonienblättern und Majoran.

Hausbalsam von H e r b s t in Augsburg besteht aus Cochenillen. pulver 2,o, Melissengeist 600,o und Eau de Cologne 100,o mazeriert und filtriert. (F r i c k h i n g e r.)

Hausdoktor, ein Rheumatismusmittel von L. K u ß m a n n in Berlin, besteht im wesentlichen aus einer alkoholischen Lösung von Paraffin mit ätherischen Ölen. (G r i e b e l.)

Hausessenz von R o h r ist ein mit gewöhnlichem, mit Spiritus versetztem Wein bewirkter Auszug aus den trockenen äußeren Nußschalen, nebst einer Spur Zimt, englischem Gewürz, Ingwer. (H a g e r.)

Hausmittel gegen Blasenkatarrh von A. E x n e r in Warnsdorf in Böhmen ist Wasser, in welchem Krebsaugenpulver fein zerteilt wurde, sowie Wacholderbeerentee, Bärentraubentee, sowie Wacholder- und Hollundersaft.

Hauspflaster des Pastors C h r i s t entspricht etwa einer Mischung von 50 T. Emplastrum fuscum camph. und 1 T. Perubalsam. (H a g e r.)

Hauspillen nach Dr. S t r a h l in Berlin, Nr. 0. Extr. Rhei simpl., Sapon. medicat, Rad. Rhei, je 5,5, Bismuti subnitrici, Rad. Ipecacuanhae, je 0,3. M. f. pilulae 120, consperg. Rhizom. Irid. pulv. — Nr. 1. Extr. Aloes 3,75, Extr. Rhei simplic., 2,5 Extr. Rhei comp., Rad. Rhei, je 6,25, Bismut. subnitric., Rad. Ipecacuanhae, je 0,3. M. f. pi ulae 120, consperg. Lycopod. — Nr. II. Extr. Aloes 2,o, Extr. Rhei simpl. 3,75, Extr. Rhei comp. 7,5, Fol. Sennae 3,75, Bismut. subnitric., Rad. Ipecacuanhae, je 0,3. M. f. pilul. 120, consperg. Rad. Liquiririt. pulv. — Nr. III. Extr. Aloes 5,o, Extr. Rhei comp. 9,5, Extr. Colocynthid. 0,3, Rad. Rhei 5,o, Bismut. subnitric., Rad. Ipecacuanhae, je 0,3. M. f. pilulae 120, consperg. Rhizom. Irid. pulv. — Nr. IV. Extr. Colocynthid. 2,5, Scammon. 2,o, Extr. Aloes 2,5, Extr. Rhei comp. 5,c, Rad. Rhei pulv. 2,o, Bismut. subnitric. praec., Rad. Ipecacuanhae, je 0,3 M. f. pilulae 120, consperg. Rhizom. Irid. pulv. (M ü l l e r.) — Originalrezepte von Dr. S t r a h l s eigner Hand, welche in vielen Familien noch aufbewahrt werden, weichen von diesen

Angaben erheblich ab, differieren aber auch unter sich nach
Art und Menge der einzlenen Bestandteile, so daß Dr. S t r a h l
feststehende Formeln für seine Hauspillen überhaupt nicht gehabt hat. (H a h n.)

Hauspillen von W e i k a r d sind 0,15 g schwer und zusammengesetzt aus 30 T. Aloe, 20 T. Eisenpulver, 10 T. Kalomel, 5 T.
Stib. sulfur. aurat. und 4 T. ätherischem Sabinaöl.

Hauspillen von W e r c h a u sind 0,06 g schwere, versilberte
Pillen aus 30 T. Aloe, 12 T. Mastix und 9 T. Agaricus.

Hautbleichcreme „Chloro" des Laboratoriums L e o in Dresden,
ein Mittel gegen Sommersprossen, Leberflecke u. dgl., enthält
neben rund 75% Fett und etwas Wismutsubnitrat erhebliche
Mengen von Quecksilbersalzen. (B e y t h i e n.)

Hautelixir von W. P a s c h e n in Halensee ist eine parfümierte
Lösung von 8,3% Salizylsäure in Alkohol. (G r i e b e l.)

Havannatinktur, mittelst welcher auch den geringsten Zigarren
und Tabaken angeblich der Geruch und der Geschmack der
echten Havannas beigebracht werden kann, ist Perubalsam in
Spiritus gelöst.

Hazeline, eine amerikanische Spezialität, besteht aus Destillat
und Fluidextrakt von Hamamelis Virginiana.

Healthoil, reines Destillat aus den Blättern des australischen
Eucalyptus Globulus und **Paintoil,** reines australisches Eucalyptol-
destillat, sind zwei Präparate, die von der Firma W. H e i n r i c h s
& Co., Klingenthal i. S. hergestellt werden.

Hebesin von F. A. W e i d e m a n n in Liebenburg, Hannover,
als ein Verjüngungs- und Verschönerungsmittel empfohlen,
eine Paste, die in der Hauptsache aus etwa 68% Rosenwasser,
12% Eiweiß (vermutlich Kasein), 16% Alaun, 2% Weinstein
und etwas Magnesia besteht. (K o c h s.)

Hebras Flechtentod siehe Flechtensalbe.

Hedingers Rotlaufmittel für Schweine besteht aus Sem. Faenugraeci und 30,8% Mineralstoffen wie Kreide, Sand und Tonerde.
(Tierärztl. Rundschau.)

Hediosit, ein Diabetikerzucker, ist α-Glycoheptonsäurelacton.

Hedylgin ist ein Körper zum Filtrieren und Entfärben von
Zucker, Sirupen und andern Flüssigkeiten und wird nach einem
patentierten Verfahren durch Erhitzen von Kieselgur in Retorten
unter Luftabschluß dargestellt.

Hefenmehl, Berliner, besteht aus 4 T. gereinigtem Weinstein.
2 T. doppeltkohlensaurem Natrium und 1 T. Mehl. — Oder 15 T,
Weinsteinsäure, 16 T. doppeltkohlensaures Natrium, 16 T. Stärkemehl und 2 T. kohlensaures Ammoniak.

Hefepulver besteht aus 7 T. Weinstein und 3 T. Natriumbikarbonat.

Hefeseife siehe Hefetabletten.

Hefetabletten und Hefeseife aus untergäriger Bierhefe, die nach einem besonderen Verfahren getrocknet ist, bringt die Grande Pharmacie **Finck** in Genf in den Handel. Die Tabletten eignen sich besonders zur inneren Darreichung der Hefe, während die Seife bei der Behandlung der Acne usw. Anwendung finden soll.

Hegersalbe siehe Kühlwachs.

Heidesalbe, gegen offene Füße und Beingeschwüre, besteht hauptsächlich aus Zinkoxyd und Lebertran. (R ö h r i g.)

Heidetee enthält Fol. Uvae Ursi, Fol. Farfarae, Fol. Sennae, Flor. Viol. tricol., Fruct. Phellandrii, Fruct. Carvi, Cort. Frangulae, Rad. Liquirit. und Herba Rubi fruticosi. (R ö h r i g.)

Heilandit, ein Frostbalsam von Ch. S c h n e i d e r in Charlottenburg, ist eine dem Cold-Cream ähnliche Zubereitung, die geringe Mengen Kampfer enthält. (Pharm. Ztg.)

Heilbitterer von C. R o w l a n d in Philadelphia wird bereitet aus Eschenwurzelrinde, Weidenrinde, sowie der Rinde von Andira Aubletii nebst Neroliöl, Chloroform, Alkohol und Glyzerin.

Heiligenwasser besteht aus 150,0 Eau de Cologne, 150 T. Weingeist, je 1 T. Zimtkassienöl, Gewürznelkenöl, Rosmarinöl und Moschustinktur.

Heilit enthält Mentholeucalyptol-Methylsalizylsäure und dient als Einreibung bei Gicht, Hexenschuß, Reißen usw., sowie als Einatmung bei Halsschmerzen, Ohrenreißen, Husten usw. Darsteller: H e i l i t , Chemisches Laboratorium, Scheibenberg im Erzgebirge und Salzwedel.

Heilkraft, als Heilmittel angepriesene Bonbons, enthalten Menthol und Eukalyptusöl. (Pharm. Ztg.)

Heilkräuterextrakt von M o r a w i t z gegen Lungenkrankheiten usw. ist gereinigter Honig mit einer kleinen Menge eines konzentrierten und filtrierten Auszuges aus Bittersüßstengeln, Mohnkapseln und einigen bitteren Kräutern, wie Dreiblatt, Gundermann usw. (H a g e r.)

Heilmittel von Dr. G e i ß e r in Appenzell, bestehend in Blutreinigungsmittel, Magentee, Medizin für Engbrüstigkeit, Universollebensöl, enthalten größtenteis unschädliche, als Hausmittel viel gebrauchte Stoffe, z. B. Chloroformöl, allerhand Wald- und Wiesenkräuter, Safran, Myrrhen usw., aneben aber auch in großen Mengen Aloe.

Heilmittel von Dr. H a r t m a n n in Wien zur brieflichen Behandlung aller geheimen Krankheiten, insbesondere der Nerven-, Rückenmarks-, Haut-, Nieren- und Blasenleiden. Die bei einem Rückenmarkleiden gelieferten Medikamente bestanden in einer Flüssigkeit zum Einreiben, parfümierter Seifenspiritus, in Pulvern

14*

zum Einnehmen, reines Bromkalium, Tropfen, aus gleichen Teilen apfelsaurer Eisentinktur und aromatischer Tinktur, und Pulvern zu Sitzbädern, doppeltkohlensaures Natrium, mit einem stark eisenhaltigen Farbstoff gefärbt. (Karlsr. Ortsges.-Rat.)

Heilmittel des Lehrers K r ä t k e in Berlin sind 3 verschiedene Fläschchen, die sämtlich verschieden gefärbte Arnikatinktur enthalten. Nr. 1 enthält noch eine kleine Menge Jodtinktur. (S c h ä d l e r.)

Heilmittel gegen Gonorrhöe, von Apotheker K a e s b a c h in Zaborze setzt sich aus einer innerlich und einer äußerlich anzuwendenden Flüssigkeit zusammen. Erstere ist eine aus Sandelöl, fettem Öl, Glyzerin, Traganth und Wasser hergestellte Emulsion. (Pharm. Ztg.)

Heilmittel gegen Lungenleiden (L u n g e n t e e) von Apotheker K a e s b a c h in Zaborze besteht aus dem Kraute von Galeopsis ochroleuca. Eine später untersuchte Probe enthielt außerdem Eibischblätter. (Pharm. Ztg.)

Heilpflaster der Witwe S c h u l z in Berlin ist mit Rotholzpulver versetztes Harzpflaster. (B i s c h o f f.)

Heilsalbe Dr. S p r a n g e r s ist eine Mischung von Mutterpflaster, Kampfer, Harz und Wachs. (B. F i s c h e r.)

Heilsalbe von S t e h m a n n in Potsdam ist ein Gemisch aus Königssalbe und Teer. (L e y d o l t.)

Heilsalbe der Witwe W u r f f in Berlin besteht I. aus einer grünen Salbe nach Art der zusammengesetzten Rosmarinsalbe, und II. einer gelben Salbe, aus Talg, Wachs, Bleipflaster und Lavendelöl. (B i s c h o f f.)

Heilsalbe II der Krankenheilerin A l t h a u s in Duderstadt, besteht aus Paraffin mit pflanzlichen Ölen unter Zusatz von Resorzin. (R ö h r i g.)

Heilstein von K a l l e b e r g in Klein-Furra bei Nordhausen gegen Satteldruck, Aufgeriebensein, Kronentritt, Mauke usw. ist gebrannter Alaun in Stücken, der mit einer Eisenchlorürlösung getränkt und dann getrocknet wurde. (H a g e r.)

Heil-Universalsalbe von Th. B r u g i e r in Karlsruhe ist Sublimatsalbe.

Heilverfahren, Dr. Pedro R i t s i o s , von Apoth. O. S i e m e r i n g in Tilsit gegen veralteten Schleimfluß bei Männern und Frauen, chronischen Blasenkartarrh und Schwächezustände besteht aus 34,0 eines Pulvers, aus 5,0 Eisenpulver, 5,0 Zimt, 12,0 doppeltkohlensaurem Natrium, 12,0 Milchzucker und einigen Tropfen Anisöl. (S c h ä d l e r.)

Heilverfahren für Lungenkranke von Paul W e i d h a a s in Dresden-A. beruht auf der Anwendung eines Inhalationsapparats, aus dem durch eine Lösung von übermangansaurem Kalium und ein Wattefilter angeblich desinfizierte Luft eingeatmet werden soll. (Karlsr. Ortsges.-Rat.)

Heil- und Wundpflaster von Michael L a u e r in Nürnberg, jetzt verfertigt von Thekla B r e n n e r in Erfurt. Gegen Cholera, Zahnschmerzen, Stein, bösartige Geschwüre, entzündete Brüste, Kopfschmerz usw. Ein hellschokoladenbraunes, ziemlich weiches Pflaster aus Mennige, Baumöl, Kampfer und Wachs oder Talg.

Heil- und Wundpflaster von M o h r e n t h a l aus der Mohrenapotheke in Dresden ist Empl. fusc. camphoratum.

Heil- und Wundpflaster von W a l t h e r ist ein dem Emplastrum fuscum ähnliches, braunes Bleipflaster mit Kampfer.

Heil- und Zugpflaster von L a m p e r t. Eine Schachtel mit 38,o eines hellbraunen Pflasters, dargestellt durch Erhitzen von 5 T. einfachem Bleipflaster, 3 T. gelbem Wachs und 1 T. Talg bis zum Braunwerden, Zusatz von 1 T. Terpentin und Ausgießen. (W i t t s t e i n.)

Heil- und Zugpflaster von Mathilde R i n g e l h a r d t geb. G l ö c k n e r in Leipzig, ist eine durch Schmelzung erzeugte Mischung aus 65 T. Emplastrum fuscum und 35 T. Baumöl. (H a g e r.)

Dr. Heims Antirheumin (Gichtheil), von der Pharmazeutischen Gesellschaft m. b. H. in Berlin, besteht aus Kaliseife, Fett, Lanolin und Salizylsäure, sehr stark parfümiert. (J u c k e n a c k und G r i e b e l.)

Dr. Heiners antiseptische Wundsalbe, hergestellt von Fr. G r u n e r in Eßlingen, besteht aus rohem Wollfett (Oesypus). (Pharm. Ztg.)

Heinrichs Tee gegen Magenleiden setzt sich aus Senna-, Schafgarben-und Eibischblättern, Kümmelsamen, Tausendgüldenkraut, Stiefmütterchen, Petersilie und Waldmeister zusammen. (Chemnitzer Unters.-Amt.)

Heintz' Diabetes - Biskuits (Gluten-Biskuits) enthalten 51,64% Kohlehydrate! Nach Angaben des Herstellers sollen nur 9—10% darin enthalten sein (Gehes Codex).

Helechit-Pinaketten sind ein Bandwurmmittel in Tablettenform, welches Helechit und als Geschmackkorrigens Ol. Menth. pip. enthält. Helechit stellt die reinste Form des Aspidofilicins, des wirksamen Prinzips des Extr. Filicis. aeth., dar. Darsteller: Dr. A. V o s w i n k e l, Apotheke in Berlin W. 57.

Helenin de Korab der P h a r m a c i e C h a p é s in Paris, gegen den Bazillus der Lungentuberkulose empfohlen, sind 30 Gelatinekapseln mit zusammen 2,5 g Alantpulver. (L e h m a n n.)

Helenol de Korab der Pharmacie C h a p é s in Paris besteht aus einer alkoholischen Lösung von Helenin.

Helfenberger Russensalbe s. Russensalbe.

Heliosa, ein Haarfärbemittel, besteht aus einer mit Eau de Cologne aromatisierten, ammoniakalischen Silberlösung. (B e y t h i e n.)

Heliosöl ist ein schweres, bei der Paraffindestillation als Nebenprodukt gewonnenes, bei 230—300⁰ C. siedendes Braunkohlenteeröl von 0,847 spez. Gew., dessen größter Vorzug vor Petroleum in seiner sehr großen Feuersicherheit liegt, da es erst bei 107⁰ C. entflammbare Dämpfe zu entwickeln beginnt und erst bei Erwärmung auf 124⁰ C., von außen her entzündet, selbständig fortbrennt.

Heliotropol ist ein Gemisch von ungefähr 90 T. Heliotropin mit 10 Vanillin, 0,5 Jononlösung und einer Spur Rosenöl, nach anderen Angaben von 25 T. Heliotropin mit 75 T. Azetanilid.

Hellmichs Lebensbitter von Anton H e l l m i c h in Dortmund ist ein alkoholischer Auszug aus aromatischen und bitteren Drogen, der mit Zucker versüßt ist. Nach Angabe des Fabrikanten wird der Lebensbitter hergestellt aus: Weinsprit 61%, Wein 2,6%, Fenchel, Faulbaumrinde, Alicanteanis, Schlangenwurzel je 1,5%, Angelikawurzel, Kalmuswurzel, Tausendgüldenkraut, Galgantwurzel, Dreiblatt je 2,0%, Enzian 4,0%, Baldrianwurzel, Zitwerwurzel, Zimt, Eisenvitriol je 0,7%, Kardamomen 0,3%, Aloe 1,0%, Honig 2,3%, Zucker 9,0%.

Hellmolds Kräutersaft besteht aus einem Auszug indifferenter Kräuter.

Hells antiseptisches Diachylon-Streupulver enthält Borsäure, Zinkoxyd und Diachylonpflaster in feinster Verteilung.

Hells neutrale Handseife nach Prof. S ä n g e r enthält feinen Sand.

Helma, nach Dr. med. E b n e r - Köln, ein Mundwasser, ist eine ca. 10prozentige Lösung von Benzoesäure in Spiritus (96%), parfümiert mit Ol. Menth. und rot gefärbt.

Helonias Adstringent siehe Compressed Tablet No. 407.

Helso-Salt, Gesundheitssalz, von Heymann B l o c h & Co. in Kopenhagen, besteht aus ca. 14 T. Natriumbikarbonat, 1 T. Magnesiumkarbonat und 1 . Pfefferminzzucker.

Hémogène Tailleur, Tabletten gegen Menstruationsbeschwerden usw. Jede Tablette enthält 0,2 g Petroselin verbunden mit Menthol. Es werden halbstündlich 2 Tabletten, für gewöhnlich im ganzen 6 Stück gegeben.

Hémoneurol granulé Cognet. Die Ware besteht nach der Angabe des Herstellers aus Oxyhaemoglobin 0,4, Kolanuß 1,0, Calc. glycérophosphoric. 0,2 und Zucker 3,4 g.

Dr. A. Hempels Gonorrhoe-Tabletten von H i l g e n b e r g & G ö t z e in Leipzig bestehen aus 6 T. Salol, 3 T. Pichi-Extrakt und 1 T. Stärke.

Henkels Bleichsoda: Wasser 36,16%, Soda 40,22%, Wasserglas 23,14%, Rest (Seife?) 0,48%.

Henriettenbalsam gegen Zahnschmerzen und Skorbut wird angeblich bereitet durch Extraktion der Caroba de Giudea mit der dreifachen Menge Weingeist. (W i t t s t e i n.)

Henschels Mittel gegen Epilepsie. Die Pulver bestehen aus der Wurzel von Artemisia vulgaris, die Salbe enthält außer Fett Kampfer und Zimtpulver. (Ortsges.-Rat in Karlsruhe.)

Hensels Makrobion von Julius H e n s e l in Stuttgart besteht zu etwa $\frac{3}{4}$ aus Kochsalz, Kieselgur, Glaubersalz und Natriumkarbonat, zu etwa $\frac{1}{5}$ aus Phosphaten der Alkalien und Erden und 7,5% Feuchtigkeit. (B e y t h i e n.)

Hensels Nährsalz. Der Analysenbefund war: 105 T. Kaliumoxyd, 40 T. Eisenoxyd, 130 T. Schwefelsäure, 390 T. Natriumoxyd, 2 T. Manganoxyd, 455 T. Salzsäure, 583 T. Calciumoxyd, 2 T. Fluor, 780 T. Kieselsäure, 29 T. Magnesiumoxyd, 70 T. Phosphorsäure und 390 T. Kohlensäure.

Hensels tonische Limonaden-Essenz (Aurum potabile) von Jul. H e n s e l in Stuttgart wird als hygienisch-diätetisches Getränk angepriesen und dürfte nach den angestellten Ermittelungen im wesentlichen ein Gemisch einer wässerig-alkoholischen Lösung einer organischen Säure (vermutlich Zitronensäure) und Zucker mit ätherischer Eisenacetattinktur vorstellen. (A u f r e c h t.)

Dr. Hentzschelsche Beinsalbe enthält als wesentliche Bestandteile Acid. benzoic., Zinc. oxyd. Liq. Alum. acet. und Balsam. Peruv. sowie ein Bismutpräparat in Verbindung mit einem Phenolderivat, und soll von stark granulierender Wirkung bei allen Beinschäden, Krampfadergeschwüren, eiternden Wunden usw. sein. Darsteller: Genesta Kompagnie, Berlin-Wi.

Hepin-Sauerstoffbad siehe Sauerstoffbäder.

Hepkes Epileptica besteht aus einer annähernd 15prozentigen Lösung von Natr. und Ammon. bromatum in einer Abkochung von Fol. Menthae pip. (Pharm. Ztg.)

Heradin, ein Arzneimittel in Tablettenform, soll eine Verbindung von Codein mit einem Malonsäurederivat (Diäthylbarbitursäure?) sein. Fabrikant: Pharmazeutische Handelsvereinigung in Amsterdam.

Heraklin besteht aus Sägespänen, welche mit Pikrinsäurelösung getränkt und darauf mit Kalium- oder Natriumnitrat und Schwefel gemischt sind.

Herbacutin, ein ölhaltiger Kräuterauszug, besteht aus Extr. oleos. Caps. burs. past. 30%, Extr. oleos. Tanacet. 25%, Extr. oleos. Calami 20%, Extr. oleos. Solan. Dulcam. 25% und dient zur Behandlung der Räude. Hersteller: O b e r m e y e r & Co. G. m. b. H. in Hanau a. M.

Herbal Embrocation for the Hooping Cough, Keuchhusten-Einreibung, von R o c h e in London. 2,5 Esa foetida werden mit 60,0 Olivenöl einige Stunden digeriert, das Öl abgegossen und letzteres mit 2,0 Kümmelöl und Terpentinöl nebst einigen Tropfen Bergamottöl vermischt. (W. M ü l l e r.)

Herbalin, ein Mittel gegen Zahnschmerzen von S. H i l l e n b r a n d t in Würzburg, ist im wesentlichen eine rotgefärbte, mit Thymol versetzte Lösung eines Gallussäure enthaltenden eisengrünenden Gerbstoffes in Essigäther. (G r i e b e l.)

Herbaseife, Obermeiers, gegen Hautkrankheiten, von G i o t h in Hanau. Besteht aus 90% Seife, 3% Arnika, 2% Salbei, 1,5% Wasserbecherkraut, 3,5% Harnkraut.

Herban „Helios", gegen Diabetes mellitus, enthält nicht, wie angegeben, Herb. Syzygii Jambolani elect. puriss., sondern die geschnittenen Blätter der Folia Boldo. (R ö h r i g.)

Herba-Tropfen, ein Mittel gegen Periodenstörungen von Otto F e n k e r in Hildesheim, ist ein alkoholhaltiger Auszug aus aromatischen Vegetabilien, der vorwiegend nach Muskatnuß riecht.

Herbosanum siehe Dr. B e r g m a n n s H.

Herkuleskristall siehe Fleischkonservierungsmittel.

Herkules-Speisewürze ist anscheinend eine wässerige Lösung eines Hefeextraktes, die durch Zusatz von 22,7% Kochsalz haltbar gemacht ist. Die Würze besitzt keinen nennenswerten Nährwert. (F e ist & Bertges.)

Hermäon, gegen Neurasthenie usw., von der Hermäon-Gesellschaft in Berlin angepriesen, besteht aus Tabletten, die Kakao, Milchzucker, Eisenglyzerophosphat, Kalzium- und Natriumsalze und geringe Mengen Lezithin enthalten. (G r i e b e l.)

Hermes a s e p t i s c h - a n t i s e p t i s c h e S c h u h e i n l a g e , ist eine mit Formalin imprägnierte und mit Talk bestreute Filzsohle, die als Fußschweißmittel den Formalinpinselungen überlegen sein soll. (Schweiz. Wochenschr. f. Chem. u. Pharm.)

Hermesoline soll eine ölige Lösung von Quecksilberchlorid sein und in Mengen von 1—1,5 ccm in die Muskeln bei Syphilis eingespritzt werden. (Derm. Wochenschr.)

Hermitine wird eine Spezialität französischer Herkunft genannt, welche durch Elektrolyse einer Chlornatrium- und Chlormagnesiumlösung erhalten sein soll. Das Präparat soll antiseptisch wirken.

Herniol, Dr. B a n h o l z e r - München, „einziges Mittel bei akuten und chronischen Nierenleiden, erzielt wirkliche Heilung": Flasche mit 29 ccm einer schwarzbraunen, bitteren, schwach sauren Flüssigkeit, wahrscheinlich ein schwach alkoholischer Auszug, der von altersher als Heilmittel bei Blasen- und Nierenleiden verwendeten Droge Herniaria glabra. (R ö h r i g.)

Hernuvapastillen Korwill aus der Mohren-Apotheke in Wien enthalten die Extrakte von Herniaria und Bärentraubenblättern. Sie werden auch mit je 0,5 g Natriumsalicylat, Salol oder Urotropin geliefert.

Herpedol des Frisia-Laborat. Berlin-Friedenau, „heilt nach kurzer Zeit Tellerflechte der Rinder und Pferde; tierärztlich langjährig erprobt": Flasche mit 250 ccm einer aus zwei Schichten bestehenden Flüssigkeit; obere, ölige Schicht Terpentinöl mit etwas Fett; untere, wässerige Schicht eine Auflösung von Ammoniak und Kresol in Wasser; das Ganze eine linimentartige Einreibung. (R ö h r i g.)

Herrmol, ein Kolikmittel (Klistier) für Pferde von R. H e r r m a n n in Bernburg (Anhalt) besteht aus schwach saurer Milch, die mit geringen Mengen Formalin und Äther versetzt ist. (G r i e b e l.)

Herzgold Felk's s. Felke.

Herztinktur der Königseer Otätenhändler, in Thüringen auch einfach „**Elixir**" genannt, ist eine Art Tinct. aromatica mit schwächerem Weingeistgehalt, die mit Hilfe von violettem Sandelholz gefärbt ist.

Hessalin ist ein neuer Name für Eukalyptol und **Hessol** für Eukalyptusöl der Firma Ernst H e s s in Kingenthal (Sachsen).

Hessol siehe Hessalin.

Heureka und **Sanil,** Mittel zum Reinigen von Bierleitungen, sind 8% bezw. 21%ige Ätznatronlösungen.

Heuschkels Kolkodin. Das gegen Pferdekolik empfohlene Mittel setzt sich aus zwei Präparaten zusammen: einem ca. 100 g wiegenden weißen Pulver und einer bräunlichen Flüssigkeit. Die letztere besteht aus einer mit denaturiertem Spiritus hergestellten Tinktur von Arnika, Zittwerwurzel usw. und besitzt die ungefähre Zusammensetzung der käuflichen Windtinktur (Tinct. carminativa ; das P ulver enthält neben 40 g Rohrzucker 60 g Arsenik. (B e y t h i e n.)

Hévizer Hauskur, gegen Gicht, Rheumatismus u. dgl. angepriesen, besteht aus Heilsalztabletten und Heilschwammtabletten.

Hexajodine ist jodwasserstoffsaures Hexamethylentetramin.

Hexapyrin ist azetylsalizylsaures Hexamethylentetramin. Darsteller: Dr. Leo E g g e r & J. E g g e r in Budapest.

Hexenschußpflaster von H. S c h o l i n u s in Flensburg ist gestrichenes Mutterpflaster. (Karlsr. Ortsges.-Rat.)

Hexophan der Höchster Farbwerke, ist eine Oxyphenylchinolindikarbonsäure, Gichtmittel.

Hiawatha-Haarbalsam H o y t s von David W r i g h t in New-York ist eine ammoniakalische, 1prozentige Silbernitratlösung. (C h a n d l e r.)

Hidit ist ein Schuhsohlenkonservierungsmittel, das im wesentlichen aus Tran mit einem Zusatz von Holzteer und Nitrobenzo besteht. (Pharm. Ztg.)

Hidrosin gegen Achselschweiß von A. K o l l h e u s e r in Dresden-Altstadt sind 2 Flaschen, von denen I mit der offizinellen Aluminiumazetatlösung gefüllt ist, während II eine 10prozentige Chromsäurelösung enthält. (Karlsr. Ortsges.-Rat.)

Hienfong-Essenz. 1. Folia Lauri, Fructus Lauri je 1,0, Äther 80,0, Camphora 15,0, Oleum Menthae pip. 15,0, Oleum Anisi 2,5, Oleum Menthae crisp. 10,0, Oleum Foeniculi, Oleum Lavandulae, Oleum Rosmarini je 2,5, Spiritus 90proz. 2000,0. Zum Grünfärben nimmt man im Winter Grünkohl, im Sommer Gras, falls man kein Chlorophyll hat. 2. Nach H a g e r besteht Dr. S c h ö p f e r s Hienfong-Essenz aus einer sehr dünnen Tinktur von Fructus und Folia Lauri mit 8% Äther, 1½% Kampfer, 1% Krauseminzöl und je ¼% Anis-, Fenchel-, Lavendel- und Rosmarinöl. — Die verdünnte Tinktura Foliorum et Fructuum Lauri wird aus je 5 T. dieser auf 200 T. Spirit. und 15 T. Äther bereitet. 3. Nach K a u p i t z: Oleum Carvi 10,0, Balsamum peruvianum 20,0, Äther 80,0, Oleum Menthae pip. 32,0, Camphora 24,0, Oleum Anisi gtts. 80 (= 4,0), Spiritus 90proz. 3200,0, Chlorophyll. q. s. Diese Vorschrift soll der echten Essenz entsprechen und wird in einer Apotheke Sachsens als viel begehrter Handelsverkaufsartikel vertrieben.

Himbril, als Himbeersaftessenz empfohlen, ist ein gefärbtes Gemisch aus Wasser, Zucker, Stärkesirup und etwas Himbeersaft oder Himbeeräther. (Pharm. Zentral-H.)

Himrods Asthma Cure besteht aus einer gleichteiligen Mischung von gepulverten Lobelia-, Stramonium und Teeblättern und enthält weiter Kalisalpeter und geringe Mengen Anis (Avellis.)

Dr. H nzes brausendes Novozon der N o v a v i t a - Ges. m. b. H. in Berlin N. zeigt im wesentlichen folgende Zusammensetzung: Zitronensaure Magnesia 65%, Magnesiumsuperoxyd 8%, Zucker 25%, Eiweiß (Tropon?) 2%. (A u f r e c h t.)

Dr. Hinzes Novozon-Eiweiß, ein Präparat mit angeblich hohem Gehalt an aktivem Sauerstoff, enthält Eiweiß 50,39%, lösliche Kohlehydrate (Milchzucker) 12,55%, unlösliche Kohlehydrate (Reisstärke) 19,71%, Magnesiumkarbonat 14,80%, Magnesiumsuperoxyd 2,50%, außerdem geringe Mengen Phosphorsäure, Kalk und Eisen. Novozon-Eiweiß dürfte somit ein Gemisch sein aus 50% Eiweiß (Tropon?), 12% Milchzucker, 20% Reisstärke, 15% Magnesiumkarbonat, 3% Magnesiumsuperoxyd. (A u f - r e c h t.)

Dr. Hinzes Novozon-Pepsin enthält Feuchtigkeit 6,85%, Gesamt-Stickstoff 0,49%, auf Pepsin berechnet 3,06%, Milchzucker 78,34%, Mineralstoffe 11,75%, letztere bestehen aus Magnesiumsuperoxyd 5,42% und Magnesiumkarbonat 6,33%. Novozon-Pepsin dürfte demnach ein Gemisch sein aus ca. 3% Pepsin, 85% Milchzucker, 5,5% Magnesiumsuperoxyd, 6,5% Magnesium-karbonat. (A u f r e c h t.)

Hipposarcine Roy ist eine Mischung aus frischem, natürlichem, tierischem Eiweiß (Pferdefleischsaft) und Zucker zu gleichen Teilen. (Pharm. Ztg.)

Histosan, Dr F e h r l i n s , für Tiere, sind 1 cm dicke Tabletten, die nach der Angabe des Herstellers aus etwa 90% Zucker, 10% Histosan (Guajacol-Albuminat) mit geringen Mengen Gelatine, Stearin und Spuren von Fenchelöl bestehen.

Hjernes Testament, ein in Finnland sehr beliebtes Volksmittel, welches mit Branntwein und Spiritus angesetzt als Magenelixir gebraucht wird. Die Vorschrift lautet: 30 T. Rad. Gentian. minut, conc., 4 T. Rhiz. Zingiber. conc., 30 T. Aloe cont., 4½ T. Myrrha cont., 9 T. Kalium carbonic. crud., 9 T. Fuligo splendens in feiner Speziesform. (H a g e r.)

Hochfelder Pechpflaster ist eine Art Collemplastrum Capsici. (Z e r n i k.)

Dr. Hoffmanns Bachus-Tabletten, ein Mittel gegen die Folgen zu reichlichen Alkoholgenusses von E. F a b i a n in Hamburg, enthalten ein schwach mit Pfefferminzöl aromatisiertes Gemenge von Kolanußpulver, Rohrzucker, Weizenstärke und etwas Kakaopulver. (G r i e b e l.)

Hoffmanns Diabetesmehl „Hyperconnet" für Zuckerkranke be-steht aus Weizenmehl, das mit geringen Kochsalzmengen ver-setzt ist. (Pharm. Ztg.)

Hoffmanns Schnellmastpulver von K r a n z in Karlsruhe: 55% Knochenmehl, 15% Viehsalz, 15% Fleischfuttermehl, 15% vege-tabile Zusätze.

Hoffmanns Verdauungspulver, Phagozyt, zur Erhöhung der Schutz- und Nährkraft des Blutes, ist eine Mischung aus Koch-salz 3,48%, Magn. carbon. 5,07%, Calc. Carbon. 3,7%, Calc. phosph. 4,9%, Natr. bicarb. 74,27%, Lithium citric. 1,4%, Pepsin 6,32% Eisen 0,88% (**Röhrig.**)

Dr. Hofmeiers Neurosantabletten bestehen aus gleichen Teilen Phorxal und aromatisiertem Zucker. (Pharm. Ztg.)

Dr. Hofmeiers Phorxal ist ein aus Blut hergestelltes Eiweiß-präparat, das auch Eisen und etwas Phosphor in Form von natür-lichen organischen Verbindungen enthält. (Pharm. Ztg.)

Hofschneiders Heilmittel gegen Flechten besteht aus Bleipflaster mit Bleiweiß, Zinkoxyd oder kohlensaurem Zinkoxyd (Galmei) und einem Eisenfarbstoff, höchstwahrscheinlich armenischem Bolus. (Das Pflaster steht also dem Emplastrum consolidans bezw. Unguentum exsiccans nahe.)

Dr. W. Holdereggers Pulmonin von N a d i g & F i s c h e r in Frankfurt a. M. ist „ein überraschendes Mittel zur Hebung von Asthma, das beste Mittel bei allen Atembeschwerden, gewissermaßen ein Extrakt einer reinigenden Nahrung in der Ernährungstherapie der Lunge" usw. **usw.** Es soll bestehen aus „Radix cochleariae 12,8, Radix Ariun (sic!) maculatum 17,2, RadixPolygonavic (sic!) 11 5, Radix gentianae 9,4, Spec. pulmonariae 11,6, Apis mellifica 9,o Ximenes ad, aq. destill. 28,5".

Holländischer Tee besteht aus geschnittenen Schafgarbenblüten mit Äpfel- und Orangenschnitten. (Pharm. Ztg.)

Hollerdauer Kropfbalsam ist ein mit Jod resp. Jodäthyl versetzter fester Opodeldok. (R ö h r i g.)

Hollundermark-Nerv-Ätzpasta von Dr. L e m a n in Danzig enthält Chinosol, Kresol, arsenige Säure und Morphin. Die Grundmasse der Pasta besteht nicht aus Hollundermark, sondern aus Papierfaser. (G r i e b e l.)

Holzpulver von V o l k m a n n , **Kollodin, Nitropylin** besteht aus Sägespänen, Blutlaugensalz und Salpeter.

Homeriana des Paul H o m e r o , von J. K i r c h h ö f e r in Triest vertrieben, gegen Bronchial- und Lungenkatarrhe, sowie gegen beginnende Lungentuberkulose empfohlen, ist ein Gemisch von 57 T. Polygonum aviculare und 3 T. Lepidium ruderale.

Homerianatee von Ernst W e i d e m a n n in Liebenwerda a. H. ist Herba Polygon. avicular. (Karlsr. Ortsges.-Rat.)

Hongh-Ho-Gichtseife ist gewöhnliche Kernseife mit geringen Mengen, rund 0,1%, Kampfer. (B e y t h i e n.)

Honigbalsam von H i l l , gegen Husten und Katarrh, besteht aus Balsam. Tolut. 10 T., Styrax liquid. 2 T., Opium 1 T., Honig 100 T. und rektifiziertem Weingeist 300 T. digeriert und filtriert. (H a g e r.)

Honigbutter ist ein Kunstprodukt aus Invertzuckersirup mit Obstextrakten und etwas Honig aromatisiert. (M a n n s f e l d.)

Honiggest von Ed. B o r c h e r s & Co. in Hamburg zum Backen von Zwieback und Korintenbrot besteht aus 40% ranzigem Schweinefett, 60% Stärkesirup und unreinem Honig; das Gemisch ist mit Soda zur Salbenkonsistenz verrührt und mit Butterfarbe gelb gefärbt. (L a n g f u r t h.)

Honiglebertran, Felkes, s. Felke.

Honigtrank des „wirklichen Gesundheitsrats" Karl J a c o b i. Der Trank bildet sieben Mittel, nur wenig voneinander abweichend, je nach der Krankheit. 350 g Flüssigkeit bestehen in der Hauptsache aus einer Tamarindenabkochung mit Zucker Weinstein, Spiritus und Himbeersaft. I enthält außerdem etwas Frangulaabkochung, VII etwas Baldrian und Myrrhen. (S c h ä d l e r und H a g e r.)

Honora, Haarfärbetinktur (braun), besteht I. aus einer Flasche mit 20 ccm einer ammoniakalischen Lösung aus 0,546 Silbernitrat und II. einer Flasche mit 12 ccm einer Lösung von 0,3 bis 0,4 Kaliumpolysulfid. (R. F i s c h e r.)

Honora, mexikanisches Schönheitsmittel, ist eine Auflösung von 4,307 g Pottasche in 50 ccm eines Vegetabilien-Auszuges, wahrscheinlich von Seifenwurzel und Veilchenwurzel, parfümiert mit etwas Moschustinktur. (R. F i s c h e r.)

Hoofd Eau de Cologne, ein von J. B y l o o s in Alkmar, Langestraat, angepriesenes Mittel „zur Vernichtung von Hautunreinigkeiten", ist ein alkoholischer mit aromatischen Stoffen versetzter Auszug aus einer gerbstoffhaltigen Droge, vermutlich der Ratanhiawurzel. (A u f r e c h t.)

Hop Bitters, in Amerika gebräuchlich, besteht aus Pomeranzenschale 4 T., Kalmuswurzel 2 T., Pimpinellwurzel 2 T., Hopfen 1 T., Zucker 8 T., Alkohol 32 T. und Wasser 48 T.

Hopein des Dr. B e r n a r d in Berlin ist Malzextrakt mit Morphium.

Hopeine Hydrochlorate der C o n c e n t r a t e d P r o d u c e C o. in London besteht aus einem Gemenge von 2,75% Atropinum sulfuricum und 97,25% narkotinhaltigem Morphin. hydrochloricum, mit Hopfendestillaten parfümiert. (H. W a r n e c k e.)

Hopkos, ein alkoholfreies Getränk, ist eine Mischung von Hopfen und Malzextrakt mit kohlensäurehaltigem Wasser, es kommt als Porter und Ale in den Handel.

Hoppes Mittel gegen Rheumatismus ist eine Tinktur, die Myrrhe, Perubalsam und ähnliche harzige Drogen, auch Spuren von Kreosot und Aloe enthält. (Hygien. Blätter.)

Horligs Malzmilch enthält nach G e h e s Codex die nährenden Bestandteile frischer Kuhmilch im Verein mit denen des Weizen- und Gerstenmalzes. Durch Mischen mit Wasser soll man einen Ersatz der Mutermilch erhalten.

Hornisiertes Pulver ist Schießbaumwolle, die mit Essigäther oder Nitrobenzol getränkt ist, wodurch eine dichte. für Wasser undurchdringliche Masse gebildet wird, die man in Körnerform bringt.

Horns Tuberkel Liquor von den chem. Werken M. C. H o r n, Biesenthal Berlin, ein giftfreier Cantharidin-Liquor, der nach einem besonderen chemischen Verfahren (nach A r o n s o h n) hergestellt sein soll. Die Entgiftung der Canthariden soll durch Einwirkung einer bestimmten Sorte Gambirkatechu bewirkt werden.

Hörtrommeln von Plobner sind nach einer Warnung des Berliner Polizeipräsidiums viel zu teuer und ohne Wirkung.

Dr. Hotys Rheumopatseife ist eine vorwiegend aus unverseifbaren Stoffen hergestellte Seife, die als wirksame Bestandteile Borax, Ichthyol, Menthol, Kampfer und Salizylsäuremethy ester enthält. (G r i e b e l.)

Dr. Hoty's Rheumopat-Tabletten der Allgem. Chem. Werke G. m. b. H. in Berlin enthalten Borax, Kochsalz, Natriumsulfat, Magnesiumsulfat, Lithiumkarbonat und Harnstoff. (G r i e b e l.)

House preservatory, Dr. K l i p p e l s , von O s c a r H o r n i g in Freistadt in Niederschlesien, gegen Hausschwamm, ist eine dunkelbraune stinkende Flüssigkeit, bestehend aus einem Gemisch von 10 T. roher Karbolsäure und etwa 3 T. Ätznatronlauge. (H a g e r.)

Hühneraugendoktor „A l l d a h i n“, ist ein Salizylsäure enthaltendes Pflaster.

Hühneraugenextrakt von L a ß w i t z in Berlin ist eine unreine, azetonhaltige, etwa 65prozentige Essigsäure. (B i s c h o f f.)

Hühneraugenmagnete, durch deren Anwendung Hühneraugen in 5 Minuten schmerzlos weggebracht werden sollen, sind dünne Stifte, in eine Blechhülse eingelegt, aus mit Graphit dunkel gefärbtem Schwefel bestehend, welche angezündet werden; ein Tropfen wird alsdann auf das zu beseitigende Hühnerauge gebracht.

Hühneraugenpflaster, H e b r a s , ist Bleipflaster. (G s c h e i d l e n.)

Hühneraugenpflaster von K e i l h o l z besteht aus 24,o Galbanum, 12,o Schwarzpech, 6,o Bleipflaster, je 1,o Salmiak und Grünspan und 0,75 feinem Kantharidenpulver. (H a g e r.)

Hühneraugenpflaster von L a r o c h e besteht aus 3,o Ol. Olivar., 1,o Cera, 9,o Farin. Tritici, 6,o Acid. acetic., 3,o Acid. boric., 0,4 Ol. Lavandul. und 3,o Acetum.

Hühneraugenpflaster von L e u t n e r besteht aus gewöhnlichem Harzpflaster, das auf ein Stückchen weitmaschige Gaze gestrichen ist.

Hühneraugenpflaster von Dr. S m i t h sind Filzringe mit Klebpflaster bestrichen.

Hühneraugenpflaster von H. T h i e m e besteht aus Quecksilber, Quecksilberoxydul, Harzpflaster und Seife. (W i t t s t e i n.)

Hühneraugenpulver, japanisches, von K e s s e l ist geschabte Natronseife, Calciumkarbonat und Sand. (G s c h e i d l e n.)

Hühneraugensalbe von H a a s e besteht aus Wachs und Grünspan. (G s c h e i d l e n.)

Hühneraugentinkturen oder -Mittel von E s s e r , K r a n i c h , W ü r f l i n g , G o l i e n s k i , B a r k o w s k i , B o n g a r t z , R a d l a u e r usw. sind Mischungen von Kollodium, Salizylsäure und Cannabisextrakt.

Hühneraugentod, S i e g e l s , ist Wachssalbe mit Salizylsäure.

Hühnerpulver der Chemischen Fabrik Isaria, München, das vermehrtes Eierlegen bewirken soll, besteht der Hauptsache nach aus kohlensaurem Kalk, dem etwa 5 T. phosphorsaurer Kalk und vermutlich 5 T. gepulverter Paprikapfeffer beigemengt sind. (Pharm. Ztg.).

Huile acustique siehe Gehöröl.

Huile de Marrons d'Inde von G é n e v o i x , **Antigoutteux Génevoix** wird dargestellt, indem das Mehl der Roßkastanien mit Äther ausgezogen und der Ätherauszug abdestilliert wird. Gewöhnlich ist das im Handel vorkommende Öl ein anderes fettes Öl, meist nur mit Kastanienmehl gekochtes Erdnußöl.

Humana, Fußschweißpulver, besteht zur Hauptsache aus Borsäure und einer kresolartigen nicht näher festzustellenden Verbindung. (Pharm. Ztg.)

Hunde-Antigourmine und **-Furonculine** bestehen aus getrockneten Hefezellen mit einem erheblichen Zusatz von Kartoffelmehl. (Nachr. f. Zollst.)

Hundebomben sind Gelatinekapseln mit kleinen Steinchen und einem feinen, graubraunen Pulver. Im Pulver wurde neben Bimstein und etwas Dextrin als wirksamer Sprengstoff Knallquecksilber nachgewiesen. (B e h r e)

Hundekuchen der Berliner Hundekuchenfabrik T e m p e l h o f bei Berlin enthalten Fleischfuttermehl, Weizenmehl und Roggenkleie.

Hundepulver von B l a i n e gegen Staupe und Hundeseuche soll ein Gemisch aus 1,o mineralischem Turpith und 5,o Schwefelzinn sein, in 20 gleiche Teile geteilt.

Hundeseifencreme Karo, Mittel gegen Räude, besteht aus 65 T. Seife, 10 T. Stärke, 10 T Schwefel und 15 T. Teer. (R ö h r i g.)

Hundestaupeessenz Gröne ist vermutlich nichts anderes als eine wässerige Anschlämmung von Tubera Jalapae. (Tierärztl. Rundschau.)

Hundswutmittel von Anton P a t k i e w i c z ist in 2 Gläsern enthalten. In dem I. Glase befinden sich drei in Wachspapier gehüllte, je 3 g schwere und mit 1, 2, 3 bezeichnete Täfelchen von weißgelblicher Farbe, gleichend einem Gebäck aus Weizenmehl mit wenig Zucker und einer fettreichen Substanz, wie es scheint, einem mit Kraut von Anagall. arvens. und Samen von Euphorb. Lathyris gekochten Öl. Das II. Glas enthält ein Salbengemisch aus Bleipflaster, Terpentin und einem wahrscheinlich mit Gauchheilkraut gekochten Öle. Die Täfelchen werden nüchtern, alle halbe Stunden eines, genossen. (H a g e r.)

Hundswutmittel von T h ö m e r besteht aus 1 T. Myrrhapulver, 2 T. rotem Bolus, 4 T. Enzianwurzelpulver und 4 T. Krebsaugenpulver. An drei aufeinanderfolgenden Morgen drei Messerspitzen mit Warmbier zu nehmen. (Hager.)

Huntsches Magensalz siehe Sel de Hunt.

Hüsin ist ein Gemisch von Bolus, Glaubersalz, Schwefel, phosphorsaurem Kalk, gepulvertem Fenchel und anderen vegetabilischen Bestandteilen. (Unters.-Amt Möckern.)

Huskolein, ein Mittel gegen Würmer bei Pferden, ist vermutlich eine Mischung von Arsenik mit Brechweinstein. (Tierärztl. Rundschau.)

Hustenbalsam von Oskar Toepfer ist ein Kunstwein mit einigen Proz. Glyzerin und möglicherweise versetzt mit etwas Brustteeaufguß. (Hager.)

Hustenheil von Otto Schultze in Berlin. Mit Eosin rotgefärbte Tabletten aus Zucker und Gummi, die als wirksamen Bestandteil Codein enthalten. (Juckenack und Griebel.)

Hustenmittel vom Rittergutsbesitzer N. Freytag in Bromberg besteht aus 333 g einer durch Eindampfen verdickten Abkochung von Malz, schleimigen Pflanzenstoffen und Obst. (Karlsr. Ortsges.-Rat.)

Hustenmittel von Mayen in Friedeberg i. d. Nmk. ist ein Trank aus Malz, Meerrettich und Schwarzwurzel.

Hustenmittel des Graf v. Schlieffen auf Schliffenberg in Mecklenburg besteht aus Sternanis, Sennesblättern, Kandiszucker usw.

Hustentee „Margonal" ist ein Gemenge von Isländischem Moos, Huflattichblättern und Huflattichblüten in zerkleinertem Zustand. (Griebel.)

Husten- und Lungentee, Grundmanns, von Apotheker Grundmann in Berlin, besteht aus Herba Galeopsidis conc. (Juckenack und Griebel.)

Huste-Nicht von L. H. Pietsch & Co. in Breslau, eine konz. Abkochung von Brusttee mit Früchten, mit Malzextrakt und Honig bis zur gewünschten Konsistenz versetzt. (Geißler.)

Hustenpastillen Parravou sollen bestehen aus Althaea, Senega, Carrageen, Islandmoos und Süßholz je 2,0 unter Zusatz von Gummi und Zucker je 5,0. Es konnten nur Glyzyrrhizin (Süßholz), Schleimstoffe und Rohrzucker nachgewiesen werden. (Nachr. f. Zollst.)

Hustensaft von Fothergill besteht aus 4 T. Sirup. Scillae, 2 T. verdünnter Bromwasserstoffsäure, 2 T. Chloroformspiritus und 4 T. Wasser.

Hustensaft, Friedorfers, von A. Egger in Klagenfurt soll eine Mischung von Zuckersaft mit einer alkoholischen Lösung von ameisensaurem und essigsaurem Eisen sein.

Hustensirup von N e u b e c k e r in Berlin ist ein Gemisch von Sirup und Rum.

Hustentropfen, Dr. B ö t t g e r s: Acid. benzoic. 5,o, Alcohol. absolut. 30,o, Liqu. ammon. cst. q. s. bis zur Wiederauflösung des zuerst entstehenden Niederschlags, Tinct. Opii benz. 25,o Elix. e Succo Liquirit. 20,o, Aqu. destill. q. s. ad 120,o. Drei, mal täglich 15—20 Tropfen.

Hustentropfen, Dr. G e i s t s, homöopathische, bestehen in der Hauptsache aus Spir. dilutus, dem etwas Tinct. Ipecac. und Tinct. Belladonnae und wahrscheinlich sehr geringe Mengen Morphin zugesetzt sein dürften. (H e r r m a n n.)

Hustentropfen von E. H ö g e r in Berlin sind lediglich Arnika‑tinktur. (J u c k e n a c k und G r i e b e l.)

Hustentropfen, Noas, von Max N o a in Berlin, sollten nach Angabe des Fabrikanten ein Destillat aus Fruct. Anis. vulg. 10,o, Flor. Alismae 10,o, Fruct. Foenicul. 10,o, Rad. Pimpinell. 15,o, Camphora 0,5 und Spiritus 80,o sein. Die stark alkoholhaltige Flüssigke.t ließ im Geruch Anis, Pimpinella und etwas Kampfer erkennen. (J u c k e n a c k und G r i e b e l.)

Hustentropfen „Halloh", L e i s n e r s, aus der Pharmazeutischen Fabrik von Paul L e i s n e r in Berlin-Wilmersdorf ist anschei‑nend ein alkoholhaltiges Destillat aromatischer Vegetabilien (besonders Fenchel).

Hustentropfen Pohli, von Georg P o h l in Berlin, bestanden aus einer mit Ammoniakflüssigkeit versetzten Lösung von äthe‑rischen Ölen (vorwiegend Anisöl und Eukalyptusöl) in Alkohol. (G r i e b e l.)

Hustentropfen, Reichels (neues Präparat), sollen nach den anscheinend zutreffenden Angaben des Fabrikanten durch Destillation von Arnikablüten (10), Anisfrüchten (7), Euka‑lyptusblättern (6), Salbeiblättern (6), Pfefferminzblättern (6) und Pimpinellwurzeln (15) mit Weingeist (70) hergestellt werden.

Hustol, gegen Husten und Heiserkeit ist ein Teegemisch, ent‑haltend hauptsächlich Fenchel neben Stengeln und Blättern verschiedener Kräuter. (R ö h r i g.)

Hüte, elektrische, sind die Nachahmung der G o l d b e r g e r ‑s c h e n R h e u m a t i s m u s k e t t e n seitens eines spekula‑tiven Hutmachers. Um Kopfschmerz und andere Leiden, die durch das Tragen hoher, fester Hüte hervorgerufen werden, zu be‑seitigen, läßt derselbe eine Vorrichtung, die aus zwei ineinander geflochtenen Metallbändchen von Zink und Kupfer besteht, leicht in das Hutleder einsetzen. Die Berührung soll genügen, um durch die Ausdünstung und natürliche Wärme des Kopfes eine fortdauernde Elektrizität zu entwickeln, welche sich einem leichten Lüftchen gleich bemerkbar machen soll.

Hüters Scheidenpulver siehe Malthuspräparate.

Hyalin, ein Ersatzmittel für Zelluloid, besteht aus Schießbaumwolle, Kolophon, Kopal, Dammar, Terpentin oder ähnlichen Stoffen. Es kann durch Denitrierung unverbrennlich gemacht werden.

Hycian werden Quecksilberoxycyanidtabletten genannt.

Hydraganit-Pastillen enthalten Hydrarg. oxycyanat. 0,5 g pro dosi.

Hydramin, ein photographischer Entwickler, ist eine Verbindung von Hydrochinon mit p-Phenylendiamin.

Hydrasenecion Zyma ist ein titriertes Hydrastispräparat, das bei Gebärmutterleiden Anwendung finden soll.

Hydrastopon wird ein Antidysmenorrhoicum genannt, das in Form eines Likörs sowie in Tabletten in den Handel kommt. Das Präparat enthält in 100,o = 0,08 Hydrastinin. hydrochlor. und 0,2 Papaverin. hydrochlor. sowie ein Geschmackskorrigens. (Med. Klinik.)

Hydrinsäure, ein Gemisch aus 50% Benzoesäure und m-Kreosotinsäure, ist ein Konservierungsmittel für Marmeladen.

Hydrol, ein Schmier- und Rostschutzmittel, ist ein durch Behandlung mit Chemikalien wasserlöslich gemachtes Ölpräparat.

Hydroleïne, ein amerikanisches Nährmittel, soll aus mit Borax emulgiertem Lebertran mit Pancreatinzusatz bestehen.

Hydrolyne, ein Kesselsteinmittel, von A. N i c o l a s in Paris, eine braune, alkalisch reagierende Flüssigkeit, welche 337,o Trcokenrückstand im Liter enthält, besteht aus ätzenden und kohlensauren Alkalien mit einer größeren Menge von Alkalioxalaten. (B u n t e und M a ß.)

Hydrozon (Albin-Zahnpasta) ist nach Angabe der herstellenden Firma eine Wasserstoffsuperoxyd enthaltende Zahnpasta. Nach L o r e n z e n besteht sie aus H_2O_2, Gips und Stärke. Dazu bemerkte die Firma P e a r s o n & Co., daß das in neuerer Zeit von ihr hergesteilte Präparat keine Stärke mehr enthält.

Hygiama, Dr. T h e i n h a r d t s, besteht aus Milch, Malz, kleberreichen Cerealien, Weizenmehl, Kakao und Zucker. (Pharm. Ztg.)

Hygiea, ein Mittel gegen Weißfluß, von Frau J a r c h o w in Berlin, ist eine mit Thymol versetzte etwa 9,5prozentige Zinksulfatlösung. (G r i e b e l.)

Hygiea-Präparate des früheren Schneiders Wilh. Heinr. Nicolas R e m m é in Wiesbaden, Mittel gegen Lungen-, Hals- und Magenleiden, sind eine Kochsalzlösung in Branntwein.

Hygienal, ein Mundwasser, besteht aus Alkohol, Chloroform, Formalin, Saccharin, Natr. chlorat. und Ol. Menth. pip. (H e r b e r.)

Hygienic Vinegar ist eine filtrierte Mischung von 1 T. Eau de Cologne und 2 T. reinem Essig.

Hygralon wird eine aus Kokosöl bereitete Quecksilberkaliseife mit 30% metallischem Quecksilber genannt.

Hymetarsan enthält Methylarseniat und Quecksilbersalicylat in wässeriger Lösung und zwar entsprechend dem Gehalt von 0,5% Quecksilber und 0,61% Arsen. Darsteller: Apotheker Bruno S a l o m o n in Charlottenburg.

Hyomei ist eine Mischung aus rohem Eukalyptusöl und Vaselinöl.

Hypamin ist ein steriles, haltbares Extrakt aus dem Infundibularteil der Hypophyse, von dem 1 ccm = 0,15 g frischem Infundibularteil entspricht. Es soll besonders in der Tierheilkunde verwendet werden.

Hyperconnet siehe H o f f m a n n s Diabetesmehl.

Hyperol von Gideon R i c h t e r in Budapest, das ein Wasserstoffsuperoxyd in fester Form darstellen soll, besteht aus einer Verbindung von Harnstoff und Wasserstoffsuperoxyd, der eine kleine Menge einer organischen Säure zugesetzt sind. Es handelt sich bei dem Hyperol offenbar um die Verbindung $NH_2.CO.NH_2.H_2O_2$, die theoretisch 36,1% Wasserstoffsuperoxyd enthält. (M a n n i c h und S c h w e d e s.)

Hyperolmundwassertabletten bestehen aus $\frac{1}{3}$ Hyperol und $\frac{2}{3}$ Harnstoff, sie enthalten ferner als aromatischen Zusatz Anethol und Pfefferminzöl. (M a n n i c h und S c h w e d e s.)

Hypophysenextrakt „Schering" wird aus dem infundibularen Anteil der Glandula Pituitaria hergestellt.

Hypophysin, ein Hypophysenpräparat, ist eine 1prozentige, wässerige Lösung der schwefelsauren Salze der wirksamen Bestandteile der Hypophyse.

Hyporit ist festes Calciumhypochlorit Ca $(OCl)_2$. Darsteller: Chem. Fabr. Griesheim-Elektron.

Ibol ist ein pulverförmiges Wundmittel und enthält Jodkohle, fein gepulverten, sterilisierten Bolus und reinen Talk. Hersteller: E. M e r c k in Darmstadt.

„Ich heile Frost" ist ein von Apotheker H. K o n r a d in Mügeln bei Leipzig in Verkehr gebrachtes Frostmittel und besteht aus Alaun, Zinksulfat, Bolus, Methylsalicylat. Das Präparat wird als Fußbad, Handbad und als Umschläge angewandt.

Ichthol (nicht zu verwechseln mit Ichthyol!) besteht aus 420 g Lanolin, 420 g Vaselin, 45 g Jodoform, 32 g Glyzerin, 24 g Karbolsäure, je 12 g Lavendel- und Eukalyptusöl. Es wird gegen Jucken und Entzündungen der Haut angewendet.

Ichthyocolle française wird aus Blutfibrin und Gerbsäure bereitet.

15*

Idal, ein Kräftigungsmittel enthält Magermilchpulver, Marantastärke, Lezithinalbumin, Eisenzucker, Kakaopulver und Natriumbikarbonat. (Pharm. Ztg.)

Ideal-Pulver, Mittel gegen Kopfschmerz von W. S c h ö n e f e l d in Berlin, erwiesen sich als Migränepulver. (G r i e b e l.)

Idiaton von Dr. B r e s l a u e r in Berlin, Mittel gegen Zahnschmerz, besteht aus 1 T. Terpentinöl, je 2 T. Nelkenöl und Chloroform und 4 T. spirituösem Salmiakgeist. Nach anderen Angaben aus 4,o Kolophonium, 12,o Chloroform, je 8,o Terpentinöl und spirituöser Salmiakgeist, 1 Tropfen Senföl. (H a h n.)

Idin, ein Zahnschmerzmittel, ist eine Lösung von Kampfer und Menthol bezw. Pfefferminzöl in Alkohol. (G r i e b e l.)

Igbusan von B r a u m ü l l e r & Sohn in Berlin SW. wird ein Kinder-Wund- und Hautcreme genannt.

Igebin, ein Antipyretikum usw., soll zur Hauptsache aus Dimethylaminophenyldimethylpyrazolon, sowie geringen Mengen eines Chinarindenalkaloides und dem wirksamen Prinzip der Kolanuß bestehen.

Ignis ist ein Anfeuerungsmittel, welches der Hauptsache nach aus Petroleum und Natronseife besteht, sog. Petroleumseife oder festes Petroleum.

Ikaphthisol wird ein neues Ungeziefermittel genannt, das von Oberveterinär Dr. L. M a y r - Augsburg besonders zur Bekämpfung der Pferdelaus empfohlen wird. Das von S. N i k l a s in Posen in den Handel gebrachte Präparat entspricht in seiner Zusammensetzung etwa dem als Läusemittel vielfach empfohlenen Trikresolpuder und enthält Magnesia carbonica, Bolus alba, Talkum venetum, Cresol, crud. und Sapo medicatus. Dieses Pulvergemisch ist relativ leicht und läßt sich infolgedessen unschwer zerstäuben. (Berl. Tierärztl. Wochenschr.)

Ilun nennen die Farbenfabriken vorm. Fr. B a y e r & Co. in Elberfeld ein sehr reines Kreatinin, welches zur Prüfung der Nierentätigkeit verwendet wird.

Illodin-Zahnwasser nach T ö r b e r besteht aus Ol. Menth. pip. 1,5, Ol. Caryophyllor, 2,o, Ol. Rosar. 0,3, Ol. Anisi vulg. 0,55, Mentholi 1,5, Saloli 1,o, Coccinell. 1,o, Alkohol 180,o.

Imido-Roche wird eine 1promillige Lösung des im Mutterkorn nachgewiesenen und in Organextrakten vermuteten β-Imidazolyläthylamins genannt.

Imperialfeuerlöscher der Imperial fire extinguisher Co. in London enthalten in einer dünnen kugelförmigen Flasche ca. 600 g einer wasserhellen Flüssigkeit, welche etwa 10,7% Chlorcalcium und 2,6% Chlorammonium enthält. (A. L ü b b e r t.)

Imperialsirup der englischen Sodawasserfabrikanten ist eine Mischung gleicher Teile Himbeer- und Apfelsinensirup.

Indebile brown Ink for Outlines etc., von W i n s o r a n d N e w -
t o n in London, unvergängliche braune Tinte für Skizzen, ist
ein mittelst 45prozentigem Weingeist bewirkter Katechuauszug,
bis zur Verdampfung des Weingeistes im Wasserbade erhitzt und
dann mit einer Spur gelben Chromsalzes versetzt.

India-Extrakt siehe Sommersprossenmittel.

Indian-Pflaster vom Apotheker S c h r a d e r in Feuerbach-
Stuttgart, gegen die verschiedensten Leiden, besonders Flechten,
ist ein mit etwas Perubalsam versetztes Mutterpflaster. (Karlsr.
Ortsges.-Rat.)

Indica Narde, ein Kräftigungsmittel, von M ü h l a u in Berlin
ist ein Gemenge von Rohrzucker, Milchzucker, Weizenmehl,
Calciumphosphat, Magnesia, Baldrianwurzelpulver und Kamillenblüten. (G r i e b e l.)

Indischer Pflanzenbalsam, eine brennend scharf schmeckende
Flüssigkeit, enthält Rosmarinöl und Kampfer in alkoholischer
Lösung. (B e y t h i e n.)

Indisches Hämorrhoidenpulver „Myrobalanum“, von Otto R e i -
c h e l in Berlin: gepulverte Myrobalanen. (J u c k e n a c k
und G r i e b e l.)

Infallible Vermin and Insect-Destroyer, unfehlbares Mittel gegen
Ungeziefer und Insekten, von H u n t e r , besteht aus Strychnossamen, Zucker, Mehl und Smalte.

Infantina, D r. T h e i n h a r d t s l ö s l i c h e K i n d e r n a h -
r u n g , enthält Trockenmilch, Weizenmehl, Malz und Zucker.

Ingapillen von Ad. R i c h t e r in Rudolstadt werden nach
folgender Vorschrift dargestellt: Extr. Liquiritiae 14,0, Sacch.
alb. 7,0, Acid. benzoic. 0,3, Rhiz. Iridis pulv. 3,0, Ol. Anisi, Ol.
Foeniculi 0,2, Tragacanth q. s. ut. f. pilul. 80.

Ingluvin von W a r n e r & Co. besteht aus 3,30% Kochsalz,
10,20% Rohrzucker, 7,83% Wasser und 78% einer in Wasser
unlöslichen Substanz; letztere schien eine fein gepulverte tierische Membran zu sein, ob gerade Hühnermagen, konnte nicht
entschieden werden. (M ü l l e r.)

Inhalations-Patrone „Frigidus“ entwickelt Salmiakdämpfe, die
mit Menthol, Eukalyptol und Terpineol versetzt sind.

Inhalier-Schnupfenkapseln des Chemischen Laboratoriums von
H e s s e & G o l d s t a u b in Hambrug sollen als wirksamen
Bestandteil Methylpropylphenolmenthol enthalten.

Injectio antigonorrhoica Szymanski enthält als wirksamen Bestandteil Bismutum naphthoglycerinicum.

Injection Brou hygiénique besteht aus Aq. dest. 180,0, Zinc. sulf.
1,0, Plumb. acet. 2,0, Tinct. Catechu 4,0, Tinct. Opii croc. 4,0.
Nicht filtriert. — In Deutschland verkaufte Inj. Brou besteht

aus 3,o Zinkvitriol, 1,5 Bleiazetat und 200,o eines wässerigen Aufgusses von 0,5 Opiumpulver, 1,o Safran und 0,5 Katechu. (H a g e r.)

Injection refraîchissante von C h a b l e ist eine filtrierte Lösung von je 1,o Zinc. sulfuric. und Plumb. acetic. in 200,o Aq. destillat.

Injection végétale au Matico von G r i m a u l t & Co. in Paris enthält 0,2 essigsaures Kupferoxyd in 140,o destilliertem Maticowasser. (H a g e r.)

Injektion No. I aus dem ärztlich-polytechnischen Institut von J. G. D r u s c h k e in Berlin besteht aus 0,5 Zinkoxyd, 1,o Bleisulfat, 150,o Wasser und 10 Tropfen Tinct. Opii croc. Nr. II besteht aus 0,5 Zinkoxyd, 2,o Bleisulfat, 50,o Brunnenwasser und 30 Tropfen Tinct. Opii croc. (S c h ä d l e r.)

Injektion sous-cutanée Bretonneau enthält in 1 ccm 0,01 g Quecksilberbenzoat. Anwendung gegen Syphilis.

Injektion von V e t t e r s gegen Gonorrhöe ist eine starke Lösung von Opium und Opiumtinktur in Wasser und Gummischleim, welche 0,02% Schleimzucker enthält. (H o f f.)

Injektion von Prof. Dr. W a g n e r , besteht aus 1,o Plumb. acet., 1,o Zinc. sulf. und 180,o Wasser. (F. S c r i b a.)

Injektion von Y o u n g besteht aus 800,o Rosenwasser, 200,o Weinessig und 8,o Bleizucker.

Ink Extractor ist Oxalsäure in Stiftform.

Insecticide J. Golaz enthält Kaliseife, Nikotin, Ammoniak, Weingeist und Kampfer. (Pharm. Ztg.)

Insectin, ein Mittel gegen Schafzecken, besteht aus rohem Naphthalin 1000,o und Sand oder besser Buchenholzasche 3000,o. (E v e r s.)

Insektenpulver, karburiertes, besteht aus 8 T. Insektenpulver, 2 T. Magnesiumkarbonat und 0,1 T. Naphthalin. (Pharm. Ztg.)

Insektenvertilgungsmittel, metallisches, zerstäubungsfähiges, von Apoth. G. C a l o v in Koschentin, D. R. P. 55321, ist angeblich aus Zinkstaub und Magnesiumkarbonat zusammengesetzt, enthält aber auch noch 12—17% Insektenpulver. (T h o m s.)

Insektenvertilgungsmittel, patentiert für P i e t r o L e o n a r d i P i e t r o Z e n f u G i u s e p p e und G i u s e p p e S a r d i in Venedig. Ein Extrakt aus Chrysanthemumpulver wird mit Wachs, Fetten und festen Kohlenwasserstoffen gemischt und in Form von Räucherkerzen gebracht.

Instantaneous Ink-Extractor von P e r r y & Comp. sind Zedernholzröhrchen, ausgegossen mit geschmolzener Oxalsäure. Der Tintenfleck wird angefeuchtet und mit der Oxalsäure berieben, Eisentinte verschwindet. (H a g e r.)

Institut Mann siehe Institute of Radiopathy.

Institute of Radiopathy, jetzt „Institut Mann". G. A. Mann, der durch Anpreisungen in deutschen Zeitungen für sich Reklame macht und alle möglichen Krankheiten zu heilen verspricht, ist durch Urteil der 10. Kammer des Pariser Polizeigerichts vom 20. Dezember 1910 wegen unerlaubter Ausübung ärztlicher Tätigkeit zu einer Gefängnisstrafe von 6 Monaten und einer Geldbuße von 3000 Franken verurteilt worden. Vor dem „Institut Mann" wird daher gewarnt. (Polizeipräsidium Breslau.)

Intensiv, ein von Mainz aus vertriebener Rebendünger, soll aus 1 T. Pottasche, 2 T. Superphosphat und 2 T. Gips bestehen.

Intestifermin wird eine Mischung der Reinkulturen des Glykobakteriums und der Joghurtbakterien genannt.

Intolin ist Bierhefe in Pulverform.

Ipe-Knollen, welche als „kalifornische Haarwuchsknollen" mit großer Reklame angepriesen werden, sind Klettenwurzeln (Rad. Bardanae), vielleicht auch Stengelstücke, die wahrscheinlich mit Soda gekocht und eingedampft, getrocknet und mit einem Eau de Cologne ähnlichen Parfüm imprägniert worden sind. (Hanausek.)

Ira, ein Zahnschmerzmittel von M. L. Böttger, besteht aus Kampfer 0,5, Kajeputöl 0,5, Pfefferminzöl 0,3, Äther 3,0, Nelkenöl 0,5, Hopfenöl 0,5, Span. Pfeffer 0,01, Spiritus 3,0.

Iris-Schnee-Queisser ist ein Veilchenwurzelpulver, das zur Bereitung kosmetischer Artikel bestimmt ist. (Pharm. Ztg.)

Iriswasser von S. Mode in Berlin, besteht aus einer wässerigen Lösung von Kochsalz mit Lavendel- und Zitronenöl und mit Schwefelblumen angerührt. (Wittstein.)

Irrigal-Tabletten werden vom Hersteller unter der Bezeichnung „Holzessig in fester Form" in den Handel gebracht. Sie bestehen aus einem parfümierten Gemisch von teilweise entwässertem Natriumazetat mit geringen Mengen Holzteer und Kreosot, welches mit Magnesia in feste Form gebracht wurde. (Zernik.)

Isapogen ist eine 6% Jod und 6% Kampfer gelöst enthaltende Seife.

Isapogenpulver ist eine Mischung von 2 T. Isapogen und 8 T. Bolus alba steril. und soll als Streupulver hauptsächlich bei Ulcus cruris Verwendung finden. (Münch. Med. Wochenschr.)

Isaria-Läusepulver besteht aus gepulvertem Anissamen.

Isissalbe von Forsberg in Stockholm besteht aus Schwefelblüte, Kampfer und Fett. (Mövner.)

Isländisch-Moos-Pasta von Karl Engelhard in Frankfurt a. M. besteht aus 50% Gummi, 40% Zucker und 10% einer Isländisch-Moos-Abkochung.

Isoliermasse für elektrische Leitungen ist eine Masse von Pflasterkonsistenz aus 40% Kolophonium, 10% Talg und 50% konsistentem Mineralfett bestehend.

Isolith nennt sich eine käufliche Masse, die zum Abgießen von Medaillen, Holzschnitten usw. empfohlen wird und dazu auch ganz gut geeignet sein soll. Sie besteht angeblich aus gelbem Ceresin (gereinigtem Erdwachs) mit 6—7% Petroleum und 4—5% Schwefel.

Isolvit, patentierte Antikesselsteinkomposition, enthält nach Zeitschrift für Spiritusindustrie 5¼% mineralische Bestandteile (Soda, Pottasche, Kochsalz) und 11% gerbsäurehaltige pflanzliche Stoffe.

Istizinum veterinarium „Bayer" stellt ein gelbbraunes Pulver dar, das chemisch identisch ist mit dem seit einigen Jahren in der Humanpraxis viel gebrauchten Präparate Istizin (1,8-Dioxyantrachinon), das jedoch zwecks Erzielung eines billigeren Preises nicht so umständlich raffiniert ist, wie dieses.

Ixolon ist ein Zinkborbenzoesäurepräparat (Diborzink-TetraOrthooxybenzoesäure) in Tablettenform und besitzt eine starke bakterizide Wirkung.

Jacobis Heiltränke sollen folgende Zusammensetzung besitzen: **Honigtrank:** Tamarindenabkochung und indifferente Stoffe. **Königstrank:** Apfelwein, Stärkesirup, arabischer Gummi und Pflaumenmus, versetzt mit saurer Aloetinktur. **Nektartrank:** Vergorener Fruchtsaft, der mit einer aromatischen Tinktur versetzt ist.

Jacobis Schwefelseife schwach enthält 9,5% Quellenniederschlag, davon Silikate und Humus 4,7%, Schwefel 2,38%, **die starke Seife** enthält 17,16% Quellenniederschlag, davon Silikate und Humus 9,8%, Schwefel 5,66%. (K r o l l.)

Jacobis Touristenpflaster besteht aus 2 T. Kautschuk, 1 T. Harz, 1 T. Öl und 1 T. Salizylsäure.

St. Jacobs-Balsam besteht aus 10% Zinkoxyd, 3% Phenol, 27% Kakaoöl und 60% Sesamöl. (Nachr. f. Zollst.)

Jacobspulver siehe Fieberpulver von J a m e s.

Jägerin, gegen die verschiedensten Krankheiten empfohlen, besteht aus 99,23% Schwefel und 0,677% Kohle, sowie Spuren von Mineralstoffen und Feuchtigkeit. (Nachr. f. Zollst.)

Jahns Rheumatismustee ist ein Teegemisch von Hb. Viol. tricolor., Sem. Coriandri, Hb. Millefolii, Hb. Spiraeae Ulmar., Rhiz. Graminis, Rad. Liquirit., Fol. Sennae. (R ö h r i g.)

Jalon ist ein Collargol-Präparat der chem. Fabrik Helfenberg A.-G. vorm. E. D i e t e r i c h in Helfenberg (Sachsen) zu innerlichem Gebrauch. Collargol-Gehalt 0,1%.

Jamaika-Kaffee ist der Name für verschieden zusammengesetzte, wertlose Kaffeesurrogate; dergleichen Gemenge bestehen z. B.

aus gebrannter und dann gemahlener Gerste oder aus gebranntem Bohnenmehl, Eichelschalen und Getreide, oder aus gerösteten Hülsenfrüchten und Eicheln.

Jamaika-Ginger-Essence von O x l e y ist eine Tinktur aus 10 T. Ingwer, 5 T. frischer Zitronenschale und 100 T. verdünntem Weingeist.

Jamespowder siehe Fieberpulver von J a m e s.

Jankes Thermalseife, gegen Krampfadern, Syphilis, offene Wunden, ist eine gewöhnliche Natronseife, die einen Zusatz von 10% eines mineralischen Abfallstoffes einer chemischen Fabrik enthält. (R ö h r i g.)

Japol (Menstruationstropfen) ist ein dem Spir. Melissae compositus des Arzneibuches sehr ähnliches Präparat.

Jatrevin ist ein Kondensationsprodukt von Mentholkampfer und Isobutylphenol, das bei Lungenaffektionen Anwendung finden soll.

Jaune végétal, eine Teigfarbe, erwies sich als Zinnsäurehydrat, welches mit einem gelben Chinolinfarbstoff versetzt war. (F i - s c h e r.)

Javol-Haarwasser soll nach A u f r e c h t etwa nach folgender Vorschrift nachzuahmen sein: Rindstalg ca. 1,0, Zitronenöl ca. 5,0, Chinatinktur (?) 15,0—20,0, Kaliumkarbonat 0,2, Wasser ad 100,0. Die Zusammensetzung des Präparates scheint später aber geändert worden zu sein, denn in Pharm. Ztg. 1901, Nr. 94 wurde mitgeteilt, daß das Präparat höchstwahrscheinlich Ammon. sulfoichthyolic. enthält und kein Zitronenöl.

Jeckels Salbe gegen Krampfadern usw. ist eine Mischung von Schweinefett, Perubalsam, Zinkoxyd und Quecksilberjodid.

Jecoleïn, eine Lebertranemulsion von J. E. S t r o s c h e i n - Berlin, besteht aus 60 T. Lofoten-Dorsch-Dampf-Lebertran, 22,5 T. Milch, 12 T. flüssigem Zucker, 2,5 T. aromatischer Essenz und 3 T. Glyzerin.

Jecorol, als J e c o r o l - S i r u p u s j o d o t a n n i c u s p h o s - p h o r i c u s bezeichnet, besteht aus 0,45 % Jodtannin (0,20 Jod enthaltend), 0,4% Ratanhiaextrakt, 2% Calciumphosphat, ca. 80% Kirschsirup, etwa 17,15% Zuckersirup und etwas Weingeist. (Pharm. Ztg.)

Jecorolbutter besteht aus einem unbekannten, weichen Fett, 2% phosphorsauren Salzen und 0,005% Jod. Sie dient als Lebertranersatz.

Jecurbilis von Dir. W a g e n i t z, ein „vom Arzt empfohlenes, vorzügliches, langjährig erprobtes, bestes Heilmittel bei Gallen, Gallenstein, Leberleiden und zur Blutreinigung", ist ein weingeistiger Auszug abführend wirkender (emodinhaltiger) Drogen. (M a n n i c h und S c h w e d e s.)

Jehnol, ein Zahnschmerzmittel von Kurt J e h n in Zittau, besteht aus einer mittels Chlorophylls grün gefärbten spirituösen Lösung von Nelkenöl und anderen ätherischen Ölen, vielleicht Cajeputöl und Kampfer. (Z e r n i k.) Bei einer späteren Analyse wurde nur Kampferspiritus gefunden. (B e h r e.)

Jela, eine schmelzbare Masse, in welche Fleischwaren eingetaucht werden sollen, um sie zu konservieren, besteht nach P o l e n s k e im wesentlichen aus 35% Paraffin (Schmelzpunkt 52—53°), 62,8% Kolophonium und 2,2% Schlämmkreide.

„Jer"-Präparate, von Dr. G r a f & Co. in Berlin-Schöneberg, sollen das wirksame Prinzip des Paraguaytees enthalten. (Coffein?)

Jerusalemitanischer Balsam von A n t o n i u s ist eine alkoholisch-ätherische Lösung von Benzoe, Safran, Kurkuma und Aloe. (B e y t h i e n.)

Jerusalemer Tee siehe Reinigungstee.

Jeyes Fluid, von der Firma J e y e s' S a n i t a r y C o m p o u n d s C o m p a n y Limited in London, ist ein dem Kreolin ähnliches Desinfektionsmittel.

Jocasanguin ist ein Jodeiweiß-Hämoglobin-Präparat mit 0,05 Jod- und 0,25 Hämoglobin-Gehalt in einer Tablette. (Pharm. Zentr.-H.)

Jodasklerosintabletten gegen Arterienverkalkung bestehen aus physiologischen Nährsalzen, Natriumzitrat und Natriumjodid.

Jod-Blister von J. H i b b o n & S m i t h in Piccadilly, London, ist eine hauptsächlich Jodquecksilber enthaltende Einreibung gegen Knochenkrankheiten der Pferde. (J. G o l c h e r.)

Jodchromcatgut, Ersatz für Jodcatgut, wird durch Einlegen von Rohcatgut in eine Lösung von Jod, Jodkalium und Kalium-dichromat gewonnen. (D. Med. Wochenschr.)

Jodfortan, eine Kombination aus Harnstoff und Jodkalzium, kommt in Tabletten mit je 0,1% Jod in den Handel.

Jodglidine ist ein gelbes, pulverförmiges, in Wasser unlösliches Pflanzeneiweißpräparat mit 10% Jodgehalt.

Jodglysol ist eine kolloidale Lösung von Jod und Glykogen. Anwendung: Als Einspritzung statt Jod und Jodiden.

Jodiertes Medizinalolivenöl Sasso ist eine durchsichtige, gelb-grüne, ölige Flüssigkeit, enthaltend 100 g Olivenöl und 0,15 g Jod. (Pharm. Ztg.)

Jodine aus der Apotheke von Josef R i e s e n f e l d in Groß-Strehlitz in O.-S. gegen Krankheiten der Pferde besteht aus 15,o Hydrarg. bijodat. rubr. und 55,o Adeps suillus. (B. H i r s c h.)

Jodipalme nennt man in Frankreich flüssige Jodfettpräparate mit 10, 20 und 30% reinem Jod.

Jodlithionwasser von Dr. E w i c h enthält 0,5 Lithium chlorat., 1,0 Kal. jodat., 0,5 Calcium chlorat. und 0,75 Natr. carbonic. in 1250,0 Wasser mit Kohlensäure.

Jodocithin enthält das Jod an Eiweiß und Lezithin gebunden. In Tabletten und Pillen im Handel.

Jodogen sind Räucherkerzen, welche beim Glimmen Jod entwickeln und zur Desinfektion von Wohnräumen gebraucht werden sollen. Sie bestehen zum großen Teil aus Kohle und jodsaurem Kalium.

Jodoin heißen Jodnatrium-Natriumnitrit-Tabletten, welche zur Herstellung einer Jodlösung dienen sollen.

Jodosapol ist ein 10prozentiges, schnell resorbierbares Jodpräparat. Es soll als wirksame Substanz Monojodhydringlyzerin (mit 62,8% Jod) enthalten. das mit neutralem, naphthensulfosaurem Natrium gemischt ist.

Jodo-Trypsine (Tropfen und Granula) enthält 5% Jod, gebunden an Pepton und Pancreatin. Anwendung bei Asthma, Emphysem, Nephritis usw. (Pharm. Ztg.)

Jodpasta aus Paris, **Pâte jodée,** zum Töten der Zahnnerven ist ein mit Berliner Blau gefärbtes und mit Glyzerin in Teigform gebrachtes Gemenge von 1 T. arseniger Säure und 3 T. salzsaurem Morphin, enthält also kein Jod. (L e i m b a c h.)

Jod-Ratanhiasirup von Th. K u p f e r enthält 0,2% Jod an organische Stoffe gebunden und zur Verbesserung des Geschmackes China- und Pomeranzenextrakt.

Jodtriferrin, jodparanukleinsaures Eisen, enthält etwa 15% Eisen, 8,5% Jod und 2,2% Phosphor.

Jodtropontabletten enthalten außer 1 g Tropon noch 0,05 g Jod.

Jodure Souffron. Unter diesem Namen wird chemisch reines Kalium- und Natriumjodid in den Handel gebracht. — Die **Dragées Souffron** enthalten entweder je 0,25 g chemisch reines Kalium- oder Natriumjodid.

Jod-Zigarren von J. D. T o r m i n in Stettin enthalten keine Spur Jod. (M a r q u a r d t.)

Joghurt siehe Yoghurt.

Joha von Dr. K a d e s Oranienapotheke in Berlin, ist ein leicht resorbierbares 40prozentiges Dioxydiamidoarsenobenzol(Salvarsan)öl, das nach der Vorschrift von Dr. S c h i n d l e r und Geh. Med.-Rat Prof. Dr. N e i ß e r bereitet wird.

Johannistee der Firma B r o c k h a u s & Co. in Berlin-Halensee besteht aus den Blättern und Blüten von Galeopsis ochroleuca. (Karlsr. Ortsges.-Rat.)

Jolu-Franzbranntwein der J o l u - W e r k e in Wiesbaden enthält natürliches Wiesbadener Kochbrunnenquellsalz.

Josorptol, salbenartiges Präparat, enthält 10% Jod. Soll eingerieben die Haut nur wenig färben.

Jubarol bildet Tabletten, die aus Natriumkarbonat, Borsäure oder Natriumborat resp. -perborat, Chinin, Magnesiumkarbonat und Stärk bestehen.

Jugendspiegel, zuverlässiger Rat und sichere Hilfe für Geschwächte und Impotente, von B. B e r n h a r d i in Berlin. Eine Broschüre, welche im 8. Kapitel die unfehlbare Kurmethode des Verfassers empfiehlt: Zwei halbe Literflaschen, welche mit Wasser verdünnten Honig erhalten, gewöhnlich schon in Gärung begriffen. (S c h ä d l e r.)

Juglandol wird ein „Ol. Jecoris cum Ferro et Juglande regia compositum" genannt. (Pharm. Ztg.)

Julischka, zum Reinigen der Bierapparate, besteht aus 92% Ätznatron und Soda, Kochsalz und Wasser. (Chemnitzer Untersuchungsamt.)

Jungborn siehe Verjüngungstee.

Jungclaussens Bandwurmmittel ist ein Kürbiskernpräparat.

Junicosan, ein Mittel gegen Erkrankungen des Magens und der Atmungsorgane, besteht aus Wacholdersaft und guajakolsulfosaurem Kalium. (Pharm. Ztg.)

Juniperin, ein Heilmittel gegen Haarausfall und Schuppen, enthält Alkohol, Glyzerin und Gerbsäure mit Wacholdergeruch.

Juniperol von G. F r i t z e & Co., Berlin N. 20, ist ein Terpentinölersatz von unbekannter Zusammensetzung.

Junol von Willi S c h u l z e in Olbernhau (Erzgebirge) ist Wacholder-Extrakt.

Jurtz' Gehörapparate von C. J u r t z in Weferlingen (Prov. Sachsen) bestehen aus je einem Gehördetrusor, Gehörbähapparat und Gehörrestitutor. Der Gehördetrusor z. B. ist nichts anderes als der von den Ohrenärzten zur Anwendung der sog. Pollitzerschen Luftdusche häufig gebrauchte Apparat, nur mit dem Unterschiede, daß sich Jurtz für denselben das Doppelte des Ladenpreises bezahlen läßt. (Ortsgesundheitsrat Karlsruhe.)

Juvenia, ein Haarfärbemittel von E. G u e s q u i n in Paris; Lösung 1 enthält Wasserstoffsuperoxyd; Lösung 2 enthält erhebliche Mengen von Paraphenylendiamin. (J u c k e n a c k und G r i e b e l.) Infolge der schädlichen Wirkungen des Paraphenylendiamin ist vor dem Präparat zu warnen.

Juvenileau, eine französische Spezialität, ist lediglich eine 5 prozentige Lösung von Plumb. aceticum. (Pharm. Ztg.)

Kacepe-Balsam von Ernst A l e x a n d e r enthält als wirksames Prinzip Azetylsäure-Mentholester in Verbindung mit Azetylsäure-Äthylester und Lanolinsalbe. Kacepebalsam soll bei Gicht, Rheumatismus, Ischias, Migräne usw. Verwendung finden.

Kadugen, Mittel gegen Bleichsucht, eine dicke, ölige Flüssigkeit, besteht aus einer fettsauren Eisenverbindung. (R ö h r i g.)

Kaesbachs Kurmittel gegen die Zuckerkrankheit sind Tabletten aus Eukalyptusblätterpulver.

Kaffee-Bombe. Das in einem Säckchen befindliche braune Pulver war als reiner gemahlener Kaffee anzusprechen. (B e y - t h i e n und H e m p e l.)

Kaffee-Konserve, flüssige. Zur Herstellung wird Kaffeepulver durch eine heiße Lösung von Stärkezucker, welcher $^1/_{10}$ ihres Gewichtes Pottasche zugesetzt ist, ausgezogen, der Rückstand noch einmal mit kaltem Wasser erschöpft und beide Auszüge gemischt.

Kaffee-Essenz, holländische, in Pulverform, ist lediglich pulverisierter gebrannter Zucker. (S k a l w e i t.)

Kaffeeglasur, zum Glänzendmachen des gerösteten Kaffees, eine völlig farb-, geruch- und geschmacklose klare ölartige Flüssigkeit, ist nach F i l s i n g e r Paraffinum liquidum.

Kaffee-Tabletten „Dredo" enthalten nur $^1/_3$ Kaffee und daneben Ersatzstoffe. (B e y t h i e n und H e m p e l.)

Käfertod von I n w y l e r in Glarus ist Baryumkarbonat. (G. A m b u h l.)

Kafirpillen sind mit Kakao überzogene Pillen aus Salzsäure und Pepsin.

Kahlkopfmittel von W h i t l a enthält 0,3 Pilocarpin. hydrochlor., 8 Tropfen Ol. Rosae, 15,o Ol. Rosmarini, 15,o Linim. Canthar. (Cantharid. und Ol. Tereb. 1:10), 30,o Glyzerin, 60,o Ol. Amygdal. dulc., 90,o Spir. camphorat.

Kaiffa, fécule orientale. Ein feines Pulvergemisch aus annähernd 15 T. Kakaomasse, 20 T. Reismehl, 15 T. Sago, 10 T. Salep, 25 T. Kartoffelstärke, 5 T. Gelatine, 70 T. Zucker. Einen Löffel voll mit einer Tasse Wasser oder Milch. (H a g e r.)

Kaiserbalsam, Antirheumaticum von J. Z i m m e r m a n n in Berlin besteht aus 35,o einer der Rosmarinsalbe ähnlichen Fettmischung nebst 2,o Kampfer und 2,o Jodkalium. (S c h ä d l e r.)

Kaiserborax ist eine gute Handelssorte Borax.

Kaisernatron ist Natriumbikarbonat, das von Arnold H o l s t e Wwe. in Bielefeld in den Handel gebracht wird.

Kaiser-Brandpulver, zum Aufstreuen auf Brandwunden, enthält vorwiegend Lindenholzkohle, Weizen- und Linsenmehl, Eichenrinde und Wollblumen. (B e y t h i e n.)

Kaiseröl, nicht explodierendes Petroleum von K o r f f in Bremen, ist mit Fruchtäther parfümiertes Brennpetroleum von 0,786 spez. Gew. und einer Entzündungstemperatur von 50—51° C.

Kaiserpillen der Königseer Olitätenkrämer existieren in zwei Nummern. I. **feine braune Pillen,** bestehend aus 13 T. Jalapenharz, 12 T. Kalomel, 6 T. Koloquinten, 4 T. Aloe, 2 T. Gummigutt, 2 T. Rhabarber, 1 T. venezianische Seife, mit etwas Zinnober und Ruß gefärbt, durch Tragant zu Pillen geformt. Unbestreut. — II. **braune Pillen** bestehen aus 20 T. Jalapenharz, 12 T. Kalomel, 14 T. Aloe, 6 T. Gummigutt, 4 T. Koloquinten, 2 T. Weinstein, etwa $^1/_{12}$ T. Krotonöl mit Zinnober, Ruß und Tragant zu Pillen geformt. Je 13 Pillen wiegen 2 g. (Richter.) — Siehe auch Pillen, Keysser'sche.

Kaiserpillen, Wiener oder **Augustinerpillen.** 25,0 Koloquintenmark werden mit 400,0 schwachem Weingeist 3 Tage lang digeriert, der filtrierten Tinktur 50,0 Leberaloe und 16,0 Scammonium zugesetzt, das Ganze zum Extrakt verdunstet, 4,0 Kardamompulver hinzugefügt und zur Pillenkonsistenz verdickt. 3 Gewichtsteile dieser Masse werden mit 1 Gewichtsteile Kalomel vermengt und daraus 0,12 g schwere Pillen geformt, so daß also jede Pille 0,03 g Kalomel und 0,09 g des obigen Extrakts enthält. (Paasch.)

Kaisertropfen von Herzig in Berlin ist eine spirituöse Tinktur aus Aloe, Safran, Galgant u. a. m. (Bischoff.)

Kaiserwasser soll aus 220 g aromatischem Spiritus, 85 g Bergamott-, 55 Tropfen Pomeranzen-, 14 g Zitronen-, 10 g Rosmarinöl und 7000 g 70 prozentigem Weingeist bestehen.

Kalamax, ein Mittel zur Wiederbeschaffung der natürlichen Haarfarbe, enthält nach der Analyse als Hauptbestandteil ein Wismuttartrat, und zwar in einer 0,682% Wismutoxyd entsprechenden Menge. Daneben sind andre weinsaure Salze zugegen, insbesondere das Kalium- und Ammoniumsalz. Die weiteren Bestandteile (Chloride und Eisenverbindungen) dürften als Verunreinigung anzusehen sein. (Mannich und Kroll.)

Kälberheil siehe Terrorika.

Kälberrahm (Fabrik Vita, Neuwied a. Rh.) enthält 5% Eiweiß, 45% Fett und 35% Zucker. (Unters.-Amt Speyer.)

Kälberin, ein Mastpulver, aus der Nährmittelfabrik in Gerabronn: Leinsamenmehl, Bohnenmehl und Anis.

Kälbermehl besteht aus 40 T. Erdnüssen, 18 T. Fleischfuttermehl, 16 T. Weizenmehl, 15 T. Kartoffelstärke, 10 T. Zucker, 1 T. einer wohlriechenden Droge. (König.)

Kalfroom, ein Mittel, welches dazu dienen soll, die Magermilch für die Kälberernährung brauchbarer zu machen, besteht aus einer Mischung von frisch gefälltem Kasein, Rohrzucker und Baumwollsamenöl.

Kalichlora- und Pebeco-Zahnpasten enthalten neben einer seifigen Grundlage chlorsaures Kali.

Kalicrême besteht aus 60 T. Wasser, 35 T. Glyzerin und je 2,5 T. Kalium- und Natriumkarbonat mit Rosenöl parfümiert. (Unters.-Amt Breslau.)

Kalisaline, zur Fleischkonservierung, besteht aus Kaliumsulfit mit geringen Mengen Kaliumsulfat.

Kalkeisensirup, Herbabnys enthält angeblich Calciumhypophosphit, dialysiertes Eisen, Fluidextrakte von Sonnentau, Gundelrebe und Hirschzunge, sowie Kochenille-, Orangen- und Tausendguldenkrautsirup.

Kalksirup, unterphosphorigsaurer, von G r i m a u l t & Co. in Paris, besteht aus 1 T. unterphosphorigsaurem Kalk gelöst in einer Zuckerlösung aus 30 T. destilliertem Wasser, 6 T. Kalkwasser und 64 T. Zucker, rötlich gefärbt mit etwas Cochenille. (H a g e r.)

Kalliston von Joseph B u r n e t t & Co. in Boston ist ein Borax enthaltendes Waschmittel. (C h a n d l e r.)

Kalkolith, Anstrichmaterial von Otto K a l l in Heidelberg, ist eine dunkelbraune, schäumende, nach Ammoniak riechende Flüssigkeit aus gleichen Teilen frisch geschlagenem Blut und 3 T. zu Pulver gelöschtem Kalk, mit Wasser zur nötigen Konsistenz verdünnt.

Kalloform, Dr. med. G r ä f e s , besteht in der Hauptsache aus einem mit Kochsalz und Süßholzwurzelpulver versetzten Bohnenmehl. (R ö h r i g.)

Kallomyrin, Haarfärbemittel von Dr. Ernest H i k i s c h und Karl R u ß in Wien, besteht aus 250 T. eines Gemisches aus Schweinefett und Kokosöl, 60 T. Stearin, 180 T. Glyzerin, 12 T. Perubalsam und Storax, 16 T. Schwefel, 20 T. Bleiweiß, 1 T. Eisenocker, 3 T. in Glyzerin löslicher scharfer Substanz (wahrscheinlich aus spanischen Fliegen). (H a g e r.)

Kalobion siehe Nährsalzkaffee.

Kalobion-Nährsalz-Fruchtbonbons sind Zuckerplätzchen, welche 0,2% einer aus Phosphaten, Chloriden und Sulfaten der Alkalien und Erdalkalien bestehende Mischung enthalten. (B e y t h i e n und H e m p e l.)

Kaloderma (Glycerine- und Honey-Jelly) soll bestehen aus Gelatin. 2,5, Mellis 10,0, Glycerini 60,0, Aq. dest. 27,5. Das Glyzerin wird mit dem Wasser gemischt und in dieser Mischung unter Erwärmen zuerst der Honig und dann die Gelatine gelöst. Man parfümiert am besten mit Rosenöl. Die noch warme Lösung wird in Zinntuben ausgegossen. Kaloderma von W o l f f & S o h n in Karlsruhe wurde im Dresdener Chem. Unters.-Amte als aus Glyzerin, Zucker und etwas Kaliseife bestehend gefunden.

Kalodont, eine Glyzerin-Zahnseife von S a r g & Co. in Wien. Hierzu wurde folgende Vorschrift veröffentlicht: Cochenille-

Carmin 1,o, Liqui Ammon. caust. 4,o, Spirit. dilut. 6,o, Calc. carb. praecipitatum 100,o verreibt man und trocknet bei Zimmertemperatur. Dann wird hinzugefügt: Calc. carbon. praecipit. 300,o. Rhizom. Iridi 100,o, Lap. Pumicis 50,o, Sacchar. Cumaril 5,o, Saccharin. 0,1, Ol. Menth. pip. gtts. 150, Ol. Aurantil fltr. gtts. 50, Ol Citri gtts. 50, Ol. Cinnamomi gtts. 30, Ol. Mirban, gtts. 15, Ol. Rosae gtts. 5, Ol Menth. crisp. gtts. 5, Tinct. Vanillae gtts. 100, Eßbukett gtts. 150. Das ganze wird mit folgender Lösung angestoßen: Sapo medicat 50,o, Glyzerin 200,o, Gummi arab. 200,o.

Kalulia, Zahnreinigungsmittel von Georg K e k s c h , wird nach Angabe des Verfertigers dargestellt, indem 50 T. echter Franzbranntwein 4 T. Ratanhiawurzel, $1^1/_8$ T. Alaun, $1/_4$ T. Sternanis, $1/_8$ T. Cochenille vier Tage digeriert, am fünften Tage 30 T. reines Flußwasser hinzugefügt, noch drei Tage digeriert, hierauf filtriert und mit $1/_6$ T. Pfefferminzöl, $1/_6$ T. Pomeranzenöl und $1/_{48}$ T. Sternanisöl vermischt werden.

Kalzan, als C a l c i u m - N a t r i u m l a c t i c u m bezeichnet, enthält milchsauren Kalk und milchsaures Natron mit geschmackverbessernden Zusätzen. In Form von Tabletten als allgemeines Anregungsmittel empfohlen.

Kalzidum soll eine konzentrierte Lösung von Chlorcalcium sein.

Kalzine von E. M e r c k in Darmstadt ist Chlorcalciumgelatine mit einem Gehalt von 5% $CaCl_2$ und 10% Gelatine.

Kalziol, Mittel gegen Tuberkulose von Theo T h o m m e n in Neu-Allschwil, besteht aus Tabletten aus Calciumkarbonat, Magnesiumkarbonat, Weinsäure, Rohrzucker und Weizenstärke. (G r i e b e l.)

Kamakosin, ein Bandwurmmittel, enthält Kamala und Koussin.

Kamferol, ein Kampfer-Ersatz, besteht aus einer Mischung von Eukalyptol und Methylsalicylat, bildet eine rötlichgelbe lichtbrechende und leichtbewegliche Flüssigkeit. Darsteller: H e y n e & Co. Akt.-Ges. in Leipzig.

Kamillenbalsam (F r a u e n t r o s t) von Dr. med. B a n h o l z e r in München, ist ein aus Kamillenblüten hergestelltes Fluidextrakt. (G r i e b e l.)

Kampferwasser, eine gesättigte wässerige Kampferlösung, ist zur Einspritzung des Kampfers in die Blutbahn bestimmt. Darsteller: E. M e r c k in Darmstadt.

Kanaksalbe der Apotheke in Bernstadt (Schlesien) gegen Krampfadergeschwüre und Beinschäden enthält Xeroform und Zinkoxyd in einer Fettkomposition. (R ö h r i g.)

Karbolysin von A r t m a n n & S t r e b e l in Aachen ist feste Karbolsäure in Würfelform.

Karbonöl ist eine wasserhelle Flüssigkeit, die aus Braunkohle als ein Nebenprodukt gewonnen werden soll und als Lösungsmittel für Gummi, Harze, Fette, Schwefel, sowie bei der Lackfabrikation Verwendung findet. (Nachr. f. Zollst.)

Kardobentee ist fein zerschnittenes Kardobenediktenkraut. (B e h r e.)

Karitébutter, sogen. westafrikanisches Pflanzenfett, ist das Fett der Früchte von Butyrospermum Parkii.

Karlsbader Mineralbier ist eine Lösung alkalischer Salze, besonders von Glaubersalz, in Bier.

Karlsbader Patentkitt siehe Patentkitt.

Karlsbader Pillen enthalten nach G e h e s Codex als wirksamen Bestandteil Aloe. Karlsbader Salz ist nach M ö r n e r nicht darin enthalten. — In Schweden hat ein Apothekerverein für Karlsbader Pillen folgende Vorschrift aufgestellt: Extr. Aloes 10,o, Extr. Casc. sagr. sicc. 5,o, Sal. Carolin. 2,o, Rad. Liquir. 1,o, Aetherol. Foeniculi gtts. V, f. pil. No. C, Sacch. obduc.

Karlsbader Tee siehe Uroballan.

Karmelitergeist siehe Eau de Mélisse des Carmes.

Karnit zum Färben der Wurst ist ammoniakalische Karminlösung. (B i s c h o f f.)

Karrak-Milchcrême stellt e n mit Glyzerin versetztes Molkenpräparat dar, das sowohl als Reinigungsmittel wie als Kosmetikum für die Haut empfohlen wird.

Karrakpflaster wird von dem Institut M a r p m a n n in Leipzig eine in Tuben verpackte geleeartige Auflösung von Hydro-Azetylzellulose genannt. Es soll, weil es keinen Alkohol oder Äther enthält, nicht so rasch eintrocknen wie Kollodium und eine feste elastische Haut bilden.

Karso, ein Kesselsteinmittel, besteht aus etwa 1 T. Kartoffelmehl und 8 T. Soda.

Kascha siehe Eau phénoménale.

Kasein-Hydrol, ein Diabetesmittel, besteht aus gleichen Teilen Magnesiumperhydrol und Kalkkasein.

Kascna besteht aus einem besonders hergestellten Sennasirup und aus Kasakelixier (aus Cascara Sagrada hergestellt) und dient als Abführmittel

Kastanol-Fichtennadel-Bad in Tablettenform enthält die wirksamen Bestandteile der Roßkastanie, Fichtennadelextrakt und Kohlensäure entwickelnde Salze.

Kastoreum-Bromid, Sal bromat. effervescens cum Castoreo et Valeriana. Brausendes Baldriansalz mit Kastoreum von Emil W e i g e r t s Äskulap-Apotheke in Breslau ist ein brausendes Bromsalz, das Baldrian und Kastoreum enthält und deren Wirkung besitzt. 6 g desselben enthalten 2,5 g Erlenmeyerscher Brommischung, 12 Tropfen Bibergeil- und 20 Tropfen Baldriantinktur entsprechen.

Katal, Dr. Schleimers aromatische Sauerstoffinhalation, besteht aus zwei mit I und II bezeichneten Pulvern. Hülle I enthält rund 40 g Natriumperborat, Hülle II etwa 9 g eines Gemenges von Natriumchlorid mit sehr geringen Mengen Mangansulfat, das bei der Vereinigung beider Pulver bei Gegenwart von heißem Wasser als Katalysator wirkt. Die Pulver waren mit Kiefernadelöl parfümiert. (G r i e b e l.)

Katalysin, ein Mittel gegen Grippe von Dr. V i q u e r a t, enthält kolloides Eisen, Lezithinbasen und Kreosot.

Katamenien-Essenz, Mittel gegen Blutungen und Gebärmutterleiden, von der M o h r e n a p o t h e k e in Leipzig, ist ein alkoholischer Auszug einer chlorophyllhaltigen Substanz, welchem vielleicht zur Verdeckung der Abstammung einige Tropfen Zimt- und Nelkenöl, sowie geringe Mengen Stärkesirup und Salmiak zugesetzt sind. (M ü l l e r.)

Katapyrin werden Tabletten genannt, welche als Antipyretikum und Antineuralgikum Anwendung finden und Dimethylaminophenazon (chemisch identisch mit Pyramidon) und Acetylsalizylsäure enthalten sollen.

Katarrh-Dragées Dr. Roos gegen Katarrh der Luftwege usw. von Dr. J. R o o s in Frankfurt a. M. bestehen aus Menthol 0,03, Zitrophen 3,0, doppelt borsaurem Natrium 0,6 und Zucker.

Katarrh-Pastillen Auxil sind hellrot gefärbte, nach Menthol, Fenchel, Anis und Zucker schmeckende Tabletten gegen katarrhalische Beschwerden. Darsteller: Chemische Fabrik A u x i l m. b. H., Mainz.

Katarrhpastillen, Emser, bestehen aus 2000 T. Zucker, 1000 T, arabischem Gummi, 20 T. Emser Quellsalz und 10 T. Isländischem Moos.

Katarrhpillen von Dr. H a g e r: Chinidin. sulfur, Cinchonid. sulfuric. je 20,0, Tragacanth. 20,0, Rad. Althaeae 5,0, Rad. Gentian. 27,0, Lign. Santal. rubr. 4,0, Glyzerin 30,0, Acid. muriat. 25,0, Aq. dest. 5,0, M. fiant pilul. 800. Cinnam. consp.

Katarrhpillen von Ap. Dr. V o ß in Frankfurt a. M. sind den Hagerschen Katarrhpillen nachgeahmte Pillen, welche an Stelle anderer Chinaalkaloide Cinchoninsulfat enthalten, mit einem Überzug von Kakao.

Katerin, ein Mittel gegen die Folgen übermäßigen Alkoholgenusses von W. B e s t in Berlin, besteht anscheinend lediglich aus verdünntem Pomeranzenschalensirup. (G r i e b e l.)

Katharin, unentzündliches Fleckwasser von W. S p i n d l e r in Berlin, ist Tetrachlorkohlenstoff.

Katheterpurin, Dr. Melzers, zum Bestreichen von Kathetern vor deren Einführung, besteht nach L. C a s p e r aus: Tragac. 3 g, Aq. destill. 100 g, Glyzerin puriss. 20 g, Hydrargyr. oxycyanat 0,246 g.

Kaubalsam „Sahir" enthält die wirksamen Bestandteile der Betelnuß, eingebettet in eine unlösliche Kaumasse, aus der sie sich beim Kauen herauslösen. Anwendung: bei verschiedenen Krankheiten des Zahnfleisches zur Erhaltung gesunder Zähne und zur Säuberung der Mundhöhle.

Kautschin, ein Lösungsmittel für Kautschuk, ist ein Produkt der trockenen Destillation des Kautschuks.

Kawotal, ein Antigonorrhoicum, besteht aus Res. Kawa-Kawa 0,05 und Ol. Santali 0,25 pro dosi, in Kapseln.

Kaw turc von Ch. G u i l l e m a i n , Chemiker in Ferté-Vidame, Mittel gegen asthmatische Beschwerden, besteht aus einem Stückchen Feuerschwamm und einem Pulvergemisch aus Kalisalpeter und Stechapfelkraut. (O S c h w e i ß i n g e r.)

Kebbelsin, natürlicher Gesundheitshüter, von G. K e b b e l in Berlin: 0,5 g schwere Tabletten, aus einem Gemenge bitterer Extrakte (darunter Rhabarber-Extrakt und Aloe) sowie geringer Mengen von Pflanzenpulvern bestehend. Festgestellt wurden Sennesblätterpulver und Rhabarberpulver. Anscheinend enthielt das Mittel auch Jalapenharz. (J u c k e n a c k und G r i e b e l.)

Keeley's Gold Cure siehe Double chloride of Gold Cure.

Kefirine ist ein pulverförmiges Präparat, das zur Darstellung von Kefir Verwendung findet. 1 Liter auf 37^0 erwärmte Milch gibt mit 1 Eßlöffel Kefirine nach dem üblichen Verfahren Kefir.

Kefyrogen-Feolathan, mit dem sich durch einfaches Auflösen in Milch ein Eisenkefyr herstellen lassen soll, wird durch Vereinigung von Kefyrogen (reines Kefyrferment) und Feolathan (Ferroammoniumlactat) hergestellt.

Kellners Phosphorus, ein Mastpulver von K e l l n e r in Salzuflen besteht aus 50 T. Knochenmehl, 25 T. Kreide, 10 T. Spießglanz, 5 T. Schwefel und 10 T. Vegetabilien.

Kenosan siehe Pasta Palm.

Kephalalgicum-Tabletten von H o e c k e r t & M i c h a l o w s k y sind ein Ersatz für Kephaldoltabletten.

Kephaldol-Tabletten der K e p h a l d o l - S t o h r C o m p a n y G. m. b. H. in Wien, gegen Kopfschmerz und Migräne empfohlen, enthalten rund 50% freies Phenazetin. Weitere Bestandteile sind: Salizylsäure, Chinin, Zitronensäure. Die Säuren sind zum Teil an Natrium gebunden. (Z e r n i k , M a n n i c h und S c h a e f e r.)

16*

Kephalgine gegen Migräne, besteht aus 0,5 Antipyrin, 0,5 Sem. Coffeae tost. pulv. und 0,2 Koffein. Natrio-salicylic. pro dosi.

Kepler-Solution ist Malzextrakt mit Lebertran; derselbe wird auch mit Hypophosphiten geliefert.

Keramitstreupulver von H u m a n n & T e i s l e r in Dohna, zur Desinfektion von Kanälen, Aborten usw., besteht vorwiegend aus Gips und Fluorsalzen, neben geringen Mengen von Chlorcalcium, Tonerde und Eisenoxyd. (A u f r e c h t.)

Keramyl, ein Desinfektionsmittel, welches zur Reinhaltung und Desinfektion von Schläuchen, Rohrleitungen, sowie zum Anstrich von Wänden, Bottichen und Fußböden empfohlen wird, stellt nach S t o c k m e i e r und W o l f s eine Lösung von freier Kieselfluorwasserstoffsäure und deren Salzen (besonders Eisen und Aluminium) dar.

Keratoid, zum Überziehen von Pillen, wird gewonnen durch Lösen von Schellack in Boraxlösung, Eindampfen zur Trockne, Lösen in Weingeist, Abfiltrieren vom überschüssigen Borax und Eindampfen zur Trockne.

Kernleß-Tee gegen Harngries usw. von P. G a r m s in Leipzig besteht aus Hagebuttensamen.

Kesselschutzmittel, Atlas Boiler Preservative E, enthält in 100 g: arsenige Säure 30,80 g, Natriumhydrat 20,20 g, Kaliumhydrat 1,09 g, nicht Bestimmtes 0,91 g, Wasser 47 g. (Pharm. Ztg.)

Kesselsteingegenmittel von S E n g e l in Posen st ein Gemisch von ca. 80 T. unreiner Soda, 40 T. rohem Ätznatron und einem Auszug aus ca. 100 T. gerbsäurehaltigen Stoffen ın 780 T. Wasser.

Kesselsteinlösung, deutsche, von P a t r o s i o in Bochum, besteht aus Soda 84,3 T. und Ätznatron 15,2 T. mit etwas Kochsalz 8,12 T. und Glaubersalz 5 T., vermischt mit einem Auszuge aus 27,168 T. gerbsäurehaltigem Stoffe (Katechu, Lohrinde, Torf), alles zusammen mit der sechsfachen Menge Wasser verdünnt.

Kesselsteinlösung von J. W a r k m a n n in Hamburg besteht im wesentlichen aus Soda 41,3 T., kohlensaurem Baryt 16,2 T., Kochsalz 24,6 T. und Salmiak 6,7 T., vermischt mit einem Auszuge aus einem gerbsäurehaltigen Abfallstoffe, Gerberlohe u. dergl. 20,4 T., verdünnt mit der achtfachen Menge Wasser.

Kesselsteinlösung von K n ü l l e besteht hauptsächlich aus Phenolnatrium, etwas Phenolkalium, Chlornatrium, Soda Ammoniak und Teer. (P r ü s s i n g.)

Kesselsteinlösungsmittel, Patent B a ß , von der Firma B r e i t - b a r t h & Co. in Breslau, besteht nach W. N i e m a n d aus 71 T. Pottasche und 21,5 T. Soda, ferner Ätzkali, phosphorsaurem Kalium, Schwefelkalium und Lindenholzkohle. Scheint eine aus Schlempekohlenasche bereitete rohe Pottasche zu sein.

Kesselsteinmittel von B a u d e t in Anzin, patentiert, besteht aus 15 T. Natriumthiosulfat, 10 T. Wasser und 10 T. Glyzerin. (F i s c h e r.)

Kesselsteinmittel, patentiertes Magnesiapräparat von E. B o h l i g , besteht aus gebranntem Magnesit. (F. F i s c h e r.)

Kesselsteinmittel von B u r s i t t. Die feste Masse besteht aus 4 T. Galläpfeln, australischer Rinde und isländischem Moos mit ¼ T. Leim; die teigförmige und flüssige enthält noch 1 T. Soda und die entsprechende Menge Wasser. (Patentschrift.)

Kesselsteinmittel von N e d d e r m a n n in Straßburg ist ein eingedampfter Auszug von Katechuabfällen.

Kesselsteinmittel von P. V i g i e r ist Specksteinpulver.

Kesselsteinmittel von S. W e b e r in Chemnitz enthält 50% unreine Soda neben ebensoviel anderen wertlosen Abfallprodukten. (F i s c h e r.)

Kesselsteinpulver von A. A b e r t in Berlin besteht in 100 T. aus 26,14 Kreide, 21,04 Kochsalz, 24,13 Kalkhydrat, 8,17 Natriumhydrat, 8,28 Natriumsulfat, 1,22 Kieselsäure, 0,74 Eisenoxyd und Tonerde, 3,34 Wasser, 6,94 Leim

Kesselsteinpulver von I. C. S c h w i e g e r in Dessau besteht aus 67 T. krist. Soda mit 63% Wasser, 19 T. Sand und 14 T. Braunkohlenpulver.

Kesselsteinspiritus von W. F r i e d e in Hamburg ist eine rotbraun gefärbte Lösung, welche im Liter 143,275 Kochsalz, 10,481 Salmiak, 3,317 Kaliumchlorid, 5,046 Kaliumkarbonat, 2,51 organische Substanz (Farbstoff), 4,55 Ammoniak, 0,89 Bariumkarbonat, 0 98 unlösliche organische Teile enthält.

Kesselsteinspiritus, Harburger, ein Universalmittel gegen Kesselsteinbildungen, ist eine Lösung von 1,5—2 kg Katechu, 0,8 kg Natron und 6 kg Kochsalz in 100 l Wasser. (F. F i s c h e r.)

Ketels Antiscabin besteht im wesentlichen aus einer halbflüssigen, alkoholischen Glyzerinkaliseife mit Styrax, Benzoeharz und β-Naphthol. (K o c h s.)

Keuchhusteneinreibung siehe Herbal Embrocation.

Keuchhustenmittel der Frau Ant. K e f e r s t e i n in Ilfeld a H. ist ein Saft, welcher ohne Wasser auf kaltem Wege und ohne Gärung aus schwarzen Waldschnecken und Raffinade bereitet sein soll.

Keuchhustenmittel von R u n d e ist Tinctura Lobeliae inflatae 1:20. (W i t t s t e i n.)

Keuchhustenpräservativ besteht aus einer Mischung von 0,03 Moschus und 0,6 Zimtölzucker, welche in Wachspapier eingeschlagen, in etwas Taffet eingenäht, auf der Herzgrube getragen werden soll. (K l e n k e.)

Keuchhustensaft, Dr. Becks, ist Himbeersaft mit Chloralhydrat (!).

Keuchhustensaft „Marke Medico" von Otto Reichel in Berlin ist schwarzer Johannisbeersirup. (Juckenack und Griebel.)

Keuchhustensirup nach L. de Almeida enthält 0,25 Kreosot, 0,2 Sulfonal. und 150 Sirupus Balsami Tolutan.

Kinderpillen der Königseer Olitätenhändler sind 0,15 g schwere Pillen, von denen jede 0,05 Opiumpulver, etwas Lakritzensaft und Altheepulver enthält. (Hager.)

Kid-Reviver, ein Glacéhandschuhreinigungsmittel. 1. In Breiform: 350,o Chlorkalklösung, 30,o Salmiakgeist, 450,o geschabte Seife und 600,o Wasser. Mit dieser weichen Masse werden die Handschuhe mittelst eines Flanelläppchens aufgefrischt. 2. In flüssiger Form: 1 T. Terpentinöl und 2 T. Benzin.

Kidds Heilmittel. Die Zusammensetzung wechselt und wird nach Angaben des Herstellers dem speziellen Krankheitsfall angepaßt. Nach Untersuchungen des Berliner Polizeipräsidiums waren in den Mitteln (dragierte Plätzchen) neben verschiedenen Pflanzenpulvern vorwiegend Calciumkarbonat, Calciumsulfat und -sulfid, Natriumsulfat und -karbonat, sowie auch Magnesiumsulfat enthalten. Eine Salbe gegen Psoriasis enthielt Lanolin und Eukalyptol.

Kiesows Lebensessenz siehe Lebensessenz.

Kiessners diätetischer Futtertrank Glorrin besteht aus einem wässerigen Auszuge von aromatischen Pflanzenstoffen (Malzgerste und Schafgarbe) mit Zusatz von fein gepulverter Kohle und etwa 1% Kochsalz. (Nachr. f. Zollst.)

Kiki, Haaröl der Kleopatra, des Dr. med. Freiherrn von Pelser-Berensberg, besteht aus 114,o Rizinusöl, 48,o 96 prozentigem Spiritus, 2,o Zitronenöl, 2,o Bergamottöl, 3,o Geraniumöl, gefärbt mit Anilinblau. (Hager.)

Kindermehl von E. L. Mauersberger in Stollberg i. S. Die aus einem Eßlöffel voll (16,o) Kindermehl und 10 Eßlöffel voll destilliertem Wasser (144,o) hergestellte Suppe ergab in 100 Teilen: Minneralstoffe 0,166%, darin Phosphorsäure 0,055%, Fett 0,48%, Eiweißstoffe 0,96%, Kohlehydrate 7,92%. (Schweißinger.)

Kindermehl der Anglo-Swiss Cond. Milk Co. enthält 10,02% Albuminate, 74,3% Kohlehydrate, 6,34% Feuchtigkeit, 1,75% Salze. (Gerber und Radenhausen.)

Kindermehl von Dr. F. Frerich & Co. in Göttingen ist ein rötlich gelbes zartes Mehl von angenehmem süßen Geschmack, 16,8% Proteinsubstanz, 53,2% in kaltem Wasser lösliche, 21,5% in kaltem Wasser nicht lösliche Kohlehydrate, ferner Natriumchlorid und Phosphate enthaltend. (Hager.) — 9,26% Proteinstoffe, 5,6% Fett, 77,4% Kohlehydrate, 5,3% Feuchtigkeit, 2,44% Asche. (S k a l w e i t.)

Kindermehl von G e r b e r & C o. in Thum enthält 5,52 Wasser, 2,35 Salze, 4,42 Fette, 12,33 Albuminate, 44,32 lösliche, 31,56 unlösliche Kohlehydrate. (G e r b e r und R a d e n h a u s e n.)

Kindermehl von G i f f e y Schiele & C o. in Rohrbach im Amt Eppingen in Baden gleicht in Farbe, Geschmack und Gehalt vollständig dem aus der Schweiz kommenden Nestléschen Kindermehl. (H a g e r.)

Kindermehl, Göttinger, von F a u s t & S c h u s t e r in Göttingen, ist ein feines, weißlich gelbes Pulver, reich an Milchbestandteilen, mit 12—13% Proteinstoffen, 76—79% Stärkemehl und Dextrin und bis zu 2% an Phosphaten reichen anorganischen Stoffen. (H a g e r.)

Kindermehl, Farine lactée, von N e s t l é in Vevey, Nährmittel für Kinder, ist ein Backwerk aus Weizenmehl, kondensierter Milch und Zucker, welches in ein Pulver verwandelt ist und 40% Zucker und Milchzucker, 5% Fette, ca. 15% Proteinstoffe, 30% Dextrin und Stärkemehl enthält. Es wird dargestellt aus feinstem Weizenmehl, das bei einer Temperatur von 150⁰ unter hohem Druck erhitzt wird, um die Stärke des Mehls in Dextrin umzuwandeln, sodann mit einer gewissen Menge Kuhmilch vermischt und bei niedriger Temperatur unter 40⁰ eingetrocknet.

Kindermehl von O e t t l i in Montreux, in Pulverform, enthält 6,07 Wasser, 1,65 Salze, 5,39 Fette, 11,0 Albuminate, 42,0 lösliche, 28,5 unlösliche Kohlehydrate; nach Oettlis Prospekt 5,1 Wasser, 2,2 Salze, 5,4 Fette, 11,8 Albuminate, 47 lösliche, 32,75 unlösliche Kohlehydrate. (G e r b e r und R a d e n h a u s e n.)

Kindermehl von Fr. A. W a h l in Neuwied enthält 1,88% verdauliches Eiweiß, 1,28% Fett, 86,37% Kohlehydrate, 10,14% Wasser, 0,33% Mineralstoffe mit 0,143% Phosphorsäure. (S t u t z e r.)

Kindernahrung, Ernährungspulver von J u s t u s v o n L i e b i g, ist eine Mischung aus 100 T. Weizenmehl, 100 T. geschrotenem Luftmalz, 3,5 T. doppeltkohlensaurem Kalium.

Kindernahrung von L ö f f l u n d in Stuttgart, angeblich ein aus Weizenmehl, Gerstenmalz, Kali und Wasser bereitetes, im Vakuum konzentriertes Extrakt, enthält 3,33% verdaulichesEiweiß, 60,88% Kohlehydrate, 34,25% Wasser und 1,54% Mineralstoffe mit 0,514% Phosphorsäure. (S t u t z e r.)

Kindernahrung aus Weizenkleie, von Apoth. C. A. J u n g c l a u s s e n in Hamburg, bildet ein weißliches, in Wasser trübe lösliches Pulver von süßem Geschmack. Die Analyse ergab in Prozenten 4,6 Feuchtigkeit, 88 respiratorische Nährstoffe (Dextrin, Stärkemehl, Zucker), 5,8 plastische Nährstoffe (Proteinstoffe) in völlig löslicher Form, 1,6 mineralische Stoffe bestehend

aus Kalkphosphat, Magnesiumphosphat, Natrium- und Kaliumkarbonat. (Hager.)

Kindernährzwieback von G. A. Gerlach in Bad Köstritz enthält Fett (Milchfett) 14,45%, Eiweißkörper 7,44%, Kohlenhydrate 66,41%, Mineralstoffe 1,24%, Kalk 0,127%, Phosphorsäure 0,531%, Zellulose 0,93%, Feuchtigkeit 9,04%. (Schweißinger.)

Kindersuppe von J. v. Liebig. 15,0 Weizenmehl, 15,0 geschrotenes Malz und 0,5 doppeltkohlensaures Kalium werden mit
30,0 Wasser und 150,0 Milch bei sehr gelindem Feuer unter be-
ständigem Umrühren erhitzt, bis die Mischung beginnt, dicklich
zu werden, hierauf vom Feuer entfernt, 5 Minuten hindurch
umgerührt, aufs neue erhitzt, bis wieder Verdickung eintritt,
nochmals unter Umrühren beiseite gesetzt, endlich zum Kochen
erhitzt und durchgeseiht.

Kindertee, Dr. Buflebs, enthält Schafgarbe, Flieder, Kamillen, Eibischblätter, Huflattichblätter und Salbeiblätter.

Kinderzwieback von Otto Casper in Dresden, enthält Fett
5,59, Eiweißstoffe 8,33, Kohlenhydrate 75,20, Asche 1,51, Wasser
8,63, Phosphorsäure 0,62, Kalk 0,41%. (Schweißinger.)

Kinetit, ein von Petry und Fallenstein in Düren er-
fundener Sprengstoff, wird aus Nitrokohlenstoffen unter Zusatz
von einfachen Kohlenwasserstoffen erhalten.

Kirchmanns Eisenpillen siehe Eisenmagnesiapillen.

Kissinger Tabletten, ein Mittel gegen Fettsucht aus der Hirsch-
apotheke in Straßburg, sind im wesentlichen aus bitteren vegetabilischen Extrakten (darunter Aloe) unter Zusatz von Pflanzenpulver hergestellt und enthalten anscheinend auch etwas Kissinger Salz.

Kitt Sealys ist eine Mischung von Porzellanton mit ca. 15pro-
zentiger Ätzkalilauge.

Kitt, siamesischer, wird ein Kitt genannt, welcher aus Schlämmkreide in dem einen Fläschchen und Kaliwasserglas in dem
anderen besteht. (E. Kögler.)

Klarit, ein Mittel zur Reinigung von Bierleitungen, besteht, wie
üblich, aus technischem Ätznatron. (Beythien.)

Klarol, H. Mayers kosmetisches Augenwasser,
zur Pflege der Augen, ist ein alkoholisch wässeriger Pflanzenauszug. (Röhrig.)

Kleeweins Pillen siehe Pilulae aperientes.

Kleians Kräutertee, auch Schrammscher Tee genannt,
ist eine Mischung von Sennesblättern, Fenchel- und Anisfrüchten
und Brasilholz. (Beythien.)

Kleins Asthma-Bekämpfer der Asthma-Präparate-Fabrik von
A. Klein und Dr. Speyer in Berlin-Halensee besteht aus

Räucherkerzen, die im wesentlichen grob gepulverte Stechapfelblätter, Salpeter und geringe Mengen von Koniferennadeln enthalten. Die der Probe beiliegenden Zigaretten waren ebenfalls aus Stramoniumkraut hergestellt. (G r i e b e l.)

Kleiolin von Dr. C. Z e r b e in Freiburg i. B. ist eine konzentrierte Lösung der Bestandteile der Kleie. (Eine Flasche Kleiolin = 6 kg Kleie.) Es wird als Zusatz zum Wasch- und Badewasser benutzt, soll das Sprödewerden der Haut verhindern und als würziges Erfrischungsmittel dienen.

Kleol ist ein Mastisolersatzpräparat mit folgender Zusammensetzung: Terebinth. veneta 15,0, Mastix 12,o, Colophon. 25,o, Resina alba 8,o, Spiritus 180,o. Kleol kommt ungefärbt und rot gefärbt in den Handel. Die Rotfärbung ist durch 0,05% Scharlachrot erzielt worden. (Münch. Med. Wochenschr.)

Kleopatras Haarwiederhersteller ist bleihaltig. (Breslauer Unters.-Amt.)

Kleyns J.-H.-D.-Tee der Firma R e f o r m - K o s m e t i k u m in Oranienburg-Berlin ist ein Gemenge von feinkörnigem Kristallzucker mit zerkleinerten Vegetabilien, darunter Pomeranzenschale, Melisse, Tausendgüldenkraut, Zimt, Muskatnuß, Anis, Fenchel, Gartenraute, Kalmuswurzel und Piment. (G r i e b e l.)

Klingers Heilmittel von der Kurpfuscherin K l i n g e r in Großgraupa. Die den Patienten überlassenen Rezepte lauten: 1. Gallenextraktpillen 60 Stück. Früh 2 Stück zu nehmen. 2. Pulver: Rhabarber 10 g, Schwefelblume 10, Brustpulver 10, Cremor tartari 10. Um 9, um 3 und um 7 Uhr eine Messerspitze voll.

Klinoplast wird ein sterilisierbares Kautschukpflaster genannt.

Klopfers Nährpräparate aus Weizenmehl werden nach S. W e i ß - b e i n gewonnen, indem man das Mehl mit Wasser zu einer dickflüssigen, salbenartigen Masse verarbeitet und dann zentrifugiert. Hierbei wird die spezifisch schwere Stärke an den Trommelmantel geschleudert, während das Eiweiß und Nährsalze enthaltende Extrakt im Innern der Trommel bleibt. Das dann durch Trocknen erhaltene, sehr eiweißreiche „Kraftsuppenmehl" wird für Kindermehl und Diabetikerbrot besonders empfohlen. (S p r i n g e r.)

Klosteressenz, Spanische, mit Broschüre von Dr. V e n u s , gegen Nervenschwäche, Hysterie usw. ist Hoffmannscher Lebensbalsam mit dem gleichen Volumen Weingeist verdünnt und mit 2% Perubalsam versetzt. (H a g e r.)

Klostergeist der Elisabethinerinnen ist eine Mischung von 50,o Melissenöl, 100,o Pfefferminzöl, 30,o Zimtöl, 20,o Nelkenöl, 30,o Pomeranzenöl, 20,o Zitronenöl, 10,o Kalmusöl, 10,o Korianderöl, 10,o Ingweröl, 1,o Rosenöl, 1,o Orangenblütenöl, 100,o Essigäther, 150,o Rosinenessenz, 100,o Kognakessenz, 50,o Vanilleessenz und 300,o Weingeist, mit Chlorophyll gefärbt.

Klostermittel, Dr. Cherwys siehe Decoctum Parai.

Kloster-Mundwasser: 0,5% Salizylsäure, gelöst in Alkohol, mit einem roten Teerfarbstoff gefärbt. (Unters.-Amt Budapest.)

Klosterpulver, gegen Gicht, Rheumatismus usw., besteht nur aus Pflanzenstoffen in Pulverform. (R ö h r i g.)

Klostertrank, Paraischer, von Apotheker Carl T h e l e n in Cöln a. Rhein, besteht nach Angabe des Fabrikanten aus Sarsaparille 40,o, Quebracho 12,o, Chinarinde 8,o, Süßholz 20,o, Zimt 4,o, Nelken 2,o, Musbatblüüe 1,2, Kalmus 2,o, Jamaikapfeffer 0,8, Ingwer 1,2, Pomeranzen 2,o, Kardamomen 0,8, Wermut 0,8, Manna 4,o, Altheesirup 30,o, Himbeersirup 160,o, Marasquino 120,o, Tokayerwein 160,o, verdünnter Weingeist zu 1 l.

Kneifels Haartinktur soll nach Angabe des Darstellers aus Balsam (?), präpariertem Zwiebelaufsatz (?), Arnika, Chinarinde und Weingeist, versetzt mit Wohlgerüchen, bestehen. Nach L. F r i e d r i c h , H a g e r und anderen enthält die Tinktur Zwiebelextrakt, Chinarindenextrakt, parfümiert mit ätherischen Ölen.

Pfarrer Kneipps Heilmittel. A b f ü h r m i t t e l : Rad. Rhei pulv., Extr. Aloës aa 4,o, Extr. Rhei, Sapo med. aa 1,o, Fruct. Juniperi pulv., Sem. Foenugraeci pulv., Rad. Ebuli pulv., Fruct. Foeniculi pulv. aa 0,3.   pilul. Nr. 60.

    A g a v e : Aloe Agave conc.

    A l a n t w u r z e l : Radix Helenii.

    A l a u n : Alumen pulverat.

    A l o ë : Aloë Capensis.

    A l t e e w u r z e l : Radix Althaeae.

    A n g e l i k a : Radix Angelicae.

    A n g e l i k a b l ä t t e r : Herb. Angelic.

    A n g e l i k a s a m e n : Fruct. Angelic.

    A n g e l i k a t i n k t u r : Tinctura Angelicae e rad. rec.

    A n i s : Fruct. Anisi vulg.

    A n i s ö l : Oleum Anisi aethereum.

    A n s e r i n e : Herba Potentillae anserinae.

    A r n i k a : Flor. Arnicae c. calicib.

    A r n i k a t i n k t u r : Tinct. Arnicae e flor. rec.

    A t t i c h b l ä t t e r : Folia Sambuci Ebuli.

    A t t i c h w u r z e l : Radix Ebuli.

    A u g e n t r o s t (Tee): Hrb. Euphrasiae.

    A u g e n t r o s t (Wasser): Extr. Aloës 0,2 Fruct. Foenic., Hrb. Euphrasiae aa 10,0 Spiritus 20,0 Aqua dest. 80,0 Digere et filtra.

    A u g e n t r o s t t i n k t u r : Tinctura Euphrasiae e herb. recent.

    B ä r e n t r a u b e : Fol. Uvae Ursi conc.

    B a l d r i a n t i n k t u r : Tinctura Valerianae e rad. recent.

    B a l d r i a n w u r z e l : Rad. Valerian.

Bandwurmmittel: Extr. Filicis et Ol. Ricini in caps.
Bergwohlverleih: Flor. Arnicae cum calycibus.
Bitterer Geist: Tinct. Trifolii fibr. e herb. recent.
Bitterklee: Folia Trifolii fibrin.
Bitterkleetinktur: Tinct. Trifol. fibr. e herb. recent.
Blutreinigungstee: Flores Sambuci, Folia Sambuci,
    Rad. Ebuli, Lignum Santali, Cortex Frangul., Viscum album
    aa 10, Flor. Acaciae, Fol. Fragariae, Fol. Urticae aa 5,0 Sum-
    mitat. Juniperi 0,5. Misce.
Bockshornklee: Sem. Foenugraeci.
Brennesselblätter: Fol. Urticae.
Brennesselhaarwasser: Aqua Urticae dest.
Brennesselkraut: Hrb. Urticae.
Brennesselöl: Oleum Urticae coct.
Brennesselwurzel: Rad. Urticae.
Brombeerblätter: Folia Rubi fruticos.
Brunnenkresse: Herb. Nasturtii.
Calendulasalbe: Ungt. cereum c. flor. et herb. Ca-
    lendul. digest.
Chamillentropfen: Tinct. Chamomill. e flor. recent.
Dornschlehblüten: Flores Acaciae.
Eberwurzel: Radix Carlinae.
Ehrenpreis: Herba Veronicae.
Eibischblätter: Fol Althaeae.
Eibischwurzel: Radix Althaeae.
Eicheln: Gland. Querc. excortic. tost.
Eichenrinde: Cort. Quercus.
Eisenkraut: Herba Verbenae.
Engelwurzel: Radix Angelicae.
Enziantinktur: Tinct. Gentianae e rad. recent
Enzianwurzel: Rad. Gentianae.
Erdbeerblätter: Fol. Fragariae vescae.
Faulbaumrinde: Cort. Frangul.
Fenchel: Fructus Foeniculi.
Fenchelöl: Ol. Foenicul aether.
Fichtenreiser: Turiones Pini.
Foenumgraecum: Sem. Foenugraeci.
Gänseblümchen: Flor. Bellidis.
Gänseblümchenkraut: Herba Bellidis.
Gänsefingerkraut: Herba Potentillae anserinae.
Gartenraute: Hrb. Rutae hortensis.
Gartensalbei: Folia Salviae.
Ginsterextrakt: Extr. Spartii scopar. spirit.
Ginsterkraut: Herba Genistae tinct. cum florib.
Gundelrebe: Herba Hederae terrestr.
Hafer: Avena excorticata.
Hagenbutten: Fruct. Cynosbati sine seminib.
Hagenbuttenkerne: Semen Cynosbati.

Hagenbuttentinktur: Tinct. Cynosbati e fruct. recent.

Harzkörner: Olibanum elect.

Haselwurz: Rhiz. Asari c. herb.

Heidelbeerblätter: Fol. Myrtilli.

Heidelbeeren: Fructus Myrtilli.

Heildolde: Herba Saniculae.

Heublumen vom Gebirge: Flores Graminis.

Hexenschußpflaster: Empl. Picis.

Hirtentäschel: Herba Capsell. Burs. Pastor.

Holunderbeeren: Fruct. Sambuci nigr. sicc.

Holunderblätter: Folia Sambuci nigr. conc.

Holunderblüten: Flor. Sambuci nigr.

Holunderwurzel: Radix Sambuci nigr.

Honig: Mel depurat. inspissat.

Hühnerdarm: Herba Stellariae mediae.

Huflattichblätter: Fol. Farfarae.

Huflattichblüten: Flor. Farfar.

Hustentee: Fol Farfarae 20,0, Folia Urticae, Herba Equiseti, aa 10,0, Fruct. Foeniculi, Fruct. Juniperi, Fol. Plantaginis, Flor. Malvae arbor., Flores Tiliae aa 5,0, Sem. Foenugraeci. Flor. Verbasci aa 2,5. Misce.

Johannisbeerblätter: schwarze, Folia Ribis nigr

Johanniskraut: Herba Hyperici cum floribus.

Johanniskrautöl: Oleum Hyperici coct.

Johanniskrauttinktur: Tinct. Hyperici e herb. recent.

Josephskräutlein: Herba Hyssopi c. floribus.

Kalmuswurzel: Rhiz. Calami.

Kamillen: Flor. Chamomill. vulg.

Kampferöl: Oleum camph.

Kampferspiritus: Sprit. camphorat.

Kardobenediktenkraut: Herb. Cardui bened. c. floribus

Kastanienpulver: Sem. Hippocastani tost. pulv.

Klettenkraut: Herba Bardanae.

Knochenmehl, blutbildendes: Ferrum lactic. 1,0, Mangan. phosphoric., Mangan. lactic. aa 0,5, Calcar. phosphoric. 100,0. Misce.

Knochenmehl, graues: Ossa usta alba et nigra aa pts.

Knochenmehl, schwarzes: Ossa usta nigra (Ebur ustum).

Knochenmehl, weißes: Ossa usta (Calcar. phosphor.).

Kohlenstaub: Carbo Ligni pulv.

Kreidemehl: Calcar. carbon.

Kreuzdornbeeren: Fructus Rhamni cathart. maturi.

Kümmel: Fruct. Carvi.

Kümmelöl: Ol. Carvi aether.

Kürbiskerne: Semen Cucurbit.

L a v e n d e l ö l: Oleum Lavandulae aether.
L e h m s a l b e: Bolus alba c Aqua.
L e i n s a m e n: Semen Lini.
L i n d e n b l ü t e n: Flores Tiliae cum bracteïs.
L u n g e n k r a u t: Herba Pulmonar. maculat.
M a g e n t r o s t: Herb. Hyperici 3,0, Fol. Millefolii, Fruct.
   Juniperi, Fructus Cynosbati, Radix Gentianae aa 1,0, Herb.
   Absinthii, Fol. Trifol. fibr., Herb Equiseti, Herb. Euphras.,
   Herb. Centaur. aa 0,5, Oleum Menthae pip. 0,1, Spir. dilut.
   100,0. Digere et filtra.
M a l e f i z ö l: Ol. Amygdalar. 6 T., Ol. Crotonis 1 T.
M a l v e n b l ü t e n: Flores Malvae arbor. cum calycibus.
M a u s r ö h r c h e n: Herba Pilosellae.
M e l i s s e n b l ä t t e r: Fol. Melissae.
M i s t e l: Viscum quercinum.
N e l k e n ö l: Oleum Caryophyll. aeth.
N e l k e n w u r z: Rhizoma Caryophillatae.
N u ß b l ä t t e r: Folia Juglandis.
P e c h p f l a s t e r: Empl. Picis.
P e s t w u r z b l ä t t e r: Folia Petasitidis.
P f e f f e r m i n z e: Folia Menthae.
P f e f f e r m i n z g e i s t: Spiritus Menthae pip.
P i m p i n e l l w u r z e l: Radix Pimpinellae.
Q u e n d e l k r a u t: Herba Serpylli.
R a u t e: Folia Rutae.
R a u t e n ö l: Oleum Rutae coct.
R a u t e n t i n k t u r: Tinctura Rutae e herb. recent.
R e i s e t r o p f e n: Tinct. Chamomill., Tinct. Absinth., Tinct.
   Centaur., Tinct Arnicae (e herb. recent. par.) aa pts.
R h a b a r b e r p i l l e n: Extract. Rhei et Radix Rhei pulv. aa
   pts. ad Pilul. pond. 0,1.
R h a b a r b e r w u r z e l: Radix Rhei.
R i n g e l b l ü m e n: Flor. Calendulae sine calycibus.
R i n g e l b l u m e n b l ä t t e r: Herba Calendulae.
R o s m a r i n: Folia Rosmarini.
R o s m a r i n t i n k t u r: Tinct. Rosmarini e herb. recent.
R o s m a r i n w e i n: Vin. Rosmarini e herb. recent.
S a l a t ö l: Oleum Olivarum optim.
S a l b e i ö l: Oleum Salviae coct.
S a n d e l: Lign. Santali rubrum.
S a n i k e l: Herba Saniculae.
S a r s a p a r i l l w u r z e l: Rad. Sarsaparillae.
S a s s a f r a s: Lign. Sassafras conc.
S c h a c h t e l h a l m, großer: Herb. Equiseti major.
S c h a c h t e l h a l m, kleiner: Herb. Equis. arvens.
S c h a f g a r b e: Herba Millefolii.
S c h a f g a r b e n b l ü t e n: Flores Millefolii.
S c h l ü s s e l b l u m e n: Flor. Primul. sine calycibus.

Schlüsselblumenkraut: Herba Primulae.
Schlüsselblumenwurzel: Rad. Primulae.
Senfkörner: gelbe: Sem. Erucae.
Senfkörner, schwarze: Semen Sinapis.
Spitzwegerich: Flor. Plantaginis. lanceolat.
Stiefmütterchen: Herba Violae. tricol.
Stockrosen: Flor. Malvae arbor. cum calycibus.
Sumpfklee: Fol. Trifolii fibrin.
Tannenspitzen: Turiones Pini.
Taubnesselblüten: Flores Lamii alb.
Tausendgüldenkraut: Herba Centaurii.
Tausendgüldenkrauttinktur: Tinct. Centaurii
    e herb. recent.
Tormentillwurzel: Rhiz. Tormentillae.
Veilchenblätter: Herba Violae odorat.
Veilchenwurzel: Radix Violae odorat.
Vogelknöterich: Herb. Polygon. Persicar.
Wacholderbeeren: Fructus Juniperi.
Wacholderbeertinktur: Tinct. Juniperi fruct. recent.
Wacholderöl: Oleum Juniperi e fructib.
Wacholderspitzen: Summitat. Juniperi.
Waldmeister: Herba Asperulae.
Wallwurz: Radix Consolidae.
Warzenbalsam: Bals. pro Papill. Mamm.
Wasserminze: Folia Menthae aquatic.
Wassersuchttee: Herb. Equiseti 40,0, Fruct. Cynos-
    bati 20,0, Fol. Rosmarini, Rad. Sambuci, Lignum Sassafras aa
    10,0, Folia Rutae, Folia Trifol. fibr., Folia Uvae Ursi, Viscum
    alb., Lign. Santali, Fruct. Juniperi aa 5,0. Misce.
Wegerich: Hrb. Plantagin major.
Wegtritt: Herba Polygon. avicular. conc.
Wegwartkraut: Herba Cichor. Intyb.
Wegwarttinktur: Tct. Cichorii e herb. recent.
Wegwartwurzel: Rad. Cichorii Intyb.
Weichelsblätter: Fol. Cerasor.
Weinraute: Hrb. Rutae hortens.
Wermut: Herba Absinthii cum floribus.
Wermutpillen: Herb. Absinthii pulv. c. Mucil. Gummi
    arab. q. s. ut fiant. pil. pond. 0,1.
Wermuttinktur: Tinctura Absinthii e herb. recent.
Wermutwein: Vinum Absinthii e herb. recent.
Wiesensauerampfer: Herba Rumicis Acetosae.
Wollkraut: Folia Verbasci.
Wollkrautblüten: Flores Verbasci sine calycibus.
Wühlhuberpillen: Spec. Wühlhuber (siehe da) pulv.
    et Mucil. Gi. arab. q. s. ut fiant pilul. pond. 0,1.
Wühlhubertee I: Aloë, Sem. Foenugraeci aa 8,0, Fruct.
    Foeniculi, Fruct. Juniperi aa 25,0.

W ü h l h u b e r t e e II: Aloë, Sem. Foenugraeci aa 5,0, Fructus Foeniculi 12,0, Fructus Juniperi, Radix Ebuli aa 18,0.

W u r m s c h o k o l a d e: Troch. Santonini cacaot.

Z i n n k r a u t: Hrb. Equiseti arvens. oder major.

Z i n n k r a u t t i n k t u r: Tct. Equiseti e herb. recent.

Z w e r g h o l u n d e r w u r z e l: Radix Ebuli.

Knightsche Pillen, in Amerika gebräuchlich, sind 27 cg schwere Pillen aus 6 T. Aloe, 3 T. Scammonium und 1 T. Gutti.

Knöchels Gurkensaft, ein Mittel gegen Lungenleiden, von A. K n ö c h e l in Berlin, ist ein dicker, von gallertigen Ausschei-dungen durchsetzter, fadenziehender Sirup, der aus Gurkensaft und Auszügen aus aromatischen und schleimhaltigen Vegeta-bilien (darunter Ingwer und anscheinend Eibischwurzel) her-gestellt ist. (Pharm. Ztg.)

Knodalin, ein Mittel gegen Ungeziefer auf Pflanzen, besteht aus 2—3 T. Nitrobenzol, 10 T. xanthogensaurem Kalium, 400 T. Kaliseife mit etwa 60% Wassergehalt, 400 T. rohem Amyl-alkohol. (B a r e n t h i n.)

Knöterichtee, russischer, Weidemanns, ist Herba et Radix Poly-goni avicularis.

Kobalt-Nervpaste der Firma T h e F i a n t D e n t a l M f g. C o. in Berlin besteht im wesentlichen aus metallischem Arsen (Scher-benkobalt), Zinkoxyd, Chloralhydrat und Phenol. (G r i e b e l.)

Kochillin, ein Mittel gegen Pflanzenschädlinge, besteht aus 34,81% Insektenpulver, 25,52% Seife, 23,87% Wasser, 15,8% Asche. (Pharm. Ztg.)

Kochs Kühlsalbe besteht aus Bornylazetat 5,o, Bleiessig 3,o, Maisschleim 25,o, Benzoefett 40,o, Wollfett 40,o. (G e h e s Codex.)

Kodan, ein Händedesinfektionsmittel, enthält Chlormetakresol in 40prozentigem Alkohol gelöst und ist durch einen aus Seetang gewonnenen Zusatz in eine gelatinose Form gebracht. (Berl. Klin. Wochenschr.)

Kohlensäure-Bäder, die wegen ihrer anregenden Wirkung auf das gesamte Nervensystem sehr beliebt sind, hat man im wesent-lichen nach drei typischen Verfahren hergestellt: Nach Q u a g l i o aus Salzsäure und Natriumkarbonat, nach S a n d o w aus stoe-chiometrisch berechneten Mengen Kaliumbisulfat und Natrium-bikarbonat und nach K o p p & J o s e p h aus einer Lösung von Chlorcalcium in Essigsäure und Natriumbikarbonat. Diese letzteren Bäder kommen unter dem Namen Z e o - B ä d e r in den Handel. Das Salzsäurebad bietet, abgesehen von der Ge-fährlichkeit des Hantierens mit der Säure, den großen Nachteil, daß die Metallwannen stark angegriffen werden. Auch die Bi-sulfatbäder sollen Metall angreifen, während die Essigsäurebäder dies fast gar nicht tun. Nach Z u c k e r bedient man sich zum Freimachen der Kohlensäure aus dem Natriumbikarbonat, eines Gemisches aus Milchsäure und Ameisensäure. In den L e b r a m - schen F o r m i c a b ä d e r n ist freie Ameisensäure das CO_2 entwickelnde Agens. Zu gleichen Zweck wurde von S c h e r k Phosphorsäure vorgeschlagen.

Koko for the Hair ist der Name eines Mittels zur Pflege und Reinigung des Haares. Es besteht aus Rosenwasser, Glyzerin und Borax und einem geringen Gehalt an Weingeist. (Pharm. Ztg.)

Kokosölpräparate. Namen der gereinigten Kokosnußbutter, die zu Speisezwecken benutzt wird, sind: V e g e t a l i n e , P a l - m i n , C o c o t i n e , N u k o l i n e , N u s s i n . Alle Sorten sind bei gewöhnlicher Temperatur ohne Geruch und Geschmack dargestellt. Sie nimmt aber in Wasser gebracht, sofort butterartige Konsistenz an.

Kola-Dultz, von M. D u l t z in Wien, „Stärkungsmittel für Nerven, Magen, Darm usw.": Die etwa 0,8 g schweren, mit Vanillin aromatisierten Tabletten bestanden aus Kolapulver, Zucker, Calciumphosphat und geringen Mengen von Kakaopulver. (J u c k e n a c k und G r i e b e l .)

Kola-Kaffee von der Dresdner Aktien-Zichorien- und Kaffeesurrogat-Fabrik ist ein wohlschmeckendes Kaffeesurrogat mit einem Zusatz von Kola-Nuß. Derselbe enthält Fett 3,26%, Proteinstoffe 11,38%, Kohlenhydrate 66,21%, Wasser 6,4%, Mineralstoffe 4,0%, Zellulose 8,75%, ferner Koffein 0,32%. (S c h w e i ß i n g e r .)

Kolamint besteht aus Kolanuß mit Pfefferminzöl und dient als Anregungs- und Erfrischungsmittel und als Mittel gegen Hunger- und Durstgefühl. Hersteller: T o m m l e r - W e r k e in Detmold.

Koliktropfen von S. N a t h a n s o n in Berlin sind ein alkoholhaltiger Auszug aus Asa foetida, Baldrianwurzel und Aloe. (G r i e b e l .)

Kolkodin siehe Heuschkel.

Kollin (Kropfbalsam) des Laboratoriums St. L u d w i g - Baden sollte aus Linolensäureglyceridjodid 10 g, linolsaurem Kali 80 g, Glyzerin 10 g, Camph. 0,5 g, Cumar. 1 g, Amarantusstärke 5 g bestehen. Durch Analyse wurde ermittelt: Eine feste Zubereitung in Seifenform, die aus jodhaltiger Kaliseife, jodhaltigem Öl — beides anscheinend aus Leinöl hergestellt —, Jodkali, verquollener Stärke, Lykopodium, Cumarin und Kampfer bestand. (G r i e b e l .)

Kollodin siehe Holzpulver.

Kollo-Seuchenschutz besteht aus 70% Baumwollsaatmehl, 25% Süßholz und 5% Mineralsubstanz (Antimonverbindungen). (Pharm. Ztg.)

Kombella, sogen. Gurkencreme von Georg Häntschel in Dresden-A., ist ein Unguentum Glycerini (etwa der Vorschrift des Codex Gallicus entsprechend), das mit einer Spur Natronlauge, etwas Benzoetinktur, Oleum Geranii und Gurkenessenz versetzt ist. (Weil.)

Kombella-Frostcreme, ein dünner, etwa 4% Fett enthaltende Stärkeschleim, der Kampfer, Methylsalicylat und Borsäure enthält.

Kombella-Schnupfencreme, im wesentlichen wie vorstehend zusammengesetzt, enthält Menthol und Eukalyptol.

Komol wird ein Chinin und Salizylsäure enthaltendes Haarwasser der Apotheke zur Austria in Wien genannt.

Komosan von G. Hell & Co. in Troppau ist ein Haarwasser, welches als Kondensationsprodukt aus Chloraldehyd und Resorzin mit einem Zusatze von Chinagerbsäure und Jaborandiextrakt bebeʋeichnet wird.

Konditionspillen, Tonische, enthalten neben stärkemehlhaltiger Grundmasse Eisensulfat und Chinin. (Beythien.)

Konetzkys Bandwurmmittel von Th. Konetzky in Post Säckingen (Baden) soll aus den Fluidextrakten von Embelia Ribes, Absinthium, Granati, ferner aus Extractum spinolosum, Oleum Palmae Christi und etwas Vanillin bestehen.

Konetzkys Reinigungskuren enthalten Extr. Filicis, Extr. cort. rad. Granat. und Ol. Ricini mit Alkanna gefärbt. Nach Angabe des Herstellers sind die Bestandteile: Extr. Embel. Rib. fl. II, Extr. Absinth. fl. II, Extr. spinulos. Algaric., Extr. granat. fl. II, Ol. palm. Chr. und Siliqu. Vanillae.

Kongopillen, Richters, enthalten Aloeextrakt, medizinische Seife, Rhabarber, Wermutextrakt, Kalmusextrakt und Rhabarberextrakt.

Königs Familien-Medizinen siehe Familienmedizin.

Pastor Koenigs Nervenstärker (Nerventonic) soll bestehen aus Kal. bromat. 30,o, Natr. bromat. 30,o, Ammon. bromat. 10,o, Extr. Viburni prunifol. 10,o, Tinct. Valerian. comp. 130,o, Glyzerin 30,o, Aqu. destill. 430,o gelöst und nach 24 Stunden filtriert.

Königspulver, ein Mittel zur Erzielung voller Körperformen von W. Mittau in Berlin besteht aus dem Mehl geschälter Leguminosensamen, hauptsächlich Erbsen. (Juckenack und Griebel.)

Königstee, holländischer, besteht aus Rhizoma Graminis, Radix Liquiritiae, Radix Althaeae, Stipites Dulcamarac und Lignum Quassiae. (Innhauser.)

Königstrank siehe Jacobis Heiltrank.

Kontraluesin Richter von Dr. E. Richter in Plauen i. V. enthält feinverteiltes Quecksilber in einer Lösung von Sozojodol-Chinin-Salicylsäureverbindungen.

Kontrastin ist reines Zirkonoxyd.

Kontrastinum, „sicher wirkendes Dentin-Anästhetikum", stellt eine wässerige Auflösung von 31,7% Karbolsäure und 6,35% Menthol dar. (B e y t h i e n.)

Kopfschmerz- u. Influenza-Pulver von Dr. E r b besteht aus Ammoniumsalicylat. (G r i e b e l).

Kopfschmerzen-' und Sommersprossenmittel von A m t h o r in Berlin sind I. Faulbaumrinde, II. Cold-cream und III. Benzoeharz.

Kopfwasser von H e l l e r ist eine parfümierte, Glyzerin und Gerbsäure enthaltende Flüssigkeit. (G s c h e i d l e n.)

Köppingscher Wundspiritus oder **Balsam** ist Benzoetinktur.

Kopulo vom Hygienischen Institut von K l a p p e n b a c h & Co. in Leipzig gegen Abmagerung und Kräfteverfall vertrieben, besteht nach gerichtlicher Feststellung aus gemahlenen Hülsenfrüchten, Zucker, englischem Salz und Natron.

Körbers Heilmittel gegen Lungentüberkulose von Stephan K ö r - b e r besteht vornehmlich aus Butterfett und Honig mit etwas Katechu und Teerwasser. (K o c h s.)

Kornbranntweinessenz von Louis M a u l in Berlin enthält im Liter 0,65 Essigsäure- und Buttersäureester, 0,16 Weinbeeröl, 6,14 Extrakt, enthaltend 0,75 Traubenzucker, 4,25 Rohrzucker, 1,14 harzartiges, in Äther lösliches Extrakt und 0,11 Asche. Der Alkoholgehalt beträgt 56,7 Volumprozente, mit Einschluß von 24,8 Volumprozenten Fuselöl. (P o l e n s k e.)

Körnerdüngungsmasse von Franz F e i c h t m e i e r besteht aus 56,89% Chilisalpeter, 39,26% Kochsalz und schwefelsaurem Natrium und 3,,85% Sand und anderen Unreinigkeiten.

Korneuburger Viehpulver besteht aus Glaubersalz, Schwefel, phosphorsaurem Kalk und Enzianwurzel. (Pharm. Ztg.)

Korngrundstoff, Nordhäuser, von Louis M a u l in Berlin, enthält im Liter 0,44 freie Buttersäure mit Spuren von freier Ameisensäure, 0,4 Buttersäureester, 9,53 Extrakt, enthaltend 3,24 Traubenzucker, 0,23 Asche und 6,29 vegetabilisches Extrakt. (P o l e n s k e.)

Kornschärfe zum Verstärken künstlichen Kornschnapses ist a) ein Paprika-Auszug 1:10 mit 92—93prozentigem Weingeist bereitet, b) ein Auszug aus 4 T. Paprikaschoten und 1 T. Paradieskörner mit 40 T. Weingeist von 92—93%.

Kornwürze, Nordhäuser, von D e l v e n d a h l & K ü n t z e l in Berlin, enthält im Liter 0,068 freie Ameisensäure, 0,924 freie Buttersäure, 0,64 Essigsäureäthyläther, 0,13 Ameisensäureäthyläther, 89,5 Extrakt, bestehend aus 52,5 Traubenzucker und 1,68 Asche. (P o l e n s k e.)

Korallusches Kraftpulver siehe Plastigen.

Korrosiv, Kesselsteinmittel von L. C o h n & Co. in Berlin geliefert, besteht im wesentlichen aus Ätzkalk, kohlensaurem Kalk und Ätznatron nebst geringen Verunreinigungen. (J. W e i n e c k.)

Koryl, auch als „**Heilsäure**" und „Acidum ortho-phenolsulfonborosalicylicum mit 1% Jodolmenthol" bezeichnet, von Apotheker W. L a k e m e i e r in Köln a. Rhein, soll bei Diphtherie, Nasen- und Halsleiden messerspitzenweise eingeblasen werden und die Beläge, sowie die übermäßige Schleimabsonderung zum Schwinden bringen.

Ko Sana, ein Handwaschmittel in Stückenform, besteht aus gewöhnlicher Soda. (Schweiz. Wochenschr. f. Chem. u. Pharm.)

Kosirol ist ein Paraphenylendiamin enthaltendes Haarfärbemittel.

Kosmeios-Pillen, ein Mittel gegen Menstruationsstörungen aus dem Institut Kosmétikos (Kosmeios) in Paris, enthalten Ferrolactat, Süßholzpulver und etwas Cerealienstärke. (G r i e b e l.)

Kosmetikum, haarstärkendes Öl des Haararztes Dr. P i n k a s in Brünn, ist eine Lösung von Perubalsam und Walnußschalenextrakt, wahrscheinlich auch etwas Tinct. Cinnamomi in starkem Weingeist. (G a w a l o w s k i.)

Kosmetol-Creme, eine bräunlich-gelbe, geschmeidige Salbe, dient als Mittel gegen Gletscherbrand, Sommersprossen, außerdem gegen Insektenstiche. Hersteller: T e m m l e r -Werke in Detmold.

Kosmin-Mundwasser besteht im wesentlichen aus Formaldehyd 0,327%, Alkohol, Gew.-Prozente 58,05%, Vol.-Prozente 65,81%, Wasser ca. 41,oo%, Extrakt (Myrrha und Ratanh.) 0,32%, Saccharin 0,027%, ätherisches Öl 5,22%. (A u f r e c h t.) Nach einer Analyse des Wiener Stadtphysikats enthält das Präparat Spiritus, Pfefferminzöl, Formalin, einen roten Farbstoff (wahrscheinlich von rotem Sandelholz) und ist frei von Salizylsäure und Mineralsubstanzen.

Kosmodont, ein Mundwasser, soll eine Lösung von Seife in Alkohol mit Zusatz von Thymol und ätherischen Ölen sein, nach A u f r e c h t enthält es außerdem Salol. (Aufreeht.)

Kossam von C o l l i n in Paris ist ein aus dem öligen Samen von Brucea Sumatrana (Simarubeae) bereitetes Präparat, das in Form von Tabloids in den Handel kommt. Gegen Dysenterie.

Kra besteht nach Angabe des Darstellers (A d l e r a p o t h e k e in Frankfurt a. M.) aus 1,5 spanischem und 2,o Cayennepfeffer, je 230,o Senf-, Kampfer- und Seifenspiritus, 7,5 Ammoniak, 1,o Essigäther, sowie je 2,o Lavendel-, Nelken- und Kajeputöl.

Kraftessenz von Stanley, gegen Impotenz, Keuchhusten, Ruhr usw. ist eine spirituöse Tinktur aus Vanille, Galgant, Zitwer und ähnlichen Gewürzen.

Kraftfutter von P a l l a s & Co., Patent-Kraftfutter-Fabrik in Dresden, enthält Wasser 13,1%, Asche 4,51%, Fett 5,82%, Eiweiß 14,44%, Kohlehydrate 57,46% und Zellulose 4,67%. (S c h w e i ß i n g e r.)

Kraftfuttergewürz „Animal" von D. E r d ö s in Charlottenburg besteht aus rund 20% Schwefel, 2,9% Ammoniumchlorid, 3,8% Kaliumnitrat, 11,8% Borax, 22,5% krist. Magnesiumsulfat und 39% eines Gemenges versch. Pflanzenpulver, darunter Kalmuswurzel, Enzianwurzel und Faulbaumrinde. (G r i e b e l.)

Kraftgries von T i m p e in Magdeburg enthält ca. 35% Farinzucker, 30—35% Griesmehl, 10% Stärke, 5% Kakao, 10—15% eines salepartigen Schleimstoffes. (H a g e r.)

Kraftgries-Schokolade von T i m p e in Magdeburg, Muttermilchersatz, ist ein blaßbraunes Pulver von angenehmem Geruch und angenehm süßlichem Geschmack, welches neben den Bestandteilen des Nestléschen Kindermehles noch Kakaomehl enthält. Die Analyse ergab in Prozenten 6,8 Feuchtigkeit, 76,2 respiratorische Nährstoffe, 5,1 Faserstoff, Fett usw., 10,1 plastische Nährstoffe, 1,8 mineralische Bestandteile. (H a g e r.)

Kraftpulver „Juno" von J. Z i e g l e r in Schöneberg bei Berlin besteht aus Bohnenmehl, Erbsenmehl, Reismehl, Zucker, Natriumbikarbonat und Kochsalz. (J u c k e n a c k und G r i e b e l.)

Kraftpulver „Kalla" gegen Magerkeit von B. K r i s t e l l e r in Berlin ist ein Gemenge aus Kartoffelstärke, Maisstärke, Reismehl, Erbsenmehl, Bohnenmehl, Natriumchlorid, Natriumbikarbonat und Zucker. (J u c k e n a c k und G r i e b e l.)

Kraftpulver, orientalisches, besteht im wesentlichen aus Hülsenfrüchtenmehl (Bohnen-Erbsmehl) und Zuckerpulver.

Kraftpulver „Velox" von R. L u c a s in Berlin ist ein Gemenge von Bohnenmehl, Erbsenmehl, Reismehl, Natriumbikarbonat, Kochsalz und Zucker. (J u c k e n a c k und G r i e b e l.)

Kraft- und Mastpulver-Extrakt für Milchvieh aus der sächs. Viehnährmittelfabrik in Dresden: Johannisbrotmehl mit Umbelliferensamenpulver parfümiert.

Krals Eisenzucker ist eine dunkelrotbraune, dickflüssige, nach Zimt und Nelken riechende Flüssigkeit von süßlich-aromatischem und zugleich metallischem (an Eisen erinnerndem) Geschmack, mit einem zu 1.76 Gewichtsteilen in 100 Gewichtsteilen ermittelten Weingeistgehalt. (Pharm. Ztg.)

Krampfadernpulver von Apotheker J e k e l in Glarus in der Schweiz, ist ein Gemisch aus $1/_3$ Rohrzucker und $2/_3$ Natr. bicarbon. (R ö h r i g.)

Krampfadernsalbe von Apotheker J e k e l in Glarus in der Schweiz, besteht aus einer Fettkomposition mit 12% eines Drogenpulvers und etwas Perubalsam. (R ö h r i g.)

Krampftee von Dr. Stark siehe unter Epilepsiemittel Dr. Stark.

Krampftinktur, homöopathische, von J. G o t t s c h l i c h, Canther Bahnhof in Schlesien, besteht aus einem Gemisch von 5,o Opiumtinktur mit 14,o Wasser und 11,o Weingeist. (H a g e r.)

Krampf- und Tobsuchtsmittel von K r a n n i c h sind vier Flaschen mit einer Lösung aus je 5,o Bromkalium und 150,o Wasser, die vierte derselben mit Indigokarmin blau gefärbt. (S c h ä d l e r.)

Krampftropfen der Königseer Olitätenhändler bestehen aus 12 T. Ätherweingeist, 4 T. Salpeterätherweingeist und je 2 T. Bibergeiltinktur, Baldriantinktur und Opiumtinktur. (R i c h t e r.)

Kranitpastillen enthalten Phosphor in metalloidischer Form, in der Pastille 0,0005 g. (Pharm. Ztg.)

Krätke's Heilmittel siehe Heilmittel.

Krätzpomade von W i l l a u ist eine alkalische Schwefelsalbe, mit etwas Zinnober gefärbt und mit Bergamottöl aromatisiert.

Krätzseife von L u g o l besteht aus einem Gemisch von 1 T. Seife, gelöst in 2 T. Wasser und 1 T. Schwefelblumen, aromatisiert mit etwas Bergamottöl.

Krätztinktur ist aromatisierter Alkohol, worin Quecksilberchlorid und Salpeter gelöst sind. (V a u q u e l i n.)

Krätzurgan, ein Mittel gegen Krätze, ist eine weiche gelbe Salbe ohne Geruch, die Vaselin als Grundlage und Schwefel und Salicylsäure als wirksame Bestandteile enthalten soll. Darsteller: Adolf S p r o e d t in Bochum.

Kräuter gegen Herzwassersucht des Reformhauses T h a l y s i a in Leipzig bestehen aus Fol. Rosmarini, Rad. Sambuci, Fol. Sennae, Herba Polyp., Herba Equiseti, Herba Millefol.,Rad. Liquir., Herba Serpylli; vor Gebrauch zu mischen. (R ö h r i g.)

Kräuter-Allop S c h n e e b e r g s der Apoth. Jul. B i t t n e r in Gloggnitz und Franz W i l h e l m in Neunkirchen, gegen Lungenkrankheiten, ist Sirupus Capillorum Veneris. (H a g e r.)

Kräuterbalsam, antirheumatischer persischer, von K a u f f m a n n & M o h r in Rotterdam, ist eine Mischung aus Schmierseife und Terpentin mit Eukalyptusöl und Zimtöl. (J a c o b s e n.)

Kräuterbonbons des Kreisphysikus Dr. August Wilhelm K o c h in Heiligenbeil, von R a y m o n d & Co. in Berlin sind purpurviolette Bonbons aus Zucker, einem Auszuge der bitteren Pomeranzen und einer violetten Lackfarbe. (W i t t s t e i n.)

Kräuter-Brustsirup von Friedrich D i e t z e in Grimma ist eine Lösung von 13 T. braunem Farinzucker in 10 T. Eibischaufguß.

Kräuteressenz, balsamisch-weinige, B a r t h e l e m y s , von Dr. Paul G e r h a r d t in Dresden, früher in Bahia, ist eine zusammengesetzte alkoholische wässerige Rhabarbertinktur. (R i c h t e r.) — Nach Angaben anderer eine gewürzhaltige Tinktur aus Paraguaytee.

Kräuteressenz von Fr. D i e t z e in Grimma ist ein mit Zucker versetzter Auszug aus je 1 T. Angelikawurzel, Enzianwurzel, Kalmuswurzel, je 3 T. unreifen Pomeranzen und Wermut mit 240 T. Branntwein. (H a g e r.)

Kräuter-Essenz von P l e i m e in Köln gegen Ausfallen und Grauwerden der Haare besteht aus 50,o Alkohol und 4,o Olivenöl, mit wohlriechenden Ölen parfümiert. (W i t t s t e i n.)

Kräuter gegen Gallensteine von M. T r o s t in Cleve sind Herba Orthosyphon. Staminei.

Kräutergeist gegen Reißen ist eine mit etwas Zimt- und Bergamottöl parfümierte Auflösung von je 1 g Nelkenöl und Pfefferminzöl in 100 Teilen 60%igen Spiritus. (B e y t h i e n.)

Kräutergeist Schneiders ist eine weingeistige Lösung von Menthol, Krauseminzöl, Macisöl, Nelkenöl, Zimtöl, Rosenöl, gefärbt mit Zuckercouleur. (Pharm. Ztg.)

Kräuter-Haarbalsam von Frau Maria S c h u b e r t in Hirschberg i. Schl. zur Beförderung des Haarwuchses ist zusammengesetzt aus 100,o Eichenrindenabkochung, 5,o Glyzerin und 5,o Rizinusöl. (J a c o b s e n.)

Kräuter-Haarwuchspomade, russische, von R. F i s c h e r in Berlin ist ein mit Hilfe von Pflanzen grüngefärbtes, ziemlich stark parfümiertes Schweineschmalz in sauber verpacktem, mit Metalldeckel verschließbarem Glasgefäß. (J a c o b s e n.)

Kräuter-Heilmittel des weiland Schuster L a m p e in Goslar. I. Trank zu 2 Weinflaschen: Rhabarber 4,o, Sennesblätter 2,o, Frangularinde 15,o, Enzian, Karduibenediktenkraut, Wermut, Tausendguldenkraut je 1,o, Ellernrinde 15,o, geschnitten mit 1500,o Wasser aufgekocht und durchgeseiht. Nach Umständen wird zugesetzt: 8,o Glaubersalz oder Bittersalz. Preis *M.* 3. — II. L a m p e t r o p f e n: Frangularinde 50,o, Enzian, Karduibenediktenkraut, Wermut, Tausendguldenkraut, Galgant je 8,o mit 620,o Wasser abgekocht, durchgeseiht und mit 125,o Spiritus versetzt. — III. S a l b e: Elemisalbe. (H a g e r.) — IV. K r ä u t e r - E l i x i r: Tinktur aus 60,o unreifen Pomeranzen, 20,o Kalmuswurzel, je 15,o Enzian und Kaskarillrinde, 8,o Kurkuma, 4,o Rhabarber, 2,5 gebrannter Zucker und 300,o Weingeist, 660,o Wasser. (I h l o.)

Kräuterhonig von C. L ü c k in Kolberg siehe unter Gesundheits-Kräuterhonig.

Kräuterlikör von D a u b i t z in Brelin hat verschiedene Zusammensetzungen gehabt, aus welchen zeitweise Aloe und Lärchenschwamm weggelassen wurden. 1 T. Anis, 1 T. Fenchel, 4 T. Pfefferminze, 8 T. Faulbaumrinde, $^1/_3$ T. Essigäther, 6 T. aromatische Tinktur, 80 T. Lebenselixir, 100 T. Wasser werden digeriert, filtriert und in der Kolatur 30 T. Zucker gelöst mit wechselnden Mengen Aloe (und Lärchenschwamm). (H a g e r.)

Kräuterlikör von F. S o r g e in Crossen a. O. hat ähnliche Zusammensetzung wie vorstehender Likör, aber ohne gesundheitsschädliche drastische Stoffe, an deren Stelle Sennesblätter treten.
(H a g e r.)

Kräuter-Magenbitter-Elixir von K n a u e r besteht in 135,o eines
braunen, bitteren, geistig und schwach aromatisch schmeckenden Likörs, in 100 T. enthaltend 0,2 Anisöl, 1,8 in verdünntem
Weingeist lösliche Bestandteile von Rhabarber, 3,o Aloe, 41,o Alkohol und 54,o Wasser. (W i t t s t e i n.)

Kräuter-Magenbitteressenz von P i n g e l in Göttingen soll Süßholzextrakt, Aloe und verschiedene Gewürze sowie Pfefferminzund Anisöl enthalten.

Kräuter-Magen-Elixir von L. W u n d r a m ist eine dunkelgelbe, sehr bitter, geistig pfefferminzartig schmeckende
Flüssigkeit aus 4 T. Aloe, 96 T. Weingeist und etwas Pfefferminzöl. (W i t t s t e i n.)

Kräutermagenlikör von H e y m a n n in Berlin gegen Trunksucht
ist ein schwach spirituöser Auszug von Bitterstoffen, wesentlich
Enzian. (B i s c h o f f.)

Kräuter-Maikur von Dr. B r a n d e s der S a l o m o n i s - A p o
t h e k e in Dresden soll bestehen aus frischem Kräutersaft 150,
Sarsaparill 20, Pomeranze 5, Aloewein 10.

Kräutermittel L e R o i s von G. G e r m a n n in Braunschweig.
I. K r ä u t e r p u l v e r. Doppeltkohlensaures Natrium mit Fuchsin schwach gefärbt. — II. K r ä u t e r t e e. Je 5,o Schafgarbenblüten, Sennesblätter, je 4,o Frangularinde, Huflattich, Stiefmütterchen, Walnußblätter, Eibischwurzel, Quecken, Süßholz,
Tausendgüldenkraut, je 2,o Klatschrosen, Wollblumen, geschnitten
und gemischt. — III. K r ä u t e r p i l l e n. Aloe 1,o, Enzianextrakt, Rhabarbervulver je 2,5, Sennesblätterpulver soviel als
hinreicht, um 60 Pillen zu formen. (H a g e r.)

Kräuter-Nährkalk von P e t r i in Dresden besteht aus Cerealien,
Lein- und Rapsabfall, 66% Futterkalk, 20% Viehsalz, 0,07%
Arsen und Drogenpulver. (Unters.-Amt Pommritz.)

Kräuteröl, schweizer, von Karl W i l l e r in Zurzach i. Schweiz
ist durch Alkanna rot gefärbtes Olivenöl mit einigen Tropfen
Bergamottöl vermischt. (W i t t s t e i n.)

Kräuterpomade erwies sich als durch Ausziehen von Aloe, Meerzwiebel, Muskatnuß, Nelken und einigen pflanzlichen Drogen, angeblich Schwarzwurzel, Schafgarbe und Kamille, mit Schweineschmalz, Mandelöl und etwas Wachs hergestellt. (B e y t h i e n.)

Kräuterpulver des Prof. B o e r h a v e besteht aus Altheekraut-,
Sennesblätter- und Süßholzpulver.

Kräuterrheumatismuslikör von S c h r e i b e r in Köthen ist
a) eine mittelst 90prozentigem Alkohol dargestellte grüne Tink-

tur von brennendem Geschmack in Gläsern zu 50,o Inhalt. Wahrscheinlich ein Auszug von Tanacetum oder Absinthium. (G e i ß l e r.) — b) eine Tinktur aus 5 T. Flores et Herba Tanaceti, je 1 T. Rad. Angelicae und Herb. Absinthii und 50 T. Weingeist. (Vielleicht wird auch Rad. Hellebori zur Herstellung verwendet.) (H a g e r.)

Kräutersaft, orientalischer, von Oberstabsarzt Dr. B e c k in Ber-, lin gegen Krampf- und Keuchhusten, ist Fruchtsaft mit etwas Chloralhydrat.

Kräutersaft von B. S p r e n g e l in Hannover besteht aus 30,o Tub. Jalap. pulv. in 150,o eines Infusumus aus 6,o Succus oder Rad. Liquiritiae und 3,o Cort. Frangulae nebst 15,o Weingeist. (Pharm. Ztg.)

Kräutersaft von V e l n o , ein englisches Geheimmittel, empfohlen als Antisyphilitikum, war ein Sirup, bereitet aus Rad. Bardan., Rad. Taraxac., Fol. Sennae, Fol. Menth. pip., Fruct. Coriandr., Rad. Liquirit. und auf 100,o versetzt mit 0,02 Sublimat.

Kräuterseife, Dr. B o r c h a r d t s in Berlin, von R a y m o n d & Co., wird erhalten aus 40 kg Cochinkokosöl, 21 kg Natronlauge von 38⁰ B., 2 kg Storax, 2 kg Veilchenpulver, 1 kg Steinkleeblüten, 4,o Moschus, 200,o Lavendelöl, 60,o Perubalsam, 1 kg Zinkgrün und 125,o Katechulösung.

Kräutersirup, weißer, von Dr. med. H o f f m a n n in Dresden. Ein farbloser Sirup von reinstem Zuckergeschmack, bestehend aus einer mit einer homöopathischen Dosis versetzten Zucker-lösung. (A. S p a u.)

Kräutertee von Prof. B o e r h a v e ist zusammengesetzt aus Veilchenwurzel, Liebstöckelwurzel, Quecken, Anis, Fenchel, Wasserfenchel, Schafgarbe, Klatschrosen, Schlehenblüten, Ringelblumen, Sennesblättern, Pomeranzenblättern, Nußblättern, Stiefmütterchen. Malven usw.

Kräutertee Florania von E. N i e s w a n d t in Berlin-Schöneberg besteht aus dem äußerst feingeschnittenen, blühenden Kraut einer Komposite aus der Abteilung der Anthemideen, anscheinend einer Chrysanthemumart. (G r i e b e l.)

Kräutertee, karpathischer, von Albert M e r v a y in Pest ist ein Gemisch aus dem Kraute von Marrubium vulgare und Helianthemum vulgare nebst ungeschälter Süßholzwurzel. (A. S e l l e.)

Kräutertee von C. L ü c k in Kolberg besteht nach Angabe des Fabrikanten aus Herb. Veronic., Lichen Pulmon. arbor., Stipit. Dulcamar., Caragheen, Flor. Tiliae je 18,o.

Kräutertee von P r o b s t gegen Magenschwäche, böse Säfte, Blähungen usw. besteht in einem Gemisch aus Sennesblättern mit kleineren Mengen Pfefferminzkraut, Kornblumenblüten und Bittersüßspitzen.

Kräutertee, spanischer, in zylindrischen Paketen zu 450 und 90,o verpackt, ist eine Mischung aus je 25 T. Fruct. Anisi stellat. und Foeniculi, 20 T. Anisi vulg., 10 T. Coriandr., 25 T. Cort. Cinn. Cass., 50 T. Caricae, 20 T. Flor. Rhoeados, je 100 T. Herb. Hederae terrestris und Herb. Hepaticae, 80 T. Fol. Farfarae, je 50 T. Rhiz. Chinae und Rhiz. Galangae, 75 T. Rhiz. Iridis, 60 T. Rad. Liquiritae, 50 T. Rhiz. Calami, 100 T. Rhiz. Graminis, 20 T. Rad. Sarsaparillae, je 50 T. Rhiz. Caricis, Lign. Sassa, fras, Siliqua dulc., 5 T. Passul. minor., 70 T. Cornu Cervi rasp.. 100 T. Flor. Chamomill. Rom. und 35 T. Flor. Primulae (H a g e r.)

Kräutertee von Frau Prof. Mathilde S c h m i d t soll bestehen aus: Bacc. Juniperi 200,o, Flor. Stoechados 12,o, Rad. Pimpin. 20,o, Fol. Eucalypt. 13,o, Fol. Urtic. 80,o, Fol. Menth. pip. 20,o, Rad. Consol. 75,o, Rad. Sarsapar. 15,o, Herb. Droser. 10,o, Flor. Lamii 40,o, Rad. Valerian. 15,o. Gefunden wurden Bestandteile von Bacc. Juniperi, Flor. Stoechad., Rad. Sarsaparill., Flor. Lamii alb., Fol. Menth. pip. und außerdem von Cortex Frangulae, Flor. Arnicae, Fruct. Foeniculi und Herb. Equiset. arvens. (Unters.-Amt Berlin.)

Kräutertee von L. W u n d r a m in Braunschweig besteht aus 1 T. schlechtem Rhabarber mit 3—4 T. Bittersalz gemischt und mit Thymianöl parfümiert. (Fr. B o d e n s t a b.) — Ein grobes Pulver, bestehend aus 5 T. Aloe, 40 T. Rhabarber, 60 T. Magnesiumsulfat und 10 T. Thymian. (H a g e r.) — Ein Gemenge gleicher Teile Lindenblüten und Stiefmütterchenkraut. (W i t t s t e i n.)

Kräuterwein Salus „mit der Nonne", erhältlich in der L u d w i g s - A p o t h e k e in München, soll aus: Tarrag.-Portwein 3333,o, Weingeist 166,o, Zitronenschalen 2,5, Pomeranzenschalen 2,o, Flieder 1,o, Kümmel, Anis, Wacholderb., Karduibenediktenkraut, Rosmarin, Melissenbl. je 0,75, Angelika, Enzian, Galgantw., Kamillenbl., Koriander, Pfefferminzbl., Kanehl je 0,5, Quendel 0,25 bestehen.

Kräuterwein von Hubert U l r i c h enthält 0,27% Mineralbestandteile, 8% Weingeist, 9% Glyzerin, 3,5% Traubenzucker, 0,5% freie Säure und Spuren von Essigsäure und Eisen, außerdem vermutlich Jalapenharz. (Chem. Zentralstelle f. öff. Gesundheitspflege in Dresden.) — Nach anderen Angaben soll er ein Auszug aromatischer Pflanzenstoffe sein, der mit Hilfe von Alkohol, Glyzerin, Ebereschensaft, Malaga und Rotwein bereitet wird.

Die Krebskur von Dr. L. T. L e a c h bseteht aus folgenden Mitteln: B l o o d R e n o v a t o r , ein bitterer Schnaps. C a n c e r o i l, Baumwollsamenöl. S p e c i a l G e r m K i l l e r a n d D e s i n f e c t a n t ist eine stark verdünnte Kresollösung. R o t e ü b e r z u c k e r t e P i l l e n , welche Natriumbikarbonat, Ferrosulfat, Capsicum und Glykose enthalten. Prescription 16 ist eine opiumhaltige Flüssigkeit. Healing Salve besteht aus Borsäure, Wismutsalzen und Vaselin. Day-Oil ist Ichthyol. De Vit Oil ist eine 34% Arsen enthaltende Ätzpaste. (Pharm. Zentr.-H.)

Kredibilit ist ein Kuchen aus Weizen-, Gersten- und Roggen- abfällen, Viehsalz und Gewürzen. (Unters.-Amt Pommritz.)

Dr. Krells Tinktur siehe Pilocarpin.

Krelution und **Kremulsion** von Dr. H. Noerdlinger in Flörs- heim a. M. sind Kresolseifenpräparate. Ersteres ist eine Lösung mit 6% Kresolen, welche aus Derizinseife hergestellt wird und grüne wässerige Mischungen gibt. Krelution soll als Wundanti- septikum Anwendung finden. Kremulsion ist ein mit Harzseife emulgierbar gemachtes Kresolpräparat, welches mehr in der Tier- praxis als Waschmittel, Räudebad usw. gebraucht werden soll.

Kremulsion siehe Krelution.

Kreolin, flüssiges, erhält man nach E. Baroni durch Erhitzen von 20 T. gepulvertem Kolophonium mit 90 T. Natronlauge (spez. Gew. 1,333), bis sich eine Seife gebildet hat, der man bei 70—80⁰ nach und nach 780 T. Teeröl unterrührt. Man er- hitzt dann das Ganze auf 100⁰, bis sich eine feine Haut auf der Oberfläche gebildet hat, gießt durch und läßt gut bedeckt erkalten.

Kreolin, festes, nennt Baroni eine Mischung aus 7 T. venezia- nischem Terpentin, 60 T. Kolophonium, 80 T. Rindstalg, 90 T. Natronlauge (spez. Gew. 1,333) und 750 T. Teeröl (spez. Gew. 1,03—1,035), die wie vorher angegeben behandelt wird. Man erhält dabei eine seifenartige Masse, die sich im Wasser zu einer alkalisch reagierenden Emulsion löst, aber auch direkt als anti- septische Seife Anwendung finden kann.

Kreosozon, ein Konservierungsmittel und Antiseptikum, ist verdünnte Schwefelsäure (1—4 : 100).

Krepin von E. H. Bovend in Crefeld ist eine Flüssigkeit, welche gärtnerische, sowie land- und forstwirtschaftliche Schäd- linge töten soll und besteht aus Alkohol, Wasser und Salizyl- säure. (Reidemeister.)

Kresulfol von J. D. Riedel A.-G. in Britz-Berlin ist ein Mittel zur Großdesinfektion, welches aus 1 T. Kresol und 2 T. kon- zentrierter Schwefelsäure besteht. Es wird in dreiprozentiger wässeriger Lösung angewendet.

Kreuznacher Katarrhpastillen enthalten neben Kreuznacher Salz noch Menthol und Anästhesin. Sie dienen zur Behandlung leichter Halsentzündung, Schluckbeschwerden, Atemnot und Schwellungen der Pharynx, auch gegen Bronchial- und leichten Magenkatarrh.

Kreuznacher moussierender Quellzusatz besteht in der Hauptsache aus schwefelsauren und zitronensauren Alkalien. Er dient als mildes Abführmittel, Schleim- und Harnsäure lösend, bei Magen- und Darmkatarrh.

Kreuznacher Seifen von Dr. Karl A s c h o f f in Kreuznach enthalten die natürlichen Salze der Kreuznacher Mutterlauge, und zwar gibt es a) Basisseife (Kinderseife), welche für sehr empfindliche Haut ganz milde ist und vielfach als Toiletteseife gebraucht wird. Außer den Bestandteilen der Mutterlauge enthält b) Nr. I 1,5% Jodsalze, c) Nr. II 1,5% Jodsalze und 3% Schwefel in feinster Verteilung, d) Nr. III 1,5% Jodsalze und freies Ätznatron, e) Nr. IV 1,5% Jodsalze und Teer, f) ist eine flüssige Seife und g) Nr. V enthält die Bestandteile von Nr. 1 und 25% Ichthyol.

Kreuzschutz, ein Prophylaktikum gegen Gonorrhoe, soll bestehen aus Therapogen, Lanolin und Vaselin.

Krinochrom von K a r i g in Berlin, Haarfärbemittel, besteht aus I. einer Lösung von 10,0 Pyrogallussäure in einem Gemisch aus je 500,0 rektifiziertem Holzessig und Weingeist, II. einer Auflösung von 30,0 Höllenstein in 900,0 destilliertem Wasser und soviel Salmiakgeist, daß der anfänglich entstehende Niederschlag wieder gelöst wird. (H a g e r.)

Kritallpulver ist durch Umrühren in der Krisstallisation gestörte und in Form von Toiletteseifenstücken gebrachten Soda. (Z w i e k.)

Krokotropfen gegen Menstruationsstörungen, bilden eine schwarzbraune Flüssigkeit, die im wesentlichen der Tinct. Ferri pomata entspricht. (R ö h r i g.)

Kron-Essenz siehe Wunder-Kron-Essenz.

Kronenessenz wird eine deutsche Spezialität genannt, welche in ungemein großen Mengen nach Südamerika exportiert wird und zu deren Bereitung nachstehende als die Original-Vorschrift gilt: Rhiz. Zedoariae, Rad. Rhei., Rad. Gentian., Rhiz. Galangae, Rad. Angelicae je 4,0, Agaric. alb. 3,0, Myrrha 5,0, Camphor. 4,0, Aloe 30,0, Theriak. 4,0, Succus Liquir. 20,0, Hb. Cardui Benedict. 10,0, Alkohol 80% q. s. ad 1000,0 Kolatur.

Kronenessenz, Altonaer (auch Kronenessenz oder M e n a d i e - s c h e oder A l t o n a i s c h e W u n d e r - K r o n e s s e n z) besteht im wesentlichen aus einem alkoholisch-wässerigen Auszug von Aloe, Myrrha, Enzian, Safran und einigen anderen indifferenten Aromaticis. (A u f r e c h t.)

Kronenkaffee, angeblich aus indischen Bohnen und Kraftmalz zusammengesetzt, besteht aus roten Rüben, Roggen, geröstetem altem Brot und Zichorien.

Kropfbalsam, echter Schweizer, der Hirschapotheke Straßburg, ist eine hellgelbe feste Salbe, nach Gaultheriaöl riechend. Die Hauptbestandteile sind: Fett 40 T., Seife 37 T., Jodkalium 10 T. (R ö h r i g.)

Kropfhalsband siehe Halsband.

Kropfmittel der Wwe. Elise Büchner geb. Groscurth in Arnstadt besteht aus 28 g eines groben grauen Pulvers, welches auf 6 Monde oder 42 Abende gewisser Tage (bei abnehmendem Monde) ausreichen soll. Die chemische Analyse ergab Schwammkohle 40%, Zucker 33% und Steinmark 27%. (Hager.)

Kropfpulver von F. W. Gruse in Berlin besteht aus 100,0 Kochsalz, 40,0 Schwefelblumen, 100,0 Sem. Foenugraec., 100,0 Wacholderbeeren, 20,0 Enzianwurzel und 20,0 Fenchel. (Hager.)

Kropfwasser ist eine durch Zucker versüßte und mit Zimt und Pomeranzenschalenöl aromatisierte Lösung von 1 T. Jodkalium in 200 T. Wasser. (Schmidt.)

Krüsch-Brot für Diabetiker, soll 8—12% Kohlehydrate enthalten.

Kryptomalt wird durch Aussaat von Sporen des Maisschimmels auf stärkemehlhaltige, in Wasser verteilte Stoffe erhalten. Der wässerige Auszug soll zur Bereitung der Würze oder zur Verzuckerung der Stärke in Brauereien und Brennereien gebraucht werden.

Krysol, ein Desinfektions- und Ungeziefermittel, ist eine Formaldehyd und Kresol enthaltende Seifenlösung. (Pharm. Ztg.)

Krystallschöne zum Klären von Wein besteht aus etwa gleichen Teilen Gelatine und Alaun. (J. Neßler.)

Krystallstaub ist eine auf mechanischem Wege zu sehr feinen blattförmigen Teilchen verarbeitete Legierung von Kupfer und Zinn mit äußerst feinen scharfen Kanten.

Kteinokapseln, ein Antigonorrhoikum. Der Inhalt der Kapseln besteht aus Extr. fld. Kawa-Kawa 50%, Extr. fld. Cubebarum 40% und Ol. Santali 10%. (Berl. Klin. Wochenschr.)

Küchenessenz ist Benzaldehyd in alkoholischer Lösung. (Schweißinger.)

Küchenmeisters Bandwurmkapseln enthalten 0,2 g Koffein, 1 g Pelletierin, 5 g Kamala und 5 g Rizinusöl.

Küchlers Blutreinigungs- und Magentropfen enthielten Wermut und Aloe. (Behre.)

Dr. Kuhlmanns magnetisch-heilkräftig bereitetes Wasser soll durch körperlichen Magnetismus heilkräftig gemachtes Wasser sein.

Kühlwachs, Ed. Hegers, in Jauer, **Hegersalbe,** ist eine Mischung aus Fett, Wachs und Fichtenharz. (Hager.)

Kuhnkes Kälberruhrmittel scheint nach einer Untersuchung von F. Zernik ein Gemisch von Tannalbinum veterinarium oder ähnlichem Tannineiweißpräparat und Roggenmehl zu sein.

Kühns Gesichtscreme Vional ist parfümierte Zinksalbe, in der 0,1% Blei als Verunreinigung gefunden wurden. (Pharm. Ztg.)

Kulla's Flechtenmittel s. Flechtenmittel.

Kummerfeldsches Waschwasser siehe Waschwasser.

Kunstkaffee von Paul G a s s e n sind künstliche, den gebrannten natürlichen Kaffeebohnen sehr ähnliche Bohnen, welche enthalten 2,26% Wasser und Feuchtigkeit, 2,78% Ätherextrakt, 27,58% Wasserextrakt, 11,46% stickstoffhaltige Bestandteile (aus Lupinen herrührend) 1,94% Zucker, 1,77% Asche, 0,55% Koffein (aus Kolanüssen); die Glasur enthält viel eisenblaufärbenden Gerbstoff mit Karz. — K. P o r t e l e fand 1,46% Wasser und bei 100° flüchtige Substanzen, 2,53% Asche, 13,93% stickstoffhaltige Substanzen, 3,80% Ätherextrakt, 15,83% aschenfreie Rohfaser, 62,45% sonstige stickstofffreie Extraktivstoffe, 0,85% Gerbsäure, 0,71% Rohrzucker, 0,071% Koffein, 21,53% durch siedendes Wasser auslaugbare Stoffe, 50,02% durch Kochen mit verdünnter Schwefelsäure in Zucker überführbare Substanzen.

Kunstmehl oder **Kunstweiß** von H e e r e m a n s & Co. in Rotterdam den Mühlenbesitzern der Rheinprovinz anempfohlen, ist Gips.

Kupferkalkpulver von H. A s c h e n b r a n d t in Emmendingen, gegen Blattkrankheiten, wird nach D.R.P. Nr. 65755 dargestellt, indem Kupfersulfat und gelöschter Kalk zusammen auf 100° C. erhitzt werden.

Kupferlecithin ist eine mit Alkohol ohne Fett hergestellte Salbe aus einer Verbindung von Kupferchlorid und Lecithin.

Kuriator aus C e d e r r o t h s Fabrik in Gefle soll gegen Husten, Heiserkeit, Asthma usw. helfen. Bestandteile: Honig, mit Wasser verdünnt, Spuren Kampfer. (M ö r n e r.)

Kurol enthält Kleie und Bockshornklee, 1,60% Viehsalz, 2,33% Futterkalk, 14,52% Schwefel, 20,16% Glaubersalz. (Unters.-Amt Wien.)

Kwiets Lebenselixir ist ein Gemisch von Rhabarbertinktur, Arnika, Zwitterwurzel, Safranextrakt, Zucker und Alkohol. (Chemnitzer Unters.-Amt.)

Kwizdas Restitutionsfluid besteht aus Kampfer 1,5%, Lorbeeröl 1,5%, Salmiakkgeist 1%, Äther 3%, Arnikatintur 3%, denaturiertem Spiritus 90%. (Pharm. Ztg.)

Kyl-Kol, ein angebliches Kohlesparmittel, besteht im wesentlichen aus Salzen (Kochsalz). Durch die gelbe Flamme dieser Salze wird wohl nur eine lebhaftere Feuerentwicklung vorgetäuscht. (B e h r e.)

Kytoskopcreme, ein Gleitmittel der K a i s e r F r i e d r i c h - A p o t h e k e in Berlin, besteht aus eingedicktem Glycerin und Tragant.

Laabpulver von W i t t e soll ein dem Pepsin analoges Extrakt aus Labmagen sein.

Laboda-Dragées gegen Husten, Heiserkeit u. dgl. der Ferromanganingesellschaft in Frankfurt a. M. sind verzuckerte und rosagefärbte Pillen, deren Kern aus einer Verreibung von Menthol und einem ätherischen Koniferenöl (Oleum Pini silvestris oder dgl.) mit Zucker besteht. (G r i e b e l).

Lacpinin besteht aus einer 10% Öl enthaltenden Fichtennadelemulsion. (Pharm. Ztg.)

Lactéol sind weiße Tabletten, die aus 99 Teilen chemisch reinem Milchzucker und einem Teil zentrifugiertem Milchferment bestellen sollen. Das Medizinalamt in Hamburg hat hinsichtlich der Zusammensetzung von Lactéol erklärt, eine Tablette enthalte etwa 0,007 g Milchsäureferment. (Pharm. Ztg.)

Lactin von G r o b und K u n z in Wattwyll soll die Kuhmilch der Frauenmilch ähnlich machen und ist roher Milchzucker. (V o g e l.) — Die Fabrikanten bemerken zu diesem Befunde, daß ihr Fabrikat 2,59% Aschenbestandteile enthalte, während gewöhnlicher Milchzucker nur bis 0,4% Asche liefere.

Lactina, schweizerische, von P a u s c h a u d & Co. in Vivis, künstliche Milch zur Ernährung junger Tiere, ist ein Gemisch von 43 T. Leinsamenkuchen, 50 T. Mais-, Hafer- oder anderem Getreideschrot, 4 T. Kochsalz, 3 T. Futterknochenmehl und etwas Fenchelöl. (N e ß l e r.) — Besteht hauptsächlich aus Hülsenfrucht- und Leinsamenmehl, außer welchem sie noch etwas Mais-, Getreide- und Reismehl, Knochenphosphat und als Aroma Fenchelöl enthält. (Fr. B e r n e c k e.)

Lacto siehe auch Lakto.

Lacto-Antiseptine sind Bacillus bulgaricus enthaltende Tabletten. (Pharm. Ztg.)

Lactine ist reines Kokosnußfett.

Lactobacilline, nach Prof. M e t c h n i k o f f s Angaben hergestellt, gegen Magen- und Darmleiden empfohlen, wird als eine Mischung von Milchkeimen bezeichnet. Fabrikant: Sozietät „Le Ferment" in Paris, 77 rue Denfert Rochereau. (Pharm. Ztg.)

Lactobyl, Tabletten, werden hergestellt aus Gallenextrakt, Milchsäureferment und Agar-Agar. Gegen chronische Verstopfung, Darmentzündung usw. (Pharm. Ztg.)

Lactochol, Tabletten, enthalten Milchsäureferment und Gallenextrakte. Empfohlen gegen infektiöse Darmentzündungen, Verdauungsstörungen usw. (Pharm. Ztg.)

Lacto-Eipulver siehe Eikonserven.

Lactoferrol-Kuptsche ist Milch mit einem gegenüber der normalen Milch auf das Zehnfache (von 0,002% auf 0,02%) erhöhten Eisengehalt. Das Präparat wird sterilisert in Flaschen in Rußland in den Handel gebracht. (Chem. Ztg. Repert.)

Lactolavol wird ein nach Angabe von Dr. C u k o r hergestelltes Bidet-Toilettemittel genannt, das aus Flüssigkeit und Seife besteht.

Lactopepsin besteht aus 240 T. Milchzucker, 48 T. Pepsin, 36 T. Pankreatin, 3 T. Diastase, 4 T. Milchsäure und 4 T. Salzsäure, ein sowohl auf Eiweiß wie auf Stärke nur schwach verdauend einwirkendes Pulver englischer Abstammung.

Lactor-Generator und **Rad-Jo.** Über die Zusammensetzung dieser beiden zur Erleichterung der Entbindung empfohlenen Präparate macht der Hersteller, Dr. med. H e y , in einem Rundschreiben folgende Angaben (Ärztl. Vereinsblatt 1908, S. 968): R a d - J o besteht aus: Fruct. Carv. pulv., Fruct. Anis. pulv., Rhiz. Graminis, Rad. Valerian., Herb. et Fol. Meliss., Cort. Salicis pentand. aa 1,o, Fruct. Jugland. immat. 10,o, Pulp. Tamarind. 6,o, Sem. Lini pulv. 15,0, Extr. Cascar. Sagrad. 1,5, Cort. Frangulae 2,5, Acid. citric. 2,o, Mel. natur. 5,o, Sacch. alb. 10,o, Alkohol 6%. — L a c t o r - G e n e r a t o r soll nicht nur aus dem Saft der westafrikanischen Pflanze „Lactoferrin Hey" bestehen, wie früher angegeben wurde, sondern auch den Saft der Carica Papaya enthalten. — **Rad-Jo** besteht nach R e i ß i g im wesentlichen aus Pulpa Tamarindorum cruda! (Ärztl. Vereinsbl.) Der Reg.-Präsident von Wiesbaden warnte im März 1909 vor Bezug und Anwendung der Dr. Heyschen Präparate! Die staatl. Hamburger Entbindungsanstalt hat das Rad-Jo für wirkungslos erklärt.

Laculat von C. A. B ö h r i n g e r Sohn in Niederingelheim a. Rh. ist Aluminium lacticum in fester Form.

Lahmanns Nährsalzextrakt besteht aus 28,32% Wasser, 4,9% Eiweiß, 3,91% weiteren Stickstoffkörpern, 9,14% Apfelsäure, 41,77% stickstofffreien Extraktstoffen und 12,06% Mineralstoffen. Es ist aus Pflanzenstoff hergestellt, Konsistenz, Geruch und Geschmack ähneln dem Fleischextrakt.

Lahmanns vegetabile Milch ist aus Mandeln und Nüssen unter Zusatz von Zucker hergestellt.

Lahusens Jodeisen-Lebertran. Hierzu veröffentlichte C. H a m s c h e r folgende Vorschrift: Ferr. pulv. 1,o, Alkohol 1,o, Jodi puri 2,05 werden gelinde erwärmt, nach der Reaktion werden zugefügt: Alkohol 3,o, worauf man in Ol. Jecor. Aselli 1000,o hineinfiltriert.

Lait d'Apy, konzentrierte Kräutermilch zur Erzielung einer schönen Büste usw. von M. L u p e r in Paris ist fein parfümierte Benzoetinktur. (S c h w e i s s i n g e r.)

Lait de Hébé, ein Sommersprossenmittel, wird wie folgt dargestellt: 250,o Marseiller Seife werden in 500,o Wasser, welchem etwas Pottasche zugesetzt ist, gelöst und solange Bittersalzlösung hinzugefügt, als noch Seife ausgefällt wird. Der Niederschlag wird gesammelt, abtropfen gelassen, mit 900,o Alkohol von 33% angerührt und 15,o Benzoesäure, 15,o Sternanisöl, 5,o Kümmelöl,

5,o Verbenöl, 15,o Zitronenöl, 5,o Thymianöl und 10,o Tolubalsamtinktur zugesetzt.

Lait de Manilla gegen Sommersprossen enthält Borax, Kupfer, Benzoetinktur und Bittermandelöl. (D u b r i s a y u. C h a t i n.)

Lait de Ninon gegen Sommersprossen enthält Wismut und Zink.

Lait des Perles, ein Kosmetikum, besteht aus 120,o etwas Schleim haltendem Regenwasser und 15,o Bleiweiß. (D r a g e n d o r f.)

La-Kama ist ein Wurmmittel, das in Kapseln in zwei Stärken in den Handel gebracht wird. 1. S c h w a c h: jede Kapsel enthält 1,25 g Kamala und 0,1 g trockenes Granatwurzelrindenextrakt. 2. S t a r k: jede Kapsel enthält 1,5 g Kamala und ebenfalls 0,1 g trockenes Granatwurzelrindenextrakt.

Läkerol nennt F. A h l g r e n in Gefle sein „Antiseptikum" gegen Luftröhrenkatarrh, Hexenschuß usw.; es besteht aus 45% Alkohol, 7% Essigäther, 2% ätherischem Öl, 1,5% Essigsäure, 1,5% Chinosol, 1% Glyzerin und Wasser q. s. (M ö r n e r.)

Lakmébalsam soll eine konzentrierte Chininlösung in Salbenform sein. Der Chiningehalt beträgt nach Angabe des Herstellers 21%, davon der größere Teil (= 15,8%) als Chininbromid enthalten ist. Daneben werden als Bestandteile angegeben Thymol, Eugenol je 2,o, Kampfer, Eucalyptol je 3,o.

Lakolin von E. D r e s e l in Berlin, Fleischerhaltungsessenz, enthält in 1 Liter 6,8 Kaliumsulfat, 17,6 Natriumsulfat, 212,o Natriumbisulfit und 96,o Natriumsulfit, sämtlich als wasserfreie Salze berechnet, 25,o Glyzerin, 6,o krist. Borsäure und 3,6 Eisenchlorid. (P o l e n s k e.)

Lactocordin ist gewöhnliches Wasserstoffsuperoxyd. (B e y t h i e n.)

Laktokolle, ein Weinklärungsmittel französischen Ursprungs, enthält nach H a a s als wirksame Substanz ca. 77% Kasein.

Lakto-Malton-Präparate, zur Hautpflege und als Nahrungsmittel empfohlen, sollen aus Mandelmilch und Malz bestehen.

Laktoserum oder **Blondels Serum** wird Milchserum genannt, welches aus Kuhmilch gewonnen wird, indem man dieselbe durch eine Säure koaguliert, das Filtrat mit Soda neutralisiert, durch Porzellanfilter filtriert und unter Kohlensäuredruck in kleine sterile Gläschen abfüllt. Subkutan injiziert setzt es den Blutdruck herab. Man wendet es in Dosen von 10 ccm ein- bis zweimal täglich an, kann aber auch bis zu 50 und 60 ccm täglich steigen.

Lallemand's Tee siehe Blutreinigungstee L.'s.

Lamma-Pulver der St. T h o m a s - A p o t h e k e in Berlin SO. stellen im wesentlichen ein Gemisch aus ungefähr gleichen Teilen Bromnatrium und Bromammonium dar. (L e n z und L u c i u s.)

Lämmerlähme-Mittel S e e r s Nr. I ist ein grobes Pulver, bestehend aus Kalmuswurzel 50,o, Angelikawurzel 100,o, Kamillenpulver 160,o, schwefelsaurem Kalium 60,o, Eisenvitriol 120,o, rotem und weißem Bolus 60,o, grauem Schwefel 120,o, Kräuterpulver 200,o und Hagebuttenkörner 15,o. Nr. II ist ein feines Pulver aus 1 T. Kampfer und 8 T. Aloe gemischt. (P e t e r s.)

Lammersdorfsche Universal-Frostwundencreme von Franz L a m - m e r s d o r f in Haselünne in Hannover dürfte lediglich aus Malzextrakt (1) bestehen. (Z e r n i k.)

Lamorini und **Clorcorin**, zwei Reinigungsmittel für Bierpressionen, sollen aus gepulvertem Ätznatron bestehen. (K r e i s.)

Lampes Heilmittel siehe Kräuterheilmittel.

Lamperts Balsam siehe Gichtbalsam.

Lamperts Pflaster siehe Heil- und Zugpflaster.

Lampetropfen siehe Kräuterheilmittel.

Landsbergers Gichtwasser enthält pro dosi (1 Wasserglas voll) 2 g Citarin in kohlensaurem Wasser gelöst. Fabrikant: Dr. L a n d s b e r g e r & Dr. L u b l i n in Berlin SW.

Dr. Landsbergers Hämatogen-Pralinés enthalten 50% Hämoglobin-Eiweiß. Fabrikant: Dr. L a n d s b e r g e r & Dr. L u b l i n in Berlin SW.

Lanesin der vereinigten chemischen Werke in Charlottenburg besteht in der Hauptsache aus Lanolin und Aluminiumazetat und wird als Insektenstift verwendet.

Langbeins Symphonbalsam besteht im wesentlichen aus parfümiertem Schwefelbalsam, d. h. einem Gemisch von Schwefel und Leinöl. (B e y t h i e n.)

Lanoleum von B u m , Schmiermittel, Ersatz für Öl, ist ein Kalkwasserliniment.

L'Antésite-Perrot und **Pocket-Boisson** bestehen aus eingedickten Auszügen von Süßholz und Pfefferminz, versetzt mit Pfefferminzöl. Beide Erzeugnisse sind zur Herstellung von durstlöschenden Getränken bestimmt. (Nachr. f. Zollst.)

Lapenaform ist ein Desinfektionsmittel zur Wundbehandlung, das eine nach Amylazetat riechende Lösung von Aluminiumformiat und Formaldehyd ist. Im allgemeinen genügen Mischungen mit 1—5% Gehalt. Darsteller: Chem.-techn. Laboratorium von Apotheker E n g e l h a r d t in Augsburg III.

La Phosphatose, ein Heilmittel gegen Rachitis der Tiere, besteht aus einem Gemenge von neutralem und einfach-phosphorsaurem Kalk mit einem Zusatze von etwas Fenchel und Baldrianwurzel. (Nachr. f. Zollst.)

Lapis-Bitter-Elixier von Richard L o r e n t z vorm. G. W. Fritze in Wiesbaden enthält nach dem Untersuchungsbefunde Weingeist 24,5 Vol.-%, Aloe und Curcuma. Es soll noch vorhanden sein nach Angabe des Herstellers: Acorus Calamus, Alpin. galanga, Gentiana purpurea. (R ö h r i g.)

Lapis-Bitterlikör Hans Stamms gegen Gallensteine bildet eine spirituöse dunkelbraune Flüssigkeit mit Geruch und Geschmack eines Magenbitters, in der mit Bestimmtheit Aloe und Curcuma nachgewiesen wurden. (Röhrig.)

Lapis antifebrilis siehe Fieberstein.

Lappsches Bier aus Leipzig enthält: Gesamtextrakt 9,80%, Maltose 5,73%, Aschensalze 0,212%, Gesamt-(Milch-)Säure 0,225%, Phosphorsäure 0,0766%, Stammwürze 19,60%. Alkohol fehlt. Fremde Bitterstoffe und Konservierungsmittel sind absolut abwesend. (Niederstadt.)

Lapsasalbe gegen Krätze besteht aus 1 g Karbolsäure, 2 g weißem Quecksilberpräzipitat, 2 g Perubalsam, 5 g Lanolin, 50 g gelber Vaseline.

Laricol enthält die wirksamen Bestandteile des gereinigten Teers aus Nadelhölzern. Darsteller: E. Mechling, Fabrik pharm. Präparate in Mülhausen i. E.

Larixolin von L. Reisberger in München, ein Ersatz für Terpentinöl, ist ein Gemisch aus Petroleum und Kampferöl vom spez. Gew. 0,8535. (Polytechn. Notizbl.)

Larosan, ein Nährpräparat, ist eine Kaseinkalziumverbindung. Hersteller: Hoffmann, La Roche & Co. in Grenzach und Basel.

La Ruline, Eau foudroyante, ein Insektenvertilgungsmittel, enthält etwa 38% Petroleum und eine parfümierte, wässerige Lösung von Kochsalz und Salpeter. (Nachr. f. Zollst.)

Larvicid, ein Anilinfarbstoff, wurde zur Tötung von Insektenlarven in den Sümpfen empfohlen.

Laskers Diabetestee s. Diabetestee.

Latons Remedy gegen Gicht und Rheumatismus besteht hauptsächlich aus Herbstzeitlosen-, Nelken-, Spanischpfeffer- und Benzoetinktur.

Latons Gichtlikör siehe Gichtlikör.

Laudanon ist ein Kombinationspräparat verschiedener Opiumalkaloide.

Laudopan Dr. Haas besteht aus einer Mischung der Hauptalkaloide des Opiums als wasserlösliche mekonsaure Salze.

Laudopan-Glycopon ist eine Kombination von Laudopan und Glycopon und enthält die Gesamtalkaloide des Opiums, und zwar bei Laudopan als Mekonate, bei Glycopon als Glycerophosphate. Das Präparat kommt sowohl in Form von Ampullen in 2prozentiger Lösung, wie auch als Tabletten in den Handel. Hersteller: Temmler-Werke in Detmold.

Laudoteman ist ein Hypnotikum, Sedativum, Analgetikum und kommt in Granulaform in den Handel. Vier Granula enthalten:

Natr. diaethylbarbituric. 0,15 g, Laudopan 0,01 g. Hersteller: T e m m l e r -Werke in Detmold.

Lauensteins Antihämorrhinsalbe soll bestehen aus: Adeps Butyri praep. 10,o, Paraff. solidi 0,2, Flor. Verbasci sbt. plv. 2,5 und Ol. Rosae gutt. $^1/_4$. — **Antihämorrhintee** besteht aus Herba Millefol., Herba Bursae past., Flor. Verbasci und Rad. Liquir. je 20,o, Fol. Sennae Spir. extr. 10,o. (Pharm. Ztg.)

Lauers Gebirgstee siehe Harzer Gebirgstee.

Lauersches Pflaster siehe Heil- und Wundpflaster.

Lausers Hustentropfen von L a u s e r in Regensburg bestehen aus 3 Tropfen Anisöl, 3 g Senegaaufguß (8:100), 3 g Arnikatinktur, 3 g Lakritzensaft, 3 g Pimpinelltinktur und 0,07 g Kampfer. Nach J. K o c h s dürften die Tropfen in der Hauptsache aus einer wässerigen Lösung von Süßholzsaft, einer Abkochung der Senegawurzel, aus etwas Liqu. Ammon. anisatus und wenig Salmiak bestehen.

Lausers Magenpulver, dargestellt im Chem. Laboratorium L a u - s e r (Inh. Dr. med. Lauser) in Regensburg, enthält nach Angabe des Fabrikanten: Wismutnitrat 20,o, gepulverte Ingwerwurzel 5,o, Schwefelnatrium 10,o, Calciumkarbonat 10,o, kohlensaure Magnesia 15,o, Kochsalz 8,o, gepulverte Lindenkohle 10,o, doppeltkohlensaures Natrium 40,o, sibir. Bibergeil 0,2. — Nach J. K o c h s besteht das Magenpulver au- Natrium bicarbonic. 23,62%, Natrium sulfuricum sicc. 18,08%, Magnesium carbonicum 22,25%, Calcium carbonic. praecip. 22,38%, Carb. Ligni pulv. 3,34%, Rhiz. Zingiberis pulv. 3,09%, Gummi arabic. pulv. etwa 0,81%, Bismutum subnitricum 0,42%, Natrium chloratum 0,48%, Wasser 4,15% (wahrscheinlich als Kristallwasser vorhanden), Eisenoxyd und wenig Tonerde 0,87% (Verunreinigung?).

Lavarol-Essenz, Dr. Gallehs Safety, antiseptische Waschungen und Spülungen für die intime Toilette, ist eine schwach spirituöse Auflösung von etwa 5% Oleinseife mit Zusatz von Formalin, Farb- und Geruchstoffen. (R ö h r i g.)

Lavasine stellt eine rotgefärbte, bröcklige, angenehm riechende, stark wasserhaltige Masse dar, die aus Wasser, Reisstärke, Nadelholzmehl, Kasein, Neutralfett, geringen Mengen eines nicht verseifbaren, petrolätherlöslichen Bestandteils (Mineralöl) und sehr geringen Mengen von Formaldehyd, ätherischem Öl und Eosin besteht. (Pharm. Ztg.)

Lavillesche Pillen siehe Pilules.

Lavilles Gichtpillen siehe Gichtpillen.

Lavendelwasser der Königseer Olitätenhändler (Eau divine de Lavande) besteht aus 1,o Thymianöl, 2,5 Kassiaöl, 4,o Rosmarinöl, 5,o Nelkenöl, 20,o Zitronenöl, 10,o Lavendelöl, 50,o Bergamottöl, 2,5 Essigäther, 10,o Moschustinktur und 500,o Spiritus.

18*

Lavender Ammonia for Smelling Bottles, Lavendel-Riechfläschchen. Man bereitet sich eine Lösung aus 250,o Alkohol, 10,o Lavendelöl, 10,o Bergomottöl, 4,75 Nelkenöl, 4,75 Ceylonzimtöl, 1,o Rosenöl, 10,o Moschustinktur und 250,o Ätzammoniak. Mit dieser Lösung wird das in den Flaschen befindliche Ammoniumkarbonat (in Stückchen) übergossen.

Lavonat von E l k a n Erben in Berlin, ein Präparat zu Scheidenspülungen, ist ein Gemisch aus Natriumperborat und Natriumpyrophosphat. Es gibt mit Wasser eine borax- und natriumpyrophosphathaltige Wasserstoffsuperoxydlösung. (Med. Klin.)

Laxan besteht aus Tabletten mit 0,1 Phenolphthalein und 0,3 vanillierter Kakaomasse.

Laxanin-Abführschokolade von Dr. R. R e i ß in Charlottenburg ist eine aromatisierte Rizinusölschokolade mit 0,1 g Phenolphthalein.

Laxativtabletten siehe Limosantabletten.

Laxaphen von P a r k e , D a v i s & Co. in Detroit ist ein phenolphthaleinhaltiger Sirup mit Schokoladengeschmack.

Laxiertropfen der Königseer Olitätenhändler werden erhalten durch Digestion und Filtration von 750,o g Jalape, 250,o Aloe, 50,o Lakritzensaft und 15,o venezianischer Seife in 10—11 l 60prozentigem Weingeist. (R i c h t e r.)

Laxinkonfekt, ein Abführmittel, wird aus Apfelmark bereitet und enthält als wirksamen Bestandteil 0,12 g Phenolphthalein. (Pharm. Ztg.)

Laxipomin der Hofapotheke Salzburg ist ein mit Fruchtgelee bereitetes Abführmittel.

Laxogran ist weißer, ausländischer Senfsamen mit dünnwandiger Samenschale, der mit einem Abführmittel pflanzlicher Herkunft überzogen ist. (Vierteljahrsschr. f. prakt. Pharm.)

Lazarus-Gicht- und Rheumatismusseife von K. F r i t s c h in Dresden 6 ist parfümierte Natronseife. (Z e r n i k.)

Lazarus-Hygiol-Gichtseife enthält 2,4% Kampfer und erhebliche Mengen Meerzwiebel. (B e y t h i e n und H e m p e l.)

La Zyma (C o m p r i m é s Z y m a) ist die Bezeichnung für ein von der Aktiengesellschaft L a Z y m a Bactériologie industrielle in Clarens-Montreux (Schweiz) hergestelltes Gallensteinmittel. Wie aus dem Prospekte der Firma ersichtlich ist, soll das Mittel folgende Bestandteile enthalten: Natrium choleinicum, Carduus marianus, Taraxacum, Nasturtium und China. A u f r e c h t fand darin viel Kartoffelstärkekörner, aber weder choleinsaures Natrium noch andere Gallenbestandteile. Auch die für Carduus marianus, Taraxacum, Nasturtium und China charakteristischen Elemente ließen sich auffinden.

Leachs Krebsmittel siehe Krebskur.

Lebendige Kraft siehe Albersdorfer Heilverein.

Lebensbalsam oder **Wiener Balsam,** ein Volksheilmittel, ist eine Mischung aus ungefähr 100,o Tinct. Aloe comp. und je 5,o Myrrhentinktur und Guajaktinktur.

Lebensbalsam Dr. R o s a's, aus der Apotheke Zum schwarzen Adler in Prag, ist eine Tinktur aus 10,o Aloe, 4,o Myrrhen, 2,o Rhabarber, 2,o Enzian, 2,o Zitwerwurzel, 2,o Galgant, 2,o Lärchenschwamm, 2,o Safran, 1,o Anis, 1,o Wacholderbeeren, 5,o Theriak und 3,o Zucker mit 200,o Spiritus und 100,o Wasser. (H a g e r.)

Lebenselixir von S i j b i l l e ist ein Auszug abführender Drogen, Frangularinde, Sennesblättern oder Rhabarber, mit Zimttinktur und Eau de Cologne gemischt.

Lebensessenz des Apoth. D u n k e l in Kötzschenbroda ist ein mit Wasser verdünnter Rum, in welchem ein Pflanzenextrakt aufgelöst ist. (Karlsr. Ortsges.-Rat.)

Lebensessenz, Augsburger, von K i e s o w in Augsburg, besteht aus einem Mazerat von je 6 T. Rhabarber, Enzian, Safran, je 8 T. Zitwerwurzel, Lärchenschwamm, Myrrha, Theriak und 32 T. Aloe mit 860 T. Franzbranntwein. (E t t i.) — D r e s c h e r gab in der Pharm. Ztg. folgende Vorschrift: 15,o Quassiaholz, 15,o Pomeranzenfrüchte, 10,o Pomeranzenrinde, 10,o Rhabarber, 10,o Aloe, 5,o Zedoarienwurzel, 5,o Enzianwurzel, 5,o Alantwurzel, 5,o Lärchenschwamm, 2,5 Safran, 2,5 Myrrhen, 320,o Malagawein, 480,o Sprit von 80% werden 14 Tage in einer mit Blase verbundenen Flasche an einem mäßig warmen Orte stehengelassen, abgeseiht, ausgepreßt und filtriert. Dem Filtrat fügt man 20,o Sirupus simplex und 50,o Ananasessenz zu.

Lebensessenz, Dr. F e r n e s t s von C. L ü c k in Kolberg wird nach Angabe des Verfertigers in folgender Weise dargestellt: 75,o Aloe, 120,o Rad. Rhei, 75,o Flor. Cinae, 65,o Ammoniacum, 65,o Agaricus, 80,o Elect. Theriac., 85,o Rad. Gentian. und 7,5 Krokus werden mit 1500,o Spiritus 14 Tage lang digeriert, ausgepreßt und der Kolatur so viel Wasser zugesetzt, daß die Essenz 30 Volumprozente Spiritus enthält.

Lebensessenz der Königseer Olitätenhändler wird in 3 Arten bereitet. I. **Gewöhnliche Lebensessenz** aus 125,o Aloe, je 30,o Myrrha, Zedoaria, Enzian und Safran, je 40,o Rhabarber und Galgant durch Digestion mit 4½ l 80 prozentigem Weingeist und 1 l Wasser und Zusatz von 1½ l weißem Sirup. — II. **Lebensessenz mit Kampfer** ist vorstehende Essenz mit 22,5 Kampfer. — III. **Feine Lebensessenz:** 250,o Aloe, 320,o Rhabarber, je 75,o Galgant und Theriak, je 60,o Myrrha, Zedoaria, Enzian und Safran, 1200,o weißer Sirup, 1 l Rum, 8 l Weingeist von 80% und 3 l Wasser werden digeriert und filtriert. (R i c h t e r.)

Lebensessenz Kiesows siehe L., Augsburger.

Lebensessenz, weiße, von Apoth. Julius S c h r a d e r in Munderkingen a. d. D., ist ein spirituöses Destillat aus Melissenkraut, Pfefferminze, Gewürzen, versetzt mit etwa 6% Zucker und einer solchen Menge Quassiatinktur, daß es einen bitterlichen Nachgeschmack erkennen läßt. Der Weingeistgehalt beträgt 35%. (H a g e r.) — 10 T. Melissenöl, 5 T. Pfefferminzöl, 50 T. Weingeist, 600 T. Arrak, 100 T. Pepsinessenz und 100 T. weißer Wein. (S t ä n g l e n.)

Lebensessenz, schwedische, von A. C. W e r n e r , Arzt in Schweden, besteht aus 60,o Perubalsam, je 20,o flüssigem Styrax, Weihrauch, Safran, je 30,o Zimtkassie und Macis, 10,o Myrrha, 2,5 Mastix, je 5,o Ammoniakgummi, Aloe, Galgant, Angelika und Alcanna, je 10,o Rosmarin, Majoran und Lavendel, 15,o kohlensaurem Kalium, je 1,o Ambra und Moschus mit 300,o Ätherweingeist und 1000,o Weingeist zwei Tage mazeriert und filtriert. (H a g e r.)

Lebensextrakt von K w i e t in Berlin ist eine bittere Rhabarbertinktur. (B i s c h o f f.)

Lebensöl, Hamburger gelbes, der Königseer Olitätenhändler wird erhalten durch Digestion von 24,o Benzoetinktur, 8,o flüssigem Storax, 6,o Perubalsam, 4,o Kassiaöl, 3,o Nelkenöl, 0,3 Kardamomöl, 4,o Bergamottöl, je 1,o Macis, Rosmarin, Lavendel, Sassafras mit etwa 64,o Alkohol, 32,o ordinärem Lebensöl und 6,o Safrantinktur nebst etwas Zuckertinktur. (R i c h t e r.)

Lebensöl, ordinäres, der Königseer Olitätenhändler besteht aus 12,o Perubalsam, je 8,o Bergamott- und Zitronenöl, 6,o flüssigem Storax, 4,o Lavendelöl, 3,o Nelkenöl, 340,o Zimttinktur, 12,o Zuckertinktur und 1600,o Weingeist. (R i c h t e r.)

Lebenspillen von Dr. H u e n t a sollen den Blaudschen Pillen entsprechen.

Lebenspillen von Frank siehe Gesundheitspillen.

Lebenstee von C. B o r i n s k i & Co. in Berlin-Schöneberg enthält Herba Galeopsidis grandiflor., Herba Polygalae am., Fol. Farfarae, Lich. islandicus, Rad. Liquiritiae, Fruct. Phellandrii und Fruct. Foeniculi. Nach Angabe des Fabrikanten sollte der Tee außerdem noch Fructus Anisi enthalten. (J u c k e n a c k und G r i e b e l.)

Lebenstee von K w i e t in Berlin besteht aus Stiefmütterchenkraut, Hollunderblüten, Sennesblättern, Koriander, Fenchel, Anis und Weinstein. (B i s c h o f f.)

Lebenstrank siehe Cordial Drink.

Lebenstrank, Heilmittel gegen Schwindsucht von Frau N e u m a n n in Berlin ist eine Abkochung von Karagheenmoos und entbittertem Isländischem Moos mit geringen Mengen anderer Pflanzenstoffe, wahrscheinlich Schafgarbe.

Lebenstropfen, He ß sche von Alb. Wolffsky in Berlin, bestehen in einer der Eau de Cologne ähnlichen spirituösen Lösung ätherischer Öle mit Essigäther. (B i s c h o f f.)

Lebenstropfen, Thorner, von Robert S t ö r m e r sind gewöhnlicher Bitterlikör. (B i s c h o f f.)

Lebenswecker von C B a u n s c h e i d t in Bonn besteht aus einem Zylinder von Holz, worin eine gewisse Anzahl feiner Nadeln angebracht ist, welche in die Haut geschnellt werden können 'und darin kleine Wunden erzeugen. In diese Wunden wird dann eine gewisse Quantität eines ebenfalls beigegebenen fetten Öles gerieben. Dieses Öl wird erhalten durch Mischung von 1 T. Krotonöl mit 100 T. Olivenöl.

Leberfleckmittel siehe Sommersprossenmittel.

Leberleidenmittel von S e l l e in Berlin bestehen I. in unreinem Weinstein und II. in einem trüben Dekokt von Aloe und Rhabarber mit Zuckersirup. (B i s c h o f f.)

Leberleiden und Wassersucht, Heilverfahren von Dr. v. N e e s in Altona. Ein Tee aus 24 T. Hagebuttensamen, 40 T. Baldrianwurzel, 8 T. Pfefferminze, 55 T. Vogelknöterich. (M i r u s.)

Lebertranextraktpräparate nach Dr. Vivien sollen einen Auszug sämtlicher heilkräftiger Bestandteile des Lebertrans enthalten. Über die Herstellung des Extraktes wird jedoch nichts gesagt.

Lecith-Albumin, ein gelbliches Pulver, ist ein Lecithineiweißpräparat mit 25—33% Lecithin.

Leciferrin, ein Nähr- und Kräftigungsmittel, besteht aus Lecithin, Eisenoxydhydrat, Zuckersirup, Kognak und Geschmacksstoffen. (R ö h r i g.)

Lecimontin, ein Nervenstärkungsmittel der H u m b o l d t a p o t h e k e in Berlin, besteht im wesentlichen aus Milchpulver, Rohrzucker, Lecithinalbumin, Semmelkrume, Hämoglobin und Kalziumglycerophosphat. (Pharm. Ztg.)

Lecimorol des H a m m e r w e r k s in Dresden, gegen Migräne, stellt im wesentlichen eine Mischung von Öl (wahrscheinlich Lebertran) mit etwa 7% Lecithin dar. (R ö h r i g.)

Lecinurin von H o e c k e r t und M i c h a l o w s k y in Berlin ist eine wohlschmeckende Milch-Lecithin-Eigelb-Nahrung.

Lecithcerebrin und **Lecithmedullin** sind Lecithinpräparate, die aus Gehirn- bezw. Knochenmark dargestellt werden.

Lecithin-Eiweiß Dr. Klopfer enthält 92,4% Eiweiß;

Lecithinervin-Pastillen des Laboratoriums L e o in Dresden enthalten Lecithin und Kalium-, Natrium- und Ammoniumbromid.

Lecithin-Ölemulsion besteht aus 40,o Olivenöl mit Zusatz von 0,6% Lecithin, 20,o Glycerin, 39,o destilliertem Wasser, 0,80 Emulsionsstoffen und 0,20 Geschmackszutaten.

Lecithin-Tabletten „Omega" der Lecithin-Gesellschaft in Berlin-Steglitz sind aus einem Gemenge von Lecithinalbumin mit sehr geringen Mengen Zucker hergestellt. (G r i e b e l.)

Lecithogen, auch Jaffés Lecithen-Kakao genannt, von H. B a r - k o w s k i in Berlin, enthält in einer Originaldose 3 g Lecithin aus Ei, vermischt mit reinem Kakao. Nach A u f r e c h t ist es ein 0,96% Lecithin enthaltender Kakao.

Lecithol-Karamellen von Walter L e h m a n n & Co., Hamburg 6, sind Zuckerkaramellen mit Zusatz von etwa 0,6% Lecithin. (R ö h r i g.)

Lecithol-Malzextraktpulver von J. D. R i e d e l A.-G. in Britz-Berlin. Ein gehäufter Teelöffel enthält 0,05 g Lecithol.

Lecivalin, Dr. Majerts, eine Salbe gegen Rheuma, Gicht usw., besteht aus 10 T. Kampfer, 35 T. Chloroform, 45 T. Vasogen. spiss., 5 T. Bals. peruv. und 5 T. Lecithin.

Leda-Hautwasser besteht aus 150 ccm eines schwach alkoholischen Pflanzenauszuges mit Perubalsam, Benzoetinktur und 1ʊ,7 suspendiertem Schwefel. (R ö h r i g.)

Ledumin-Viehwaschmittel. Der preußische Landwirtschaftsminister warnte vor Bezug dieses Geheimmittels. Das chemische Institut der Tierärztlichen Hochschule wies in ihm 60% Petroleum und 40% einer wässerigen Seifenlösung nach, die mit geringen Mengen einer phenolartigen Substanz (Kreolin) versetzt war.

Legin von Apotheker J a c o b y , ein Kaffeeersatz, ist ein Gemenge von gerösteten und gemahlenen Leguminosensamen, Kaffee und Malzkaffee. (G r i e b e l.)

Legumin-Malzkakao von S ü ß m a n n & H o f f m a n n in Erfurt enthält Legumin-Malzmehl, das durch Diastase aufgeschlossen ist und 24,5% Eiweiß in leicht verdaulicher Form enthält.

Leguminose von H a r t e n s t e i n in Nieder-Wiesa bei Chemnitz. Mischung I, Eiweiß zu Nichteiweiß 1:2,3 enthält in Prozenten verdauliches Eiweiß 20,01, Fett 2,17, Kohlenhydrate 64,87, Wasser 10,63, Mineralstoffe 2,32, davon Phosphorsäure, 0,765. Mischung II, 1:3,3 enthält verdauliches Eiweiß 18,64, Fett 1,72, Kohlenhydrate 65,92, Wasser 11,92, Mineralstoffe 1,80, davon Phosphorsäure 0,813. Mischung III, 1:3,9 enthält verdauliches Eiweiß 14,61, Fett 1,38, Kohlenhydrate 69,97, Wasser 12,47, Mineralstoffe 1,57, davon Phosphorsäure 0,653. (S t u t z e r.)

Lehmanns National-Kräuter-Tee, Marke „G l o r i s a n o", von Willy L e h m a n n in Berlin, besteht aus zerkleinerten Rainfarnblüten. (G r i e b e l.)

Leimers Wurmmittel für Tiere enthält als wirksames Prinzip eine Verbindung von Arsenik mit Brechweinstein. (Tierärztl. Rundsch.)

Leipziger Abführbisquits sind ein in Bisquitform gepreßtes Gemisch von Weizenmehl, Zucker und gepulverten Sennesblättern. (Pharm. Ztg.)

Leistners Tabletten, „das beste Mittel gegen alle Verdauungsstörungen, Verstopfung, wirken ohne irgendwelche Beschwerden, wie Leibschmerzen, Bauchgrimmen, Aufstoßen, sicher", bestehen im wesentlichen aus gepulverter Cascara Sagrada-Rinde. (Z e r - n i k.) Nach dem Unters.-Amt Berlin enthalten sie Cortex Frangulae und Extr. Cascarae sagrad.

Lekosan-Tabletten bestehen aus Kola, Lecithin, Kasein und phosphorsauren Salzen. (Pharm. Zentr.-H.)

Lenalum-Puder stellt die Firma H o e c k e r t & M i c h a l o w - s k y - Berlin aus basischem Aluminiumazetat (20%) her; es dürfte demnach ein Ersatz des Lenizets sein.

Lenclos Busenwasser ist eine parfümierte Lösung von Myrrhenextrakt. (R ö h r i g.)

Lenicetbolus m i t P e r o x y d von Dr. R. R e i ß in Charlottenburg. Der Gehalt dieses Präparates an Wasserstoffsuperoxyd beträgt 0,75%. Anwendung in der Frauenheilkunde.

Lenicetbolus m i t S i l b e r enthält 0,5% Silber und wird mit sterilem Bolus hergestellt.

Lenicet-Mundwasser von Dr. R. R e i ß in Charlottenburg in fester Form enthält Lenicet, Superoxyd und Menthol. Es soll beim Gebrauch aktiven Sauerstoff abspalten und neben der Wirkung des Wasserstoffsuperoxydpräparates gleichzeitig die kühlende und hustenstillende Wirkung des Menthols und die mild adstringierende Eigenschaft der Lenicettonerde enthalten.

Lenicettabletten von Dr. R. R e i ß in Charlottenburg enthalten 0,3 Lenicet und 0,2 Hexamethylentetramin.

Lenirenin von Dr. R. R e i ß in Charlottenburg besteht aus Lenicet und frisch gefälltem, getrocknetem Aluminiumhydroxyd mit Nebennierensubstanz und Kokain.

Leo-Pillen siehe Blutreinigungspillen.

Leptynol von K a l l e & Co. in Biebrich a. Rh., ein Entfettungsmittel, soll eine kolloidale Lösung von Wollfett-Palladiumhydrooxydul in flüssigem Paraffin sein.

Le Rois' Kräutermittel siehe Kräutermittel.

Lesselbergs Grundheilextrakt ist Wacholderbeerextrakt.

Lessive Phénix, ein Waschmittel, soll nach W a c k e n r o d e r im wesentlichen aus wasserhaltiger Soda bestehen. Nach der französischen Patentschrift werden 560 kg Wasserglas, 300 l Wasser und 140 l Emulsion aus Kolophon und Fucusschleim (von Seetang) erhitzt und mit einer Mischung von etwa 30 kg Olein und 35 kg Soda versetzt. Dem Ganzen werden noch 800 kg

Soda und 40 kg Natronlauge zugegeben, gerührt bis zum Erkalten und gepulvert. — Nach Heller besteht Lessive Phénix durchschnittlich aus: Natronseife 2,35%, freiem Ätznatron 1,60%, Soda (wasserfrei) 53,50%, Wasserglas (wasserfrei) 4,15%, Kochsalz, Sulfat usw. 1,12%, Wasser 37,28%. Den angeblich darin vorhandenen Schleim aus einer Tangart hat Heller nur in einem Falle ganz zweifellos feststellen können, er ist jedenfalls immer nur in Spuren darin enthalten.

Leubes Magenpulver. Als Leubesches Pulver wird für die Klinik des Herrn Prof. Dr. Leube in Würzburg folgende Mischung angefertigt: Rad. rhei pulv., Natr. sulf. sicc. je 7,5, Natr. bicarb. 5,0.

Leuchtfarbe von Balmain. Zur Herstellung werden Austernschalen mit warmem Wasser gereinigt, eine halbe Stunde ins Feuer gelegt, herausgenommen, erkalten gelassen, fein gestoßen und die wertlosen grauen Teile entfernt. Das Pulver wird abwechselnd mit Schwefelschichten in einen Tiegel gebracht, der Deckel aufgelegt und mit einem Kitt aus dickem Teige mit Bier angerührtem Sande verklebt. Nachdem der Tiegel eine Stunde geglüht und erkaltet ist, erscheint sein Inhalt weiß. Das Pulver wird sorgfältig gefärbt und mit Gummi und Wasser zur Anstrichfarbe gemischt.

Leucon-Brötchen für Diabeter sind mit Pflanzeneiweiß hergestellt und enthalten pro Stück 2 g Kohlehydrate.

Leukogen zur nassen Wollbleiche ist doppeltschwefligsaures Natrium. — **Leukogen** heißt auch eine aus einer Emulsion abgetöteter Staphylokokken bestehende Vakzine. Die meistgebrauchte Vakzine besteht aus einem Gemenge gleicher Teile des Staphylococcus albus, citreus und aureus.

Leukonin, ein zur Emallierung von Metallgefäßen empfohlenes Präparat, besteht nach Rasenack aus Natriummetaantimoniat 97,74, Natriumsulfat 0,53, Calciumsulfat 0,43, Eisenoxyd und Tonerde 0,22, in Weinsäure unlöslichem Anteil (Kieselsäure u. a.) 0,44, Wasser 0,6%, sowie Spuren von Arsen und Bleiverbindungen.

Leukosin wird aus Bierhefe bereitet und ist nukleinsaures Natrium. Es wird prophylaktisch bei operativen Behandlungen angewendet. Darsteller: Fabrik Astra in Schweden.

Leukozon von Dr. Heinr. Byk in Lehnitz-Berlin ist ein hochwertiges Calciumperborat, das durch Mischen mit annähernd gleichen Teilen Talkum auf einen Gehalt von 5% aktivem Sauerstoff eingestellt ist.

Leukrol wird nach F. Kapp „aus einer tropischen, in dem Handel sowohl, als auch botanisch unbekannten Pflanze" in Form von Fluidextrakt und Pastillen dargestellt und soll innerlich gegen Fluor albus angewendet werden. Fabrikant: Chem. Fabrik Erfurt G. m. b. H. in Erfurt-Ilversgehofen.

Leukrol-Schokolade enthält nach Angabe des Fabrikanten: Extr. Jubahar. 14,o, Sacchar. alb. pulv. 12,o, Cacao doel. 3,o, Acid. citr. pulv. 1,o.

Levathin, Mittel zur Beseitigung unschöner Körperfülle von Dr. Arthur E r h a r d G. m. b. H. in Berlin. Mit Teerfarbstoff hellgelb gefärbte Tabletten, die vorwiegend aus Weinstein und Seignette- salz, Zucker, Natriumkarbonat bzw. Bikarbonat und geringen Mengen eines äpfelsauren Salzes, anscheinend Natriummalat be- stehen. (J u c k e n a c k und G r i e b e l.)

Libidol, ein Aphrodisiakum der chem. Fabrik T e l l u s in Berlin, enthält ein alkoholisches Extrakt der Yohimberinde, dem noch weitere Aphrodisiaca zugesetzt sind, wie die Extrakte von Muira- puama und der Kolanuß. (Med. Klinik 1910.)

Lichtenfelds Kolikessenz für Pferde stellt einen weingeistigen Auszug verschiedener Pflanzenstoffe dar, worunter Pfefferminz- blätter und Asant eine große Rolle spielen. (Tierärztl. Rundschau.)

Dr. Liebers Nervenkraftelixir ist ein mit 30 prozentigem Wein- geist hergestellter Auszug aus Aloe, Rhabarber, Tausendgulden- kraut, Kalmus, Enzian und andren Pflanzenstoffen.

Liebes Brusttee ist wie Tschernichs Lungentee (siehe diesen) zusammengesetzt.

Liebicin von den Liebicin-Werken in Pirna a. E., „das einzig existierende Mittel zur vollständigen Beseitigung von jeder Art üblen Geruches", besteht der Hauptsache nach aus einer 23 pro- zentigen Natronlauge, die etwas denaturierten Spiritus und 5% Leinsamen(?), dessen fetthaltige Bestandteile verseift sind, ent- hält. (E. R i c h t e r.)

Lignolstreu, ein staubbindendes Fußbodenreinigungsmittel, be- steht aus Sägemehl, das mit Öl und flüssigen Paraffinen, denen noch geringe Mengen reinen Terpentins zugesetzt sind, imprägniert ist.   Auch Desinfektionsmittel können dem Präparat beigemengt werden.

Lilienmilch ist eine Mischung von Rosenwasser, Benzoetinktur, Glyzerin und Magnesiumsilikat (S p e c k s t e i n) oder eine Mischung aus 20 T. frischgefälltem Zinkoxyd, die in 80 T. parfü- miertem Wasser suspendiert sind.   (Chemnitzer Unters.-Amt.)

Lilionese, ein Schönheitsmittel, ist eine schwach weingeistige Lö- sung von kohlensaurem Kalium mit Borax, mit einigen ätheri- schen Ölen oder Eau de Cologne parfümiert, gewöhnlich mit einem Bodensatz von Talkum. (H a g e r.)

Lilon, ein Mittel gegen Frauenleiden von Frau Elisabeth S c h w a r z in Berlin, ist ein mit Vanillin aromatisiertes milchzuckerhaltiges Kaseinpräparat, das außerdem Natriumbikarbonat sowie geringe Mengen von Hämoglobin, Lecithin und einem organischen Eisen- salz (anscheinend Ferricitrat) enthielt. (J u c k e n a c k und G r i e b e l.)

Limosantabletten und **Laxativtabletten** sollen die sog. Falkensteiner Gichtkur ersetzen. Sie sollen nach beigegebenem Prospekt enthalten: Äthylenimim 1,o, Glykokollparaphenetidin. basic. 4,5, Lithionkarbonat 0,1, salicyls. Salz d. G. 1,o, essigs. Salz d. G. 0,4. Um die Tatsache zu verschleiern, daß es sich nur um Aufwärmung veralteter Mittel handelt, sind an Stelle der handelsüblichen Bezeichnungen Piperazin, Phenokoll und Salokoll die synthetischen gesetzt.

Dr. Lindenmeyers Salusbonbons der Salomonis-Apotheke in Dresden enthalten 10% Knoblauchsaft.

Prof. Paul Linds Flüssigkeit für das Haar erwies sich als eine mit Cochenillefarbstoff versetzte Flüssigkeit aus rund 1% Bleilaktat, 2% Schwefel, 10% Glyzerin, 87% Wasser. (L e n z und L u c i u s.)

Liniment, englisches, besteht aus 3 T. starkem Salmiakgeist, 2 T. Chloroform, 3 T. Kampfer, 1 T. Opiumtinktur und 12 T. Weingeist.   (M a y e t.)

Liniment der Franziskaner-Brüder in St. Mount ist eine Mischung von 20,o g Kampferspiritus, 20,o Ammoniakflüssigkeit und 40,o Aufguß von schwarzem Kaffee. (W i t t s t e i n.)

Linimentum Bourget besteht aus Acid. salicyl. 4, Methyl. salicyl. 10, Ol. Eucalypt. 5, Ol. Nucist. 6, Ol. Salviae 3, Ol. camphorat. 30, Spirit. Juniperi 120. Es wird zu Einreibungen bei Grippe angewendet.

Liniment. Juniperi compositum siehe Rheumatol.

Linimentum Parai besteht aus einem mit altem Terpentinöl verfälschten Oleum Juniperi empyreumaticum. (H a g e r.)

Liniment von R o c h e , ein englisches Arcanum gegen Husten und Keuchhusten zum Einreiben von Brust- und Magengegend, besteht aus 100 T. Olivenöl, 8 T. Nelkenöl, 2 T. Kümmelöl und 1 T. Bergamottöl.

Linoxyn, ein Oxydationsprodukt des Leinöls, wird zur Linoleumbereitung verwendet.

Lipanin nach von M e r i n g von C. A. F. K a h l b a u m in Berlin als Lebertranersatz empfohlen, ist Olivenöl mit einem Gehalt von etwa 6% freier Ölsäure.

Lipanin-Malzextrakt ist eine Mischung von 1 T. Lipanin und 2 T. Malzextrakt.

Lipanin-Schokolade ergab bei der Analyse folgende Werte: Fett 42,38, Proteinsubstanz 8,07, Stärke 2,70, Zucker 31,44, sonstige N-freie Substanzen 18,19, Asche 0,68%, Aromatica (Vanillin und Perubalsam). (A u f r e c h t.)

Lipojodin-Tabletten enthalten als wesentlichen und wirksamen Bestandteil Dijodbrassidinsäureäthylester sowie kleine Mengen Gummi, Stärkemehl und Traubenzucker als Bindemittel und zur Verbesserung des Geschmacks. (Pharm. Ztg.)

Liposol von F e h l i n g & Co. in Charlottenburg ist ein Queck-silberöl mit feinverteiltem metallischem Quecksilber.

Lipotin s. Flechtenmittel, Gropplers.

Lippenfarbe aus Paris. a) etwa 10,o einer etwas dicklichen gly-zerinhaltigen Flüssigkeit, mit Cochenille stark gefärbt. b) ein Präparat in ähnlicher Aufmachung, die Flüssigkeit reichlich mit Rosenöl parfümiert, der Farbstoff: Eosin. (S c h w e i ß i n g e r.)

Lippmanns brausendes Karlsbader Pulver enthält: Sal. thermar. dilaps 55 g, Natr. bicarb. 30 g, Kal. natr. tartar. 60 g, divide in dos XII ad chart. alb., Acid. tartaric. 30 g div. in d. XII ad chart. coerul.

Lippmanns Karlsbader Pillen enthalten: Sal thermar. 1,8, Extr. Rhei 4 g, Aloes 3,o, Myrrh. 1,o, Sapon. med. 1,o, Ol. menth. 0,2, pilul. LX.

Lippmanns Karlsbader Salzpulver enthält: Sal thermar., Pepsin. aa 5,o, Mg. carb., Ca. carb. aa 4,o, Lith. carb. 1,o, Natr. bicarb. 100,o, Ol. Menth. pip. gtts. X. (Pharm. Ztg.

Lippspringer Tee besteht aus je 20 T. Folia Farfarae, Fructus Phellandrii, Lichen Islandicus, Herba Millefolii, Radix Helenii, -Liquiritae, -Althaeae und je 10 T. Flores Rhoeados, -Malvae und -Verbasci.

Liqual von Dr. R. R e i ß in Charlottenburg ist der Name eines für die Wundbehandlung bestimmten Präparates, das eine Kom-bination von essigsaurer Tonerde und Wasserstoffsuperoxyd dar-stellt. **Liquatsalbe** entspricht Liqual.

Liquat-Salz siehe Liqual.

Liqueur de Goudron concentrée von G u y o t wird durch Maze-ration von 22 T. Natriumbikarbonat, 25 T. Holzteer und 1000 T. Wasser dargestellt. (J e a n n e l.)

Liqueur de Laville ist ein Colchicin enthaltendes Gichtmittel des Dr. L a v i l l e - Paris. Als Ersatz für diese französische Spe-zialität ist folgende Mischung empfohlen worden: Chinin. basic. 1,5 g, Extr. Colocynthid. spirituos. 1,o g, Spiritus 95 proz. 10,o g, Vin. Malacens. 80,o g. Zu demselben Zwecke, d. h. als Mittel gegen Gicht und Rheumatismus, empfiehlt K o r n einen **Liquor Colchici compositus** nach folgender Vorschrift: Vin. hispan. 800,o, Spirit. conc. 100,o, Aqu. dest. 85 o, Extr. colocynth. 1,o, Extr. colchici 2,5, Calc. chlor. 4,5, Chinin. hydrochlor., Cinchonin. salicyl. je 5,o.

Liqueur de Page, Flüssigkeit zur Erzeugung einer gelblichen Brünierung, der sog. englischen Farbe, besteht aus 4,45 T. schwefel-saurem Eisenoxydul, 95,55 T. Wasser und Spuren von Salpeter-geist und Äther. (J a n i k o t.)

Liqueur de Saint-Remy gegen Lungenleiden usw. ist eine Mischung von gleichen Teilen Honig und 45 proz. Weingeist.

Liqueur de van Swieten besteht aus 1 g Sublimat und 1 g Weinsäure in 1 l Wasser gelöst, nach L. W e r n h e r aus 1 g Sublimat, 900 g Wasser und 100 g 80proz. Weingeist. Verwendung findet er als Desinfektionsmittel. (B l o c h.)

Liqueur de Tannin von G i l l e t & F i l s , Lyon-Vaise, für Gerberzwecke, ist Kastanienextrakt.

Liqueur de la Grande Chartreuse, Elixir végétal. 100 T. frisches Melissenkraut, 20 T. frisches Pfefferminzkraut, 50 T. Angelika-Wurzel, 25 T. Zimtkassie, je 5 T. Safran, Muskatblüte und frische Zitronenschale werden mit 2000 T. verdünntem Weingeist eine Woche mazeriert, von der durch Auspressen gesammelten Kolatur 2000 T. abdestilliert, und das Destillat mit einer Lösung eines bis zur Tafelkonsistenz gekochten Zuckers (z. B. 500 T.) zu einem Likör mit 38—40% Weingeistgehalt gemacht. Es gibt mit dem obigen Namen mehrere verschiedene Liköre im Handel mit weniger Zucker oder mit Safran gelb, oder mit Spinatblättern oder Kirschbaumblättern grün gefärbt. Einigen Sorten scheint man auch Himbeer- und Pomeranzenblütenwasser in kleinen Mengen zugesetzt zu haben.

Liqueur prophylactique contre la Syphilis von J e a n n e l ist eine Lösung von 15,o Alaun, 1,o Ferrosulfat und 1,o Kupfersulfat in 1 Liter Wasser, aromatisiert mit 20—30 Tropfen Eau de Cologne.

Liqueur transmutative, Haarfärbemittel von F a i v r e in Paris. Drei Flüssigkeiten. I. ist eine Lösung von 2,o Silbernitrat in 60,o destilliertem Wasser; II. von 4,o Schwefelleber in 80,o Wasser und III. von 10,o Kaliumjodid in 20,o destilliertem Wasser.

Liquid Perl siehe Bloom of Youth.

Liquide météorifuge siehe Blähungsheilmittel von Menard.

Liquido anticritogamico, Mittel gegen Traubenkrankheit, ist konzentrierte Kalkschwefelleberlösung mit 10,45% Calciumoxyd und 15,4% Schwefel. — Nach der Gebrauchsanweisung wird 1 l Flüssigkeit mit 32 l Wasser gemischt und mit dieser Mischung die Reben kurz vor der Blüte und gleich nach derselben, später nach Bedarf mittelst eines Verstäubers, bespritzt. Die Flüssigkeit darf erst kurz vor dem Gebrauche mit Wasser gemischt werden.

Liquidrast siehe Liquor Hydrastis Bayer.

Liquitalis von G e h e & Co. A.-G. in Dresden ist ein pharmakologisch eingestelltes Digitalispräparat zu innerlichem und subkutanem Gebrauch.

Liquor acidi chromo-acetico-osmici Flemming besteht nach der Pharm. Praxis aus 15 T. 1proz. Chromsäurelösung, 4 T. 2proz. Osmiumsäurelösung und 1 T. Eisessig.

Liquor antineuralgicus siehe Gichtessenz.

Liquor anthracis compositus, Dr. F i s c h e l , von M. H e l l w i g in Berlin NO. wird nach einer Originalmitteilung des Erfinders wie folgt dargestellt: 100 g Pix anthracis werden in 200 g Benzol gelöst, mit 200 g Spiritus (90 proz.) versetzt und dies Gemisch unter häufigem Umschütteln längere Zeit einer Temperatur von 35° ausgesetzt. Anderseits werden 50 g (frisch bereitetes) Schwefelkalium in 40 g heißer Natronlauge (15 proz.) gelöst und mit 200 g Spiritus längere Zeit erhitzt. Diese letztere Lösung, sowie eine andere Lösung von 100 g Resorzin und 20 g Salizylsäure in 200 g Spiritus werden der obigen Teerlösung zugefügt, die ganze Menge gut durchgeschüttelt und zum Absetzen beiseite gestellt. Zum Schluß werden noch wenige Tropfen Rizinusöl hinzugesetzt zum Zwecke der Geschmeidigerhaltung der Haut, und das Ganze durch Zusatz einiger Tropfen ätherischen Öls desodoriert.

Liquor anthracis simplex wird in derselben Weise hergestellt wie der vorhergenannte, nur bleiben das Resorzin, die Salizylsäure und das Schwefelkalium fort und werden durch die gleichen Mengen Alkohol ersetzt.

Liquor antihydrorrhoicus von B r a n d a u und S p e n e r gegen Fußschweiß ist nach Angabe der Fabrikanten konzentrierte Salzsäure, in der 15% eines gechlorten Äthers aufgelöst sind und die durch Lackmus rot gefärbt ist. Eine 25 proz. Salzsäure mit 25% Alkohol, ca. 1% Glyzerin, etwas Chloral und Spuren von Ammoniaksalzen. (B i s c h o f f.)

Liquor antisepticus Volkmann ist eine Lösung von 1,0 Thymol in 10,0 Alkohol, 20,0 Glyzerin und 100,0 Wasser.

Liquor Carbonis detergens angl. Wright enthält 39% Teerkohlenwasserstoffe, 40% Äthylalkohol, etwas Methylalkohol und ein Schaummittel (Quillayaabkochung). (Pharm. Ztg.)

Liquor Colchici comp. von Dr. M y l i u s in Leipzig besteht in 66,0 einer hellgelbroten trüben Flüssigkeit von weinartigem gewürzhaftem Geruch und von süßlichem, hinterher bitterem Geschmack mit einem Gehalt von 0,089% Colchicin und 0,082% verschiedenen Chinaalkaloiden. Siehe auch unter Liqueur de Laville.

Liquor Digitalis Dr. Baljet ist eine haltbare Auflösung der therapeutisch wirksamen Digitalisglukoside, wie diese in den frischen Blättern vorkommen. Das Präparat enthält keine Saponine oder harzartigen Stoffe. Es wird als Cardiotonikum und Diuretikum angewendet. Fabrikant: Dr. H. B a l j e t , d e M o o r & Co. in Arnhem, Holland.

Liquor Ferri albuminati aromaticus Aschoff enthält 0,2% Eisen in Form des natürlichen Bluteisens und 0,04% natürliche Blutsalze.

Liquor Ferri albuminati cum Lecithino enthält außer den Bestandteilen des einfachen Eisenliquors 1% Lezithin.

Liquor Ferri jodo-albuminati aromaticus enthält außer den Bestandteilen des vorstehenden Präparates 0,3% organisch gebundenes Jod.

Liquor Hydrastis Bayer, Liquidrast, ein Styptikum, enthält als wesentlichen Bestandteil synthetisches Hydrastinin.

Liquor sedans von P a r k e , D a v i s & Cie. in London, stellt einen wässerig-weingeistigen Auszug indifferenter, aromatischer und zuckerreicher Pflanzenteile dar, der mit Glyzerin und etwa 10% Hydrastis-Fluidextrakt versetzt ist. (Nachr. f. Zollst.)

Liquozone, ein in England und Amerika mit großer Reklame angepriesenes Allheilmittel, soll freien Sauerstoff und Ozon enthalten, besteht aber nach verschiedenen englischen Analytikern lediglich aus einer wässerigen Lösung von etwa 1% Schwefelsäure und 0,2% schwefliger Säure mit Spuren von Formaldehyd.

Listerine von L a m b e r t & Co. in St. Louis besteht aus Benzoesäure und Borax je 8,0, Borsäure 16,0, Thymol 2,4, Eukalyptol 0,1, Gaultheriaöl 10 Tropfen, Pfefferminzöl 6 Tropfen, Thymianöl 2 Tropfen, Weingeist 180,0 und Wasser zu einem Liter.

Lithanode, ein in Tafeln gepreßtes Gemisch von Bleisuperoxyd und Ammonsulfat, dient zur Herstellung von Sekundärbatterien.

Lithiciumextrakt von André S t a h l in Köln zum Reinigen der verschiedensten Gegenstände ist eine konzentrierte Lösung von rohem Ätznatron. (B a r t l.)

Lithin ist ein Isoliermaterial unbekannter Zusammensetzung, welches an Stelle von Vulkanfiber und Hartgummi verwendet wird.

Lithofracteur ist ein Gemisch von 52% Nitroglyzerin mit Kieselgur, Steinkohle, Natronsalpeter und Schwefel. (N i e d e r s t a d t.)

Litholydium mixtum von Dr. Z a c h a r i a s ist eine P u l v e r - Mischung von 15 T. Chlornatrium, 70 T. borsaurer Magnesia, 20 T. Lithiumoxyd, 24 T. Lithiumcitrat und 88 T. Zucker.

Lithopone, eine weiße Anstrichfarbe, besteht aus einem Gemisch von Schwefelzink, Zinkoxyd und Bariumsulfat.

Lithoréactif von Th. R a i l l a r d & C o m p. in Basel, ein Antikesselsteinmittel, besteht aus einer Lösung von kohlensaurem und ätzendem Alkali mit organischen Extraktivstoffen, Katechu u. dergl. — L i t h o r é a c t i f von W e i ß in Basel, Mittel gegen Kesselstein, besteht aus 15 T. Natronlauge (1,3 spez. Gew.) 1 T. Melasse, 1 T. Ätzkalk und 2 T. Wasser.

Litolein, ein Antiseptikum und Antiparasitikum, ist ein dem Kreolin ähnliches Steinkohlendestillat von 0,88 spez. Gew.

Liverine ist ein Gemisch von zerkleinertem Weizenmehlgebäck mit Fleischabfällen und Maisrückständen. (Unters.-Amt Möckern.)

Livola de composée der To-Kalon Manufactg. Co. in Paris und Syrakus, ein Haarkosmetikum, enthält ca. 0,3% Salizylsäure, 9% Glyzerin neben aromatischen und färbenden Stoffen in etwa 30%igem Weingeist. (A u f r e c h t.) — Die Leiter des Unternehmens sind durch rechtskräftiges Urteil der 10. Kammer des Pariser Zivilgerichts erster Instanz vom 15. Dezember 1911 wegen unerlaubter Ausübung der ärztlichen Praxis je zu einer Geldstrafe von 500 Fr. und der Pariser Arzt Dr. A. P a s q u i e r (dieser unter Strafaufschub) wegen Beihilfe dazu zu einer Geldstrafe von 200 Fr. verurteilt worden.

Lobessenz, Lobtropfen, ist eine Tinktur aus 100 T. Rosmarinblättern, 75 T. rotem Sandelholz, 50 T. Salbei, je 25 T. Ingwer, Gewürznelken, Muskatnuß, Pomeranzenschalen, Fenchel, Anis, Polypodiumrhizom, Süßholz und 7500 T. verdünntem Weingeist.

Lobtinktur der Königseer Olitätenhändler wird bereitet aus je 125,0 Lavendelblüten, Iriswurzel, Rosmarin, 200,0 rotem Sandelholz, je 30,0 Muskatnüssen, Gewürznelken, Ingwer, weißem Kaneel, Pomeranzenschalen, Salbei, Fenchel, Anis, Engelwurz, 8,0 Safran durch Digestion und Filtration mit 6 Liter 60proz. Weingeist. (R i c h t e r.)

Loessinin, ein Nervenerfrischungsmittel in Tablettenform, besteht hauptsächlich aus Zucker und Kolanuß. (R ö h r i g.)

Lombricine, eine dicke, braune Flüssigkeit, soll aus Pflaumen, Reinetteäpfeln, Honig, Manna, Glyzerin, Zucker, Semen contra (Flor. Cinae), Fucus helminthochorton (Wurmtang), Punitia grata (wohl absichtliche Verstümmelung für Cortex Punic. granat.), Artemisia cotula und Artemisia vulgaris (Beifußarten) bestehen. (Pharm. Ztg.)

Loroco ist ein geschmack- und geruchlos sein sollender Lebertran, der aber nach V o g t h e r r den Anforderungen des Arzneibuchs an reinen Lebertran nicht entspricht.

Löschpatronen, patentierte, von V. v. S c h l i p p e in Moskau, sind aus Pergamentpapier oder gewalztem Blei hergestellte Hülsen, zunächst gefüllt mit 4 T. eines durch Mischen von 343 T. schwefelsaurem Aluminium und 142 T. schwefelsaurem Natrium mit 432 T. Wasser erhaltenen Doppelsalzes, dann durch eine Querscheibe von Pergamentpapier davon getrennt 1 T. schwefligsaures Natrium.

Lotion gegen Leiden des Gehörgangs von Dr. S i m p s o n in Berlin ist ein Gemisch von Alkohol, Äther und Glyzerin. (B i s c h o f f.)

Lotion-Massagemittel, eine amerikanische Spezialität zur Muskelmassage, besteht aus fettem Kampferöl und 36% Spiritus. (Nachr. f. Zollst.)

Lotions contre les Affections herpétiques von C h a b l e ist eine Lösung von 1,0 Sublimat in 10,0 Weingeist und 190,0 Wasser.

Einen Teelöffel mit einem Glase Wasser gemischt zu den Waschungen zu gebrauchen.

Lotocidin von H o é c k e r t & M i c h a l o w s k y ist Lithium
citricum compositum, also ein Ersatz für Uricedin.

Lovacrin, ein „amerikanisches" Haarwasser, soll nach den Angaben
des Herstellers, in St. Ludwig i. E. (früher in Dresden), aus
Naphthol, Eigelb, Tannin, fettem Jasminöl, Arnika- und Salbei-
bestandteilen und Kognak zusammengesetzt sein. Nach L. W e i l
enthält es keinen einzigen spezifisch amerikanischen Bestandteil
und wird in Deutschland fabriziert.

Lovan, eine Salbengrundlage, soll 150—300% Wasser aufnehmen.

Lövenichs Mittel gegen Schnarchen. Von Heinrich L ö v e n i c h
in Bad Rhöndorf a Rh , der auch als Julius L ö w e n i c h , Chemiker in Frechen bei Cöln firmiert, wird in einem Zirkular, das
er direkt an das Publikum versendet, ein Mittel gegen das Schnarchen angeboten. Gegen Einsendung von 3 *M* erhält man zunächst
nichts und auf Reklamation zwei Röllchen gummiertes Papier
mit dem Ratschlag, sich damit den Mund zu verkleben. (Ortsgesundheitsrat Mannheim.)

Loxapillen, Richters, bestehen aus Chinin. sulfur., Cinchonidin,
Rad. Althaeae und Rad. Gentianae.

Lublins Keuchhustentabletten enthalten pro dosi 0,1 g Aristochin.

Lucien-Waschwasser von W i l h e l m in Neunkirchen und
B i t t n e r in Gloggnitz, ein Kosmetikum, aus 0,5 Borax, 4,0
Glyzerin, 70,0 destilliertem Wasser, mit Spuren Pomeranzen-
blütin- und Petitgrainöl parfümiert. (Ho r n.)

Lücks Kräutertee siehe Kräutertee.

Luesol ist eine isotonische Lösung von Merkuribenzoat, von der
eine Ampulle 0,02 g enthält. Darsteller: Med.-chem. Industrie
(Apotheker R. P a u l) in Graz.

Luetin, zur Anstellung der Introdermareaktion auf Syphilis, ist
eine Emulsion von abgetöteten Reinkulturen der Spirochaeta pal-
lida. (Münch. Med. Wochenschr.)

Luftäther von H. S c h ö n e , Heilmittel gegen Kopfschmerz, ist
eine Mischung von alkoholischem Ammoniak mit Pfefferminzöl
und Essigäther.

Luftsalz oder **Philosophisches Goldsalz** des Baron H i r s c h ist
saures schwefelsaures Kalium.

Luftwasser des Apoth. F ü r s t in Prag gegen alle mögliche
körperlichen Leiden ist eine Lösung von 1 T. Bittersalz in 11½ T.
kalkhaltigem Brunnenwasser. (W i t t s t e i n.)

Lugmalin nach Prof. v. S z y d é , rein pflanzliche Busenmilch
von F. M e r k e r in Berlin, besteht aus einer emulsionsartigen
Lösung von Natronseife, die außerdem 1,5% Borax enthält.
(G r i e b e l.)

Luhns Waschextrakt enthält: Wasser 34,50%, Soda 25,33%, Seife 39,40%, Rest (Kochsalz, Kieselsäure) 0,77%.

Lukasin-Einreibung, doppelt geläutertes Roßmark, ist der flüssige Anteil des Pferdefettes. (Pharm. Ztg.)

Lumbagin Raebiger gegen Lumbago der Pferde besteht nach L e n z und L u c i u s aus Chininchlorhydrat 19,27, Salzsäure 9,72, Phenyldimethylpyrazolon 4,96 und Wasser 66,05. (Tierärztl. Rundschau.)

Luminol, ein Teppichreinigungsmittel, soll eine 2prozentige, wässerige Lösung von Natronseife sein. (S c h a f f e r.)

Lungenheil, Inhalierflüssigkeit gegen Gase, ist ein dem aromatischen Essig des Arzneibuchs ähnliches Präparat. — **Lungenheil,** eine Inhalierflüssigkeit gegen Lungenleiden, ist eine Mischung aus Kreosot und Enziantinktur. **Lungenheil,** eine Inhalierflüssigkeit gegen Schnupfen, besteht aus einer Mischunng von Karbolsäure mit Salmiakgeist und verdünntem Weingeist. — **Lungenheil,** Inhalierflüssigkeit zur Desinfektion, besteht lediglich aus Benzoetinktur. (B e y t h i e n und H e m p e l.)

Lungenleiden-Heilmittel des Heilgehilfen H ö p n e r ist Zuckersirup mit Zwiebelsaft und Schafgarbendekokt. (B i s c h o f f.)

Lungenleidenmittel von G a d c z i k a in Berlin ist Oleum Terebinth. sulfuratum. (B i s c h o f f.)

Lungenleidenmittel von L ü t z o w in Berlin sind I. Tropfen aus Liquor Ammonii anisatus und Tinct. Opii benzoica und II. ein Dekokt bitterer Pflanzenstoffe mit Zucker und Bitterwasser, Fenchel- und Anissirup enthaltend. (B i s c h o f f.)

Lungenleiden-Heilmittel von R. S e l l e, Drogist in Berlin, besteht aus zwei Flaschen. Nr. 1 enthält 30,o eines Aufgusses von Rhabarber, Enzian und den Bestandteilen von Tinct. Aloes. cpt., Spiritus und Zucker. Nr. 2 enthält 123,o einer ähnlichen Flüssigkeit, mit wesentlich weniger Rhabarber. (H a g e r.)

Lungensirup Felkes siehe Felke.

Lungentee von K a e s b a c h siehe Heilmittel gegen Lungenleiden.

Lungentrost von J. J a i d e in Berlin. Unter diesem Namen kommen sowohl Tannesseltee (Herba Galeopsidis), als daraus bereitete Brustbonbons und ein **Tannessel-Malzhonig** in den Handel.

Lunsan von Dr. H. R i c h t e r in Charlottenburg besteht aus Lezithin und Nährsalzen.

Luperin, ein Mittel gegen Trunksucht, ist ein Gemisch von Enzian, Colombowurzel- und Quassiaholzpulver.

Lupina-Puder: Bärlappsamen 25,o, Talk, Weizenstärke je 15,o, Zinkoxyd 30,o, Borsäure 5,0, basisches Wismutgallat 10,o.

Lupina-Pulver, bewirkt angeblich gründliche und rationelle Verdauung, regt Appetit an. Die Hauptbestandteile sind Magnes.

usta 28,3%, Rohrzucker 31%, Milchzucker 14,6%, Weizenstärke 18%, etwas Pepsin; außerdem soll noch Extr. Condurang. vorhanden sein, welches jedoch mit Bestimmtheit nicht nachgewiesen werden konnte. (R ö h r i g.)

Lupina-Salbe soll enthalten: Wachs, Hammeltalg, Leinöl, Eiweiß je 15,0, Eigelb 20,0, Perubalsam, Venet. Terpentin, Terpentinöl, Benzoeschmalz je 5,0, Salizylsäure 1,0, Rosenöl 0,1.

Lusal, ein Antiluetikum, sind „Tabulettae Hydrargyri cum Nucleino compositae". Darsteller: Chemische Fabrik A.-G. „Medica".

Lustrine alsacienne von H u d i n g s f e l d ist eine Appreturmasse für Wäsche und Tafelgut, bestehend aus je 50 T. Walrat, Gummi arabicum und Borax, 125 T. Glyzerin und 725 T. · est. Wasser mit etwas wohlriechender Essenz. (Moniteur des Fils et Fissus.)

Lustrine von R a f f i n , Reinigungsmittel für Handschuhe, ist ein Gemisch aus Ölseife, Eiweiß, Salmiakgeist und Glyzerin. (W. E i t n e r.)

Lutein-Tabletten enthalten je 0,3 g der Trockensubstanz der gelben Körper der Eierstöcke von Kühen.

Luteoglandol siehe Glandole.

Lycinal-Tabletten von H o e c k e r t & M i c h a l o w s k y in Berlin bestehen aus Azetylsalizylsäure und Salzen des Chinins, Lithiums, und Magnesium.

Lycopuder, ein in erster Linie zum Einpudern von Gießformen in der Metall- und Eisenindustrie, aber auch als Streupulver zu verwendendes Präparat, besteht hauptsächlich aus Stärke, die mit einem Harz, vermutlich Schellack oder wahrscheinlicher einer Mischung von Schellack und Kolophonium imprägniert und mit einem nicht lichtechten Farbstoff gefärbt ist. (A n s e l m i n o und G i l g.)

Lyddit, ein Sprengstoff, enthält hauptsächliche Pikrinsäure.

Lymph-Serum (L ö w e n t h a l) ist angeblich hergestellt aus den in Goldchloridlösung präservierten Flüssigkeiten der verschiedenen Drüsen junger Tiere sowie aus Spermatozoa, Leucocytes, Lezithin, Natriumchlorat, Acid. nucleinic. und Spermin. — Nach der chemischen Untersuchung stellt sich die Flüssigkeit als eine sehr verdünnte Lösung von Natriumgoldchlorid dar, der nur sehr wenige organische Bestandteile beigemengt sind. Spermatozoen konnten nicht festgestellt werden, ebensowenig die sonstigen angeblich vorhandenen Bestandteile. (Pharm. Ztg.)

Lymphoid Compound (L ö w e n t h a l) sind Kapseln aus gehärteter Gelatine und angeblich hergestellt aus Extrakten der Lymphdrüsen, des Gehirns und Rückenmarks von Schafen, ferner aus Glycerophosphaten mit Eisen, Natrium, Calcium und aus Aloin.

Nach der Untersuchung besteht das Pulver in der Hauptsache aus Stärke (wahrscheinlich Maisstärke), der wenig geformte Eiweißkörper, Epithelzellen usw. beigemengt sind. Im übrigen haben sich weder Spermatozoen noch ein Gehalt an Aloin in dem Pulver nachweisen lassen. (Pharm. Ztg.)

Lymphol von Dr. W. S. R i c e in London ist eine alkoholische Lösung von ätherischen Ölen (insbesondere Pfefferminzöl) und einem gerbstoffhaltigen Pflanzenauszuge (anscheinend Ratanhiatinktur. (J u c k e n a c k und G r i e b e l.)

Lyolith, Mittel gegen Gallensteine usw., enthält Magnesium, Lithium, Borsäure, Chlor, Zitronensäure in Gestalt deren Salze neben Zucker. (R ö h r i g.)

Lyons-Asphalt besteht aus 15 T. Bitumen, 35 T. Kohlenschlacke, 10 T. Kokspulver, 130 T. Kalk und 160 T. feinem Kies.

Lysana-Katarrhpastillen P r z y b y l s k i s enthalten 0,0112 g Antimonpentasulfid, 0,05 g Terpinhydrat, 0,01 g Morphin und 0,0015 g eines Chinaalkaloides. (Apothekerzeitung.)

Lysoform ist eine Formaldehydseifenlösung, die als Desinfektionsmittel und Antiseptikum angewendet wird.

Lysokolikon, Universalmittel gegen Kolik, Verstopfung und Harnverhaltung der Pferde, der Löwen-Apotheke in Belgern a E. besteht im wesentlichen aus einer mittels Methylviolett gefärbten und mit anscheinend etwas Kalmus bzw. Wermut aromatisierten 5%igen wässerigen Lösung von Bleizucker. (Zernick.)

Lysol ist eine Kresolseifenlösung der Firma S c h ü l k e & M a y r in Hamburg.

Lysosulfol, als geschwefeltes Lysol bezeichnet, soll 10% Schwefel enthalten und bei Hautkrankheiten Anwendung finden.

Lyssiapulver gegen Magenleiden. Es konnten sicher als Bestandteile ermittelt werden: Calcium und Eisenphosphat ca. 5%, Magnesiumkarbonat 21%, Glaubersalz 31%, Schwefel 11%, Stärke 10%. Die auf der Schachtel angegebene Zusammensetzung führt noch Pepsin, Bism. salic., Amyl, Tart. dep., Calc. glyc. phosph. an, Stoffe, deren Anwesenheit nicht festgestellt werden konnte.

Lytinol ist Dioxybenzolaluminiumjodid in konzentrierter Form und wird gegen Urethritis, chronische Katarrhe und Entzündungen der Schleimhäute usw. empfohlen. Hersteller: T e m m l e r - Werke in Detmold.

Machorka ist ein aus billigem russischen Tabak dargestelltes Extrakt, welches in Wasser gelöst zum Töten von Insekten Verwendung findet.

Mackedanz' Heilmittel gegen Bleichsucht und Hämorrhoidalleiden: 1. Tee aus Fol. Senneae, Lignum Sassafras, Lignum Guajaci, Radix Liquiritiae, Radix Ononidis; 2. Flüssigkeit: wässerigspirituöse Lösung von offizineller Schwefelleber.

Maclurin, ein Farbstoff, ist Gerbsäure aus dem Holze von Morus tinctoria.

Macon-Dragées sind verzuckerte und außen rotgefärbte, ovale Pastillen, deren Kern aus gepulverten römischen Kamillen besteht. (G r i e b e l.)

Magalia-Heilmittel des „Chemikers" K r a h e in Cöln, gegen Krebs und Tuberkulose empfohlen, sollen nach Dr. med. T r a p p e einem „Mikrobenvernichter" entsprechen, welcher „durch Wechselwirkung einiger Verbindungen der Methylreihe" entsteht. Die übrigen Bestandteile der Medizin sind Pflanzenextrakte, je nach der Art der Krankheit wechselnd und „mit dem Mikrobenvernichter nach einem besonderen Verfahren innig verbunden, so daß nach Fertigstellung des Präparates von den einzelnen Bestandteilen chemisch fast gar nichts mehr nachweisbar ist." Ein oratorischer Humbug! (D. Medizinal-Ztg.) — **Magalia-Salbe** von W. K r a h e in Cöln soll aus Kokosfett, Mohnöl, gelbem Wachs, Paraffin, Kolophonium, Borsäure, Kaliumkarbonat, Nelken-, Kajeput-, Sadebaum- und Eukalyptusöl, Chlorophyll und Menthol bestehen.

Magenbitter, asiatischer, siehe Brama-Elixier.

Magenbitter von B e r g e l. 300,o Pomeranzenschalen, 300,o getrocknete Heidelbeeren, 140,o Zitronenschalen, 30,o Enzianwurzel, 20,o Paradieskörner, 20,o Kardamomsamen, 20,o Muskatnüsse, 25,o Nelken, 25,o Galgant, 70,o Kassiablüten werden mit 8 l Wasser und 90 l Spiritus digeriert, dem Filtrat 8—10 kg Zuckersirup zugemischt, das Ganze mit 56 l Wasser verdünnt und mit Zuckerkouleur dunkelrot gefärbt.

Magenbitter, Hamburger, von Franz Oskar W u n d r a m , stellt eine klare braune Flüssigkeit dar, zusammengesetzt aus 10,o Gewürztinktur, 11,o bitteren Magentropfen, 2,o Hoffmannstropfen und 12 Tropfen Pfefferminzöl. (H a g e r.)

Magendrops, Hamburger, von Franz Oskar W u n d r a m , bestehen aus 10,o Gewürztinktur, 11,o bitteren Magentropfen, 2,o Hoffmannstropfen und 12 Tropfen Pfefferminzöl. (H a g e r.)

Magenelixir von W a r n e r wird bereitet aus 30,o Rhabarber, 15,o Sennesblättern, 1,o Safran, 15,o Süßholz, 500,o Rosinen und 1500,o 50prozentigem Weingeist.

Magenessenz oder **Aqua vitae stomachica Cujavica.** Fruct. Aurant. immatur. 8,o, Cort. Aurant. expulp. 3,o, Rad. Gentian., Rhiz. Zedoariae, Rhiz. Galangae, Cort. Cinnamom. je 2,o, Caryophyll. 1,5, Herb. Cardui benedicti, Herb. Melissae, Herb. Centaurii minoris, Cardamomi min. je 0,5, Fruct. Anisi stellati 1,o, Fruct. Foeniculi 0,5. Contusis concisisque affunde Spirit. Vini rectificatiss. 200,o, Aq. destillatae 60,o. Digere per aliquot dies, dein exprime. Liquori admisce Sirup. Sacchari 80,o, deinde Aquae destillat. 240,o. (H o y e r.)

Magenessenz von E. P e a r c e in London besteht aus Tinct. amara gemischt mit ¼ einer Tinktur aus Pomeranzen und einigen Tropfen Pomeranzenschalenöl. (H a g e r.)

Magengedärmekatarrhmittel von P o p p in Heide (Holstein) ist ein Schwefeleisen enthaltendes Eisenpulver, daneben bei Stuhlverstopfung Karlsbader Salz, Aloepillen oder Faulbaumrindenabkochung. (K o l o s s e r.)

Magenkrampfelixier von Pauline S e i d l in Wien ist ein Auszug mittelst 88 prozentigem Spiritus aus Beifuß, Eibischkraut, Eibischwurzel, Tausendgüldenkraut, Ehrenpreis, Melisse und etwas Kochsalz. (I n n h a u s e r.)

Magenkrampfmittel von Fr. D o e k in Barnstorff (Hannover) enthält auf 2 Liter Wasser 48 Tropfen römisches Kümmelöl. (O p w i j r d a.)

Magenleiden-Heilmittel von W. B a h r e ist eine homöopathische Tinktur, anscheinend Spuren von Strychnin enthaltend. (B i s c h o f f.)

Magenmittel der Frau F r i t z s c h e in Berlin. Nr. I. Salbe aus Wachs, Fett, Zinkoxyd und Quecksilberoxyd nebst einem Tee aus meist unwirksamen Kräutern und Blüten. Nr. II. Spirituöse bittere indifferente Tinktur. Nr. III. Spezies aus Turiones Pini, Fol. Fragariae, Fol. Rubi Idaei, Fol. Thymi, Flor. Centaureae Cyani, Flor. Potentillae, Flor. Stellar., Flor. Agrimoniae, Fol. Plantaginis, Flor. Arnicae. (B i s c h o f f.)

Magenleiden-Heilmittel des gewesenen Bürgermeisters M e y e r: Nr. I. Spirituöse Arzneitinktur indifferenter Bitterstoffe, anscheinend homöopathische Tinktur. Nr. II. Homöopathische Kamillentinktur.

Magenleidenmittel der Witwe Sabine F r i t s c h e geborene Heinemann in Roßla a. H. enthält außer Alkohol eine sehr geringe Menge pflanzlicher Extraktivstoffe.

Magenleidenmittel von Frau G r i n o t ist eine homöopathische, stark verdünnte Tinktur einer pflanzlichen Substanz. (Bischoff.)

Magenleidenmittel der Hygiea-Officin Breslau von P a r l a g h y bestehen aus Pulver, Tee und einem Elixier. Das Pulver I ist eine Mischung von Bismut. subni., Weinstein und doppeltkohlensaurem Natrium, der Tee II ist St. Germaintee, die Flüssigkeit III enthält Pomeranzentinktur, Wermuttinktur und Chinatinktur mit Zuckersirup versüßt. (Karlsr. Ortsges.-Rat.)

Magenleidenmittel des Bürgermeisters a. D. M ü l l e r bestehen in einer spirituösen Tinktur indifferenter Stoffe, anscheinend homöopathischer Kamillentinktur. (B i s c h o f f.)

Magen- und Lebensliför von Eduard S a c h s ist eine gezuckerte, spirituöse Tinktur, welche einen Auszug von Nelken, Zimt und verschiedenen Bitterstoffen enthält. (B. F i s c h e r.)

Magenlikör von Krombholz ist eine Tinktur von unreifen Pomeranzen 200,o Kalmustinktur 100,o, Zimttinktur 100,o, Weingeist 400,o, aromatischem Wasser 400,o, Zucker 100,o, Karminativöl 0,4, Cochenille 0,4, kohlensaurem Kalium 0,1, Wasser 1400,o. (Wittstein.)

Magenpastillen von Dr. Schincke in Hamburg bestehen nach Angabe des Fabrikanten aus Karlsbader Salz, Pepsin, Rhabarber, Thymol und Pfefferminzöl.

Magenpillen, Tachts, enthalten Aloe, Goldschwefel, Eisen, Pflanzenextrakte, Chinin und Pepsin. (Aufrecht.)

Magenpulver von Hermann Bohnert in Delitzsch besteht nach Angabe des Verfertigers aus 25 T. Kaliumsulfid, 65 T. Magnesiumsulfid, 0,3 T. Lithiumkarbonat, 15 T. Weinsäure, 25 T. Natriumbikarbonat, 5 T. Natriumchlorid, 0,5 T. Wismutsalicylat. (Kaliumsulfid und Magnesiumsulfid sind zweifellos Druckfehler, indem es Kaliumsulfat und Magnesiumsulfat heißen soll.)

Magenpulver von R. Tült gegen Verschleimung, Drüsenleiden usw. besteht aus 5 T. Salmiak, 1 T. Alaun, 3 T. Eisenoxyd, 3 T. Eisenvitriol, 3 T. Schwammkohle, 3 T. Knochenkohle, 5 T. Alant-Wurzel, 5 T. geröstetem Rhabarber, 10 T. Bittersüß, 15 T. Sennesblätter, 5 T. Meisterwurzel, 5 T. Zimt, 30 T. Galanga. (Hager.)

Magensalz von Naumann ist Natrium- und Magnesiumsulfat enthaltendes Natriumbikarbonat.

Magensalz, Schaumanns, fabriziert in der landwirtschaftlichen Apotheke in Stockerau, besteht zum großen Teil aus Natr. bicarbonic. mit Zusatz von etwas Natr. sulfuric. und Spuren Magnesia.

Magensalz-Verdauungspulver der Apotheke in Storkau besteht aus 27,o Tartar. dep., 6,o Calcar. carbonic. und 66,o Natr. bicarbonic. (Bering.)

Magentee von P. Fritz ist ein Gemenge aus Hb. Violae tricoloris, Rad. Gentian., Flor. Chamomill., Fruct. Junip., Rhiz. Graminis und Flor. Sambuci. (Griebel.)

Magentropfen, amerikanische der homöopath. Apotheke von Dr. Mauch in Göppingen sind mit Vanillin parfümierter Kümmelschnaps. (Mannich und Schwedes.)

Magentropfen „Frebar" ist ein Destillat aus folgenden Bestandteilen: Valeriana mont., Fol. Menthae pip., Fruct. Carvi, Fol. Sennae. (Behre.)

Magentropfen von Ernsting entsprechen einem Gemisch aus 10,o Tinct. aromatic., 5,o Tinct. Calami, 5,o Tinct. Capsici, 5,o Liq. Kalii acetici und 50,o Spirit. dilutus. (Hager.)

Magentropfen, Leipziger, sind ein Gemisch aus 1,o Tinct. aromatic., 5,o Tinct. amar., 5,o Liq. Ammon. caust. und 50,o Spiritus, gefärbt mit Lign. Santali rubr.

Magentropfen, Hannoversche, von S p e l m a n n sind ein gewöhnlicher Magenbitterschnaps. (B i s c h o f f.)

Magentropfen, Dr. S p r a n g e r s , von Apoth. B e r n a r d in Berlin sind ein alkoholischer Auszug aus Rhabarber, Zitwerwurzel, Aloe und anscheinend auch Sennesblättern. Nach anderen Angaben sollen sie auch Gutti enthalten.

Magentropfen, S t. J a c o b s , sind ein alkoholischer Auszug verschiedener Vegetabilien, darunter Anis, Ingwer, Baldrian, Nelken, Zimt, Pomeranzen und eine chrysophansäurehaltige Droge (Rhabarber oder Faulbaumrinde, wahrscheinlich erstere). (B. Fis c h e r.)

Magentropfen, Mariazeller, nach dem Rezept von Dr. S t e i n - s c h n e i d e r vom Apoth. Carl B r a d y in Kremsier bereitet. Angebliche Originalvorschrift: Königschinarinde 15,o, Zimtkassia, Pimpinellrinde, Weidenride, Fenchel, Myrrha, rotes Sandelholz, Kalmus, Zedoar, Gentian, Rhabarber, von jedem 1,75, werden 8 Tage lang mit 750,o 60 prozentigem Weingeist unter öfterem Umrühren digeriert. — Vorschrift der Budapester Apotheker: 5,o Aloe, 8,o Benzoe, 10,o Kalmus, 10,o Gentian, 10,o Rhabarber, 10,o Zedoaria, 10,o Anis, 10,o Fenchel, 600,o 60 prozentiger Sprit werden 8 Tage lang digeriert.

Magen- und Blutreinigungspulver Maxyd besteht in der Hauptsache aus einem Gemisch von Magnesiumhydroxyd und -karbonat, welches etwa 11% Magnesiumperoxyd enthält. (B e y - t h i e n.)

Magermilchpulver (Trumilk) der M e r e l - S o u l - C o m p. in Syrakus N-J. in Amerika ist eine Mischung von eingetrockneter Magermilch und Vollmilch. (T i e m a n n.)

Maggi siehe Suppenwürzen.

Magton „mit dem Löffel, kein Schnaps, kein Likör", enthält 27,78 Vol.-Proz. Alkohol und ist ein aus dem Saft von Beerenfrüchten unter Zusatz von Alkohol und wohl auch Aromastoffen hergestellter Likör. (B e h r e.)

Magnalium ist eine Legierung von 100 T. Aluminium mit 10 bis 25 T. Magnesium.

Magnetic-Elixir von L o w besteht aus 90,o Terpentinöl, 110,o Capsicumtinktur, 960,o Kampferspiritus, 90,o Salmiakgeist, 180,o Alkohol von 0,820 spez. Gew., 6,o Sassafrasöl und 40,o Sassafrasfluidextrakt.

Magnetische Flüssigkeit von einem sogenannten Magnetopathen war gewöhnliches Leitungs- oder Brunnenwasser. **Magnetische** Eigenschaften wurden nicht wahrgenommen. — **Magnetische Watte** von demselben Kurpfuscher war einfache Verbandwatte. (B e y t h i e n und H e m p e l.)

Magnetisierte Rhabarberpillen von Karl P o h l in Berlin sind im wesentlichen hergestellt aus Rhabarberextrakt, Jalapenpulver und Jalapenharz. (J u c k e n a c k und G r i e b e l.)

Magnolia Balm Hagans von Demas, Barnes & Co. in New-York, ist eine farblose Flüssigkeit mit 23,7% Zinkoxyd. (Chandler.)

Magton „mit dem Löffel, kein Schnaps, kein Likör", enthält 27,78 Vol.-Proz. Alkohol und ist ein aus dem Safte von Beerenfrüchten unter Zusatz von Alkohol und wohl auch Aromastoffen hergestellter Likör. (Behre.)

Mahlers Epilepsiemittel ist mit Henschels Epilepsiemittel (siehe dieses) identisch.

Maikäferspiritus siehe Esprit de Hanneton.

Maikurtee ist eine Mischung von je 1 T. rotem Sandelholz und Fenchel, je 2 T. Senesblättern, Süßholz, Bittersalz, Quecke und Riedgraswurzel. Oder aus 30 T. Sennes blätter, 4 T. Süßholz 2,5 T. Kamillen, 12 T. Bittersalz, 2 T. Fenchel.

Maïsin oder **Maïson** ist eine von Donard und Lalbé aus getrocknetem und entfettetem Maismehl durch Extraktion mit Amylalkohol gewonnene Eiweißsubstanz von weißer Farbe, in kaltem und heißem Wasser unlöslich. Mais enthält 4,0—4,5% an Maïsin.

Maismon, ein Nahrungsmittel für Kinder und Rekonvaleszenten ist entöltes Maismehl deutschen Ursprungs und Ersatz für Mondamin, Maizena, Arrowroot.

Maisolin. Unter diesem Namen gelangen Rückstände von der Maisstärkeerzeugung in den Handel, die als Viehfutter Anwendung finden sollen. (Nachr. f. Zollst.)

Maitau-Waschwasser, May-Dew-Lotion, Mittel gegen Gesichtsfinnen, besteht aus einer Lösung von 3,0 Borax, 8,0 Natriumsulfat und 15,0 Glyzerin in 150,0 dreifachem Rosenwasser und 300,0 destilliertem Wasser.

Majapan, Bisquitwaffeln, enthalten trockenes Milcheiweiß und sehr wenig Phenolphthalein. (Pharm. Ztg.)

Majus, ein Konservierungsmittel für Oberleder, ist ein Gemisch von Fischtran und Wollfett, das mit etwas Birkenöl versetzt ist, um ihm Juchtengeruch zu verleihen.

Makao-Tropfen von Dr. C. Schoepfer (Dr. Robertson), äußerlich und innerlich gegen alle Krankheiten, sind ein Gemisch aus 1 T. Tinct. Aurant. Fruct. und 10 T. Spirit. aether. (Schädler.)

Makassaröl ist das Öl von Schleichera trijuga. Es sind jedoch mannigfache Nachahmungen dieses ziemlich teuren Öles im Handel. Auch gewöhnliche Haaröle werden als Makassaröl verkauft.

Makrobion siehe Hensel.

Malaria-Pastillen sind dragierte Pastillen aus salzsaurem Chinin arsensaurem Natrium (auf je 1 g Chinin 2 mg arsensaures Natrium).

Malaricida „Ciaburri", ein Mittel gegen Sumpffieber, das sowohl als Flüssigkeit wie auch in Pastillenform im Handel ist, enthält Eisen, Chinin und Arsen.

Malerleim, chemischer, ist ein mit Ätzkali aufgeschlossener Stärkekleister.

Maltabonbons gegen Seekrankheit sind Trochisci Natrii bicarbonici mit Mentha aromatisiert.

Maltavène, ein Nährpräparat französischer Herkunft, besteht zu ungefähr gleichen Teilen aus Hafermehl und gemahlenem Gerstenmalz. (Nachr. f. Zollst.)

Maltocrystol ist reines, trockenes Malzextrakt in Kristallform.

Maltokaffee von B e h r besteht aus gerösteten Getreidesorte unten Zusatz von schwach geröstetem Malz.

Maltoleguminosenmehl von S t a r k e r & P o b u d a , nach Vorschrift von H. v. L i e b i g bereitet, ist ein sehr angenehm aromatisch schmeckendes und äußerst leicht auflösliches Mehl mit 21—23% Eiweiß und nur einer geringen Menge unveränderten Stärkemehls, 2,5—3% Fett, 3,5% Nährsalzen (Phosphorsäure), 4—5% Wasser, Zucker und Dextrin. (H. F e t z e r.)

Maltose, ein künstlicher Zuckerhonig, ist im wesentlichen ein Gemisch von Honig mit 25% Rohrzucker. (B e y t h i e n.)

Maltose-Rahmkonserve ist eine Fettnahrung für Kinder und Lungenleidende. Fabrikant: Ed. L o e f l u n d & Co. in Grunbach bei Stuttgart.

Malto-Yerbine ist ein amerikanisches Malzpräparat mit Herba Santa; es wird gegen Hals- und Lungenleiden empfohlen.

Malthuspräparate, Antikonzeptionelle Mittel, zum größten Teil analysiert von A u f r e c h t:

> A g o n o p l a s m i n , „v e r b e s s e r t e" S i c h e r h e i t s - o v a l e von St. in Charlottenburg, bestehen aus je einer Schachtel Pulver und sechs zylindrisch geformten Suppositorien. Das erstere erwies sich bei der Untersuchung als gepulvertes Kaliumpermanganat, während die letzteren im wesentlichen Kakaoöl und geringe Mengen Paraffin enthielten. In dem Prospekt wird noch besonders auf die desinfizierenden Eigenschaften des Mittels hingewiesen.

> A m p h o i n, in Tagesblättern als „idealer hygienischer Schutz" empfohlen, stellt eine gelbliche, klebrige, stark sauer reagierende Masse dar, welche annähernd folgende Bestandteile enthält: Borsäure 25,45%, Alaun 24,46%, Kohlehydrate (Rohrzucker) 32,76%, Wasser 17,33%. Als Verunreinigung: Spuren von Zinn (von den Tuben herrührend).

> C e d i n ist ein neuer Name für die Spermathanatontabletten (B r ü h l.)

> C o p r a s o l: Chinosolborozitrat-Zäpfchen.

E f e m: Weißgelbe, sauer reagierende Paste aus Glyzerin, Hammeltalg, Alum. acet.-tartar. und vermutlich Chinosol.

E m b r y o - C e d i n , Schutz- und Sicherheitstabletten. Der wirksame Bestandteil war Natriumperborat. (R ö h r i g.)

E n g e l s v e r b e s s e r t e P e s s a r i e n : Borsäure 5 T., Stärkemehl oder Traganth 15 T., Rohrzucker 72 T., Wasser 8 Teile.

E r o t a. Hygienischer Frauenschutz von M. A r n d t , Berlin. Das Mittel besteht aus 6 elastischen, in der Wärme klebrigen, in Form von Brusthütchen gefertigten Platten, deren Zusammensetzung aus nachstehenden Zahlen erhellt: Gelatine ca. 0,806, Wasser ca. 4,023, Borsäure ca. 0,348.

Dr. H ü t e r s S c h e i d e n p u l v e r : Ein Gemisch aus Alaun, Borsäure und Reisstärke.

H y g i e n i s c h e S i c h e r h e i t s o v a l e , hergestellt von der H y g i e n i s c h e n S o z i e t ä t , Berlin N. 54, bilden merkwürdig geformte, nach unten zu sich verjüngende Suppositorien, welche folgende Bestandteile enthalten: Borsäure 0,03, Weinsäure 0,04, Kakaoöl 1,75.

L e i c h t l ö s l i c h e P e s s a r i e n nach „Prof. K l e i n - w ä c h t e r “ von E n g e l in Berlin zeigen folgende Zusammensetzung: Weinsäure 0,25, Borsäure 0,25, Gummi arabicum 0,05, Zucker 0,50, Wasser 0,10. Zylindrische, an den Enden sich verjüngende Stäbchen, welche bei schwachem Drucke auseinanderbröckeln.

M a n z i n i t a b l e t t e n : Sauerstoff-Aluminiumgemisch.

M a r g o n a l - S a u e r s t o f f t a b l e t t e n , ein Mittel zur Verhütung der Empfängnis, bestehen im wesentlichen aus Natriumborat, Natriumbikarbonat, Weinsäure, Talkum und Weizenstärke. Aktiver Sauerstoff war in den Tabletten nicht nachweisbar. (G r i e b e l.)

M o r i s a n a Dr. A d e r s : Zusammensetzung wahrscheinlich ähnlich wie Semori.

N o f f k e s P e s s a r i e n , zubereitet von N o f f k e in Berlin, bestehen in der Hauptsache aus Chinin. muriat. ca. 0,03, Borsäure ca. 0,03, Kakaoöl ca. 1,10.

O m e g a siehe S. 345.

P a t e n t e x: Salbenartiges, fettfreies Präparat, das die „Wirkung des Chinosols, Alsols und der Borsäure vereinigen“ soll. In Tuben mit aufschraubbarem Mutterrohr verkäuflich, Anpreisung strafbar (Reichsger. 3. 1. 1914).

P e s s a r i e n von K e t z e r & Co.: Ol. Cacao 1,12, Spirit. 0,05, Chinin. muriat. 0,025, Borsäure Spuren.

S c h e i d e n p u l v e r z u H e i n s m e d i z i n i s c h e m S c h e i d e n p u l v e r b l ä s e r „O m e g a “, von Frau Anna Heim in Berlin, enthält Borsäure, Tannin, Reisstärke, etwas Zitronensäure und Gummi arabicum. (J u c k e n a c k und G r i e b e l.)

Dr. Scheidigs Menstruationstee besteht aus geschnittenen Herba Pulmonariae und Fol. Trifolii fibr.

Schutzengel-Tabletten: Kaliumchlorat, Natriumkarbonat, Natriumborat, Weizenstärke und etwas Weinsäure.

Schutzkörper Bellmanns: 42% Borsäure, 43% Rohrzucker, Chinin, geringe Mengen einer organischen Aluminiumverbindung.

Semori-Tabletten: Alaun 4%, Borsäure 24,8%, Natriumbikarbonat 41,3 %, Stärke 13%, gebundene Weinsäure, anscheinend Chinosol und Eiweiß. Mannich u. Schwedes halten die Tabletten für schwer löslich, also wenig wirksam.

Schweizers antiseptische und lösliche Pessarien enthalten: Chinosol 0,03, Chininsulfat 0,03, Kakaoöl 1,8. Das Mittel kommt in Scheibenform in den Handel.

Sicherheitspessarien von Apotheker Henke in Berlin bestehen aus Ol. Cacao 0,95, Chinin. sulfuric. 0,05.

Sicherheitsovale Marke M. & Co. in Patronenform: Kakaoöl 1,302 im Mittel, Spuren einer organischen Säure (Weinsäure?), Sand und andere Schmutzpartikelchen.

Sine von H. Fischer & Co. in Hamburg, ein Antikonzeptionsmittel, enthält als wirksamen Bestandteil Chinin. sulfuric.

Spermacid von O. Braemer in Berlin SW. besteht im wesentlichen aus einem anscheinend mit Zitronellöl parfümierten Gemische aus borsaurem und kohlensaurem Natrium, Weinsäure und Talkum. (Zernik und Kuhn.)

Spermathanaton-Pastillen des chem. Laboratoriums „Nassovia" in Wiesbaden enthalten nach Angabe des Prospektes 80% leicht in Wasser lösliches Tetraborat, also wahrscheinlich das als Antiseptikum bekannte Natrium tetraboricum.

Suppositoires Malthus (Préservatif des dames): Ol. Cacao 2,o, Chinin. muriat. 0,035, Thymol. 0,025.

Therapie, das „gesundeste Schutzmittel der Welt, ärztlich empfohlen und begutachtet", ist wie folgt zusammengesetzt: Borsäure 0,01, Chinin 0,02, Weinsäure Spuren, Kakaoöl 1,25. Jede Schachtel enthält 12 zylindrisch geformte Zäpfchen.

Tisanias Crescent: eine Art Latwerge, welche grob gepulverte Pfefferminzblätter und Zuckersirup enthält.

Tutelol, System. Dr. Smittson, besteht aus Kakaoöl und geringen Mengen von Weinsäure.

Tutus-Schutzkörper: Plätzchen aus Kakaoöl mit 79% Borsäure.

Ungers Sicherheitsovale haben Scheibenform und enthalten: Borsäure 0,035, Chininsulfat 0,015, Chinosol 0,03, Kakaoöl 1,50.

Zaubertropfen der Auguste Myszka; sollen vor Kindersegen schützen; M. erhielt ob des Handels damit 18 Monate Gefängnis.

Maltyl-Maté von G e h e & Co. A.-G. in Dresden ist eine Kombination von M a l t y l (trockenem Malzextrakt) mit M a t é , dem aus Südamerika stammenden Paraguaytee, der ein dem Coffein ähnliches Alkaloid enthält. Ein Anregungs- und Kräftigungsmittel.

Maltzym ist ein kohlensäurehaltiges Malzextrakt, das als nahrhaftes Tafelgetränk empfohlen wird.

Maltzym-Nährzucker der D i a m a l t - A.-G. in München wird aus reiner Weizenstärke durch das Malzferment Diastase gewonnen, die die Weizenstärke in Maltose und Maltodextrin überführt. Zur Ernährung von Säuglingen an Stelle von Milchzucker.

Malz-Eiweiß von Dr. K l o p f e r in Leubnitz-Dresden wird aus Weizenmehl und Gerstenmalz hergestellt.

Malzextrakt-Gesundheitsbiere existieren in großer Anzahl. Dieselben kommen dem englischen Porter in ihrer Zusammensetzung meist gleich, übertreffen denselben sogar. Der Alkoholgehalt schwankt zwischen 2,8 und 6,3%, der Extraktgehalt zwischen 5,0 und 18,4%, der Gehalt an Stammwürze zwischen 10,8 und 24,8%. (S c h w e i ß i n g e r.)

Malzextraktseifen zu dermatologischen Zwecken erhält man nach L. S a r a s o n durch Beifügen von 10% Malzextrakt zu der möglichst neutralen, fertigen Grundseife, evtl. nach Zugabe arzneilicher Stoffe oder Emulgierung mit Lanolin.

Malzmilch siehe Horlig.

Malzonit, ein Heil- und Kräftigungsmittel bei Bleichsucht, Nervosität u. dgl. ist ein Gemenge von Malzextraktpulver mit geringen Mengen Eisenpyrophosphat und Calciumphosphat. (G r i e b e l.)

Mammillarium, Apparat für wunde, zarte und zu flache Brustwarzen, von Th. P f i z m a n n in Leipzig. In einer Schachtel sind enthalten ein Fläschchen mit ca. 8,0 einer braunen spirituösen Flüssigkeit, welche in einem schwachen Rumauszuge aus Gewürznelken und Wohlverleihblumen besteht, ein Glashut mit Gummisaugaufsatz und zwei aus Leinwand genähte, mittelst Draht steif gehaltene Brustwarzenhüllen, welche elastische, Hüte genannt werden, aber nichts Elastisches an sich haben. (H a g e r.)

Mammin heißt ein blutstillendes Milchdrüsenpräparat, welches von den sogenannten ausfällbaren Eiweißstoffen befreit ist, aber sonst alle wirksamen Bestandteile der Drüsen enthält.

Mampe siehe Tropfen, bittere.

Mandelbrot für Diabetiker aus der Bäckerei von H a u s w a l d t in Dresden enthält Fett 62,86%, Eiweiß 13,0%, Asche 2,92%, Wasser 5,52%, Zellulose 2,40%. (S c h w e i ß i n g e r.)

Mandelmilchextrakt von Jul. U r b a n in Dresden, Humboldtstraße, ist ein sehr dicker Mandelsirup mit etwa 50% Zucker ferner 7,5% Fett, 3% Eiweißstoffen und 35% Wasser. (S c h w e i ß i n g e r.)

Mangarsan ist der geschützte Name für Mangan-Arsen-Hämoglobin-Tabletten. (Pharm. Ztg.)

Mango, eine in den öffentlichen Waschanstalten Englands Verwendung findende Flüssigkeit, ist Chlorkalklösung. (W a g n e r.)

Mangol der Apotheke in Gransee (Mecklenburg), ein Mittel gegen Krätze, ist eine Mischung von denaturiertem Spiritus und einem Balsam (Perubalsam oder Styrax). (R ö h r g.)

Mangovia, ein Haarentfernungsmittel, ist eine wässerige Eosinlösung. (Unters.-Amt Ulm.)

Manikure-Pasta ist eine Paste aus Zinkoxyd, Karmin und Bergamottöl. (A u f r e c h t.)

Manikure-Pulver werden durch Verreiben von Zinnoxyd (Stannum oxydat. des Handels) mit etwas Karmin und Bergamottöl dargestellt. Die Masse bildet eine feuchte Paste von rosa Farbe und angenehmem Geruch.

Manisol siehe Schuppenpomade.

Mannocitin, ein Rostschutzmittel zum Einreiben von blanken Eisenflächen, z. B. bei größeren Maschinen, ist eine Auflösung von gleichen Teilen wasserfreiem Wollfett und leichtem Kampferöl.

Manzinitabletten siehe Malthuspräparate.

Mapox siehe Sauerstoff-Asthma-Pulver.

Mara siehe Zuchardts Mara.

Maradera, das ideale Kräftigungsmittel bei Schwächezuständen jeder Art von R. H. S c h u l t z e & Co. in Berlin, besteht in der Hauptsache aus einem Gemenge von Kasein und einem Yoghurt-trockenpräparat. Außerdem wurden noch in geringer Menge festgestellt Milchzucker, Kochsalz, Calciumglycerophosphat, Eisenglycerophosphat und Vanille. (G r i e b e l.)

Maraska-Extrakt ist eine klare, farblose Flüssigkeit, mit kirschwasserähnlichem Geruch und Geschmack, die 46% Weingeist, 0,02% Extrakt, 53,98% Wasser und sehr geringe Mengen anderer nicht näher bestimmter Stoffe (flüchtige Öle usw.) enthält. (Pharm. Ztg.)

Maraskasaft ist 5,4% weingeisthaltiger (vergorener) Kirschsaft. (Pharm. Ztg.)

Marcodurum, ein Stopfbüchsenpackungsmittel von B e n r a t h und F r a n k , Gelbe Mühle bei Düren, besteht aus Rohleinen und Hanfpapier, die aufeinander geklebt und mit Talg getränkt sind.

Margit-Creme besteht aus Kaliseife, Bismut subnitricum und einem Odorans. (Enthielt kein Hydrarg. bichlor. ammon.) (Unters.-Amt Budapest.)

Margonal siehe Hustentee.

Margonal-Öl, ein Mittel gegen Gicht, Rheuma, Kopfschmerz usw., ist ein Gemisch von Pfefferminzöl mit etwa Alkohol. (G r i e b e l.)

Margonal-Sauerstofftabletten siehe Malthuspräparate.

St. Maria vegetabilisches Magenelixir aus Wien ist eine stark alkoholische Lösung von Bitterstoffen (Enzian , Harzen und Zucker mit Chlorophyll, Zimtöl und Nelkenöl. (Wiener Stadtphysikat.)

Mariazeller Magentropfen siehe Magentropfen.

Mariabader Pillen von K l e e w e i n in Krems b. Wien bestehen aus: Extr. fuci vesiculosi 8,0, Sal. Marienbad. natural 2,0, Natr. taurocholic. 1,0, Ingluvini, Pulv. castorei mosc. aa 0,50, Extr. et Pulv. cascar. Sagrad. quant. sat. ut fiant Pilul. Nr. 50, obduct. c. Sacch. et tum fol. Argent.

Marienbader Reduktionspillen siehe Reduktionspillen.

Marienbader Tabletten bestehen aus 1,25 g Aloeextrakt, 1,25 g Rhabarber, 0,25 g Podophyllin, 0,5 g Cascara sagrada-Extrakt und 1,6 g Marienbader Salz. Daraus sind 50 Tabletten herzustellen und diese mit Keratin, Zucker oder Silber zu überziehen.

Marineleim (marine glue) von J e f f e r y ist eine Lösung von 1 T. fein geschnittenem Kautschuk in 12 T. Terpentinöl, rektif. Stein- oder Steinkohlenteeröl **(flüssiger Marineleim),** zu welcher auf 1 T. Kautschuk 2 T. Schellack oder Asphalt zugesetzt sind **(harter Marineleim).**

Marmola, ein amerikanisches Geheimmittel gegen Fettleibigkeit, abgefaßt in ½ oz- (ungefähr 15 g) Packungen. Herstellerin: Marmola Company, Detroit, Mich., U. S. A., besteht aus: Getrockneter Schilddrüse 14%, Phenolphthalein 4%, Kochsalz 7%, gepulvertem Fucus vesicuculosus 50%, Extraktivstoffen 25%, einer Spur Pfefferminzöl. (G i n g e l e.)

Marseillais-Kesselstein-Vernichter ist ein stark gerbstoffhaltiges wässeriges Pflanzenextrakt.

Marsöl, ein Lederkonservierungsmittel, besteht nach einer Mitteilung der deutschen Versuchsanstalt für Lederindustrie in Freiburg i. S. in der Hauptsache aus Tran, welchem, zur Verdeckung des Trangeruches etwas Mirbanöl zugesetzt wird.

Martol heißt ein Lebertranpräparat von J. E. S t r o s c h e i n in Berlin SO. mit einem Lebertrangehalt von 60%.

Marubin Teint-Paste III von Otto R e i c h e l in Berlin, ,,wirksames Spezialmittel gegen Gesichtsröte, rote Nasen, rote Hände, Frost und Blutröte": Salbentopf mit 20 g einer dunkelbraunen, zähflüssigen Salbe, hergestellt aus einer Verreibung von Wollfett, Wasser, Ichthyol und Zinkoxyd. (R ö h r i g.)

Mastic-Cement ist ein Gemisch von Sand, Kalkstein, Bleiglätte und Leinöl. (H e e r e n.)

Mastic-Serbat ist ein aus Frankreich kommender Kitt für Dampfleitungsrohre usw., welcher aus Bleioxyd, Manganhyperoxyd und Leinöl zusammengesetzt ist.

Mastisol, eine Modifikation der v. Ö t t i n g e r s c h e n M a s t i x l ö s u n g besteht nach Dr. F. V. V o o s aus 20 g Mastix, 50 g Benzol und 20 Tropfen eines nicht genannten Esters. Anwendung zur Wundbehandlung. (Münch. Med. Wochenschr.) Siehe auch Kleol.

Mastol enthält Kleie, Bockshornklee, Enzian, Kalmus, 10,11% Viehsalz, 18,21% Futterkalk, 6,17% Schwefel, 12,53 % Bittersalz, 4,31% Schwefelantimon. (Unters.-Amt Wien.)

Mastolin wird ein Tierfuttermittel genannt, das Wacholderbeeren, Leinsamen, Eichenrinde, Koriander, Anis (alles in grob gepulvertem Zustande), Glaubersalz, phosphorsauren Kalk und Schwefelblumen enthält. (Pharm. Ztg.)

Mast- und Freßpulver von K r a u s e in Langensalza: 5% Spießglanz, 10% Futterkalk, 5% Glaubersalz, 3% Kochsalz, außerdem Pulver von Süßholz, Enzian, Foenumgraecum und Phellandrium.

Mast- und Milchpulver „Furore" von Z ü g e in Leipzig: 12% Futterkalk, Fleischmehl, Süßholz, Anis, Fenchel, 6% Spießglanz.

Mastpulver Superior, Fabrik Striegau: Fleischmehl und Sesamkuchenmehl, Futterkalk und Viehsalz, wenig Erdnuß.

Matadoröl, das fette Öl der Kümmel- und Anisfrüchte wird zur Fabrikation von grüner Seife von tief dunkler Färbung, von grüner Naturkern-Elainseife und von sog. Hanfölseifen empfohlen.

Matador-Quinquina von D. D e l l e u r - - B o r d e t in Lüttich stellt ein Getränk dar, das nach den Angaben der Herstellerin aus Portwein unter Zusatz von Chinarinde sowie von tonischen und aromatischen Pflanzenstoffen bereitet ist. (Nachr. f. Zollst.)

Maté siehe Sommers Maté.

Matein Ulrich W o h l s , mit Broschüre über „Energieschwund der Nervositäts-Grund"; „gibt neue Kraft". 200 Pastillen, je 0,5 g, grauweiß, süßschmeckend, mit Pflaumenaroma, enthält Koffein und Zucker, wahrscheinlich eine Zubereitung aus Paraguaytee, Blätter der Ilex-Arten, mit Zucker und Stärke. (R ö h r ig.)

Maticolysatem Bürger ist das Dialysat aus Maticoblättern.

Matico-Sirup von G r i m a u l t & Co. in Paris gegen Verdauungsbeschwerden wird dargestellt, indem 1 T. Maticoblätter mit soviel kochendem Wasser infundiert werden, daß 7 T. Flüssigkeit erhalten werden, worin man 9 Teile Zucker auflöst. (D o r v a u l t.)

Matrol Dr. Schäfers besteht aus Kakaoblättern und Borsäure.

Matrimonio secreto siehe Damenseife.

Matscheko-Kunststein aus Brünn besteht in einer kochsalzhaltigen Magnesiumchloridlösung und einem technischen Magnesiahydrate. (G a w a l o w s k i.)

Mattan siehe Eumattan.

Mattolein für photographische Zwecke, ist eine Lösung von 40 T. Dammarharz, 20 T. Copaivabalsam, 5 T. Elemi in 85 T. Terpentinöl.

Maukensalbe für Rindvieh ist eine Mischung von Seife mit Terpentinöl. (J a c o b s e n.)

Mausolin besteht aus einem rotgefärbten, stark nach Anis riechenden Mehlbrei, der weißen Phosphor enthält. (Pharm. Ztg.)

Maxyd, Magen- und Blutreinigungspulver besteht in der Hauptsache aus einem Gemische von Magnesiumhydroxyd und -karbonat, welches etwa 11% Magnesiumperoxyd enthält. (B e y t h i e n.)

Mayers physiologisches Nervensalz, in Tabletten, besteht aus 90% Ammoniumphosphat und 10% Talkumpulver. (R ö h r i g.)

May-Dew-Lotion siehe Maitauwasser.

Mays Frauentee besteht aus zerkleinerten römischen Kamillen. (G r i e b e l.)

Mayol, ein Fleischkonservierungsmittel, ist nach T h a n ein Gemisch von Borsäure, Glyzerin und Ammonfluorid mit Methyl- und Äthylalkohol.

Mazdaznan-Eukalyptol, reines australisches Eukalyptusöl, wird als Badezusatz, zu innerlichem Gebrauche und als Einreibemittel empfohlen. (Pharm. Ztg.)

Mazerol gegen den weißen Fluß der Kühe ist eine dem Linimentum terebinthinatum ähnliche Mischung. (K u h n.)

Mealin, ein Kesselsteinmittel, ist zusammengesetzt aus 32,13% Soda, 1,03% Ätzkali, 8,34% Kochsalz, 1,08% phosphorsaurem Natrium, 37,85% Wasser, 14,91% Ferrocyankalium, 4,16% oxalsaurem Natrium und geringen Mengen von Cyankalium und Schwefelnatrium. (Chemnitzer Untersuchungsamt.)

Meat Juice von V a l e n t i n e soll angeblich in 60,o g den Saft von 2 kg des besten Ochsenfleisches ohne Fett enthalten, unterscheidet sich aber von dem Liebigschen Fleischextrakt nur durch einen beträchtlich höheren Wassergehalt und durch eine Spur von Eiweiß. (J. F o r s t e r.)

Meat Preserve nennt man Fleisch-Konservierungsmittel der verschiedensten Art. Siehe diese.

Mecopon enthält die Gesamtalkaloide des Opiums an Mekonsäure gebunden. Darsteller: Zyma Th. M ü h l e t h a l e r A.-G. in Nyon.

Médécine chinoise siehe Chinese Medecine.

Médecine du Curé de Deuil besteht aus 3 l eines Infusum, bereitet aus: Herb. Cichorii, Rad. Taraxac., Rad. Althaeae je 15,o,

Rad. Lapathi acuti 30,o, Rad. Rhapontic., Natr. sulfuric. und Fol. Sennae je 10,o innerhalb 3 Tagen zu verbrauchen.

Medicinal-Water siehe Gichttropfen.

Medico der Reichsapotheke in Berlin ist ein eisenhaltiger Eier-Kognak.

Medicoferment von G. B o ß in Locle ist reine Kulturtraubenhefe.

Medufen-Tabletten von H o e c k e r t & M i c h a l o w s k y enthalten Pyrazolon. dimethylaminophenyldimethylicum.

Meerrettig-Sirup, Sirop de Raifort composé von G r i m a u l t & Co. in Paris gegen Skropheln, Rhachitis, Krebs usw. Je 50 T. frisches blühendes Löffelkraut, frisches Bitterkleekraut, frisches Brunnenkressenkraut, 60 T. frische Meerrettigwurzel, 40 T. frische bittere Pomeranzen werden im steinernen Mörser zerstampft, ein aus Zimtkassia 3 T. und weißem Wein 50 T. bereiteter Auszug zugemischt, das Ganze einen Tag lang verschlossen hingestellt, dann durchgeseiht, gepreßt, filtriert und in der klaren Flüssigkeit 250 T. weißer Zucker aufgelöst. (H a g e r.)

Meerrettig-Sirup, jodhaltiger, Sirop de Raifort jodé von G r i m a u l t & Co. in Paris besteht aus 10 T. Jod, 5 T. Jodkalium und 800 T. Meerrettig-Sirup. (H a g e r.)

Megabol, orientalisches Busennährmittel von Dr. S c h ä f f e r in Berlin, ist ein gelbliches Pulver, in dem Trockenmilch, Reisstärke, Eigelb, Rohrzucker, Natriumchlorid, Kalziumphosphat sowie sehr geringe Mengen von Eisenzucker und einem organischen Kalkphosphat (anscheinend Calciumglycerophosphat) festgestellt wurden. (Pharm. Ztg.)

Meglins Pillen gegen nervöse Störungen bsstehen aus: Extr. Hyoscyam. sem., Extr. Valerianae, Zinc. oxydat. aa $7\frac{1}{2}$ grains (= 0,48) div. in X. pil. S. 1—2 Pillen täglich. (G i l b e r t.)

Mehanal ist 40prozentige Formaldehydlösung.

Mejaldyl ist eine Flüssigkeit, die angeblich aus 3 T. Mitchella repens, 6 T. Actaea, 6 T. Viburnum opulus, 6 T. Cortex Chinae, 13 T. Sambucus, 1 T. Acidum hydrochloricum und 65 T. Spiritus dilutus dargestellt wird. Sie wird von Dr. med. R a u zur Erleichterung der Entbindung empfohlen.

Mekonaltabletten bestehen aus Morphin 0,003, Aspirin 0,3 und Diäthylbarbitursäure. Hersteller: Dr. S c h ü t z & Co. in Bonn a. Rh.

Melanocome siehe Eau phénoménale.

Melanin, waschechtes Schwarz zum Zeichnen der Wäsche, ist ein Pulvergemisch aus ca. 5 T. Kupfervitriol, 6 T. Kaliumchlorat, 6 T. Salmiak, 12 T. Anilinhydrochlorid und 5 T. Gummi arab.

Melanogene von D i c q u e m a r e in Rouen zum Schwarzfärben der Haare ist I. eine Lösung von 1,o roher Pyrogallussäure in 50,o schwachem Weingeist, II. eine Lösung von 1,o Höllenstein in

8,o Wasser, 3,o Ätzammoniakflüssigkeit und einigen Tropfen der Flüssigkeit I. (W i t t s t e i n.)

Melicedin-Stroschein soll eine „Anlagerung" der Citrate des Strontiums und Natriums an Glyzerin sein.

Melithan ist das wässerige Extrakt einer Ericacee. Es wird bei Zuckerkrankheit empfohlen.

Melkogen ein Futtermittel, wird aus den genießbaren Bestandteilen des Mülls gewonnen und mit Melasse gemischt Tieren verabreicht. (R ö h r i g.)

Mellotinkaffee ist eine Mischung von Kaffee, Dattelkernen und Zichorien.

Melpom wird eine Honigfruchtlimonade, die für Schwache, Skrophulöse, Bleichsüchige und Blutarme empfohlen wird, genannt.

Membroson ist der Handelsname für Tabletten, die aus Lecithin, Eiweiß, Ochsenmark, Nährsalzen und aromatischen Küchenkräutern bestehen sollen.

Meningit, Br. K l e f e l d t s natürlicher Gesundheitshersteller der Meningit-Komp. in Berlin, soll Rhabarber, Aloe, Senna, Cascara Sagrada, Capsicum und verschiedene Kräuter enthalten.

Menogen von Dr. W. W o l f f in Elberfeld stellt eine Mischung von Arsen-Metaferrin mit dem Ovarienpräparat Gynormon dar. Jede Tablette zu 0,25 g enthält 0,2 Arsen-Metaferrin und das Extrakt aus 0,2 frischer Schweineovarien. Ein Mensesmittel.

Menostaticum besteht aus Ergopan, Oxymethylhydrastinin, Extr. Seneg., Viburn., Chamomill. und ist ein mildes, aromatisches krampfstillendes Haemostaticum, uterines Anodynum, Sedativum, Tonikum, bei Dysmenorrhoe, Menorrhagie usw. Hersteller: T e m m l e r - Werke in Detmold.

Menschenfreund oder **bittere Magentinktur,** Magenelixir von S t o u g h t o n in Leyden, wird dargestellt, indem je 25,o Wermut, Pomeranzenschalen, Enzian, 10,o Rhabarber, je 5,o Cascarillrinde und Aloe mit 500,o Weingeist und soviel Wasser digeriert werden, daß nach vollendeter Digestion 1000,o Likör erhalten werden. (H a g e r.) — Nach der ursprünglichen Anweisung soll man getrocknete Wermutknospen, Gamander (Teucrium Chamaedrys), Enzianwurzel, bittere Pomeranzen, von jedem 24,o, Cascarillrinde 4,o, Rhabarber 16,o, Aloe 4,o, alles zerkleinert, mit 1 l Weingeist übergießen, unter öfterem Umschütteln 12—15 Tage in warmer Stube digerieren lassen und dann abklären.

Mensicorsan-Nerventonicum der Waldhofapotheke in Mannheim, ein flüssiges Brom-Baldrianpräparat, soll 2% Acidum et Oleum valerianicum, 3% Kal. bromat., sowie aromatische Pflanzenextrakte enthalten. — **Mensicorsan-Wundpuder** ist ein Zink-Vaselin-Fettpuder, welcher trocknende Eigenschaften besitzt.

Menstruationsmittel, Blutstockungsmittel. In einem Erlaß vom
15 Jan. 1910 forderte der Preuß. Kultusminister die Regierungs-
präsidenten auf, allenthalben das Publikum vor dem Ankauf der
in den Zeitungen angepriesenen M i t t e l g e g e n M e n s t r u -
a t i o n s s t ö r u n g e n z u w a r n e n und fügte eine Liste
über die Ergebnisse der bisher vorgenommenen Untersuchungen
solcher Mittel bei, die wir aus der Literatur noch sehr erweitert
haben:

A d e r s T r o p f e n: Alkoholarmer Auszug aus Nelken und
Zimt.

A r w u: Rotgefärbte Dragees aus gepulverten römischen Kamillen.

B ä d e r k r ä u t e r t e e, kombinierter: 70% Senfmehl, 30%
Nußblätter.

B e r o l i n a: Römisches Kamillenpulver.

Dr. B l o n s Menstruationspulver: Röm. Kamillenpulver.

B r a u n r o t h s B l u t s t o c k u n g s m i t t e l: Röm. Kamillenpulver.

C e b e d a: Kamillenpulver.

C i b o - T r o p f e n: Nach Krauseminze riechendes Destillat
angeblich aus Herb. Millefol. 300, Flor. Anthem. nobil. 250,
Caryophyll. 100, Flor. Chamomill. vulg. 200, Cort. Cinnamom. 200, Radix Valer. 250, Spir. dilut. 4 Kilo.

C i t o der Uicao-Comp. in Schöneberg-Berlin, ein Destillat aus
Krauseminze.

C r o c o - T a b l e t t e n: Safran, Myrrhenharz, Schwefel und
Zucker.

Dr. D r a c k e s M e n s t r u a t i o n s p u l v e r: Römische
Kamillen.

D u p l e x: Römische Kamillen.

E r f o l g: Gelbes, grobes Pulver aus 10% kalzinierter Soda,
90% entöltem Preßkuchen von Brassica nigra.

E r r e i c h t: Röm. Kamillenpulver.

F a v o r i t t r o p f e n: Karmelitergeist. Auch ein Destillat
aus Baldrianwurzel, Zimt und Nelken.

F e l i c i t a s: 12 Pulver à 1,1 aus Eisenzucker, Safran, Aloe
und Zucker.

F e m i n a: Hellbraunes, bitteres Pulver aus Milchzucker, Safran und Aloe.

F e m i n a t r o p f e n der Schwanendrogerie in Halle: Wässe-
rig alkoholische Lösung von ätherischen Ölen der Zimtrinde,
Cardamomfrüchte, Nelken und Baldrianwurzel.

F o r t u n a: Safran-, Myrrhe- und Schwefelpulver je zu gleichen
Teilen. — F o r t u n a p u l v e r: Röm. Kamillenpulver.

F o r t u n a t r o p f e n: Destillat aus Cinnamom. Ceylan., Anthemis nobil., Caryophyll, Alkohol, Wasser.

F r a u e n g l ü k: Alkoholisch. Destillat aus aromatischen
Pflanzen.

Frauenheil: Röm. Kamillenpulver.

Frauenhilfe: Tropfen: Destillat aus Zimt, Nelken, Baldrian mit 34,7 Gew.-Proz. Alkohol. — **Frauenhilfe:** Röm. Kamillenpulver.

Frauenlikör: Alkoholauszug aus Baldrian und Kamillen.

Frauenlob: Tropfen: Gemisch von Aloe und Zimttinktur.

Frauenpulver Dr. **Grothes:** Aluminiumsulfat.

Frauenwohl-Kapesln: Amylum mit je 0,7 g Süßholzpulver und Magnesiumkarbonat nebst geringen Mengen von Eumenol (Tang-Kui-Wurzel) — **Frauenwohl von Kaesbach:** Oblatenkapseln aus Pulver von Süßholzwurzel, Kamille und Magnesia, das mit Eumenol verrieben ist. — **Frauenwohl von Schroeder:** Salbe aus Chloroform, Bilsenkraut und Paraffin. — **Frauenwohltee:** Rosmarinblüten.

Frebar Badekräutertee: Kalmuswurzel, Kamillen, Nußblätter, Bitterklee, Rosmarinblätter, Faulbaumrinde, Hirtentäschel und Pfennigkraut. — **Frebartabletten:** Kamillenpulver mit Kartoffelstärke. — **Frebartee:** Blütenköpfchen von Cnicus benedictus. — **Frebartropfen:** Destillat aus Melissekraut, Zimt, Nelken.

Geisha: Tropfen: Angebliches Destillat aus Polyporus formentarius 500, Flor. Chrysanth. inodorat. 300, Flor. Chamom. vulg. 200, Caryophyllus 200, Cort. Cinnamom. acuti 200, Rad. Valer. japon. 250, Fol. Chimaphil. umbellat. 100, Fruct. Apic. hortens. 500, Spir. dil. 5000.

Giusto-Tropfen: Alkoholhaltiger Auszug aromatischer Vegetabilien (vorwiegend Zimt und Nelken mit Zusatz von 7% Zucker).

Gloria-Tropfen: ein Destillat aus Chrysanthemen, Gewürznelken, Kamillen, Baldrian, Zimt und Weingeist.

Glückauf: Röm. Kamillenpulver.

Hagena-Tropfen: angeblich Destillat aus Herb. Millefol. 300, Flor. Anthem. nobil. 250, Flor. Chamom. vulg. 200, Cort. Cinnam. 200, Rad. Valerian. 250, Caryophylli 100, Spir. dil. 4000.

Haruko-Tropfen: Alkoholisches Destillat aus Flor. Anthem. nob.

Hongini-Tropfen: Destillat aus Zimt, Kamillen und Alkohol.

Japol-Tropfen: Karmelitergeist (Spirit. Melissae comp.)

Igena-Tropfen: Nach Zimt, Nelken und Baldrian riechendes alkoholisches Destillat mit 0,04% Natriumkarbonat.

Kehrwieder: Kamillenpulver.

Laetitia: Pulver unbekannter Zusammensetzung. — **Laetitiatropfen** sind Baldriantropfen.

Leda: Pulver unbekannter Zusammensetzung.

Mensalin von Gebr. **Patermann** in Friedenau-Berlin als Mittel gegen Menstuationsbeschwerden usw. empfohlen, enthält pro Tablette etwa 0,25 g Dimethylpyrazolon. salicylic. und 0,025 g Menthol. valerianic. (**Zernik und Kuhn.**)

Menstrolina, kombinierter Badekräutertee, besteht aus rund 70 g Senfmehl und 30 g unzerkleinerten Nußblättern. Pharm. Ztg.)

Menstrolina-Bonbons von Anna **Kahle** in Leipzig sind ovale Dragées mit ·weißer Hülle und braunem Kern, letzterer aus Anthem. nobil. plv. bestehend. (**Röhrig.**)

Mikado: Kamillenpulver.

Mikado-Tropfen: Destillat aus Fenchel, Akelei, Frauenmantel, Pfingstrosen, Nelken, Sarsaparillwurzel.

Mimosa: Kamillenpulver. — **Mimosa** der **Uikao-Co.** in Schöneberg-Berlin ist angeblich ein Destillat aus Kamillen, Zimt, Nelken, Baldrian und Schafgarbe.

Mimosa-Tropfen: Spir. Melissae comp.

Minerva: Kamillenpulver.

Möllers Tropfen: Destillat aus Romey, Meertau und chinesischem Zimt.

Nixan von Br. **Weber** in Leipzig ist ein Destillat aus römischen Kamillen und Zimt.

Ohne Sorge: Kamillenpulver.

Periodin: Kamillenpulver.

Pohli: Kamillenpulver.

Prinzesses (französische Menstruationstropfen): ähnlich dem Karmelitergeist.

Probat (Marke Bocatol): I. farblose aromatische Flüssigkeit nach Kümmel riechend; II. ebenso nach Pfefferminze riechend.

Puella-Tropfen: wässerig-alkoholischer Auszug römischer Kamillen.

Reforma: Flor. Anthem. nob. pulv.

Regina: Kamillenpulver. — **Regina-Tropfen:** Alkohol-Destillat nach Nelkenöl riechend, aus Baldrian, Myrrhe und Lorbeer.

Regula: Alkoholisches Destillat aus aromatischen Vegetabilien.

Regulationsmittel von A. **Hohenstein** in Berlin-Halensee enthalten Myrrhenharz, Safran, ein Eisensalz (anscheinend Ferrolactat) und Chinin. (**Griebel.**)

Regulationspillen bestanden aus Chinin, Ferrosalz, Safran, Myrrhe und einem Blütenpulver.

Reguliertropfen sind ein Gemisch von Tinct. Ferri pomata und Tinct. Cinnamomi. — **Reguliertabletten** bestehen aus Zimtpulver und Extractum Ferri pomat. (**Juckenack und Griebel.**)

Romal-Tropfen: Ähnlich dem Karmelitergeist.

Rotkäppchen: Gepulverte Faulbaumrinde.

S a l f e r n o l: Destillat mit Herb. Chenopodii.

Dr. S c h ä f f e r s P u l v e r: Römische Kamillen.

Dr. S c h n e i d e r s T r o p f e n: Angeblich alkoholisches Destillat aus Cort. Cinnamom., Rad. Valer., Caryoph.

S c h w e i z e r P u l v e r: Römische Kamillen.

S o r g e n l o s: Kamillenpulver. — S o r g e n l o s - T r o p f e n
Karmelitergeist.

S p h i n x (Wagners Pulver): Kamillen.

S û r s e c o u r s: 12 Pulver à 1,0 aus Safran, Myrrhe, Schwefel
und Rohrzucker.

S y l v i a - T r o p f e n: Karmelitergeist.

T r i u m p h: Tropfen unbekannter Zusammensetzung.

U t t y, Frauenlikör: Süße Lösung von ätherischen Ölen (Nelkenöl in verdünntem Alkohol).

V e n u s: Kamillenpulver. — V e n u s - T r o p f e n: Karmelitergeist.

W a g n e r s M e n s t r u a t i o n s p u l v e r M a r k e
„S p h i n x" besteht aus gepulverten römischen Kamillen.
(G r i e b e l.)

Menthador ist ein rollender, massierender und auswechselbarer
Migränestift, der auch als Mentholeinatmer dient. Derselbe
ähnelt mit seinem Halter einem rollenden Tintenlöscher. Fabrikant: Pharmazeutische Fabrik „Friedenau" Heinrich S a c h s
in Berlin-Friedenau.

Menthasept, ein Desinfiziens für die Mund- und Rachenhöhle enthält ein Paraformderivat in Verbindung mit Milchzucker und
aromatischen Stoffen.

Menthococa „Kurz" sind Mentholdragées mit tetraborsaurem
Kokainnatrium.

Menthocapsol ist ein Menthol und Capsicum enthaltender Opodeldok. (Z i m m e r & Co.)

Menthol von A n d t, ein Antineuralgikum, besteht aus Schwefelkohlenstoff mit Pfefferminzöl. (H. G u s e n b e r g e r.)

Mentholin-Mundwasser, 2,5 Menthol, 5,5 ccm Nelkenöl, 57,5 ccm
Pfefferminzöl, 35,0 Acidum boric., 135 ccm Tinct. Myrrhae,
60 ccm Lackmustinktur, Alkohol bis zu 1 l Gesamtmenge.

Mentholin-Schnupfpulver ist ein Gemisch von gemahlenem Kaffee,
Milchzucker und Menthol.

Menthosalan „Jahr" von F. G a l e w s k i in Krakau, ein Einreibemittel gegen Gicht, Rheumatismus, Migräne usw., besteht
nach Angabe des Prospektes aus gleichen Teilen Ol. Gaulther.,
Menthol. und Lanolin. pur.

Menyl von A. N i e s k e in Dresden, ein kosmetisches Mittel, um
rote Nasen weiß zu machen, besteht aus einer Flüssigkeit I und
einem Pulver II. I ist eine spirituöse, etwas parfümierte Lösung
von Benzoesäure, Salizylsäure und Thymol, II ist eine Mischung

aus Zinkweiß, Talkpulver und einer Spur Phenol. Preis *M*. 5. (G e i ß l e r.) — Ein anderes Menyl bestand aus wässerigem Auszug von Veilchenwurzel mit einem nicht unbedeutenden Bodensatz von reinem Kalomel.

Meracetin ist Anhydromerkuribrenzkatechinmonoacetsäure und dient als Mittel gegen Syphilis. Darsteller: C h e m. F a b r i k u n d S e r u m - I n s t i t u t B r a m in Leipzig.

Mercinol der Engel-Apotheke in Breslau ist ein Name für das sogenannte Breslauer graue Öl (mit metall. Quecksilber bereitet).

Mercoid ist eine sterile Suspension von Calomel und merkurisalizylsulfonsaurem Natrium in Paraffinum liquid. 1 ccm Mercoid enthält je 0,004 der beiden Komponenten. Fabrikant: Chem. Fabr. v o n H e y d e n in Radebeul bei Dresden.

Merlusan ist eine Quecksilber-Eiweißverbindung, die in Tablettenform in den Handel kommt. Sie löst sich erst im alkalischen Darmsaft. (Pharm. Ztg.

Merz' Hämorrhoidenserum von A. M e r z in Frankfui t a. M. besteht aus einer nach einem besonderen Verfahren hergestellten, u. a. Hamamalisextrakt enthaltenden Serummasse. (Pharm. Ztg.)

Merz' Schnupfenserum von A. M e r z in Frankfurt a. M. besteht nach Angabe des Herstellers aus einer in Schleimhautabsonderungen löslichen Serummasse, welcher lösliche Formaldehydstärke beigefügt ist; außerdem Menthol.

Messer weg, Rasiercreme, ist ein Gemisch der Sulfide von Calcium und Tonerde (CaO $= 26,3\%$, $Al_2O_3 = 20,13\%$). (R ö h r i g.)

Mesbé, als bestes Espektorans, Stomachikum, Roborans, Antiseptikum, Granulation beförderndes Mittel bei Tuberkulose jeder Form, Lungenkatarrh und einer Menge anderer Krankheiten angepriesen, soll aus einer geheimnisvollen Pflanze Afrikas (Sida Rhombifolia Cubilquitziana) als Extrakt von E. P. D i e s e l d o r f in Berlin NW. 46 hergestellt werden.

Mesotancreme in Tuben enthält 25% Mesotan, eine antirheumatische Einreibung. (G e h e s Bericht.)

Metaferrin von Dr. W. W o l f f in Elberfeld ist eine Eiseneiweißverbindung.

Metaferrose ist eine wohlschmeckende Lösung von Metaferrin.

Metal anglais ist eine Legierung aus 440 T. gereinigtem Cornwallzinn, 10 T. russischem Kupfer, 1 T. Messing, 1 T. Schwefelnickel, ½ T. Schwefelwismut, 4 T. Antimon und 1 T. Wolfram.

Métal argentin zu Löffeln, Gabeln, Teekannen besteht aus 85,5 T. Zinn und 14,5 T. Antimon.

Métal d'Alger zu Tischglocken besteht in 100 T. aus 94,5 T. Zinn, 5 T. Kupfer und 0,5 T. Antimon.

Metallbürste, volta-elektrische, von I m m e , ist eine veränderte Auflage der Goldbergerschen Rheumatismusapparate. Die Bürste steht mit einem volta-elektrischen Doppelelement in Verbindung, welches in der Tat die Multiplikationsnadel um ein sehr geringes ablenkt, doch vermag ein so schwacher Grad von Galvanismus auf den Menschen durch das Medium der Oberhaut nur die oberflächlichste Wirkung auszuüben. (P. N i e m e y e r.)

Metall, Dörrsches, ist eine Gußmasse aus Eisen, Schwefel und Asphalt vom spez. Gew. 3,2.

Metallin ist eine Legierung aus 35 T. Kobalt, 25 Aluminium, 10 Eisen und 30 Kupfer.

Metallputzseife von A. C. D i e d e c k s S o h n in Wien ist ein braun gefärbtes Gemisch aus 1 T. Seife und 2 T. kohlensaurem Kalk.

Metarsan, ein organisches Arsenpräparat, wird als Ersatz für Salvarsan und Neosalvarsan in der Tierheilkunde bei Brustseuche empfohlen. Es soll die Eigenschaften des Atoxyls und des Salvarsans vereinigen. Anwendung subkutan. (Berl. Tierärztl. Wochenschr.]

Metfoll-Regulier-Plätzchen des Sanitätshauses E. S c h a d o w in Leipzig-Anger sind Pfefferkuchenplätzchen, enthaltend pulverisierte Sennes-Schoten. — **Metfoll-Stopf-Morsellen** sind Pfefferkuchenplätzchen mit gebrannten Eicheln. (R ö h r i g.)

Methon, ein alkoholfreies Getränk ist in der Hauptsache eine mit Kohlensäure unter Druck gesättigte Invertzuckerlösung. Sie enthält 0,08% Alkohol, 6,02% Extrakt, 0,04% Mineralstoffe, 0,09% Säure, 4,57% Invertzucker, 0,04% Eiweißstoffe. (B e y - t h i e n.)

Methylene Blue compound (Dr. Orville H o r w i t z) besteht aus: 0,0648 g Methylenblau, 0,09 ccm Sandelöl und 0,03 ccm Methylsalicylat.

Methyl „Rhodin" ist Azetylsalizylsäure-Methylester (Methylaspirin), der innerlich als Antirheumatikum Anwendung finden soll.

Meyers Digestivsalz ist nach den Literaturangaben wahrscheinlich ein Gemisch von Natriumphosphat, Magnesiumsulfat, Natriumchlorid, Weinstein und Natriumzitrat.

Dr. S. Meyers Kurmittel gegen Zuckerkrankheit, verbessertes **Glykosolvol.** Die Fabrikanten geben folgendes Verfahren an: Wir bringen von paramilchsaurem und theobrominsaurem Trypsin, ebenso wie von gärungsmilchsaurem und benzoesaurem Calcium je 3 T. mit je 4 T. trocknem pulverförmigen Myrtillus, Syzygiumjambolanum- und Erikaextrakt, 3 T. Königs-Chinarindepulver, 2 T. Pankreasextraktpulver, 1 T. Salizylsäure und 70 T. gemahlenen und gepulverten Früchten von Syzygium jambolanum zusammen. Hieraus entsteht Dr. S. Meyers Kurmittelpulver.

100 T. des flüssigen Präparates enthalten je 4 T. der trocken hergestellten und wieder aufgelösten Extrakte von Myrtillus, Syzygium jambolanum, Erika und Uva ursi, fernerhin je 3 T. para-
milchsaures und theobrominsaures Trypsin, ebensoviel auch
gärungsmilchsaures wie benzoesaures Calcium, 3 T. Königs-
Chinarindenfluidextrakt, 2 T. Cascara sagrada-Fluidextrakt, 1 T.
Salizylsäure und 70 T. Extr. Syzygii jambolani fluidum nach Art
der Fluidextrakte des D. A.-B. letzter Ausgabe zubereitet. Aromatisiert werden Pulver und Extrakt mit $^1/_{10}\%$ einer Mischung
von 50 T. Essigäther, 10 T. Pfefferminzöl, 5 T. Anis- und Zitronenöl unter Beifügung von 1 T. blausäurefreiem Bittermandelöl.
Fabrikant: Otto L i n d n e r in Dresden.

Microbe Killer, Radams, ist eine 0,25 prozentige wässerige Lösung
von schwefliger Säure, die zu innerlichem und äußerlichem Gebrauch als Universalmittel angepriesen wird, aber giftig wirkt.

Microcid-Tabletten werden weiße und gelbe Tabletten zur Steri-
lisierung von Trinkwasser genannt, von denen die weißen aktiven
Sauerstoff in Form von Erdalkalisuperoxyden enthalten sollen.
(Pharm. Ztg.)

Microthan, Ungeziefermittel, enthält etwa 42% Wasser, 25%
Leinölseife, 18% fettes Öl und 15% Phenol und Kresol in Form
von Teerölen. (B e y t h i e n.)

Mielerts venezianischer Balsam ist mit Zitronenöl versetzter
Seifenspiritus.

Migräneelixir von Apoth. S t u d e r in Bern besteht in 150 ccm
einer hellbräunlichen Flüssigkeit, welche 12,o salizylsaures Natrium
und 15,o Zucker enthält. (v. I t a l l i e.)

Migränelikör Felkes siehe Felke.

Migränepastillen von S e n c k e n b e r g enthalten in je einer
Pastille 0,3 Antipyrin, 0,05 Antifebrin, 0,05 Rhabarber, 0,02
Kalmus und 0,03 Chinarinde.

Migränepastillen von Dr. S c h l u t i u s enthalten in je 1 Stück
0,3 Phenazetin, 0,015 salizylsaures Koffeinnatrium, 0,2 salzsaures
Chinin, 0,005 salzsaures Morphium und 0,001 Saccharin, mit Schokolade geformt.

Migränepulver der A d l e r - A p o t h e k e in Lissa sind Oblatenkapseln, welche 1,o salizylsaures Natrium enthalten. (E. Heintz.)

Migränepulver von Dr. K r i e b e l bestehen aus Chinin. sulfur.
1,6, Rad. Rhei 0,15, Sacchar. alb. 26,o in 36 Teile geteilt. (H a g e r.)

Migränetabletten nach Dr. F u c h s , von Wilh. N a t t e r e r
in München II, kommen in zwei Aufmachungen in den Handel.
Die rot etikettierten Tabletten enthalten pro dosi 0,5 g Phenazetin, 0,06 g Kodein, 0,02 g Koffein und 0,2 g Guarana. Die
grün etikettierten Tabletten enthalten pro dosi nur die Hälfte.

Migränewasser von W o l f f ist eine Mischung aus Lavendel-, Rosmarin- und Pfefferminzöl. (G s c h e i d l e n.)

Migränol, ein Kopfschmerzmittel von L. S t o t t m e i s t e r in Leipzig-R., besteht im wesentlichen aus einer etwa 10 prozentigen Auflösung von Menthol in Essigäther, der 4% Spiritus Dzondii, etwas Kampfer, sowie wohlriechende ätherische Öle, wie Zitronenöl, Neroliöl, Nelkenöl und etwas Bergamottöl zugesetzt sind. (K o c h s.)

Mikrosol, ein Desinfektionsmittel, enthält neben ca. 75% rohem kristallwasserhaltigem Kupfersulfat etwa 10% phenolschwefelsaures Kupfer, 2,3% freie Schwefelsäure und 12% Wasser. Auf Grund dieser Analyse wurde die Nachbildung des Mikrosol versucht, wobei folgende Vorschrift ein Präparat lieferte, welches dem Original in jeder Beziehung gleicht. 5 T. roher 60—80 prozentiger Karbolsäure werden mit 6 T. konzentrierter roher Schwefelsäure so lange auf 120—150° erhitzt, bis eine Probe sich klar mit Wasser mischt und ein intensiver Geruch nach schwefliger Säure sich bemerkbar macht. Nach dem Erkalten löst man das Reaktionsgemisch in 10 T. Wasser und sättigt die Lösung mit Kupferkarbonat; vom überschüssigen Kupferkarbonat wird abfiltriert. Die so erhaltene Lösung von phenolschwefelsaurem Kupfer wird mit 75 T. gepulvertem rohem kristallwasserhaltigem Kupfersulfat gemischt. Nötigenfalls wird noch so viel Wasser zugesetzt, als zur Erzielung der Konsistenz einer Pasta erforderlich ist. (F e n d l e r.)

Mikrothan Ungeziefermittel, eine dunkelbraune, nach Teeröl riechende Flüssigkeit, enthält etwa 42% Wasser, 25% Leinölseife, 18% fettes Öl und 15% Phenol und Kresol in Form von Teerölen. (B e y t h i e n.)

Milbentod Agraria, gegen Kalkbeine bei Geflügel, ist ein künstlich grün gefärbtes Mineralöl. (Pharm. Ztg.)

Milcherfrischer von Apotheker N. P. G o t t h a r d zum Frischhalten der Milch besteht im wesentlichen aus einer 3 prozentigen Formaldehydlösung. (H e i d u s c h k a.)

Milchfleischextrakt von Dr. E b e r h a r d. Aus fett-, kasein- und zuckerfreier Magermilch wird ein Extrakt dargestellt, mit demselben wird Rindfleisch extrahiert und der Auszug dann dick eingedampft. (V a r g e s.)

Milch in fester Form siehe Milchtafeln.

Milch- und Mastpulver „Germania" von W ä c h t l e r in Dillenburg: 20% Futterkalk, 2% Schwefel, Umbelliferensamen und andere Pflanzenpulver.

Milchozon von Dr. R i e g e l in Berlin SW. 13, ein Konservierungsmittel für Molkereien, enthält wahrscheinlich Wasserstoffsuperoxyd oder ein Peroxyd. Es ist eine gelbliche Flüssigkeit, die etwa 0,13% Aluminiumoxyd als festen Rückstand hinterläßt. (Pharm. Zentr.-H.)

Milchpräservierungspulver enthält 80% Borax und 20% Borsäure. (S c h w e i ß i n g e r.)

Milchpulver und -Plätzchen siehe auch Pankreaspastillen.

Milchpulver von G. H u g h e s in London zur Konservierung der Milch enthält Borsäure.

Milchpulver von T o m l i n s o n ist Natriumbikarbonat. (H a g e r.)

Milchstein siehe Galalith.

Milchtafeln von B l a c h f o r t , Milch in fester Form.   1000 T. frische Kuhmilch, 200 T. Zucker, 3 T. gepulvertes Natriumbikarbonat und 2 T. Borax werden im Wasserbade unter Umrühren eingedampft, bis eine kleine Menge der Masse erkaltet, eine derbe Pastakonsistenz annimmt.   Dann mischt man der noch warmen Masse 50 T. gepulverten Zucker hinzu und bringt sie durch Pressen in die Form ca. 3 cm dicker Tafeln.   Mit Stanniol überzogen werden sie in den Handel gebracht.

Milfix, ein Trockenmilchpräparat, enthält etwa 60% Milchzucker.

Millers Sublimat-Benzoemundwasser: 100 Alkohol,   3,0   Acid. benzoic., 0,8 Hydrarg. bichl. corros.

Milzbrandmittel des Oberamtmanns K l e e m a n n ist 14prozentige Essigsäure in Flaschen zu je 500,0. Flasche I ist farblos, Flasche II mit gebranntem Zucker wenig und Flasche III damit stark gebräunt. (H a g e r.)

Milzbrandpulver, Heil- und Präservativmittel gegen Milzbrand oder Blutseuche der Schafe besteht aus 250,0 gröblich gepulverter Knochenkohle, je 2,0 Gips und Chlorcalcium, 1,0 kohlensaurem Eisenoxydul und 4,0 Glaubersalz. (F. L. B l e y.)

Milztonicum Felkes siehe Felke.

Mimi-Tabletten, ein von E. L u i g a r t in Stuttgart hergestellter hygienischer Frauenschutz, besteht im wesentlichen aus Borsäure, Chinin, Alaun und Rohrzucker. (A u f r e c h t.)

Mineralerde zum Weichmachen harten Wassers enthält neben geringen Mengen von Magnesia und Chloriden 20% Wasser, 0,3% Fett, 27,8% Kieselsäure, 23,1% Tonerde (schwach eisenoxydhaltig) und 26,3% kohlensaures Natron. (Pharm. Ztg.)

Mineralgeist ist reines Steinkohlenbenzin.

Mineralin ist gepulverter Speckstein, der in Amerika zur Mehlfälschung verwendet werden soll.

Mineraline, Schmiermittel für Stopfbüchsen und Gebläsekolben, ist feinst gemahlener Graphit.

Mineralseife von v a n B a e r l e & S p o n n a g e l in Berlin besteht hauptsächlich aus Wasserglas.

Minlos'sches Waschpulver: Wasser 38,0%, Soda 53,50%, Seife 2,65%, Wasserglas 4,55%, Rest (Verunreinigungen) 1,30%.

Minofor zu Löffeln, Gabeln, Teekannen usw. enthält 67,53 T. Zinn, 17 T. Antimon, 8,94 T. Zink, 3,26 T. Kupfer.

Miraculo-Injektion von S t a h n in Berlin ist Bittermandelwasser mit einer Auflösung von schwefelsaurem Zink und einer alkaloidhaltigen Tinktur in geringer Menge, anscheinend Opiumtinktur. (B i s c h o f f.)

Miraculo-Präparate des Medizinalrat Dr. M ü l l e r bestehen aus 2 Flüssigkeiten im Quantum von je 170 ccm. Flüssigkeit I, hellgelb gefärbt, ist eine weingeistige Lösung verschiedener ätherischer Öle, in welcher harzartige braune Flocken suspendiert sind. Die II. Flüssigkeit, grünlich-schwarz, ist ein mit etwas Zucker versetzter bitterer Likör, der von Orangenschalen, Walnußschalen und.anderen bitteren Pflanzenstoffen durch Ausziehen mit wässerigem Alkohol unter Zusatz von Eisen bereitet wurde. (Karlsr. Ortsges.-Rat.) **Miraculopillen** sind Pillen aus Aloe, Pflanzenpulver (Enzianwurzel usw.), mit Zimtpulver bestreut. (B i s c h o f f.)

Mirakel, Händereinigungspaste, enthält 25,9% Wasser, und geringe Mengen Riechstoffe, 10,9% Natronseife, 63,2% Sand. (Pharm. Ztg.)

Mira-Tee des Chem. Laboratoriums „M i r o s" in Berlin enthielt der Angabe entsprechend Sennesblätter, Sassafrasholz, Guajakholz, Hauhechelwurzel, Queckenwurzel, Faulbaumrinde, Schafgarbe, Fenchel, Anis, Koriander und Süßholz. (G r i e b e l.)

Mirol, ein Haarentfernungsmittel von K o p p & J o s e p h in Berlin besteht aus einem Gemenge von Strontiumsulfid, Weizenstärke und Talkum. (G r i e b e l.)

Mistra, ein Mittel zur Verbesserung des Trinkwassers, ist eine Lösung von 10,0 Sternanisöl, 10 Tropfen Orangenblütenöl und 5 Tropfen Rosenöl in 100,0 Weingeist.

Mitesserbeseitigungsmittel Albert M e r t e n s von Chemiker G. M e r k e l in Frankfurt a. M., ist eine weingeistige mit Eau de Cologne parfümierte Flüssigkeit, in welcher Leim aufgelöst ist.

Mittel, elektrohomöopathische, von F. S c h n e e in Berlin, gegen Reißen, Taubheit und Ohrensausen bestehen I. in Streukügelchen aus Zucker und Weizenstärke und II. in Zuckerpulver ohne sonstige erkennbare Bestandteile. (B i s c h o f f.)

Mittel gegen Bruchleiden von Capt. C o l l i n g s in London besteht im wesentlichen aus Fett, Lanolin und geringen Mengen von Paprikapulver. Die Mischung ist mit Wintergrünöl, Pfefferminzöl und Eukalyptol verse tzt. (J u c k e n a c k und G r i e b e l.)

Mittel gegen den Sauerwurm von Prof. N e s s l e r besteht aus 40,0 Schmierseife, 60,0 Tabakexsrakt oder einem Aufguß von 30,0 Tabak, 50,0 Fuselöl, 2 dcl Weingeist, mit weichem Wasser auf einen Liter gebracht.

Mixtura antarthritica von R o l l in Amsterdam besteht aus 200,o Decoct. Lignorum, 10,o Tinct. Aconit., 5,o Tinct. Opii crocat. und 15,o Tinct. Valerian. Täglich drei- bis viermal einen Telöffel voll.

Mixtura antasthmatica Green besteht aus: Kal. jodatum 8,o, Decoct. herb. polygoni amar. 10,o: 140,o, Tinct. Lobeliae, Tinct. Op. benzoic. aa 10,o. (A v e l l i s.)

Mixtura antiasthmatica Hooper enthält fast nur Lobeliatinktur. (A v e l l i s.)

Mixtura stomachico-hepatica, Stärkungstrank, von Hofrat B a r - t h o l o m ä u s v. G o m b o s in Pest gegen Cholera, Durchfall usw. ist Weißwein. (H a g e r.)

Mizzarol ist der Name eines Fiebermittels, das aus einer in Guatemala wildwachsenden Pflanze gewonnen und im Pariser Pasteurinstitut mit Erfolg als Chininersatz versucht sein soll. (Pharm. Post.)

Möbelglanz von H. P f e f f e r besteht aus 97 T. Schwefelkohlenstoff, 2 T. Lavendelöl und 1 T. Alkannin kalt zusammengemischt und 4—5 Stunden stehen gelassen.

Möbelpaste von F r a n k E n g l i s h besteht nach Chem. an Drugg. aus 1,75 kg Ceresin, 2¼ l Terpentinöl, 250 g Harz und 30 g Vermillon.

Modan-Pillen enthalten je 0,05 g Kreosotkarbonat, Kampfersalizylat und Ichthyol sowie Aromat. compos.

Moguntia siehe Fleischkonservierungsmittel.

Mohrenthalsches Pflaster ist Emplastrum fuscum camphoratum.

Molkenbrot von W i n k l e r s Molkerei in Dresden, Reitbahnstraße, ist ein mit Molken statt mit Wasser bereitetes Brot und enthält Proteinstoffe 7,o%, Fett 0,1%, in Zucker überführbare Kohlenhydrate 48,o%, Asche 0,5%, Wasser 41,5%. (S c h w e i - ß i n g e r.)

Molkenpulver (Sweet-Whey) der Merel-Soul-Comp. in Syrakus N.J. in Amerika ist ein schneeweißes, in Wasser völlig lösliches hygroskopisches Pulver. Es besteht aus Wasser 8,45%, Fett 1,40%, Eiweiß 14,22%, Milchzucker 69,83%, Asche 6,10%. (T i e m a n n.)

Möllersches Augenwasser ist nach Dr. R u m p e l eine 3,5prozentige Lösung von Zinksulfat mit weingeistiger Fenchelessenz versetzt.

Molliment der D. S c h u t z - u n d H e i l s e r u m g e s e l l - s c h a f t in Berlin NW. ist ein Tuberkulosepräparat mit einem Pulver, das aus abgetöteten Perlsuchtbakterien und Natr. oleinic. bestehen soll.

Mollin. Je 50 T. Fett und Kokosöl werden mit 20 T. Ätzkali und 46 T. Wasser kalt verseift und nach einigen Stunden der fertigen Seife 17 T. Fett zugesetzt.

Mollisine ist ein Gemisch aus 4 T. Vaselin und 1 T. gelbem Wachs.

Momentzahnschmerzstiller „Blitz" ist eine schwachgelbliche, sauerreagierende Flüssigkeit, in der Kreosot und Alkohol nachgewiesen wurden. (B e h r e.)

Mondamin ist entöltes Maismehl.

Monopol von L. Z i f f e r in Berlin, ein Fleischkonservierungsmittel, ist ein grobkörniges Pulver, enthaltend 43,3% Kaliumnitrat, 15% Kaliumkarbonat, 17,2% Kaliumchlorid, 1,2% Natriumchlorid, 20% Rohrzucker und 3% Feuchtigkeit.. Auf je 50 kg Fleisch sollen 300 g des Präparates verwendet werden. (P o l e n s k e.)

Montanin, ein Nebenprodukt der keramischen Industrie, stellt eine beinahe farblose und geruchlose Flüssigkeit dar, die als wichtigsten Bestandteil die antiseptisch wirkende Kieselfluorwasserstoffsäure enthält. Es kommt in erster Linie als Anstrichmittel für Kellerwandungen in Betracht; die Trockenlegung feuchter Wände durch Montamin beruht auf der Bildung von Flußspat, Kieselsäure und Tonerde. Ferner wird es als Imprägnierungsmittel empfohlen

Montanit, eine Metallfarbe, ist feinst gemahlener Spateisenstein.

Morisana siehe Malthuspräparate.

Morisons Pillen siehe Pillen.

Dr. Morphys Universalmittel s. Naturheilmethode von E. Zerling.

Morrison Pills gibt es in 2 Stärken. Englische Vorschriften dazu lauten nach L o r e n z e n für Nr. I: Extr. Aloes 3,5, Tart. depurat., Fol. Sennae plv. aa 1,8. Pil. 50. — Für Nr. II: Extr. Aloes 2, Pulv. Colocynth. 1,5, Tart. depurat. 1, Gi. gutti 1,5, Res. jalap. 1. Pil. 50.

Mortein zur totalen Vernichtung und Ausrottung aller Wanzen, Flöhe, Schaben ist Insektenpulver mit Ultramarin graugrün gefärbt.

Moselblümchenessenz ist eine grünbraune spirituöse Tinktur, anscheinend aus trockenen grünen Trauben durch Extraktion mit Alkohol gewonnen.

Mosers Antiflussin besteht aus verdünntem gereinigten Holzessig. (B e h r e.)

Mosers Monatstee ist Herba Bursae pastoris. (B e h r e.)

Mother Seigles Curative Sirup for Dyspepsia von A. J. W h i t e Ltd. in London und New-York, trübe kaffeebraune Flüssigkeit, bestehend aus Benzoesäure, Kochsalz je 5 %, ferner Aloetinktur, Pimpinellextrakt, Süßholzextrakt, Zucker und Wasser. (A u f r e c h t.)

Mother Seigle's operating Pills von A. J. W h i t e in New-York bestehen im wesentlichen aus Benzoesäure, Aloe, Enzianpulver und Zucker. (A u f r e c h t.)

Mothersill's Seasick Remedy, Mittel gegen Seekrankheit, besteht nach F e i s t aus 16 Gelatinekapseln, von denen je 8 ein hellrotes und ein hellbraunes Pulver enthalten. 1,02 g des Inhalts der r o t e n Kapseln besteht aus 0,3 g Rohrzucker, 0,65 g Monobromkampfer und 0,05 g Koffein. In 0,99 g des h e l l b r a u n e n Pulvers wurde gefunden 0,07 g Koffein, 0,6 g Monobromkampfer, eine organische Säure, wahrscheinlich 0,0182 g Zitronensäure, 0,29 Zimtpulver, Kumarin in Spuren.

Mottalin, ein Mittel gegen Motten, besteht in der Hauptsache aus bei 85—145° siedenden Kohlenwasserstoffen mit wenig teerartigen Beimengungen und Formaldehyd. (Pharm. Ztg.)

Mottenäther Weinreichs besteht nach Angabe des Herstellers aus einem weingeistigen Auszuge verschiedener Vegetabilien. Der Weingeist ist mit 5% Holzgeist vergällt.

Mottenpapier ist ein geleimtes Papier auf einer Seite mit einem Überzug versehen. Letzterer wird aus 5 T. Gummi arabicum, 2 T. Quecksilber, 1 T. Zucker und Wasser dargestellt. Das Papier wird zwischen und in die Polster gelegt.

Mottenpulver von S c h ü t z e besteht aus 50 T. Gewürznelken 100 T. schwarzem Pfeffer, 100 T. Quassia, 20 T. Ammonium karbonat, 20 T. Veilchenwurzel, 2 T. Zimtöl, 2 T. Bergamottöl 5 T. Kampfer, 20 T. Äther.

Mottentinktur, chinesische, ist eine Tinktur aus 1 T. Kampfer, 8 T. Alkohol und 1 T. Koloquinten oder spanischem Pfeffer. (W i t t s t e i n.)

Mottentinktur von F u h r m a n n ist aus 1 T. Fruct. Colocynthid., 1 T. Fruct. Capsici, ½ T. Piper nigrum und 10 T. starkem Spiritus dargestellt und mit Ol. Caryophyllor., Ol. Lavandulae und etwas Kampfer parfümiert. 250 g = *M.* 1,50. (H a g e r.)

Mottentinktur nach P. S c h ü t z e. 1,45 T. Karbolsäure, 30 T. Kampfer, 30 T. Rosmarinöl, 5 T. Nelkenöl, 5 T. Anilinrot, 2500 T. Spiritus. — 2,4 T. Terpentinöl, je 1 T. Nelkenöl und Bergamottöl. 2 T. Kampfer, 16 T. Spanisch-Pfeffertinktur, 32 T. Spiritus,

Mottentod siehe Blatticidium.

Mottolin siehe Ungeziefermittel.

Mousettes Pillen enthalten je 0,0002 g kristallisiertes Aconitin und 0,05 g „Quinium" (Chinaextrakt).

Moussettes Véritables pilules anti-névralgiques sind rote Pillen, die Digitalin und Chinin, letzteres an Schwefelsäure gebunden, enthalten. Ferner wurde das Vorhandensein einer winzigen Menge von arseniger Säure festgestellt. (Nachr. f. Zollst.)

Mucusan, ein Antiseptikum, enthält Salizylsäure etwa 50%, Borsäure etwa 40%, Zinkoxyd etwa 10%. Das Präparat soll angeblich die einheitliche, komplexe, chemische Verbindung: „Diborzinkorthooxybenzoat" darstellen. (R ö h r i g.)

Mückenfluid von Dr. K a d e ist eine Seife und Glyzerin enthaltende Tinktur aus Insektenpulverblüthen.

Mucki siehe Fliegenteller usw.

Müglitzol ist ein Formaldehyd enthaltendes, in Holzgeist gelöstes Salizylsäurepräparat.   (Nachr. f. Zollst.)

Müllersches Augenwasser ist eine wässerige 4prozentige Lösung von Zinksulfat.

Dr. Müllers Mutterlauge, ein Badesalz zur Bereitung von Solbädern zu Hause, enthält 73% Natriumchlorid, 25% Natriumsulfat, 2% Glyzerin mit Eisen. Es ist schnell wasserlöslich, fast nicht hygroskopisch, greift die Badewanne nicht an und soll die natürlichen Solbäder ersetzen.

Müllers Konservesalz Brillant enthielt Aluminiumsulfat, Natriumbenzoat, Natriumphosphat.   (M a t t h e s.)

Müllers Nervennährsalz der Gesellschaft für Körperku turartikel in Berlin W. 35 besteht aus ca. 25% Kochsalz und 25% Natriumphosphat, 3% an Eiweiß gebundenem Lecithin (möglicherweise in Form von getrocknetem Eigelb), einer Verbindung von Eisen mit anscheinend ebenfalls einem Eiweißkörper und Stärke. (Z e r n i k)

Mulgatose ist eine Rizinusölemulsion mit 50% Rizinusöl.

Multitoxin nennt J. A u l d e eine Mischung aus 10 T. Alexine, 1 T. Formalin und (heißem) Wasser 19 T., welche bei der Behandlung der Tuberkulose subkutan angewendet werden soll. Dosis 1,5 ccm. Unter Alexinen sind hier die sog. Ehrlichschen Komplementkörper des Tuberkuloseserums zu verstehen, d. h. diejenigen Teile, welche die Bazillen aufzulösen vermögen.

Mum, gegen Schweißgeruch, ist eine Salbe aus Salizylsäure, Zinkoxyd, Glyzerin, Wasser, Fett und geringen Mengen ätherischem Öl. (Nachr. f. Zollst.)

Mundseife, aromatische, von Z a h n o w. 500,o neutrale Seife wird in destilliertem Wasser ohne Erwärmen aufgelöst, der Auflösung 100,o feingesiebte Ossa Sepiae hinzugefügt und das Ganze mit einem Zusatz von 250,o Rosen- oder Orangenblütenwasser eingedampft. Nach erfolgter Verdampfung und Eintreten der erwünschten Härte werden 3,o Pfefferminzöl, 3,o Salbeiöl, 3,o Jungfernhonig, 3,o Weinessigextrakt oder Limonenessenz hinzugefügt, das Ganze bei fortwährendem Umrühren einen Augenblick aufgesotten und vor völliger Abkühlung in beliebige Formen oder Gefäße gefüllt. Farbstoff kann nach Belieben hinzugefügt werden.

Mundtabletten: Ol. Anis. gtts. I , Ol. Cinn. gtt. I, Ol. Citri gtts. V, Ol. Laurocerasi gtt. I, Tinct. Moschi gtts. X, Ol. Caryoph. gtts. IV, Ol. Menth. pip. gtts. V, Gummi. arab. pulv. 5,o, Sacchar. pulv. 25,o werden ohne jeden weiteren Zusatz zu Tabletten gepreßt.

Mundtinktur der Mme. de Vrillière: Cassiae Cinnam. 62,o, Caryoph. 24,o, Flavedin. Citr. rec. 46,o, Ros. gall. sicc. 31,o, Herb. Cochl. 250,o, Alkohol litr. I. Macera per horas 24 et destill.

Mund- und Zahnessenz von A. O t t in Augsburg ist eine Auflösung von Krauseminzöl in Weingeist. (W i t t s t e i n.)

Mundwasser, antiseptisches, von G a l i p p e , besteht aus 370,o Spiritus, 10,o Karbolsäure, 5,o Thymol, 15,o Pfefferminzöl und 100,o Anistinktur.

Mundwasser des Wundarztes Fr. B i e r in Wien ist ein filtriertes Gemisch aus ca. 5 Tropfen Pfefferminzöl, 42,o Weingeist und 67,o schwachem wässerigen Aufguß aus Melissenkraut. (H a g e r.)

Mundwasser von Dr. H a r t u n g in Berlin ist eine mit Pfefferminzöl versetzte weingeistige Auflösung von Karbolsäure. (B i s c h o f f.)

Mundwasser von J a c k s o n. Zur Bereitung desselben werden je 50,o frische Pomeranzenschalen, frische Zitronenschalen und Angelikawurzel, 150,o Guajakholz, je 60,o Tolubalsam und Benzoe, 20,o Perubalsam und 15,o Myrrha mit 2500,o Spiritus eine Woche mazeriert und hierauf aus dem Wasserbade bis fast zur Trockne abdestilliert. Dem Destillat werden noch hinzugefügt je 250,o Löffelkrautspiritus und Pfefferminzspiritus.

Mundwasser von J. P o h l m a n n in Wien wird in drei Sorten bereitet. I: Spiritus Anisi compositus 320,o, Cochenilletinktur, Benzoetinktur, Myrrhentinktur, Veilchenwurzeltinktur, Iwarancusatinktur, Spilanthestinktur je 160,o, Bertramwurzeltinktur 20,o, Perubalsam 1,o, Pfefferminzöl 4,o werden gemischt, einige Tage beiseite gestellt und filtriert. — II ist eine filtrierte Tinktur aus: Gemeinem Anis und Sternanis je 16,o, frischem Spilantheskraut, Bertramwurzel je 1,o, Benzoe, Myrrha je 2 o, Iwarancusawurzel 4,o, Veilchenwurzel 8,o, Cochenille 3,o, Weingeist 256,o, Pfefferminzöl 1,o, Zimtöl 0,25. — III ist eine filtrierte Mischung aus Spiritus Anisi comp., Baldrianwurzeltinktur je 480,o, Veilchenwurzeltinktur 1920,o, Benzoetinktur, Myrrhentinktur je 1200,o, Spilanthestinktur 720,o, Bertramwurzeltinktur 60,o, Perubalsam 20,o, Zimtöl 3,o, Nelkenöl 4,o, Pfefferminzöl 15,o, Cochenilletinktur 240,o. — Spiritus Anisi compositus zu obigen Vorschriften ist ein 26,o betragendes Destillat aus je 1,o gemeinem Anis und Sternanis, 26,5 Weingeist und 5,o Wasser, in welchem nachträglich 0,02 Zimtöl aufgelöst werden. — Die benötigten Tinkturen werden durch Digestion bereitet und zwar Cochenilletinktur aus 1,3 Cochenille und 27,o Weingeist, Benzoe- und Myrrhentinktur aus 1,o Benzoe- resp. Myrrhe und 27,o Weingeist, Veilchenwurzeltinktur aus 1,o Veilchenwurzel und 13,5 Weingeist, Iwarancusatinktur aus 1,3 Iwarancusawurzel und 54,o Weingeist, Spilanthestinktur aus 1,o frischem blühenden Herb. Spilint.h oleraceae und 54,o Weingeist. (H a g e r.)

21*

Mundwasser Dr. P r i e s t l e y s: 6 kg Spir. 90%, 1500 kg Wasser, 15,o Ol. Cedr , 40,o Pfefferminzöl, 10,o Fenchelöl, 25 Tropfen türk. Rosenöl.

Mundwasser nach P u t z e: Thymol, Menthol aa 0,5, Alcoh. absol. 50,o, Tinctur. Ratanh. 90,o, Hydrog. peroxyd. (12%) 120,o. Einige Tropfen auf 1 Glas Wasser.

Mundwasser von Dr. P f e f f e r m a n n ist eine Tinktur aus 36,o Sternanis, 4,5 Gewürznelken, 4,5 roter Chinarinde mit 864,o 80prozentigem Spiritus und 1,o Pfefferminzöl. Preis *M.* 2,80.

Mundwasser von R i ß b e r g e r in Dresden ist 2,5prozentige Aluminiumazetatlösung. (G e i ß l e r.)

Mundwasser von Dr. S a c h s enthält Ratanhiaextrakt, Pfefferminzöl, Myrrhen und Alkohol. (G s c h e i d l e n.)

Mundwasser von R ö ß l e r ist eine Lösung von Thymol in parfümiertem Alkohol.

Mundwasser von S c h e i b l e r. I. 20,o Aluminium sulfuricum, 25,o Natr. aceticum löst man in 300,o Aqua destillata, läßt unter öfterem Umschütteln 12 Stunden stehen, mischt dann 100,o Spir. und je 5 Tropfen Ol. Menthae pip. und Ol. Salviae durch kräftiges Schütteln hinzu und gibt zu dem Filtrat schließlich noch 200,o Aqu. dest. — II. ist eine wässerige parfümierte Lösung von wechselnden Mengen von Aluminium und Natrium sulfuricum.

Muntzmetall, schmiedbares, oder **Neumessing** ist eine Legierung aus 60 T. Kupfer und 40 T. Zink oder 56 T. Kupfer, 43¼ T. Zink und 3¾ T. Blei.

Musalina, ein Wurstbindemittel, bestand nach Dresdener Chem. Unters.-Amt aus 13,47% Wasser, 0,55% Fett, 70,65 % Stickstoffsubstanz, 9,86% Asche und 5,51% Phosphorsäure.

Muscan ist arsenfreies Fliegenpapier.

Muschelkraft siehe Nesso's M.

Mustachebalsam zur Beförderung des Bartwuchses, enthält Fett, Wachs und Parfüm. (G s c h e i d l e n.)

Mustang-Liniment der Amerikaner gegen Verrenkungen, Rheumatismen, Frostbeulen usw. ist eine Mischung von Petroleum, Salmiakgeist und Weingeist. (V o r w e r k.)

Mutter-Anna-Blutreinigungstee der H o f a p o t h e k e i n D r e s d e n soll bestehen aus 30 T. Bohnenhülsen, 16 T. Sennesblättern, je 8 T. Waldmeister, Schafgarbe, Guajakholz, Sassafras, Sandelholz, Süßholz, je 4 T. Pfefferminze, Anis, Fenchel, Flieder, je einem Teil Ringelblumen, Kornblumen, Stiefmütterchen, Löwenzahn, Quecken, Hauhechel und Bittersüß.

Mutterhilfe siehe Geheimmittel der Frau Bock.

Mutterkolik-Essenz der Königseer Olitätenhändler besteht aus 15,o unreifen Pomeranzen, je 7,5 Zedoaria, Serpentaria, Zimt-

kassie, Rhabarber, je 4,0 Gewürznelken, kanadischem Bibergeil und 2,0 Safran mit 1 l 60prozentigem Alkohol digeriert und
filtriert. (R i c h t e r.)

Muttermilch von V o l t m e r ist Kuhmilch, welche durch ge-
eignete Behandlung und Verdünnen mit Wasser, Zuckerzusatz
und Peptonisierung des Kaseins der Muttermilch möglichst
ähnlich gemacht ist. Sie enthält 18,30% Fett, 14,20% Eiweißstoffe, 49,30% Milchzucker, 3,10% Asche, 14,70% Wasser.
(S c h w e i ß i n g e r.)

Mutterperlin „Cyta" siehe Cyta-Präparate.

Mykantin wird ein Präparat zum Konservieren von Hölzern genannt.

Mykodermaticon von G. K i r c h b e r g in Greifswald zur Essig-
bereitung, fest und in Essigsprit gelöst in den Handel gebracht,
ist in letzterer Form ein 10prozentiger Essig, der 1,56% phosphorsaure Ammon-Magnesia und 0,17% indifferente organische Substanz gelöst enthält. Die darin vorhandenen geringen Mengen
von Chlor, Schwefelsäure, Kalium und Natrium sind wohl nur
als zufällige Bestandteile zu betrachten. (S c h ä d l e r.) — Das
Mykodermaticon in f e s t e r Form ist ein gröbliches, schmutzig
weißes Pulver, bestehend aus Weinsäure, Phosphorsäure, Magnesia,
Ammoniak, Zucker und Wasser. (S o m m e r.)

Mykodermin ist ein nach Prof. E. K l e b s aus reinen Hefezellen
gewonnener Zellsaft. Anwendung: Zur Anregung der Bildung
von Leukozyten in Milz, Lymphdrüsen und Knochenmark, ferner
gegen Zahncaries, Ernährungsstörungen, Arteriosklerose usw.
(Schweiz. Apoth.-Ztg.)

Mykothanaton von J. H e r r m a n n in Berlin, Mittel gegen Hausschwamm, ist eine grünlich-gelbe Flüssigkeit von starkem Salz-
säuregeruch und stark saurer Reaktion, enthält in 1 Liter 1,16
Eisenoxyd und Tonerde, 1,47 Kupferoxyd, 16,72 Magnesia, 99,9
Schwefelsäure und freie Salzsäure, und ist die bei der Bereitung
der Kohlensäure aus Magnesit und Schwefelsäure abfallende
Lauge, welcher rohe Salzsäure und pro Liter ca. 3 g roher Kupfervitriol zugesetzt wurden. (B a l l o.)

Mykothanaton, Mittel gegen den Hausschwamm von Johannes
M ü l l e r , ist eine Auflösung von 750 T. Chlorcalcium, 1500 T.
Glaubersalz, 60 T. Quecksilberchlorid in 5000 T. Wasser, welcher
schließlich noch 2500 T. Salzsäure zugemischt werden. (W i t t -
s t e i n.)

Mykothanaton von V i l a i n & Co. in Berlin, Mittel gegen Holz-,
Haus- und Mauerschwamm, ist eine klare, fast farblose Mischung
aus Kochsalz, Alaun, Schwefelsäure und Wasser, welche kleine
Spuren Eisen und Arsenik enthält. (H a g e r.)

Myocardol enthält Koffeinzitrat und Ergotin. Das Mittel kommt
in Ampullen und Tabletten in den Handel und findet Anwendung

bei Herzmuskelentzündung, Aderverkalkung und Herzneurose. (Münch. Med. Wochenschr.)

Myogen, P l ö n n i s , ein Eiweißpräparat, enthält in Prozenten: Wasser 12,2, Stickstoffsubstanz 13,32, auf Eiweiß berechnet 83,25, Ätherextrakt 0,2, Asche 1,2. Für den täglichen Bedarf sind Myogenkakes hergestellt, deren Zusammensetzung laut Analyse folgende ist: Wasser 9,3%, Stickstoffsubstanz 3,97%, auf Eiweiß berechnet 21,81%, Ätherextrakt 12,5%, Kohlenhydrate 52,7%, Asche 1,1%. Das Präparat erreicht also im Eiweißgehalt das Fleisch, im Kohlenhydratgehalt das Brot und im Fettgehalt bestes Gebäck. (Hygienisches Institut zu Kiel.)

Myristina, ein Pflanzenfett aus Myristica sebifera, schmeckt und riecht wie Kakaoöl, schmilzt bei 37 Grad und soll als Nahrungsmittel sowie als Salbengrundlage Anwendung finden. (Pharm. Zentr.-H.)

Myrmalid, eine Verbindung (?) von Utropin mit Natriumformiat in Tablettenform, wird als internes Desinfektionsmittel empfohlen. (Z i m m e r & Co.)

Myrolin, ein Speisefett, ist reines Kokosfett. (B e y t h i e n.)

Myrtillapastillen enthalten die wirksamen Bestandteile der Heidelbeeren und den natürlichen Gerbstoff derselben an Eiweiß gebunden, bei Diarrhöen und Darmerkrankungen speziell der Kinder empfohlen. Fabrikant: Dr. S c h ü t z & Dr. v. G l o e d t in St. Vith (Rheinl.)

Myrtyl ist der Name für Heidelbeerpräparate (Tabletten und Saft), die die wirksamen Stoffe der Beeren in natürlicher, aber konzentrierter Form enthalten sollen. Anwendung bei akutem und chronischem Darmkatarrh.

Nacasilicium ist das zur Zellerschen Krebsbehandlung gehörige innerlich genommene Präparat. Es besteht aus Kal. silicic. 20,o, Natr. silicic. 20,o und Sacch. Lactis 60,o. (Münch. Med. Wochensch.

Nadal, ein Fleischkonservierungsmittel, ist nach B a i e r eine Mischung aus Benzoesäure und benzoesaurem Natrium.

Nagelglanz bestand aus einer Mischung von Glyzerin und Rosenwasser, mit Eosin leicht gefärbt. (Untersuchungsamt Ulm.)

Nagelpaste besteht aus 100,o Japanwache, 140,o Vaselinöl, 50,o Vaselin, 20,o Zinnoxyd, 200,o Talkum Ia, 25,o Krapprosa, 0,5 Rosenöl (künstl.), 2,o Linalool, 3,o Geraniumöl.

Nagelpolierpulver (Larcher) enthält 100,o Zinnoxyd, feinst geschlemmt, 40,o Talkum, 1,5 Karmin, 2,o Geraniumöl.

Nährabil des Zwickauer Chem. Labor. K l a u s in Zwickau i. Sa., „unersetzliches Nähr- und Kräftigungsmittel bei Nervenerkrankungen, Schwächezuständen usw.": enthält neben geringen Mengen Lecithin und Nährsalzen etwa 50 T. Erbsmehl, 20 T. Kakao und 30 T. Zucker. (R ö h r i g.)

Nahrungsmittel in löslicher Form von Paul L i e b e in Dresden enthält in Prozenten: 36 Zucker, 26 Extraktstoffe, Dextrin und Fett, 8,2 Albuminkörper, 1,3 Asche mit 0,56 Phosphorsäure. Gefunden in Prozenten: 3,51 verdauliches Eiweiß, 70,65 Kohlenhydrate (Dextrin, Zucker), 24,48 Wasser, 1,36 Mineralstoffe mit 0,298 Phosphorsäure. (S t u t z e r.)

Nährkaffee Dr. B i l f i n g e r s von F. L a m p in Stuttgart besteht aus gebrannten Eicheln und gebrannten Getreidekörnern.

Nährlösung für Pflanzen: Kaliumnitrat 10,o, Calciumkarbonat 5,o, Natriumchlorid 5,o, Calciumphosphat 5,o, Natriumsilikat 5,o, Eisenvitriol 1,5 in 100 1 Wasser. (Am. Journ. of Pharm.) — 40 T. Ammonnitrat, 20 T. Ammonphosphat, 25 T. Kalisalpeter, 5 T. Salmiak, 6 T. Kalksulfat, 4 T. Eisenvitriol. — 5 T. Salpeter, 5 T. Calciumkarbonat, 5 T. Kochsalz, 5 T. Calciumphosphat, 5 T. Natriumsalicylat, 1,5 T. Eisenvitriol.

Nähr-Roborin ist ein feines Gebäckpulver, das aus 10% Roborin (Calcium haemalbuminatum mit 0,49% Hämoglobin-Eisen, 0,118% Lezithinphosphor, 4% Calcium und 80% Eiweiß), 20% Hühnereiern, Weizenmehl, Kakao und Zucker bereitet ist.

Nährsalz I von D e m m e besteht aus 34 T. Kochsalz, 38 T. Glaubersalz, 8 T. Natrium-Ammoniumphosphat, 12 T. Natrium-Kaliumtartrat und 8 T. Kristallwasser. (R ö h r i g.)

Nährsalzkaffee „Kalobion" war ein Gemisch von gebranntem Getreide, Zichorie und Rübe. (B e y t h i e n.)

Nährsuppositorien enthalten Hühnereiweiß, etwa 2,5% Natriumchlorid, Dextrin und emulgiertes Kakaoöl. (Pharm. Ztg.)

Nährzucker, Soxhlets, besteht nach den Literaturangaben aus gleichen Teilen Maltose und Maltosedextrin. Ferner enthält das Präparat Verdauungssalze, 2% Kochsalz und geringe Mengen Säure (um beim Kochen unlöslich werdende Ca-Salze in Lösung zu halten.)

Nährzwieback O p e l s ist ein Zwieback in Scheibenform, welcher 9,76% Feuchtigkeit, 74,94% Nährstoffe einschl. 5,86% Zucker, 8,56% Proteine, 2,58% Fett und 4,16% anorganische Bestandteile einschl. 2,25% Calciumphosphat enthält. (K o h l m a n n.)

Najad-Crême siehe Vasta-Crême.

Nakofarben sind Körper, die nach dem Auftragen auf das Pelzwerk durch Behandlung mit Wasserstoffsuperoxyd in färbende Verbindungen übergeführt werden.

Nalther-Tabletten siehe Winters Gesundheitshersteller.

Narcoform (Somnoform) ist ein Lokalanästhetikum, welches aus 60% Äthylchlorid, 35% Methylchlorid und 5% Äthylbromid besteht.

Narcosia von A. G u d e & Co. in Weißensee-Berlin ist ein örtliches Betäubungsmittel, enthaltend Hamamelis, Novocain und Suprarenin und wird unter die Haut gespritzt.

Narkodeonpastillen sind kombinierte Narcotin-Kodein-Pastillen.

Narkotil wird in England das als Lokalanästhetikum längst bekannte und angewendete Methylenchlorid genannt.

Nasanal von C. B r a d y in Wien I, ein Schnupfencreme, enthält Menthol- und Zinkvasogen, Alsol, Wasserstoffsuperoxyd, Lanolin und Vaselinöl.

Nationaltee ist eine Mischung von Brennesseln- und Heidelbeerblättern sowie Apfelschnitzeln. (Stuttgarter Untersuchungsamt.)

Natronkaffee, deutscher, von T h i l o & v o n D ö h r e n , besteht aus mit etwa 8% Natriumbikarbonat versetztem geröstetem Getreidekorn, Zichorien usw.

Naturheilmethode von Franz O t t o in Berlin ist der B a u n - s c h e i d t schen Methode (siehe diese) ähnlich, Nadeln, mit welchem künstliche Poren in die Haut geprickelt werden. Diese werden alsdann mittelst eines Pinsels mit einem heilkräftigen Öl eingeölt, das kleine Bläschen hervorruft und jedenfalls scharfe Stoffe (Euphorbium, Seidelbastrinde, Krotonöl oder dergl.) enthält. (J a c o b s e n.)

Naturheilmethode, blutreinigende, von E. Z e r l i n g in Braunschweig. Die Arzneisendungen bestehen in je 2 oder 3 Päckchen Tee und 1—2 Päckchen Pulver, signiert mit „Dr. M o r p h y s U n i v e r s a l k r ä u t e r - H e i l t e e" und „Dr. M o r p h y s U n i v e r s a l - b l u t r e i n i g e n d e s K r ä u t e r p u l v e r". Ein Päckchen Tee wiegt ca. 75 g, der Inhalt eines Päckchens Pulver ca. 41 g. I. Der Tee besteht aus Fenchel, Klatschrosen, Kamillen, Reinfarn, Stiefmütterchen, Eibischkraut und Eibischwurzel, Süßholz, Faulbaumrinde, Isländisch Moos, einigen Safranfäden, viel Ringelblumen, Malvenblüten, Schafgarbe als Kraut und Blumen, Queckenwurzel, weißem Andorn, Tausendgüldenkraut und Sennesblättern. II. Das Pulver ist ein Gemisch aus Sennesblättern, Enzianwurzel, etwas Anis, Schwefelblumen und kleinen Mengen doppeltkohlensaurem Natrium.

Naturheilmittel von G. P a t h e m a n n in Unterbarmen bestehen I. in 3 Flaschen flüssiger Arznei zu je 50 g Inhalt, zusammengesetzt aus einem pottaschehaltigen Rhabarberaufguß, entsprechend 4,o Rhabarber, bitteren Magentropfen, Zucker und ca. 3,o Aloe; — und II. in 3 Töpfchen Salbe von 40—60 g Masse, als doppeltstarkes Pflaster, mittelstarkes Pflaster und Einreibung unterschieden. Die salbenförmige Masse in einem der Töpfchen besteht aus 2,o Cantharidenpulver, Fichtenharz, Wachs und Baumöl; das zweite Töpfchen ist ein Gemisch aus fein zerteiltem Quecksilber, Bleioxyd, Bolus, Fettsubstanz und Harz, darstellbar aus 20,o Quecksilberpflaster, 5,o Drachenblut und brauner Basilikumsalbe; das dritte Töpfchen entspricht einem Gemisch aus Bleipflaster, schwarzem Pech, etwas Teer und 5,o grob gepulvertem schwarzem Senf. (H a g e r.)

Naturol-Haarwasser besteht aus 84 ccm einer schwach alkoholischen, alkalisch reagierenden Flüssigkeit mit 0,45 Borsäure und enthält ferner einen mit Mentholspiritus versetzten Pflanzenauszug. (R ö h r i g.)

Nebulate sind Flüssigkeiten, die mit Hilfe von Druckluft und besonderer Apparate zerstäubt und inhaliert werden sollen. Es werden folgende Präparate in den Handel gebracht: Nr. 1. M e z i: 1,5 g Eukalyptusöl, 0,10 g Zimtöl, 1,2 g Menthol, 4 g Peru-, 4 g Tolubalsam und '4 g Myrrhe werden mit absolutem Weingeist zu 100 g Flüssigkeit digeriert. Anwendung: bei einfachem Katarrh der Nase, des Halses und der Luftröhre. — Nr. 2. M e k a m c o: 1,8 g Menthol, 1,8 g Kampfer, 0,9 g salzsaures Kokain, je 4 g Peru- und Tolubalsam, sowie Myrrhe, absoluter Weingeist zu 100 g. Anwendung: bei starker Entzündung des Halses und der Luftröhre, Diphtheritis und Lungenschwindsucht. — Nr. 3. P i j o k r e o: 0,09 g Nelkenöl, 1,5 g Buchenholzkreosot, 1,5 g Pix liquida, 1,8 g Jod, je 4 g Peru- und Tolubalsam, sowie Myrrhe und absoluter Weingeist zu 100 g. Anwendung: bei Lungen- und Kehlkopftuberkulose. — Nr. 4. J o t a n: 1,8 g Tannin, 1,8 g Jod, je 4 g Peru- und Tolubalsam, sowie Myrrhe, absoluter Weingeist zu 110 g. Anwendung: bei chronischem Katarrh der Nase, des Halses und der Luftröhre. — Nr. 5. C h i b r o m a n c o: 3,1 g bromwasserstoffsaures Chinin, 1,5 g Kampfermonobromid, 0,9 g salzsaures Kokain, 0,9 g Antipyrin, je 4 g Peru- und Tolubalsam, sowie Myrrhe' und absoluter Weingeist zu 100 g. Anwendung: bei Asthma, Keuchhusten, Heufieber, akuter Luftröhrenentzündung und akuten Halskrankheiten. — Nr. 6. M e - n i o c a r: 1,2 g Jod, 1,2 g flüssige Karbolsäure, 3,1 g Menthol-Kampfer, 1,5 g Essigäther, 3,1 g Sassafrasöl, 5 g geraspeltes Kakaoöl, 10 g Toluol, 85 g flüssiges Paraffin. Anwendung: bei Mittelohr, Nasen- und Halskatarrh. — Nr. 7. M e z i c o: 0,1 g Zimtöl, 3,1 g Menthol-Kampfer, 0,5 g salzsaures Kokain, 5 g Kakaoöl, 10 g Toluol, 85 g flüssiges Paraffin. Anwendung: bei Halsschmerzen, heftigen Erkältungen der oberen Luftwege. — Nr. 8. P i z i k r e o: 1,2 g Nelken-, 0,1 g Zimtöl, 1,5 g Buchenholzkreosot, 1,5 g destilliertes Steinkohlenteeröl, 5 g Kakaoöl 10 g Toluol, 85 g flüssiges Paraffin. Anwendung: bei Tuberkulose der Lungen und des Halses. — Nr. 9. J o d c a r t a n: 5, 4 g Jod, 13,7 g Kaliumjodid, 8,6 g Tannin, 4,2 g flüssige Karbolsäure, sowie zu 70 g Gesamtgewicht soviel als nötig ist von einer Mazeration aus 5 g Caragheen, 5 g Isländisch Moos mit 10 g Wasser und 90 g Glyzerin. Anwendung: bei chronischem Rachenkatarrh, Kehlkopfentzündung und skrophulöser Drüsenschwellung. — Nr. 10. A l d e s a r: 1,7 g 40prozentige Formaldehydlösung, 4,6 g zusammengesetztes Sarsaparilla-Fluidextrakt, zu 18,9 g (180 g ? Ref.), die nötige Menge von einer Mazeration aus 5 g Caragheen, 5 g Isländisch Moos mit 10 g Wasser und 90 g Glyzerin, sowie 75 g Wasser. Anwendung: bei Diphtheritis und Mandelentzündung. —

Nr. 11. C h l o r b r o m e c o: 1,2 g Chloreton, 0,8 g Kampfermonobromid, 0,7 g Menthol-Kampfer, 1,8 g salzsaures Kokain,
0,8 g Anis- und 0,8 g Bittermandelöl, ferner zu 50 g Gesamtgewicht von einer Mischung aus: 5 g Kakaoöl, 10 g Toluol, 85 g
flüssigem Paraffin. Anwendung: bei Asthma, Luftröhrenentzündung und Keuchhusten. — Nr. 12. C h l o r i o k r e o: 3,1 g
Chloreton, 2,5 g Jod, 3,1 g Buchenholzkreosot, 4 g Peru- und
4 g Tolubalsam, 4 g Myrrhe, sowie absoluter Alkohol zu 100 g.
Anwendung: bei Tuberkulose mit quälendem Husten. — Nr. 13.
E u t e r p e n: 4,6 g Terpentin- und 1,5 g Eukalyptusöl und von
einer Mischung aus 5 g Kakaoöl, 10 g Toluol und 85 g flüssigem
Paraffin zu 100 g Gesamtgewicht. Anwendung: bei katarrhalischen Zuständen. — Nr. 14. C h l o r e u s a r: 0,3 g Chloreton,
0,4 g Beta-Eukain, 17,8 g Extractum antispasmodicum compositum und 35 g zusammengesetztes Sarsaparillaextrakt. Anwendung: bei Asthma, Heufieber, Keuchhusten und Luftröhrenentzündung. — Nr. 15. L a t s c h e n ö l. — Fabrikant und Bezugsquelle: Elektrizitätsgesellschaft S a n i t a s in Berlin NW. 3
und E i n h o r n - A p o t h e k e in Berlin C., Kurstraße.

Nealpon von H o e c k e r t & M i c h a l o w s k y enthält die salzsauren Gesamtalkaloide des Opiums.

Neißer-Siebertsche Desinfektionssalbe enthält 3‰ Sublimat neben
Kochsalz in einer besonderen wasser-, alkohol- und glyzerinhal-
tigen Grundlage.

Nektar von Dr. E n g e l, ein Kräuterwein von Hubert U l r i c h
in Leipzig, soll nach Angabe des Fabrikanten aus Samos 200,o,
Malagawein 200,o, Weinsprit 50,o, Rotwein 100,o, Ebereschensaft 100,o, Kirschsaft 200,o, Schafgarbenblüte 30,o, Wacholderbeeren 30,o, Wermutkraut 30,o, Fenchel, Anis, Helenenwurzel,
Enzianwurzel, Kalmuswurzel, Kamillen je 10,o bestehen.

Nektartrank siehe Jacobis Heiltrank.

Nells Kräutergesundheitstee besteht aus Fol. Farfarae, Fol. Sennae, Flor. Lavandul., Flor. Meliloti, Flor. Millefol., Flor. Sambuci,
Herb. Majoranae, Herb. Matrisylv., Herb. Menth. pip., Herb. Veronicae, Lign. Sassafras und Rad. Liquiritiae. (Berl. Unters.-Amt.)

Nelsons Milch- und Mastpulver besteht aus 85 T. Malzabfälle, 5 T.
Futterkalk, 5 T. Glaubersalz, 5 T. Natriumbikarbonat.

Nematholyte ist ein Füllstoff für Papier, der aus kieselsaurer
Magnesia von faseriger Beschaffenheit besteht.

Nenndorfer Schwefelseife schwach enthält nach L. K r o l l 15,2%
Quellenniederschlag, davon Silikate und Humus 10,6%, Schwefel
0,99%, **die starke Seife** 28,10% Quellenniederschlag, davon 22,6%
Silikate und Humus und 1,61% Schwefel.

Neocithin, Kräftigungsmittel der Neocithin-Gesellschaft m. b. H.
in Berlin, besteht im wesentlichen aus Magermilchpulver, Lecithin,
Eisenzucker, Calciumphosphat und etwas Kakaopulver. Der Ge-

halt an Lecithin betrug rund 3,5%, der an Eisenzucker etwa 4%. (J u c k e n a c k und G r i e b e l.)

Neoferrol von J. F. N e u h a u s in Ottweiler wird ein flüssiges Lecithin-Eisenmangansaccharat genannt.

Neoichthargan ist eine unlösliche Ichthyolsilberverbindung, die wie folgt zusammengesetzt ist: Silber 12,5%, Gesamtschwefel 15%, Sulfonschwefel (oxydierter Schwefel) 3,7%, Sulfidschwefel (nicht oxydierter Schwefel) 11,3% je 1:3. Das Mittel wird bei Hautkrankheiten angewendet. Ein Unguentum Neoichthargani mit 2% Neoichthargan soll von der Ichthyolgesellschaft C o r d e s, H e r m a n n i & Co. in den Handel gebracht werden.

Neoquinine Falières ist Chininglycerophosphat.

Neosalvarsan enthält als wirksamen Bestandteil neben indifferenten anorganischen Salzen Dioxydiamidobenzol-monomethansulfinsaures Natrium.

Neosot ist ein aus Hochofenteer gewonnenes Konservierungsmittel, ein phenolhaltiges Gemenge.

Neosulfon der Chem. Indsutrie P a u l i n u m in Berlin, „wohlriechendes Schwefelbad in fester Form; mit bestem Erfolg bei inneren Krankheiten, Haut-, Geschlechts- und Frauenkrankheiten", besteht hauptsächlich aus Alkalipolysulfiden mit einem ozonisierenden Duftträger, wahrscheinlich Terpineol. (R ö h r i g.)

Neré siehe Eau phénoménale.

Nerva, ein Haarbalsam von O. S c h l e v o g t in Berlin, eine schwachparfümierte halbflüssige salbenartige Zubereitung, die aus Fetten, Wasser, Alkohol und geringfügigen Mengen von Eiweißstoffen besteht. (G r i e b e l.)

Nervacolade-Kakao enthält in 1000 g neben Kakao 2,0 Eisen an Eiweiß gebunden, 0,2 Mangan, 5,0 Calc. glycerophosphoric. und 5,0 Ovo-Lecithin. (Pharm. Ztg.)

Nervacolade-Schokolade enthält in 1000,0 g Schokolademasse 30,0 Hämoglobineisen, 2,5 Eigelb-Lecithin und 5,0 Calc. glycerophosphoric. (Pharm. Ztg.)

Nervagenin ist eine Kombination von diäthylbarbitursaurem Natrium mit einem Baldrianpräparat (Extraot. Valerianae compositum). Darsteller: P h a r m a k o n G. m. b. H., in Frankfurt a. M.

Nervenbalsam, Dr. Schneiders, ist Kampferöl. (R ö h r i g.)

Nervenbalsam des Apoth. O. N a u e n b u r g in Neu-Gersdorf ist Weingeist, aromatisiert mit Bergamottöl, Zitronenöl usw. (W i t t s t e i n.)

Nervenberuhigender Kräutertee der Apotheke zum Weltheiland in Weipert ist ein Gemenge von zerschnittenen Drogen, dem Bromkalium in kleinen Stücken beigefügt ist. (Nachr. f. Zollst.)

Nervenessenz von Dr. H o e s c h in Berlin ist eine alkoholische, rot gefärbte Lösung von ätherischen Ölen. (B i s c h o f f.)

Nerven-Extrakt von Dr. B e h r ist ein Gemisch aus 9 T. Baumöl, 1 T. Lavendelöl, 1 T. Terpentinöl und 5 T. Spiritus. (W i t t - s t e i n.)

Nervengeist, Antoni T o n o s s i s , von Gustav H a u t s c h e k in Berlin, gegen Gicht, Krampf und rheumatische Leiden ist ein Gemisch von 2,o Rosmarinöl, 2,o Lavendelöl und 100,o Weingeist. (S c h ä d l e r.)

Nervenheilzigarren von S. L e w i n & Co. in Berlin, welche als wirksames Prinzip Brom enthalten sollen, zeigten nur ganz geringe Spuren davon. (K o c h s.)

Nervenkapseln von F. G. L a f o s s e in Paris, gegen Epilepsie usw., werden in zwei Sorten, helle und dunkle, ausgegeben, von denen abwechselnd eine helle und eine dunkle einzunehmen ist. Der Inhalt der hellen ist ein mit Sabinaöl versetzter Lebertran, die dunklen enthalten Kampfer, spirituöses Strychnosextrakt, Lebertran und Sand. (H. F e r r e i n.)

Nerven-Kraft-Elixir von Prof. Dr. L i e b e r ist ein aus Aloe, Rhabarber, Tausendgüldenkraut, Kalmus, Enzian und anderen bitteren und aromatischen Pflanzenstoffen mittels 30 prozentigem Alkohol bereiteter Auszug. (Karlsr. Ortsges.-Rat.)

Nerven-Kraft-Nährsalz enthält nach Angabe des Herstellers Ma-gnesiumsuperoxyd 6,o, Milchzucker 13,o, Riegels Nährsalz 2,o, Calcium-Tonol 12,o, Puderzucker 7,o, Malzextraktpulver 60,o. Statt 6 konnten nur 1,2% Magnesiumsuperoxyd festgestellt w‹ r-den. (F e i s t.)

Nerven-Kraft-Pillen sollen Lecithin, Yohimbin und Hämoglobin enthalten.

Nervenleidenmittel von G. H. B r a u n in Hamburg bestehen I. in einem Kopfwasser, eine stark mit Wasser verdünnte wein-geistige Lösung ätherischer Öle darstellend, und II. homöopathi-schen Tropfen, in denen keinerlei wirksame Bestandteile nach-gewiesen werden können. (Karlsr. Ortsges.-Rat.)

Nervenmark „Trabol" von Apotheker G r o n w a l d & Co. in Berlin, „von guter Wirkung bei allen Schwächezuständen, schafft stahlharte Nerven und eine kräftige Muskulatur": Hauptbestand-teil Trockenmilch und Lecithin nach Art des Biocitins. Angeb-lich soll noch Hämoglobin und Apfelsäure zugesetzt sein. (R ö h r i g.)

Nervenpillen von H i l t o n bestehen in 2 Arten mit Zimt be-streuter Pillen. I. **Schwächere** sind fast 0,12 g schwere Pillen aus Süßholz, Lakritzensaft, Baldrianpulver und Alaun. Die Pille enthält 0,01 wasserleeren Alaun. II. **Stärkere** sind fast 0,12 g schwere Pillen aus 1 T. Aloe und 3—4 T. Theriak, Süß-holzpulver usw. (H a g e r.)

Nervensalz, H. Mayers physiologisches, in Tabletten, besteht aus 90% Ammoniumphosphat und 10% Talkumpulver. (R ö h r i g.)

Nerventee von Paul G a r m s in Leipzig soll aus Herba Veronicae montanae bestehen.

Nerventropfen „Bonal", nach Angabe der Etiketteninschrift „ein Destillat aus Rad. valerianae Hercynica montana, Menth., Camphor., Alkohol und Aqua" erwiesen sich als eine wässerig-alkoholische Auflösung von Baldrianöl, Zimtöl und Nelkenöl, enthielten hingegen weder Menthol noch Kampfer. (B e y t h i e n und H e m p e l.)

Nerventropfen Frebar, früher **Regina,** sind ein alkoholhaltiges Destillat aus Baldrian und Kampfer. (J u c k e n a c k und G r i e b e l.)

Nervenwein, roter u. weißer siehe Felkesche Präparate.

Nervifirmit, Nervenstärkungs- und Kräftigungsmittel von Dr. P. K o r a l l u s in Berlin, waren Tabletten von je 1 g Gewicht, die hinsichtlich ihrer Zusammensetzung mit den D o r e m a p u l v e r n der Firma Horatius Carter identisch waren (siehe dieses).

Nervin, ein „Heilmittel gegen Rheumatismus aller Art" der Firma Ad. H a t t & Sohn in Gailingen (Baden) ist eine grün gefärbte Auflösung von 4—5% Kampfer in denaturiertem Spiritus. (M a n n i c h und S c h w e d e s.)

Nervinum ist eine verdünnt alkoholische Lösung von ätherischen Ölen, unter denen sich Lavendel-, Zimt- und Koniferenöle durch den Geruch bemerkbar machen. Da diese Öle Sauerstoff ozonisieren, so ist dieser Mischung eine gewisse ozonisierende Wirkung, die nach der Angabe des Herstellers vorliegen soll, nicht abzusprechen. (F e i s t.)

Nervinum sexuale, ein flüssiges Präparat, das vor dem Schlafengehen eingenommen werden soll, ist eine karbonathaltige Lösung von 3—5% Kalium-, Natrium- und Ammoniumbromid. (M a n - n i c h und L e e m h u i s.)

Dr. Nervinus Kräutertee gegen Nerven- und Gemütsleiden besteht aus Rad. Liquir., Flor. Viol. tricol., Cort. Chinae, Flores Verbasc., Fruct. Papav. immat., Fol. Malvae; außerdem waren ca. 8% Bromkali zugesetzt, ein Bestandteil, der auf dem Karton verschwiegen war. (R ö h r i g.)

Nervocola, Nervennahrung von Dr. M i c h a e l i s & Co. in Charlottenburg, sind Tabletten aus Kolapulver, Kakaopulver, Calciumphosphat, Lecithin und Zucker. (G r i e b e l.)

Nervus Tabak en poudre, Schnupfpulver von Richard S c h u l z in Leipzig gegen Nervenschwäche, ist gewöhnlicher Schnupftabak, mit Bergamottöl parfümiert. (Karlsr. Ortsges.-Rat.)

Nessos Muschelkraft von F. R e i c h e l t in Breslau, ist ein aus Nordseemuscheln, bezw. Muscheltieren dargestelltes, dem Fleischextrakt ähnliches Präparat.

Netzschs Verdauungs- und Lebensessenz ist ein Gemisch einer wässerigen Lösung von Lakritzensaft und einer schwach spirituösen Tinktur verschiedener Bitterstoffe und Drastika, unter denen Aloe und Rhabarber vorwiegend sind. (B i s c h o f f.)

Neuburger Kräuter-Likör von W i l d e in Leipzig ist ein mit Zucker versüßter Spiritusansatz von Bitterkräutern. (R ö h r i g.)

Neudecks Krafttrunk besteht aus Wasser 4,82%, Asche 2,94%, Fett 6,45%, Eiweiß 10,32%, Kohlehydraten insgesamt 75,47% (davon in kaltem Wasser löslich 49,2%). Mikroskopisch läßt sich die Anwesenheit von Kakao und verbackenem Weizenmehl feststellen. Ein ähnliches Präparat dürfte sich aus 300,0 Kakaopulver, 500,0 diastatis. Mehl und 200,0 Rohrzucker herstellen lassen. (Pharm. Ztg.)

Neu-Gersdorfer Nervenbalsam siehe Nervenbalsam.

Neu-Karlsbader Kristalle siehe Plantacidpräparate.

Neue Kraft siehe Schmidts N. K.

Neumeiers Asthmapulver und Zigarillos von Apoth. N e u m e i e r in Frankfurt a. M. Bestandteile: Nitrierter Stechapfel 40, Lobelienkraut 30, Grindel. robust. 20, Brachycladuskraut 10. Nach einer anderen Angabe enthalten die Zigarillos Herba et Radix Brachycladi, Cannabis indica, Grindeliae robustae, Folia Eucalypti globuli und Folia Stramonii nitrata. Sie besitzen keine Papierhülle, sondern sind in ein Pflanzenblatt der Gattung Nicotiana tabacum, dem sowohl der geringe Nikotingehalt, als auch die harzigen Bestandteile nach einem besonderen Verfahren entzogen sind, eingewickelt.

Neumessing siehe Münzmetall.

Neuralgen besteht nach den Angaben des Herstellers aus 1 T. Senföl, aus je 5 T. Lavendel-, Pfefferminz-, Nelken-, Zitronen- und Macisöl, aus je 15 T. Baldrianöl, Kampfer und Menthol, aus 20 T. Spiritus und aus 40 T. Chloroform. (Pharm. Ztg.)

Neuralecithin wird ein 70prozentiges Reinlecithin genannt, das als Neuralecithinpillen, -tabletten und -pulver in den Handel kommt.

Neuralgisan, ein Mittel gegen Furunkel und Karbunkel von cremeartiger Konsistenz, enthält auf 100 Teile Substanz 30 T. Natrium subsulfurosum in gelöstem Zustande. Fabrikant: Chemische Fabrik M. H e l l w i g in Berlin.

Neuripin ist ein aus frischer Nervenfaser hergestelltes Organpräparat. (Z i m m e r & C o.)

Neurilla, ein Fluidextrakt aus Scutellaria und anderen aromatischen Pflanzen, soll bei Nervosität Anwendung finden.

Neurogen. Unter der Bezeichnung „Neurogen" wird ein Badesalz angepriesen, als dessen Bestandteile ermittelt wurden: Kochsalz 85%, Glaubersalz 3,71%, Gips 1,2%, Glyzerin 9,58%. Es war demnach eine Mischung von 90 T. rohem, ungereinigtem Kochsalz mit 10 T. Glyzerin. (Röhrig.) Daneben enthält das Salz scheinbar auch noch einen aromatischen Bestandteil, wahrscheinlich Fichtennadelextrakt oder -öl. (Arends.)

Neuroguajacol enthält in einem Eßlöffel 0,1 g Calciumglycerophosphat und 0,15 g Guajacol.

Neurokardin, ein Mittel gegen Kopfschmerz, soll aus dem Wurzelstock einer Piperacee gewonnen werden und die heilkräftigen Harze in gelöster Form enthalten.

Neurol, ein Nährpräparat von Apotheker C. G. Weiß in Hannover, enthält nach den Prospekten des Fabrikanten als wesentliche Bestandteile: 3% Hypophosphite, 17% Hyperoxyde, 5% Eisenverbindungen, 75% Kohlenhydrate und Stickstoffverbindungen.

Neurosan, diätetisches Kräftigungsmittel, enthielt Extrakt 36,5%, darin sicher nachweisbar ca. 30% Zucker, 0,1% Eisen, 2,85% Glyzerin, 8,5% Eiweißsubstanz. Als Bestandteile werden angegeben: Bluteiweiß, Kognak, Baldrianextrakt, Melissengeist, Zuckersirup, Glyzerin, Kamillenextrakt, Pfefferminzgeist. (Röhrig.)

Neurosantabletten siehe **Dr.** Hofmeier.

Neuroxylin von Apoth. Herbabny in Wien soll ein mit Terpentinöl versetzter Opodeldok sein. (Innhauser.)

Neu-Sebastin von Fahnejelm, ein Sprengmittel, besteht aus 45—75% Nitroglyzerin, 15—30% Holzkohle, 5—25% salpetersaurem oder chlorsaurem Kalium oder Natrium, ½—5% kohlensauren Salzen und ½—5% Bindemitteln.

Neutrarsen, eine neutrale Lösung arseniger Säure, wird zu Einspritzungen von Arsen verordnet. Darsteller: Apotheker Richard Seipel in Wien III.

Neu-Vasenol nennt sich ein unparfümierter Vasenol-Toilettecreme.

New-York-Pillen Dr. Sampsons sind 50 Pillen, zusammen 5,0 wiegend, mit Lycopodium bestreut, bestehend aus Coca-Extrakt und 2,5 Eisenpulver. Jede Pillenart *M.* 3. (Hager.)

Niam-Fett stammt nach Lewkowitsch von den Körnern von Lophira alata, einem in Senegambien, in Sierra Leone und im ägyptischen Süden einh imischen Baume. Das Fett soll eßbar und dem Palmenfett ähnlich sein. Es soll insbesondere in der Kerzenindustrie Anwendung finden.

Njare-Butter oder **Njari-Öl** wird das Fett der Samen einer Sapotacee genannt, welches fest und weiß ist und stark ranzig an Shea-Butt r erinnernd riecht.

Nicofebrin(a) besteht aus arseniger Säure, den wirksamen Bestandteilen von Trifolium fibrinum und der Chinarinde. Es wird gegen Sumpffieber, wie überhaupt gegen Fieber empfohlen. Fabrikant: Apotheker Luigi Bagini in Pavia.

Nicol. 1. M i l c h e i w e i ß „N i c o l" wird gewonnen, indem sterilisierte Magermilch mit Säure gefällt, der Niederschlag in Soda gelöst und wiederum gefällt wird. Das Kasein wird durch abwechselnde Behandlung mit Salzsäure und Natron in einen löslichen Zustand übergeführt. — 2. S a n i t ä t s e i w e i ß „N i c o l" ist ein Gemisch von Milcheiweiß „Nicol" mit einem Erzeugnis aus Rinderblut, welches organisch gebundenes Eisen enthält. Anwendung findet es bei Blutarmen. Fabrikant: Chemische Fabrik Oscar N i c o l a i in Jüchen (Rheinland.)

Nicomors, Antinikotintabletten, enthalten Magnesiumsuperod und Tannin. Sie sollen die Giftigkeit des Tabaks vermindern, man läßt sie beim Rauchen im Munde zergehen.

Nielsens echter russischer Bartbalsam besteht aus Vaselin, Cantharidentinktur, Farbstoff und Parfüm. Vor den Anpreisungen des Balsams wurde mehrfach gewarnt.

Niéraline wird ein Adrenalin bzw. Suprarenin französischer Herkunft genannt.

Nieren- und Blasentee von H. D e l i n in Berlin ist ein Gemenge aus zerkleinerten Vegetabilien und zwar aus Fruct. Juniperi, Fruct. Phaseoli, Fol. Uvae Ursi und Herba Exquiseti.

Niers Duflot-Wein: Rotwein mit einer geringen Menge von Jodkalium, vielleicht auch anderweit gebundenem Jod und Spuren von alkaloid- bzw. glukosidartig reagierenden Extraktivstoffen, vielleicht Scillaextrakt.

Dr. Niessens Magenwein besteht aus 2 g China- und 2 g Pomeranzenextrakt mit 250 g Finzelbergscher Pepsinessenz.

Nikotabletten, ein Desinfektionsmittel, bestehen aus Natriumperborat, Weinsäure und Bindemitteln. (Pharm. Ztg.)

Nikotianaseife gegen Hautkrankheiten enthält präzipitierten Schwefel und Tabakextrakt.

Nilotan besteht angeblich aus „Balsamen (Perubalsam), Harzen (Gummi arabicum. usw.), Pflanzenölen (Leinöl) und teerhaltigem Mineralöl (Paraffin. liquid.), welcher Mischung durch Zusatz von Jodtinktur weitere antiseptische Kraft und vermittels Alkohol die Eigenschaft verliehen worden ist, bis zum letzten Tropfen in jeder beliebigen Menge Wasser sich zu lösen bezw. zu emulgieren." Außerdem soll es noch Amidobenzoesäureester enthalten.

Nimrod Powder aus Paris·ist ein salpetersaures Kalium enthaltendes Pulver der Blätter des Stechapfels. (Österr. Minister. v. 27. Juli 1893.)

Ninhydrin ist die geschützte Handelsbezeichnung für Triketohydrindenhydrat. Das Präparat, das nach A b d e r h a l d e n als Reagens auf Eiweiß, Peptone, Polypeptide, Aminosäuren sowie zur Diagnose der Schwangerschaft Verwendung finden soll, kommt in Glasröhrchen mit 0,1 Inhalt in den Handel.

Nirvanol, γ-Phenyläthylhydantoin, haben die **Farbwerke** in Höchst a. M. und die Chem. Fabrik **von Heyden** in Radebeul bei Dresden als neues Schlaf- und Beruhigungsmittel eingeführt. Es ist in Tabletten zu 0,5 g im Handel.

Nissin, ein Ungeziefermittel, besteht aus 60 g Erdöl, welches mit Fuchsin rot gefärbt und mit Apfeläther parfümiert ist. (Unters.-Amt Ulm.)

Nitidin ist ein Lack aus 77 T. Benzoe, 3 T. Gummilack, 50 T. Alkohol absol., 4 T. gekochtem Leinöl, 1 T. Alkanna und 1 T. Fuchsin.

Niton, wetter- und feuerfeste Schutzmasse für Wandbekleidung, besteht aus ungefähr 52% Wasser, Hydratwasser und etwas Kohlensäure, 24% Asbest, 24% Wasserglas. (Pharm. Ztg.)

Nitrocatactin, ein Sprengstoff, besteht aus Pikraten der Nitrokohlenwasserstoffe (z. B. Mono-, Dinitrobenzol, Mononitronaphthalin) und Nitraten des Kaliums, Natriums und Ammoniums. (J. M. Andreae.)

Nitrophosphatdünger, aus England eingeführt, für Deutschland von **Wilckes** in Deutz vertrieben, enthält 1,65% Stickstoff, 5,9% Phosphorsäure, 33% organische Stoffe. (**Märcker.**)

Nitro-Phosphoric-Guano von **Marshall & Co.** in Colchester bei London, vertrieben durch **Eggers & Stallforth** in Bremen, enthält 2,4% lösliche, 5,6% unlösliche Phosphorsäure und 2,3% Stickstoff, außerdem in bedeutenden Mengen das den Pflanzen schädliche Rhodanammonium (aus Gaswasser). (**Berthold.**)

Nitrophylin siehe Holzpulver.

Nitrostärke siehe Xyloidin.

Nizo-Lysol wird nach demselben Verfahren wie Lysol dargestellt, doch sind die verwendeten Kresole durch ein besonderes Verfahren gereinigt und dadurch der Geruch verbessert. Fabrikant: **Schülke & Mayr** in Hamburg.

Noffkes Pessarien siehe Malthuspräparate.

Noircir, Haarfärbemittel von R. **Schumann** in Leipzig, besteht aus 3 Fläschchen. I enthält ca. 60,0 einer wässerigen 1,2 prozentigen Pyrogallussäurelösung, zum größten Teil zersetzt und mit schwarzem Bodensatze; II enthält 30,0 einer klaren 1,15 prozentigen ammoniakalischen Höllenstein- und Silberchloridlösung und III eine 1 prozentige, zum größten Teil aber zersetzte, klare, gelbliche Schwefelalkaliverbindung. (**Hager.**)

Noirogène des Chemikers Karl **Kreller** in Nürnberg besteht in 2 Fläschchen, ca. 30,0 fassend, I mit einer Auflösung von Höllenstein, II mit einer Pyrogallussäurelösung. Dazu gehören 1 Stückchen weiße Seife (gewöhnliche Kokosseife) und 2 Kämmchen mit ausführlicher Gebrauchsanweisung. (**Geißler.**)

Non frustra ist ein Mittel gegen Gallensteine. Als Bestandteile werden angegeben: Weinige und wässerige Extrakte von Kamille, Faulbaum, Tausendgüldenkraut, Benediktenkraut, Rhabarber, Löwenzahn, Cascara sagrada, Bitterklee.

Non Olet ist ein Desinfektionsmittel und Geruchzerstörer unbekannter Zusammensetzung Fabrikant: Dr. H. O s t e r m a i e r , chemische Fabrik in München.

Noordyl-Tropfen, von N o o r t w y c k in Berlin gegen Halsleiden, Heiserkeit sowie Infektionskrankheiten der Kinder, Keuchhusten, Scharlach, Krupp usw. empfohlen, enthalten in 100 T. 84,9 g Alkohol, 13,05 T. Extrakt (Buchen- und Birkenteer), 1 T. Schwefelleber und geringe Mengen ätherischer Öle. (B e y t h i e n.)

Noris ist ein Gehörapparat, als dessen Erfinder L. W i n c k l e r genannt wird; Hauptdepositur: Hugo L ö f f l e r in Dresden. Von letzterem rührt eine Reklamebroschüre her, in welcher sogar abgestorbenen (!) Hörnerven Hilfe versprochen wird. Der kleine Apparat soll im „inneren Ohrgang selbsttätig Wärme bilden“.

Norit ist äußerst fein verteilte Kohle, die stark adsorbierende Eigenschaften besitzt, und wird zur Behandlung von Darminfektionen, bei Vergiftungen und zur Wundbehandlung empfohlen.

Norma, Mittel gegen Korpulenz, hergestellt vom Institut für Schönheitspflege S c h r ö d e r - S c h e n k e in Berlin, besteht lediglich aus hellviolett gefärbtem Rosenwasser. (G r i e b e l.)

Norma Creme ist eine mit Ylangöl parfümierte, aus Lanolin, Wachs und Öl bestehende Salbe. (G r i e b e l.)

Nötköl (Volapük-Name für Nußextrakt-Haarfarbe) von C. G. K r a u s e in Dresden war früher eine Lösung von Kupferchlorid und Pyrogallussäure in Wasser und ist jetzt Mangansulfat und Pyrogallussäure. (S c h w e i ß i n g e r.)

Nussin siehe Kokosölpräparate.

Novavitapräparate siehe Novozon.

Novinjektolsalbe der Engel-Apotheke in Breslau besteht aus Protargol 6,0, Aq. dest. 24,0, Alypin 2,0, Eucain. hydr., Adeps Lanae anhydr. je 35,0 und wird zur Abortivbehandlung der Gonorrhöe empfohlen. (D. Med. Wochenschr.)

Novitase ist ein polyvalentes, biochemisches Mittel gegen Ansteckungskrankheiten. Es wird in Mengen von 50 ccm täglich eingenommen und in Mengen von 1—12 ccm eingespritzt. (Schw. Wochenschr. f. Ch. u. Pharm.)

Novoconephrin von Dr. T h i l o & C o. in Mainz enthält nach den Literaturangaben Novocain und Nebennierenextrakt.

Novojodin, ein Gemisch aus gleichen Teilen Talkum und Hexamethylentetramindijodid, ist ein Wundantiseptikum.

Novol, ein von Dr. W. S t e r n b e r g in Eberswalde hergestelltes Mittel gegen Ungeziefer usw. dürfte als ein Gemisch von verschiedenen Kohlenwasserstoffen (Petroleum, Benzol u. a. m.) mit einer alkoholischen Lösung von ölsaurem Ammonium anzusehen sein. (A u f r e c h t.)

Novolin ist ein Nährpräparat aus Milch, Eiern, Stärke und Pepton.

Novozon. Unter diesem Namen wird von dem Berliner Institut für Sauerstoffbehandlung „N o v a v i t a" ein weißes, geruch- und geschmackloses Pulver in den Handel gebracht, welches in Wasser unlöslich ist. Nach Angabe des Fabrikanten soll es ein hochprozentiges Magnesiumsuperoxyd darstellen. Nach Untersuchung von A u f r e c h t ist es ein Gemenge von etwa 20% Magnesiumsuperoxyd und 80% Magnesiumkarbonat. — Nach Mitteilung des Ortsgesundheitsrates in Karlsruhe hat das Mittel folgende Zusammensetzung: I. N o v o z o n - E i w e i ß besteht aus einer Mischung von dextriniertem Maismehl, Magnesiumsuperoxyd und Milchzucker. — II. B r a u s e n d e s N o v o z o n hat dieselbe Zusammensetzung und enthält außerdem noch die Bestandteile des gewöhnlichen Brausepulvers. —III. N o v o z o n - P e p s i n enthält noch Pepsin neben den bei I. angegebenen Substanzen. — N o v o z o n p u r u m , ein für viele Krankheiten empfohlenes Geheimmittel zum innerlichen Gebrauche, besteht aus Calcium- und Magnesiumkarbonat, Chlornatrium und chlorsaurem Kalium. Der Gehalt an Kaliumchlorat beträgt 11,7%. (S c h a f f e r.)

Nucin und **Nutin,** angeblich Haarfärbemittel aus Nußextrakt, enthalten keine Nußbestandteile, sondern Paraphenylendiamin, sind also für den Gebrauch an lebendem Haar schädlich. (Dresdn. Journ.)

Nucleogen ist nach G e h e s Codex nukleinsaures Eisen, das verhältnismäßig viel Arsen enthält. Es sollen 15% Eisen und 5% Arsen an Nukleinsäure gebunden sein. Nucleogen-Tabletten enthalten pro dosi 0,01 Nucleogen.

Nucleosan-Tabletten enthalten als wirksamen Stoff je 0,02 g nukleinsaures Yohimbin. Darsteller: Chemische Fabrik Max L u d e w i g & Co. in Charlottenburg.

Nucoline ist reine Kokosbutter. (S c h a f f e r.)

Nural, ein Speisefett, ist gereinigtes Kokosöl. — Als N u r a l ist auch ein Nähr- und **Kr**äftigungsmittel im Handel, welches Dextrin, Dextrose, Maltose, freie Salzsäure und stickstoffhaltige Nährmittel enthalten soll.

Nürnberger „Schnellmast" von, G e r s d o r f in Nürnberg: 20% Viehsalz, 20% Futterkalk, 4% Schwefel, Fenchel, Foenugraecum Fleischmehl und verschiedene Wurzelpulver.

Nursingsirup aus Nordamerika von Mrs. W h e e l e r ist zusammengesetzt aus Sacchar. 35,o, Liq. Calcis 11.o, Extr. Papaveris fluid. 4,o, Extr. Podophylli aquos. 0,5, Ol. Anisi 0,12 und Spiritus 2,o.

Nurso ist ein Ersatzmittel für Eichelkakao, welches die gleiche Zusammensetzung wie dieser hat, mit dem Unterschied, daß die Kakaosubstanz durch präparierte Kohlehydrate ersetzt ist. Fabrikant: Gebr. S t o l l w e r k in Köln a. Rh.

Nuß-Extrakt, Haarfärbemittel von A. M a s z u s k i und P. V. A r d e l i a n o , Wien, enthalten beide Kupferchlorid und Eisenchlorid und wahrscheinlich Pyrogallol. (B. F i s c h e r.)

Nußhaarfarbe von S c h w a r z l o s e in Berlin. Die verschiedenen Nüancen bestehen aus Lösungen verschiedener Konzentration von p.-Phenylendiamin und dessen Derivaten (Dimethyl-p-Phenylendiamin, Tolylen-p-Phenylendiamin usw.). Das Färben von Federn und Haaren mittels dieser Stoffe war Dr. E r d - m a n n in Halle patentiert. (D. R.-P. 47 349.) Die Präparate sind von vorzüglicher Färbekraft, und es läßt sich damit je nach Wahl der Konzentration das hellste Blond und das tiefste Schwarz erzielen. Der Färbeprozeß geht unter Zutritt des Luftsauerstoffes vor sich. Zum S c h w a r z färben wird eine Lösung von 20,o Para-Phenylendiamin und 14,o Ätznatron in 1 l Wasser verwendet, und die Haare darauf noch feucht mit 3 prozentiger Wasserstoffsuperoxydlösung gewaschen. Die Prozedur muß eventuell wiederholt werden. — Zum B r a u n färben verwendet man anstatt des Wasserstoffsuperoxyds eine 5 prozentige Eisenchloridlösung.

Nußöl-Extrakt, Haarfärbemittel von H. M ü l l e r in Leipzig, ist Mandelöl mit getrockneten grünen Walnußschalen digeriert und mit Bittermandelöl, Bergamottöl und Lavendelöl parfümiert. (W i t t s t e i n.)

Nußschalen-Extrakt von Ad. H u b e in Stettin, Haarfärbemittel, ist ein wässeriges Extrakt grüner Walnußschalen und unreifer Pomeranzen mit einem gleichen Teil Glyzerin vermischt. (W i t t - s t e i n.)

Nußschalensirup, eisenhaltiger, Sirop de brou de noix ferrugineux, des Apoth. Fred. G o l l i e z in Murten (Morat), Schweiz, als Ersatz des Lebertrans empfohlen, ist eine klare grüne Komposition von süßbitterem Geschmack, mit $\frac{1}{4}\%$ Eisenoxyd. (H a g e r.)

Nutin siehe Nucin.

Nutonaro ist ein aus reifen Bananen, Gerstenmalz, Pflanzennährsalzen „und anderen nahrhaften Stoffen hergestelltes" Nährmittel. (Ph. Z.-H.)

Nutriline, ein amerikanisches Viehmastpulver, ist ein Gemenge aus Maisschrot, Maisschalen und Reisspelzen. (Nachr. f. Zollst.)

Nutrin von J. E. S t r o s c h e i n in Berlin SO. wird ein fast 51% Olivenöl enthaltendes gezuckertes Fettalbuminat genannt, welches zur Kräftigung bei Zuckerkrankheit, als gallentreibendes Mittel und als Lebertranersatz Anwendung finden soll.

Nutrina-Kokosnuß, ein Puddingpulver, ist mit Teerfarbe gelb gefärbte Reisstärke.

Nutrinum pulveratum ist ein aus frischen Hühnereiern, Kakao und Zucker bereitetes Nährmittel. (Nicht zu verwechseln mit vorstehendem Nutrin.) Bezugsquelle: G. & R. F r i t z in Wien.

Nutrolactis wird ein Fluidextrakt von Galega officinalis genannt, welches zur Beförderung der Milchsekretion eßlöffelweise mehrmals täglich genommen werden soll.

Nutromalt soll dem Soxhletschen Nährzucker ähnlich zusammengesetzt sein.

Nuxo-Präparate sind aus Wallnüssen hergestellt und sollen reichliche Mengen von leicht verdaulichem Eiweiß Fett und Nährsalzen enthalten. (Pharm. Ztg.)

Obermeyers Panakeia-Seife, welche gegen die verschiedensten Hautkrankheiten der Tiere empfohlen wird, besteht nach dem Prospekt des Fabrikanten J. G i o t h in Hanau a. M. aus 88% Seife, 3% Knoppern, 2% Eisenkraut, 3% Kalmus, 1¾% Aloe, 1½% Erdrauch und ¾% Kreolin.

Obron ist ein an Stelle von Fleischextrakt empfohlenes Hefeextrakt.

Obsts Kräuterbalsam ist ein mit verdünntem Weingeist hergestellter Auszug aus indifferenten Pflanzenteilen. (B e y t h i e n.)

Obstruktionspillen, hallische, bestehen aus 4 T. Extr. Rhei comp., 2 T. Aloe und 1 T. Eisenpulver.

Ochsena, sogenanntes Fleischeiweiß, enthält die Extraktivstoffe von Gewürzkräutern und sehr viel Kochsalz. (R e e s e und D r o s t.)

Oculin Carl Reichels ist eine dreiprozentige rote Präzipitatsalbe, die noch 3,0 Eieröl, 1,5 Bienenwachs, 2,0 Tutia, 1,5 Kampfer, ferner das Pulver von Fenchel, Salbei und Käsepappelkraut enthalten soll. (Pharm. Ztg.)

Oculine der Haarhändler J o a c h i m und S i e g m u n d S t e i n ist eine mit 5% Glyzerin versetzte 1prozentige Borsäurelösung. (E n d e m a n n.)

Odda, ein Kindernährmittel, besteht aus entfetteter Milch, Eidotter, Kakaobutter, Mehl, Zucker und Molken.

Odol soll enthalten nach A u f r e c h t: 89% Alkohol, 8% Wasser, 2% Menthol, 0,5% Salol, 0,05% Saccharin, 0,5% Pfefferminzöl, 0,1% Nelkenöl. Andere Analysen geben etwas andere Mengenverhältnisse an. P r u y s stellte seinerzeit folgende Vorschrift auf: Spiritus Vini 97,0, Salol 2,5, Saccharin 0,04, Ol. Menth. pip. 0,5, Ol. Caryophyllor., Ol. Carvi Spuren. Nach N ä g e l i - A c k e r b l o m: Salol 3,5, Alkohol 95% 90,0, Aqua dest. 4,0,

Saccharin 0,2, Ol. Menth. pip. gtts. LX (?), Ol. Anisi, Ol. Foenicul. aa gtts. VI, Ol. Caryoph. gtts. II, Ol. Cinnam. gtt. I. Nach Zentralstelle für öffentl. Gesundheitspflege in Sachsen: 16,68 Wasser, 79,04 Alcoh. absol., 1,95 Menthol, 2,33 nicht flüchtiger Rückstand; darin 0,041 Saccharin, 0,018 Salizylsäure, 0,02 Mineralstoffe, 2,051 einer Substanz, welche zu $\frac{2}{3}$ aus Salol und zu $\frac{1}{3}$ aus salizylsaurem Mentholäther besteht. Nach neueren Mitteilungen von v. H e u r k und anderen enthält das Odol k e i n S a l o l, sondern eine diesem ähnliche Verbindung.

Odontine nennt man schmerzstillende Zahntropfen verschiedener Zusammensetzung, z. B. 1 T. Kajeputöl, 1 T. Nelkenöl, 8 T. Chloroform.

Odorol ist geschmolzenes, durch Einfluß der Luft rotbraun gewordenes Naphthalin.

Oenase ist ein Weinferment, welches bei Appetitlosigkeit und Magenleiden gebraucht werden soll.

Oenoglukose ist ein zur Weinverbesserung dienender, sehr reiner Traubenzucker.

Oenokrinepapier zur Erkennung echten Rotweins ist mit einer Bleizuckerlösung getränktes Filtrierpapier. (Julius M ü l l e r.)

Oesteron wird ein flüssiges, gegen Keuchhusten, Stickhutsen, Bronchialkatarrh usw. empfohlenes Präparat genannt, das durch die Löwen-Apotheke in Stuttgart vertrieben wird. Nach der Analyse von M a n n i c h und K r o l l enthält Oesteran 33,4% nicht flüchtige Bestandteile, und zwar überwiegend Ammoniumsalze; neben diesen noch Glyzerin und Zucker. Bei den Ammoniumsalzen handelt es sich um das Phosphat und Benzoat, hingegen konnte Kampfersäure nicht nachgewiesen werden. Jedenfalls ist nicht so viel Kampfersäure vorhanden, als auf der Signatur angegeben. Als nicht deklarierter Bestandteil wurde ferner Saccharin gefunden.

Dr. Oetkers Backpulver wird nach einem patentierten Verfahren aus 77 T. Weinsäure, 100 T. Mehl und 84 T. Natriumbikarbonat dargestellt.

Dr. Oetkers Fructin, welches mit wenig Wasser aufgekocht einen Honigersatz liefern soll, besteht aus schwach braun gefärbtem, mit etwa 0,3% einer Säure gemischtem Rohrzucker. (B e y t h i e n.) — Nach R i e ß besteht es aus Rohrzucker mit etwas Karamel und Weinsäure. (Arb. a. d. Kaiserl. Ges.-Amt XXII, Nr. 3.)

Dr. Oetkers Salizyl für die Küche ist eine Mischung von 20% Salizylsäure und Zucker. (Österr. Sanitätswes. 1905, Nr. 34.)

Dr. Oetkers Vanille-Puddingpulver besteht aus einer Mischung von Stärke mit kleinen Mengen Vanillin und enthält sodann eine färbende Substanz (vermutlich eine Diazosulfosäure, die mit dem Vanillin einen gelben Farbstoff bildet.) (Pharm. Ztg.)

Oettingscher Lack besteht aus 15 g venezianischem Terpentin, 12 g Mastix, 25 g Kolophonium, 8 g weißem Harz, 180 g Spiritus und 20 g Äther. Anwendung: zu Streckverbänden. Siehe auch Mastisol.

Offermanns Gallenkur besteht nach G e h e s Codex aus Rizinusöl, einer Abkochung von Hamburger Tee und Olivenöl.

Ohnegor, ein sog. alkoholfreies Getränk, ist als ein Gemisch von etwas Malzauszug mit viel wässeriger Zuckerlösung (5% Zucker) zu betrachten. (B e y t h i e n.)

Ohrenbalsam, Gehörbalsam, von T a y l o r ist ein koliertes Gemisch aus 50,0 Mandelöl und 5,0 Zwiebelsaft, mit Alkanna rot gefärbt.

Ohrenöl des Apoth. N a u e n b u r g in Neu-Gersdorf besteht aus 8,0 O. camphorat. mit 8 Tropfen Ol. Caryophyll. (S c h ä d l e r.)

Ohrenpillen, Gehörpillen, von P i n t e r in Wien gegen Taubheit bestehen aus 4,0 Empl. fuscum. 2,0 Wachs und 0,3 Kampfer zu 30 Pillen geformt und zwischen Baumwolle gelegt. (Hager.)

Ohropax-Geräuschschützer sind nach Angabe des Fabrikanten weiche, plastisch formbare Kügelchen zum Abschließen des Gehörganges gegen Geräusche und Großstadtlärm. Zusammensetzung ist nach A u f r e c h t ungefähr folgende: Borsäure 0,01, Rindertalg 0,75, Baumwolle 0,4 und etwas roter Farbstoff. (Pharm. Ztg.)

Ohrtrommeln von I. H. N i c h o l s o n in Berlin gegen Taubheit bestehen aus einem kleinen Metallstäbchen, das von einer Metallhülse umgeben ist; an dem einen Ende desselben ist zwischen zwei kleine Metallplättchen, am anderen Ende zwischen ein solches Plättchen und den Endknopf des Stäbchens je ein Kautschukplättchen eingeklemmt, das in seiner Größe ungefähr der Weite des äußeren Gehörgangs entspricht. (Karlsr. Ortsges.-Rat.)

Ohrwurmpulver für Hunde ist reine Borsäure. (R ö h r i g.)

Oja, ein von der O j a g e s e l l s c h a f t in Berlin angeblich aus der Ipeknolle hergestelltes Haarwaschmittel besteht wahrscheinlich nur aus einem parfümierten, wässerigen, mit 1,5% Soda versetzten Auszuge einer inulinhaltigen Droge (vermutlich Rad. Bardanae). Andere Bestandteile waren darin nicht festzustellen. (A u f r e c h t.)

Okasa-Kur der Chemisch-pharmazeutischen Fabrik K a e s b a c h in Schniebinchen besteht aus 3 Teilen und soll die entfettende Wirkung der Brunnenkuren mit der Wirkung des Sauerstoffs vereinigen. O k a s a I sind Tabletten aus einem Gemenge von Natriumbikarbonat, Natriumsulfat, Natriumchlorid und geringen Mengen Kalisalz. O k a s a II besteht aus Magnesiumverbindungen (vorwiegend Oxyd, Karbonat und Superoxyd). Anscheinend kommt ein geringwertiges Magnesiumsuperoxyd des Handels in Frage. O k a s a III sind Tabletten, die aus einem den

Mineralquellsalzen ähnlichen Salzgemenge hergestellt waren. Festgestellt wurden Kalium, Natrium, Calcium und Magnesium, gebunden an Chlor, Kohlensäure und Schwefelsäure. (G r i e b e l.)

Okertin soll ein ockerhaltiges Wasser sein, welches aus einem Bergwerk gewonnen wird und gegen Flechten, Augenleiden, Frauenleiden usw. Anwendung findet. Nach K o c h s Untersuchungen handelt es sich um ein mit Sulfaten stark beladenes Wasser, welches neben freier Schwefelsäure vornehmlich Mangan- und Magnesiumverbindungen enthält.

Ölgeist, L e c h n e r s , von Hugo S c h u s t e r in München ist aus 24,5 starkem Spiritus und 1,5 verschiedenen flüchtigen Ölen zusammengesetzt, unter denen ein wahrscheinlich mit Terpentinöl verfälschtes Lavendelöl neben geringen Mengen Thymian- und Rosmarinöl vorherrscht. (H a g e r.)

Öl, Harlemer, der Königseer Olitätenhändler ist zusammengesetzt aus 1 Kilo Schwefelbalsam, 125,0 Mohnöl, 60,0 Olivenöl, 8,0 ätherischem Wacholderöl, je 2,0 Rosmarin-, Zimt- und Nelkenöl. (R i c h t e r.)

Öl, haarstärkendes, siehe Kosmetikum.

Oleagine, Hautverschönerungsmittel, ist eine gewöhnliche Seife aus Schweinefett und Natron mit Stärkemehl und wohlriechenden Ölen. (L e u c h.)

Oleat Maury, ein Wollschmiermittel, ist eine Verbindung von Naphtha- oder reinen mineralischen Ölen mit vegetabilischen, die durch alkalische Karbonate verseift werden.

Oleogen ist ein Ersatzmittel für Vasogen von der Fabrik Astra in Schweden.

Oleo lavato aus Worms, zum Einfetten der Wolle, ist unreines Glyzerin mit ein wenig Harzöl. (Th. H a a s.)

Oleonaphtha von R a g u s i n & C o. in Nischny-Nowgorod (B a l a c h n a u. J a r o s l a w) ist ein aus dem kaukasischen Petroleum hergestelltes Maschinenschmieröl. Es wird in hellen durchscheinenden und in dunklen undurchscheinenden Sorten fabriziert, die äußerlich durch die Art der Verpackung gekennzeichnet sind.

Olinda, Blutreinigungs- und Abführtee von Otto R e i c h e l in Berlin, sind lediglich getrocknete Sennesschoten.

Olindasalbe, ein Mittel gegen Beinschäden und dergl. von Otto R e i c h e l in Berlin ist eine Lanolin enthaltende, unparfümierte Walratsalbe. (G r i e b e l.)

Oliophen besteht nach Z e r n i k aus etwa 15% Salol und mit Pfefferminzöl versetztem Leinöl. Fabrikant: Vereinigte chem. Fabriken Julius N o r d e n & C i e. in Berlin.

Omega - Katarrhpastillen, von Rudolf P o s c i c h in Rheinsberg vertrieben, sind ca. 0,5 g schwere Pillen, welche im wesentlichen Chlorammonium und Süßholzextrakt enthalten. Andere Bestandteile waren in dem untersuchten Präparate nicht zu ermitteln. (A u f r e c h t.)

Omega-Magnet-Stahlpulver (Ferrum pulverat. alcoholisat.) vom Versandhaus Omega, Rudolph P o s c i c h ın Rheinsberg (Mark) gegen Bleichsucht empfohlen, ist lediglich reduziertes Eisenpulver. (A u f r e c h t.)

Omega-Rotlaufpulver für Schweine enthält hauptsächlich Salizylsäure. (Tierärztl. Rundschau.)

Omega-Scheidenpulver zu Heins medizinischem Scheidenpulverbläser von Frau Anna H e i m in Berlin als Antikonzipiens empfohlen, enthält Borsäure, Tannin, Reisstärke, etwas Zitronensäure und Gummi arabicum. (J u c k e n a c k und G r i e b e l.)

Ominol ist eine Scheuerseife, welche an Stelle von Sand ein Silikat enthält.

Omsels Blutreinigungspillen sind hergestellt aus Extr. Aloes, Extr. Rhei und Sapo medicatus. (R ö h r i g.)

Onadal, „welches überflüssiges Fett sozusagen zum Fortschmelzen bringt", hergestellt von den Onada -Laboratories in London, Paris, New York. Es handelt sich im wesentlichen um eine etwa 3 prozentige Seifenlösung, der rund 1% Jodkalium etwas Alkohol und kleine Mengen ätherischer Öle zugesetzt sind. (Pharm. Ztg.)

Onéguin-Tee von L. K l a ß in Berlin als Mittel gegen alle möglichen Krankheiten empfohlen, ist ein Gemenge zerkleinerter Vegetabilien. Festgestellt wurden: Fructus Anisi, Fructus Anisi stellati, Fructus Foeniculi, Radix Sarsaparillae, Radix Gentianae, Rhizoma Calami, Herba Centaurei minoris, Herba Violae tricoloris, Folia Sennae und Folia Juglandis. (J u c k e n a c k und G r i e b e l.)

Opels Nährzwieback siehe Nährzwieback.

Ophthalmol, ein Augenöl von O. L i n d e m a n n in Bottmingen bei Basel, welches als Spezifikum gegen Granulose empfohlen wird und in das Auge eingetröpfelt werden soll, ist sterilisiertes Arachisöl. (F r a n k.) — O p h t h a l m o l, als Fischöl bezeichnet, welches durch S. R a h m e r in Frankfurt a. M., Eiserne Hand 35, zu beziehen ist, hat sich als jodhaltiges Arachisöl erwiesen.

Opiate pour les dents von P i n a u d , eine Zahnlatwerge, besteht aus 70,o mit Anilinrot gefärbtem Zuckersirup, 21,o Kreide, 7,5 Gips und 1,5 Magnesia. (P r i b r a m.)

Opiopon ist ein Ersatz-Präparat für Pantopon.

Opolaxyl ist ein Abführmittel, das aus organischen Bestandteilen, wie Leber, Pankreas mit einem pflanzenartigen Extrakt gewonnen sein soll.

Opon ist morphinfreies Pantopon. Es bildet ein braunes, lockeres, leicht wasserlösliches Pulver von intensiv bitterem Geschmack, das die gesamten Nebenalkaloide des Opiums in Form ihrer salzsauren Verbindungen enthält. (Pharm. Ztg.)

Oppermanns Milcherhaltungspulver ist ein Gemisch von rund 33% Kochsalz und 67% Borsäure. (B e y t h i e n.)

Opticresol, ein Desinfektionsmittel, enthält 50% Cresol. Darsteller: Hermann S y d o w in Berlin.

Opukol-Koliktropfen. Die als Tierheilmittel vertriebene dünne braune Flüssigkeit ist eine Auflösung ätherischer Öle und von Kampfer in verdünntem, ammoniakhaltigem Spiritus. (B e y - t h i e n und H e m p e l.)

Orantia, ein künstliches Butterfärbemittel, läßt sich darstellen durch Einwirkung von 100,0 krist. Soda auf 50,0 Orleans in 1 l Wasser und Eindampfen zur Hälfte. (S c h m i t t.)

Oreson ist nach Angabe des Herstellers Zimtsirup, der aus weiniger Zimttinktur und Zucker im Verhältnis 1:1½ dargestellt ist und einen Zusatz von 1% Guajakolglyzerinester sowie etwas Coccionella als Farbstoff erhalten hat. (Nachr. f. Zollst.)

Orffin, B a u m a n n - O r f f s c h e s K r ä u t e r n ä h r p u l - v e r , soll aus unschädlichen Kräutern und Sennesblättern bestehen.

Orgital des Chem.-kosmet. Laborat. „S e r a p i s" in Stuttgart, äußerlich bei Schwächezuständen anzuwenden, ist ein brauner, spirituöser, nach Anis und Fenchel riechender Pflanzenauszug. (B e h r e und R ö h r i g.)

Ori ist ein mit Quassia versetztes Insektenpulver.

Orientalischer Extrakt, Enthaarungspulver von W. K r a u s in K ö l n , enthält neben Weizenstärke 26,9% Ätzkalk und 13,2% Schwefelarsen.

Orientalisches Kraft- und Nährpulver ist eine Art Backwerk mit rund 64% Zucker, 10% Fett, 9% Stickstoffsubstanzen, 4% Wasser 3% Asche und 7% Stärkemehl. (B e y t h i e n.)

Ormicet, eine Lösung von ameisensaurer Tonerde, wird wie essigsaure Tonerde in der Medizin gebraucht.

Orsol, ein Mittel gegen Nasenbluten, Blutspeien u. dgl., aus dem Adlerlaboratorium in Zehlendorf, besteht aus Eisenoxychloridlösung.

Orthonal ist eine Zusammenstellung aus einer 0,5 prozentigen Kodein- und einer 0,75 prozentigen Alypinlösung, der 6% einer Adrenalinlösung 1:10000 zugefügt ist. (Pharm. Ztg.)

Ortizon ist ein festes, haltbares Wasserstoffsuperoxyd, das mit Hilfe von Harnstoff hergestellt wird und für hygienische und pharmazeutische Zwecke Verwendung finden soll. Der Gehalt an H_2O_2 beträgt rund 29,5%. (M a n n i c h und S c h w e d e s.)

Ortizon-Mundwasserkugeln enthalten Ortizon (eine Verbindung von Wasserstoffsuperoxÿd und Harnstoff), das mit Stärke und Argilla unter Zusatz von Pfefferminzöl zu Pastillen geformt ist. —

Ortizon-Wundstifte gelangen in drei Größen in den Handel und bestehen aus reinem Ortizon (einer Verbindung von Wasserstoffsuperoxyd und Harnstoff) und geringer Menge Amylum. (D.Med. Wochenschr.)

Ortlid, ein vegetabilisches Haarwasser der E n e r g o s Co. in München, besteht nach den Untersuchungen von C. M a n n i c h und G. L e e m h u i s aus einem indifferenten Pflanzenauszug (Kamillen?), der 0,55% Extrakt und 40,1 Vol.-Proz. Alkohol enthält. (Apothekerzeitung.)

Ortol, ein photographischer Entwickler, ist ein Derivat des Orthoamidophenols.

Orudon-Essenz von Dr. R i c h t e r aus der Hofapotheke in Elbing, gegen rheumatische Leiden empfohlen, enthält Salizylsäure, an Ammonium gebunden, und Jod, höchstwahrscheinlich ebenfalls als Ammoniumsalz. (Z e r n i k.)

Orudon-Salz, gegen Nierenleiden, Gicht, Harngrieß usw. empfohlen, enthält Diuretin 9,11%, Natriumsalicylat (wasserfrei) 1,17%, Natriumsulfat (wasserfrei) 9,85%, Magnesiumcitrat (wasserfrei) 16,34%, Lithiumcitrat (wasserfrei) 1,89%, Natriumcitrat (wasserfier) 3,93%, Zitronensäure (wasserfrei) 38,14%, Harnstoff 4,12%, Wasser usw. (Differenz) 15,45%. (L e n z und K r a f t.)

Orypan, ein aus Reiskleie hergestelltes Mittel, soll die Schutzkörper gegen Beri-Beri enthalten. (Münch. Med. Wochenschr.)

Osgoods siehe Cholagogue.

Osmon, ein neues Heizmaterial, wird aus Rohtorf gewonnen.

Osmose-Pergament von A. E c k s t e i n ist ein doppelt und dreifach zusammengelegtes Pergamentpapier, bei welchem die schlechten Stellen der einzelnen Lagen durch die einzelnen Blätter kompensiert werden.

Ossifatium vom Apotheker R a d e m a n n in Forbach in Lothringen ist eine Mischung knochenbildender Substanzen für Kinder und junge Tiere, speziell Hühner, und besteht aus phosphorsaurem Kalk, phosphorsaurem Kalium, phosphorsaurer Magnesia und kohlensaurem Kalk.

Ossilite sind Würfel von etwa 25 g Gewicht, die aus Kalium- und Natriumsuperoxyd bestehen und zur Sauerstoffentwicklung dienen sollen.

Ouate calorigène répulsive ist baumwollene Watte von orangegelber Farbe mit Kapsikumauszug getränkt.

Otalgan der Schwanenapotheke in Mainz ist der Name für eine klare Lösung von Extr. Opii und Pyrazolon. phenyldimethyl. in nahezu wasserfreiem Glyzerin.

Otosclerol von Jean V e r f ü r t h in München, ein Mittel gegen die subjektiven Ohrgeräusche, enthält Cimicifugin 6,66%, Brom 36,3%, Phosphorsäure 13,52%.

Otyl, Mittel zur Behandlung von Ohrenleiden von der Otyl Chemical Co. in London, besteht im wesentlichen aus Bilsenkrautöl, das außerdem noch Kampfer und geringe Mengen Chloroform enthält. Es ist auf elastische flaschenförmige Gelatinekapseln von je etwa 0,5 Inhalt abgefüllt. (G r i e b e l.)

Oviserum von T u r r o ist eine Lösung von Hühnereidotter in Hühnereiweiß, hat sich bei Kaninchen als Schutzmittel gegen Milzbrand erwiesen.

Ovisolat, ein Frischhaltungsmittel für Eier, ist eine wässerige Lösung von vorwiegend Kali- und Natronwasserglas.

Ovodura, ein Eierkonservierungsmittel besteht aus ca. 77,o Kochsalz, 2,o Kaliumpermanganat und etwas Kieselsäure. (He ß.)

Ovoglandol siehe Glandole.

Ovolin, ein Eiersparpräparat in Tablettenform, ist ein mit Dimethylanilinazobenzol gefärbtes Gemenge aus Kartoffelstärke, Maisstärke, Rohrzucker und Fleischfasern; eine spätere Analyse zeigte das Präparat frei von Stärke. Es enthielt 80% Eiweiß (Kasein, Albumin und Leim). (K r e i s.)

Ovo-Maltine ist ein Stärkungsmittel, das aus reinem Malzextrakt, frischen Eiern, Milch und Kakao bereitet wird. Die Kakaostärke ist in Maltose übergeführt. Fabrikant: Dr. A. W a n d e r in Bern.

Ovon siehe Eikonserven.

Ovos ist ein als Suppenwürze an Stelle von Fleischextrakt empfohlenes Hefeextrakt.

Ovumin der Ovumin-Gesellschaft m. b. H. in Hannover soll aus getrocknetem Speiseei bestehen, enthält aber zum größten Teil Maismehl mit einem Stärkegehalt von 65% und eine künstliche Eierfarbe.

Oxalka ist ein Mittel zur Behandlung von Arterienverkalkung, Gicht und Beinleiden. Als Bestandteile des aus zwei Flüssigkeiten bestehenden Mittels werden angegeben: Calcofugal, Extr. Herbae Millefol. et Spiraeae, Extr. Cortic. Fruct. Pomarum, Succus Citri, Extr. flaved. Aurant., Sacchar. Lactis, Sacchar. alb., Sacchar. tost. (Pharm. Ztg.)

Oxien Tablett Pills bestehen aus einer Mischung von Milchzucker, Rohrzucker, Maisstärke, Sassafras, Wintergrünöl und Bitterstoff. Die Tabletten sind mit Eosin rot gefärbt. (J u c k e n a c k und G r i e b e l.)

Oxo-Bouillon ist eine gewürzte Fleischbouillon, welche aus Ochsenfleisch wie das Liebigsche Fleischextrakt bereitet wird. Man dickt aber die Fleischauszüge nicht so weit ein und würzt das flüssige Extrakt mit den üblichen Suppenkräutern.

Oxolin, ein Kautschukersatz, wird aus Werg und Leinölfirnis bereitet.

Oxydasin ist eine Lösung von 0,5 Vanadinsäure in 100 g Wasser und dient als Antiseptikum; nach anderen Angaben eine Mischung von 1 Raumteil einer 0,5promilligen Vanadinsäurelösung und 2 Raumteilen Glyzerin.

Oxygenol ist eine 3prozentige Wasserstoffsuperoxydlösung.

Oxygon, ein Waschmittel in gallertartiger Form, besteht aus 70,45% Wasser, 10,25% Seife, 8,1% Natriumthiosulfat, 6,75% Wasserglas und 4,45% Seife. (B e y t h i e n.)

Oxyliquid nennt L i n d e ein Gemisch von flüssigem Sauerstoff mit gepulverter Holzkohle, welches als vorzügliches Sprengmittel zur Verbesserung der Luft empfohlen wird.

Ozalin ist ein Nährmittel, das Milcheiweiß, Reis, Mandelöl und Magnesiumperoxyd enthält. Fabrikant: „V i t a f e r", G. m. b. H., chemisches Institut für Sauerstoffernährung in Berlin W. — **Ozalin,** ein Desinfektionsmittel, von Hamburg in den Handel gebracht, besteht aus Gips, Magnesia und Ätzkalk. (W e l l e r.)

Ozet-Bäder siehe Sauerstoffbäder.

Ozin von Dr. B u d a s in Budapest wird ein Salz genannt, das zur Hauptsache aus Natriumperborat besteht. Zu Sauerstoffinhalationen.

Ozofluin ist ein fluoreszierendes Fichtennadelbad.

Ozonal ist eine Gallerte, die aus 90% Petroleum und 10% Seife besteht, in Würfelform in den Handel gelangt und als Putzmittel Anwendung findet. (Pharm. Post.)

Ozonal-Bäder siehe Sauerstoffbäder.

Ozonatine besteht aus: Ol. Terebinth. 250,0, Ol. Eucalypt, 2,5, Ol. Bergamottae 1,0, Benzoes 2,0, Balsam. tolutan. 1,0, Ol. Cinnamom. cass. 1,0, Macera et filtra. Die Mischung w.rd schwach gelb gefärbt. (N i e d e r k o r n.)

Ozonit, ein Seifenpulver und zugleich Bleichmittel, enthält neben 36,5% geraspelter Seife und 25,6% Soda, noch etwa 12% Perborat. (R ö h r i g.)

Ozonogenpapier von Apotheker Dr. R o p p in Straßburg, L u f t - r e i n i g u n g s p a p i e r , ein aromatisches Desinfektionsmittel, soll angezündet und verbrannt, die Luft desinfizieren.

Ozontose, Zusatz zur Wäsche, ist ein mit Weingeist versetztes, durch Stehenlassen an der Luft ozonisiertes Terpentinöl.

Ozonwasser von K r e b s , K r o l l & C o. in Berlin enthält Wasserstoffsuperoxyd, salpetrige Säure und unterchlorige Säure. Es wird aus einem mit Hyperchlorat verunreinigten Kaliumpermanganat und Schwefelsäure bereitet. (H a g e r , K r e m e r , B ö t t g e r , B e h r e n s.)

Ozonwasser von Dr. L e n d e r ist schwaches Chlorwasser (0,22% Chlor im Liter). (C. G u l d e n s t e e d e n - E g g e l i n g.)

Dr. Paczkowskys Haemorrhoidaltee besteht aus 7 verschiedenen Drogen und Kandiszucker. (R ö h r i g.)

Paglianopulver von J. B r a u n in Berlin besteht aus 1 T. Jalapenwurzelpulver und 3 T. Scammoniumharz. (B i s c h o f f.)

Paglianosirup des Prof. Girolamo P a g l i a n o besteht aus Infus. Senn. 60, Resin. Orizabae 17,5, Rad. Turpethi 1, Alkohol 9, Zucker 12,5. (B. M o l l e.)

Paglianosirup von J. B r a u n in Berlin besteht aus einem Süßwein mit Jalapenpulver und vielleicht etwas Tamarindenmus. (B i s c h o f f.)

Paidol, ein Kindernährmittel schweizerischen Ursprungs, scheint lediglich aus Zerealienmehl zu bestehen. (Z e r n i k und K u h n.)

Paintoil siehe Healthoil.

Pain-Expeller von F. Ad. R i c h t e r in Rudolstadt besteht aus 600,o einer aus starkem Weingeist und 200,o spanischem Pfeffer bereiteten Tinktur, welche mit einer Lösung von 22,5 Hausseife in 100,o Wasser gemischt und mit 300,o Salmiakgeist, 30,o Kampfer, je 10,o Rosmarin-, Lavendel-, Thymian- und Gewürznelkenöl, 1,5 Zimtöl und 5,o Zuckercouleur versetzt ist. (G e r h a r d.)

Pain Killer von Perry D a v i s ist eine Mischung von Seifenlösung, Kampfer und aromatischen Ölen, besonders Nelkenöl, in Alkohol mit Capsicumtinktur und starker Ammoniakflüssigkeit. (Fr. H o f m a n n.) — 1 T. Kampferspiritus, 1 T. Capsicumtinktur, 5 T. Guajakharztinktur. (H a g e r.) — P a i n K i l l e r von A. W a s m u t h & C o. ist weißer, reiner Mentholkampfer. (R ö h r i g.)

Pain Remedy stellte eine kleine Flasche dar, die am Boden geringe Mengen kristallisiertes Menthol enthielt. Die Gebrauchsanweisung empfahl, die Flasche je nach dem beabsichtigten Zweck mit Kampferspiritus oder Hoffmannstropfen zu füllen, dadurch also eine Auflösung von Menthol herzustellen. (B e h r e.)

Pallabona, ein Haarpuder, enthält nach den Literaturangaben rund 47,5% Borsäurepulver und 30% Weizenstärke, sowie etwas Veilchenwurzelpulver, angefeuchtet mit 22,5% Wasser (auf trockene Substanz bezogen).

Palmieritropfen gegen Blasenleiden stellt man dar durch Kochen von 30 T. Schwefel und 500 T. Teerwasser bis zu dem Punkte, wo die Flüssigkeit eine schöne rubinrote Farbe angenommen hatte. (V i a l.)

Palmyrena, ein Brustmittel, besteht aus mehreren Stärkemehlarten, wie Sago, Arrow-Root, Reis und Kastanien mit gebranntem Kaffee, Kakao und Zucker zu einem Pulver gemischt. (L e u c h.)

Palmitin siehe Kokosölpräparate.

Palatinophile, ein Mittel gegen Asthma und Bronchitis, ist eine spirituöse Lösung von Cachou mit Zusatz von etwas Alaun.

Palomol, Geflügel-Heilmittel von M i l t e r & T h i e d e , Hamburg, ist eine rotgefärbte Seifenlösung. (R ö h r i g.)

Panacea von S w a i m entspricht dem Sirupus Sarsaparillae compositus.

Panak, angeblich eine Lösung von Chlorsilber und Eisenammoniumcitrat, dient dazu, um Papier, Holz, Seide usw. für photographische Zwecke lichtempfindlich zu machen.

Panakelaseife siehe O b e r m e y e r s P.

Panama-Essenz, Fleckenreinigungsmittel, wird aus $\frac{1}{3}$ der nachstehenden Lösung Nr. I und $\frac{2}{3}$ der Lösung Nr. II zusammengemischt und mit einer entsprechenden Quantität aromatischer Essenz versetzt. Zur Herstellung der Lösung Nr. I werden 7 kg weiße Marseiller Seife und 600,0 kohlensaures Natrium in 100 l heißem Wasser gelöst und dazu 500,0 Panamaholzextrakt (Extrakt aus Quillajarinde) gesetzt. Lösung II erhält man, wenn man 15 l Ochsen- oder Schafsgalle mit 1½ l Ammoniak von 22⁰ mischt, erhitzt, abschöpft und nach dem Abkühlen mit 15 l Weingeist von 90⁰ versetzt.

Panamin, ein von R o z i è r e in Paris bereitetes Fleckmittel, besteht aus Quillajarindenextrakt und Soda oder entwässertem Natriumsulfat, in Form von Toilettenseife gebracht.

Panaricin von G. R i e s e n in Gr.-Rogahn bei Schwerin i. M., „schnellste Heilung gegen Panaritium der Kühe“: Flasche mit 500 ccm einer wasserhellen Flüssigkeit, auf der 5 ccm eines goldgelben Öles (Oleum Spicae) schwimmen; das Panaricin selbst ist eine Auflösung von 15 T. Zinksulfat in 100 T. Wasser unter Zusatz von 10 v. H. offizineller Salpetersäure. (R ö h r i g.)

Panapepton amerikanischer Herkunft ist ein mit Nährpräparaten, z. B. 15% Malzextrakt versetzter Südwein. (Nachr. f. Zollst.) Nach B e y t h i e n dürfte es ein mit Albumosen und Dextrin vermischter Süßwein sein.

Panax-Extrakt, Dr. R a d e m a n n s , vom Apoth. B. F i e b a g in Breslau, gegen Stuhlverstopfungen und Unterleibskrankheiten usw., ist eine braune Tinktur, welche vorwiegend die Bestandteile der Tinct. amara und Tinct. Aloes comp., dann den Auszug aus einer kleinen Menge Schlangenwurz und eine Spur Pfefferminze enthält. (H a g e r.)

Panisol, zu Spülungen, besteht aus einer Lösung von 9% Glyzerin, 0,138% Eisenchlorid in denaturiertem Spiritus. (R ö h r i g.)

Pankreaspastillen und **Pankreaspulver,** T i m p e s , auch **Milchpulver** und **Milchplätzchen** genannt, enthalten eiweißlösende Substanzen, durch welche Kuhmilch leicht in einen zur Kinderernährung geeigneten peptonisierten Zustand übergeführt werden kann. (Schweißinger.)

Pan-Peptic-Tabletts enthalten je 0,06 g Pepsin, 0,06 g Pankreatin und 0,015 g Koffein, sowie Calciumlactophosphat und Sellerie. Die Tabletts werden bei Verdauungsbeschwerden, Aufstoßen, Seekrankheit und Übersäure des Magens verwendet. Fabrikant: **Sharp & Dohme** in Baltimore.

Pantopon enthält die salzsauren Salze der Gesamtalkaloide des Opiums. In dem Alkaloidgemisch konnten ermittelt werden: 47,5% Morphin, 11,2% Narkotin und 6,4% Codein, sowie an Nebenalkaloiden überhaupt 28,5%. (**Mannich und Schwedes.**)

Pantopon-Atrinal ist der Handelsname für Pantopon-Atropinschwefelsäure. (Pharm. Zentr.-H.)

Panutrin heißt ein von der Pharmacie **Sauter** in Genf in den Handel gebrachtes Nährmittel und Diätetikum, Es soll aus Lebertranpulver mit einem Zusatz von Calc. glycerinophosphor. und Lezithin bestehen. (Pharm. Ztg.)

Papier chimique von **Fayard & Blain** in Paris ist ein 40 cm langes und 30 cm breites Stück sehr feinen Seidenpapiers, durch Bestreichen mit geschmolzenem, kampferfreiem Mutterpflaster getränkt. (**Hager.**)

Papier chimique antiasthmatique von **Ricou** in Paris besteht aus weißem groben Druckpapier, welches mit Salpeter getränkt ist, und welchem Kalkerde, Alaun, Gips, ferner eine Spur eines spirituösen Auszuges der Lobelia anhängen. (**Hager.**)

Papier de Wlinsy ist ein dem vorhergehenden Papier ähnliches Präparat.

Papier épispastique, blasenziehender Taffet von **Albespeyre** besteht aus je 1 T. Schiffspech und Schweineschmalz, je 4 T. weißem Pech und gelbem Wachs und 6 T. feinem Cantharidenpulver zusammengeschmolzen und auf Taffet gestrichen.

Papier Rheumon siehe Rheumon.

Papillin besteht aus einem Auszug von 15 g Iriswurzel mit 100 g Weingeist, dem 50 g Lavendelspiritus und 13 g Benzoetinktur zugesetzt sind. Es wird gegen Haarausfall angewendet.

Papkes verbesserter präparierter Wacholderbeermagensaft von O. **Papke** in Berlin ist ein Auszug aus bitteren Drogen (darunter einer Emodin enthaltenden), der mit Stärkesirup (etwa 70%) verdünnt und gesüßt ist. Wacholderbeerextraktivstoffe enthält das Präparat anscheinend nicht. (**Juckenack und Griebel.**)

Papuana siehe Tropentee.

Paraffinol ist eine Emulsion von 2 Teilen Paraffin. liquid. und 1 T. Wasser, die eine bessere Resorption des Öles ermöglichen soll und mit Protargol und anderen Stoffen in gelöster Form kombiniert werden kann. Fabrikant: J. Blomberg jr. in Haag (Holland).

Paraffinseife, Dr. Licks, von F. A. Wolff & Söhne in Heilbronn, ist eine gelbliche Kokosölseife, welcher auf 100,o ein Gemisch aus ca. 5,o Paraffinöl, 15,o Paraffin und 10,o Talkstein beigemischt ist. (Hager.)

Paraganglin wird ein Nebennierenpräparat italienischer Herkunft genannt, welches dem Adrenalin analog wirken soll.

Paraglandol ist ein aus den Epithelkörperchen der Schweinsdrüsen gewonnenes Mittel gegen Spasmophilie. (Zimmer & Co.)

Paraguai der Königseer Olitätenhändler ist eine Tinktur aus 15,o Bertramwurzel und 4,o Schafgarbe mit 125,o Alkohol ausgezogen und filtriert. (Richter.)

Paraguay-Roux oder **Cheltenham Teeth Liquor** von Roux & Chaix in Paris gegen Zahnschmerz und Skorbut wird dargestellt, indem 1 T. Blätter und Blüten von Inula bifrons, 4 T. Blüten der Spilanthes oleracea und 1 T. Wurzeln von Anthemis Pyrethrum und 8 T. Weingeist von 33% 14 Tage digeriert, abgepreßt und filtriert werden. — Häufig wird ein Präparat untergeschoben, bereitet aus 125 T. Rad. Pyrethri, 15 T. Fol. Menth. pip., durch achttägige Digestion mit 1000 T. Spiritus und Flitration. (Hahn.)

Paralith, ein von der chemischen Gesellschaft zu Solothurn verfertigtes Kesselsteingegenmittel, besteht der Hauptsache nach aus Chlormagnesium und Dextrin.

Paralithicon minerale von L. Cohn & Comp. in Berlin, Mittel gegen Kesselstein, bestand anfangs aus Kalk, Leim und Soda, später aus Pfeifenton und Soda. (F. Fischer.)

Paralithicon minerale von Bernhard Lehmann in Altona ist unreine Soda mit mehr als $\frac{1}{3}$ ihres Gewichts in Wasser und Salzsäure unlöslichen Substanzen, wie Ton, Kieselgur u. dergl.

Paramal-Tabletten, Hoeckert & Michalowsky, entsprechen in ihrer Zusammensetzung den Stomantabletten.

Paramentine, Schlichtpräparat, von Torlotin, 10 T. Gelatineleim, in möglichst wenig Wasser gelöst, 7 T. Dextrin, 2 T. Glyzerin, 2 T. Bittersalz und 2 T. Zinkvitriol.

Paramentine von Treppel. 100 T. Glyzerin vou 20° Bé., 1 T. kohlensaures Natrium, $\frac{1}{100}$ T. Alaun und $\frac{1}{100}$ T. Borax gelöst und mit 10 T. Weizen- oder Kartoffelstärke versetzt. Dieser Mischung kann nach Belieben noch Gelatine, Fettseifen, Stearin, Gummi arabicum oder Tragant zugesetzt sein.

Paramol siehe Edinol.

Paramol, ein photographischer Entwickler, ist nach Eichengrün der m-Amido-o-oxybenzylalkohol, der in seinen photographischen Eigenschaften zwischen den Entwicklern der Phenolklasse, Pyrogallol, Hydrochinon usw., und denen der Amidophenolklasse, den sog. Rapidentwicklern Rodinal und Metol, steht.

Pararegulin ist ein Abführmittel in Kapseln und enthält Paraffin und Cascaraextrakt. (Z i m m e r & Co.)

Parasitencream von Geo D ö t z e r - Frankfurt a. M. besteht aus Leinöl mit Insektenpulver, etwas parfümiert. Man beseitigt damit wohl Flöhe der Hunde, vielleicht (?) auch ganz leichte frische Fälle von Sarcoptes-Räude, wenn dieselbe noch nicht ausgebreitet ist. Ein Mehr an Wirkung ist absolut nicht vorhanden. Ein Infusum von Insektenpulver beseitigt ebenfalls Flöhe und hat den Vorteil, daß die damit eingeriebenen Hunde nicht die Möbel der Wohnung beschmutzen. Das Öl verunreinigt Teppiche, Sofas usw. (T i e t z.)

Parasol besteht aus Borsäure, Alaun und Reisstärke. (Pharm. Ztg.)

Parasitenhalsringe der chemischen Fabrik F a l k e n b e r g sind je nach dem Preise an Umfang und Länge verschiedene Ringe mit einer äußeren Hülle aus rotem Flanell, in welchem eingenäht sich eine mehrfach zusammengewickelte Rolle grober Leinwand befindet, die reichlich durchtränkt ist mit einer gelbbraunen Salbe, bestehend aus Fett, metallischem Quecksilber und Ocker. (G e i ß l e r.)

Parasitol, Mittel gegen Ungeziefer an Pflanzen und Tieren, ist eine Auflösung von 1,0 Nikotin und 10,0 Methylalkohol in 100,0 dest. Wasser. (Pharm. Ztg.)

Parinolwachs der „To Kalon Cie." in Paris, London und New-York besteht aus: Kokosfett (Palmin) 100,0, Zinkoxyd 10,0, Ol. geranii gtts. III. (Pharm. Ztg.) Das Wachs wird als Schönheitsmittel für alternde Frauen angepriesen.

Parisol von B e n s e & E i c k e in Einbeck ist ein in Wasser lösliches Desinfektionsmittel, welches nicht giftig und nicht ätzend wirken soll.

Paschatabletten gegen Impotenz enthalten neben Kartoffelmehl, Zimt und Süßholz, Muiracithin oder Yohimbin. (Pharm. Ztg.)

Parravou siehe Hustenpastillen.

Pascoes Verdauungstee enthält nach Angabe des Herstellers: Ausgelesene beste Teile orientalischer Blatter (Blatta orientalis), Süßholzwurzel, Münzkraut, Pappelblüte und Hulla (Flor. Sambuci).

Päsodzin von J. H e r b a b n y in Wien gegen Diphtheritis, Croup und Zuckerruhr, besteht aus einer Auflösung von Salizylsäure und Thymol in verdünntem Glyzerin. (G o d e f f r o y.)

Passerol, ein Anstreichmittel, um feuchte Wände gegen Schimmelbildung zu schützen und so vorzubereiten, daß sie alsbald gestrichen werden können, erwies sich als eine Auflösung 1 T. technischem Wollfett in 2 T. eines Petroleumdestillates, des sog. Putzöles. (B. F i s c h e r.)

Passifloran, ein Mittel gegen Keuchhusten der Löwenapotheke in Mainz, ist ein weißes Pulver, darin nachweisbar 99,95% Milchzucker. Die Reaktion auf Drosera und Passiflora, auf deren Anwesenheit die Wirkung des Mittels beruhen soll, fällt nach den angewendeten homöopathischen Mengen sehr schwach aus (R ö h r i g.)

Passulax von C o - L i in Dresden wird eine abführende Traubenfruchtkonfitüre genannt, die 5% Fol. Sennae enthält.

Pasta cosmetica von Drogist R o t h e r in Berlin gegen Gesichtsfinnen ist eine Schwefel, Fett und Storax enthaltende Salbe. (B i s c h o f f.)

Pasta di Roma von Apotheker G r u b e r , Schönheitsmittel, besteht aus 50% eines Gemisches von Schweinefett und Kakaoöl, 6% Seifenpulver, 12% eines sehr unreinen Glyzerins, 3% weißem, geschlämmten Bolus, ca. 5% einer Schleimsubstanz (Gummi arabicum), ca. 1,5% Storax oder Benzoe, 2,5% Wasser, mit diversen ätherischen Ölen wohlriechend gemacht. (H a g e r.)

Pasta „Liermann" ist eine aseptische Boluswundpaste, die aus 50% keimfrei gemachten , feinst pulverisiertem Bolus, glyzerinhaltigem Alkohol und 1% Azodermin besteht.

Pasta Mack, ein Toilettemittel, besteht aus 27% Reismehl und 73% Brausepulver. (E c k e n r o t h.)

Pasta Michel, ein Causticum, besteht aus 3 T. konz. Schwefelsäure und 1 T. gepulvertem Asbest.

Pasta Palm, früher K e n o s a n - P a l m genannt, besteht aus rein pflanzlichen Stoffen, meist Früchten, frei von stark abführenden Mitteln und Chemikalien. Sie kommt in Tafeln mit 15 einzelnen Abschnitten in den Verkehr. (Südd. Apoth.-Ztg.)

Pasta Pompadour von Dr. A. R i x W w e., gegen Sommersprossen, Leberflecke usw., ist ein Gemisch fein geriebener geschälter bitterer Mandeln mit Coldcream oder Wachspomade. (S c h ä d l e r.)

Pasta radiofora, Marke L. D., ein Flechtenmittel von P. G r u n d , m a n n in Berlin, besteht im wesentlichen aus gelbem Vaselin, weißem Quecksilberpräzipitat, Borsäure, Creolin und Perubalsam sowie anscheinend auch geringen Mengen Chrysarobin. (G r i e b e l.)

Pastillen von B u i s s o n , Verdauungspastillen von P e t r é - q u i n B u r i n - D u b u i s s o n sind 100 Pastillen aus je 5,0 milchsaurem Natrium und milchsaurer Magnesia und 90,0 Zucker.

Pastillen, Hamburger, aus der Rathaus-Apotheke von Br. S c h m i d t in Hamburg bestehen nach Angabe des Verfertigers aus Senega-Malzextrakt, Chinin, Goldschwefel, Süßholz usw.

Pastillen gegen Hautkrankheiten, Flechtenpastillen, von Dr. Kleinhaus in Kreuznach sind 50 Pastillen im Gewicht von je 0,5, pro Stück enthaltend 0,015 Jodarsen, 0,03 Herb. Conii pulv., je 0,01 Zimtpulver und Ingwerpulver, 0,02 Pomeranzenschalenpulver, Stärkemehl und Zucker. (Vigener.)

Pastillen von Paterson gegen Dyspepsie und Gastralgie sind 100 Pastillen aus je 10,o Wismutsubnitrat und gebrannter Magnesia, 90,o Zucker und Pomeranzenblütenwasser.

Pastillen, Rottersche, enthalten pro Stück Zinc. sulfocarbol., Zincchlorat. je 0,6, Acid. boric. 0,4, Acid. salicyl. 0,1, Acid. citric. 0,01, Thymol 0,01.

Pastillen von Lepère gegen Husten enthalten pro Stück 0,003 Morphinhydrochlorat.

Pastillen für Sänger und Redner von Dr. Hinkle gegen Heiserkeit enthalten in 100 Pastillen 0,15 Cubeben, 0,15 Benzoesäure, 0,005 salzsaures Kokain, 0,075 Eukalyptol, 0,075 Tragant, 15 Lakritzensaft, 5,o Zucker, 0,015 Anisöl und die nötige Menge schwarzen Johannisbeersaft.

Pastilles au Menthol, Borate de Soude et Cocaine sollen je 0,0006 g Kokain, 0,006g Menthol, 0,0012 g Vanillin, 0,03g Borax und 0,86 g Zucker enthalten.

Pastilles digestives von Burin-Dubuisson enthalten 3,3 milchsaures Natrium, 3,3 milchsaures Magnesia, 3,o Pepsin und Zucker, mittelst Tragantschleimes zu 100 Pastillen geformt.

Pastilles Formoléa bestehen aus reinem Paraformaldehyd. (Nachr. f. Zollst.)

Pastilles nutritives von J. Meißner in Berlin gegen Unterleibsstockungen und zur Erhaltung und Wiedererlangung der Mannbarkeit bei Männern und Frauen bestehen aus Kartoffelstärkemehl, Zucker, etwas doppeltkohlensaurem Natrium und einer unbedeutenden Menge eines extraktartigen Körpers, welcher von Berberitze oder Ratanhia stammt. (Hager.)

Pastilles Truffant sind Kunstdüngerpastillen zum Gebrauch für Topfpflanzen.

Pastilli Arsoferrini „Barber" enthalten je 0,1 g Arsoferrin (arsenhaltiges Eisenparanukleïnat) und 0,05 g Enzianextrakt. Der Arsengehalt eines jeden Stückes entspricht einem Tropfen Fowlerscher Lösung. Fabrikant: Apotheke „zum heiligen Gèist" in Wien I.

Pastor Felke siehe Felke.

Pastor Felkes Honiglebertran ist wahrscheinlich Himbeersirup mit sehr wenig Lebertran und Pfefferminzöl. (Zernik.)

Pâte antiartrique, ein Kesselsteinmittel, ist eine ziegelrote körnige Pasta aus Seesalz, Soda, Sand, Eisenoxyd und Rückständen der Sodafabrikation.

Pâte d'Ambroise, ein Haarfärbepulver, besteht aus 3,o gelöschtem Kalk und 2,o Bleiglätte. (Wittstein.)

Pâte de Cimara, ein Haarfärbepulver, besteht aus 12,o gelöschtem Kalk und je 1,o Bleiglätte und Bleiweiß. (Wittstein.)

Pâte de Guimauve soufflée von Madame veuve Hénault ist Pasta gummosa (Altheepaste).

Pâte jodée siehe Jodpaste.

Pâte nutritive sind Plätzchen aus Gummi, Gelatine und Zucker.

Pâte pectorale balsamique von Regnault ist eine süße, dunkelbraune, nicht harte Masse, bereitet aus einem Aufguß von 50,o Species pectorales, 300,o Gummi arabicum, 60,o Mucilago Althaeae, 30,o Mucilago Sem. Lini, 600,o Sacchar. alb. und der genügenden Menge Wasser.

Pâte pectorale von Baudry ist ein der Pasta gummosa ähnliches Präparat aus 300,o Gummi arabicum, 2030,o Zucker, 8,o Thridace, 40,o Tolubalsam, 180,o Pomeranzenblütenwasser, 4 Tropfen Zitronenöl und dem Weißen aus 4 Eiern.

Pâte pectorale von George in Epinal, gegen Husten, Heiserkeit und andere Affektionen der Respirationsorgane. Ein Auszug von 0,03 Safran, 12,o Süßholz und 250,o Wasser wird mit einer Auflösung von 200,o arabischem Gummi in 400,o Altheewurzeldekokt vermischt, die Mischung zum steifen Extrakt eingeengt, dann das zu Schaum geschlagene Weiße von 6 Eiern und zuletzt noch 165,o gepulverter Zucker hinzugefügt. (Frickhinger.) — 12 kg. arab. Gummi, 8 kg Zucker, 250,o Süßholzwurzel, 5,o salzsaures Morphin und 12 l Wasser. (Lahache.)

Pâte substantielle pectorale de Réglisse von Saint Quentin entspricht der Pate de Réglisse brune der französischen Pharmacopöe.

Patent-Birkenöl-Balsam von Alwin Nieske in Dresden, attestiert von Dr. Theobald Werner in Breslau als unschädliches, eine Lösung von südamerikanischem Birkenmark enthaltendes Haarfärbemittel, ist ein hellrosa gefärbtes, schwach sauer reagierendes, nach Patschuli riechendes Liquidum, aus einer wässerigen Lösung von essigsaurem Blei bestehend, mit einem 10% betragenden Niederschlag eines Gemenges von kohlensaurem Blei und Schwefel.

Patentex siehe Malthuspräparate.

Patentkitt, Karlsbader, besteht 1. aus Wasserglas von 1,340 spez. Gew., 2. aus 1 T. Schlämmkreide und 29 T. Kaolin. Zum Kitten erwärmt man den betr. Gegenstand, mischt etwas von dem Pulver mit einer geeigneten Menge der Flüssigkeit zu einem dünnen Teig zusammen, bestreicht dann die Bruchteile damit, drückt dieselben fest aneinander und läßt 12 Stunden trocknen. Bei größeren Bruchflächen bestreicht man zuerst die Bruchfläche mit 1, läßt trocknen und verfährt dann erst wie oben angegeben.

Paternosterpillen von Poindestre & Treumann in London, als Universalmedizin empfohlen, enthalten Kampfer, Guajakharz, Pfefferminzöl, Stärkemehl und Enzianwurzel. (Aufrecht.)

Pathemann's Heilmittel siehe Naturheilmittel.

Pavon enthält sämtliche wirksamen Bestandteile des Opiums und besitzt einen Gehalt von 23% Morphin. Darsteller: Gesellschaft für chemische Industrie in Basel.

Pawlewskis Augenwasser besteht nach Mannich und Leemhuis aus einer Lösung von 1,25 Zinksulfat und 1,32 Natriumchlorid in rund 97,0 Wasser.

Pazosalbe gegen Hämorrhoiden besteht nach Angabe des Fabrikanten aus: Paraff. 57 g, Talg 70 g, Petrol 151 g, Zitr. 96 g, Zink 24 g, Kampf. 12 g, Subcarb. fer. $3\frac{1}{4}$ g, Karbol $10\frac{3}{4}$ g und Perubalsam.

Pearl-Cream, eine amerikanische Spezialität, besteht aus 20—30,0 feinst verteiltem Zinkoxyd in 100,0 einer Mischung aus 1,0 Glyzerin in 7,0 Wasser, mit 0,06 Karmin und 2 Tropfen Bergamottöl.

Pearlett, Füllmittel für die Papierfabrikation, ist Gips. (Schweißinger.)

Pearsons Antiseptic ist die in England und dessen Kolonien übliche Bezeichnung für das von William Pearson in Hamburg hergestellte Kreolin.

Pectaltabletten (Hustentod) sind violett gefärbte, nach Veilchenwurzel riechende, süßlich kratzend schmeckende Tabletten, welche von E. Cornelius in Straßburg i. Els. hergestellt und gegen Husten, Heiserkeit und andere Krankheiten der Luftwege empfohlen werden. Sie enthalten Benzoesäure und Terpinhydrat, außerdem Zucker, Pflanzenpulver und violetten Farbstoff. (Aufrecht.)

Pectinal besteht aus einer 2prozentigen Fichtennadelölemulsion. (Pharm. Ztg.)

Pectoral Drops von Batemann sind Tinctura Opii benzoica mit Cochenille gefärbt.

Pectoral, Bocks, besteht aus Pastillen mit Malzextrakt, Süßholzpulver, Isländischem Moos, Altheewurzel, Tragant, mit Rosenöl parfümiert. Der Fabrikant gibt nachstehende Vorschrift: Je 2,0 Huflattich und Süßholz, 1,25 Isländ. Moos, je 0,75 römische Kamillen, Sternanis und Veilchenwurzel, je 0,6 Eibischwurzel, Schafgarbe und Klatschrose werden infundiert, abgepreßt, zum Extrakt eingedickt und mit 0,6 Malzextrakt, 0,25 Salmiak, 0,45 Tragant, 28,5 Zuckerpulver und 0,01 Vanillenextrakt und Rosenöl zu 60 Stück 0,33 g schweren Pastillen geformt.

Pectoral-Perlen enthalten Succus Liquiritiae, Eucalyptolum, Ammonium chloratum, Saccharum, Olea aetherea usw. Darsteller: Dr. Pfeffermann & Co. in Berlin, Alt-Moabit 105.

Pectorin ist eine Mischung von ca. 60 T. Zucker mit 30 T. eines Gemisches von Kartoffelmehl und Reismehl und 10 T. entölten Kakaopulvers.

Pectorin von Dr. med. J. J. Hohl in Heiden (Appenzell) besteht aus Zucker, Dextrin und Stärkemehl. 24 Stück 2,6 cm lange, 1,3 cm breite, messerrückendicke (1 g schwere) Tabletten. (Wittstein.)

Pectorin von Dr. Kent gegen Verschleimungen des Halses etc. besteht aus 60,0 gestoßenem Zucker, 80,0 Gummi arabicum, 9,0 Anis, 1,0 Anisöl. (A. Spahn.) — 1 T. Kakaopulver, 2 T. Gummi arabicum, 4 T. Zucker. (Hager.)

Pectosan-Tabletten enthalten Succus Liquiritiae, Radix Ipecacuanhae, Pantopon, Stibium sulfuratum **aurantiacum**. Darsteller: E. Streuble & Co. in Uznach.

Pectosorin, gegen Bronchitis usw. empfohlen, ist ein Chinin. hydrochloric. enthaltendes Guajakolpräparat. (Zimmer & Co.)

Pediculin, von Dr. W. Höveler in Bremen-Woltmershausen ist ein Insektenvertilgungsmittel unbekannter Zusammensetzung, welches in Form von Pulver, Salben und Seifen an den Markt kommt.

Pédi-Salbe von Apotheker Armin Hirth, Heidingsfeld, zur Behandlung von Unterschenkelgeschwüren, sog. Kindsfüßen, Krampfadern, ist eine Verreibung von Bism. subgallic., Zinc. oxydat., Amylum und Tumenol mit Vaselin. (Röhrig.)

Pedro-Vaseline von Vigier ist ein klarer flüssiger Kohlenwasserstoff, der angeblich aus Petroleum durch Entziehung des vierten Teils festen Paraffins erhalten wird.

Pegnin, ein weißes nach Fleischbrühe riechendes Pulver, ist eine Mischung aus Kochsalz, Milchzucker und trockenem Labferment zur Behandlung der Milch nach Dr. von Dungern.

Pektosal ist eine weingeistige Lösung von Rohrzucker mit etwas Holzteer. (Pharm. Ztg.)

Pekusol, ein Viehwaschwasser unbekannter Zusammensetzung wird gegen Rost, Milzbrand, Räude u. dergl. angepriesen.

Pelsitintee. 78% Bohnen- und Reishülsen, 3,4% Löwenzahn und Hagebutten, 6% Birkenblätter, 4,8% Maisnarben, 3,2% Zinnkraut, 3% Bärentrauben- und Heidelbeerblätter, 1,6% Minze und Bitterklee werden nach Dr. Franke nach eigenartigem Verfahren aufgeschlossen, sodaß man ohne Zusatz von Geschmacksverbesserern einen wohlschmeckenden Tee erhält, dessen wirksame Stoffe sich durch kurzes Aufkochen völlig lösen. Hersteller: Georg Siecke in Berlin-Schöneberg. (Pharm. Ztg.)

Pemzed, von Alfed Schmidt, Greifenapotheke in Basel, soll ein phosphorhaltiger Milchzucker sein, der als Nährmittel empfohlen wird.

Penny-Chinine sind in England mit kleinen Chininpillen gefüllte Metallschächtelchen.

Peperette, ein in England vielfach gebrauchtes Verfälschungsmittel für Pfefferpulver, ist Pulver von teilweise gebleichten Olivenkernen. — Schwarze Peperette ist dasselbe Pulver, gemischt mit schwarzem Pfeffer.

Pepsin Aseptic ist ein geruchloses und haltbares Pepsinpräparat.

Pepsin von Apoth. C. Heinersdorff in Culm in Westpr., gegen Kolik und Harnverhaltung der Pferde ist eine klare, braune schwach aromatisch riechende Flüssigkeit mit einem Gehalt von $2\frac{1}{2}\%$ essigsaurem Blei.

Pepsin des Kreistierarztes Simon in Mühlhausen i. Th., gegen Kolik der Pferde und das Aufblähen der Rinder, ist eine braune trübe Flüssigkeit, enthaltend die Bestandteile von 15,0 Bleizucker und 3,4 organischen Stoffen, von denen 2,3 möglicherweise Magensaft sind, der Rest einem Aufguß verschiedener Vegetabilien entstammt, unter denen die Koloquinte einen bescheidenen Platz einzunehmen scheint.

Pepsin Lactated ist eine Kombination von Pepsin, Pankreatin, Acidum lacticum, Maltose, Diastase und Acidum hydrochloricum. Fabrikant: Parke, Davis & Co., London.

Peptodyne, ein amerikanisches Präparat, ist dem Pankreaspulver ähnlich und wirkt schwach lösend auf Eiweiß, stark lösend auf Stärke ein. (Schweißinger.)

Pepule „Zymine" compound. Jede Tablette enthält annähernd 0,12 g Zymin, 0,18 g Wismutsubnitrat und 0,006 g Ipecacuanhapulver. Darsteller: Fairchild Bros· & Foster in New-York.

Peran gegen Frostbeulen enthält $1,5\%$ Anästhesin neben Ichthyol, Kampfer. Tannin und Lanolin. Fabrikant: Apoth. A. Müller in Bad Kreuznach.

Perboral der chem. Fabrik Nassovia, Wiesbaden, als Spezifikum gegen Fluor albus usw. empfohlen, soll aus einer hochsauerstoffhaltigen Verbindung von Überborsäuren und Parajodsulfosäure bestehen, enthält aber nur Natriumbikarbonat, Borsäure, wahrscheinlich Weinsäure, geringe Mengen einer jodhaltigen Substanz, und liefert überhaupt keinen aktiven Sauerstoff. (Mannich und Schwedes.)

Perbora-Wund-Puder besteht aus gereinigtem Peru-Balsam, Tetraboraten, Aluminium- und Gerbsäureverbindungen und wirkt bei Wunden verschiedener Art desinfizierend, desodorierend und heilend. Hersteller: Temmler - Werke in Detmold.

Perdynamin von H. B a r k o w s k i in Berlin ist ein mit Malaga hergestelltes Hämoglobinpräparat zur allgemeinen Kräftigung.

Perdynamin-Kakao besteht aus chemisch reinem Hämoglobin und Kakao. Bezugsquelle: B a r k o w s k i , Berlin.

Pereat ist reines Insektenpulver der Firma J. D. R i e d e l A.-G. in Berlin.

Pergament, flüssiges, ist eine ätherische Lösung von Guttapercha zum Überziehen von Bildern und Karten, sowie zum Fixieren von feuchten Bleistift- und Krayonzeichnungen und zu diesem Zweck mittelst Zerstäubers aufzutragen. (Industriebl.)

Pergenol und -Mundwassertabletten. Pergenol besteht aus einer nach einem besonderen Verfahren bereiteten Mischung aus Natriumperborat und Natriumbitartrat. Die Pergenoltabletten enthalten pro dosi 0,5 g Pergenol.

Perhydrit von E. M e r c k in Darmstadt, ein festes Wasserstoffsuperoxydpräparat, ist eine Verbindung von Wasserstoffsuperoxyd und Karbamid.

Pergut ist ein Verbandstoff, der einen hellgelbgrauen, durchsichtigen, geruchfreien, wasserundurchlässigen Stoff von ca. 0,07 mm Dicke darstellt und dem Guttaperchapapier in Aussehen und Eigenschaften sehr nahe steht. Darsteller: Farbenfabriken vorm. Friedr. B a y e r & Co. in Leverkusen.

Periodal-Tabletten ist ein Mittel gegen die krankhaften Begleiterscheinungen der Menstruation und bei Dysmenorrhöe. Es beruht auf Fermentwirkung der Trockenhefe mit Lupulin. Hersteller: T e m m l e r - Werke in Detmold.

Periostin besteht im wesentlichen aus einer Mischung von Jodoformöl, Kresolen und Formalin. (J u c k e n a c k und G r i e b e l.)

Perlenessenz, ein Präparat, welches Branntwein schön perlen läßt, ist eine starke weingeistige Lösung von Ammoniakseife, dargestellt aus Ölsäure und Ammoniak, oder eine Saponinlösung.

Permiform von H o e c k e r t & M i c h a l o w s k i , als Formaldehydsaponat bezeichnet, ist eine Formaldehydseifenlösung nach Art des Lysoform.

Perolin-Luftdesinfektionsessenz von A. B. P e r o l i n in Malmö ist eine Formalinseife, die mit Weingeist versetzt und mit ätherischen Ölen parfümiert ist.

Perox o cop, ein Bandwurmmittel von der Firma A. D e h l s e n in Itzehoe, besteht aus 15 abgeteilten Pulvern, welche ausschließlich je 0,12 g Cuprum oxydatum nigrum enthalten. (K o c h s.)

Peroxydol ist eine Wundcreme gegen Wundsein der Kinder und sonstige Hauterkrankungen und besteht aus Lycopodium, Zinc. oxyd., Lanolin und Perubalsam mit einem Zusatz von Hamamelidin. (S c h m i d t.)

Perrheumal wird eine Salbe genannt, die 10% der Ester des tertiären Trichlorbuthylalkohols mit der Salizylsäure und der Azetylsalizylsäure enthält.

Persil ist ein perborathaltiges Waschmittel, bestehend aus 10% Natriumperborat, 20% Seife, 33% Soda, 7% Wasserglas und 30% Wasser.

Persodine, eine französische, zur Behandlung der Tuberkulose empfohlene Spezialität, besteht aus einem Gemisch von Natrium- und Ammoniumpersulfat.

Perschmanns Antikesselstein, braune nach Petroleum riechende Tafeln, die dem „Rapid" ähnlich zusammengesetzt sind.

Perugen Dr. Evers ist ein künstlicher Perubalsam mit etwa 60% Cinnameïn.

Perusalvin ist ein Präparat aus Salvin (eine aromatisch-alkoholische Salbei-Ratanhia-Salol-Glyzerin-Essenz) und Perubalsam, sowie verschiedenen Fichtenharzen.

Peruwasser, Haarwaschmittel gegen Schinnen, besteht aus 3,o Rizinusöl, 3,o Perubalsam, 4,o Ratanhiatinktur und 100,o Alkohol.

Peruyd-Fußbadpulver, Hans S c h w a r z k o p f , G. m. b. H., Berlin, „modernes, zur Pflege, Stärkung, Reinigung, Gesunderhaltung der Füße bestens geeignetes Präparat": Zwei Beutelchen mit je 25 g eines gelblichweißen parfümierten Pulvers, eines Gemisches aus Seife, Stärke, Soda, Kochsalz und einem antiseptisch wirkenden formalinhaltigen Stoff (angeblich dem nach D. R. P. hergestellten Perubalsam-Formaldehyd). (R ö h r i g.)

Pervacuata von Dr. v o n C l o e d t in St. Vith (Rheinland) sind im Vakuum hergestellte konzentrierte Infusa und Decocta 1=1, die zur raschen Herstellung der sonst frisch zu bereitenden Aufgüsse und Abkochungen dienen sollen.

Perydal ist ein Perubalsam und Formaldehyd enthaltendes Streupulver.

Pesottapillen enthalten als wesentlichste Bestandteile etwa 45% Kaliumseife und ca. 3% Lezithin. Der Rest besteht aus einem indifferenten Pflanzenpulver und Kakao, welcher zum Überziehen der Pillen gedient hat. (A u f r e c h t.)

Pessarien siehe Malthuspräparate.

Pesudal ist ein Schweißpulver und besteht aus einem feinen weißen Pulver. Darsteller: Addy S a l o m o n , Charlottenburg 1.

Petalias-Extrakt, das die Eigenschaft haben soll, „sich jeder einzelnen Hautart verschiedenartig anzupassen, wodurch ein persönlicher Duft erzeugt wird," ist ein Parfüm, dessen Grundlage nicht Spiritus, sondern eine ölige, halogenfreie, hochsiedende Flüssigkeit von verhältnismäßig großer Dichte ist. (Pharm. Ztn.)

Petragit, ein Sprengstoff, besteht aus gleichen Teilen nitrierter Melasse und salpetrierten Holzmehls mit 56,4% Kalisalpeter.

Petralit, ein Sprengstoff, ist zusammengesetzt aus 60 T. Nitrocetyl aus Walrat, Nitroceryl aus chinesischem Wachs und Nitroglyzerin in wechselndem Verhältnis zueinander je nach der beabsichtigten Wirkung, 16 T. Kalium-, Natrium- oder Ammoniumnitrat, 1 T. palmitinsaurem Cetyl (gereinigter Walrat), 1 T. kohlensaurem Kalk, 6 T. Nitrozellulose, 16 T. präp. Holzkohle.

Petroleum-Haarwasser, Pétrole Hahn, besteht aus je 10 T. weißem, geruchlosem Petroleum und Zitronellöl, 5 T. Rizinusöl, 50 T. 90prozentigem Weingeist und 75 T. Wasser.

Petroleumemulsion siehe Angiers Emulsion.

Pétroline oder **Pétroléine** enthält 0,6 g Chininsulfat, 4 g aromatische Essigsäure, 30 spanische Fliegentinktur, 30 g Chinatinktur, 60 g Rosmarinspiritus, 90 g Melissenwasser, 120 g Bayrum, 150 g Weingeist, 1000 g Wasser, aber kein Petroleum und 2 T. Mandelöl.

Petromenthal ist ein Liniment. Urticae et Mentholi compositum. (Pharm. Ztg.)

Petrovasine ist säure- und harzfreie Vaseline.

Peu-tsao-Präparate siehe Elixir gegen sexuelle Schwäche.

Pfefferminzlysoform ist ein Zahn- und Mundpflegemittel der Lysoformgesellschaft, das die desinfizierenden Eigenschaften des Lysoforms mit dem erfrischenden Wohlgeschmack des Pfefferminzöls vereinigt.

Pferdehufsalbe, B a r n l e y s , zum Einfetten der Pferdehufe, um das Spalten derselben zu verhindern, von Emil K a r i g in Berlin, ist eine Blechbüchse mit 110,0 einer aus 2 T. Elemi, 1 T. Talg und 1 T. Rüböl gemischten Salbe. (S c h ä d l e r.)

Pferdepillen, englische, Horses purging balls, bestehen aus 500 T. Aloe, 50 T. Gutti, 120 T. Sapo, 15 T. Ol. Anisi, 10 T. Glyzerin und 5 T. Fruct. Anisi mit verdünntem Spiritus zu Pillen von 30,0 geformt. (H a g e r.)

Pferdeschrotbrot von F. W. F i s c h e r in Berlin ist ein Gebäck aus Weizen, Roggen, Hafer, Gerste, Mais mit Häcksel und Sauerteig in Kommißbrotform.

Pfeuffers Calciumsirup enthält ungefähr 2,6%. Phosphorsäure an Calcium gebunden. Bezugsquelle: L u d w i g s - A p o t h e k e, München.

Pfingstens Kalkbeinsalbe ist eine Mischung reiner Seife mit Teeröl (Kreolin) und mit blauviolettem Teerfarbstoff. (R ö h r i g.)

Pflanzenheilmittel der Firma B r o c k h a u s & C i e. ist nichts anderes als der von dieser Firma schon vorher vertriebene **Johannistee,** vor dessen Bezug schon im Jahre 1903 öffentlich gewarnt wurde. Im Inserat wird angegeben, daß der sog. Johannistee aus Galeopsis ochroleuca gewonnen wird.

Pflanzenheilpulver, spezifisches, der Frau F r a n k e in Berlin gegen Lungenschwindsucht usw. ist fein pulverisierte Schafgarbe mit Zusätzen einer stärkemehlhaltigen Substanz, anscheinend Leguminosenmehl.

Pflanzennährsalz von K n o p besteht aus 1 T. Kalkphosphat, 0,25 T. Kalisalpeter, 0,25 T. wasserfreiem Kaliumphosphat und 0,25 T. wasserfreiem Bittersalz.

Pflanzen-Nährsalzkakao von R u d i n enthält reichliche Mengen Bohnenmehl bzw. Bohnenstärke. (B e y t h i e n.)

Pflanzennahrung von G. M. H e s s e enthält 4,22% Kohlensäure, 0,08% Chlor, 5,92% Wasser, 3,76% Schwefelsäure, 23,95% Kalk, 2,52% Magnesia, 10,55% Kalium, 12,70% Stickstoff, außerdem noch Spuren von Natrium und Eisen.

Pflanzennahrung, künstliche, von Prof. Dr. N o b b e in Tharandt, enthält im Liter 25,o Chlorkalium, 75,o salpetersauren Kalk, 25,o krist. schwefelsaure Magnesia, 25,o einbasisch phosphorsaures Kalium und 10,o phosphorsaures Eisenoxyd, letzteres frisch gefällt. 10 ccm dieser Lösung werden auf einen Liter Brunnenwasser verteilt.

Pflanzenpepton von J. L e n k in Chemnitz wird durch Umwandlung von Pflanzeneiweiß (Aleuronat, Albuminmehl) mittels Papain gewonnen. (Therapie der Gegenw.)

Pflanzensaft, indischer, Balsamum antharthriticum Indicum der Württembergischen Handelsgesellschaft in Stuttgart gegen Gichtschmerzen, Muskelrheumatismen und andere ähnliche Leiden ist Gurjunbalsam. (H a g e r.) — Nach B. H i r s c h hat der später in den Handel gekommene Balsam. antarthritic. Ind. mit Gurjunbalsam keine Ähnlichkeit, besteht vielmehr im natürlichen Zustande annähernd aus 1 T. Harzsäure, 2 T. eines ganz ausnahmsweise schweren und nicht verseifbaren Öls und etwas Fettsäure, auch Baldriansäure.

Pflanzentonikum Felkes siehe Felke.

Pflaster, Hamburger, ist Empl. fusc. camph. mit 2½% Bernstein-Zusatz.

Pflaster, indisches, von A. S c h r a d e r in Stuttgart. Nr. I gegen Knochenfraß und Knochenkrankheiten usw., Nr. II gegen Gicht und rheumatische Schmerzen, Nr. III gegen Salzfluß, entzündete und offene Brüste, Wunden aller Art. Sämtliche drei Nummern sind in äußerer Form und Zusammensetzung ziemlich übereinstimmend. 150 mm lange, etwa 25 mm dicke Stangen, bestehend aus 35% Fettmasse, Baumöl und Wachs, 1% Bleiglätte, 20% Knochenasche, 42% Sand, 32% Gips, Tonerde, Eisenoxyd und Magnesia. (W i t t s t e i n.)

Pflaster der K ö n i g s e e r O l i t ä t e n h ä n d l e r besteht aus 8 T. schwarzem kampferfreiem Mutterpflaster, 3 T. Terpentin, 6 T. Harzpflaster und 3 T. Olivenöl.

Pflaster, Kwietsches, ist ein Zugpflaster nach Art des Emplastrum fuscum von schwachem Kampfer- und Terpentingeruch. (Bischoff.)

Pflaster, Allcocks, ist ein poröses gestrichenes Pflaster, dessen Masse durch Schmelzen von Kautschuk, burgundischem Harz, Weihrauch und Myrrhenharz unter Beihilfe von Terpintinölzusätzen dargestellt zu sein scheint.

Phagocyt siehe Hofmanns Verdauungspulver.

Pharmozon-Therapie nach Dr. Bergmann. Von den Li-il-Werken, G. m. b. H., Dresden-A., wird eine Reihe von Mischungen, welche als Hauptbestandteil Magnesiumsuperoxyd enthalten, in den Handel gebracht. Die Produkte sollen zu einer „kombinierten, internen Sauerstoff-Therapie", der „Pharmozon-Therapie", Anwendung finden. In Betracht kommen: P h a r - m o z o n - M a g e n s a f t. Bestandteile: Magnesiumsuperoxyd, Pepsin, Natriumbikarbonat, Ingwer, Cort. Citri, Milchzucker. — P h a r m o z o n - N e r v e n s a l z. Bestandteile: Magnesiumsuperoxyd, Lezithin-Eiweiß, Nährsalze, Cort. Citri, Milchzucker. — P h a r m o z o n - L u n g e n s a l z. Bestandteile: Magnesiumsuperoxyd, Süßholzsaft, Fenchel, Anis, Cort. Citri, Milchzucker. — P h a r m o z o n - D i a b e t i k e r s a l z. Bestandteile: Magnesiumsuperoxyd, Natriumbikarbonat, künstliches Karlsbader Salz, „Cort. aurant. citrici", Saccharin. — U r i o z o n (G i c h t s a l z). Bestandteile: Magnesiumsuperoxyd, Piperazin, Rad. Apii, Cort. Aurant. citrici.

Phenacodin ist ein aus Phenazetin, Codein, Koffein und Guarana zusammengesetztes Migränemittel. (Z i m m e r & Co.)

Phenolein S. H. ist eine Flüssigkeit, von der einige Tropfen irgendeinem alkalischen, photographischen Entwicklungsbade zugesetzt werden sollen, wodurch sich das Arbeiten in der Dunkelkammer erübrigt, so daß man die photographischen Negative bei weißem Licht entwickeln kann. Wahrscheinlich handelt es sich um Phenolphthaleinlösung, welche zu gleichem Zwecke brauchbar ist. Fabrikant: H a m a n n & S c h u l z e in Rabenau bei Dresden.

Phenolin, ein Kresolseifengemisch, wird von Hubert B a e s e & Co., Teerproduktenfabrik in Braunschweig, hergestellt.

Phentozone, eine als Antiseptikum und zu Inhalationen bei Katarrhen empfohlene Spezialität, besteht aus 52 T. Essigsäure, je 2 T. Phenol, Menthol, Kampfer und Eukalyptusöl und 1 T. Lavendelöl.

Phenylin von A. L i e v e n ist eine Lösung von Karbolsäure und Eisenvitriol in Wasser. (C a s s e l m a n n.)

Pheun-Hautpasta von der Chemischen Fabrik „Der Linden" in Kirchberg-Wolfersgrün, enthält außer Parfüm etwa 31% Paraffin, 10% schleimgebenden Trockenstoff, 2% Seife, 57% Wasser. (L e n z und L u c i u s.)

Philanthropin besteht nach Angaben des Herstellers L. O r l o f f - Paris aus einer Mischung von Ferrum reductum 48, Rhizom. Irid. pulv. 13, Herba Meliloti 24, Chinin 2, Fol. Sennae 8, Natrium et Calcium hypophosphorosum 5. Das Pulver soll bei Blutarmut und damit verbundenen Leiden Anwendung finden.

Philodermine, Pommade antipelliculeuse von D e m a r s o n , C h e t e l a t e t C i e. in Paris besteht aus Schweinefett und Kokosöl, parfümiert und zu $^1/_5$ versetzt mit einem Gemische aus Schwefel, kalziniertem Eisenvitriol und Magnesia. (G. K r a u s e.)

Philoral-Halspastillen von Apotheker F r e u n d in Frankfurt a. M. enthalten als wirksame Bestandteile Nebennierensubstanz, Anästhesin und Kaffee-Extrakt.

Philosophisches Goldsalz von Samuel H a h n e m a n n (wurde von dem Erfinder der Homöopathie selbst verkauft) ist Borsäure (H. R o s e.)

Phlodaritt, Fleischpreservepulver der Magdeburger Konservesalzfabrik von Adolph D ü b e c k e , enthält 75% Natriumsulfat und 35% Natriumbisulfat. Auf 5 kg Fleisch sollen 10,o des Salzes verwendet werden. (P o l e n s k e.) — Nach einer späteren Angabe soll es aus 50 T. Natriumsulfat und 25 T. Natriumsulfit bestehen. (Arb. a. d. Kais. Gesundheitsamt, 1904.)

Phönixgeist von B. A l t s t ä d t e r in Budapest gegen die verschiedenartigsten Krankheiten ist ein gewöhnlicher, mit Zimt- und Enziantinktur versetzter Getreidebranntwein. (Karlsr. Ortsges.-Rat.)

Phönix-Tabletten sind schwachsalzige kakaohaltige Tabletten, die das Aphrodisiacum Yohimbin enthalten sollen. (R ö h r i g.)

Phorxal, Dr. H o f m e i e r s , ist ein aus Rinderblut hergestelltes wasserlösliches Albuminat, welches 0,25% Phosphor, entsprechend 0,57% Phosphorsäure, 6,63% Eisenoxyd, 3,09% Gesamtasche enthält.

Phosphatine Fallière, ein Nährpräparat, welches nach Untersuchungen von A u f r e c h t vermutlich aus einem Gemisch von entöltem Kakao, Stärke, Zucker und Kalkphosphat besteht. Ein diesem ähnliches Präparat liefert Apotheker E. P f i s t e r in Chêne-Bourg (Schweiz).

Phosphatin Stärke II, ein Nähr- und Kräftigungsmittel von Dr. R o t h in Straßburg i. E., besteht in der Hauptsache aus Kakao, Magermilchpulver, Manihotstärke, Kartoffelstärke, Rohrzucker, Calciumglycerophosphat, einer Eisenoxydverbindung und geringen Mengen Lezithin. (G r i e b e l.)

Phosphatose, ein Tierarzneimittel, ist ein Gemisch von neutralem und einfachem phosphorsaurem Kalk mit etwas Fenchel und Baldrianwurzel, während neuere Untersuchungen das Mittel als einen Futterkalk von hoher Zitratlöslichkeit definieren, der zwar durch etwas Gips und Chlorcalcium verunreinigt, von vegetabilischen Beimengungen jedoch frei ist. (Tierärztl. Rundschau.)

Phosphobion werden keratinierte Pillen genannt, die Zinkphosphid in einer fettartigen Masse enthalten, in jeder Pille entsprechend 0,5 mg Phosphor. Sie werden bei nervöser Schlaflosigkeit angewendet. Darsteller: Ludwigsapotheke in München.

Phosphobion werden keratinierte Pillen genannt, die Zinkphosphid in einer fettartigen Masse enthalten, in jeder Pille entsprechend 0,5 mg Phosphor. Sie werden bei nervöser Schlaflosigkeit angewendet. Darsteller: Ludwigsapotheke in München.

Phrymalin, Seife gegen Nasenröte, ist eine Kokosfettseife mit Zusatz von Schwefel, Kampfer und Salizylsäure. (R ö h r i g.)

Phylacogene nennen P a r k e , D a v i s & C o. in Detroit Vakzinen. Es kommen in den Handel Erysipelas-Phylacogen, Gonorrhoea-Phylacogen, Mixed-Infection-Phylacogen und Rheumatism-Phylacogen. (Pharm. Zentr.-H.)

Phylodin, Extrakt, Pomade und Eidotterseife, Mittel gegen Haarausfall. Extrakt bestand aus einer Auflösung von Perubalsam in Alkohol, aromatisiert. Pomade bestand aus 96 T. Vaselin und 4 T. Soda. Eidotterseife war eine unter Zusatz von etwas Eigelb hergestellte, gelbgefärbte Kokosfettseife. (R ö h r i g.)

Physic-balls, Abführpillen für Pferde von E l l i m a n & C o., 10 T. Aloe werden mit 1 T. Glyzerin und 1 T. Rizinusöl zusammengeschmolzen und aus der erkalteten Masse mit $\frac{1}{2}$ T. Ingwerpulver und 8 T. Aloepulver Bissen von 10 g Gewicht geformt, wovon 3—4 Stück auf einmal gegeben werden.

Physiologisches Nähr- oder Blutsalz von C. F. H a u s m a n n in St. Gallen ist eine Mischung, die in Tablettenform zu je 0,1 g in den Handel kommt, aus den Chloriden des Kalium und Natrium, den Phosphaten des Kalium, Natrium, Magnesium, Calcium und Eisen, den Sulfaten des Kalium, Mangan und Eisen, Natriumbikarbonat, Calciumflorid und Kieselsäure in dem Verhältnis, wie sie im Blute enthalten sind. Es soll dem Blute die nötigen Salze zuführen.

Physiologisches Normal-Tafelsalz von A. W i n t h e r & C i e., „bester Ersatz für gewöhnliches Kochsalz", besteht aus 51,5% Natriumchlorid, 32% Seignettesalz, 8,6% Glaubersalz, 6,3% Kaliumphosphat, 8,8% Wasser, 2,8% Verunreinigungen (Calcium- und Magnesiumphosphat). (Württemb. Med.-Bericht 1906.)

Phytin ist der Hauptreservestoff der grünen Pflanzen, ein saures Kalk- und Magnesiumdoppelsalz, dessen Säure einer Anhydrooxymethylendiphosphorsäure entspricht und einen Gehalt von 26,08% Phosphor in organischer Verbindung besitzt. Dosis für Erwachsene 0,5 g zweimal täglich. Fabrikant: G e s e l l s c h a f t f. c h e m. I n d u s t r i e in Basel.

Phytinum liquidum besteht aus dem Natriumsalz der Phytinsäure, Wasser und Glyzerin.

Phytodynat ist eine reine Pflanzenkohle für medizinische Zwecke. Darsteller: C h e m i s c h e W e r k e S t o c k e r a u in Wien I.

Phytophiline, ein Desinfektionsmittel, besteht im wesentlichen aus Wasser, Seife und Pflanzenextrakten.

Piccolis Viehnährpulver enthält Faulbaumrinde, Bockshornklee, Enzian, neben 9,48% Viehsalz, 3,46% Schwefel. (Unters.-Amt Wien.)

Pichigonal von S c h ä f e r s Apotheke in Berlin werden Gelatinekapseln genannt, welche die Extrakte von Pichi-Pichi und Zea Mays sowie Sandelholzöl enthalten.

Pictetflüssigkeit ist ein Gemisch von verflüssigter schwefliger Säure und Kohlensäure.

Pictolin, ein zur Vertilgung von Ratten und anderem Ungeziefer empfohlenes Präparat, ist ein Gemisch flüssiger Gase, dessen wesentlichster Bestandteil schweflige Säure sein soll. Fabrikant: Gesellschaft für flüssige Gase Raoul P i c t e t & C o., Berlin N.

Picurin-Tabletten, S t r o h m e y e r s , sind ein homöopathisches Mittel gegen Aderverkalkung, das in zwei Stärken in den Verkehr kommt. Sie dürften aus einer Verreibung von Cereus grandiflorus und Ammon. vanadinic. bestehen.

Pillen, antiherpetische, von K u n k e l , bestehen aus 10 T. Extract. Dulcamar, 5 T. Goldschwefel und 1 T. Aloe.

Pillen, A y e r s , 25 mit einem aus Zucker und Stärke bestehenden Überzuge versehene Pillen, aus Pfeffer, Koloquinten, Gutti, Aloe bereitet. (H a g e r.)

Pillen, Dr. A i r y s , von F. Ad. R i c h t e r & C o. in Nürnberg, bestehen aus Eisenpulver, Jalapenpulver und Altheepulver mit etwas bitterem Extrakt geformt. Das Gewicht einer Pille ist 0, 1g.

Pillen, B l a n c a r d s , gegen Frauenkrankheiten und Bleichsucht. Eine aus 0,41 Jod bereitete Lösung von Eisenjodür wird mit 5,o gereinigtem Honig zum Sirup verdampft, dazu 0,35 Altheewurzelpulver und 0,35 Süßholzwurzelpulver gesetzt und weiter verdunstet, bis die Masse sich zu Pillen formen läßt, welche mit Eisenpulver konspergiert und zuletzt mit einer ätherischen Lösung des Tolubalsams überzogen werden. (L a n d e r e r.)

Pillen der Franziskanerbrüder in St. Mount bestehen aus Pfefferminzpulver und Enzianextrakt, mit grobem Süßholzpulver bestreut. (W i t t s t e i n.)

Pillen der heiligen Elisabeth bestehen aus Aloe und Enzianpulver.

Pillen von Fothergill gegen Hautkrankheiten sind 0,1 g schwer und bestehen aus Extr. Colocynthid. mit etwas Antimon. diaphoretic.; früher engl. Patent.

Pillen, H o l l o w a y s , nützlich gegen alle Krankheiten, bestehen aus 40,0 Aloe, 20,0 Rhabarber, 5,0 Zimt, 5,0 Kardamom, 20,0 Ingwer, 2,5 Safran, 5,0 Glaubersalz, 10,0 schwefelsaurem Kalium und der nötigen Menge Rosenkonserve. (H a g e r.) — Nach D o r v a u l t bestehen die Pillen aus 4,0 Aloe, 1,7 Rhabarber, 0,45 Pfeffer, je 0,2 Safran und Glaubersalz auf 144 Pillen.

Pillen, indische (auch **Antidysentericum**) enthalten Pelletierin, Myrobalani, Extr. Granator. und Extr. Rosae.

Pillen, K e y s s e r sche, später fälschlich **Kaiserpillen** genannt. 100 Pillen bestehen aus 2,0 Jalapenharz, 2,0 Gutti, 2,0 Scammonium, 2,0 Aloe, 0,4 Koloquintenextrakt (0,4 Kalomel), 1,0 Seife und 2,0 Enzianwurzelpulver. (H a g e r.)

Pillen, K n i g h t s , eine amerikanische Spezialität, bestehen aus 6 T. Aloe, 3 T. Scammonium und 1 T. Gutti. Eine Pille wiegt 0,27 g.

Pillen, magnetische, in den Gehörgang zu stecken, sind mit Blattsilber überzogene, Fichtenharz, Kampfer, Eisenpulver und Kamillenpulver enthaltende, 0,12 g schwere Pillen. (H a g e r.)

Pillen, M o r i s o n s . Es sind zweierlei Pillen in den Handel gebracht, von denen Nr. 5 die milder purgierend wirkenden sind. Nr. I: 10,0 Aloe, 5,0 Tartar. depurat. 5,0 Fol. Sennae werden zu 0,13 g schweren Pillen formiert und mit Tartar. depurat. konspergiert. (B o s r e d o n.) — Die in Deutschland importierten Pillen fand H a g e r bereitet aus 10,0 Aloe, 4,0 Gutti, 2,0 Scammonium, je 10,0 Resin. Jalap., Tub. Jalap. und Rad. Althaeae zu 350 Pillen geformt, welche mit Tartar. dep. konspergiert sind. Nr. II bestehen aus 20,0 Aloe, 15,0 Colocynth., 15,0 Gutti, 10,0 Tub. Jalap., 10,0 Tartar. dep. zu 0,13 g schweren Pillen geformt und mit Tart. dep. konspergiert. (B o s r e d o n.)

Pillen, R e d l i n g e r sche, der Königseer Olitätenhändler sind mit Lycopodium bestreute ca. 0,15 g schwere Pillen aus 13 T. Jalapenharz, 12 T. Kalomel, 6 T. Koloquinten, 4 T. Aloe, 2 T. Gutti, 2 T. Rhabarber und 1 T. venezianischer Seife. (R i c h t e r.)

Pillen, restaurierende, zur Stärkung und Wiederherstellung der Manneskraft, sind mit pfefferminzölhaltigem Zucker kandierte und mit Sandelholz, dem weiße Senfkörner beigemischt sind, bestreute Pillen aus Fenchel, Anis, Süßholz, Venetianischem Terpentin und Eisenoxyd. (K l i n g e r.)

Pillen nach Dr. Séjournet (pilules antidiabetiques) bestehen pro dosi aus Santonin 0,02 g, **Zimtpulver** 0,05, **Tolubalsam** 0,05, Wacholderextrakt q. s. (Nachr. f. Zollst.)

Pillen, Wiener siehe Kaiserpillen.

Pilocarpin oder **Dr. Krells Tinktur** von F. N e t e r in Frankfurt a. M. gegen Haarleiden, besteht I. aus einer hellgelben trüben Flüssigkeit, welche durch Kochen von Quittenkernen mit Wasser bereitet ist, und II. einer dicken, schwarzbraunen Flüssigkeit,

einem Gemisch von Holzkohlenpulver, Schwefel und Salpeter mit
Öl und einem schleimreichen Pflanzenstoff. (Karlsr. Ortsges.-
Rat.)

Pilulae aperientes Kleewein: Extr. Rhei chinens. rec. par., Extr.
Cascar. sagrad. rec. par. je 3,0, Podophyllini, Extr. Belladonnae
je 0,5, Pulv. Cascar. sagrad. quant. sat. ut fiant pil. Nr. 50.

Pilulae antasthmaticae Quarin bestehen aus Ammoniac. 10,0 g,
Sulfur. depuratum 5,0, Opium pulv. 0,25, Extr. bals. amar. q. s.
(A v e l l i s.)

Pilulae antisepticae Co. Warner bestehen aus 1 Gran (0,0648 g)
Natriumsulfat, 1 Gran (0,0648 g) Salizylsäure, 0,1 Gran (0,00648 g)
Capsicumpulver, 1 Gran (0,0648 g) Pepsin, 0,125 Gran (0,0081 g)
Brechnußextrakt. Empfohlen werden dieselben gegen Verdau-
ungsbeschwerden. Fabrikant: R. W a r n e r & C o. in Phila-
delphia.

Pilulae arsoguajacolicae Nr. I und II enthalten ein Guajakolpräparat und Acid. arsenicos. 0,0005 bzw. 0,00075. Hersteller:
Karl W e i n r e b e n in Frankfurt a. M.

Pilulae Chalybeate Co. Warner enthalten 2,5 Gran (0,162 g)
Massa Chalybeate (deren Zusammensetzung unbekannt ist) und
0,125 Gran (0,0081 g) Brechnußextrakt. Sie sollen zur Ein-
verleibung von Eisen in Verbindung von Brechnuß dienen. Fabrikant: Wm. R. W a r n e r & Co. in Philadelphia.

Pilulae tonicae Erb, Erbs Pillen. Es wurden folgende Vorschriften
angegeben: 1. Ferr. lactic. 5,0 g, Extr. Chinae aquos. 4,0, Extr.
Strychni 0,5, Mass. pilul. 4,0, Spirit. saponat., Glyzerin aa q. s.
ut f. pil. 100. — 2. Ferr. lactic. 5,0 g, Extr. Chinae aqu. 4,5,
Extr. Strychn. spir. 0,5, Extr. Gentian., Rad. Gentian. aa 2,0,
F. pil. Nr. 100. — 3. Ferr, lactici 3,5 g, Extr. Chinae aquos.
sicc. (e cort. regiae) 3,5, Extr. Strychni P. 0,5, Extr. Gentian.
2,0, Succ. Liquirit. dep. 0,5, M. fiant pilul. Nr. 100. Consp.
Cinnam.

Pilulae Trium Phosphatum siehe Easton's Pills.

Pilules Apollo sind dunkelbraune, äußerlich gezuckerte Kügelchen, die sich in der Hauptsache aus Stärkemehl, Kochsalz,
Magnesia, Süßholz und einer andern Wurzel zusammensetzen.
Ob die letztere der Etiketteninschrift (Chiococca) entsprechend
als die sogenannte „Kainkawurzel" von Chiococca racemosa anzusprechen ist, konnte nicht festgestellt werden. (B e y t h i e n
und H e m p e l.)

Pilules du Docteur Laville sollen als wirksame Bestandteile Extr.
Physalis, kieselsaures und kohlensaures Natrium enthalten.

Pilules du Dr. Séjournet gegen Diabetes enthalten pro dosi 0,025 g
Santonin. Es soll dreimal täglich eine Pille genommen werden
15 Tage lang. Fabrikant: Dr. M. L e p r i n c e , Paris, Rue
de la Toure.

Pilules orientales der Pharmacie R a t i é in Paris bestehen nach einer Bekanntmachung des Berliner Polizeipräsidenten aus bitterer Extraktmasse mit einer Füllung aus Stärkemehl, Maismehl, Weizenmehl, Kartoffelmehl, geringen Zusätzen eines aromatischen Samens, einem Eisenpräparate und sind „merklich arsenhaltig". Sie sind versilbert.

Pilules Robose de la Pharmacie Vertes Lugos, zur Erzielung voller Körperformen angepriesen, enthalten im wesentlichen Chininsulfat, zuckerhaltiges Eisenkarbonat und bitteres Extrakt. (J u c k e n a c k und G r i e b e l.)

Pimentmatta ist das Pulver gedörrter Birnen. (H a n a u s e k.)

Pine-Fibre (Fichtenfasern) ist ein aus den Vereinigten Staaten von Nordamerika eingehendes, aus Fichtennadeln bereitetes, lockeres Fasergewirr von dunkelbrauner Farbe und aromatischem Geruch, welches als Polstermaterial verwendet werden soll.

Pinguin, spezifisches Heilmittel gegen Tuberkulose, von G. M a r p m a n n , enthält Lebertran, Peptone, Pankreasprodukte, Alantol, Alantsäure, ölsauren Kalk, phosphorsauren Kalk, Taurocholsäure, Salze usw. nach eigener Angabe des Verfertigers.

Pinkpillen sollen bestehen aus Ferrum sulf., Kalium carb., Mang. oxyd. puriss. und Neurämin, enthalten jedoch an Stelle des Neurämin (wahrscheinlich Lezithin) und des sonst gebräuchlichen Bitterstoffes Enzian S t r y c h n i n s u l f a t! in Mengen von 0,00046 g pro Pille im Gewichte von 0,3 g. (R ö h r i g.) Da bei früheren Untersuchungen nicht Strychnin, sondern Arsen gefunden wurde, scheint die Zusammensetzung der Pinkpillen zu wechseln.

Pinobad ist ein Badezusatz, bestehend aus Fichtennadel-Extrakten und Ölen. Hersteller: T e m m l e r - W e r k e in Detmold.

Pinofluol der Pinofluolgesellschaft in Berlin ist ein fluoreszierender, wohlriechender Badezusatz mit Fichtennadelölen.

Pinol ist ein Gemisch von rohem, durch Behandlung mit schwefelhaltigen Verbindungen chemisch verändertem Nadelholzharz mit harzsaurem Natron (Harzseife). (Nachr. f. Zollst.)

Pinosol von G. H e l l & C o., Troppau, ist ein aus Holzteer gewonnenes Teerpräparat.

Pipérazine Midy, eine französische Spezialität, ist ein granuliertes Gemenge von Piperazin mit einem Brausegemisch, das in einer Dosis, dem Inhalt des Hohlstopfens entsprechend, 0,2 Piperazin enthalten soll. (Pharm. Ztg.)

Pipuminol, Tiroler Latschen-Kiefernöl gegen Rheumatismus usw., liefert die Mohren-Apotheke in Dessau.

Pisaptan ist eine flüssige, geruchlose Haarwaschteertanninseife, welche durch Lösen von Pix liquida und Acid. tannic. in überfetteter Kaliseife bereitet werden soll. (Schweiz. Wochenschr. f. Chemie u. Pharmazie.)

Piscin, ein von S t ö g e r erdachtes homöopathisches Ersatzmittel für Lebertran, soll aus den drei verschieden hoch potenzierten Bestandteilen Spongia, Ferrum phosphoricum und Calcarea carbonica bestehen. Das Präparat wird von der Homöopathischen Central-Apotheke in Göppingen vertrieben.

Pissoiröl erwies sich als ein von Phenolen sorgfältig befreites Teeröl, Nebenprodukt der Destillation des Steinkohlenteers, vom spez. Gew. 0,983 bei 15⁰ C. (Breslauer Untersuchungsamt.)

Pitirenoid ist ein mit Nebennierenextrakt vermischtes Hypophysenextrakt. (Pharm. Ztg.)

Pitral siehe Pixavon.

Pituglandol ist ein haltbares Extrakt des Infundibularanteils der Hypophysen.

Pituitrin ist ein Organpräparat, das aus dem infundibilären Anteil der Hypophyse des Rindes dargestellt wird.

Pittylen ist ein Kondensationsprodukt des Nadelholzteeres mit Formaldehyd. Anwendung: statt Teer als Salbe, Streupulver und Pflaster oder als Schüttelmixtur.

Pivako, Spez.fikum gegen Gonorrhöe usw., bildet eine grüne Emulsion aus Extr. Cubebar., und Bals. Copaivae mit Saccharin versüßt und aromatisiert. (R ö h r i g.)

Pixavon ist eine flüssige Pittylenkaliseife. Pixavon hell enthält an Stelle von Pittylen das nach einem besonderen Verfahren hergestellte, farb- und geruchlose Teerpräparat P i t r a l.

Pixosot, aromatischer Teerlikör, ist zubereitet aus Pix liquida, dem durch Alkalien Kreosot und Guajakol usw. entzogen sind, versetzt mit Kognak, Zucker und Geschmacksstoffen. (R ö h r i g.)

Pixosapol ist eine flüssige, antiseptische Seife, von S c h l i m p e r t & C i e. in Leipzig-R. hergestellt.

Placentapepton ist ein Präparat zum Nachweis der Schwangerschaft.

Placentol zur Lösung der Nachgeburt besteht im wesentlichen aus einem weigeistigen Sabinaauszug, der etwa 3% Sesamöl und etwas Alkalikarbonat enthält. (K u h n.)

Plantacid-Präparate von Dr. Hans B r a c k e b u s c h. 1. P l a n t a c i d - A l k a l i c i t r a t e (brausende). Dieselben sollen gegen Diabetes, Gicht usw. angewandt werden und aus Alkali in pflanzensaurer Bindung und einer Kombination altbewährter Salze bestehen. 2. P l a n t a c i d - C a s e i n - A l k a l i , ein diätetisches Nährsalz, welches folgende Analysenbefunde zeigte: Wasser 8,97%, Asche 3,54%, Fett 0,81%, Protein 78,66 %. — Ein ebenfalls von der Firma hergestelltes Produkt sind die N e u K a r l s b a d e r K r i s t a l l e. Dieselben sollen alle günstigen Eigenschaften der natürlichen Quellsalze besitzen und zur Unterstützung der Kur mit Plantacid-Alkalicitrat dienen. (Pharm. Ztg.)

Plantal (Plantar. Alkali) nennt sich ein von Dr. Hans B r a c k e - b u s c h in Berlin N. in den Handel gebrachtes Mittel gegen Zuckerkrankheit, Gallensteine, Gicht, Hämorrhoiden und andere Krankheiten. Ein dem Original ähnliches Präparat erhält man nach A u f r e c h t durch Mischen von etwa 45% Zitronensäure, 40% Natriumbikarbonat, 14,5% Natriumsulfat und 0,5% Kochsalz. Nach Angabe des Fabrikanten soll das Präparat auch noch Weinsäure enthalten. Nach K o c h s enthält es Natriumbikarbonat 43,55%, Natriumsulfat 15,53%, Natriumchlorid 0,48%, Weinstein 23,o%, Weinsäure und Zitronensäure 14,01%, Eisenoxyd und Magnesia 0,13%, Wasser 33,%.

Plantan soll eine Miscuhng von Formaldehyd und Kohlepulver sein.

Plantol wird ein als Ersatz für Butter und Fett in den Handel gebrachtes, reines Kokosfett genannt, also ein dem Palmin und ähnlichen Präparaten analoges Produkt.

Plantolkräutertee von W. S c h l e c h t in Berlin enthält: 66% Folliculi Phaseoli, 6,8% Fol. Betulae pend., 4,8% Stigm. Maydis, 4% Rad. et Herba Taraxaci, 5,4% Herba Herniariae glabrae, 3,6% Fol. Equiseti maj., 6% Fol. Uvae Ursi, 1,8% Fol. Menth. pip., 0,8% Rad. Calami, 0,8% Fol. Trifol. fibr.

Plantolnährsalz von W. S c h l e c h t in Berlin besteht aus den Salzen des Truneckschen Serums: Natr. citric., Kal. citric., Natr. tartaric., Kal. tartaric., Stront. lactic., Vanad. citric., Natr. malic., Kal. sulfur., Natr. fluor., Ferr. silicic., Acid. carbonic.

Plapao, ein Mittel gegen Bruchleiden, stellt eine dunkelbraune Salbe dar, in der Lanolin, Holzteer, Kiefernadelöl und beträchtliche Mengen von Tannin nachweisbar waren. (Pharm. Ztg.)

Plasmase der Plasmase-Gesellschaft m. b. H. in Berlin, ein Kräftigungsmittel für Tiere, besteht aus Wasser, Arsen in organischer Bindung, wahrscheinlich Atoxyl, Natron, Phosphorsäure, Spuren von Chlor, Kresolen, Glyzerin und organischen, nicht näher bestimmbaren Substanzen. (F r o m m e.)

Plastigen (Dr. Paul Korallussches Kraftpulver), ein Mittel gegen Magerkeit, ist ein mit Vanillin aromatisiertes Pulver, in dem Pflanzeneinweiß (Kleber), Milchzucker, Natriumbikarbonat, sowie geringe Mengen von Lezithin, Hämoglobin, Eisenglycerophosphat, Magnesiumsuperoxyd, Kakaopulver und wasserlöslichen Calcium- und Magnesiumverbindungen, anscheinend in Form von Glycerophosphaten, enthalten sind. (G r i e b e l.)

Plastilin ist gewöhnlicher Modellierton mit Zusatz von Glyzerin.

Plates Vaginalstäbe für Kühe enthalten im wesentlichen Kreolin oder ein diesem ähnliches Präparat neben geringen Mengen einer Bleiverbindung in einer indifferenten, halbfesten Fettsubstanz. (Pharm. Ztg.)

Plaths Gebirgstee besitzt im wesentlichen die bekannte Zusammensetzung des sog. Alpenkräutertees. (Pharm. Ztg.)

Platinoid von F. W. M a r t i n o ist eine Art Neusilber mit einem Zusatz von 1—2% Wolfram. (Polit. Ntzbl. durch Industriebl.)

Pleasant Purgative Pellets von P i e r c e. Jedes Fläschchen enthält 28—36 kleine überzuckerte Pillen von ungleicher Größe, deren abführende Wirkung von Podophyllin herrührt. (L y o n s. H o f f m a n n. P o l e n s k e.)

Plesioform ist geschwefeltes Erdöl.

Plougmanns dänisches Viehpulver scheint in der Hauptsache ein Gemisch von gepulverten Ölkuchen (den Preßrückständen der Ölfabrikation) mit etwas Buchweizengrütze zu sein. (K o c h s.)

Pneumo-Calcine, Tabletten, welche Calciumkarbonat und -phosphat, Magnesia und Natriumchlorid enthalten. Anwendung bei Bacillose. (Pharm. Ztg.)

Pneumulsin ist eine Chininbromuret enthaltende wohlschmeckende Lebertranemulsion. (Pharm. Zentr.-H.)

Pnigodin stellt einen mit Zucker und Malz versetzten Auszug aus Selaginella lepidophylla dar. Ein Keuchhustenmittel.

Podagrin-Badesalz besteht aus 70 T. kristallisierter Soda und 30 T. Wasserglas. (Nachr. f. Zollst.)

Pohls Familientee von Georg P o h l in Berlin ist Herba Galeopsidis.

Pohls Gesundheitshersteller-Bonbons von Georg P o h l in Berlin, sind blaugefärbte Zuckerbonbons mit Zusatz von Wacholderextrakt und Menthol. (R ö h r i g.)

Pohls Gesundheits-Rheumatismustee von Georg P o h l in Berlin W. 30 besteht aus etwa 1 Teil Flores Sambuci und 2 Teilen Folia Sambuci. (L e n z und L u c i u s.)

Pohls Wacholder-Schönheits-Creme ist eine anscheinend mit Bergamottöl parfümierte wasserhaltige Salbe mit rund 5% weißem Quecksilberpräzipitat und 11% Salizylsäure. (Z e r n i k.)

Pohli Hustentropfen, der S t a n d a r d - D r o g e r i e , Berlin, ist jedenfalls ein Gemisch von einem aus Drogen gewonnenen Destillat mit etwa 2½% Glyzerin. (R ö h r i g.)

Poho, gegen Kopfschmerz und Migräne, besteht aus den flüssigen Anteilen des japanischen Pfefferminzöls. (H a g e r.)

Poho-Inhalator besteht aus einer 10 cm langen und 1,5 cm weiten Metallhülse, die an beiden Enden mit durchlochten Porzellanstopfen verschlossen ist. Im Innern der Hülse befindet sich ein mit Menthol imprägniertes zusammengerolltes Stück Flanell. (B e y t h i e n und H e m p e l.)

Pohoäther von J. L e d e r e r in Wien ist das ätherische Öl einer einheimischen wild wachsenden Minzart.

Pökelsalz von E. D r e s e l in Berlin besteht nach P o l e n s k e aus 80% Chlornatrium, 8% Borax und 12% Kalisalpeter.

Polichresttee, spanischer, ist eine Mischung aus Stiefmütterchenkraut, Huflattichblättern, Beifußblättern, Schafgarbenkraut, Mohnköpfen, rotem Sandelholz, geraspeltem Hirschhorn, Süßholzwurzel, Sarsaparillwurzel, Seifenwurzel und Seggenwurzel.

Politikon, ein Rasiermittel, anstatt des Gebrauches eines Rasiermessers empfohlen, ist eine parfümierte Aufschwemmung von Calcium- und Strontiumsulfid in Wasser. (Stuttgarter Untersuchungsamt.)

Politur-Reinigung von Gustav R u m m e l besteht aus 50% Wasser, etwas Putzkalk, Petroleum von hohem Siedepunkt und etwas roter Farbe in himmelblau gelackter Flasche.

Pollak-Ziehpulver, ein Geheimmittel gegen Rheumatismus usw., ist ein Talkum und spanischen Pfeffer enthaltendes Salizylstreupulver mit 8% Borsäure. (Pharm. Zentr.-H.)

Polmoquder, gegen Juckreiz usw. empfohlen, besteht aus etwa 60 T. palmitinsaurem Zink, 42 T. stearinsaurem Zink, 7,25% Magnesiumhydroxyd und Bergamottöl. (v. d. D r i e s s e n - M a r e e u w.)

Polyform, E d i s o n s , besteht aus 0,35 Morphiumsulfat, 30,o Chloralhydrat, 30,o Kampfer, 60,o Alkohol, 30,o Chloroform, 30,o Äther, 30,o Tinct. Aconiti, 8,o Pfefferminzöl.

Polylactol, ein Lactagogum, enthält neben Eisenalbumosen (Eisensomatose) Kohlehydrate, Maltose und Galaktose.

Polypec, Tee gegen Lungenleiden usw., der P o l y p e c - G e s e l l s c h a f t m. b. H. in Liebenburg, soll eine neue Form von Weidemanns Knöterichtee sein. Siehe diesen.

Polypenmittel der Drogerie A. H e r r m a n n in Berlin besteht aus 26 prozentigem Glyzerin und Aluminiumazetatlösung. (G r i e - b e l.)

Polysan ist ein Lezithinnährpräparat.

Polysolve ist ein mehr oder weniger reines, sulforicinsaures Natrium. Es wird auch als Gemisch der Ammonium- und Natriumsalze der Sulforicinsäure bezeichnet und als Antiseptikum und Desinfiziens, sowie als Lösungsmittel für wasserunlösliche Stoffe (Phenol, Naphthol usw.) angewendet.

Polysulfin, ein von einer Heidelberger Firma in den Verkehr gebrachtes Waschmittel. Nach einer sehr ausführlichen Analyse ist dasselbe nichts anderes als rohe Soda, und die Angaben über den Reinigungswert der Sulfide und Polysulfide entbehren jeder positiven Grundlage. (Breslauer Untersuchungsamt.) Von anderer Seite wird das Präparat als Gemisch aus Soda, Ätzalkali, ölsaurem Alkali und Seetanggallerte bezeichnet.

Polyvaccine sind angeblich höchst polyvalente, aus mindestens sechs verschiedenen Krankheitsherden entnommene Bakterienkulturen, welche z. B. in Form von Gonokokken-, Staphylokokken-, Streptokokkenvakzine in den Handel kommen. (Z i m m e r & Co.)

Pomerin, ein Ersatzmittel für Zitronenessenz in der Limonadenfabrikation, besteht aus 61% Phosphorsäure, 7,25% Schwefelsäure, Saccharin, Fruchtäthern, Farbe u. a. m. (Farm. Notizbl.)

Pommade antiherpétique von B i d o t ist eine Mischung aus 1 T. Leim, 1 T. Stärkemehl, 3 T. Eisessig und soviel Glyzerin, daß eine salbenartige Masse entsteht. (H a g e r.)

Pommade contre la pityriasis du cuir chevelu, Salbe gegen die Schuppen der Kopfhaut, von Dr. A l a i n in Paris, ist aus Schweinefett mit 2% Eisenoxyd und 2% Quecksilberoxyd bereitet. (W i t t s t e ï n.)

Pommade des Chatelaines, haarstärkende Salbe von C h a l m i n in Paris, ist ein Gemisch von Schweinefett mit etwas Harz, Gummi-Gutti, Benzoe und einigen ätherischen Ölen. (A. C a s s e l m a n n.)

Pommade Mandarin ist Mohnöl mit Gipsmehl innig zu einer emulsionsartigen Masse gemischt und parfümiert. (H a g e r.)

Pommade ophthalmique des Apoth. W. J e n s e n - V a n d i e s t in Mecheln besteht aus 16% rotem Quecksilberoxyd und 84% eines Fettkörpers, annähernd von der Zusammensetzung: 60—70 T. ungebleichtes Palmöl und 12—24 T. japanisches Wachs. (G r ä g e r.)

Pomoc, ein Mittel gegen Keuchhusten von A. H á j e k in Charlottenburg, ist ein stark gesüßter Auszug aus verschiedenen, anscheinend indifferenten Vegetabilien. (Pharm. Ztg.)

Pondarine soll das Eierlegen der Hühner fördern und aus einer Mischung von Calciumkarbonat und Eisenoxyd bestehen.

Pontzens Presto-Seife ist ein Gemisch von Seife und Talkpulver.

Porasol, von A. K i r c h in Wiesdorf a. Rh. zu zahnärztlichen Zwecken empfohlen, besteht aus etwa gleichen Teilen Kresol und Formaldehydlösung. (L e n z und L u c i u s.)

Porcidin von B e n g e n & Co. in Hannover wird ein neuer Impfstoff gegen Schweineseuche genannt.

Porcon I und II sind Gemenge von Kasein aus Magermilch, geröstetem Futtermehl und phosphorsaurem Kalk. (Unters.-Amt Speyer.)

Porenöl oder **-Balsam** von K i r c h n e r gegen Hühneraugen, Ballen, eingewachsene Nägel, Fußschweiß, sowie Hautleiden aller Art ist ein konzentrierter Seifenspiritus, gemischt mit Löffelkrautspiritus. (B i s c h o f f.)

Porensauger von C. F i s c h e r in Berlin ist ein „verbesserter"
Lebenswecker.

Porkin, Schweinemastpulver einer Wiener Firma: Hafer- und
Gerstenschrot je 20, Süßholz und Enzian 10, Natr. sulfur. sicc.
40 T.

Portanglin wird eine Reklametafel mit englischem Heftpflaster
in verschiedenen Aufmachungen von der chemischen Fabrik
H e l f e n b e r g A.-G. in Helfenberg genannt.

Porte-voix siehe Gehör-Instrument.

Portugalöl von M a l l a r d ist eine Mischung aus 10,o Neroliöl,
100,o Spiritus, 10,o Vanilletinktur.

Poslam, eine in Amerika vertriebene Salbe, besteht aus Zinkoxyd 12,01, Schwefel 6,67, Stärke 22,o, Teeröl 15,18, Menthol
und Salizylsäure in geringen Mengen und Fett zu 100,o. (P u c k -
n e r und H i l p e r t.)

Possartplätzchen, gegen Husten, Katarrhe usw., entwickeln beim
Zergehen im Munde Sauerstoff und enthalten außerdem Menthol.

Potenta sind braune Tabletten, enthaltend Pulver von Yohimberinde, Getreidestärke und Zucker. (J. T h o m a n n.)

Potentol, ein neues Aphrodisiacum und Nerventonicum der
Ä s k u l a p G. m. b. H. in Berlin, soll aus Yumbehoa-Rinde,
Muira Puama, Ginseng, Saw Palmetto, Damiana, Kola, Lezithin,
glyzerinphosphorsaurem Kalk, Chinin, Eisen, sowie den Extrakten von Pomeranzen, Chinarinde und Enzian bestehen.

Poths weiße Teerseifen sind aus von Pech befreitem Teer hergestellt. Die weiße Teerseife enthält 10% Teer, die Teerschwefel-
seife 8% Teer und 5% Schwefel.

Potobonum von P. E n t z N a c h f. in Rendsburg ist ein aufgeschlossener Bohnenhülsentee, der als Heilmittel bei Gicht,
Rheumatismus und Zuckerkrankheit empfohlen wird.

Poudre Algérienne von S e r b a t gegen Kesselsteinbildung ist ein
graues Pulver, welches aus Sand, Stroh, Sägespänen, Haaren,
schwefelsaurem Blei, Tonerdesilikat und sonstigen völlig unwirksamen Stoffen besteht.

Poudre antiasthmatique von Dr. C l e r y ist eine Mischung von
gepulverten Salbeiblättern, Belladonnablättern und Salpeter.
(W e f e r s - B e t i n k.)

Poudre capitale siehe Hauptpulver.

Poudre Delamotte contre l'ivrognerie. In den Ankündigungen
dieses Trunksuchtsmittels wird Interessenten eine Gratisprobe
versprochen. Diese enthält Brechweinstein, während das später
gegen Bezahlung übersandte Präparat aus reinem Milchzucker
nebst einer kaum nachweisbaren Spur Sagradarinde besteht.
(M ö r n e r.)

Poudre pectorale siehe Brustpulver.

Poudre de Pistoia gegen Gicht, von einem Kloster in der Umgegend von Pistoia versendet, sind 365 Pulver zu 2—3,o g einer Mischung von 2 T. Tubera Colchici, 1 T. Rad. Bryoniae, 5 T. Herb. Betonic., 1 T. Rad. Gentian, 1 T. Flor. Chamomill. (C h a - s t a i n g.)

Poudre de Pulveol enthält Menthol, Eukalyptol, Terpinol und Terpentinöl. Anwendungen: zu Einatmungen. (Z e r n i k.)

Poudre de Riz de Java von B o u r g e o i s in Paris enthält 25,5% Zinkoxyd und 74,5 Talk. (B u k o w s k i.)

Poudre du Dr. Howeland Howlandpulver, als Entfettungsmittel angepriesen, besteht aus Kalium jodatum 0,195%, Magnesia usta 3,010%, Seignettesalz 96,795%. (S t r z y z e w s k i.)

Poudre du Pin besteht aus Talkum 800,o, Alumen plv. 160,o, Lithargyrum 80,o. (Pharm. Ztg.)

Poudre dépilatoire von G. C. B r ü n i n g in Frankfurt ist ein trockenes mit Moschus parfümiertes Schwefelkalium.

Poudre merveilleuse von V i v i e r besteht aus 48 T. Jod, 8 T. Arsenik, 8 T. Brechweinstein und 1 T. Phosphor. (Bürchner.)

Poudre Paterson von Apotheker D e t h a n in Paris, 23 rue Baudin, enthält Bismut und Magnesia.

Poudre pilivore, Enthaarungspulver von L a f o r e s t , soll bestehen aus 60,o Quecksilber, 30,o Schwefelarsen, 30,o Bleiglätte und 30,o Stärke.

Poudre pour l'entretien des cheveux, ein Mittel gegen Haarparasiten von Ferdinand V a n d a e l e in Brüssel, ist ein weißes, geruchloses, kristallinisches Pulver, bestehend aus Salizylsäure 5, Borsäure 50, Borax 45%. (A·u f r è c h t.)

Poudre ravissante der Mme. Rosa S c h ä f f e r - Wien dürfte aus ungefähr 40% unreinem Zinkoxyd und 60% Speckstein bestehen. (A u f r e c h t.)

Poudre purgative von R o g é ist eine Pulvermischung aus 8,o gebrannter Magnesia, 4,o Magnesiumsubkarbonat, 26,o Zitronensäure und 50,o Zucker, mit etwas Zitronenöl aromatisiert. (D o r - v a u l t.)

Poudre unique siehe Epilepsiepulver von G o d e r n a u x.

Poudre utérine de Roux, von Tierarzt Leopold R o u x in Grenoble zum Abtreiben der Nachgeburt bei Kühen empfohlen, in Deutschland durch Tierarzt A. S t e i n m e y e r in Weißenfels a. S. vertrieben, besteht wahrscheinlich nur aus dem feingemahlenen Kraut einer Artemisia-Art. (K o c h s.) — Nach den „Nachr. f. Zollst." besteht das Pulver aus Artemisia camphorata, Ruta graveolens etwa 60 g, Inula Helenium etwa 20 g, NaCl etwa 10 g.

Poudre Zenento ist mit Ingwer gewürztes doppeltkohlensaures Natron. (R ö h r i g.)

Praeservozon-Pastillen, ein von E. F a b i a n in Hamburg hergestelltes antiseptisches und antikonzeptionelles Mittel. Nach Aufrecht besteht das Präparat aus einem Gemenge von ca. 40% Natriumbikarbonat, ca. 10% Borax, ca. 10% Perborat, ca. 25% Weinsäure, ca. 15% Stärkemehl und geringen Mengen Cumarin.

Präservativ, arsenikhaltiges, gegen den Rotlauf der Schweine, in Ostfriesland verkauft, ist einfaches Brunnenwasser ohne jede Spur von Arsenik. (F. S c h r a g e.)

Präservativ-Crème von G e r l a c h in Berlin ist ein Gemisch von mit Zinkoxyd verriebener Seife, mit Salizylsäure, Kampferöl und Karbolöl. (B i s c h o f f.)

Präservierungssalz von Gebr. G a u s e ist ein etwas feuchtes, krümliches, weißes, sauer reagierendes Salzgemenge, in 100 T. enthaltend 29,70 Borsäure, 37,80 Kaliumnitrat, 26,70 Natriumchlorid, 5,50 Wasser. (P o l e n s k e.)

Präservierungssalz von R. L i e s e n t h a l in Köln ist eine etwas feuchte, sauer reagierende Salzmasse, in 100 T. enthaltend 28,34 Borsäure, 9,58 Natriumchlorid, 57,35 Kaliumnitrat, 4,50 Wasser. (P o l e n s k e.)

Präservierungssalz von R. L i e s e n t h a l in Köln, nicht rötend, ist ein geruchloses, alkalisch reagierendes Salzgemenge, in 100 T. enthaltend 48,40 Borax mit 39% Kristallwasser, 3,44 Natriumchlorid, 9,10 Natriumbikarbonat. (P o l e n s k e.)

Praevalidin ist nach G e h e s Codex eine Salbe, die aus Perkutilan (einer leichtresorbierbaren Salbengrundlage von unbekannter Zusammensetzung), 10% Kampfer, Perubalsam, Eukalyptus- und Rosmarinöl besteht.

Precalit ist Wasserglas und dient zur Seifenfüllung.

Preservaline von L. Z i f f e r in Berlin, zum Bestreichen des Fleisches, Schutz gegen Springmaden, ist eine Flüssigkeit, enthaltend im Liter 206,7 Natriumchlorid, 185,o Natriumsulfit und Natriumbisulfit, 14,2 Natriumsulfat und Spuren von Eisenchlorid (und Benzoesäure?). (P o l e n s k e.)

Preservatura, von Antonie verw. P f r e t z s c h n e r, Leipzig, ein Verhütungsmittel, ist eine 0,69 prozentige Lösung von übermangansaurem Kali. (R ö h r i g.)

Preston-Salz, englisches Riechsalz, ist durchsichtiges kohlensaures Ammoniak in kleinen Stückchen in einem Flakon mit weiter Öffnung und mit Ammoniak, Rosenöl, Zimtöl, Lavendelöl und Nelkenöl durchtränkt. (D a l p i a z.)

Prestoseife siehe Pontzens Prestoseife.

Primal, ein Präparat zum Färben der Haare, ist eine Lösung von Para-Toluylendiamin und Sulfit. Die reizende und schädliche Wirkung der Aminbasen, die besonders bei p-Phenylendiamin auftritt, ist hier durch den Sulfitzusatz aufgehoben.

Primärbrot für Diabetiker ist ein Schwarzbrot mit ca. 10% verzuckerbaren Kohlehydraten.

Primärmehl enthält etwa 30% Kohlehydrate (Aufrecht).

Primosan ist der Name für Tabulettae Extracti Thymi compositae von Apotheker Hugo Meese in Wien. (Pharm. Post.)

Pristley-Magenpulver der deutschen Pristley-Ges. m. b. H., Institut für Sauerstoffheilverfahren in Berlin, besteht aus einem Gemenge von Milchzucker und stark karbonat- und phosphathaltigem Magnesiumsuperoxyd. Gehalt an Superoxyd etwa 7%. (Griebel.)

Pristley-Pulver für Diabetiker besteht aus einem Gemenge von Natriumbikarbonat und stark karbonat- und phosphathaltigem Magnesiumsuperoxyd. Gehalt an reinem Superoxyd rund 5,3%. (Griebel.)

Pristley-Nervenkraftpulver der deutschen Pristley-Gesellschaft bestand im wesentlichen aus einem Gemenge von Casein, karbonat- und phosphathaltigem Magnesiumsuperoxyd und Milchzucker mit geringen Mengen von Eisenzucker, Lezithin (0,8%), sowie Alkalichlorid und -sulfat. Der Gehalt an Magnesiumsuperoxyd betrug etwa 3,5%. (Griebel.)

Pristley-Tabletten bestehen aus stark karbonat- und phosphathaltigem Magnesiumsuperoxyd. Gehalt an reinem Superoxyd rund 23%. (Griebel.)

Probat siehe auch Schweißbalsam.

Probat-Hühneraugenmittel von Apotheker König in Bückeburg sind Heftpflasterstreifen, die in ihrer Mitte grünes Salizylseifenpflaster tragen.

Prodental. Der Prodental-Zahnpastenstift ist eine feste Zahnpaste in Form eines ovalen Stiftes. Darsteller: Addy Salomon, Charlottenburg 1.

Prodigiosin, ein Färbemittel, wird vom Bacillus prodigiosus erzeugt.

Prodromos, ein zum Bestreichen von Backwaren empfohlener Eierersatz, besteht im wesentlichen aus gelb gefärbter Kartoffelstärke. (Ztschf. f. Unters. d. Nahrungsm.)

Profita, Waschpulver aus zwei ineinander gesetzten Schachteln verschiedener Größe bestehend; Inhalt der äußeren: Seifenpulver, der inneren: Natriumsuperoxyd, dessen Gebrauch in der Hand Ungeübter nicht ungefährlich sein dürfte, das ganze ein dem „Ding an sich" ähnliches Fabrikat. (Röhrig.)

Prokutan-Präparate enthalten Zinkoxyd in feinster Verteilung und sind sowohl rein, als auch mit Zusätzen verschiedener Arzneimittel im Verkehr. Hersteller: Addy Salomon in Charlottenburg.

Prolacta, ein Nährmittel von C. A. F. K a h l b a u m in Berlin, besteht aus aufgeschlossenen Getreiden, entfetteter Milch und organisch gebundenen Mineralsalzen.

Prompto Allivio von Dr. R a d w a y in New-York ist 150,o g einer rötlichen klaren ätherischen Flüssigkeit, welche in 100 T. enthält: 0,2 Kampfer, 0,035 Capsicin (entsprechend 14,8 trockner Capsicumfrucht), 1,489 Fettsäure, 2,076 Kalium, 0,231 Natrium, 12,o Atherweingeist von 0,857 spez. Gewicht, 40,o Weingeist von 0,950 spez. Gew. und 43,969 Wasser. (P e c k o l t.)

Propaesin-Colloid besteht aus 20% Propäsin (p-Amidobenzoesäure-Propylester), 72,5% Glyzerin, 2,5% Stärke und 5% Alkohol.

Propyron von H o e c k e r t & M i c h a l o w s k i besteht aus Natr. benzoic., Natr. oxybenzoic., Thymol und Siambenzoesäure, entspricht also dem Pyrenol.

Pro Spirit, ein Spiritusersatzmittel, besteht aus reinem Methylalkohol, der durch irgendeinen Zusatz aromatisiert worden ist. (H e l l r i e g e l.)

Prosykan ist ein Flechtenmittel, besonders gegen Bartflechte, und besteht aus Acidum salicylicum, Zincum oxydatum, Sulfur praecipitatum, Hydrargyrum oleinicum und Vaselinum. Darsteller: Dr. L a b o s c h i n in Berlin NW. 87, Levetzowstraße.

Prota-Schutzapparat gegen Ansteckung von Geschlechtskrankheiten enthält als „Reserve" eine Protargollösung.

Protektor wird ein Prophylaktikum gegen Gonorrhöe genannt, welches Quecksilbersalicylat enthalten soll. Fabrikant: E. W e e b e r in Aachen. Siehe auch Feuerlöschpulver.

Protéol Doyen ist eine als Antiseptikum empfohlene Eiweiß-Formaldehydverbindung. Bezugsquelle: G. & R. F r i t z in Wien.

Prothaemin ist ein trockenes Blutpräparat, in dem die gesamten Eiweißkörper des Blutes vereinigt sind, einschließlich des organisch gebundenen Eisens und Phosphors. Hersteller: G o e d e c k e & Co., Berlin.

Protole sind den terpentinfreien, konzentrierten Ölen ähnliche ätherische Öle.

Protosot ist ein entgiftetes Kreosotpräparat, bestehend aus kreosotsulfosaur. Kalium und Phosphatiden und dient als Desinfiziens, Roborans, Stomachicum bei allen Erkrankungen der Atmungsorgane. Hersteller: T e m m l e r - W e r k e in Detmold.

Providoformpräparate (Streupulver, Mull, Tinktur u. a.) enthalten als wirksame Substanz Providoform, das aus Tribromnaphthol besteht. Die Mittel werden als Wundantiseptika empfohlen.

Providoformtinktur ist eine weingeistige Lösung von 50% Tribrom-γ-Naphthol. Als Desinfektionsmittel und Ersatz für Jodtinktur, besonders bei Diphtherie, empfohlen.

Providolseife wird eine antiseptische Stückseife genannt, welche 1% Dioxymercuriphenolnatrium enthält.

Prunelline, eine dicke, braune, sirupartige Flüssigkeit von süßsäuerlichem Geschmack, soll aus Pflaumen, Reinetteäpfeln, Honig, Manna, Glyzerin und Zucker hergestellt sein. (Pharm. Ztg.)

Prunitura ist ein aus Pflaumen hergestelltes Abführmittel. Bezugsquelle: K a i s e r W i l h e l m - A p o t h e k e in Berlin NO. 18.

Psilothrum, ein von J a c o b s e n in Charlottenburg dargestelltes Enthaarungsmittel, besteht nach A u f r e c h t aus etwa 8% Kolophonium, 40% Elemi, 10% Benzoe, 10% gelbem Wachs und 30% Bleipflaster.

Psobelin, ein Gallensteinmittel, besteht aus ölsaurem Natrium, Salizylsäure, Menthol und Phenolphthalein. (Pharm. Post.)

Psoriciderm, ein Antipsoriatikum, stellt ein flüssiges Teerpräparat dar. (Z i m m e r & Co.)

Puamacin sind versilberte Pillen, die Lezithin und Extractum Muirae puamae enthalten. Darsteller: H o e c k e r t & M i c h a l o w s k y - Berlin.

Puamambra, von Dr. A. B e r n h a r d N a c h f. in Berlin, ein Aphrodisiakum, enthält Ambra, Mentholmethylester, Yohimbin, Muira Puama und Calc. glycerophosphor. (Münch. Med. Wschr.)

Puderbücher sind Hefte zu 40 Blättern, von denen jedes mit einer die Gesichtshaut geschmeidig machenden Masse versehen ist. Für jeden Einzelfall genügt ein Blatt. Fabrikant: Chemische Fabrik H e l f e n b e r g A.-G. vorm. Eugen Dieterich in Helfenberg.

Pudi de Paris ist ein von F l e c h t n e r s Laboratorium in Dresden angepriesenes Antiseptikum, eine weiche in Tuben befindliche Salbe und enthält als wirksame Bestandteile Borsäure und Salizylsäure. Preis einer Tube $M. 2$. Die Vorschrift zu einem dem Pudi analogen Präparat dürfte nach den Ergebnissen der Analyse etwa folgende sein: Borsäure 5%, Salizylsäure 2%, Kakaobutter 10%, Paraffinsalbe 83%. (A u f r e c h t.)

Puff, ein Mittel gegen Kopfläuse, soll eine grün gefärbte Mischung aus Amylazetat und Petroleum sein. (Untersuchungsamt Altona.)

Puhlmanntee, ein Mittel gegen Lungenkrankheiten von P u h l m a n n & Co. in Berlin, besteht aus dem während der Blütezeit gesammelten, geschnittenen Kraut von Galeopsis ochroleuca ham. (G r i e b e l.)

Pulamin (Geflügelfutter) besteht aus etwa 4% Kochsalz, 12% Knochenmehl, 10% Ziegelsteinmehl und Sand und 74% organischen Bestandteilen, wie Leim, Hanf, Reis, Weizenkleie, Maisschalen, Fleischmehl, Bockshornklee, Fenchel, Süßholz, etwas Raps. (Unters.-Amt Speyer.)

Pulcherine von A c k e r m a n n in Berlin gegen Flechten und Hautausschläge ist eine schwach spirituöse Flüssigkeit, etwas Perubalsam und Saponin aus Seifenrinde enthaltend, mit beträchtlichem Bodensatz aus Sand, kohlensaurem Kalk und Schwefel.

Pullicin gegen Ungeziefer enthält Naphthalin mit Blüten und Blättern einer Menthaart neben geringen Mengen von Tonerde und Phosphaten.

Pulmogen-Inhalationen der Pulmogen-Unternehmung in Budapest, gegen alle Leiden der Atmungsorgane empfohlen, bestehen aus Pulmogenfluid I und II. Nr. I enthält Spir. Vini conc. 3,0 g, Menthol, Guajakol ana 0,05 g, Ol. Thymi V guttas, Ammon. caust. liquid. 8,0 g, Aqua dest. 40,0 g. Nr. II: Acidi hydrochl. conc. pur. 10,0 g.

Pulmonal ist eine Salbe, die nach Vorschrift von Dr. L i n n in Bad Kreuznach hergestellt und gegen Lungentuberkulose und bronchiale Erkrankungen angewandt wird. — **Pulmonal** von Dr. K n e u b ü h l e r in Zürich, ein Mittel gegen Keuchhusten, soll ein Thymianpräparat mit Kalium sulfoguajacolicum sein.

Pulmonalkapseln von Dr. W e s t gegen Schwindsucht usw. sind Gelatinekapseln mit einem Gemisch aus 9 T. Ol. Jecoris Aselli und 1 T. Benzin gefüllt. Jede Kapsel enthält 6 dg flüssige Substanz. (H a h n.)

Pulmonarine der P u l m o n a r i n e - W e r k e in Mannheim ist ein Teegemisch, welches nach den Ergebnissen der chemischen und mikroskopischen Untersuchung vermutlich in der Hauptsache aus indifferenten Kräutern (Huflattich, Isländisch Moos, Lungenkraut u. a. m) besteht, dem etwa 20% Malzzucker und etwa 4% Kalkphosphat beigemischt worden sind. (A u f r e c h t.)

Pulmonarine der R a n k e - A p o t h e k e in Berlin W. ist ein Gemenge von 25 g Radix plantaginis, 16 g Radix cerefolii hispanici, je 10 g Radix cichorii, Lichen islandicus und Turiones pini, 17 g Saccharum malti, 7 g Flores farfarae, je 2 g Calcium- und Natriumhypophosphit, je 0,5 g Flores pruni und cerasi.

Pulmonin siehe Dr. H o l g e r e g g e r.

Pulver gegen Schaben, Motten und Mücken von R i e s - G u t t - m a n n ist ein Gemisch von Insektenpulver mit grob gestoßenem Borax.

Pulver von L a n n o y, **Lithofracteur,** in Belgien hergestellt, ist ein Gemenge von Schwefel, Natronsalpeter und nitrierter Kleie.

Pulver, radikales, des Dir. D. B e s s e r gegen Epilepsie, Magen-
krämpfe, Rheumatismus, Gicht und Wassersucht ist eine Papierkapsel mit 1,4 Guaranapulver mit etwas Kochsalz versetzt.
(H a g e r.)

Pulver, roborierendes, von S i m o n besteht aus 8,0 Chinarinde,
10,0 Kalkhydrat, 5,0 Rhabarber und 4,0 Eisensubkarbonat.

Pulvis cinereus Dr. Egger wird ein als Quecksilberpulver bezeichnetes Präparat genannt. Dasselbe wird in Säckchen getragen
und dient zur Behandlung der Syphilis. Fabrikant: R e i c h s -
p a l a t i n - A p o t h e k e in Budapest VI.

Pulvis Paral. Ein Pulver von ca. 0,4 bestehend zu $\frac{2}{3}$ aus Schwefelblumen, zu $\frac{1}{3}$ aus Magnesia und gepulverter Hasel- und Schwal-
benwurzel. (H a g e r.)

Pulvis Plantarum orientalis von C. F. R e i g e in Berlin für
Brust- und Lungenkranke sind 2 in kalte ungekochte Milch ein-
zurührende Pulver. Nr. I besteht lediglich aus Zucker, Nr. II
ist eine Mischung von unreiner Soda, unterschwefligsaurem und
weinsteinsaurem Natrium und Zucker. (A. G a w a l o v s k i.)

Punariatee der Firma B r o c k h a u s & Co. in Berlin-Halensee:
ein Mittel gegen katarrhalische Erkrankungen: zerkleinertes
Kraut nebst Wurzel der amerikanischen Komposite Trichocline
argentea Grieseb. (J u c k e n a c k und G r i e b e l.)

Pura, Krätze- und Ausschlagseife von J. P. H e n n e s , Gelsenkirchen, ist eine graubraune dicke Salbe, bestehend aus Schmierseife, Vaselin und Schwefel. (R ö h r i g.)

Puratylen, zum raschen Reinigen des Azetylengases, besteht aus
porösen Stücken von Chlorkalk. (Untersuchungsamt Ulm.)

Puregg ist ein aus frischen Eiern hergestelltes Produkt. Die
Eischalen werden entfernt und der Eiinhalt entwässert, das Eiweiß verbleibt mit dem Dotter vermischt zurück. Der Nährwert
und das Aroma der frischen Eier ist erhalten.

Purgaltee besteht aus den Samenhülsen einer Cassiaart (vielleicht C. angustifolia). (B e h r e.)

Purgamenta, ein Mittel gegen Obstruktion des Darmes von
Alexander K a l m á r , Budapest, dürfte im wesentlichen aus
einer einprozentigen Lösung von Phenolphthalein in einer likör-
artigen Flüssigkeit bestehen.

Purgamentol, ein Abführlikör, enthält Phenolphthalein als
wirksamen Bestandteil. (Pharm. Ztg.)

Purganin, ein Reinigungsmittel, ist eine Mischung von 14 prozentiger Natronlauge mit einer etwa 3 prozentigen Lösung von
Natriumhypochlorit. Ein anderes Reinigungsmittel war ammoniakalische Seifenlösung. (H a n o w.)

Purgatif Leroy siehe Remède Leroy.

Purgatif-Pillen siehe Regulating Pills.

Purgativ von Dr. O i d t m a n n in Maastricht besteht im wesentlichen aus käuflichem gewöhnlichem Glyzerin; nach dem Darsteller aber aus Fluidextrakt von Rhamnus, Allium, Fructus Citri, sowie Alkohol und Essigäther.

Purgativ in Tabletten besteht aus Jalapenpulver, Süßholzpulver, Gummipulver und Pfefferminzöl.

Purgit, zum Reinigen von Bierleitungsröhren, war verdünnte Natronlauge. (B e y t h i e n.)

Purin, Fleckenwasser von B e r n d t & Co. in Berlin, ist das Produkt der Destillation aus Kampferöl mit Natronlauge und Alkohol.

Purine, Metallputzpomade von B e r n d t & C o. in Berlin, besteht aus den mit Englisch Rot und vermutlich Braunkohlenasche oder anderen geeigneten Zusätzen zu einer Pasta verarbeiteten Rückständen der Purinfabrikation.

Purinextrakt von B e r n d t & C o. in Berlin ist der bei der Purinfabrikation verbleibende Rückstand und enthält mithin die Harzsubstanzen des Kampferöls in verseifter Form, nebst freiem Alkali, sowie die schwerer siedenden Anteile des Kampferöls.

Puritas, Haarverjüngungsmilch von Otto F r a n z & C o. in Wien, besteht a) aus 40,0 Glyzerin, 106,0 Wasser, 3,0 kristallisierter Soda (unterschwefligsaures Natrium enthaltend), 15,0 Schwefelkadmium und 1,3 Schwefelzink. b) Nach einer neueren Untersuchung besteht das Mittel aus salpetersaurem Wismut und Schwefelmilch und ist mit Nitrobenzol parfümiert.

Puritas, spezifische Mundseife, von Dr. Carl Maria F a b e r , besteht aus 6,0 Seifenpulver, 10,0 Schlämmkreide, 3,0 Florentiner Lack oder Karmoinsinlack und 1,0 Alaun, parfümiert mit wohlriechenden Ölen. (H a g e r.)

Puro siehe Fleischsaft P.

Purofine, ein amerikanisches, flüssiges Konservierungsmittel, soll eine 30 prozentige, durch Eisen, Aluminium u. dgl. verunreinigte Chlorcalciumlösung sein.

Purolit, ein Mittel zur Reinigung von Bierpressionen, besteht aus gepulvertem Ätznatron. (H. K r e i s.)

Purose siehe Fleischkonservierungsmittel.

Purus, Apotheker L ö b e l l s aromatische Schweißfußtinktur, ist eine mit Formalin versetzte Lösung von Salizylsäuremethylester und etwas Kaliseife in denaturiertem Spiritus. (G r i e b e l.)

Purus, Blutnährpulver, ist ein schwach rot gefärbtes Pulver mit salzigem Geschmack, darin nachweisbar Natr. bicarb., Tart. depurat., Magnes. carbon., Amyl. Maranthae, Ferr. oxyd. sacch. (R ö h r i g.)

Puttendörfers Universalhaarfärbeextract enthält neben Schwefelblumen 0,33% Blei in löslicher Form und ein sog. Nußextrakt mit 0,27 g Kupfer in 100 ccm.

Pustolin (Pustolene), ein Mittel zur Behandlung von Abszessen u. dgl. in der zahnärztlichen Praxis, von W. H o m a n n & C o. in Düsseldorf, ist eine im wesentlichen aus Zinkoxyd, Zimtöl, Kreosot und etwas Lanolin bestehende Pasta, in der außerdem noch geringe Mengen von Jodoform und sehr geringe Mengen eines Morphinsalzes nachweisbar waren. (G r i e b e l.)

Putzpulver, Pariser, für Silberwaren, von rosa Farbe, ist eine innige Mischung von 6 T. kohlensaurer Magnesia und 1 T. Eisen - oxyd (Polierrot). (Th. W e g l e r.)

Putzpulver von A. V i e d t in Braunschweig ist fein abgesiebte Bogheadkohlenasche.

Putzstein enthält 65% Kieselgur und 35% Stearin. (S c h w e i - ß i n g e r.)

Putztücher. 1. Metallputz: Rote Baumwolltücher. Ätherextrakt 0,75%, Asche 3,33%. Die Asche enthielt ein eisenhaltiges Polier- mittel, mutmaßlich Hämatit. Diese Tücher wirken also etwa in gleicher Weise wie die roten Lederlappen, welche Juweliere zum letzten Abputzen bereits blanker Gegenstände benutzen. — 2. Schuhputz: Gelbe Tücher. Alkohol-Ätherextrakt = 8%. Dieses Extrakt besteht aus einer Mischung von Zeresin mit Wachs und gelbem Farbstoff. Die Mischung ist in Form einer Terpentin- auflösung den Tüchern einverleibt worden. Ein Tuch enthält etwa 2 g der Mischung. — 3. Möbelputz: Olivenfarbige Tücher. Enthalten etwa 10% Alkohol-Ätherextrakt, welches gleichfalls aus einer Zeresin-Waschmischung besteht. Ein Tuch enthält etwa 3 g der Mischung. (Breslauer Unters.-Amt.)

Pydonaltabletten der L ö w e n - A p o t h e k e zu Hannover ent- halten Azetylsalizylsäure, Pyramidon, Stärke, Milchzucker und Mineralbestandteile.

Pyoberescin wird ein Mittel gegen den ansteckenden Scheiden- katarrh der Kühe genannt.

Pyocaemin ist eine Lösung von Aluminiumchlorat und Calcium- chlorat mit Thymolzusatz und soll bei bei Angina, Pharyngitis sowie sämtlichen katarrhalischen Entzündungen der Hals- und Rachenschleimhäute angewendet werden. Darsteller: B. B r ö g l i, Neue Apotheke, Burgdorf (Schweiz).

Pyraspys, als eine feuersichere Holzanstrichfarbe angepriesen, bestand aus einer Auflösung von schwefelsaurem Ammoniak, Chlorammonium, schwefelsaurem Natrium und Chlorcalcium. (Unters.-Amt Ulm.)

Pyrenol, ein Gemisch aus gleichen Teilen salizylsaurem Natron und benzoesaurem Natron, dem etwa 1% Benzoesäure und 0,2% Thymol zugesetzt ist.

Pyrenol-Sirup von G o e d e c k e & C o. in Leipzig soll ein 4% Pyrenol enthaltender Eriodiktyonsirup sein und hauptsächlich bei Keuchhusten und Asthma angewendet werden.

Pyrethrumseife von Johann Z a c h e r l jun. in Unter-Döbling bei Wien ist eine Seife, welcher außer etwas Insektenpulver noch das Weichharz der Pyrethrumpflanze beigemischt ist.

Pyricit, ein Desinfektionsmittel, besteht aus Natriumbisulfat und Borsäure. (Pharm. Ztg.)

Pyrolin, ein feuerfester Holzanstrich, besteht aus 60% Schlämmkreide und 40% Wasserglas.

Pyrmoos als Badezusatz gegen Nervenschwäche von A. L a u t e n s c h l ä g e r in München empfohlen, soll Gerbsäure, Kohlensäure und Ameisensäure enthalten, „wie kein anderes Bad der Welt". (Gesundheitslehrer.)

Pyroextinctor von R o m m e l besteht aus einer konzentrierten Lösung von Chlorcalcium. (C. Z u n d e l.)

Pyrolin ist ein basisches Magnesiumsalz, das durch Eintragen von Magnesia in Holzessigsäure erhalten wird. Ein Desinfektionsmittel.

Pyropapier besteht aus nitriertem ungeleimtem Baumwollen- oder Leinenpapier.

Pyrothen von H. P r o t t in Hannover ist ein Kresol, Schwefelsäure und schweflige Säure enthaltendes Desinfektionsmittel.

Pyroxam siehe Xyloidin.

Pyxol, ein Antiseptikum, besteht aus 3 T. Holzteer, 1 T. Seife und 3 T. einer 10 prozentigen Sodalösung.

Quarins Pillen siehe Pilulae antasthmaticae.

Quernolin der Apotheke in Königswartha: „Phosphorsaures Eisen-Kalk-Albuminat". Es sind vorhanden die Marken A, B und C, welche mehr oder weniger ein Gemenge sind von Viehsalz, Futterkalk, wenig wasserlöslichen Eisensalzen, Zucker, Bockshornklee, Kalmus. Bei Marke B wurden noch etwa 2,5% Spießglanz gefunden. Marke C besteht aus $\frac{2}{3}$ Futterkalk und $\frac{1}{3}$ Viehsalz mit Drogen. (H o f f m a n n.)

Quidestin von Dr. R. K l e i n e r t z: „Ein Trost für werdende Mütter". Generaldepot für Deutschland: Hermann J a h n s , Gr.-Lichterfelde-Berlin, stellt einen ganz schwachen Auszug verschiedener indifferenter Vegetabilen, von denen Kamillen und Eukalyptus durch den Geruch wahrnehmbar sind, in 99 prozentigem Spiritus dar. (Z e r n i k.)

Quiesan sind Tabletten, die 0,3 Natriumdiäthylbarbiturat und 0,15 Dimethylamidophenyldimethylpyrazolon enthalten. Darsteller: Chemische Fabrik Fritz K r i p k e G. m. b. H. in Berlin-Neukölln 4.

Quillajahaltige Seife zum Reinigen feiner Stoffe wird nach D.R.P. von H. B l o c h in Kopenhagen dargestellt, indem Quillajarinde mit destilliertem Wasser mazeriert, der Rückstand unter

Dampfdruck mit siedendem Wasser bez. mit hochgespannten Dämpfen behandelt wird, dann die vereinigten Auszüge eingeengt, mit Ätzkali, oder Ätznatron verseift und endlich mit einer Kali- oder Natronseife gemischt werden.

Quillajarine soll gepulverte, mit 10% Berlinerblau vermischte Gallseife sein. Reinigungsmittel, auch gegen Ungeziefer.

Quimorol ist eine Lösung des bekannten Chinin. bihydrochloric. carbamidatum in physiologischem Serum, mit oder ohne Adrenalin, welche in der Zahnheilkunde zum Anästhiesieren verwendet wird. (Z i m m e r & C o.)

Quina Laroche ferrugineux ist ein guter Chinawein, in welchem 1% pyrophosphorsaures Eisen-Ammonzitrat gelöst ist.

Quininum Labarraque des Apothekers F o u r n i e r - Paris, enthält auf 1000,o g Malagawein, 4,o Chinin, 0,5 andere Chinaalkaloide und 3,o eines aromatisierenden Zusatzes.

Racahout des Arabes besteht aus Salep 15 T., Kakao 60 T., Siliqua dulcis 60 T., Kartoffelstärke 45 T., Reismehl 60 T., Zucker 250 T. und Vanille 1,5 T. (C h e v a l l i e r.)

Rackarock ist rot gefärbtes chlorsaures Kalium in Patronen, welche bei der Anwendung in Nitrobenzol eingetaucht werden, bis die Gewichtszunahme 33% beträgt.

Rackarock spécial ist derselbe Körper, nur mit dem Unterschiede daß das Nitrobenzol 12—16% Pikrinsäure enthält.

Radacyl von M e r z & C o. in Frankfurt a. M. heißt ein radioaktives Azetylsalizylsäurepräparat.

Radant, Fußbadepulver von Max Q u e i s s e r in Berlin, besteht aus borsauren Alkalien, Gerbsäureverbindungen, etwas Pflanzenpulver und wachsähnlicher Substanz, mit Parfümzusatz. (C. J. R e i c h a r d t.)

Radauplätzchen, in Löschpapier gehüllte, 3—4 g schwere Plätzchen, die bei Druck oder Schlag mit großem Knall explodieren, enthalten Kieselgur, Eisenoxyd, Stärke, Kaliumchloiat und weißen Phosphor, (B e y t h i e n.)

Raddolin ist der neue Name für Radikalin, ein Mittel gegen die Bartflechte, das von W. A. M ü l l e r & Co., Berlin-Steglitz dargestellt wird.

Rademachers Haagsche Hopjes sind Bonbons aus gebranntem Zucker. (Nachr. f. Zollst.)

Rademanit besteht aus einem Kohlepulver, das durch Anreicherung mit Emanation eine bedeutende Strahlungsfähigkeit gewonnen hat. Es wird in verlöteten Behältern aus Silber oder Magnalium abgegeben und soll gegen Krebs Verwendung finden. Es muß jedoch sehr schnell verbraucht werden, da es schon in den ersten 24 Stunden 16% seiner Wirksamkeit verliert und nach etwa 4 Tagen nur noch ungefähr die Hälfte seiner ursprünglichen Strahlungsfähigkeit besitzt. (Pharm. Ztg.)

Radiertinte von Adolf R e n z ist eine gelbliche Flüssigkeit, eine filtrierte Lösung von Chlorkalk in 2 T. Wasser darstellend. (F. F i s c h e r.)

Radical siehe Gallensteinmittel und Ungeziefermittel.

Radikal-Wurmpulver und **Radikal-Wurmtabletten** von Fritz G r o ß m a n n in Düsseldorf bestehen aus gepulverter Herba Tanaceti.

Rad-Jo besteht nach R e i ß i g im wesentlichen aus Pulpa Tamarindorum cruda! (Ärztl. Vereinsbl.) Der Reg.-Präsident von Wiesbaden warnte im März 1909 vor Bezug und Anwendung der Dr. H e y schen Präparate! Siehe auch Lactor-Generator.

Radikal siehe Ungeziefermittel und Gallensteinmittel.

Radikalin-Fliegentod soll bestehen aus Calc. carbonic., Saccharum und Quassiin. (Pharm. Ztg.)

Radiocarbenzym wird durch Vermischen von Carbenzym mit Radiumbariumkarbonat erhalten. Zur Radiumfermenttherapie.

Radiocitin-Dragées, mit Kakao und Rohrzucker überzogene Pastillen. Der Kern der Dragées hatte dieselbe Zusammensetzung wie das Radiocitin-Pulver. (G r i e b e l.)

Radiocitin-Pulver gegen nervöse Erkrankungen, Schwächezustände, Bleichsucht usw. der R a d i u m - Z e n t r a l e in Berlin enthält Lezithinalbumin, Hämoglobin, Magermilchpulver, Milchzucker, Weizenstärke und sehr geringe Mengen von Kakaopulver. Außerdem enthielt das Pulver Radiumsalz (1 g = 5 Mache-Einheiten). (G r i e b e l.)

Radiogenol ist eine in Ampullen eingeschlossene Emulsion von unlöslicher Radiumsubstanz. Dieselbe findet bei Neubildungen (Tumoren usw.) subkutane Anwendung. Darsteller: Radium-Gesellschaft in Charlottenburg 5. (Pharm. Zentr.-H.)

Radiopyrin der R a d i u m z e n t r a l e in Berlin N. 24 besteht aus radioaktiver Azetylsalizylsäure in Tablettenform.

Radiosol, ein Pulver und eine Flüssigkeit bilden die „einzig anerkannte Kombination von Radium mit Sauerstoff-Kohlensäure-Fichtennadelstoffen" und entwickeln beim „Zusatz von 340 mg des vorgelegten Salzes, wie er für ein Bad von 100 l verwendet wird, einen Radiumemanationsgehalt von der gleichen Größenordnung wie die stärksten Gasteiner Quellen". Die Flüssigkeit besteht aus 200 g Ameisensäure, die mit einer dünnen Schicht von Terpentinöl, Latschenöl oder sibirischem Kiefernadelöl bedeckt sind, das Pulver aus etwa 180 g wohlriechend gemachten doppeltkohlensaurem Natrium. Ein Sauerstoff abgebender Körper ist nicht vorhanden. Die Radioaktivität ist nicht größer als sie in manchem Leitungswasser vorkommt. (Balneol. Ztg. 1912, S. 110.)

Radioform, ein Mittel gegen Flechten von Fr. B i l l e r b e c k in Berlin, eine aus Zinkoxyd, Weizenstärke und gelbem Vaselin unter Zusatz von etwas Lanolin oder Eucerin hergestellte Salbe. Radioaktive Stoffe enthielt Radioform nicht. (G r i e b e l.)

Radiosclerin der Firma D ä u b l e r & C o. in Berlin-Halensee, ein Mittel gegen Arteriosklerose, Gicht usw., waren aus einem Salzgemenge bestehende Tabletten, in denen Natrium und Kalium, gebunden an Kohlensäure, Chlor, Phosphorsäure, Schwefelsäure und Essigsäure, festgestellt wurden. Außerdem enthielt das Präparat Radiumsalz. (1 Tablette = 17,5 Macheeinheiten.) (G r i e b e l.)

Radioskop, von M. S t r o b e l - Burgstädt, gegen Schlaflosigkeit, ist ein Apparat nach Art einer Nickeluhr mit Griff und Öse, Uhrglas, Klappdeckel zugelötet. Das mit Glas überdeckte Blatt hat die Fähigkeit, im Dunkeln kräftig zu leuchten und ist radioaktiv. (R ö h r i g.)

Radiumin-Kapseln der Firma E. N i t a r d y , G. m. b. H. in Berlin sind blaue Gelatinekapseln, deren Inhalt der Hauptsache nach aus einem Gemenge von Milchzucker und Rizinusöl bestand und außerdem Radiumsalz enthielt (1 Kapsel = 70 Macheeinheiten). (G r i e b e l.)

Radiumpräparate. Von der chemisch-pharmazeutischen Fabrik Genesta Kompagnie in Berlin-Wi. wird eine Reihe von radiumhaltigen Präparaten für den äußerlichen Gebrauch in den Handel gebracht. Es sind dies folgende: R a d i o d e r m a I ist eine fetthaltige, nicht fleckende Hautcreme von zartem Wohlgeruch und dient zur Pflege der gesunden Haut. R a d i o d e r m a II soll durch die Kombination verschiedener Medikamente mit Radium Hautunreinigkeiten beseitigen. R a d i o p i l i n dient zur Pflege der Haare, indem es Schuppenbildung verhütet bzw. beseitigt. R a d i o h i d r o l ist zur Beseitigung bzw. Eindämmung von übermäßiger Schweißsekretion bestimmt. R a d i o r h e u m i n dient als Einreibungsmittel bei Rheuma, Gicht, Ischias und Neuralgien.

Radium-Teint-Schlamm von M i c h a e l i s & C o. in Berlin-Schöneberg ist im wesentlichen ein parfümiertes Gemisch aus Weizenmehl, Schwefel, Zinkoxyd, Borax, Natronseife und Kieselgur. (Gesundheitslehrer.)

Raettigs Mast- und Freßpulver von R a e t t i g & C o. in Wesenberg: 40% Natr. bicarbon., 5% Spießglanz, Rad. Liquir. und Gentian. pulv.

Ragi ist eine aus Reisstroh gewonnene Hefe, welche Saccharomyces Vordermanni und Monilia javanica enthält; es dient zur Bereitung des Java-Araks.

Rahnin zur Erhöhung der Leuchtkraft des Petroleums ist Naphthalin.

Ramin, ein Externum gegen Gicht und Rheumatismus, soll in einem halben Liter Flüssigkeit 10 g Natriumchlorid, 10 ccm Branntwein, 30 g Salmiakgeist und 0,25 g Kampfer enthalten. Pharm. Zentr.-H.)

Ramisirup siehe Sirop Rami.

Rammad-Ton, ein äußerliches Mittel gegen Runzeln, Linien, Krähenfüße usw. (Hersteller: „International Druggists and Chemists Laboratories" in Paris), besteht nach der Untersuchung von C. M a n n i c h und S. K r o l l aus einer mit etwas Kampferspiritus versetzten Anreibung eine unreinen, insbesondere Eisen, Calcium, Magnesium und wohl auch Humussubstanzen enthaltenden Tons mit der doppelten Menge Wasser. (Apothekerzeitung.)

Ramogen wird B i e d e r t s künstliches Rahmgemenge in haltbarer Form genannt. Fabrikant Apotheker P i z z u l a in Zwingenberg in Hessen.

Rankunol ist eine dem Myrrholin ähnliche Salbengrundlage, welche aus Myrrhe und Vaseline bereitet und von der Firma Dr. Otto K r a u s e in Magdeburg dargestellt wird.

Raphael-Quinquina von L a n i q u e in Metz in Els.-Lothr. vertrieben, ist nach einer vom Straßburger Polizeichemiker A m t h o r vorgenommenen Untersuchung ein Wein, welcher nur so geringe Spuren von Chinin aufweist, daß er den Namen Chinawein nicht verdient. (Verfügung des Bez.-Präs. in Metz v. 7. Jan. 1893.)

Raphanose, ein Mittel gegen Gallensteine, von Frau v. B a r b y in Weimar, war Rettichsaft, der rund 13 Vol.-Proz. Alkohol enthielt. (G r i e b e l.)

Rapid siehe auch Haarerzeuger.

Rapid, ein Kesselsteinmittel, besteht aus in Blöcke geformter, durch organische Substanzen gefärbter Soda.

Rapidol-Kalkbeinsalbe von M ü l l e r und T h i e d e - Hamburg besteht aus 75 T. Wollfett und 25 T. Formalin. (R ö h r i g.)

Rapoleïn, ein bei der Rübölfabrikation gewonnenes Nebenprodukt, dient zur Herstellung von Schmierseifen.

Rasierschaum, chemischer, der Rasierschaumfabrik in Dresden, ist 10 prozentige alkoholische Kaliseifenlösung. (G e i ß l e r.)

Rasillit, ein Enthaarungsmittel der R a s i l l i t - C o m p a n y in Berlin, ist im wesentlichen ein Gemenge von Sulfiden und Talkum. Festgestellt wurden Strontium, Magnesium- und Zinksulfid. Das Pulver war außerdem mit Amylazetat parfümiert. (G r i e b e l.)

Räthit, ein Kautschukersatzmittel, ist eine Mischung von vulkanisiertem Kautschuk mit Seidenfäden.

Rathjensche Kompositionsfarbe, eine wasserdichte Anstrichfarbe, zum Anstreichen von Hochreservoirs bestimmt, besteht aus 33 Gewichtsteilen Schellack, 41% fuselhaltigem Spiritus und 26% Eisenocker.

Le Raticide enthält neben Wasser Phosphor und weißen Arsenik, geröstetes Roggenmehl und 19,3% Invertzucker.

Ratin besteht aus Bakterienkulturen, in brotförmiger Masse (Backwerk). (Pharm. Ztg.)

Rattengift des Apoth. K w i z d a in Kornneuburg besteht aus 3 T. frischem Rindertalg und 1 T. grobgestoßenem Strychnossamen zu einer zylindrischen Stange von ca. 100 g Gewicht geformt. (H a g e r.)

Rattenpulver, giftfreies, von N i s s e n , ist eine Mischung von 3 T. Roggenmehl mit 1 T. Gips. (A. A t h e n s t a e d t.)

Rattentod von H. I m m i s c h in Delitzsch ist ein Meerzwiebelpräparat. — R a t t e n t o d von I n w y l e r in Glarus enthält neben Fett und Mehl Meerzwiebeln. (G. A m b ü h l.)

Rattolin besteht aus einem grüngefärbten Mehlbrei, der erhebliche Mengen weißen Phosphors enthält.

Räucherpastillen von R ü s s i g zur Tötung der Insekten, bestehen aus Schwefel, Kohle, Salpeter, Kolophon und Kleister.

Rauschs Haarwasser besteht aus Spiritus 47,5%, Wasser 50,15% Rückstand 2,35%. Im Rückstand war die Anwesenheit von Glyzerin, Chinin und einem scharfen Bestandteil, welcher aber nicht näher identifiziert werden konnte, nachzuweisen. L e y stellte eine Imitation nach folgender Vorschrift her: Extr. Chin., Tinct. Canthar., Glyzerin aa 1,o, Aqu. dest. 47,o, Spirit. 50,o, Ol. Bergamottae gtt. X, Ol. pimenti (Bayöl) gtt. I, Tinct. sacchar. gtt. II, Chlorophyll. (spirituslöslich) gtt. VII filtr.

Dr. Rays Darm- und Leberpillen enthalten Leptandrin 0,01 g, graues Walnußrindenextrakt 0,03, Rhabarberextrakt 0,04, Aloeextrakt 0,06, medizinische Seife 0,02 und sind mit Silber überzogen.

Dr. Rays Nervol gegen Schlaflosigkeit enthält nach Angabe des Fabrikanten: Päonienwurzel 10,o, Baldrianwurzel 50,o, Sennesblätter 10,o, Fliederblüten 10,o, Fenchel 20,o, Anis 20,o, Pomeranzen 20,o, kalifornisches Haferextrakt 50,o, Baldrianextrakt 20,o, Glyzerin 33,o, Zucker 30,o, Bromkalium, Bromnatrium, Bromammonium je 10,o.

Ray-Seife ist eine gute, neutrale Seife, die mit 25% Ei-Inhalt (Eiweiß und Dotter) verarbeitet wurde.

Réactif du Henné, B r o u x - H a a r f ä r b e m i t t e l , besteht aus einer runden Blechdose mit 20 g eines als Henné en Poudre bezeichneten Pflanzenpulvers der Henna-Droge und einem Glasröhrchen mit einem Chromsalz. (R ö h r i g.)

Ready-Relief von Dr. R a d w a y gegen Gicht usw. besteht in 70,o g einer rötlich gelben, nach Salmiakgeist und Kampfer riechenden Flüssigkeit, welche 1,4 Seife, 4,o 10prozentigen Salmiakgeist, 64,o weingeistigen Auszug aus Cayennepfeffer, 0,4 Kampfer und 0,2 Rosmarinöl enthält. (H a g e r.)

Reaktol-Tabletten, welche von der Allgemeinen Brunnengesellschaft als Mittel gegen Fettleibigkeit angepriesen werden, haben folgende Zusammensetzung: 1. B l a u e P a c k u n g. Wasser 1,62%, Natriumchlorid 78,05%, Magnesiumsulfat 5,46%, Magnesiumhydroxyd 7,05 %, Kieselsäure 6,22%, Stärkemehl (Rest) 1,60%. 2. G r ü n e P a c k u n g. Wasser 1,33%, Calciumkarbonat 55,97%, Strontiumkarbonat 38,89%, Magnesiumkarbonat 1,63%, Stärkemehl (Rest) 2,18%. Hiernach besteht das eine Präparat zu mehr als ¾ aus Kochsalz, das andere der Hauptsache nach aus Calcium- und Strontiumkarbonat. (B e y t h i e n.)

Reaktolbrunnen I sind Tabletten, die vorwiegend Natriumchlorid und außerdem Magnesiumkarbonat, Natriumkarbonat und Natriumsulfat enthalten. In einer früher untersuchten Probe waren ferner erhebliche Mengen von Borax festgestellt worden.

— **Reaktolbrunnen II** besteht vorwiegend aus Natriumsulfat und enthält außerdem Magnesiumkarbonat, Natriumkarbonat, Natriumchlorid und etwas Kaliumsalz.

Real australian Meat Preserve von Franz H e l l w i g in Berlin ist eine fast farblose, klare, stark nach schwefliger Säure riechende Flüssigkeit vom spez. Gew. 1,0344 bei 19,o, im Liter enthaltend 9,5 T. Calciumoxyd, 36,32 schweflige Säure, 3,o Schwefelsäure, 0,6 Eisenoxyd und Tonerde, 0,4 Kieselsäure, 1,3 Magnesia und Alkalien. (P o l e n s k e.)

Real australian Meat Preserve von O h r t m a n n hat ein spez. Gew. von 1,0467 bei 19⁰ und enthält im Liter 11,1 Calciumoxyd, 61,76 schweflige Säure, außerdem Spuren von Schwefelsäure, Eisenoxyd, Tonerde u. dergl. (P o l e n s k e.)

Real australian Meat Preserve von H. R e i c h in Magdeburg ist wesentlich Calciumbisulfitlösung; Vorsicht bei der Anwendung ist nach einem Bericht des Hamburger Staatslaboratoriums wegen einer dadurch bewirkten Vergiftung geboten.

Reblausmittel von B o y r e a u besteht aus 3 T. phosphorsaurem Natrium, 1 T. phosphorsaurem Ammonium, 4 T. Salmiak, 3 T. schwefelsaurem Kalium, 5 T. Soda, 6 T. Schwefelblumen, 178 T. Eisenvitriol.

Reblausmittel von G a r n i e r sind gepulverte Hochofenschlacken, welche durch den darin enthaltenen an der Luft sich oxydierenden Schwefelgehalt wirken sollen.

Reblausmittel, P a p a s o g l i s , an den Wurzeln: 6 T. Nitrobenzol, 10 T. Schwefelsäure und 180 T. Wasser; am Stamm, um die Eier zu töten: 15,o Nitrobenzol, 1 kg Kalk und 4 kg Erde.

Reblaustod von Dir. W e r n e r in Breslau besteht aus 98% Wasser und 2% Schwefelsäure. (Landw. Labor. Rütli bei Bern.)

Recamier-Cream von Harriet Hubbard A y e r ist eine Mischung von Zinkoxyd mit Glyzerin, mit Rosenölspiritus parfümiert und einem geringen Anteil Quecksilberchlorid.

Recordin, von A. D r e c h s e l , Chemnitz, als „geradezu ideales Vorbeugungsmittel gegen die Beschwerden des Alters und insbesondere gegen die lästigen Begleiterscheinungen der Arterienverkalkung" angepriesen, sind Tabletten, die hauptsächlich Chlornatrium, neben Phosphaten, Sulfaten, Karbonaten und Tartraten des Calciums, Magnesiums und Natriums enthalten. Als Füllmaterial sind Ton und Stärke verwendet. (M a n n i c h und L e e m h u i s.)

Rectale nach Dr. K r u g ist ein fingerdicker Stab aus Hartglas zur (Massage-) Behandlung von Uterus und Prostata vom Rectum aus.

Rectumolzäpfchen von H o e c k e r t & M i c h a l o w s k y - Berlin als Bismutresorcinjodpräparat gegen Hämorrhoidalbeschwerden bezeichnet, also ein Anusol-Ersatz.

Red Drops von K e l l o g bestehen aus 45,o g Kampferspiritus, 5,o Origanumspiritus, 5,o Sassafrasöl, 10,o Terpentinöl, 5,o Zuckercouleur und 10,o Alkohol. (P i e r r o n.)

Redlingersche Pillen, in 15 Pillen vom Gesamtgewicht 1,02 g fanden sich Aloe, Jalapenharz und Quecksilberchlorür; letzteres in Mengen von 0,0035 g pro Pille. (B. M o l l e.)

Red Twill ist eine Art Ölleinewand.

Reducine, ein Mittel gegen Strahlfäule usw. bei Pferden, ist nach den Literaturangaben eine besondere Art konzentrierter Teersalbe.

Reduktionspillen von Dr. med. Lazar H i r s c h (Alleinvertrieb C. W. B a r e n t h i n in Berlin) sind nach W a l t e r eine Nachahmung der Marienbader Reduktionspillen. (Apoth.-Ztg.)

Reduktionspillen, Marienbader, von Dr. S c h i n d l e r - B a r - n a y , bestehen aus Extr. Rhei 6,o, Extr. Chinae frig. parat. 3,o, Extr. Equiseti 1,o (sämtliche Extrakte mit Marienbader Mineralwasser hergestellt), Croci pulv. 0,1, Rad. Rhei q. s. ut fiant pilul. Nr. 50, Argento obduc.

Reduzin, Laarmanns Entfettungstee, besteht nach Angabe von Gust. L a a r m a n n in Herford aus 4 g Eibisch, 4 g Huflattich, 12 g Wollblumen, 3 g Haferflocken, 7 g sibirischem Wolfstrappkraut (Leonurus lanatus), 15 g Faulbaumrinde, 10 g Hagebutten, 5 g Heidelbeeren, 10 g Lindenblüten, 10 g Holunderblüten, 2,5 g Pareirawurzel, 2,5 g Liebstöckelwurzel, 2,5 g Hauhechelwurzel und 2,5 g Wacholderbeeren.

Reebs Sagradapillen der S t o r c h e n - A p o t h e k e in Straßburg i. Els. enthalten pro dosi 0,1 g Extr. Cascarae sagradae.

Dr. Reeds Gonolin, bestes Mittel zur radikalen Beseitigung von Harnröhrenausflüssen. Eine Flasche mit zwei getrennten Flüssigkeiten; die schwerere, untere war eine Auflösung von Ferr. albumin., parfümiert mit Tinct. Cinnam. (0,22% Fe_2O_3). Die obere, leichtere Flüssigkeit war ein öliges Gemisch von Ol. lign. Santal. und Ol. Ricini. parfümiert mit Ol. Cinnam. (R ö h r i g.)

Reformcreme ist eine mit Cumarin parfümierte, borsäurehaltige Paraffinsalbe. (Pharm. Ztg.)

Reformscheuerpulver „Oederit" ist ein Gemisch von rund 66% Sand, 25% kristallisierter Soda und 9% Seife. (Pharm. Ztg.)

Regerationspillen von Dr. R. R i c h a r d , sind 120 mit Licopodium bestreute Pillen, aus 7,5 Kampfer, 10,o Enzianextrakt und 6,o Althaeapulver. (H o r n.)

Regenerationspillen des Apoth. J. U. T a n n e r in Herisau (St. Gallen) bestehen aus 4,o Eisenpulver, 1,66 schwefelsaurem Chinin und 7,5 eines indifferenten Harzes, zu 100 Pillen formiert. (H a g e r.)

Regenerator von Dr. L i e b a u t ist ein mit einem Absud von etlichen unschuldigen Wurzeln und Kräutern versetzter Dextrin- und Traubenzuckersirup von mäßig süßem und wenig aromatischem Geschmack. (G e i ß l e r.) — Nach Angabe des Fabrikanten werden 100 T. Sarsaparillwurzel, je 20 T. Quecken- und Seifenwurzel, 10 T. Chinawurzel, 60 T. Guajakholz und 500 T. Wasser 24 Stunden lang mazeriert, darauf 1 Stunde gekocht und gegen Ende dieser Zeit eine Mischung aus je 5 T. Sassafrasholz, Hopfenblüten, Enzianwurzel, Anissamen, Fenchel- und Kümmelsamen hinzugefügt, dann noch ½ Stunde lang mazeriert, und die Kolatur auf 280 T. eingedampft, darin 350 T. Zucker gelöst und nach dem Erkalten 2 T. Kathartinsäure, 5 T. Zuckerkouleur, 30 T. Weingeist und 4 T. Pfefferminzöl zugesetzt.

Regensburger „Schnellmast" von P o p p in Fulda: 15% Spießglanz, 8% Futterkalk, 6% Viehsalz, 2% Glaubersalz, Foenugraecum, Süßholz, Fenchel, Anis und Enzian.

Regensburger Viehmastpulver „Bauernfreude" von der Firma L a u s e r in Regensburg enthält nach der Analyse eines landwirtschaftlichen Laboratoriums 30% gereinigte Knochenasche und 5% Kochsalz. Die übrigen Bestandteile sind organischer Natur, zum Teil aromatische Kräuter, die aber keinen Nährwert besitzen. (T r e t z e l.) — Nach einer früheren Analyse von Dr. R ö ß l e r enthalten Kochsalz 20,56, Knochenmehl 25,52, Pflanzenpulver 53,92%. Die Untersuchung des Pflanzenpulvers ergab, daß dieses hauptsächlich aus gepulvertem Leinsamen und Fenchelsamenpulver besteht. Kleine Beimengungen anderer aromatischer Kräuter oder Pflanzenstoffe mögen vorhanden sein.

Regina siehe Nerventropfen.

Regina-Hustentropfen siehe Frebar.

Regulating Pills oder **Purgatif-Pillen** von Dr. R a d w a y , gegen 32 verschiedene Krankheiten empfohlen, sind kandiert, von ungleicher Größe und verschiedener Form. Die Schachtel enthält

30 Stück, bestehend aus 0,5 Gutti, 2,o Aloe, 1,o Tub. Jalapae und 0,6 eines indifferenten Pulvers. (H a g e r.)

Regulaxier von L. G r a f in Leipzig, „sicher wirkendes Abführmittel": Schachtel mit 20 runden Tabletten zu 0,55 g, Geschmack nach Vanillin, aus Zucker und Phenolphthalein je 0,05% pro Tablette. (R ö h r i g.)

Reichels Augenbalsam von Martin R e i c h e l in Veitshöchheim b. Würzburg enthält nach F r o b e n i u s neben Quecksilberoxyd auch Kampfer.

Reichels Malzeisenpulver besteht aus 0,6% lösliches Eisen enthaltendem trocknen Malzextraktpulver. Fabrikant: Otto R e i - c h e l in Berlin SO. 33.

Reinboths Triumph-Haarwasser, aus zwei getrennten Flüssigkeiten bestehend; die obere eine Auflösung eines Pflanzenextraktes und etwas Salpeter in wässerigem Alkohol, die untere reines Rizinusöl. (R ö h r i g.)

Reinerzer Brustkaramellen enthalten das Salz der Reinerzer Laue-Quelle, sowie Spitzwegerich und Malzextrakt. Fabrikant: Apotheker Franz E g e r in Reinerz i. Schl.

Reinigungsmittel von J. B o w i n g ist ein feste oder teigige Masse, welche durch Versetzen von gelöschtem Kalk mit Soda oder Ätznatron und Wasserglas erhalten wird.

Reinigungsmittel für die Nägel, vor dem Nagelglanz anzuwenden, ist eine Lösung von Zitronensäure, untermischt mit kleinen Mengen Sprit. (Unters.-Amt Ulm.)

Reinigungspillen von Dr. M. L a n g in München: 5,o Hydrarg. sulfurat. nigr., 1,o Gutti, 0,5 Rad. Althaeae pulv. und Gummi arab. solut. zu 48 Pillen geformt, zusammen im Gewicht von 9 g. (W i t t s t e i n.) Eine andere Analyse lautet: Kalomel, Kohle und Stärkemehl, gefärbt mit Florentiner Rot. (Gscheidl e n.)

Reinigungspillen von S e i f f e r t sind 0,18 g schwere Pillen mit Lycopodium bestreut und als wesentliche Bestandteile Aloe, Süßholzsaft und Fenchel enthaltend. (W i t t s t e i n.)

Reinigungstee, Jerusalemer, von Sigismund C a r s c h in Essen besteht aus groben Spänen des vom Harz befreiten Guajakholzes. (S c h ä d l e r.)

Reinigungstee von S t r o i n s k y ist das grob zerschnittene blühende Kraut von Centaurea Cyanus mit 4% Sennesblättern gemischt. (H a g e r.)

Reklussalbe besteht aus 1 g Jodoform, 2 Salol, 5 Borsäure, 5 Antipyrin und 40 Vaselin.

Rekonvalin von Dr. W i l d t in Eupen, ein Kräftigungsmittel, ist eine Verreibung von Lezithin mit bester Trockenmilch. Später wurde die Zusammensetzung folgendermaßen angegeben: 1,o

Zuckerpulver, 2 Tropfen Zitronenöl, 3 Tropfen Vanilletinktur, 12,o Milchzucker, 40,o Biskuitpulver und 28,o einer 15prozentigen Lezithinverreibung. (Pharm. Ztg.)

Relief von F l a g g besteht aus 4,o Nelkenöl, 6,o Sassafrasöl und 36,o Kampferspiritus. (P i e r r o n.)

Remarcol wird ein Weinkonservierungsmittel genannt, welches in der Hauptsache aus Fluornatrium besteht.

Remède d'Abyssinie Exibard ist ein Asthmapulver mit Fol. Belladonnae.

Remède du Curé de C h a n c é gegen Wassersucht ist eine Tinktur aus ungefähr 20,o Jalape, ebensovie! Rhabarber und Irisrhizom und 1000,o Branntwein.

Remède Leroy, Purgatif Leroy, Médecine de Signoret wird in vier Abstufungen bereitet. Nr. I besteht aus 48 T. Scammonium, 24 T. Rad. Turpethi, 190 T. Tub. Jalap., 6000 T. Spiritus Frumenti, 190 T. Fol. Sennae, 750 T. Wasser, 1000 T. Farinzucker. — Nr. II, die gebräuchlichste, aus 64 T. Scammonium, 32 T. Rad. Turpethi, 250 T. Tub. Jalapae, 6000 T. Spirit. Frumenti, 850 T. Fol. Sennae, 1000 T. Wasser, 1250 T. Farinzucker. — Nr. III aus 95 T. Scammonium, 48 T. Rad. Turpethi, 375 T. Tub. Jalapae, 6000 T. Spirit. Frumenti, 375 T. Fol. Sennae, 1500 T. Wasser und ebensoviel Farinzucker. — Nr. IV aus 125 T. Scammonium, 64 T. Rad. Turpethi, 500 T. Tub. Jalapae, 6000 T. Spirit. Frumenti, 500 T. Fol. Sennae, 1500 T. Wasser und 1750 T. Farinzucker. (D o r v a u l t.)

Remedium miraculosum, Kosmetikum von S t e i n g r ä b e r in Roßleben, besteht aus 5,o Zinc. oxyd., 20,o Sulf. praec., 70,o Aqua, 2,5 Spirit. camph. und 2,5 Eau de Cologne. (S c h ä d l e r.)

Remedy Alberts siehe Alberts R.

Renascin und **Visnervin** sind zwei als allgemeine Tonika angepriesene Blutsalzpräparate der Firmen Dr. med. S c h r ö d e r G. m. b. H. in Berlin und Dr. Arthur E r h a r d G. m. b. H. in Berlin (beide Firmen im Besitz des Kommerzienrat M a r l i e r in Berlin). Der Polizeipräsident von Berlin, das Polizeiamt in Stuttgart und der Ortsgesundheitsrat in Karlsruhe warnten vor diesen Präparaten.

Renocain ist eine kokainhaltige Adrenalinlösung. (Pharm. Ztg.)

Renovateur, Haarfarbe, setzt sich aus zwei Flüssigkeiten zusammen, einer alkoholischen Auflösung von Schwefelleber und einer 3,5prozentigen ammoniakalischen Silbernitratlösung.

Renovating Resolvent von Dr. R a d w a y ist ein etwas trüber zur Gärung neigender, mit Zucker versetzter, kardamomhaltiger Ingwerauszug. (H a g e r.) — 2,5 Jodkalium, 15,o konzentriertes Sarsaparilladekokt, 10,o Bittermandelwasser, 30,o Zuckersirup, 90,o Parrishs einfaches Elixir, Karamel soviel zur Färbung notwendig und destilliertes Wasser soviel, daß die ganze Mischung 250 g wiegt. (P a r s o n s.)

Reseda-Kräusel-Pomade von Carl P o l t in Wien ist eine Salbe aus gelbem Wachs, Kokosöl und Olivenöl. Sie ist von Butterkonsistenz und angenehmem Geruch nach Reseda, Pomeranzenblüten usw. (H a g e r.)

Resia-Blätter. Laut Bericht auf einer „medizinischen Konferenz" wird dadurch der „Mikrob der Fettleibigkeit" beseitigt. Werden von den Onadal-Laboratories in London usw. hergestellt. Es handelt sich um Tabletten, die wahrscheinlich Rhabarber und etwas Capsicumpulver enthalten. (Pharm. Ztg.)

Resicol, eine Harzlösung mit Perubalsam und Chloräthanen, ist ein bakterizides, reizloses, geschmeidiges Deck- und Klebemittel für die Verbandtechnik. Hersteller: T e m m l e r - W e r k e in Detmold.

Resil ist ein grobes, sich fettig anfühlendes Pulver, welches mit Amylazetat befeuchtet sein soll und zur Verhinderung der Staubbildung in geschlossenen Räumen als Kehrmittel Anwendung findet.

Resinatbruchsalbe von Otto R e i c h e l in Berlin besteht im wesentlichen aus Koniferenharz, Talg und Wachs.

Resinol siehe Ungt. Resinoli.

Resolvierseife, gegen alle möglichen Leiden empfohlen, enthält Seife, fettes Öl, Teer und Zinnober. (B e y t h i e n.)

Resopon ist eine Harzschwefelverbindung, welche als alkoholische Auflösung in 5% Vaselinsalbe in den Handel gebracht und bei eiternden Wunden, Geschwüren usw. empfohlen wird. Darsteller: Akt.-Ges. R e s o - P r o d u k t e in Zürich.

Restitutor von R e i n h a r d in Basel, Schutzmittel gegen Cholera usw., ist ein Gemisch aus 40 T. Zucker, 50 T. Weizenstärke, 2 T. Veilchenwurzel und 8 T. Pflaumenmus. (W i t t - s t e i n.)

Restitutor von A. T. E. V o g e l in Berlin, **weiniger Blutreinigungs-Kräutertrank,** ist ein Gemisch aus 90 T. Wein, 5 T. Tinct. aromatica und 20 T. Infusum Herbae Violae tric. (H a g e r.)

Restorine von B o r i c k , ein Freßpulver für Pferde, besteht aus Mehl von Zerealien mit beträchtlichen Mengen von Bockshornsamen und geringen Mengen von Johannisbrotmehl; Salmiak ist in Spuren vorhanden, Salpeter fehlt. — Nach S c h m i e d e r gepulverter Bockshornsamen mit wenig Süßholzpulver.

Retterspitzwasser, ein Externum gegen Blinddarmentzündungen usw. von R e t t e r s p i t z in Fürth, ist eine der Aqua vulneraria spirituosa ähnliche, noch etwas Milcheiweiß enthaltende Mischung. (Z e r n i k.)

Rettigextrakt, Dr. N a u m a n n s siehe Cholosan.

Revalenta Arabica oder **La Revalescière** von D u B a r r y. Die Analyse gab zu verschiedenen Zeiten verschiedene Resultate. Sie wurde befunden als 1. das Pulver der Saubohnen (W i n c k - l e r); — 2. das Mehl der hellsamigen Futterwicke (S c h n i t z - l e i n); — 3. Bohnenmehl, gemischt mit dem Mehl junger Erbsen und der in Frankreich heimischen roten Bohne, durch eine ge- linde Röstung schwach chamoisfarben gemacht und mit ca. 3% Kochsalz versetzt (H a g e r); — 4. ein Gemisch aus 10 T. Mehl der roten Linsen, 5 T. Gerstenmehl und 1 T. Kochsalz oder aus 10 T. Erbsenmehl, 5 T. Maismehl, 1 T. Kochsalz (R e v e i l).

Revulsol, ein Rheumatismusmittel, besteht aus Flanell, der mit einer Mischung resp. Lösung von Alkohol 125,o, Wasser 25,o, Tinctura Capsici 75,o, Acid. salicyl. 1,o imprägniert ist. (Pharm. Ztg.)

Rhabarberpillen, Blumes, sind identisch mit Dr. Strahls Haus- pillen.

Rhamnototal ist ein nach Prof. E u l e r bereitetes Cascara Sag- rada-Präparat, das von der Fabrik Astra in Schweden in den Handel gebracht wird.

Rhena ein sog. Kohlesparmittel, das neben Eisenoxyd und kohlen- saurem Kalk salpetersaures und salpetrigsaures Alkali enthält. (Eine bessere Ausnutzung der Kohle findet nicht durch das Mittel statt, wird vielmehr nur durch die lebhaftere Flammen- färbung vorgetäuscht.)

Rheopurgin sind Tabletten aus Rhabarberpulver und Phenol- phthalien in drei Stärken. Die vorwiegend in Betracht kom- mende Nr. II enthält in jeder Tablette 0,2 g Rhabarberpulver und 0,1 g Phenolphthalein. (Ph. Zentr.-H.)

Rheospirol, Tabletten, von denen jede 0,3 g Acetylsalicylsäure außer Rhabarberpulver und Magnesiumoxyd enthält. Dar- steller: Kirchenfeld-Apotheke O. Schwab in Bern.

Rheumacellon enthält je 6% Methylsalicylat, Salicylsäure und Terpentinöl mit Cellon als Grundlage. (Schweiz. Wochenschr. f. Ch. u. Pharm.)

Rheumacidpillen siehe Thisquen.

Rheumacollodin, Rheumacoll, ist eine Lösung von Ichthyol und Salizylsäure in dünnflüssigem, methylalkoholhaltigem Kol- lodium. (Griebel.)

Rheuma-Diagonal von J. Einecke in Halensee bei Berlin, ein Mittel gegen Rheumatismus und dergl, ist eine aus Terpentinöl, Essigsäure und Wasser mit Hilfe von Eigelb und etwas Öl her- gestellte Emulsion, die außerdem erhebliche Mengen von Cal- ciumacetat enthält. (Griebel.)

Rheumaform von Jakob und Noll in Hannover war ein aus fettem Öl, Terpentinöl und Ammoniakflüssigkeit hergestelltes Liniment. (Griebel.)

Rheuma-Heil von Joh. Scheele, Hamburg, enthält Alkohol, Ammoniak, Aqua Camph., Capsicum- und Sinapis-Auszug, Ol. Terebinth., Kochsalz und Chloroform. (Röhrig.)

Rheumapapier, welches Rheumatismus, Gicht, Leib-, Brust- und Rückenschmerzen, Hexenschuß, Hüftweh, Magenschmerzen und chronische Gliederbeulen vertreiben soll, enthält pro Blatt durchschnittlich 4 g einer Pflastermasse aus Pech, etwas Terpentin und Wachs. (Beythien.)

Rheumastack, ein Mittel gegen Rheumatismus von Georg Stackemann in Elmshorn ist vermutlich eine Mischung von 5,0 Spiritus, 20,0 Fichtennadelextrakt, 30,0 Ammoniaklfüssigkeit und 45,0 Wasser. Entgegen der auf der Signatur gegebenen Deklaration enthält das Präparat kein Capsicumextrakt. (Mannich und Schaefer.)

Rheumasan von Dr. R. Reiß in Charlottenburg wird eine nach D. R. P. Nr. 154 548 hergestellte, leicht resorbierbare, überfettete Salizylseife genannt, die 10% Salizylsäure enthält.

Rheumatermin von Apotheker Gronwald & Co. Berlin, „ruft aufgetragen, wohliges Behagen hervor, Schmerzen verlieren sich schon nach der ersten Auflage": eine gelblichweiße nach Koniferenöl riechende Salbe, bestehend aus Wollfett mit Zusatz von rund 5 v. H. einer Salzmischung nach Art des Wiesbadener Kochbrunnensalzes. (Röhrig.)

Rheumatica ist mit Lavendelöl parfümiertes Pferdefett. (Röhrig.)

Rheumatikon, ein Rheumatismus- und Gichtmittel von Hch. Fricke in Berlin, Danzigerstr. 93/94, soll enthalten: Natr. phosphor. 0,005, Colchic. 0,05, Aconit. 0,01, Cocc. cact. 0,1% und Spir. Vin. aquos. In der Flüssigkeit ließen sich aber weder Colchicin, noch Aconitin, noch Natriumphosphat, noch auch irgend welche anderweiten starkwirkenden Bestandteile nachweisen. Beim Eindampfen hinterblieb lediglich ein schwach rötlich gefärbter Rückstand, der sich als Milchzucker erwies. Zernik hält demnach das Präparat für eine rotgefärbte indifferente homöopathische Zubereitung. (Apoth.-Ztg.)

Rheumatin von A. Schwintzer in Johannisthal bei Berlin ist anscheinend eine alkoholhaltige, stark mit Kalmusöl versetzte Anreibung von Extractum Pini silvestris. (Juckenack und Griebel.)

Rheumatismus-Amulette, orientalische, sog. **Rückenkratzer,** sind Täfelchen von Pappe mit Leim bestrichen und mit grober Eisenfeile bestreut.

Rheumatismusapparat von E. Dannecker in Kolmar ist eine aus Zink- und Kupferdraht geflochtene Kette mit einer aus den gleichen Metallen hergestellten Kapsel. (Karlsr. Ortsges.-Rat.) — von Frau Emilie Winter besteht aus einem Kettchen von Zink- und Kupferdraht mit daran gehängter Kapsel von Zink- und Kupferblech.

Rheumatismus-Einreibung, W. Löwe, L.-Lindenau, ist eine dem Linimentum ammoniatum ähnliche Zubereitung, aus zwei spezifisch verschieden schweren Flüssigkeiten bestehend. Die obere leichtere enthält hauptsächlich Leinöl und wenig Paraffinöl, die untere wässerig-alkoholische Flüssigkeit neben Alkohol noch Ammoniak, Seife, letztere jedenfalls aus einem Zusatz von Mollin herrührend. (Röhrig.)

Rheumatismus-Einreibung Sequahs ist eine Mischung aus Olivenöl, Terpentinöl, Menthol, Anisöl und Sassafrasöl.

Rheumatismusextrakt von Joseph Böhlen in Bayreuth besteht aus je 7,5 Chloroform, Terpentinöl, Petroleumäther, 2,0 Senföl, 1,0 Kampfer und einigen Tropfen einer spirituösen Rosanilinlösung. (Siemering.) — 22,0 Chloroform, 16,0 Spiritus, 8,0 Terpentinöl, 1,0 verharztes Lavendelöl, 1,0 Rosmarinöl, gefärbt mit etwas Alkanna. (Hager.)

Rheumatismusfluid von Braukmann & Cie. in Gelsenkirchen, ein Tee, der aus Blättern der schwarzen Johannisbeere besteht.

Rheumatismusheil von Dr. Schuhmacher in Berlin ist ein Gemisch aus Kaliumseife, Harz, Kampfer, Lorbeeröl, Ammoniak, fettem Öl, Alaun und Talg. (Bischoff.)

Rheumatismusmittel von Biester in Berlin sind Streukügelchen ohne spezifische Bestandteile. (Bischoff.) — von E. Francke in Berlin ist eine mit etwas Römisch-Kümmelöl versetzte konzentrierte Aloetinktur. (Bischoff.) — des Drogisten Dr. Löwenthal in Berlin bestehen I. in einer 4 prozentigen Lösung von salizylsaurem Natrium mit etwas Zuckersirup und II. in einer Einreibung aus Petroleum, fettem Öl, Terpentinöl und Bernsteinöl. (Bischoff.) — des Drogisten Felix Meyer in Berlin ist eine Mischung von Lindenblüten, Holunderblüten, Königskerzenblüten, Bärentraubenblättern, Sennesblättern, Buccoblättern, Bittersüßstengeln, Faulbaumrinde, Fenchel, Hauhechelwurzel, Süßholz, Sarsaparille, Altheewurzel und Liebstöckel. (Bischoff.) — von H. Roderwald in Magdeburg bestehen in zwei Einreibungen, I. einer Mischung von fetten Ölen mit stinkendem Tieröl und II. einer ähnlichen Mischung mit Salmiakgeist, dazu III. ein Gemisch von Schwefelnatrium mit Schwefeleisen zu Fußbädern. (Karlsr. Ortsges.-Rat.)

Rheumatismusöl von Carl Arndt in Bromberg enthält Benzoe in Vermischung mit Perubalsam, Pfefferminzöl, Thymianöl, Kampfer. — von Apotheker Grundmann in Berlin ist ein Gemisch aus Bilsenkrautöl, Kampferöl, Terpentinöl und etwas Chloroform. (Griebel.)

Rheumatismussalbe von H. Weber in Löhne in W. besteht anscheinend lediglich aus Pflanzenöl, Wachs und Paraffin. (Griebel.)

Rheumatismustee, Gebhardts, besteht aus Radix Liquiritae, Radix Ononidis, Radix Pimpinellae je 1 T., Lignum Guajaci, Lignum Sassafras, Lignum Quassiae je 2 T. und Folia Sennae 3 T.

Rheumatismustinktur von König ist eine Mischung aus fettem Öl, Kampfer, Terpentinöl, Senföl, Spiritus und Wasser.

Rheumatogen von A. L. Jacobi und Frau in Berlin ist ein wässeriger Auszug aus bitteren Vegetabilien, der u. a. Aloe und Rhabarber enthält.

Rheumatol, Liniment. Juniperi compositum, ist eine blaß hellgelb gefärbte Flüssigkeit, die sich in der Ruhe in zwei Schichten trennt. Die obere Schicht besteht aus Terpentinöl und die untere aus ca. 65%igem Weingeist und Ammoniak. (Pharm. Z.-H.)

Rheumella ist der Name für einen Saliterpin-Seifencreme des Laboratoriums Rheumella, Berlin SO. 36.

Rheumon, Papier Rheumon, von T. Paraskowich & Cie. in Wien, ist ein dem Gichtpapier ähnliches, bei Rheumatismus, Neuralgie usw. empfohlenes Präparat

Rheumopatseife und -tabletten s. Dr. Hoty.

Rhinole, Mittel gegen Schnupfen von Carl Wiedemann, Apotheker in Biel (Kanton Bern) ist ein mit Fuchsin schwach rosa gefärbtes und mit Veilchenparfüm aromatisiertes Glyzerin. (Stein und Bertschinger.)

Rhodalcid ist ein ungiftiges Rhodaneiweißpräparat in Tablettenform.

Rhoid der Zentral-Apotheke in Meran werden Hämorrhoidalzäpfchen genannt, die Kurkuma-Extrakt, Wismutsubgallat und Kakaofett enthalten.

Rhomnol wird in Frankreich eine aus der Thymusdrüse des Kalbes gewonnene Nukleinsäure genannt, die in Form von Pillen anstatt Lezithin oder Glyzerophosphaten empfohlen wird. Bezugsquelle: Dr. Leprince, Paris. — **Rhomnol-Ampullen** enthalten Natr. nucleinic. 0,05, Ag. dest. 1,0, außerdem eine Arsenverbindung. — **Rhomnol-Pillen** enthalten Acid. nucleinic. 0,05, Extr. compos. Maidis, Avenae, Tritici et Hordei q. s. für eine Pille. — **Rhomnolsaccharat** soll enthalten Acid. nucleinic. 0,1, Extr. compos. Maidis, Avenae, Tritici et Hordei 0,1, Saccharum 5,0 für eine granulierte Masse.

Rhusma, Enthaarungsmittel von Edm. Bühligen in Leipzig, ist ein Gemisch aus 2—3,0 Schwefelarsen und 15,0 gepulvertem Ätzkalk. (Hager.)

Riba, der Riba-Werke in Bremen, ein Eiweißnährpräparat, besteht hauptsächlich aus Albumosen, wenig Salz und geringen Mengen Extraktivstoffen, wie Purinbasen und Kreatinin. —

Riba-Malz ist ein Malzeiweißpräparat.

Richters Asthmatropfen bestehen aus Extr. Stramonii 0,1, Tinct. Digitalis 4,0, Aqu. Valerianae 30,0. (Avellis.)

Richters chemisches Kraftmehl für Schweine von Beier & Co. in Frankfurt a. M.: 15% Futterkalk, 30% Glaubersalz, 10% Natrium bicarbon., Umbelliferensamen, Eibischwurzel und andere Pflanzenpulver.

— **Kongopillen** enthalten nach Pharm. Ztg. medizinische Seife, Rhabarber, sowie die Extrakte von Aloe, Wermut, Kalmus und Rhabarber.

— **Loxapillen** bestehen nach Pharm. Ztg. aus Chininsulfat, Cinchonidin, Eibisch- und Enzianwurzel.

Dr. Richters Frühstückskräutertee, Entfettungstee, ist ein Teegemisch, in dem Flor. Cyani, Flor. Calendulae, Flor. Viol. tricoloris, Fol. Sennae und Thea nigra nachzuweisen waren.

— **Psednethanatos** (Schinnentod) ist eine alkoholhaltige, parfümierte und grün gefärbte Auflösung von Salizylsäure (etwa. 1,8%) und Chloralhydrat (etwa 2,0%). (Juckenack und Griebel.)

Richtero, ein Mittel zur Verhütung von Benzinexplosionen, besteht aus ölsaurer Magnesia. Fabrikant: Georg Porges in Hamburg.

Ricord-Tinktur gegen veraltete syphilitische Ausschläge von Fr. Schwarzlose in Berlin ist eine Salbe aus gelbem Wachs, Fett und Olivenöl. (Hager.)

Ricilan wird ein völlig gereinigtes aromatisches Rizinusöl genannt. Herst. Apoth. E. Rath, Frankfurt a. M.

Ricinutum ist ein als Schmiermittel gebrauchtes oxydiertes Öl.

Ricosan Dr. Assmann's eine Zusammensetzung aus Saccharum Lactis 90,0, Oleum Anis, 1,0, Veratrum album (1:100) 2,0, Foeniculum 1,0, Drosera rotundifolia 2,0, Alc. 4,0, dient gegen Keuchhusten, Katarrhe der Atmungsorgane sowie Asthma. Darsteller: Hindrichs & Co., Fabrik pharm. Präparate in Köln.

Riechplättchen von L. Legrand in Paris sind kleine, länglich viereckige Plättchen aus feinem gelblichem, porösem Steingut, welche mit Parfüm imprägniert sind.

Rieth's Säuglingsnahrung s. Crescat.

Rigolos Geheimmittel gegen Epilepsie soll nach folgender Vorschrift dargestellt werden: Rp. Rad. Paeoniae 30,0, Rad. Dictammi albi 22,5, Rad. Valerianae 22,5, Visci querni 22,5, Pulv. hb. Belladonnae, Pulv. rad. Belladonnae aa 50,4, Olei Cajeputi gutt. 120, Olei Valerianae gutt. 20, Olei Rutae gutt. 12. Je nach dem Alter 1—4mal täglich eine Messerspitze bis einen Teelöffel voll zu geben. (Wegen des Gehalts an Belladonna Vorsicht!)

Rimmels desinfizierende Flüssigkeit soll bestehen aus 20 T. Rosmarinöl, 5 T. Lavendelöl, 5 T. Tymianöl und 2 T. Salpetersäure. Es soll in Krankenzimmern zur Verdunstung gebracht werden.

Rinderpestmittel von Dr. G. Müller in Breslau war eine Latwerge aus Teer, Karbolsäure, Kohle, Kochsalz, aus den Samen von Doldenblüten, aus Enzian, Kalmus usw. (Hager.)

Rindviehpulver der Adler-Apotheke in Emmerich a. Rh. enthält in 100 Gewichtsteilen 66,34% kristallisiertes Glaubersalz, 13,13% (wasserfreies) kohlensaures Natrium, in Form von oberflächlich verwitterter Soda vorhanden, 14,63% Wasser, 3,9% Ziegelmehl und Sand, 2% Angelikawurzel. (U. Kreusler.)

Ringolin ist eine Zinkoxyd und Perubalsam enthaltende Paste mit Lebertran und Glyzerin. Sie wird zur Behandlung von Ausschlägen und Prurigo und als Salbengrundlage empfohlen. Aus dem Ringolin wird **Ringolin-Toilette-Creme** unter Zusatz von Duftstoffen hergestellt. Fabrikant: Industria, G. m. b. H. in Köln, Hansaring 133.

Rino-Creme, ein kosmetisches Mittel von Richard Schubert & Co. in Weinböhla-Dresden, war eine stark parfümierte, vorwiegend aus Lanolin, fettem Öl und Wasser bestehende Salbe, in der außerdem noch sehr geringe Mengen von Borsäure nachgewiesen werden konnten.

Rino-Mundwasser-Tabletten zur Reinigung und Erhaltung der Zähne, bestehen aus doppelt kohlensaurem Natron, Weinsäure und Menthol. (Röhrig.)

Rino-Salbe besteht aus 15 g Wachs, 15 g Naftalin, 20 g Walrat, 5 g Benzoefett, 5 g venezianischem Terpentin, 5 g Kampferpflaster, 5 g Perubalsam, 30 g Eigelb und 0,5 g Chrysarobin. Die Salbe wird gegen Flechten, Geschwüre und Wunden empfohlen. Fabrikant: Richard Schubert & Co. in Weinböhla-Dresden. Rino-Salbe besteht nach Mannich u. Kroll aus einer ziemlich harten, vermutlich wachshaltigen Salbengrundlage, die als weitere Bestandteile Terpentin und Eigelb, sowie 1% Borsäure und 0,3% Salizylsäure enthält. Das als Bestandteil angegebene Wismutsubgallat konnte nicht nachgewiesen werden.

Riopan ist ein Ipecacuanha-Präparat. Es enthält die Ipecacuanha-Alkaloide in Form ihrer salzsauren Salze in einer Konzentration von 50%. Daneben sind auch die therapeutisch mehr oder minder indifferenten Inhaltsstoffe, namentlich die sogenannt Ipecacuanhasäure im Riopan enthalten. Im Handel als Pulver, wie auch in Tabletten zu 0,001 Ipecac-Alkaloide. Herst. Dr. Heinr. Byk, Lehnitz-Berlin.

Rippsche Heilsalbe gegen Schuppenflechte, Bartflechte, skrophulöse Hautausschläge, offene Beine etc. stellt ein Gemisch von
Terpentin, Eigelb, Paraffin, Wachs, essigsaurer Tonerde, Perubalsam, Borsäure, Salizylsäure und Riechstoffen dar. (Beythien.)

Ristin, ein Antiscabiosum, ist der Monobenzoesäureester des
Äthylenglykols in 25 prozentiger alkoholischer, mit Glyzerin
versetzter Lösung. Herst.: Elberfelder Farbenfabriken vorm.
Fr. Bayer & Co., Elberfeld.

Rißzement siehe Ciment.

Rixolin von Reisberger in München, angeblich künstliches Terpentinöl, soll ein Gemisch von Petroleum mit Kampferöl sein.

Rizon ist ein mit Talkum und Zinkoxyd versetzter, mit Rosenöl
parfümierter Reispuder.

Roachs Sea-Sickness Draugh, ein Geheimmittel gegen Seekrankheit, ist eine wasserklare Flüssigkeit von süßem Geschmack und
vom Geruch des Orangenblütenwassers. Das spez. Gewicht beträgt 1,0465, die Reaktion ist neutral. — Es soll eine Lösung von
2,8% Chloralhydrat in Aqua florum aurantii sein. (Bertram.)

Robigin, ein Mittel zur Entfernung von Rostflecken aus Wäsche
besteht aus 4 Oxalsäure, 16 Salzsäure und 80 Wasser.

Robin-Zwieback enthält Milcheiweiß und wird als Kraftnahrung
empfohlen.

Roborantium von Grolich, Mittel gegen Kahlköpfigkeit, ist
verdünnte Eau de Cologne mit etwas Glyzerin. (Bischoff.)

— Haarwuchs- und Barterzeugungsmittel des Haararztes Dr.
J. Pinkas in Brünn ist ein mit Salpetersäureäther, Essigäther,
Liquidambar, Rosenwasser und Spuren Nelkenöl parfümierter
und spurenweise mit Glyzerin versetzter mäßig starker Spiritus.
(Gawalowski.)

Roborat, aus Getreideeiweiß dargestelltes Kräftigungsmittel mit
1% Lezithin.

Roborin-Kraftfutter von Dietrich & Cie in Berlin, D. R. P.
Nr. 115 544 u. 124 680, ist Melassefutter aus Weizen, Kartoffel-
pülpe unter Zusatz getrockneten Blutes. (Unters.-Amt Breslau,
Hildesheim und Möckern.)

Robosto, ein Mittel gegen Impotenz und dergleichen von W. A.
Mahnken in Berlin, besteht aus abgeteilten Pulvern von 1,5
bis 1,9 g Gewicht, die sich als ein Gemenge von Magermilchpulver mit geringen Mengen Hämoglobin erwiesen.

Roboszucker, von den Lingner-Werken A.-G. in Dresden als
Ersatzmittel für Hafer zu Fütterungszwecken empfohlen, enthält 80% Rohrzucker und 20% „Robos", welches ein aus dem
Blut der Schlachttiere gewonnener Eiweißkörper sein soll. Nach
den Ergebnissen der auf Veranlassung der Königl. Tierärztlichen

Hochschule in Dresden mit Pferden angestellten Fütterungs-
versuche nehmen die das Haferersatzpräparat gut auf, vertragen
es gut und bleiben dabei arbeitsfähig.

Roburogen, Nervennahrung, besteht im wesentlichen aus Trockenmilch mit etwa 2% Lezithin. Daß das Pulver auch Pepsin, Diastase und Malzzucker enthält, ist nicht ausgeschlossen, die Analyse gibt hierfür keinen bestimmten Anhalt. (Röhrig.)

Rocco-Pflaster gegen Rheumatismus: Ätherextrakt von 30,0
spanischem Pfeffer mit 30,0 Veilchenpulver, 20,0 Dammarharz,
20,0 Kautschuk, 20,0 Kolophonium, 10,0 Weihrauch kunstgerecht
zum Pflaster gemischt und auf Leinwand gestrichen.

Rhodalzid, der Chem. Fabrik Reisholz bei Düsseldorf, Mittel
gegen Caries und Schleimhauterkrankungen, ist ein Rhodaneiweißpräparat.

Rodentil-Präparate sind haltbare Rattenpest- und Mäusetyphus-
Kulturen des Instituts Kolibabe in Dresden, welche sich zur Vertilgung von Ratten und Mäusen sehr gut bewährt haben sollen.

Rodinal, ein photographischer Entwickler, ist eine Lösung von
Paramidophenolchlorhydrat.

Roglin, von Rohlmann & Cie. in Berlin W. 29, für „schwache
Männer" empfohlen, ist ein aromatisiertes Gemisch aus an einen
Eiweißkörper gebundenem Lezithin, Fett, Zucker, Stärke und
Kakao, also dem Fortisin (siehe dieses) ganz ähnlich. (Zernik.)

Rohrsirup, als Ersatz für Schneckensaft oder Fuchslungensaft
und als Mittel gegen Husten und Verschleimung der Kinder angepriesen, besteht aus einer Auflösung von 25 g Zucker in 25 g
Wasser. (Beythien.)

Romal, Karmelitergeist, besteht aus Spir. Meliss. comp. (Röhrig.)

Romanxan, ein Nährpräparat von Dr. W. Wolf & Co. in Elberfeld,
soll aus Protalbumosen des Milcheiweiß, Metaphosphorsäure und
Eisensalzen hergestellt werden.

Romarin ist ein Haarwasser, das alkoholfrei sein und dabei genügend Fett enthalten soll. Fabrikant: Dr R. Jeschke & Co.,
Berlin W.

Roncegno-Pillen siehe Guttmanns R.-P.

Rongoasalbe gegen Flechten etc., enthält: 2,5 Extract. Sophorae
tetropterae, 30,0 Lanolin, 25,0 Vaseline weiß, 2,5 Borsäure, 2,5
Rosenwasser, 0,3 Perubalsam.

Roob Boyveau Laffecteur entspricht dem Sirup. Sarsaparill.
comp.

— Laffecteur de Girandeau de St. Gervais entspricht einem
dünnen Sirup. Sarsaparill. comp., in welchem auf 100 T. ca. 20 T.
Fliedermus und 10 T. Wacholderbeermus gelöst sind.

Rosein ist eine Legierung von Nickel, Silber, Aluminium und Zinn.

Roseline, Fleischkouleur von L. H. Rose in Hamburg-Uhlenhorst, besteht aus 25,o rotem Karminlack, 20,o krist. Borsäure und 850,o Wasser. (Polenske.)

Rosella-Shampoo-Powder ist aus Seifenpulver und Borax zusammengesetzt.

Rosenbalsam von Rudolph Gohl in Berlin gegen schlimme Brust der Wöchnerinnen und offene Wunden ist schwarzes Mutterpflaster mit wenig Wachszusatz. (Hager.)

Rosenmilch, orientalische, ist eine Aufschwemmung von Zinkoxyd und Cochenille in mit Rosenöl parfümiertem Glyzerin. (Wiener Stadtphysikat.)

Rosen- und Wundpflaster, Christs, ist Empl. fusc. camph. mit 3% Bernstein, 1% gebranntem Alaun und 5% Perubalsam.

Rostfleckzerstörer, Frühaufs, von Otto Richter & Co., besteht aus Oxalsäure und oxalsaurem Kalium in Stangenform, mit Anilin schwach rosa gefärbt, mit Stanniol umhüllt und in rotes Papier gewickelt. (Quenzel.)

Rostschutzmittel von Bechert wird aus Kautschuk und den aus Braunkohlen, Torf und anderen bituminösen Stoffen erhaltenen Rohölen, die nochmals destilliert werden, hergestellt; die dicke Masse wird dann mit Vulkanöl bearbeitet, und so eine klare fadenziehende Flüssigkeit erhalten, welche auf die Metallplatten mittelst Flanells aufgerieben wird.

Rostschutzvaselin wird ein von H. Hauptner-Berlin in den Verkehr gebrachtes keim- und säurefreies Vaselin genannt, das vornehmlich zum Einfetten ärztlicher Instrumente dienen soll.

Rotlaufeinreibung siehe Einreibung.

Rotlaufmittel von dem Apoth. M. Fuchs in Mohrungen ist eine Mischung von holzessigsaurem Eisen- und Holzteer. (Lohmann.)

— für Schweine von Tierarzt Hediger besteht vorherrschend aus Foenum Graecum, daneben enthält es 30,8% Mineralsubstanzen, wie Kreide, Sand und Tonerde. (Berner Kantonchemiker.)

Rotlaufsalbe A. Leberechts von Herm. Musche soll aus Wachs, Fett und Pech bestehen.

Rotlaufschutz von Ad. Haugk in Gnadenberg i. Schl. ist ein Auszug von indifferenten Vegetabilien, Arnika- óder Angelicawurzel mit 35prozentigem Alkohol. (O. Richter.)

Rotlauftinktur A. Leberechts von Herm. Musche in Magdeburg soll ein Auszug aus Agosturarinde mit Campeche- oder Pernambukholzzusatz sein.

Rotterin, ein Antiseptikum nach Stabsarzt Dr. Rotter, besteht aus 6 T. sulfokarbolsaurem Zink, 6 T. Chlorzink, 4 T. Borsäure, 1 T. Salizylsäure, 0,1 T. Zitronensäure und 0,1 Thymol.

Rotweinfarbe von Delvendahl & Küntzel in Berlin enthält im wesentlichen rosanilinsulfosaures Natrium. (Polenske.)

— **zu Medoc,** giftfrei, von Schimmel & Co. in Leipzig, ist eine Persikotinktur. (Medicus.)

Rotzkrankheit-Mittel: I. Ammoniac. dep. 300,o, Stibium sulfuratum aurantiacum 40,o, Hepar Antimonii 300,o, Sulfur sublimatum 150,o, Asa foetida 200,o, Radix Gentianae 400,o, Extractum Taraxaci soviel als hinreicht, um eine Pillenmasse zu bilden, aus welcher 44 Pillen geformt werden. Morgens und abends zwei Stück bei guter Nahrung. — II. Ammoniac. depuratum 250,o, Stibium sulfuratum nigrum 300,o, Sulfur sublimatum 250,o, Asa foetida 200,o, Semen Phellandrii, Radix Gentianae, Fruct. Juniperi je 200,o. Morgens und abends 30,o unter das Futter getan und 4—6 Wochen anhaltend gebraucht. (Büchner.)

Rotzkrankheit-Präservativ ist ein Pulver aus je 2 T. Sem. Foenugraec., Summ. Sabinae und Fruct. Juniperi, 8 T. Stibium sulfuratum nigrum und 3 T. Kal. carbon. (Büchner.)

Roup-Pillen siehe Darm-Pillen.

Royal Embrocation, Elimans, besteht aus 1 T. Ätzkali, 13 T. venezianischer Seife, 24 T. Terpentinöl, 18 T. Thymianöl, 6 T. Bernsteinöl und 700 T. Wasser.

Royal Windsor Perfectionné, Mittel gegen den Haarschwund, besteht aus Wasser 59,005 %, suspendiertem Schwefel 14,250%, Glyzerin und organischer Substanz (Färbemittel) 26,605%, Mineralbestandteilen 0,140%. (Nachr. f. Zollst.)

Rubiacithin, Ha-ta-na-Tabletten, ein Mittel gegen Impotenz und dergl. von Apotheker Kaesbach in Zaborze, sind braune Tabletten, die im wesentlichen aus Kakaopulver, Zucker, Eiweiß, Lezithin, Muira puama-Extrakt, Yohimbin und Vanillin bestehen. Der Gehalt einer Tablette an Lezithin beträgt rund 0,11 g, der an Yohimbin etwa 0,001 g.

Rubiacitol von Th. Hille in Berlin SW. 11 als „hervorragendes Kräftigungsmittel bei sexueller Neurasthenie und allen sonstigen Erkrankungen des Nervensystems" empfohlen, enthält Lezithin (0,07 g pro Pastille), Yohimbin in schwankender Menge (0 bis 4,4 mg pro dosi), Kakao, Eiweiß und Zucker. (Mannich und Schwedes.)

Rubro-Carnit siehe Carnit.

Rubrolin-Dauerwurstsalz. In 100 g wurden gefunden: 53,5 g Salmiak und 45,2 Salpeter.

Rückenmarkleiden - Heilmittel von Dr. Hartmann, Wien I Lobkowitzplatz 11, besteht in vier Medikamenten. I. Einreibung: Parfümierter Seifenspiritus. II. Tropfen: Äpfelsaure Eisentinktur und aromatische Tinktur gleiche Teile. III. Pulver zum Einnehmen: Bromkalium. IV. Badepulver: Doppeltkohlensaures

Natrium mit einem eisenhaltigen Farbstoff. (Karlsr. Ortsges.-Rat.)

Ruhligs Heilstein zum Heilen von Wunden: Zusammengeschmolzene Masse aus Alaun, Eisenvitriol und etwas Kupfervitriol.

— **Zahntropfen;** Ungleichförmige Mischung, die Kampfer, flüchtige ätherische Öle, Alkohol und Ammoniak enthält.

Ruhsams Kindersalbe enthält außer der Salbengrundlage (Adeps benzoatus) im wesentlichen Zinkoxyd, Borsäure und Vanillin. (Behre.)

Rumfacon von Delvendahl & Küntzel in Berlin ist eine rötlich braune, sauer reagierende, nach Rumäther riechende alkoholische Flüssigkeit von 0,906 spez. Gew. bei 15o, im Liter enthaltend 0,12 Ameisensäureäthyläther, 10,35 Extrakt, bestehend aus 5,88 Traubenzucker, 1,74 Rohrzucker und 0,106 eisenreiche Asche. Der Alkoholgehalt betrug 64,54 Volumprozente mit kaum nachweisbarem Gehalt an Fuselöl. (Polenske.)

Runges Gasstoff ist wahrscheinlich nichts weiter als ein gutes Leuchtbenzin. (Spehr.)

Russensalbe der Chem. Fabrik Helfenberg A.G. in Helfenberg, gegen Ungeziefer empfohlen, enthält Naftalin, Formaldehyd, Anis- und Fenchelöl.

Russisch-Bitter-Kamillengeist aus Wien ist ein weingeistiger Auszug von Kamillen, Ingwer und Rhabarber. (Innhauser.)

Russisches Sthenosina Orel, Sthenosine russe de Orel, als Nerventonikum von H. Lamarque & Cie. in Paris empfohlen, ist wahrscheinlich ein Gemisch aus stärkemehlhaltiger Pasta Guarana mit Calciumglycerophosphat und Rohrzucker. (Zernik und Kuhn.)

Russol, eine Gichteinreibung, enthielt Capsicin, Colchicin, Chloroform, Senfspiritus und Salizylmethylester.

Russolin gegen Russenkäfer stellt gewöhnliches Insektenpulver vor. (Pharm.-Ztg.)

Rust preventive Composition von Jones & Co. in Sheffield, Schutzmittel gegen Rost, ist eine Komposition aus Wachs, Fett, Terpentin und geringen Mengen von Eisenoxyd.

Sabina-Dragees bestehen aus zu Pastillen geformten, grob gepulverten dragierten römischen Kamillen.

Sacarbolate, dient zum Desinfizieren und Reinigen von Eisenbahn- und Straßenbahnwagen. Sie besteht (Zeitschr. f. Zollw. u. Reichsst.) aus einer Emulsion von Wasser, Seife und Teerölen, ist also ähnlich dem Kreolin zusammengesetzt.

Saccharin-Mundwasser: Saccharin 2,o, Spir. 200,o, Ol. Menth. gtts. X. — Anderer Provenenz: Acid. salicyl. 6,o, Saccharin 1,5, Natr. bic. 1,5, Aqua colon. ad 300.

Saccharin-Benzoe-Mundwasser: Saccharin 2,5, Acid. bnz. 3,0, Tinct. Ratanh. 15,0, Alkohol 100,0, Ol. Menth. pip., Ol. Cinnam. aa 0,5 (**Miller.**)

Saccharosolvol ist ein Salizylsäure enthaltendes Organpräparat aus Rückenmarksubstanz.

Sachet a l'Héliotrope von Piesse ist ein grobes Pulves bestehend aus 200,0 Rhiz. Irid., 100,0 Flor. Rosae centifol., 50,0 Fab. Tonka, 25,0 Vanill., 1,0 Mosch., 0,1 Ol. Amygd. amar.

Safe Cure Medicines, Warners, sind **Safe Kidney Cure** für Nieren-, Blasen- und Leberleiden, **Safe Pills, Safe Nervine, Safe Diabetes Cure, Safe Rheumatic Cure, Safe Yeast and Tippecanoe** für Dyspepsie, Malaria und Schwindsucht. — Die **Safe Kidney Cure** ist eine braune Flüssigkeit in flachen Flaschen zu 500,0 Inhalt, welche ein Infusum von etwa 30,0 Fol. Hepatic. trilob. und vielleicht noch von den Blättern von Gaultheria procumbens darstellt, in welchem nahezu 15,0 Kalisalpeter, 45,0 Glyzerin, 60,0 Alkohol und etwas Wintergreenöl gelöst sind. (**Stearn.**)

Safe Cure, Warners, enthält nach Angabe des Fabrikanten virg. Wolfsfußkraut 20,0, Edelleberkraut 15,0, Gaultheria-Extr. 0,5, Kalisalpeter 2,5, Weingeist 80,0, Glyzerin 40,0, dest. Wasser 175,0. — Goldmann fand in 100 T. Glyzerin 5,2, Alkohol 7, Kaliumnitrat 4,7, Extrakt 1,2 T. Das letztere zeigte die Eigenschaften von Extr. Liquirit. Ob statt dessen der Auszug der Blätter von Anemone hepatic. oder triloba beteiligt ist, läßt sich nicht entscheiden. Parfümiert ist die Salpeterarznei mit Wintergrünöl. — **Safe Pills,** Warners, sind Pillen aus Aloe, medizinischer Seife, Altheepulver und Süßholzextrakt; dieselben enthalten 4,72% Feuchtigkeit, 25,49% Rohrzucker, 12,53% Stärkemehl und einzelne Pflanzengewebteile, 58,02 harzige (aloehaltige) Bestandteile. Jede Pille enthält im Durchschnitt 0,12 g Aloe.

Sagradabohnen von C. Stephan. Dresden, sind Dragées, die je 0 5 g Cascara-Sagrada-Extrakt enthalten und mit Kakao überzogen sind.

Sagrotan, ein wasserlösliches Desinfektionsmittel, besteht aus einem in Seife gelösten Gemisch aus Chlorxylenol und Chlorkresol bezw. Grotan, das die doppelte Wirksamkeit besitzt, als die Summe der beiden chemischen Komponenten. Nach Schottelius ist das relativ ungiftige Sagrotan dem Lysol um fast das doppelte, der Kresolseife nahezu um das dreifache überlegen. (Arch. f. Hygiene.)

Saladinkaffee von C. P. Schwing in Barmen ist ein patentiertes Kaffeesurrogat, in der Weise bereitet daß Mais 4—5 Tage lang warmen Dämpfen von ca 60o ausgesetzt wird, dann bei beginnender Keimung getrocknet und schließlich geröstet wird.

Salbe des Abbé Du Bec ist Unguentum basilicum.

Salbe des Abbé Pipon entspricht dem Unguentum basilicum.

— **gelbe,** von Delort, entspricht dem Unguentum flavum.

— **gegen Beinwunden** von Brüning enthält 75% Bleikarbonat und Bleiwasser und 25% Fett. (L. van Itallie.)

— **gegen Fallsucht,** von Frau F. Dozfay in Pest besteht aus 32% Zucker, 68% gekochtem Bilsenkrautöl, parfümiert mit etwas Zitronenöl. Preis *M.* 100 (Molnar).

— **gegen Hautausschlag** des Drogisten Naedgeler in Berlin ist eine Chrysarobinsalbe. (Bischoff.)

— **gegen Schorfbeine** besteht aus Talg, Phenol und Schwefel. (Pharm. Ztg.)

— **gegen Spath der Pferde** vom Tierarzt Ernst aus Halle enthält 0,5 Sublimat, 0,2 Knochenkohle, 0,6 Jodkalium in 7,5 Cantharidensalbe. (Hager.) — Jodquecksilber 0,6, Cantharidensalbe 0,6, Schweinefett 4,0. (Merk.)

— von Holloway wird bereitet aus 10 T. Cera flava, 10 T. Cera alba, 25 T. Resin. Pini alba, 50 T. Adeps suillus und 75 T. Ol. Olivar. — Ein Gemisch von 125 T. Cera alba, 30 T. Cera flava, 30 T. Terebinthina, 250 T. Resina alba, 30 T. Cetaceum, 500 T. Adeps, 625 T. Ol. Olivar. (Dorvault.)

— Schlumbergers besteht aus je 4 T. gevulvertem Wermutkraut und Kalmusrhizom und 1 T. gepulvertem roten Sandelholz mit 40 T. Schweineschmalz.

Sal electro-chemicus zu den elektro-chemischen Bädern besteht aus 500,0 trockenem kohlensaurem Natrium, 100,0 Chlornatrium, 20,0 phosphorsaurem Natrium, je 10,0 trockenem schwefelsaurem Natrium und Borax, je 2,0 Bromkalium, Jodkalium und Eisenvitriol, 1,0 Rosmarinöl, 1,0 Thymianöl und 0,5 Lavendelöl.

Salforkose, ein Ungeziefermittel, besteht aus Schwefelkohlenstoff, Formaldehyd und zwei nicht näher bezeichneten Stoffen, die lediglich die Feuergefährlichkeit des Schwefelkohlenstoffs herabmindern sollen. (Pharm. Ztg.)

Sal Grégory besteht aus salzsaurem Morphium und salzsaurem Kodein.

Sal Hepatica enthält Magnes. und Natriumsulfat, sowie Lithium- und Natriumphosphat. Es wird hergestellt von Bristol Meyers Co. Ltd., Brooklyn N. Y. U. S. A. (Depot: Löwen-Apotheke, Dresden-N., Pharmacie St. Martin, Vevey). (Pharm. Ztg.)

Salicol nennt die Firma Dr. M. Weitemeyer in Erfurt und München ihre mit Pfefferminzspiritus besprengten Acetylsalicylsäuretabletten.

Salimentholsalbe (Samol) besteht zu 15% aus Salimenthol (einer Verbindung der Salizylsäure mit Menthol) und einer resorbierbaren Fettgrundlage.

Salimentholtabletten bestehen aus einer Grundmasse aus Magnes. carbonic. und Zucker und je 0,25 g Salimenthol.

Sali-Neol, von C. Boer in Berlin, ein Antirheumatikum zur äußerlichen Anwendung, enthält Menthol, Capsicum-Chloroform und eine Seifensalbe.

Salinofer von M. Hellwig in Berlin ist ein Kochsalz enthaltender Hautcreme.

Salixtee gegen Gallensteine ist geschnittene Weidenrinde. (Röhrig.)

Salogen ist ein eisenhaltiges Mutterlaugen-Badesalz.

Salrado compound, der To-Kalon-Ges. in Paris (über diese siehe unter Livola) ein als Tonikum empfohlenes Präparat, besteht aus Extract. Cascar. sagr., Extr. Gentianae, Coffein. citric., Lithium citric. und Natr. bicarb. (Pharm. Ztg.)

Salseparilla of Bristoll ist ein Gemisch von Sirup. Sarsaparill. comp. mit Selzerwasser, aromatisiert mit Gaultheriaöl.

Salsepareille-Cambresy von Apoth. Cambresy in Luik gegen Krankheiten der Geschlechtsorgane, besteht aus einem Dekok'' von Sarsaparille und Sassafras mit einem Zusatz von Jodkalium und etwas Spiritus.

Saltarin, Reichel's, ein Blutreinigungspulver, besteht aus 10,o Magnesiumsulfat 52,oNatriumsulfat,1,6Kaliumsulfat, 28,o Natriumbicarbonat, 13,o Natriumchlorid, 0,2 Lithiumkarbonat und 7,o Kalziumphosphat. (Pharm. Ztg.)

Salubrine, ein Desinfektionsmittel, besteht aus Tafeln von rohem Naphthalin, die mit etwas Nitrobenzol parfümiert sind. (Schaffer.)

— von Ch. Perrot in Genf, Konservierungsmittel, existiert in 3 Arten: 1. **Salubrine culinaire** für Nahrungsmittel im allgemeinen, bestehend aus 58,40% Salizylsäure, 40,70% Kochsalz, 0,90% Feuchtigkeit. II. **Salubrine Oenosote** für Wein, Bier, Zider und alle gegorenén Getränke enthält 80,20% Salizylsäure, 18,70% Weinstein, 1,10% Feuchtigkeit. III **Salubrine Saccharosote** für alle zuckerhaltigen Flüssigkeiten ist zusammengesetzt aus 69,8% Salizylsäure, 28,10% Weinstein, 2,1% Feuchtigkeit. (Schädler.)

Salud der Waren-Zentrale, G. m. b. H., Leipzig, Antidiarrhoicum und Darmantisepticum, Heilmittel bei Kälberruhr, besteht aus ca. 15% Salizylsäure mit Tannalbin. (Röhrig.)
— wird auch eine englische Spezialität gegen Harnkrankheiten, genannt, die das Fluidextrakt aus Jacaranda lancifolia sein soll.

Saluderma, eine medizinische Seife von salbenartiger Beschaffenheit, enthält rund 35% Natronseife, rund 32% Wasser, etwa 22% Mineralbestandteile von der Zusammensetzung des natürlichen Kalksteins, 2 % Glyzerin, 3—4% Kohlenwasserstoffe und 5,6 bezw. (in der schwächeren Form) 3% esterartige Stoffe von cinnameinähnlichem Charakter. (Mannich u. Schwedes.)

Salus-Kräuterwein siehe Kräuterwein.

Salvamento, ein Mittel gegen Kälberruhr und Durchfall der Ferkel, besteht aus einer trüben, rotbraunen Flüssigkeit von bittermandelähnlichem Geruch und zusammenziehendem Geschmack. Die Analyse ergab folgende Bestandteile: Gerbstoff, ein roter Farbstoff (vermutlich aus der Ratanhiawurzel), reduzierende Stoffe, harzartige Stoffe, Alkohol, Wasser und Spuren von Zyanwasserstoff. (Aufrecht.)

Salviol ist eine weingeistige Essenz aus Salbeiextrakt, Ratanha, Salol und Glyzerin. Anwendung: bei Kehlkopf-, Hals- und Mundkrankheiten zum Gurgeln. Fabrikant: Engelapotheke in Mühlheim a. Ruhr.

Salycodin-Tabletten eine Zubereitung aus Acetylsalicylsäure mit wenig Menthol und Kodein und mit Karmin gefärbt, sollen Aspirin ersetzen. Apothekergenossenschaft von Hamburg.

Salz, neues, für Gerber, ist Chlorbaryum.

Salzseife von Ackermann gegen allerlei Hautübel ist eine aromatisierte und mit Kochsalz versetzte Seife.

Salztinktur, Tinct. salina der Königseer Olitätenhändler besteht aus $1\frac{1}{2}$ l Spießglanztinktur, 1 l Hölzertinktur, je 15,0 Bernsteinöl und Sassafrasöl, 8,0 Perubalsam. (Richter.)

Samariter, Universallikör Dr. Hufnagels von E. Kreplin in Lehrte besteht aus 25,0 Weingeist, 16,0 Zucker, 161,0 Wasser und einem Auszug aus Galgant und Zitwerwurzel nebst rotem Fruchtsaft. (Hager.)

Samol siehe Salimentholsalbe.

Samura siehe Haas' japanischer Tee.

Sana ist ein der Margarine ähnlicher Butterersatz, bei welchem die Verbutterung der Fette durch Mandelmilch geschieht.

Sanocalcin von Goedecke & Co. in Leipzig ist Kalziumlaktophosphat und Kalziumglyzerophosphat in molekularem Verhältnis. Zur subkutanen Injektion in Ampullen in wässeriger Lösung a 0,01 g Sanocalcin und in Kombinationen mit Tuberculin und Sera im Handel, für den inneren Gebrauch in Pulver- und Tablettenform.

Sanagynol, mit dem seit langem bekannten Mittel Boral identisch, besteht aus Alumin. boro-tartaricum. (Behre.)

Sanarhin ist der Name eines Heuschnupfenmittels in Salbenform.

Sanarthrit „Heilner" ist ein aus Kälbern gewonnenes Knorpel-Extrakt und dient zur intravenösen Behandlung von Gicht und anderen chronischen Gelenkentzündungen. Darsteller: Chemisch-pharmazeutische Fabrik Luitpoldwerk in München.

Sanasklerose der Engelapotheke in Berlin sind Lezithinalbumin, Kaliumjodid und Nährsalz enthaltende Tabletten.

Sanativ enthält 0,9% an Zitronensäure gebundenes Eisen, 10% Zitronensäure, neben Zucker und ganz geringen Mengen Menthol oder Pfefferminzöl. (Mannich u. Kroll.)

Sanatogen, von Bauer & Co. in Berlin als Roborans empfohlen, besteht im wesentlichen aus Milchkasein mit etwas glyzerinphosphorsaurem Natrium.

Sanatol, ein Desinfektionsmittel, besteht im wesentlichen aus einer wässerigen Lösung von Sulfonsäuren des Steinkohlenteerkreosots mit zirka 60% Wasser. (Schaffer.)

Sanct-Jacobsöl von A. Vogeler & Co. in Baltimore gegen Rheumatismus usw. ist eine Auflösung von je 1 T. Kampfer, Äther, Dostenöl, 2 T. Terpentinöl, $+$ T. Catechu in der nötigen Menge Alkohol. (W. Wymann.)

Sanct-Jacobstropfen von O. Alberts in Berlin sind ein spirituöser Auszug indifferenter Pflanzenstoffe mit etwas Rhabarbertinktur. (Bischoff.)

Sandmandelkleie von W. Kirchmann in Ottensen-Hamburg besteht aus je 24,0 Kleie von süßen Mandeln und Weizenmehl, je 10,0 Boraxpulver und Glyzerin, 5,0 Veilchenwurelpulver, 25,0 Kieselgur, und 2,0 Specksteinpulver.

Sango-Milch enthält 0,746% Asche mit nur 0,001% Eisen, hatte sonach vor gewöhnlicher Milch keinerlei Vorzüge. (Beythien.)

Sanguforin, ein flüssiges Eisenpräparat, ist aus reinem Eisenoxyd mit Zitronensäure hergestellt und enthält etwa 1 p. c. metallisches Eisen. Hersteller: Dr. Praetorius & Co. in Breslau.

Sanjana-Heilmethode ist der Name eines angeblich von einem Miquel Sanjana erfundenen Heilverfahrens, dem durch eine in Egham in England bestehende Gesellschaft, Sanjana-Company allerwärts Eingang verschafft werden soll. Zwei solcher Mittel gegen Schwäche des Nervensyystems, speziell der zentralen Teile Gehirn und Rückenmark, waren zwei Flüssigkeiten, die eine ein mit Chloroform parfümierter wässeriger Auszug von Faulbaumrinde, die andere eine mit Bittermandelöl aromatisierte Lösung von Bromammonium und Bromnatrium. (Karlsr. Ortsges.-Rat.) — **Nr. V** sind 196,7 g einer weingelben, klaren Flüssigkeit von salzig bitterem Geschmack, schwach weinigem Geruch, von neutraler Reaktion und 1,0357 spez. Gew., in 100 T. enthaltend 3,89 Alkohol, 3,05 Bromnatrium, 3,25 Bromammonium, 0,06 Chinin, 0,05 Farbstoff und 89,7 Wasser. — **Nr. VII** sind 212,9 g einer rotbraun gefärbten, trüben Flüssigkeit von 1,0120 spez. Gew., bittersüßem Geschmack und spirituösem Geruch.

in 100 T. enthaltend 10,31 Alkohol, 4,68 Zucker, 3,21 frangulinhaltiges Extrakt, 0,09 Mineralbestandteile, 81,71 Wasser, so daß sie als ein mit Alkohol und Zucker vermischter wässeriger Auszug der Faulbaumrinde (1 : 10) bezeichnet werden kann.

Sanidkapseln gegen Harnröhrenleiden, ovale Gelatinekapseln mit Ol. Santali, Salol, Cubeben und Terpinol gefüllt. (Röhrig.)

Sanitas, ein englisches Antiseptikum, soll Terpentinöl und Wasserstoffsuperoxyd enthaltendes Wasser sein; dasselbe wird hergestellt, indem man Luft durch ein Gemisch von Wasser und Terpentinöl leitet. — **Sanitas** wird auch eine 8 prozentige Albarginlösung genannt.

Sanitäts-Zigarren von Schenkers in Berlin, attestiert von Dr. Ippel, sind gewöhnliche Zigarren mit Salmiaklösung besprengt. (Hager.)

Sanitol-Kapseln sind Gelatinekapseln, die je 0,5 Copaivabalsam enthalten sollten. Der Inhalt der Kapseln bestand jedoch vorwiegend aus Gurjunbalsam. (Griebel.)

Sanitor. Die Füllung dieses in Bedürfnisanstalten aufgehängten sog. Desinfektionsapparates soll aus einem aromatisierten Mineralöle ohne irgend welche desinfizierende Stoffe bestehen.

Sannonstäbchen gegen Harnröhrenleiden von Jankes Laboratorium in Altona enthalten Borozinco-mangan. alumin. an Gelatinegummi gebunden.

Sano-Kakao und Sano-Maltin nach Dr. Kofend stellen feine, rotbraune Pulver von Kakaogeruch dar, die Kakao und Maltose enthalten.

Sanol, ein Antiseptikum, soll eine Mischung von Fichtenextrakt mi Formaldehyd sein.

Sanonervin der Gesellschaft für Körperkultur m. b. H. in Berlin, enthält in den schwarzen Pastillen im wesentlichen Kochsalz, phosphorsaure und schwefelsaure Alkalisalze sowie Hülsenfrüchtestärke. Hauptbestandteile der rosagefärbten Pastillen sind Eiweißstoffe und Getreidestärke. Der Ortsgesundheitsrat zu Karlsruhe warnte vor diesem Präparat.

Sanosal ist ein Brausegemisch, das außer einem Geschmacksverbesserer die Bestandteile ungarischer Bitterwässer enthält. Fabrikant: Pelikan-Apotheke in Berlin W, Leipzigerstr.

Sanotal, ein Mittel gegen Gonorrhoe aus der Chem.-Pharm. Fabrik „Medico" in Berlin, sind Gelatinekapseln mit Kopaivabalsam, der aber durch Zusatz von fettem Öl verfälscht war. (Pharm. Ztg.)

Sansa, ein Fälschungsmittel für gemahlenen Pfeffer, besteht nach Haupt aus gemahlenen Olivenkernen.

Sansilla, ein Gurgelwasser zur Vorbeuge gegen Grippe, ist eine Solutio Aluminii et Calcii chlorici mentholata. Darsteller: Hausmann A.-G. in St. Gallen.

Santa-Flora Felkes s. Felke.

Santa Lucia, ein Mittel gegen Asthma, ist ein flüssiges tierisches Fett (Murmeltierfett).

Santal-Funck, von E. Funck in Radebeul, Gelatineperlen, je 0,25 g eines Gemisches aus 90% Santalol und 10% Salol enthaltend.

— **Groetzner** der Hof-Apotheke zu München, 50 Perlen enthalten 14,0 Santelöl, 3,0 Kubebenextrakt.

— **Midy** sind Gelatinekapseln mit 0,3 g Santalol.

— **Monal** von Gebr. Monal in Frankreich enthalten Methylengrün 0,03, Kopaivabalsam 0,12, Essent. Santal. citrin. 0,12, Essent. Cinnamom. Zeyl. 0,12 in Caps, gelat. c. Bals. tolutano obd.

Santallokapseln waren Gelatinekapseln mit Kopaivabalsam gefüllt. (Röhrig.)

Santallo-Tee, Mittel gegen Erkrankungen der Harnröhre und Blase, von Willy Lehmann in Berlin: wenig zerkleinerte Boldoblätter. — **Santallo-Perlen,** von Willy Lehmann in Berlin: Gelatinekapseln mit Kopaivabalsam (etwa 0,3 g). (Juckenack und Griebel.)

Santalol von E. Lahr in Würzburg sind Kapseln, von denen jede 0,15 g Santalol und 0,1 g Kawaharz enthalten soll.

Santoninas bismuticus, Wismutsubsantonat, wird zusammen mit Phenolphthalein als Wurmmittel für Kinder angewendet. Fabrikant: Borroughs Wellcome & Co.

Sapal wird eine Spiritusseife genannt, welche in Form harter Stücke sowie salbenförmig in den Handel gebracht wird. Das Präparat soll als Heilmittel (gegen Haarkrankheiten), als Hautdesinfiziens und als Waschmittel gute Dienste leisten. Fabrikant: Arthur Wolff jr. in Breslau X.

Sapalbin ist ein von L. Sarason erfundenes Eiweißpräparat, das sich für alle nicht rein weißen Seifen bewährt haben soll. Es wird in Mengen von 5—10% trocken oder feucht zugesetzt und bindet reichlich Wasser.

Sapene werden dem Vasoliment ähnliche Präparate genannt, die aber weder Paraffin, noch Ammoniakseife enthalten sollen. Es gelangen in den Handel Jod-, Ichthyol, Formalin, Salizylsapene und andere.

Sapinol besteht aus einer wässerigen 30% haltenden Lösung von Natronseife mit geringen Mengen Kaliseife und 10% technisch reinem Toluol.

Sapoform ist eine als Desinfiziens empfohlene Formaldehydseifenlösung amerikanischer Herkunft.

Sapokresol und **Sapokresolin,** zwei Desinfektionsmittel. Das Sapokresol ist chemisch mit Lysol identisch. Das Sapokresolin wird als Ersatz für Kreolin empfohlen und gibt, wie dieses, mit Wasser eine weißliche, milchige, emulsionsartige Flüssigkeit.

Sapol al Cresolo siehe Crelium.

Saponia ist eine Lösung von Kaliseife in Alkohol, vermischt mit Boroglyzerin und Nitrobenzol.

Saponine conservatrice von Lannoy, zum Reinigen von Lederhandschuhen, besteht aus gleichen Teilen venezianischer Seife in Weingeist gelöst, filtriert, etwas Wasser zugesetzt und bis zur Dicke einer Salbe eingedampft. (Wittstein.)

Saponitin I, Füllungsmittel für Seifen, ist eine trübe, etwas körnige, zähe Flüssigkeit von stark alkalischer Reaktion, bestehend aus 11% Natronwasserglas, 2% Chlorkalium und 7% einer viel Stärke enthaltenden organischen Substanz, vermutlich Kartoffelmehl. (H. Salzmann.) — **Saponitin II,** Füllungsmittel für Seifen, ist eine klare und farblose, wässerige Flüssigkeit von saurer Reaktion, bestehend aus einer wässerigen Lösung von 11% Chlorkalium und 4% Ammoniakalaun. (H. Salzmann.)

Saponolein, ein Waschmittel für Gewebe, ist eine in Kohlenwasserstoffen, Äther, Tetrachlorkohlenstoff oder Chloroform gelöste saure Kali- oder Natron-Ölseife.

Sapophenin ist eine Benzinseife.

Sapophthalum (gebildet aus Sapo ophthalmicus neutralis) nennt P. v. d. Wielen eine Seifengrundlage für medizinische Zwecke.

Saposilic ist eine 59% natürliches Kieselsäureanhydrid, 10% Natriumseife, gelbes Wachs, Lanolin, Borax und Stearinsäure enthaltende Seife. Anwendung: statt Schleichscher Marmorstaubseife. Fabrikant: Chemische Werke Hansa, G. m. b. H. in Hemelingen.

Saprol von Dr. Nördlinger in Bockenheim, zum Desinfizieren von Abortgruben, ist ein Gemisch von rohen Kresolen, denen noch große Mengen Pyridinbasen beigemengt sind, mit Kohlenwasserstoffen, welche wahrscheinlich der Petroleumraffinerie entstammen.

Sarah Bernhardt-Puder La Diaphane, besteht aus 50,o Speck stein pulv., 50,o Reismehl 25,o Zinkweiß, parfümiert für Weiß mit 3,o Bergamottöl, 2,o Ylang-Ylangöl, 2,o Neroliöl, 20,o Eau de Cologne; für Rosa mit 3,o Bergamottöl, 2,o Rosenöl, 2,o Extrait White Rose, 10 Tropfen Ceylonzimtöl, 10 Tropfen Moschustinktur, Farbstoff: Karmin; für Gelb: 3,o Bergamottöl, 1,o Nelkenöl, 1,o Zedernholzöl, 1,o Patschuliöl, 20,o Extrait New mown hay, Farbstoff: helles und dunkles Kadmiumgelb zu gleichen Teilen; für Schwarz: 4,o Portugalöl, 1,o Petitgrainöl, 1,o Lavendelöl, 15,o Extrait Ess-Bouqet, 20 Tropfen Moschustinktur, Farbstoff: feinst präpariertes Rebenschwarz.

Sarcocolla ist ein Gummiharz von Astragalus fasciculifolius, einer Leguminose in den Provinzen Fars bei Firozabad. Das Produkt ist auch unter dem Namen Guzar im Handel. Die Neuartigkeit des Stoffes wird am besten beleuchtet, wenn man daran erinnert, daß die Astragalusarten die Stammpflanzen des Traganths sind!

Sargol, ein Nährmittel der Société Sargol, Paris, besteht aus einem zucker- und eiweißhaltigen Biskuit. (Röhrig.)

Sarin gegen Schweinerotlauf wird als Allylum halio-manganato-camphoratum bezeichnet. (Tierärztl. Rundschau.)

Sarkoptin für Hunde besteht aus Lysol, das mit Melissenöl parfümiert ist. (Pharm. Ztg.)

Sarsaparilla-Fluidextract der Löwenapotheke, Berlin, ein Blutreinigungsmittel, besteht aus Extr. Sarsaparillae fluid. mit Zusatz von 1% Jodkalium. (Röhrig.)

Sarsaparillian Ayers besteht aus einer Jodkalium enthaltenden Süßholz- und Sarsaparillwurzelabkochung, welche mit Alkohol, Zucker und geringen Mengen ätherischer Öle versetzt ist. (Aufrecht.)

— von F. Ad. Richter & Co. in Nürnberg ist a) ein mit Spiritus und Honig versetzter, 1% Jodkalium enthaltender Auszug aus Sarsaparilla und Chinawurzel. (Neuerdings ist der Jodkaliumgehalt ganz entschieden bestritten worden!) — b) ein Dekokt, welches Smilacin und Chinaalkaloide, Pflanzengummi, Bittermandelöl, Spuren Blausäure und organische Säuren (Zitronensäure, Weinsäure) enthält.

Sarton ist ein Nährpräparat für Zuckerkranke in Püree- und Pulverform, aus Sojabohnenmehl, dem nach einem besonderen Verfahren fast alle Kohlenhydrate und die unangenehm schmeckenden Stoffe entzogen werden, hergestellt.

Satinweiß, ein bei der Papierfabrikation gebrauchtes Präparat, soll aus 70% Baryumsulfat und 30% Tonerdehydrat, nach anderen Angaben aus Magnesiumkarbonat und Tonerdehydrat, bestehen.

Satopan von Jean Verfürth in München nennt sich ein Chinineisenpräparat, das Brom, Kalk und Glycerophosphorsäure enthält.

Satruper Viehwaschpulver besteht aus 75 T. Sabadillsamen und 25 T. Nieswurzelpulver. (Tierärztl. Rundschau.)

Dr. Sauers Spezialtee, ein Mittel gegen Erkrankungen der Atmungsorgane von Dr. H. Sauer G. m. b. H. in Berlin-Neukölln, ist ein Gemenge aus zerkleinerten Vegetabilien, wie Althaeawurzel, Süßholzwurzel, Angelicawurzel, Pomeranzenschalen, Wollblumen, Sennesblätter, Nußblätter, Schafgarbe, Melisse, Stiefmütterchen, Tausendgüldenkraut, Majoran, Ehrenpreis, Waldmeister, Anis und Kümmel. (Griebel.)

Sauers Eiweiß-Nährsalz-Futter besteht aus getrockneter Hefe. (Pharm. Ztg.)

Sauerin werden Tabletten genannt, welche als wirksamen Bestandteil Reinkulturen des Bacillus acidi lactici enthalten sollen.

Sauerkalk von Dr. Schoepfer enthält Natriumbikarbonat und Calciumphosphat. (Paulcke.)

Sauerstoff-Asthma-(Husten-)Pulver „Mapox" aus dem Institut für Sauerstoffbehandlung in Cöln enthält Magnesiumsuperoxyd, Anis, Fenchel, Milchzucker und etwas Salmiak. (Pharm. Ztg.)

Sauerstoffbäder, die analog den Kohlensäurebädern anregend wirken, werden aus Peroxyden oder Perboraten, z. B. Natriumperoxyd oder -perborat, mit Hilfe von Manganborat oder (nach D.R.P. 179 181) Metallsaccharaten (Eisenoxydsaccharate) als Katalysatoren bereitet. Die Bereitung des Ozetbades nach Sarason z. B. ist folgende: 300 g Natriumhyperborat werden in das fertige Bad hineingeschüttet, worauf man etwas Manganborat als Katalysator, es über die ganze Wasserfläche verteilend, hinzufügt. Die Sauerstoffentwicklung beginnt nach 1—3 Minuten in moussierender Form und dauert etwas über eine Viertelstunde. In den Zuckerschen Sauerstoffbädern werden an Stelle der Manganverbindungen tierische Enzyme und Fermente verwandt. A. Stephan empfiehlt zur Selbstdarstellung von Sauerstoffbädern die Verwendung von Hydrogenium peroxydatum technicum, 2 l für ein Bad, das vor der Abgabe mit Natronlauge zu neutralisieren ist, und als Katalysator Hepin (siehe Hepinsauerstoffbäder) 10,0 g oder an dessen Stelle 30,0 Manganborat. Die meisten Verfahren zur Herstellung von Sauerstoffbädern sind durch Patent geschützt!
Dr. Bergmanns Sauerstoffbäder, den Ozetbädern ähnlich, liefern die Li-il-Werke G. m. b. H. in Dresden.
Biox-Sauerstoffbäder enthalten Natriumperborat und als Katalysator Blut mit einem indifferenten Pulver vermischt. Fabrikant: Max Elb, G. m. b. H. in Dresden.
Hepin-Sauerstoffbäder „Hadra" enthalten 6%iges Wasserstoffsuperoxyd Merck und als Katalysator Hepin, eine Leberkatalase (von dem Behring-Werk in Marburg). Fabrikant: Bernhard Hadra, Apotheke zum weißen Schwan in Berlin C.
Leitholfs Sauerstoffbäder enthalten Natriumperborat und als Katalysator eine grüne nach Lavendelöl riechende Flüssigkeit von unbekannter Zusammensetzung. Fabrikant: Hugo Leitholf, chem. Fabrik in Krefeld.
Ozet-Sauerstoffbäder enthalten Natriumperborat und als Katalysator wahrscheinlich ein Mangansalz. Fabrikant: L. Elkan Erben G. m. b. H. in Berlin O.
Ozonal-Sauerstoffbäder enthalten Natriumsuperoxyd und Natriumbicarbonat. Fabrikant: Dr. W. H. Sedlitzky in Hallein und Berchtesgaden.

Sauerstoffbäder ,,Byk'' enthalten Natriumperborat und als Katalysator ein Mangansalz. Fabrikant: Chem. Werke vorm Dr. Heinr. Byk in Berlin-Charlottenburg.

Sedlozon-Sauerstoffbäder enthalten Natriumsuperoxyd und Natriumbicarbonat. Fabrikant: Dr. W. A. Sedlitzki in Hallein und Berchtesgaden.

Zeozon-Sauerstoffbäder enthalten Natriumperborat und als Katalysator Hämatogen.

Sauerstoff-Eiweiß besteht nach Angabe des Herstellers aus Magnesiumsuperoxyd 8,0, Dr. Riegels Nährsalz 4,0, Milchzucker 25,0, Dr. Klopfers Pflanzeneiweiß 65,0. Es konnten nur 1,62 p. c. Magnesiumsuperoxyd und 56,9 p. c. Eiweiß quantitativ ermittelt werden. (Feist.)

Sauerstoff-Malzextrakt besteht laut Angabe aus Magnesiumsuperoxyd 10,o, Milchzucker 30,o, Malzextraktpulver 60,o. — Bei der chem. Analyse konnten nur 2,77% Magnesiumsuperoxyd festgestellt werden. (Feist.)

Sauerstoff-Menthol-Kampfercosmeticum, von Dr. Oppermann in Berlin ist eine stark nach Kampfer und Menthol riechende, anscheinend aus Kakaobutter und Walrat hergestellte Salbe, die außerdem noch in geringer Menge Sulfate und Oxyde des Aluminiums und Magnesiums, sowie Jodkalium enthält. (Griebel).

Sauerstoff-Nährsalz von Dr. Oppermann in Berlin besteht aus einem Gemenge von oxydhaltigem Magnesiumsuperoxyd, Milcheiweiß, Brausepulver und geringen Mengen Pepsin. Der Gehalt an reinem Magnesiumsuperoxyd betrug etwa 1,7%. (Griebel).

Sauerstoff-Nährsalz Nr. 2 besteht nach den durch die Analyse bestätigten Angaben des Herstellers aus Magnesiumsuperoxyd 25,0 und Milchzucker 75,0. (Feist.)

Sauerstoff-Nährsalz Nr. 3, Brausendes, soll nach Angabe des Darstellers enthalten: ' Magnesiumsuperoxyd 25,o, Natriumbikarbonat 28,o, Puderzucker 15,o, Weinsäure 26,o, Cremor tartari 6,o. Durch die Analyse konnten neben den anderen Bestandteilen nur 4,76% Magnesiumsuperoxyd festgestellt werden. (Feist.)

Sauerstoff-Nährsalz Nr. 3 p, Brausendes, besteht laut Angabe des Darstellers aus Magnesiumsuperoxyd 23,o, Natriumbikarbonat 26,o, Puderzucker 14,o, Weinsäure 23,o, Cremor tartari 5,o, Pepsin 9,o. Durch die Analyse konnten statt 23 nur 4,68% Magnesiumsuperoxyd nachgewiesen werden und der Verdauungsversuch entsprach nicht der angegebenen Pepsinmenge. (Feist.)

Sauerstofftabletten ,,Frauenhilfe'' bestehen aus einer Mischung von Kaliumpermanganat, Natriumperoxyd und viel Natriumkarbonat.

— **,,Mimi''** von Gebauer u. Schmidt, Connewitz, enthalten Calcium, weinsaure Salze, jedoch keine Sauerstoff entwickelnden Stoffe. (Röhrig.)

Sauerwurmmittel siehe Mittel.

Sauters vegetabilisches Fluidum „gelb" bestand aus einem Destillat von Vegetabilien, in dem eine geringe Menge von Natriumsalizylat (etwa 0,07%) gelöst war. (Juckenack und Griebel.)

Savonit, Marke N. S., Füllungsmitttel für Natronseifen, ist ein hellgelbe, leicht getrübte, stark alkalisch reagierende dicke Flüssigkeit, welche 2,6% Chlorkalium, eine 2,6% Ätznatron entsprechende Menge von freiem und kohlensaurem Alkali und 10% Kartoffel ̄ehl oder Stärke enthält. (H. Salzmann.)
— Marke K. S., Füllungsmittel für Kaliseifen, ist eine hellgelbe, leicht getrübte, stark alkalisch reagierende Flüssigkeit, welche 0,26% Chlorkalium, eine 1,5% Ätznatron entsprechende Menge von freiem und kohlensaurem Alkali und 8,5% Kartoffelmehl oder Stärke enthält. (H. Salzmann.)

Scaben, Mittel gegen Scabies, enthält Bestandteile von Balsamum peruv., Acidum benz. und Acidum salicylic. Darsteller: Temmler-Werke, Verein. Chem. Fabriken in Detmold.

Scabiol, ein Krätzemittel, enthält 20% Styrax, neben Spiritus und Seife.

Scabosan ist eine Salizylnikotinseife. Hersteller: Dr. Kade in Berlin. (Pharm. Ztg.)

Scagliol ist eine Mischung von hydraulischem Calciumsulfat und Kalkhydrat, dem noch Sand oder Knochenasche beigemengt ist; es dient in Tafelform als Baumaterial.

Scavuline sind mit einer Zuckerhülle überzogene Pillen, welche pro dosi enthalten: Phthaléine-diphenlyate, Extr. Cascar. sagrad. sicc. und Extr. Rhei comp. aa 0,05 g. Fabrikant: Gablin & Cie in Paris.

Schäfer Asts Pulvis equorum gris. wird angegeben als eine Mischung von Stib. sulfurat. nigr., Sulf. sublimat., Radix Gentianae, Fruct. Junip., Sem. Foeungraeci und Pulvis Herbarum. (Tierärztl. Rundschau.)

Schäfermittel der Grafschaft Glatz ist Fett mit Glyzerin und Rosenöl. (Gscheidlen.)

Dr. Schäfers Physiologische Nährsalze gegen Neurasthenie, aus der Fabrik chemisch-pharmazeutischer Präparate in Barmen, bestehen aus etwa 40 Teilen glyzerinphosphorsaurem Kalk, 30 T. glyzerinphosphorsaurem Natrium, 20 T. Chlornatrium mit geringen Mengen Eisen. (E. Richter.)

Apotheker W. Schäffers Nährsalze, gegen Zuckerkrankheit, sind ein gelbliches, nur teilweise in Wasser lösliches Salzgemenge. Im wasserlöslichen Teil wurden festgestellt Natriumphosphat, Natriumchlorid und Natriumzitrat, sowie geringe Mengen von Kalisalzen, während der unlösliche Teil aus einem Gemege von Ferriphosphat, Kalziumphosphat und Magnesiumphosphat bestand.

Dr. Schäffers Dianol, Mittel gegen Weißfluß, ist ein Salzgemisch von 80% doppeltkohlensaurem Natron mit 20% Alaun, gefärbt mit einem Teerfarbstoff. (Röhrig.)

Schäffer's Haupt-, Wund-, Brand-, Frost- und Heilpflaster ist Emplastrum fuscum camphoratum.

Dr. Schäffers Monatspulver besteht aus Flor. Anthem. nobol. jap.

Schaffners Brustreinigungspulver siehe Danosanum.

Schafwaschpulver von Cooper enthält 21,86% Arsen, davon 16,75% als Arsentrisulfid, ein anderer Teil als arsenige Säure und Arsensäure, 16,43% an Natrium gebunden, 8,57% als in Alkohol lösliches Arsenpentasulfidschwefelkalium, und 58% freien Schwefel. (G. Heppe.)

Schafwolle, präparierte, von G. Seifert in Dresden gegen Gicht, ist mit salizylsaurem Natrium imprägnierte Watte. (Karlsr. Ortsges.-Rat.)

Schamyl des Drogisten Trantow in Berlin gegen Gicht und Rheumatismus ist eine Mischung aus flüchtigem Liniment mit ätherischen Ölen (Lavendelöl), Chloroform und einem Auszug alkaloidischer Stoffe ohne nähere Bestimmbarkeit (Opiumtinktur.)

Scharlachserum von Marpmann in Leipzig in trockener Form ist hergestellt aus dem Blutserum immunisierter Tiere.

Scharlachwasser siehe Eau écarlate.

Dr. Scheermessers Korallentinktur besteht aus einem Alkohol und etwas Äther enthaltenden Auszuge aus Drogen. Von charakteristischen Stoffen waren lediglich geringe Mengen Emodin nachweisbar. Der Geruch ließ u. a. auch auf die Verwendung einer Lauchart schließen. **Dr. Scheermesser's dibromierte Magnesia** Form A (Universal-Magenpulver) besteht im wesentlichen aus einem schwach röt'ich gefärbten und mit Zitronenöl aromatisierten Gemenge von Wismutsubsalizylat, Magnesiumsuperoxyd und Magnesiumbromid. Calciumlactophosphat war nicht sicher nachweisbar. (Griebel.)

Schefflers Welteinreibung gegen Schmerzen und schlaflose Nächte besteht lediglich aus Kuhbutter (Beythien.)

Scheidenbläserpulver von Frau Liebig in Leipzig, besteht aus Stärke und pflanzlichen Stoffen mit Zusatz von 20% Borsäure. (Röhrig.)

Dr. Scheidig's Tabletten gegen Fettleibigkeit enthalten Cascara- und Rhabarberextrakt. (Röhrig.)

Scheuertee, Mittel gegen Diabetes von S. Scheuer Nachfolger A. Camphausen in Berlin-Wilmersdorf, enthält mittelfein gepulverte Boldoblätter, zu Tabletten komprimiert. (Juckenack u. Griebel.)

Scheu-Fu des Dr. Schöpfer soll aus geschnittener Artemisiawurzel mit etwas Curcuma vermischt bestehen.

Dr. Schiefers aromatische Lecithin-Eisentinktur ist im wesentlichen eine aromatisierte und mit etwas Lezithin (rund 0,2%) versetzte Lösung von Eisensaccharat und Zucker.

Dr. Schieffers Verdauungspulver in Kapseln von A. Nattermann & Co. in Köln enthalten je 0,9 Natriumbikarbonat. (Griebel.)

Schindlers Heil- und Wundpflaster gegen Hexenschuß, Kreuz- und Brustschmerzen, entspricht dem Emplastrum fuscum. (Röhrig.)

Schio liao, chinesischer Blutkitt, besteht aus 3 T. frischem, durch Schlagen defibriniertem Schweineblut und 4 T. frisch gelöschtem Kalk nebst etwas Alaun.

Schlag- und Nervewnasser des Kaufmanns August Hemme in Haunover, Vahrenwalderstr. 6, ist eine rot gefärbte alkoholische Lösung ätherischer Öle, namentlich Nelkenöl enthaltend. (Karlsr. Ortsges.-Rat.)

Schlagwasser von Roman Weißmann in Vilshofen ist eine mit etwas Ratanhia- oder Kinotinktur versetzte Arnikatinktur.

Dr. Schleimer's Furuncosan, Mittel gegen Furunkulose und dergl., besteht im wesentlichen aus schwach rosarot gefärbtem 3 proz. Wasserstoffsuperoxyd mit etwas Thymol und Borsäure. (Griebel.)

Dr. Schleimers Concent-Lecithin der Activ-Sauerstoffgesellschaft m. b. H. in Berlin besteht aus einem rund 34% Lezithin enthaltenden Eigelbpräparat, das mit sehr geringen Mengen Milchzucker versetzt und mit Vanillin aromatisiert ist. (Pharm. Ztg.)

Schleimpillen gegen Kehlkopfkatarrh der Hunde enthalten 11% Stibium sulf. aurant., 44% Ammon. chlorat. und 45% Sanguinal, ein Hämoglobinpräparat. (Tierärztl. Rundschau.)

Schlesischer Fenchelhonig-Extrakt ist ein mit viel Stärkesirup vermischter Fenchelhonig. (Beythien.)

Schloß Bergfriednährsalze der Firma „Nährmittel-Industrie in Schloß Bergfried, A. Winther u. Co., Dr. Winther" sind zwei verschiedene Präparate: a) Echtes physiologisches Normalsalz, hygienisches Nährsalz I besteht aus etwa folgenden Bestandteilen: Ammoniumphosphat 4,2%, Kaliumphosphat 11,2%, Kaliumtartrat 10,8%, Natriumsulfat 25%, Natriumchlorid 18,7%, Kristallwasser (Differenz) 30,1%. (Apotheker-Zeitung.) b) Echtes hygienisches Nährsalz II (Nährsalz purum) hat etwa folgende Zusammensetzung: Siliciumdioxyd 1,7%, Schwefel 0,2%, Ammoniumphosphat 9,2%, Ammoniumchlorid 2%, Kaliumnatriumtartrat 10,6%, Natriumchlorid 23,3%, Natriumsulfat 43,5%, Magnesiumsulfat 1%, Calciumsulfat 4,2%, Kristallwasserreste (Differenz) 4,3%.

Schlossareks Eukalyptusbonbons gegen Husten und Heiserkeit, Hauptniederlage bei C. Ackermann in Berlin, Oranienstraße 144.

Bestandteile: Eukalyptusöl 2,5, Weinsäure 7,5, Gerstenextrakt 12, Kakao 50, Pfefferminzöl 1,2, Bonbonmasse 1070 zu 700 Bonbons.

Schmalbachs Magen- und Blutreinigungspillen der Engel-Apotheke in Aachen gegen Verdauungsbeschwerden, Blähungen, Sodbrennen, Stuhlverstopfung, sollen aus Chinarindenextrakt 2,5, Extract. Rhei comp. 1,5, Extract. Gentianae 3,0 bestehen.

Schmerzstillende, nervenberuhigende Essenz von C. L. Küster gegen Rheumatismus, Blutstockungen und schmerzende Nervenleiden besteht aus 1,0 Kreosot, 1,0 Rosmarinöl, 3,0 Gewürznelkenöl, 4,0, Spiritus und 2,5 Äther. (Hager.)

Schmerzstillender Cocainol-Balsam ist eine aus gelbem Vaselin, Menthol, Salizylsäuremethylester und Anästhesin bestehende Salbe. (Griebel.)

Schmidriol, ein Wanzenmittel, ist ein Gemenge aus Stinkasant, Calciumkarbid und Schmierseife. (Nachr. f. Zollst.)

Schmidts Neue Kraft dürfte in der Hauptsache ein Gemisch von aufgeschlossenem Mehl (Kindermehl) mit Zucker und etwas Eisubstanz sein. (Beythien.)

Frau Prof. Mathilde Schmidts Kräutertee, ein Allheilmittel, besonders für Frauen, soll bestehen aus: Bacc. Juniperi 200,0, Flor. Stoechados 12,0, Rad. Pimpin. 20,0, Fol. Eucalypt. 13,0, Fol. urtic. 80,0, Fol. menth. pip. 20,0, Rad. consol. 75,0, Rad. sarsapar. 15,0, Herb. Droser. 10,0, Flor. Lamii 40,0, Rad. Valerian. 15,0. Gefunden wurden Bestandteile von Bacc. Juniperi, Flor. Stoechad., Rad. Sarsaparill., Flor. Lamii alb., Fol. Menth. pip. und außerdem von Cortex Frangulae, Flor. Arnicae, Fruct. Foeniculi und Herb. Equiset. arvens. (Unters.-Amt Berlin.)

Schminkwasser von J. Pohlmann in Wien enthält auf 8 T. eines aromatischen Wassers 1 T. Bleiweiß.

Schneewittchen von G. Seifert, Parfümeur, Berlin-Dresden ein Schönheitsmittel, ist eine wässerige, mit Rosenholzöl oder ähnichen rosenartig riechenden Ölen parfümierte Auflösung von Borax und Glyzerin.

Dr. Schneiders Nerventropfen sind ein alkoholhaltiges Destillat aus aromatischen Vegetabilien, das angeblich aus Baldrian, Menthol, Arnika, Alkohol und Wasser hergestellt ist. (Pharm. Ztg.)

Schneidersches Pechpflaster von Karl Franke, Leipzig besteht aus Venetianischem Terpentin. (Röhrig.)

Schnellmastpulver von R. Hübner in Kulm ist eine Mischung aus 7,56% Kochsalz, 8,08% kohlensaurem Kalk, 15,56% Schwefelantimon, 55,47% Anis, Fenchel, Süßholz und Getreidemehl neben 13,31% Feuchtigkeit. (Kårmrodt.)

Schnellmastpulver Rapid einer Hamburger Firma enthält 55 T. Futterknochenmehl, 13 Viehsalz, 20 Fleischmehl, 10 Fenchel und Gewürze, 2 Natrium bicarbon.

Schnupfe mit Sauerstoff, Mediz. Verlag „Medico", Friedenau, „selbst bei chronischem Schnupfen frappierende Wirkung": ein weißes aromatisch riechendes Pulver bestehend aus Natriumperborat mit Rhizoma Iridis.

Schnupfenmittel Koppscha von Apotheker Koppen in Berlin-Friedenau sind Ampullen mit je 2 ccm einer stark nach Formaldehyd und außerdem kampferartig reichenden Flüssigkeit, die anscheinend aus einer mit Formaldehyd gesättigten Lösung von ätherischen Ölen in gechlorten Äthern bestand. (Griebel.)

Schnupfpulver gegen Nasenkatarrh von Aeschlimann besteht aus 25,o fein gepulvertem Naphthalin, 25,o Borsäurepulver, 1,o Kampferpulver, 1,o Extrait de Violette, 0,01 Rosenöl und 0,01 Patschuliöl.

— von Léchelle besteht aus 0,5 Tannin und je 100,o gepulverten roten Rosen und Zucker.

Schnupftabak, Schneeberger der Königseer Olitätenhändler ist eine Mischung von 2 kg Mehl, 125,o weißer Nießwurz, 8,o Bergamottöl, 4,o Zitronenöl, 2,o Zimtkassienöl und je 1,25 Lavendel- und Sassafrasöl. (Richter.)

Schokolanda besteht aus Wasser, Maismehl, Kakao und Stärkesirup mit 18% Wasser. (Pharm. Ztg.)

Schönheitscreme, orientalische, enthält verschiedene Mehl- bzw. Kleiebestandteile, besonders reichlich gequollene Stärkekörner und geringe Mengen Säuren, unter denen Essigsäure vorherrscht.

Schönheitsextrakt von Gebhardt besteht nach einer Bekanntmachung des Berliner Polizeipräsidiums aus gleichen Teilen Glyzerin und Rizinusöl.

Schönheitsmilch von J. Pohlmann in Wien besteht aus je 7,5 Mandelöl, Glyzerin und Gummi arab. mit der erforderlichen Menge Erdbeerwasser zu 400,o Emulsion angerührt und mit 15,o Benzoetinktur und 4,o Essentia Calydor versetzt. Die Essentia Calydor ist zusammengesetzt aus 2,o Macisöl, 12,o Patschuli-Extrait, 12,o Jasmin-Extrait, 2,o Perubalsam, 1,o Tolubalsam und 2,o Benzoe.

— **orientalische,** von Albin Müller in Brünn besteht aus 12,5 präpariertem Talkstein, 10,o Glyzerin, 0,5 Borax. 12,o Eau de Cologne mit Moschus und 109,o Wasser rötlich gefärbt. (Hager.)

Schönheitsmittel der Parfümeriewarenerzeugerin Sicherl in Wien enthält Kampfer, Fett, Alkohol und eiweißähnliche Substanzen.

Schönheitspasta der Venus von Dr. Hudson in Wien ist eine weiße, sehr weiche Salbe, bestehend aus 18,o weißem Wachs, 4,o Stearin, $50^2/_3$% Rizinusöl, 18% Glyzerin, $1^1/_3$% präzipitiertem Schwefel, 5% Feuchtigkeit und 3% wohlriechenden Ölen, namentlich **Zitronen- und Bergamottöl.** (Hager.)

Schönheitspasta, orientalische, von Albin Müller in Brünn, ist eine Salbenmischung, welche von der Zusammensetzung des Cold-Cream wenig abweicht. (Hager.)

Schönheitsstaub Victoria besteht aus 6 T. Reisstärke und 4 T. Borax. (Unters.-Amt Breslau.)

Schönheits-Tauwasser von Cornel Lewicki wird nach Angabe des Verfertigers wie folgt bereitet: auf einer Wiese gesammelter Tau wird destilliert und in ½ Maß diese Taues werden 15,0 Pimpinellen und 30,0 pulverisierter Alaun geschüttet, eine Stunde gelinde gekocht und dann durch ein dichtes Tuch geseihet; andererseits werden in 50,0 Weingeist und 100,0 stärkstem Weinessig 4,0 gebrannte Magnesia teilweise aufgelöst, so zwar, daß ein noch ungelöster Teil der Magnesia in dem Weinessig eine weiße Mixtur bildet, welche auch parfümiert werden kann. Beides wird gemischt.

Schönheitswasser, russisches, von Frau Schmarl in München, ist Rosenwasser mit 6% schwerspathaltigem Bleiweiß und mit Benzoetinktur versetzt. (Hollandt.)

— Wiener, ist eine schwach saure Lösung von Kaliumnitrat und Chlorkalium mit einem Bodensalze von weißem Quecksilberpräzipitat. (Wiener Stadtphysikat.)

Schöns Magenpulver siehe Stomacin.

Dr. Schöpfers Sauerkalk enthält nach Literaturangaben Natriumbikarbonat und Calziumphosphat.

Schossol, ein Hautpflegemittel, enthält ein mit Geraniumöl parfümiertes Fettgemisch, wovon 60% unverseifbar. (Röhrig.)

Schramm'scher Tee siehe Kleiaus Kräutertee.

Schreibers Original-Ovula von Dr. E. Schreiber in Köln a. Rh., sind eiförmige Stuhlzäpfchen, deren Hauptbestandteile Brom, Lupulin und Kampfer sein sollen.

Dr. Schrömbgens Gichtfluid besteht aus 75% Terpentinöl, 22,5% Krotonöl, wenig Benzin und geringen Mengen von Parfümeriestoffen. (Pharm. Ztg.)

— Gichtpulver enthält pro dosi 0,14 Phenolhpthalein, 0,53 Pyramidon und 0,29 Salizylsäure. (Pharm. Ztg.)

Schumachers Zellenregenerationssalz besteht lediglich aus Milchzucker. (Pharm. Ztg.)

Schuppenessenz von Apotheker Lautenschläger in Bischofsheim ist parfümierte Ammoniakseife in Alkohol und Glyzerin gelöst. (Gscheidlen.)

Schuppenpomade Manisol von G. G. Schneider in Stuttgart besteht im wesentlichen aus gelbem Vaselin, Paraffinsalbe, Kaliseife, Schwefel, Stärke und geringen Mengen von Terpentin. (Griebel.)

Schuppenpanzerfarbe soll aus 20 T. Leinölfirnis und 80 T. gepulvertem Eisenglanz bestehen.

Schutz, persönlicher, von Laurentius in Leipzig. Eine versiegelte Broschüre für *M*. 4. Die empfohlenen Heilmittel bestehen in Flüssigkeiten und in Pillen, erstere nicht immer von gleicher Zusammensetzung. I. 3,75 Chinin. sulfuric., 7,5 Eisenchloridflüssigkeit, gelöst in 1200,o Weißwein und 1800,o Wasser. Preis einer Flasche *M*. 120. (E. Hoyer.) — II. Chinin sulfuric. 3,75, verdünnte Schwefelsäure 3,o, Cascarilltinktur 10,o, Chinatinktur 10,o, Weißwein 40,o, Hoffmannstropfen 30,o, Eisenchloridflüssigkeit 9,5, Wasser 1440,o. (G. Krause.) — III. Lärchenschwamm 0,5, Mastix 0,75, Aloe 1,85, Glyzerin 0,5 zu 60 Pillen geformt. Täglich 4—6 Stück.

Schutzengeltabletten siehe Malthuspräparate.

Schutztropfen gegen Brustkrankheit von A. Gaul in Berlin erwiesen sich als ein e mitverdünntem Alkohol hergestellte homöopathische Verdünnung. Eine später untersuchte Probe war (anscheinend durch Teerfarbstoff) grün gefärbt und enthielt wesentlich mehr ätherische Öle, Zucker (31%) und Alkohol (40 Vol. %). (Pharm. Ztg.)

Schützes Ausschlagsalbe soll 4% Hydrargyrum praecipitatum album, sowie Zinkoxyd und Perubalsam enthalten. Fabrikant: Ed. Wildt, Bad Köstritz.

M. Schützes Blutreinigungspulver, fabriziert von Eduard Wildt in Köstritz (Reuß) besteht angeblich aus: Chlornatrium 5,o, Magnesiumsulfid 65,o, Natriumbikarbonat 25,o, Kaliumsulfid 35,o, Bismutsalizyl. 0,3, Lithiumkarbonat 0,3, Weinsäure 15,o. (Die Sulfide sind wahrscheinlich Sulfate!)

M. Schützes Universalheilsalbe. Bestandteile: Cinnamyl-Salizylsäure 50,5,o, Siamharz-Benzoesäure 250,o, Perubalsam 240,o, Myrrhentinkt. 105,o, amerikan. Vaseline 12,5 kg, offizin. süß. Mandelöl 1,5 kg, Styrol 50,o, Zinkoxyd 2,5 kg, gerein. gelb. Bienenwachs 2,4 kg, konzentr. Vasogen 12,5 kg, M. f. l. a. ungt. molle.

Schutzkörper Tutus sind Plätzchen aus Ol. Cacao mit 0,79 p. c. Borsäure. (Röhrig.)

Schutz- und Heilmittel gegen Cholera, Pocken und Blattern von Carl Barthélemy in London, innerlich und als Klistier empfohlen, ist ein Auszug verschiedener Pflanzen, unter denen sich ein wenig Rhabarber mit Sicherheit nachweisen läßt. (P. Lohmann.)

Schutzmittel gegen geheime Krankheiten von A. Wiedmer, besteht aus 180,o Wasser und 4,o schwefelsaurem Blei. (Schädler.)

Schwabolin gegen Schwabenkäfer besteht aus einem ungefärbten Mehlbrei, der sehr viel weißen Phosphor enthält. (Pharm. Ztg.) — Siehe auch Ungeziefermittel.

Schwapp, Mittel gegen Ungeziefer, besteht zur Hauptsache aus Petroleum, das mit Melissenöl parfümiert und durch Methylorange gelb gefärbt ist. (Pharm. Ztg.)

Schwarzburger Salbe ist eine aus Fett und Harz hergestellte Bleisalbe.

Schwefelpraeparat von L. H. Rose in Hamburg-Uhlenhorst zum Konservieren von Fleisch durch die beim Verbrennen entstehenden Dämpfe, besteht aus 4 ccm breiten und 22 m langen Streifen, welche mit je 30,0 Schwefel überzogen sind. (Polenske.)

Schwefelpuder, gegen Acne von Schütz empfohlen, besteht aus gleichen Teilen Sulfur depur., Calc. sulfuratum und Calc. phosphoricum.

Schweinepulver von Dr. Gustav Swoboda gegen laufenden Brand enthält 34 T. graues Schwefelantimon, 16 T. Kreide mit weißem Bolus, 5 T. Schwefelblumen, 30 T. Chilisalpeter, 8 T. Enzianpulver. (Hager.)

Schweißbalsam „Probat" von E. W. Paul Koch, Halle a. S., „heilt schnell und sicher alle Art Schweißschäden": zwei Holzschachteln 72 g brutto Inhalt; eine sehr schlecht gemischte Salbe aus Schweinefett mit 25 v. H. eines Zusatzes aus grob gevulvertem Alaun und einem gerbsäurehaltigen Pflanzenstoff, wahrscheinlich Katechu. (Röhrig.)

Schweiß- und Lötpulver für Eisen und Stahl von Lictar besteht aus 100 T. Eisenfeile, 30 T. Borax, 5 T. Kopaivabalsam und 7,5 T. Salmiak geglüht und in ein feines Pulver verwandelt.

Schweißpulver für Stahl von Paul Herzog ist ein Gemenge von Borax, Salmiak, blausaurem Kalium und rostfreien Eisenfeilspänen.

Schweizer Alpenkräuterpulver von Brucharzt Dr. Krüsi in Gais in Appenzell ist eine Mischung von gerbstoffhaltigen Pflanzenteilen mit Eisenoxyd, Zucker und weinsaurem Natrium. (Ortsgesundheitsrat Karlsruhe.)

— **Alpentee** von Karl Meißner in Basel besteht nach der Angabe des Fabrikanten aus Blüten von Schafgarbe, Mohn, Ringelblumen, Calcatrippa, Eibisch- und Sennesblättern, Gundelrebenkraut, Guajakholz, Süßholz und Eibischwurzeln.

— **Alpentrank** zur Heilung von Magenleiden wird hergestellt aus Süßholz, Bibernell, Aloe, Wollblumen und Weingeist. (Nachr. f. Zollst.)

— **Bergwurzel,** die gegen Zahn- und Kopfschmerzen und andere Leiden von Brand Schwolholm in Groningen empfohlen wird, ist Ingwerwurzel. (Pharm. Weekbl.)

— **Gichtsalbe** besteht aus 6% Salizylsäure und 94% Paraffinsalbe. (Lenz und Fucius.)

Schweizer Heilwundsalbe ist eine aus Terpentin, Wachs und Fett zusammengesetzte Salbe. (Nachr. f. Zollst.)

— **Pillen** von Richard Brandt in Zürich wurden von dem Verfertiger zu verschiedenen Zeiten in ihrer Zusammensetzung verschieden angegeben. Die neueste Vorschrift soll lauten: 2,o Aloeextrakt, Pulver M/30, 2,o Wermutextrakt, 2,o Bitterkleeextrakt, 2,o Ivaextrakt (von Achillea moschata), 3,o Bergpetersilienextrakt (von Selinum Oreoselinum), q. s. Enzianwurzel. Man stellt 100 Pillen dar. Nach den Untersuchungen von Feldhaus enthalten dieselben etwa 37% Aloe (nicht Aloeextrakt) und 50% Enzianwurzelpulver, die mit Enzian-, Bitterklee- oder Wermutextrakt zur Pillenmasse verarbeitet sind.

— — verbesserte, von A. Brandt in St. Gallen sollen nach folgender Vorschrift bereitet sein: Extr. Cascar. sagrad. 2,o, Aloes, Rad. Gentian. pulv. aa 4,o, Extr. fol. Cocae 0,5, Extr. Rhamni Frangul., Sap. medicat. aa q. s. Ol. Santal. Ind. gutts. 11 ut fiant pilul. 80. Dosis 1—3 Pillen.

— **Universaltee** des Hof- und Med.-Rats Dr. Schwarz von der Firma H. A. Weinert besteht aus Folia Sennae, Cortex Frangulae, Flores Millefolii, Flores Lavandulae.

Schwindsucht- und Blutspeienmittel von Moseley ist eine mit Kochenille rot gefärbte Lösung von 6 T. Zinc. sulfuric und 4 T. Alumen in 480—600 T. Aqua.

Schwindsuchtmittel von Freytag besteht in einer Latwerge, welche im wesentlichen eine verdickte Abkochung von Malz, schleimigen Pflanzenstoffen und Obst enthält.

— Sherars, wird bereitet aus Extr. Cannabis Ind. 60,o, Extr. Salicis Cort. 90,o, Extr. Marrubii 8,o, Extr. fol. Bucco 12,o, Extr. Tormentillae 90,o, Extr. Helenii 4,o, Cort. Chinae pulv. 60,o, Sacchar. 500,o, mit 400,o siedendem Wasser übergossen, dann 200,o kaltes Wasser und 300,o Rum hinzugefügt, nach zweitägiger Mazeration abgepreßt und filtriert.

— des Apoth. Melchior Stephan in Constadt, Oberschles., besteht neben geschriebener Gebrauchsanweisung aus 15 Paketchen Tee, jedes 22—23 g schwer und bestehend aus Isländischem Moos, Bittersüßstengeln, Tausendgüldenkraut und Ochsenzungenblättern. (A. Selle und Hager.)

— von Winiker ist das trockene Kraut von Hieracium umbellatum. (Hager.)

Scobitost von Dr. Kreuder in Wiesbaden, ein Wundheilmittel, besteht aus geröstetem Sägemehl (Scobis tosta cribrata). Es soll die stark aufsaugenden Eigenschaften des Sägemehles mit den antiseptischen der Kohle verbinden.

Scopolamin haltbar „Roche" enthält einen Zusatz von 10% Mannit. Durch denselben soll ein Schutz sowohl gegenüber der Zersetzung durch Bakterien, als auch gegen Verseifung durch das Alkali des Glases erzielt werden. (Pharm. Ztg.)

Scotch Vats Essence, eine in den Vereinigten Staaten als nerven-stärkendes und Gehirn kräftigendes Mittel vielfach angepriesene Flüssigkeit, enthält über 0,12 g Morphin. (Eccles.)

Scotts Emulsion, Lebertranemulsion von Scott u. Bowne in Frankfurt a. M. hergestellt, enthält nicht 42,7% Lebertran, wie in den Reklameschriften angegeben wird, sondern nur etwa 32,5%. (Brieger.)

Sculein von A. Wasmuth, Mittel gegen Ratten und Mäuse, enthält als wirksamen Bestandteil bittere Mandeln; nach neueren Mitteilungen besteht es zumeist aus zerriebenen Meerzwiebeln.

Sebalds Haartinktur ist ein mit verdünntem Alkohol hergestell-ter Orangenschalenauszug, in dem Perubalsam, Opiumtinktur, Kantharidin bezw. Kantharidentinktur und etwas Rizinusöl nachweisbar sind. (Griebel.)

Seborrhoe-Haarwasser ist eine Auflösung von Ammoniak, kohlen-saurem Natrium und Kochsalz in Wasser. (Beythien.)

Secaferm-Winckel ist ein dem Digitalis-Winckel ähnlich her-gestelltes Mutterkornpräparat. Herst.: Deutsche chemische Vertriebsgesellschaft, München. (Ph. Zentr.-Bl.)

Secalan Golaz ist der geschützte Name für Secale cornut. dialysat. Golaz.

Secalysat Bürger ist ein aus Secale cornutum bereitetes Dialysat, das die wirksamen Bestandteile des Mutterkorns neben 2,5 bis 5% salzsaurem Cotarnin enthält.

Secolin, Lack- oder Trockenöl von Johannes Forrer in Mann-heim, ist Siccatif und wird ebenso wie dieses dargestellt.

Sedacrin. ein Mittel gegen Hämorrhoiden, ist eine aus mehreren Kräutern bereitete Flüssigkeit, die u. a. Sedum acre enthält.

Sedative Pills von Gunther, ein nordamerikanisches Geheim-mittel, bestehen aus 50 T. Asa foetida, 50 T. Baldrianextrakt, 3 T. Belladonnaextrakt, 1 T. Zinkoxyd, 2 T. Castoreum, zu Pillen geformt. Dosis 2—6 dg, zweimal täglich, bei Cholera.

Dr. Sedlitzkys Badetabletten werden in zwei Größen aus der Mutterlauge der k. k. Saline zu Hallein und Kochsalz dargestellt und zwar: 1. Soolebad-Tabletten, 2. Fichtenbad-Tabletten, welche aus Fichtennadelextrakt mit Soolezusatz bestehen, 3. Schwefelbad-Tabletten, die in ihrer Zusammensetzung natürlichen Schwefelquellen entsprechen sollen, 4. Eisenbad-Tabletten sind aus Eisenoxydulsulfat und Soolesalz gewonnen, 5. Kohlensäurebäder- und 6. Kohlensäure-Soolebad-Tabletten a la Nauheim, von denen die ersteren kein Soolesalz enthalten, 7. Ischler-Schwefel-Schlamm-Tabletten sollen Fango ersetzen, 8. Moor-Eisenbad-Tabletten nach Dr. Heller. Die Tabletten 1 bis 4 einschließlich legt man zu ihrer Lösung unter den Hahn des heißen Wassers in die Badewanne. Außerdem stellt Dr. Sedlitzky in Hallein bei Salzburg noch Soole-Inhalationspastillen mit und ohne Latschenkieferöl dar.

Sedlozon-Sauerstoffbad siehe Sauerstoffbäder.

Sedobrodoltabletten enthalten 1,1 g Bromnatrium, 0,1 g Kochsalz und als Würze kochsalzfreie, pflanzliche Extraktivstoffe und etwas Fett.

Seemanns Heilmittel gegen Fallsucht: Lösung von Bromkalium mit Alkohol und Extraktivstoffen von Baldrian und Spuren von Pfefferminzöl.

Seesalz, künstliches, ist eine Mischung von 800 T. Kochsalz, 200 T. Bittersalz, 40 T. Chlorcalcium, 2 T. Jodkalium und 1 T. Bromkalium.

Seethol siehe Fleischkonservierungsmittel.

Seewasser, künstliches, ist eine Lösung von 1325,0 Kochsalz, 100,0 Magnesiumsulfat, 30,0 Kaliumsulfat und 150,0 Magnesiumchlorid in 50 Litern möglichst harten Brunnenwassers.

Seife, Aachener zu Jod- und Brombädern. 5 kg beste Elainschmierseife wird im Wasserbade dünnflüssig gemacht, hierauf eine Lösung von 700,0 bester Schwefelleber, 500,0 Jodkalium, 300,0 Bromkalium und 120,0 reinem Eisenvitriol zugesetzt, das Ganze gut agitiert und wieder zur Dicke abgedampft. (H. Kahle.)

Seife, prophylaktische von Pfeiffer ist eine steife Masse aus 5,0 Sublimat, 2,5 Salmiak, 5,0 Tannin, 40,0 Chlorkalk, 400,0 gepulverter Natronseife, 60,0 Thujatinktur, 2,0 Nelkenöl und der nötigen Menge Wasser.

Seifenextrakt von Hudson ist ein Gemisch von kristallisierter Soda mit wasserhaltiger Natriumseife und enthält trockene Seife 14,3%, wasserleeres Natronkarbonat 30 % und Wasser 55 %. (Skalweit.)

— von Carol Weil & Co. in Frankfurt a. M. enthält 17,65% Wasser, 34,3% Soda, 39,3% Fettsäuren, 5,03% gebundenes Natron und 3,72% Glyzerin und Unreinigkeiten. Es ist also lediglich eine Mischung aus Seife und Soda.

Seifenmehl von Dr. A. Grupe besteht aus gepulverter Seife mit einem erheblichen Zusatz von Soda und Wasserglas.

Seifenspiritus Vesta ist ein mit Natronseife festgemachter Spiritus, der eine durchscheinende hellgraue, in trockenem Zustande schwach rötlichgelbe, weiche, butterartige Masse darstellt.

Seifenersatz siehe Waschmittel.

Seifen- und Waschpulver, wie sie von vielen Firmen in den Handel gebracht werden, bestehen vorwiegend aus 35—40% Soda in Verbindung mit mehr oder weniger Seifenpulver. Manche haben einen Gehalt von 2—5% Wasserglas. Manche sind mit Irispulver, andere mit Mirbanöl parfümiert.

Sekron, ein „diätetischer Nahrungszusatz", besteht aus einem Gemenge von feinem Reisgrieß und etwas Calciumkarbonat, das anscheinend mit einem flüssigen Blutpräparat getränkt und dann bei niedriger Temperatur getrocknet worden war.

Sekuriatinktur gegen Aufblähen des Rindviehs ist eine Auflösung von Asa foetida und anderen Harzen in verdünntem Weingeist. (Med.-Kolleg. Stuttgart.)

Selbsthilfe von Dr. Ernst in Wien, gegen die Folgen geschlecht-licher Erkrankungen. Homöopathische Pulver und Pillen, in ersterem nur Milchzucker nachweisbar, die letzteren aus Streu-kügelchen bestehend. (Karlsr. Ortsges.-Rat.)

Selbstschutz, ein Schutzmittel gegen geschlechtliche Ansteckung nach Dr. Grosse, besteht aus Quecksilberoxycyanidlösung 1:1000 und einer Mischung aus Lanolin und Vaselin. (D. Med. Wschr.).

— Reagens für jedermann zur Prüfung des Wasser für den Trink-gebrauch, von Apoth. Richard Otto in Quedlinburg, ist eine schwach spirituöse, etwa 25prozentige Tanninlösung.

Sel de Hunt (Huntsches Magensalz) besteht aus weißen, länglichen Körnern mit schwachem Geruch und Geschmack nach Pfeffer-minzöl. Dieselben enthalten 16,04% kohlensauren Kalk, 15,17% kohlensaure Magnesia, 14,72% doppelt kohlensaures Natron, 54,07% Zucker. (Pharm. Ztg.)

Sel de Pennès besteht nach Angabe des Fabrikanten aus Brom-kali, Calciumkarbonat, Natriumphosphat, Natriumsulfat, Alu-miniumsulfat, Ferrosulfat, Lavendelöl, Rosmarinöl, Thymianöl und Staphisagriatinktur. Die Untersuchung ergab 50% Soda (Nachr. f. Zollst.)

Sel de Rivière ist Eisenvitriol.

Sel désopilant von Guindre in Paris ist wasserfreies Glauber-salz. (Helmsauer.)

Sel martial von Lagrésie ist ein Pulvergemisch aus 2 T. zer-fallenem Ferrosulfat und 1 T. Kaliumkarbonat. (Dorvault.)

Selenigen, ein Kesselsteinmittel, ist eine 33prozentige Lösung von gleichen Teilen Soda und Melasse.

Selenite perfectionné aus Paris, zum Färben der Haare, ist eine alkalische Lösung von essigsaurem und salpetersaurem Blei.

Sellerie-Elexir siehe Elixir de Céléry.

Sellerielikör siehe Crème de Céléry.

Selta-Kohlensäure-Tabletten der Chem.-Fabrik Helfenberg A.-G. in Helfenberg sind englisches Brausepulver in Tabletten-form.

Semaphor-Augenwasser wird hergestellt aus Tresterbranntwein und verschiedenen Drogen, wie z. B. Arnika, Fenchel, Anis, Ka-millen, Augentrost, Wacholderbeeren usw. (Schweiz. Apoth.-Ztg)

Semeline, ein Lederkonservierungsmittel, ist eine Mischung aus etwa 88% Leinöl und 12% Vaselinöl, die mit Mirbanöl parfümiert ist.

Semoritabletten siehe Malthuspräparate.

Senega-Pastillen der Germania-Apotheke von Gustav Kötz in Leipzig sind Pastillen aus einem Gemisch von Zucker und Milchzucker mit dem Fluidextrakt der Senegawurzel bereitet.

Seng ist eine Essenz aus Panax Schinseng, welche als Magenmittel gebraucht wird. Bezugsquelle: G. u. R. Fritz in Wien.

Senna Cordial, ein Abführmittel, von welchem 100 ccm 65 g von Folliculi Sennae alex. entsprechen. Fabrikant: Parke, Davis & Co.

Sennatin der Chem. Fabrik **Helfenberg A. G.** in Helfenberg bildet eine dunkle, klare, sterilisierte Flüssigkeit, welche alle wirksamen Bestandteile der Sennesblätter in Extraktform enthält unter Ausschluß derjenigen Substanzen, welche Nebenwirkungen hervorrufen. Dosis 1—3 g als subkutanes und intramuskulöses Abführmittel. (Pharm. Ztg.)

Sentalin, ein Mittel gegen Korpulenz, besteht aus Süßholz, Sennesblättern, Schwefelblüten und Natriumbikarbonat. (Pharm.-Ztg.)

Sentigowasser ist eine aromatisierte Auflösung von Soda, Kochsalz und Glaubersalz, mit einem Trockensubstanzgehalt von 7,8%. (Beythien.)

Sepdelentabletten von A. Müller in Kreuznach, zur Blutentgiftung enthalten zitronensaures Natron 40 T., weinsaures Natron 30 T., phosphorsaures Natron 10 T., und schwefelsaures Natron 20 T.

Septacrol-Ciba ist eine Silberdoppelverbindung des Akridinfarbstoffes: Dimethyldiaminomethylakridiniumnitrat (Brillantphosphin 5 G) mit 22 % Silber. Darsteller: Gesellschaft für Chemische Industrie in Basel.

Septan wird ein formaldehydhaltiges Desinfektionsmittel genannt, das besonders für die tierärztliche Praxis empfohlen wird. Es ist mit Wasser, Alkohol und Glyzerin mischbar und soll in ½ bis 5%iger Lösung zur Anwendung kommen. Fabrikant: Bakteriolog. Institut Dr. Kirstein in Berlin.

Septargan, des Hammerwerk in Dresden, zuerst **Credargan** genannt, ist ein kolloidales Silberpräparat.

Sequah's Heilmittel siehe unter Wundermittel.

Serenol, eine Flüssigkeit, enthält Veronal und Baldrianextrakt. Anwendung bei Schlaflosigkeit, Migräne usw. (Pharm.-Ztg.)

Dr. Sernaus Haarfarbe Nr. III ist eine ammoniakalische Auflösung von Silbernitrat und Kupfernitrat, und zwar enthält sie 0,41% metallisches Kupfer.

Arends-Hahn-Holfert. 7. Aufl.   28

Serosanol der Tauentzien-Apotheke in Berlin, ist eine lösliche Quecksilber-Arsenverbindung. Anwendung gegen Lues, intramuskulär.

Serum dépiquant. Unter diesem Namen wird ein Präparat im Weinhandel empfohlen, durch welches saure Weine in süße verwandelt werden können. Dasselbe soll weiter nichts als gewöhnliche Pottasche sein.

Sérum de Trunecek ist eine wässerige Lösung von Kochsalz mit geringen Mengen physiologischer Nährsalze.

Serum gegen die Weilsche Krankheit ist ein Schutz- und Heilserum, von Hammeln und Pferden oder Kaninchen gewonnen. Fabrikant: Pharm. Institut L. W. Gans in Oberursel.

Servator, Spezial-Milch- und Butterkonservesalz, enthält 80,3% kristallisierte Borsäure, 10,7% Chlornatrium und 9,5% Benzoesäure. (Arb. a. d. Kaiserl. Gesundheitsamte 1904, XX., Heft 3.)

Serviette magique, Putzlappen für blindgewordene Metallgegenstände, besteht aus rosa gefärbtem Kaliko, welcher mit einer Mischung aus 5 T. Seife, 3 T. Tripel und 25 T. Alkohol getränkt ist.

Sesamin ist eine Sesamölemulsion, die als Lebertranersatz empfohlen wird.

Sesan-Seife, die als besonders anregendes Hautreinigungsmittel empfohlen wird, besteht aus einem mit staubfreien, runden Mineralkörnchen (Sand?) versetzten, überfetteten Seifenkörper.

Seul véritable Extrait de Malt francais de Déjardin ist ein von E. Déjardin in Paris hergestelltes Malzbier, welches wahrscheinlich unter Verwendung von Farbsirup und glyzerinphosphorsaurem Kalk hergestellt ist. Der Geschmack deutet ferner auf die Möglichkeit eines Zusatzes von Hopfensurrogaten (vermutlich Pomeranzenessenz) hin. (Aufrecht.)

Seutopan von J. Hadra in Berlin, ein Opiumpräparat, enthält nach Mannich u. Kroll 33,2% Morphin und 25% Nebenalkaloide.

Seve de Medoc ist ein spirituöser Auszug stark gerbstoffhaltiger Drogen, mit höchster Wahrscheinlichkeit Katechu, parfümiert durch verschiedene ätherische Öle, Ätherarten und Iris florentina.

Sexol der Providolgesellschaft in Berlin, ist ein Seifencreme, der „oxyquecksilberbenzolsaures Natrium" enthalten soll.

Sexus, antiseptischer Schutzcreme, stellt eine braune Salbe dar, die aus Vaselin und Perubalsam besteht und mit Wintergreenöl parfümiert zu sein scheint. (Pharm. Ztg.)

Shaker-Extrakt von Elnain & Co. in Frankfurt a. M. ist angeblich ein Auszug von Iris versicolor, Leptandra virginica, Stillingia officinalis, Juglans regia, Gaultheria procumbens, Taraxacum, Actaea racemosa, Gentiana rubra, Hydrastis canadensis, Evonymus atropurpureus, Capsicum annuum, Aloe, Sassafras, versetzt mit Borax, Salzsäure, Zucker und Podophyllin. Ein ähnliches Präparat liefert nachstehende Mischung: Exrt. Gentian. 20,0, Extr. Centaurii min., Extr. Marrubii, Extr. Aurantii cort., Extr. Tormentill. je 7,5, Aloes 1,5, Borac. 2,5, Aq. Cinnam. 50,0, Aq. Rosar. 100,0, Tinct. Capsici 25.0, Ol. Sassafras 5 Tropfen, Ol. Anisi stellat. 2 Tropfen, Acid. hydrochl. 5,0. (Hager.)

Shampooflüssigkeit, amerikanische, ein Haarwasser, wird bereitet aus 1000,0 Rum, 120,0 Weingeist, 3 T. Kantharidentinktur, 5,0 kohlensaurem Ammoniak und 10,0 Pottasche.

Shampoopulver zur Bereitung von Shampooflüssigkeit (1 Pulver entspricht 1 Quart Flüssigkeit), ist eine parfümierte Mischung aus 22,5 Boraxpulver, 30,0 kalzinierter Soda und 15,0 Quillajin. — In der Pharm. Ztg. wurde folgende Vorschrift empfohlen: 90 T. trockenes Hühnereiweiß werden mit 50 T. destilliertem Wasser, in welchem vorher 20 T. Ätznatrium gelöst sind, übergossen und bis zur Lösung stehen gelassen. Ist letztere erfolgt, wird dieselbe im Dampfbade bis zur Trockenheit eingedampft. Den Rückstand vermischt man mit 500 T. scharf getrockneter gepulverter Kokosölseife. Separat mischt man 10 T. Stearinsäure, 10 T. Stärkemeh und ca. 250 T. Natriumbikarbonat nebst 100 T. gereinigter Pottasche und bringt diese Mischung in die zuerst hergestellte, absolut trockene Mischung.

Shampoon Schwarzkopf, ein Haarwaschmittel besteht aus: Natr. carbon. sicc. 17,5, Sapon. Marsiliens recent. 7,5, parfümiert. (Pharm.-Ztg.) Es kommt auch Shampoon mit Kamillen, Teer und Eigelb in den Handel.

Sibroform wird ein Ersatz für Ramisirup (Sir. Bromoformii compositus) genannt.

Siccocitin von Sicco A.-G. in Berlin O ist ein wohlschmeckendes Lezithinnährpräparat und soll bestehen aus: Lezithin 11,05%, Proteine 41,24%, Lactose 24,35%, Feuchtigkeit 6,65%, Mineralsalz 5,81%, Phosphatide 10,86%.

Siccoderm der Firma Max Weitemeyer in München, ein Mittel gegen Fuß-, Hand- und Achselschweiß, besteht aus Formaldehydlösung und Spir. Coloniensis mit einem Gehalt von 15,1% Formaldehyd und 45,1% Alkohol. (Mannich.)

Siccos-Kindermehl der Sicco A.-G. in Berlin O. besteht aus 5,43% Fett, 11,62% Eiweißstoffen, 18,26% Dextrin, 18,21% Maltose und Rohrzucker, 39,37% Stärkemehl, 0,32% Zellulose, 1,29% Mineralstoffe und 5,5% Wasser

Sicherheitsbenzin wird eine Mischung von 1 Raumteil Benzin und 2 Raumteilen Kohlenstofftetrachlorid genannt.

Sicherheitsovale oder -pessarien siehe Malthuspräparate.

Sicherheitssprengstoff von Köppel besteht aus chlorsaurem Kalium neben Kali- und Natronsalpeter und Schwefel.

Siderosthen-Lubrose, ein Anstrichmittel, welches als vorzügliches Schutzmittel des Eisens gegen Rost, aber auch als inwendiger Anstrich gemauerter und abgeputzter Wasserbassins empfohlen wird, erwies sich als eine Auflösung von ca. 70 T. Steinkohlenteer in ca. 30 T. Leichtöl. Der Aschengehalt betrug rund 4%, die Asche bestand im- wesentlichen aus Ton. Es ist vorauszusehen, daß ein solches Präparat die Eigenschaften eines Teeranstriches haben wird, welcher für die genannten Zwecke allerdings erprobt ist. (Breslauer Unters.-Amt.)

Siegreich Nährkaffee, ein in Tubenform angebotenes Extrakt mit der Etiketteninschrift: „fix und fertig, aus bestem, reinem Kaffee, Sahne und Zucker", enthielt nicht Sahne, sondern nur Milch. (Beythien u. Hempel.)

Siflural H und B. Die mit H bezeichnete braune Flüssigkeit von alkalischer Reaktion und dem spezifischen Gewicht 1,0665 war eine Kresolseifenlösung. Probe B war als eine Formalinseife, nach Art des Liquor Formaldehydi sapon. des Deutschen Apotheker-Vereins anzusprechen. (Beythien u. Hempel.)

Silajit, ein orientalisches Heilmittel, kommt in dreifacher Art vor: 1. eine **braune,** die mehr oder minder verunreinigtes Aluminiumsulfat ist; 2. eine **schwarze,** die, obwohl sie viele mineralische Stoffe enthält, pflanzlichen Ursprungs sein soll. Hauptbestandteile der Asche sind die Karbonate von Calcium, Magnesium, Kalium und Natrium, der Hauptbestandteil der organischen Stoffe ist eine Säure, die der Huminsäure verwandt ist; 3. eine **weiße** ist unreiner Harnstoff, wahrscheinlich eingedickter Harn. Empfohlen wird es als Verdauungs- und Abführmittel, sowie zur Anregung der Atmung und Aushustung als auch zur Regelung der Hertzätigkeit und schließlich bei Leberleiden.

Silberputzsalbe besteht neben Wasser aus Stearinsäure, Rindertalg, Seife und Terpentinöl.

Silesit ist ein in Österreich patentierter Sprengstoff aus 60 T. chlorsaurem Kalium, 10 T. Fünffach-Schwefelantimon und 30 T. Zucker.

Silin der Pharmacia in Bad Lippspringe ist ein als Hexamethylentetramin. citrosilicicum bezeichnetes Urotropinpräparat. Es wird bei harnsaurer Diathese in einem natürlichen, alkalischerdigen Brunnen getrunken. Infolgedessen kommt es als Silinbrunnen in den Handel. Dieser enthält in 11 3 g Silin, 8 g Natriumchlorid, 2 g Natriumbikarbonat, 2 g Calciumkarbonat, 0,5 g Magnesiumsulfat, 4,5 g freie Kohlensäure.

Siloxikon. Durch teilweise Reduktion von Kieselsäure im elektrischen Ofen hat Acheron einen Körper hergestellt, der aus Kohle, Silicium und Sauerstoff besteht, sehr feuerbeständig ist und von Säuren mit Einschluß von Flußsäure und alkalischen Lösungen nicht angegriffen wird. Durch Schmelzen oder Anwendung kohlenstoffhaltiger Bindemittel sollen aus ihm feuerfeste Körper und Geräte hergestellt werden, welche die aus Ton oder Ton und Graphit fabrizierten übertreffen, da sie unter den Gasen nicht zu leiden haben.

Silvana-Essenz von Max Elb in Dresden, die mittels des Silvana-Desinfektors zur Verdunstung gelangt, um die Zimmerluft zu reinigen, enthält die ätherischen Öle verschiedener Nadelhölzer und ihrer Sprossen.

Silvanol von Max Elb, G. m. b. H. in Dresden, wird als ein Arnika-Benzoe-Glycerolat bezeichnet. Anwendung: zur Wundheilung 10—20 Tropfen auf ein Glas Wasser, zur Herstellung von Mundwasser 10 Tropfen auf ein Glas Wasser. (Pharm. Z.-H.)

Silvatee I, von O. Spaete in Lemnitzhof bei Blankenburg besteht aus Cort. Quercus concis. — **Silvatee II** enthält Folliculi Phaseoli, Hb. Fumariae, Hb. Anagall. arvens., Rad. Asari, Rhiz. Calami, Hb. Hepaticae, Hb. Faraxaci, Fol. Citri, Rhiz. Graminis, Flor. Millefol., Hb. Centaur., Fol. Juglandis, Hb.' Equiseti, Hb. Cichorei u. Cort. Quercus. (Griebel.)

Simal, ein Kaffeeglasurmittel, besteht zu einem Drittel aus Kolophonium und zu zwei Dritteln aus Schellack, dem zur Auffärbung etwas Auripigment zugeführt ist. (Pharm.-Ztg.)

Simi, ein Hautkosmetikum, ist eine ca. 4%ige Auflösung von Borsäure in parfümiertem Spiritus. (Berzinski und Richter.)

Simmenthaler Schnellmastpulver von Josias enthält 9,13 Protein, davon 5,67% verdaulich, und 7,53% Fett.

Simons Vagisantabletten, ein Desinfektionsmittel, enthalten Magnesiumsuperoxyd (14 Prozent), Kaliumbitartrat und Talcum.

Simons Waschcreme besteht aus einem mit Kochenille schwachgefärbten Gemische von Natronseife, Stärke und Glyzerin; Simons gelbe Creme enthält Amylum; Zinkoxyd, Magnesiumsilicat, Spuren von Eisen und Glyzerin; Simons Massagecreme besteht aus mit Vanille parfümierter weißer Vaseline; Simons Sommersprossenfeind aus Borax, Benzoesäure, Glyzerin, Wasser und Oleum Neroli. (Wiener Stadtphysik.)

Simons Zahnpulver enthält Kalkkarbonat, Amylum, Irispulver mit Kochenille rotgefärbt. (Wiener Stadtphysik.)

Simson-Haarwasser und -Haarsalbe, Dr. Köthners, von J. F. Schwarzlose Söhne in Berlin sollen „eine Zusammensetzung, die den natürlichen Bestandteilen des gesunden Haarbodens entspricht", besitzen und daneben radioaktiv sein. Sie enthalten Keratin, Naphthol, organisch gebundenen Schwefel, Alkali, sowie Spiritus, Glyzerin und Wasser, resp. bei der Salbe leicht resorbierbare Fette. (Zernik.)

Sinalco und **Bilz-Brause** sind, wie die Fabrikanten dieser alkoholfreien Erfrischungsgetränke, die Sinalco-Akt.-Ges. in Detmold, mitteilen, identisch. Die Bezeichnung Sinalco wurde neu eingeführt, weil das für Bilz-Brause eingetragene Warenzeichen nicht genügend Schutz gegen Nachahmungen bietet.

Sinapol nennt die Firma Gebrüder B o r n , G. m. b. H. in Erfurt, fettes Senföl, welches· als Ersatz für Olivenöl empfohlen wird.

Sine Cura, ein Mittel zur Augenpflege von B. W e i d e m a n n in Berlin besteht aus einem mit Glyzerin versetzten und schwach mit Rosenöl parfümierten Pflanzenauszug, der anscheinend aus Euphrasia hergestellt ist. (G r i e b e l.)

Sinecain von S c h o m m a r t z in Prerow ist eine 3%ige Lösung von Chininhydrochloricum, die außerdem doch 3% Antipyrin und 0,005% Adrenalin enthält und als Lokalanästheticum Verwendung finden soll. (Med. Klin.)

Sinemellittabletten gegen Zuckerkrankheit sollen Extrakt aus Pneumus Boldus Molina, Extrakt aus Heidelbeeren, Magnesiumsuperoxyd und medizinische Hefe in besonders präparierter Form enthalten. (Pharm.-Ztg.)

Sinethiert Talc, ein hauptsächlich gegen Schweißfuß empfohlenes Mittel der **S a l r a d o - C o m p a n y**, London, besteht aus 5,8% Zinkoxyd, 57,1% Calciumsulfat und 36,8% Natriumperborat. (Pharm. Ztg.)

Sinodor zur Beseitigung des Schweißgeruches der Achselhöhlen und der Füße, ist ein dicker Brei aus 20% Magnesiumazetatlösung mit 4% gebrannter Magnesia. (K u b e l.)

Sinodorzahnpasta besteht aus 20prozentiger Magnesiumazetatlösung mit 6 % Magnesia usta versetzt, mit Magnesiumkarbonat stark verdickt und mit Pfefferminzöl parfümiert. (K u b e l.)

Sinoleum von Franz B a u e r in Strasburg-Neudorf i. E., ein Mittel, um den Geschmack des Weines zu verbessern, ist eine Mischung von Olivenöl und Hozkohlenpulver. (Karlsr. Ortsges.-Rat.)

Siomin ist Tetrajodurotropin mit 78,5 p. c. Jod.

Siphilodol enthält Silber, Antimon und Arsen und wird wie Salvarsan zur Syphilisbehandlung empfohlen.

Siphoninpflaster, Dr. J. A l b e r t s, gegen Gicht, Erkältung etc., enthält dieselben Bestandteile wie das gewöhnliche Emplastr. fuscum. (Karlsr. Ortsges.-Rat.)

Sirop antiarthritique von H u b o i s ist ein Sirup, bereitet aus 30,o Sarsaparille, 30,o Guajakholz, 500,o Zucker und Wasser, gemischt mit 0,3 Opiumextrakt, 8,o Guajakharz, 6,o Pottasche, 5,o Herbstzeitlosenwein und 1 Tropfen Zitronenöl.

Sirop antigoutteux von B o u b é e in Auch stellt eine filtrierte Mischung dar aus 20 T. konzentriertem Sarsaparilladekokt, 15 T.

Guajakharztinktur, 2 T. Jalapenharz, 10 T. Senfspiritus und 200 T. konsistentem Zuckersirup.

Sirop antigoutteux von Severin gegen Gicht und Rheuma ist ein Sirup aus 625,o bestem grob gepulvertem Kaffee, 5,o Eschenblättern, 425,o Zucker, 3 Tropfen Karbolsäure und Wasser.

Sirop Bretonneau enthält Quecksilberbenzoat und wird gegen Syphilis angewendet. Ein bis zwei Eßlöffel während 24 Stunden. Fabrikant: Maison Lancelot & Cie. in Paris, 26 und 28 rue St. Claude.

Sirop de brou de noix siehe Nußschalensirup.

Sirop de Desessartz, Sirop pectoral incisif von Deharambure, entspricht einer Mischung von 10 T. Sirup. Ipecacuanh., 20 T. Sirup. Rhoeados, 20 T. Sirup. Sennae, 5 T. Sirup. Aurant. flor., 1 T. Magnes. sulfuric.

Sirop de Goudron de Norwège der Saxonia-Apotheke in Dresden, als Hustensaft selbst bei hartnäckigen Fällen empfohlen, ist eine gelbbräunliche Flüssigkeit von starkem Teergeruch, die in Wasser löslichen Bestandteile des Teers und Zuckerenthaltend.

Sirop de Raifort siehe Meerrettigsirup.

Sirop dépuratif von Devergie. Je 125 T. Rad. Bardan., Rad. Lapathi acuti, Rad. Saponar., 250 T. Lign. Guajaci, 200 T. Stipites Dulcamar., 30 T. Fol. Sennae werden durch zwölfstündige Digestion mit 5000 T. heißem Wasser erschöpft, die filtrierte Kolatur bis auf 700 T. eingedampft und mit je 650 T. gereinigtem Honig und Zucker zum Sirup gemacht.

Sirop du Bon Samaritain ist ein salzsaures Morphin enthaltender Sirup, mit Pomeranzenblütenwasser und Kirschlorbeerwasser aromatisiert. (Hager.)

Sirop Famel oder **Beatin** von P. Famel, Pharmacien-Chimiste à Paris, Rue de la Réunion 86, soll enthalten Sirop au lacto-créosote soluble, phosphorsauren Kalk, Kodein, Diaethylmorph. hydr. Aconit usw., ist also ein vorsichtig anzuwendendes Präparat. (Viotti.)

Sirop Follet, dargestellt von der Maison L. Frère (A. Champigny & Cie.) in Paris 19, rue Jacob, enthält 1,o g Chloral in 1 Eßlöffel.

Sirop Laffecteur ist Sirup. Sarsaparill. comp.

Sirop Lavaresi ist Sirup. Sarsaparill. comp.

Sirop Pagliano in Florenz, **Paglianosirup.** Im Anhang zur italienischen Pharmakopöe (1912) ist die Zusammensetzung des Sciroppo Pagliano, preparato dalla ditta Ernesto Pagliano di Napoli, wie folgt angegeben: Scammonea d'Aleppo p. 5,60, Radice di Turbit p. 0,56, Radice di gialappa Vera-Cruz p. 4,20, Sciroppo lassativo (infuso di sena 28,o) ed alcool q. b. An Stelle der Turpitwurzel dürfte, wenn sie nicht vorhanden ist, ohne Schaden entsprechend mehr Jalappenwurzel zu nehmen sein.

Sirop pectoral von Lamouroux ist ein dem vorstehenden Sirup ähnliches Gemisch, enthält aber an Stelle von Thridax im kg 1 g Opiumextrakt.

Sirop pectoral von Deslauriers-Vauquelin ist ein Sirup, bereitet aus einer Kalbslunge, ferner aus Isländischem Moos, Brustfrüchten (fruits pectoraux), arabischem Gummi je 2 kg, Mohnköpfen, Brusttee, Schwarzwurzel je 500,o, Thridax 125,o, Veilchensirup 6 kg, Tolubalsamsirup 3 kg und Sirupus Sacchari 40 kg.

Sirop de Quinquina rouge ferrugineux siehe China-Eisen-Sirup.

Sirop Rami, eine französische Spezialität, soll einem Sir. Bromoformii comp. von etwa folgender Zusammensetzung entsprechen: Bromoform 2,o, Tinct. Aconiti 2,o, Kodein. 0,5, Alkohol 47,5, Sir. Bals. Aolutani 700,o, Sir. Rhoeados 250,o.   (Pharm.-Ztg.)

Sirup, lösender, von Paul Klotz in Breslau ist ein 60% Zucker enthaltender weißer Sirup. Der Zucker ist zum Teil Rohrzucker, zum Teil Invertzucker. (B. Fischer.)

Sirup Trifolium compound siehe Sirupus Trifolii comp.

Sirupus Colae compositus „Hell" ist zusammengesetzt aus Sir. Aur. cort. 200,o, Extr. Colae fld. 25,o, Natr. glycerophosphoric. 25,o, Chinin. ferrocitric 2,5, Strychnin. nitr. 0,075. (Gehe's Codex.)

Sirupus galactagogus. Zusammensetzung: Extr. Galegae aquos. 10,o, Calc. chlorhydrophosphor. 10,o, Tinct. Foeniculi 10,o, Ol. Cumini gtts. XV. Sirup. sinpl. 400,o. Anwendung: viermal täglich einen Eßlöffel voll.

Sirupus Koppii enthält in 100 g guajakolsulfosauren Kalk, 5 g chlorhydrophosphorsauren Kalk und 5 g Zimtsäure als hauptsächliche Bestandteile. Er hat aromatischen Geschmack und wird leicht genommen.

Sirupus Thiocoli compositus Merck enthält Thiokol, Dionin und Ammoniumhypophosphit. Anwendung bei Lungenleiden und Typhus.

Sirupus Trifolii compositus, Sirup Trifolium Compound, ein Mittel gegen Syphilis, enthält in je 30 ccm: Flores Trifolii pratensis 2 g, Lappa 1 g, Berberis aquifolium 1 g, Xanthoxylum 1 g, Stillingia 1 g, Rad. Phytolaccae 1 g, Casca a amarga 1 g, Kalium jodatum 0,5 g. Fabrikant: Parke, Davis & Cie. in London.

Sirupus Valeriano-bromatus compositus Jahr enthält nach Angabe des Fabrikanten Karl Jahr, Apotheker in Krakau, Brom, Baldrian, Phosphorsalze und Kola.

Sistomensin sind Tabletten, die 0,0125 g aus dem Corpus luteum gewonnener, antagonistisch wirkender, hormonartiger Stoffe enthalten. Sie werden bei Monatsblutungen usw. angewendet. Darsteller: Gesellschaft für chemische Industrie in Basel.

Sitogen ist eine fleischextraktartig riechende Masse, die wie Fleischextrakt und Suppenwürze zum Verbessern von Suppen und Speisen dienen soll. Es stellt einen eingedickten durch Salz haltbar gemachten Auszug aus Hefezellen dar.

Slankal, ein Entfettungsmittel, ist wahrscheinlich ein schwach rot gefärbtes Gemisch aus rund 30% Weinsäure, 16% Zitronensäure, 4% Weinstein, 14% Chlornatrium und 36% trockenem Natriumkarbonat. Nach Angabe des Fabrikanten soll es auch apfelsaure Salze enthalten. (Zernik.)

Skinol, ein Desinfektionsmittel, enthält 67,71% Wasser, 18,10% Chlornatrium, 10,84% Chlorzink, 3,08% Glyzerin, 0,27% Formaldehyd. (Pharm.-Ztg.)

Soapine ist eine Ölsäureseife mit einem starken Überschuß von freiem Alkali.

Sode de Taxe, Entsäuerungsmittel, enthält Calciumkarbonat 47,75%, Magnesia 5,80%, Kaliumkarbonat 19,64%, Natriumkarbonat 2,24%, Eisenoxyd 0,70%, Sand und Ton 0,71%. Wasser und organische Substanz 24,80% mit Spuren von Schwefelsäure, Chlor und Phosphorsäure.

Soderal-Bonbons enthalten Sodener Mineralsalz. Darsteller: Jordan & Timaeus in Dresden-N.

Solamin von Apotheker Troost in Schafstädt, ein Mittel gegen Hämorrhoiden, besteht aus einer Flüssigkeit und aus Pillen. Die Flüssigkeit ist eine schwache wässerige Campecheholz-Abkochung, Die Pillen bestehen im wesentlichen aus bitteren Extrakten (darunter Aloe), Jalapenseife, Jalapenpulver und Süßholzpulver.

Soldona, ein Milchkonservierungsmittel, besteht aus einem Gemisch von Formalin, Wasserstoffsuperoxyd und Wasser. (v. Sobb.)

Soldigal der Firma Hoeckert & Michalowsky-Berlin ist Digitoxinum solubile.

Solfing, ein italienisches Universalmittel zur Bekämpfung von Oidium und Peronospora, ist der Hauptsache nach ein Gemisch von Schwefel mit gebranntem dolomitischem Kalk und etwas Teersubstanz. (Hanusch.)

Solitaenia, ein Bandwurmmittel des Laboratoriums Leo in Dresden, enthält als wirksame Bestandteile Granatwurzelextrakt, Rizinusöl und eine wohlschmeckende Kakaogrundmasse.

Solorin, Hoeckert u. Michalowsky, ist ein Sir. Kalii sulfoguajacolici.

Solphinol findet in Frankreich als Antiseptikum Anwendung und soll ein Gemisch von Borax, Borsäure und schwefelsauren Alkalien sein.

Solurol werden Tabletten genannt, die aus einer Mischung von Nucleotinphosphorsäure mit Milchzucker bestehen.

Solutio Ferri lactiformis siehe Eisenmilch.

Solutio Solveoli aromatica siehe Eustemin.

Solution Pautauberge enthält das Chlorhydrophosphat des Kreosot-Calcium. Anwendung findet sie bei Tuberkulose und Lungenkrankheiten. Fabrikant: L. Pautauberge in Paris, 22 rue Jules-César.

Solvent gegen Kesselstein, von A. Stahl in Köln, ist kalzinierte Soda mit etwas Rotholz gefärbt.

Solvin, ein Mittel gegen Kropf, ist eine wässerige Lösung von ca. 19% Glyzerin, 10% Jodkalium und 0,1% freiem Jod. (Schaffer.)

Solvolithzahnpaste ist ein Karlsbader Sprudelsalz enthaltendes Mundkosmetikum.

Sommers Ekzemin, ein Mittel gegen Hautausschläge, Bartflechten etc., erwies sich bei der Untersuchung als ein Gemenge von 58,8% gefälltem Schwefel und 43,2% eines halbflüssigen Fettes, welches mit kleinen Mengen Alkannin rot gefärbt ist. (Mannich.)

Sommers Mate. Nervösen, Magen-, Herz- und Zuckerkranken besonders empfohlen, von Friedr. C. Sommer, Forst i. Lausitz ist Paraguaytee (Fol. Ilicis paraguayensis).

Sommersprossencreme von Frau Elise Bock in Schöneberg, enthält im wesentlichen Fett, Wachs, Wismutsubnitrat, Borsäure, Kaliumkarbonat und Perubalsam. (Griebel.)

— von Frau Hammer (Feminaversand) in Berlin, enthält weißem Quecksilberpräzipitat, Wismutsubnitrat, Borsäure und eine Zinkverbindung. (Griebel.)

Sommersprossenfeind siehe Simons Waschcreme.

Sommersprossenmittel v. Amthor siehe Kopfschmerzmittel.

Sommersprossenmittel des Prinzen Aureng-Zed, auch Indiaextrakt genannt, ist eine weingeistige Tinktur von Pimpinelle etc.

— von Hoefeld besteht aus I. 15,0 weißer Präzipitatsalbe mit etwas Wachs versetzt und II. einem Waschwasser aus 0,25 Kampfer, 8,0 Benzoetinktur, 15,0 Seifenspiritus und 125,0 Rosenwasser. (Wittstein.)

— von E. Kimball besteht aus 1,0 essigsaurem Kalium in 50. Wasser gelöst, mit etwas Weingeist und Rosenöl vermischt, (Hager.)

— von Charlotte Stangen, geb. Schmidt, jetzt in Berlin, ist eine Auflösung von Mercuronitrat in Wasser von wechselndem Gehalt zwischen 0,5—1,2%.

Sommersprossensalbe von M. Riedl in Wien. Ein weißes Porzellantöpfchen mit Blechdeckel enthält ca. 30,0 einer bräunlich gelben weichen Salbe, welche sich folgender Vorschrift anschließt: 18,0 Paraffin und 5,0 Mandelöl werden geschmolzen, und der geschmolzenen Masse hinzugefügt 1,8 Schwefelmilch 4,0 Glyzerin, 1,0 Tannin, 2,0 Koloquintentinktur, 10 Tropfen Rosmarinöl und 5 Tropfen Thyminaöl. (Hager.)

Sommersprossensalbe Uralla dürfte aus einem Gemisch von Ungt. Paraffini und annähernd gleichen Teilen weißen Quecksilberpräzipitats und basischen Wismutnitrats bestehen. (Herrmann.) — von Dr. Robert Fischer in Wien ist Zinksalbe. — von Spitzer enthält Sublimat und salpetersaures Wismut. (Chemn. Unters.-Amt.)

Sommersprossen- und Leberfleckemittel von Fr. Solbrig in München ist eine Tinktur aus 30,0 weißer Nießwurzel, 30,0 Arnikawurzel, 30,0 Bertramwurzel, 8,0 Styrax Calamita, 500,0 Alkohol, mit etwas Bergamottöl und Zitronenöl aromatisiert. (Bedall.)

Sommersprossenseife von A. H. A. Bergmann in Waldheim i. S. enthält 1% Salizylsäure, 2% Naphthol, 5% Borax und 10%,· Schwefel.

Sommersprossenwaschmittel von Ruß besteht aus 1,0 Benzoetinktur, 2,0 Hoffmanns Lebensbalsam und 100,0 Rosenwasser. (O. Quenzel.)

Somnisan ist ein alkoholarmes Baldrianfluidextrakt. Das Präparat gelangt auch mit 10% Erlenmeyers Bromsalzmischung als Bromsomnisan in den Handel. Herst.: Tutogen-Laboratorium in Szittkehmen-Gominten.

Somnoform siehe Narcoform.

Sonnol von Dr. Schäfers Chem. Labor. Metropol, Leipzig, „ein Nähr- und Kräftigungsmittel“: bestehend aus etwa 30 Teilen Kakao, 65 Teilen Zucker, versetzt mit 5 v. H. Kartoffel- oder Bananenstärke, 1 v. H. Kochsalz. (Röhrig.)

Soothing-Sirup der Mrs. Winslow von Curtis & Perkins in Neuyork für zahnende Kinder besteht aus Zuckersirup mit einer Tinktur von Anis, Fenchel und etwas Kümmel oder mit einer Lösung der ätherischen Öle derselben in Alkohol und einem Zusatz von ½—1 Gran Morphium auf die Unze. (Fr. Hofmann.)

Soothing Powder von Steedmann besteht aus Reisstärke.

Sorban ist ein Kaolin-Präparat und dient zur Wundbehandlung. Hersteller: Rhenania-Werke in Worms a. Rh.

Sorisin wrd vom Darsteller einmal als eine Lösung von 10% paraguajakolsulfosaurem Kalium in Pomeranzenschalensirup, zum anderen als eine Lösung von 6% orthosulfoguajakolsaurem Kalium in Orangensirup, versetzt mit Orangentinktur angegeben. Demnach hat es eine dem Sirolin ähnliche Zusammensetzung (siehe dieses).

Sorisin-Codeïnat ist ein im wesentlichen aus Sulfoguajakolaten des Kodeïns und Kaliums bestehendes Hustenmittel. (Zimmer u. Co.)

Sorisin-Ferrat und **Sorisin-Ferrarsenat.** Nach der chemischen Untersuchung besteht Sorisin-Ferrat aus Guajakol mit Pomeranzenschalensirup und Sorisin-Ferrarsenat aus Guajakol mit

Pomeranzenschalensirup und 15 Tropfen Fowlerscher Lösung. (Nachr. f. Zollst.)

Sotopan von Jean Verfürth in München, ein aromatisches, flüssiges Eisenpräparat, enthält Calcium 0,1296, Brom 2,5, Chinin 0,3268, Eisen auf Oxyd berechnet 0,432, Phosphorsäure 0,221, Natrium 0,7.

Souveräne-Kapseln gegen Harn- und Blasenleiden (Ausfluß) bestehen aus Phenyl. salicyl. und Santalol je 0,25. Allein-Depot und Vers. Apotheke z. Eisernen Mann in Straßburg i. Els.

Soxhleths Nährzucker siehe Nährzucker.

Sozietät, hygienische siehe Malthuspräparate.

Sozodont van Buskirks von Hall u. Ruckel in New-York, Zahnreinigungsmittel. In einer viereckigen Schachtel befinden sich eine Flasche mit ca. 60,0 einer rötlichen Flüssigkeit I und eine Schachtel II mit einem ca. 6 g schweren Pulver. I besteht aus einer Lösung von 5,0 Ölseife in 6,0 Glyzerin, 30,0 Spiritus, 20,0 Wasser, aromatisiert mit einigen Tropfen Pfefferminzöl, Nelkenöl, Zimtöl, Sternanisöl, Wintergreenöl, mäßig tingiert mit Kochenille. II ist ein Gemisch aus kohlensaurem Kalk, Magnesia und Veilchenwurzelpulver, schwach parfümiert mit Nelkenöl. (Schädler.)

Sozolith, konzentriertes Fleischpräservesalz von Fr. M. Schultz in Berlin, enthält in Prozenten 37,27 Natriumsulfat, 21 Natriumoxyd, 39,68 schweflige Säure, 2,05 Wasser. (Polenske.)

Spahnpulver siehe Weißpulver.

Sparkol von Theod. Helges in Mannheim, soll die Verbrennung beschleunigen und die Kohlen etc. besser ausnutzen lassen. Es besteht nach der Bad. Prüfungsanstalt in Karlsruhe aus: Kochsalz 58,1%, schwefelsaures Natrium 15,5%, Soda 0,6%, lösliche Eisen- und Kalkverbindungen als Sulfate gerechnet 4,7%, unlösliches Eisenoxyd, Gips, kohlensaurer Kalk 17,7%, Wasser 3,4%. Beim Gebrauch des Mittels Sparkol wird die Flamme der brennenden Kohlen infolge der Verflüchtigung der Natriumsalze glänzend gelb gefärbt. Dadurch erscheint die Verbrennung lebhafter, als sie in Wirklichkeit ist. Eine Steigerung des Verbrennungsprozesses oder eine Erhöhung des Nutzeffektes wird durch das Mittel nicht erzielt.

Spasmosan ist ein Baldrian, Bromnatrium, Phosphor und Eisen enthaltendes Mittel gegen Krampfanfälle von Kindern. (Zimmer & Co.)

Spat-Einreibung der Apotheke zu Lößnitz im Erzgebirge ist ein Gemisch von 40 T. Kienöl, 10 T. Teer und 50 T. kantharidenhaltigem Leinöl. (Hahn.)

Spatliniment von Martel soll Quecksilberoxyd, myristicinsaures Kalium und myristicinsaures Ammonium in stark alkolischer

Lösung mit einem von der tierischen Haut leicht absorbierbaren Fette emulgiert enthalten. Von anderer Seite wurden angegeben: Lanolin mit Kampfer, Terpentin, Ammoniak, Aloe und 11% metallisches Quecksilber.

Spearmint Pepsin Gum, Kaugummitabletten, bestehen aus: 63,2 p. c. Zucker, 19,3 p. c. einer Gummiart, 17,5 p. c. Pepsin, Pfefferminzöl, Wasser und anderen nicht näher bestimmten Stoffen. (Pharm.-Ztg.)

Special Feed, Viehfutter amerikanischer Herkunft, besteht zum größten Teil aus Haferhülsen und Haferkleie, sowie Weizenkleie und etwas Gerstenspelzen. (Nachr. f. Zollst.)

Speciality for Diphtherie, Dr. Whites, ist ein Capsicumauszug mit Önanthäther enthaltendem Rum. (Bischoff.)

Species antidiabeticae Kolluch (Asphalintee), gegen Diabetes empfohlen, besteht aus Folia Myrtillorum und Fructus Phaseoli. Fabrikant: Mr. Ignaz Kolluch, Petrusapotheke, Wien III.

Species aperitivae Haas siehe Haas.

Specific von Murray gegen Gicht und Rheumatismus besteht aus 26 T. schwefelsaurer Magnesia, 10 T. Capsicumtinktur, 140 T. Wasser und der nötigen Menge Kochenilletinktur.

Spécifique Bright, von Otto Braemer in Berlin SW. gegen Nierenentzündung empfohlen, enthält die Gallussäure aus Caesalpinia coronaria neben Calciumhydroxydiaminphosphat in Tablettenform. Die dazu gehörige Flüssigkeit soll bestehen aus den Fluidextrakten von Betula alba, Herniaria glabra, Polygala amara, Ballota lanata sibiric. und Kanakugie (?) (Pharm. Z.-H.)

Specificum gegen Harnsäure von Catani ist ein Pulvergemisch aus 1 T. Lithiumkarbonat, 2 T. Natriumbikarbonat und 4 T. Kaliumzitrat.

Speisenpulver, Dr Gölis', ist ein Gemisch von 80% Natriumbikarbonat, 12% Kaliumbitartrat, 1% Chlornatrium, 0,1% Chlorammonium und 6,1% Calciumkarbonat. (Jahresber. d. Breslauer Untersuchungsamtes.)

Spencemetall für zahnärztliche Zwecke läßt sich herstellen durch Einrühren von 2 T. fein gepulvertem Schwefelkies in 1 T. geschmolzenen Schwefel. (M. Glasenapp.)

Spenglers Mittel gegen Wassersucht, Nierenkrankheiten, Leberdegeneration etc., besteht aus Tropfen und Pulver. Die Tropfen sind eine Auflösung von Terpentinöl in Ätherweingeist; die Pulver sind eine Mischung von Opium mit pulverisierter Ipecacuanhawurzel und Milchzucker, also Dowersche Pulver. (Karlsr. Ortsges.-Rat.)

Spergulamella gegen Husten und Heiserkeit von Otto Schulz in Berlin W.: Bienenhonig mit Säften des russischen Knöterich.

Speripulver gegen chronische Hautausschläge usw. besteht aus gleichen Teilen Ziegelmehl und Schwefel. (. Müller.)

Spermacid siehe Malthuspräparate.

Spermathanaton siehe Malthuspräparate.

Spermatol enthält neben vielen anderen Ingredienzien **Koka-, Kola-** und **Kondurangoextrakt.**

Speton ist identisch mit Spermathanaton (siehe Malthuspräparate).

Spezial-Ambrosia, ein Mittel zur Erleichterung der Entbindung, ist eine Salbe aus Kümmelöl und Schweineschmalz. (Beythien).

Spezialtee von C. Lück in Kolberg besteht aus Zucker, Süßholz, Fenchel, Sennesblättern (!), Lobelienkraut, Salbei und Schafgarben. (Aufrecht.)

Speziol, ein Aromaticum, bildet ein braunes, feines Pulver aus Nelken, Zimt, Muskatnuß, geringen Mengen Maisstärke und wahrscheinlich Olivenschalenpulver.

Sphinx siehe Menstruationsmittel.

Sphragid der Expugnator-Ges. m. b. H. in Duderstadt am Harz bestand lediglich aus weißem Ton.

Spiraein Knapp werden von Dr. Th. Knapp in Basel, Jura-Apotheke, Tabletten aus Azetylsalizylsäure genannt.

Spirit Artus gegen Glieder- und Zahnschmerzen von J. J. Müller in Berlin, enthält in 100 Teilen 4 T. scharfes Harz (vielleicht Euphorbium), 8 T. Kampfer, 4 T. Rosmarin- und Lavendelöl, 0,88 T. Quecksilberchlorid in 70 T. wasserfreiem Weingeist. (Hager.)

Spirit of Mustard von Whitehead ist eine Mischung aus 20,0 Ol. Terebinthin., 10,0 Ol. Rosmarin., 5,0 Kampfer, 50,0 Spirit. Sinapis und 100,0 Spiritus.

Spiritus ammoniacalis von Hawkins und **Spiritus anticephalicus** von Ward gegen Migräne sind Lösungen von 10,0 Kampfer in 50,0 Liq. Ammon. caust. spirit., 20,0 Eau de Cologne und 80,0 Spirit. Lavandulae.

Spiritus Bohemi Cardinis gegen Zahnschmerz ist eine weingeistige Lösung von Kampfer und Nelkenöl. (Ludwig.)

Spirone, ein von England aus vertriebenes Mittel gegen Schwindsucht, ist eine schwach gelblich gefärbte Flüssigkeit, in welcher Chloroform, Glyzerin und Jodkalium nachgewiesen wurden; außerdem wird durch das Chloroform noch ein zweiter Riechstoff verdeckt, dessen Natur nicht bestimmbar war. (P. Lohmann.)

Spitzersalbe besteht aus Fett, Kaliumseife, Bism. subnitr., Hydrarg. bichlorat. ammon., Odorans. (Unters.-Amt Budapest.)

Dr. Spitzers Gesichtspomade, zu beziehen durch Mm. Frankl in Wien VIII, Kochgasse 28, enthält Quecksilberchlorid. (Österr. Sanitätsw.)

Dr. Spitznagels Universal-Magenpulver. Aus der Untersuchung ergab sich in runden Zahlen folgende Zusammensetzung: Natriumbikarbonat 92,0 v. H., Zucker 6,0 v. H., Kochsalz 1,5 v. H., Eiweiß (Pepsin?) 0,5 v. H. (Beythien u. Hempel.)

Sporting-Liquid Nr. II. von Dr. G. Krieger gegen angeschwollene Füße und dicke Gelenke für Pferde ist eine Lösung von 60,0 Salmiak in ca. 360,0 Wasser mit einer Lösung von 30,0 gewöhnlichem Ätznatron in 50,0 Wasser vermischt, 15,0 gebrannter und mit Wasser gelöschter Kalk hinzugefügt, und die Flüssigkeit durch Absetzenlassen und Filtration geklärt. (Hager.)

Sprangers Frauenspülpulver Marke „Osuc“ besteht aus Alaun. (Griebel.)

Spranger's Heilsalbe siehe Heilsalbe.

Spratts Konditionspasta gegen Katarrh, Diarrhöe und Beinschwäche besteht aus Eisenpulver, Eisenkarbonat, Zimtöl, Glyzerin und geringen Mengen einer pflanzlichen Droge. (Beythien.)

Sprengel's Kräutersaft siehe unter Kräutersaft.

Sprengstoff von Nobel enthält gleiche Teile pikrinsaures Bleioxyd oder Kalium und Kalisalpeter mit einem Zusatz von 0,1% Gummi.

Sprengpatronen von Dr. Kosmann in Breslau sind mit Schwefelsäure und Zinkstaub gefüllt.

Spritol, welches nach Angabe des Herstellers keine Methyl-, Äthyl- oder Amyl-Verbindungen der bekannten Alkoholgruppe enthalten soll, besteht aus Methylalkohol mit etwa 2% Aceton als Verunreinigung. (Pharm.-Ztg.)

Spudäus' Lebensbalsam ist zusammengesetzt aus 120 g Enzian, 120 g Angelika, 80 g Kalmus, 580 g Aloe, 100 g Rhabarber, 20 g Safran und 10 g Spiritus. (Chemn. Unters.-Amt.) — Nach Angabe des Darstellers läßt man 30 g Enzian-, 20 g Kalmus-, 15 g Zitwer-, 30 g Angelika- und 25 g Rhabarberwurzel, 5 g Safran, 30 g Myrrhen, 100 g Aloe und 50 g Theriak mit 2 l Franzbranntwein übergossen 8 Tage stehen, preßt darauf ab und filtriert. Fabrikant: Apotheker E. Büttner in Reichenau i. S.

Sputolysin soll nach den Literaturangaben aus Guajakol, Kampfer, Jod, Perubalsam und Seife bestehen und bei Bronchitis und Lungentuberkulose äußerlich angewendet werden.

Stahlpulver Menzers enthalten in einer blauen Papierkapsel 0,2 Ferr. sulfuric. und 0,5 Saccharum, in einer weißen Kapsel 0,2 Natr. bicarb. und 0,5 Saccharum. Die Pulver löst man getrennt in je einem halben Glase Wasser, gießt zusammen und trinkt dann sofort.

Stahlpulver Nr. 1 von A. Schenkers Ww. in Rheinfelden zur Verbesserung des Stahls und als Schweißpulver anwendbar, besteht aus $^1/_3$ Borax, $^1/_3$ Chlorammonium und $^1/_3$ organischer Substanz (Harz, weißes Pech) mit einer Spur von Kieselsäure.

Stahls Jungblut von Stahl in Berlin ist ein Gemenge aus Cortex Frangulae, Rad. Althaeae, Radix Liquiritiae, Flores Stoechados, Baccae Juniperi, Lichen islandicus, Flores Lavandulae, Flores Malvae, Flores Sambuci, Flores Acaciae, Flores Millefolii, Fruct. Foeniculi, Fruct. Anisi, Fructus Coriandri, Folia Farfarae, Folia Sennae, Lignum Guajaci, Herba Serpylli, Herba Asperulae, Herba Violae tricoloris, Herba Veronicae, Herba Absinthii, Folia Juglandis, Rhizoma Calami. (Juckenack und Griebel.)

Stahlwein Bansens, von Viel & Co. in Utrecht, ist nach der Behauptung des Fabrikanten eine Auflösung von ammoniakalischem Eisenweinstein in Wein, stimmt jedoch im wesentlichen mit der Tinct. Ferri cydoniata, ohne Zimtspiritus bereitet, überein. (Wittstein.)

Stamms Lapis-Bitterlikör gegen Gallensteine ist eine gemischte Tinktur, in der mit Bestimmtheit Aloe und Curcuma nachgewiesen wurden. (Röhrig.)

Staphylase Doyen ist Antistreptokokkenserum, welches auch als St. bromurée, granulée und jodurée in den Handel gelangt. Bezugsquelle: G. & R. Fritz in Wien.

Staphylosan ist eine polyvalente Staphylokokken-Vakzine, die bei Staphylokokken, Allgemeinansteckungen, insbesondere bei Furunkulose, Akne u. a. angezeigt ist. Darsteller: Sächsisches Serumwerk in Dresden.

Stärke, lösliche, ovn Prof. Debove, ist ein durch Erhitzen auf 180° dextriniertes Stärkemehl.

Stärkeglanz, flüssiger, besteht aus 1 T. Walrat, 1 T. arabischem Gummi, 1 T. Borax, 2½ T. Glyzerin, 24½ T. Wasser. 3 Teelöffel auf $^1/_4$ Pfd. gekochten Stärkekleister.

Stärkeglanz von Franz Coblenzer in Köln ist ein Gemisch von Reisstärke, einer Chlor enthaltenden Verbindung, geringen Mengen Borax und kieselsauren Verbindungen mit einem Aschengehalt von 18,7%. (E. Heintz.)

Stärkeglanz von P. J. Klotten in Köln besteht aus 15 g schweren, 65 mm langen, 40 mm breiten und 25 mm dicken Täfelchen von himmelblauer Farbe, schwach lavendelartigem Geruch und mildem Geschmack, aus schwach parfümierter und durch Ultramarin gefärbter Stearinkerzenmasse hergestellt. (Wittstein.)

Stauböl ist ein Gemisch von Mineralöl mit fettem Öl.

Staupenol Diffiné besteht nach Gehes Codex aus aktiver Hefe, deren Wassergehalt durch Amyl. Solani ersetzt ist, ferner 2,5% Ossaplast, 1,5% Pepton. sicc, 0,5% Cerebrum sicc. praeparat., sowie einigen nervenstärkenden und verdauungsbefördernden Bestandteilen.

Steatine, ein Kosmetikum, ist eine Mischung von Zinkstearinat mit Paraffinöl.

Steges Kräuterwein besteht aus einem nicht abgepreßten Auszug eines Weißweines mit verschiedenen Wurzeldrogen, wie Kalmus, Ingwer, Kurkuma, Angelika, Baldrian und Aloe. (Kochs.)

Steiners orientalisches Kraftpulver von dem hygienischen Institut D. Franz Steiner & Co. in Berlin SW. sollte nach einer im Januar 1901 veröffentlichten Warnung des Ortsgesundheitsrats Karlsruhe nur aus Hülsenfruchtmehl (Bohnen-, Erbsen-, Linsen- und Reismehl) sowie Zucker, Salz und Natrium bestehen. Diese Angaben hat Zernik durch eigene Untersuchungen bestätigt. Arsen war in dem Pulver nicht vorhanden.

Steinpillen der Frau Stephens sind 0,2 g schwere Pillen aus Calciumkarbonat (gepulverten Eierschalen) und schwarzer Seife,

Stereolsalbe ist eine Mischung von ätherischen Ölen mit Vaselin. (Pharm. Ztg.)

Stereoxylin von Rudel ist eine bräunliche, öldicke Flüssigkeit, die aus Wasserglas und einer fetten oder harzigen Substanz besteht und in der Papierfabrikation als Zusatz zur Papiermasse dient.

Sterilisol, ein Weinkonservierungsmittel von Dr. A. Foelsing in Frankfurt a. M., enthält nach F. Mallmann im wesentlichen Formaldehyd und Kochsalz neben Spuren von Magnesium, Calcium, Kalium und Schwefelsäure. Nach Angabe des Fabrikanten enthält es nicht freien Formaldehyd, sondern unzersetztes Trioxymethylen. — Dazu bemerkt Aschoff, daß unter der Bezeichnung „Sterilisol" von demselben Fabrikanten sehr verschiedenartige Präparate in den Verkehr gebracht zu werden scheinen, flüssige und feste. So war ein Präparat eine ca. 2 prozentige Lösung von dithionsaurem Natrium, ein anderes eine 2,4 prozentige Formaldehydlösung.

Sterilin, eine hauptsächlich aus Acetylzellulose bestehende Membran, ist nach Dr. W. Burk-Kiel als Ersatz für Operationshandschuhe aus Kautschuk nicht zu empfehlen, da es sehr leicht Risse bekommt.

Sterkin, Scheuerseife, bseteht aus einem mit Wasser zu einem Teige angerührten Gemenge von Seife, Sand und Schlemmkreide.

Stern- oder Blitzähren sind gefüllt mit folgender Mischung: 40 Getreidemehl, 15 Schwefelblumen, Kienruß und 10 Salpeter oder: 35 Mehl, 8 Salpeter, 5 Schwefel, 2 Kienruß. (Industriebl.)

Sterntee Weidhaas enthält nach Angabe des Fabrikanten: entbittertes Isländ. Moos, Veilchenblätter, Schafgarbenblätter,

Schwarzwurzel, Süßholzwurzel, Eibischblätter, Iriswurzel, Virgin. Klapperschlangenwurzel, Huflattichblätter und -blüten mit Chlorammonium präpariert, Ehrenpreis, Tausendgüldenkraut, Schafgarbenblätter, Russ. Knöterich, Kokablätter, Hohlzahn, entharzte Sennesblätter und Fenchel.

Sterolin, ein Händedesinfektionsmittel, besteht nach R. Frank aus Bals. perv. 4,o, Ol. Ricini, Terebinth. venet. je 2,o, Glyzerin 1,o, Spiritus 100,o. (Münch. Med. Wochenschr.)

Steroxylin, ein Leimsurrogat für Papierfabrikanten, ist sirupdickes Wasserglas. (Hallwachs.)

Stettiner Wasser ist ein Sublimat enthaltendes äußerliches Mittel. (Hager.)

Steven Ointment siehe Blister.

Stevens Ointment von Henry R. Stevens in London ist ein Gemisch aus salbenartiger Fettsubstanz (Adeps und Sebum) mit 20% Quecksilberjodid.

Stillingol, gegen Gallensteine von der Askulap-Apotheke in Berlin empfohlen, besteht aus einer Salbe, enthaltend Lavendelöl und Zitronenöl und aus einem innerlichen Mittel, bestehend aus Glyzerin, Rhabarber, Cascara Sagrada und Auszügen verschiedener indifferenter Drogen. (Pharm.-Ztg.)

Stockmann's Eisenpillen siehe Ferramat.

Stomachicum von Oswald Beer ist ein 22% Zucker enthaltender Schnaps mit den extrahierten Stoffen aus Wermut, unreifen Pomeranzen, Ingwer, Zitwer, wenig Angelika, Anis und Pfefferminze. (Hager.)

Stomachicum Bernt, Vinum Centaurii cum Gentiana compositum, sind weinigbittere Magentropfen. (Pharm.-Ztg.)

Stomachin besteht aus Bism. subnitr. 85%, Magnes. carbon. 15%. (Röhrig.)

Stomachin des Dr. James von S. Mode in Berlin, gegen Unterleibskrankheiten ist eine gröbliche Pulvermischung aus 8 T. Eisenvitriol, 50 T. weißem Farinzucker, 20 T. Kartoffelstärke, 13 T. vanillehaltiger Gewürzschokolade und 3 T. Zimtpulver. (Hager.)

Stomachin von Smith ist ein Pulver aus 75,o Zucker, 140,o Kartoffelstärke, 30,o zuckerhaltiger Gewürzschokolade, 1,25 Zimt, 2,o Gewürznelken und 2,o Sandelholz. (Hager.)

Stomacin (D. Schöns Magenpulver) von D. Schön in Basel, besteht aus: Natr. bicarb. 15, Bismut. salicyl. 5, Radic. Rhei 5, aromat. Pulver 3.

Stomakal Richters ist eine versüßte Tinktur aus indifferenten bitteren Drogen.

Stomatol, ein Mundwasser, enthält nach Dr. Aufrecht: Flüssige Stoffe 94,27, Trockenrückstand 5,73, Mineralstoffe 0,22. Die flüssigen Stoffe bestehen aus Ol. Menth. pip. 2,o, Alkohol 70,o, Wasser 28,o. Der Rückstand, nach A. vermutlich Terpinhydrat, ist aber das Harz von Abies excelsa D. C., Pinus abies Linné, einer in Schweden heimischen Fichtenart.

Stomoxygentabletten enthalten 5,87% eines käuflichen Magnesiumsuperoxydes (mit einem Gehalt von rund 22,1% Magnesiumsuperoxyd) und annähernd 20% Natriumbikarbonat. Der Rest besteht aus Rhabarber, Enzian, Milchzucker und etwas Stärke. (Mannich und Kroll.)

Stoppmaustee von Karl Fr. Töllner in Bremen besteht aus blaublühendem Trifolium arvense.

Stoptan, sogenannte Anti-Diarrhöe-Morsellen, enthalten Eichenrinde und daraus hergestelltes Extrakt. Darsteller: Apotheker Max Wagners Chemische Fabrik in Leipzig-Reudnitz.

Stoughton der Königseer Olitätenhändler wird in zwei Arten fabriziert. I. **roter:** Je 125,o Radix Gentianae und Serpentariae, 60,o Cort. Cinnamom., je 30,o Fruct. Cardamomi, Sem. Amomi, Caryophylli, Rhiz. Zingiberis, Lignum Santalinum rubrum, je 50,o Radix Costi, Cort.Fruct. Aurantii, 15,o Piper longum und 25,o Radix Alkannae werden mit 10 l 40 prozentigem Weingeist digeriert und filtriert. — II. **grüner:** Je 125,o Rad. Gentianae und Serpentariae, Fol. Uvae Ursi und Herba Scordii, je 60,o Fruct. Cardamomi und Cort. Cinnamomi, je 30,o Costus und Rhiz. Curcumae, 150,o Radix Alkannae und 15,o Piper longum werden mit 10 l 60 prozentigem Alkohol digeriert und filtriert. (Richter.)

Stoughton's Magenbitter siehe Menschenfreund.

Strahlkrebsmittel für Pferde von Schleg besteht aus 2 T. Eisenvitriol, 3 T. Kupfervitriol und 4 T. Tormentillenwurzelpulver.

Strakas Chininbonbons enthalten in jedem Stück 0,25 g Chinintannat. Bezugsquelle: G. & R. Fritz in Wien.

Stratenakitt ist der sog. armenische Kitt aus Hausenblase, Ammoniakgummi und Alkohol.

Strengthening-Plaster enthält 2% basisch kohlensaures Eisen und Kautschuk (Rubber Combination).

Streupulver Bums enthält etwa $\frac{1}{3}$ Zucker und $\frac{1}{3}$ Borsäure, ferner 2% einer wasserunlöslichen Substanz, die Eisen enthält und mit einem alkohollöslichen grünen Farbstoff angefärbt ist. Herst.: Fabrik chem. Präparate Grasztat & Co., Wandsbek. (Schwedes.)

Striebers Tee der Krankenpflegerin E. Strieber in Berlin soll bei der Zubereitung von Bädern Verwendung finden. Er enthält Fol. Rosmarini, Herb. Meliloti, Sem. Sinapis pulv. u. Alumen pulv. (Juckenack und Griebel.)

Strobin, ein Strohhutwaschmittel, besteht lediglich aus gereinigtem Weinstein. (Bartschat.)

Stroopal, Stroops Krebsheilmittel, enthält nur das Pulver von Teucrium Scorodonia. Nach Untersuchungen des Berliner Polizeipräsidiums handelt es sich anscheinend um die gepulverten Blätter einer Labiate oder Verbenacee.

Stroopan, Mittel gegen Krebs-, Leber- und Magenleiden, besteht aus 3 Pulvern, Gemische aus Fol. Althaeae und Malvae mit Zusatz von Digitalis purpurea. (Röhrig.)

Strophena Zyma enthält in einer 1 promilligen isotonischen Lösung die wirksamen Bestandteile des Semen Strophanthi Combé, während es von Nebenbestandteilen befreit ist. Im Handel in Ampullen mit 1,1—1,3 ccm zu je 1 mg aktiver Substanz. (Schweiz. Apoth.-Ztg.)

Dr. Stuskos Kräutertee und Pillen für Bleichsucht und Blutarmut. Der Tee ist ein Gemenge von Stein-, Poley-, Brach-, Romeyen-, Bläder-, Stahl- und Bergminzenkraut, Lärchenblüten, Thremsen-, Blut- und Königsblumen. Die Pillen bestehen aus gepulvertem Eisen, Beerensäften und den meisten der Pflanzenbestandteile des Tees. (Nachr. f. Zollst.)

Strumpfbänder gegen Wadenkrampf von Gebr. Seidel bestehen aus Schwefelblüten nebst etwas Kräuterpulver in seidene Bänder eingenäht und gesteppt.

Strychotin von Krewel & Co. in Köln a. Rh., gegen Atemnot und Herzbeschwerden der Pferde, besteht aus 0,066% Ergotinin, 1,29% Strychninsulfat, 1,93% Veratrinsulfat und 96,7% Glyzerin.

Styptase, ein Hämostypticum, besteht aus tanninchlorsaurem Kalzium, Hamamelis und Fluoraten. Herst.: Chem. Fabrik Ebenau, München.

Stypticbalsam von Warren in Boston besteht aus je 7 T. Weingeist und Terpentinöl und 20 T. Schwefelsäure.

Stypticum von Prof. Dr. Cohn, für alle inneren und äußeren Krankheiten, speziell Syphilis, Geschlechtsleiden und Frauenkrankheiten, enthält 1,o Zinksulfat und 5,o Gummi arabic. in 120,o Brunnenwasser. (Schädler.)

Styptysatum ist ein uterines Stypticum, welches aus deutscher Herba Bursae pastoris hergestellt wird und als Ersatz für Secale und Hydrastis dienen soll. Es kommt in Fläschchen zu 10 g und in Ampullen in den Handel. Hersteller: Ysatfabrik Johannes Bürger in Wernigerode a. H.

Styroglycerit gegen ausgesprungene Hände besteht aus 4,o zusammengesetzter Benzoetinktur, 8,o Glyzerin, 1,o grüner Seife und 16,o Rosenwasser.

Styron von Dr. Beach in Boston, empfohlen als Antisepticum und Desodorans bei eiternden Wunden etc., ist eine Mischung von Perubalsam und flüssigem Styrax.

Styrone, gegen Krätze empfohlen, besteht aus je 25 T. flüssigem Styrax und Perubalsam, sowie je 10 T. Wasser und verdünntem Spiritus.

Styrosapon, von Gebrüder Evers in Düsseldorf, ist eine neutrale, 25% Styrolin enthaltende Kaliseife.

Styx, Mäusegift, die Mäuse- und Rattenvertilgungsmittel Styx, die in Form von Rattenkuchen und geschrotetem Mäusegiftweizen in den Handel gelangen, dürften als wirksamen Bestandteil Meerzwiebelextrakt enthalten. (Pharm.-Ztg.)

Suberine und **Suberit** ist ein aus Abfällen bereitetes feines Korkpulver.

Sucarleß, ein Diabetesmittel von W. Birkholz Nachf. in Berlin, ist ein Gemege von gerösteten und gemahlenen Leguminosensamen, Kakaopulver und unzerkleinerten Wacholderbeeren. (Gesundheitslehrer.)

Succolan-Tabletten, ein Succus-Präparat gegen Erkältungskrankheiten, enthalten Succus Liquiritiae sowie andere unschädliche Stoffe. Hersteller: Saccharin-Fabrik, A.-G., vorm. Fahlberg, List & Co. in Magdeburg-Südost.

Succus antidiphtheritini siehe Diphtheriekräutersaft.

Sudol-Bäder, ein Mittel gegen Korpulenz, der Sudol-Gesellschaft m. b. H. in Berlin-Charlottenburg, bestehen aus 600,0 kalzinierter Soda, die durch Eisenoxyd oder ein Eisenoxyd enthaltendes Mineral rötlich gefärbt ist, und aus 600,0 Natriumbisulfat, das den Zweck hat, das alkalische Bad nachträglich in ein Kohlensäurebad zu verwandeln.

Sudoral siehe Fußbadewasser.

Sudorin, antiseptisches Streupulver von Dr. Kowalsky in Warschau, besteht aus einem schwach parfümierten Gemenge von etwas 1% Salol und 99% Talcum. (Aufrecht.)

Sulex ist ein 10% reines Naturlezithin enthaltender Lezithinsaft der als Nährpräparat für Blutarme, Kranke und Rekonvaleszenten dient.

Sulfoléine Rozet ein Mittel gegen Keuchhusten etc. enthält Ammoniumsulfolitholat 2,09%, Glyzerin 8,00%, Trockenrückstand 10,47%, Mineralstoffe 0,023%, Weingeist etwas 1,30%.

Sulfonsalbe findet an Stelle von Senfpapier, Krotonölsalbe und dergl. als Reizmittel Anwendung, und ist ein Gemisch von 5 T. Schweinefett mit 1 T. Schwefelsäure.

Sulfurin zur Vertilgung von Pflanzenschädlingen, ist eine Lösung von basischem Calciumsulfid.

Sulfurine, geruchlose Schwefelbäder von Dr. Langlebers (Foie de soufre cristallisé pour bains sulfureux dit de Barèges sans odeur) besteht aus Schwefel, Soda und Kaliumdichromat. (Pöhl.)

Sulfurit ist ein fluorhaltiges Weinkonservierungsmittel.

Sulimacreme (Büstencreme) ist eine rosa gefärbte Salbe, die in der Hauptsache aus mit Ammoniak emulgiertem Stearin und Wasser besteht. (Stuttgarter Untersuchungsamt.)

Sulima-Tabletten von Dr. H. Seemann G. m. b. H. in Sommerfeld, ein Mittel zur Erlangung schöner Körperformen, bestehen im wesentlichen aus Bananenmehl und Zucker und enthalten außerdem Lezithinalbumin, Kakao und dextrinierte Kartoffelstärke. (Griebel.)

Dr. Sulzbergers Flußtinktur besitzt dieselbe Zusammensetzung wie Dr. Kiesows Lebensessenz (siehe diese). (Beythien.)

Summopon ist eine Zubereitung, die die Gesamtalkaloide des Opiums enthalten soll. (Zimmer & Co.)

Suppenwürzen. (Maggis Suppenwürze.) Über die Darstellung von Maggis Würze ist nie etwas bekannt geworden, nur eine ziemlich wertlose Analyse ist einmal davon gemacht worden. Dagegen macht Graff über die Darstellung der Suppenwürze „Cibus", die auch das Maggi-Rätsel zum Teil lösen dürften: Mohrrüben und Schalotten werden zu Würfeln geschnitten und in Butter angebraten, mit fein zerschnittener Sellerie, Petersilienwurzel, Porree, Bluhmenkohl, Spargel und Spinat vermischt und je 2½ kg dieser Gemüsemischung mit 1 l Wasser acht Stunden auf dem Wasserbade gekocht Zu je 1 kg dieser Abkochung werden 150 g Kochsalz und ein wenig Zuckerkouleur gegeben. Nach dem Erkalten und Klären werden je 60 g Gewürzessenz (enthaltend weißen Pfeffer, Zimt, Gewürznelken, Muskatnuß, Macis und Lorbeerblätter) hinzugefügt. Zu je 10 kg der so bereiteten Mischung werden schließlich noch 1½ l einer durch Auskochen von 5 kg Rindermarkknochen, einem Rinderherz, 3 kg Ochsenfleisch und einem Huhn hergestellten Fleischbrühe zugegeben. (Ztschr. f. Unters. d. Nahrungsm. 1904, Nr. 7.)

Superator von J. H. Reinhardt in Würzburg ist ein Asbest-[illegible] durch ein Drahtgewebe Biegsamkeit und Festigkeit, und durch Imprägnieren mit geeigneten Stoffen auch Wasserdichtigkeit verliehen wird.

Superol ist Natriumsuperoxyd in Tabletten von 2,5 g; es darf nicht als ungefährlich zur Wäsche und zu Bleichzwecken verwendet werden. (Chemnitzer Untersuchungsamt.)

Suppositoires Malthus siehe Malthuspräparate.

Supra-Droserin besteht aus einer Lösung von Suprarenin (1:10 000) mit 1% Novocain und 5% flüssigem Droserin (aus den wirksamen Bestandteilen von Drosera hergestellt), mit einer Spur Menthol und Glyzerin. (Pharm.-Ztg.)

Surol besteht aus Ol. Ricini 5,o Tinct. Canthar. gtts. XXX, Tinct. Strychni gtts. XXX Ac. carbol liq. gtts. XV, Aq. Coloniens. q. s., Spiritus 100,o. (Farmaceutisk Notisblad.)

Susol, von Jul. Nitsch, Ratsapotheke in Einbeck, „Bestes Mittel gegen chron. Schweineseuche, Schweinepest, Steifkrankheit, Zementkrankheit und Kümmern der Schweine", ist wahrscheinlich ein Fischtran, dem Jod und ein phenolhaltiges Teeröl zugesetzt sind. (Apoth.-Ztg.)

Sussagin, Schweineschnellmastpulver, von Greulich & Herschler in Mannheim: 25% Futterkalk, 13% Viehsalz, 5% Glaubersalz, 6% Spießglanz, Fenchel und verschiedene Wurzelpulver.

Süsin von Rich. Süß in Reichenbach i. V., eine Einreibung gegen Rheuma, Gicht, usw., besteht aus Weingeist, Kampfer, türkischer. deutscher und japanischer Minze, Pfefferkraut, Zitronell, Nelke, Muskat, Koriander und Zeylonzimt.

Svapnia, eine amerikanische Spezialität, soll gereinigtes Opium sein.

Svenska Tanddroppar von Dr. Gustav Gräfström gegen nervöses Zahnweh, fabriziert von Heinr. Lion in Breslau, besteht aus 20 T. Nelkenöl, 15 T. Kajeputöl, 5 T. Pfefferminzöl, 20 T. Chloroform, 10 T. Essigäther und 2 T. Kampfer mit der erforderlichen Menge Rosanilin rot gefärbt. (Hager.)

Swagatin, ein Zahnschmerzmittel, ist gepulverter Borax.

Sybilles Lebenswecker ist ein pflanzlicher Auszug, zu dem nicht weniger als 16 verschiedene Drogen und 5 verschiedene ätherische Öle, außer Kognak und verdünntem Spiritus, verwendet worden sind. (Röhrig.)

Sydrosan-Keuchhustenöl von Apotheker Hugo Storz in Berlin-Friedenau bestand aus dem ätherischen Öl von Eucalyptus maculata var. citriodora.

Sydrosan-Pulver zum Räuchern, ein Mittel gegen Asthma u. dergl. von Apotheker H. Storz in Berlin-Friedenau, besteht nach Angabe des Herstellers, die zutreffen dürfte, aus gereinigtem Schwefel, Lindenkohle, Blättern und Blüten von Eucalyptus australis, Melissenöl, dem Öl von Eucalyptus globulus und dem Öl von Eucalyptus maculata var. citriodora.

Sympathie-Balsam ist Tinctura Benzoes composita. (Hager.)

Sympathie-Pulver von Digby soll zerfallenes Ferrosulfat, nach anderer Angabe Zinksulfat sein.

Symphonbalsam siehe Langbein.

Syndetikon, Fischleim. 100 T. gebrannter Kalk werden mit 50 T. Wasser gelöscht und das überstehende Wasser abgegossen. Hierauf löst man 60 T. Meliszucker in 180 T. Wasser auf, setzt der Lösung 15 T. gelöschten Kalk zu, erwärmt auf 75° und stellt unter wiederholtem Umschütteln einige Tage beiseite. In 225 T. dieser klaren Lösung werden 60 T. Kölner Leim gelöst. — Nach der Pharm.-Ztg. soll es eine Mischung sein von 10 T. Gummi arabicum, 30 T. Zucker und 100 T. Natronwasserglas.

Syndetikon von O. R. Ring & Co. in Berlin ist mit Essigsäure verflüssigter eingedickter Leim, hat also mit „Fischleim", als welcher es bezeichnet wird, nichts zu tun. (Bosetti.)

Syphilis-Schutzmittel von Dr. Kienel in Wien sind Lösungen von Salizylsäure in verschiedenen Flüssigkeiten, wie Spiritus, Öl etc. (Innhauser.)

Syphilis-Schutzmittel des Dr. Oereg von Wundarzt Alt in Wien ist gewöhnliches Öl, mit etwas Karbolsäure oder Kreosot gemengt.

Syphylistropfen von A. Herrmann in Berlin, waren eine Schüttelmixtur aus gleichen Raumteilen Lebertran und einer dunkelbraunen, wässerigen Extraktlösung (Extraktgehalt rund 46%), die vorwiegend reduzierenden Zucker enthielt. (Griebel.)

Salossit besteht aus 3,10% Wasser, 2,02% Asche, 92,67% Milchzucker, 2,21% Dextrin, und anderen nicht näher bestimmten organischen Stoffen. In der Asche der Probe sind neben erheblichen Mengen Kalk und Phosphorsäure geringe Gehalte an Magnesia und Tonerde nachgewiesen worden. (Pharm.-Ztg.)

Szymanol, ein Mittel gegen Rheumatismus und Gicht von F. Szymanski in Schöneberg bei Berlin, ist im wesentlichen eine Lösung von Kampfer in Pferdefett. (Juckenack und Griebel.)

Taba ist der wortgeschützte Name für eine Anzahl von Arzneimitteln in Tablettenform, der Temmler-Werke in Detmold.

Tabanal, ein Insektenschutzmittel für Tiere, bildet eine braunrote, eigenartig riechende, vaselinartige Masse, mit welcher die Tiere eingerieben werden. Fabrikant: Apotheker A. Hirth in Heidingsfeld bei Würzburg.

Tabbertsches Wundrosenspezifikum, von Chemiker Franz Tabbert-Greifswald, „sicheres Mittel gegen Wundrose": Flasche mit 253 ccm einer nach Kamillen riechenden, süßschmeckenden Flüssigkeit, die nach kurzer Zeit in Gärung überging. Inhalt bestand aus einer mit Zucker gesüßten Abkochung eines Tees. (Röhrig.)

Tablettae Phaseoli, „Bellmann", von der „Pharmazeutischen und chemischen Spezialgesellschaft m. b. H." in Berlin, gegen Zuckerkrankheit angepriesen, sind mit Kakaomasse überzogen und enthalten Bohnenhülsenextrakt. (Griebel.)

Tablettes à fumiger bestehen im wesentlichen aus Kampfer, salizylsauren Salzen und nikotinhaltiger Substanz. (Nachr. f. Zollst.)

Tabletten „Schutzengel" bestanden im wesentlichen aus Kaliumchlorat, Natriumkarbonat, Natriumborat und Weizenstärke und enthielten anscheinend auch etwas Weinsäure.

Tablettes pectorales von Albin Deflon sind getrocknete Tabletten aus 30,0 geschälten süßen Mandeln und 3,0 geschälten bitteren Mandeln mit Wasser in einen zarten Brei verwandelt, 60,o Pomeranzenblütenwasser, 4,o Traganth, 250,o Zuckerpulver, 0,125 Morphiumazetat und 0,5 Ipecacuanha.

Tablettes pectorales du Dr. Churchill enthalten Ammoniumhypophosphit. Fabrikant: Pharmacie Swann in Paris, 12 rue Castiglione.

Tachts Magenpillen siehe Magenpillen.

Taeniola, ein Bandwurmmittel, ist ein rotbraunes, bitter und adstringierend schmeckendes Pulver, in dem neben anderen Drogen bestimmt Arekanuß nachzuweisen war. (Röhrig.)

Talisman, elektrische Heilkette, von der Talisman Electric hygiean Chain Company, bestehend aus Zink- und Kupferplättchen, soll mit der Winterschen Gichtkette identisch sein.

Talisman, ein Vorbeugungsmittel gegen Geschlechtskrankheiten, enthält eine 20prozentige Protargol-Salbe. (Pharm. Z.-H.)

Tala, ein Warzenvertilgungsmittel, bestand aus Magnesium carbonicum. (Behre.)

Tamaquare (Tamaquary, Tamacoare), eine aus einer brasilianischen Myrospermumart gewonnene Flüssigkeit findet in der Augenheilkunde Anwendung als **Unguentum Tamaquaré** concentratum (10%), fortius (6%) oder mitius (3%) mit amerikanischem Vaselin verrieben. Bezugsquelle: Bruno Raabe in Wien.

Tamulekon, von L. Stolkind & Co. in Berlin, ein Mittel gegen Impotenz, enthält als wirksame Bestandteile: Extr. Muirae Puamae, Extr. Damianae und Lezithin. (Pharm. Ztg.)

Tancré-Katarrh-Plätzchen enthalten neben wenig Menthol Zucker, Kochsalz und geringe Mengen einer Wismutverbindung. (Griebel.)

Tancrés Inhalationsflüssigkeit ist eine Mischung aus Eukalyptusöl und Paraffinöl.

Tanglefoot, ein in Amerika und England beliebter Fliegenfänger, ist ein auf einer Seite mit Fliegenleim bestrichenes Papier. (Nachr. f. Zollst.)

Tangol I, zum Entfernen von Öl- und Lackfarben, ist ein Gemisch von technisch reinem Aceton und etwa 15% Amylacetat. — **Tangol II,** demselben Zwecke dienend, besteht aus technischem Aceton, das mit Bittermandelöl parfümiert ist. — **Tangol III,** zur Herstellung von Dauerwäsche ist als eine Auflösung von Lack in Amylacetat anzusprechen. (Beythien u. Hempel.)

Tannessel-Malzhonig siehe Lungentrost.

Tannigene besteht aus I. einer ammoniakalischen Silberlösung und II. einer Pyrogallussäurelösung. (Innhauser.)

Tanninbalsamseife, Balsamseife von C. G. Hülsberg in Berlin, ein Kosmetikum, besteht aus Kokosnußölseife mit etwas Fichtennadelextrakt und Talkum. (Hager.)

Tanninöl von G. Gädicke in Berlin, ein Haarstärkungsmittel, ist eine Lösung von Tannin in Glyzerin, parfümiert mit Bergamottöl, Apfelsinenöl, Pelargonienöl u. a. (Hager.)

Tannoformzement ist eine Zahnplombe aus Tannoform und 40 prozentiger Formaldehydlösung.

Tannol soll ein bleifreies aus Henna und Reng dargestelltes Haarfärbemittel sein. Bezugsquelle: Ph. Mr. S. Ormezowski in Wien IV., Mayerhofgasse 5.

Tannon ist ein gegen Maul- und Klauenseuche empfohlenes Mittel unbekannter Zusammensetzung. Fabrikant: Mag. pharm. V. Dlabac, Drogist in Nymburg.

Tannophen ist ein Jodoformersatzmittel, welches Formaldehyd und Chlormetakresol enthielt.

Tanno-Quinine, Haarwuchs-Essenz, besteht aus 50,o Königschinarindentinktur, 50,o Gallapfeltinktur, 5,o Bergamottöl, 5,o Neroliöl und 250,o Alkohol mit Karminlösung schwach gefärbt.

Tanzers Bruchbalsam gegen Unterleibsbrüche: Ochsenmark 20,o Muskatbalsam 20,o, Rosmarinblätter 20,o, äther. Tieröle 5,o, Butterschmalz 100,o, werden längere Zeit erhitzt. Fabrikant: J. K. Rainer in Landsberg a. L.

Tao-Waffeln, ein Nährmittel für Lungenkranke der Firma Brockhaus & Co. in Berlin-Halensee, enthalten eine sehr fettreiche braune Füllung, die mit beträchtlichen Mengen von Pflanzeneiweiß (Kleber) versetzt ist, außerdem geringe Mengen von Lezithin. Perubalsam, angeblich der wirksame Bestandteil des Mittels war dagegen nicht sicher nachweisbar. (Juckenack und Griebel.)

Tapeton, Reinigungsmittel für Tapeten, besteht im wesentlichen aus Kochsalz, Stärke und Wasser. Es stellt eine plastische, schwach gefärbte Masse dar mit schwachem Petroleumgeruch. — Man erhält ein gleichwertiges tapetenreinigendes Präparat, indem man 35 Teile Weizenstärke mit 65 Teilen gesättigter Kochsalzlösung anrührt und die Mischung unter ständigem Rühren auf dem Dampfbade erwärmt, bis eine plastische Masse entstanden ist. (Apothekerzeitung.)

Tapo wird eine Bakterien oder Bakterienprodukt enthaltende Flüssigkeit gegen Ansteckungskrankheiten genannt. (Schweiz. Wochenschr. f. Ch. u. Pharm.)

Tarbol ist eine Mischung von Ameisengeist, Wacholdergeist, Salmiakgeist, Kampfergeist usw. und verschiedenen ätherischen Ölen; wird als äußerliches Mittel gegen Rheumatismus, Ischias und Hexenschuß empfohlen. (Schweiz. Apoth.-Ztg.)

Tarolinkapseln enthalten Salol, Ol. Santali und Extr. Cubebar.

Taschenapotheke von Dr. Blau in Dresden, früher in Langenberg bei Gera. Gegen Einsendung von *M.* 3 erhält man als Taschenapotheke in einer Papierkapsel ca. 12,0 g eines grauweißen Pulvers, welches sich als ein Gemisch aus ca. 10,0 weißer Magnesia, 0,5 gebranntem Alaun, 0,05 Quecksilberchlorid, besprengt und verrieben mit etwas Benzoe- und Myrrhentinktur und einer homöopathischen Spur Opiumtinktur, herausstellt. Dazu eine Broschüre von 12 Seiten in Sedezform. Am Schluß derselben wird gesagt: Wer sich mir in irgend einem der in dieser Broschüre angegebenen Krankheitsfälle anvertrauen will, schicke oder gebe mir eine genaue Beschreibung des Leidens, Alters, Standes, Gewerbes und der bisherigen Lebensweise im Essen, Trinken, Arbeiten usw. und er erhält sofort gegen Einsendung von *M.* 3 oder Postnachnahme die Heilmittel auf 2—3 Wochen oder auf Wunsch für mehrere Mark auf längere Zeit nebst Gebrauchsanweisung. (Hager.)

Tartarette, Tartarine, ein englisches Präparat, um weißes lockeres Gebäck zu erzielen, ist eine Mischung von 14 T. gebranntem Alaun und 2 T. Mehl.

Tartrifuge von Tronète & Ducoux, Mittel gegen Kesselstein, ist eine Mischung aus Magnesit, Getreidemehl, Bohnenmehl, Blauholzextrakt und kalzinierter Soda je 100 T., Schweinefett 200 T. und Glaubersalz 300 T.

Tauberts wohlschmeckendes Kopfschmerzpulver, als Ammon, spiirc. bezeichnet, ist Ammon. salicylic. (Zernik.)

Tebesapin ist eine Emulsion von Tuberkelbazillen, welche durch längere Einwirkung von Natriumoleinat und Erhitzen abgetötet sind. (Pharm.-Ztg.)

Tecta, ein Guttapercha-Ersatz, ist eine aus Pflanzenfasern hergestellte Haut, die koch- und sterilisierbar, unlöslich in nahezu allen Lösungsmitteln ist. (Schweiz. Wochenschr. f. Chem. u. Pharm.)

Tee, Blankenheimer, siehe Liebersche Gesundheitskräuter.

Tee, böhmischer, sind die Blätter von Lithospermum officinale, als grüner und als schwarzer Tee zubereitet (A. Vogel und Ant. Belohoubek.)

Thé Chambard besteht nach Angabe des Fabrikanten aus: Fol. Cassiae angustifol. 45, Herb. Mercurial. 15, Parietariae, Malv. sylvestr., Althaeae, Menth. pip., Meliss., Hyssopi aa 5, Flor. Anthyllid. vulner. 6, Calendul., Cyani aa 2.

Tee der Witwe Sabine Fritsche, geb. Heinemann in Roßla a. H. besteht aus den verschiedensten Waldwiesenkräutern.

Tee gegen Husten und Schlaflosigkeit von Naporra in Berlin: Radix Althaeae, Radix Liquiritiae, Radix Levistici, Flores Verbasci, Folia Farfarae, Herba Pulmonariae, Herba Veronicae. Lichen pulmonarius und Fructus Anisi. (Juckenack und Griebel.)

Tee gegen Krampfleiden von Buchholz in Berlin ist eine fein pulverisierte Mischung von vorwiegend Quendel- und Nußblättertee.

Tee gegen Leiden der Harnorgane und Blasenleiden des Buchdruckereibesitzers Geist in Bad Wildungen besteht aus 10 T. Buccoblättern, 2 T. Sennesblättern, je 3 T. Stiefmütterchen und Erdrauch, je 2 T. Franzosenholz, Sassafrasholz, Sarsaparille und Hauhechelwurzel. (Schwendler.)

Tee, Hamburger, von Frese & Co. und von Schüßler in Hamburg, besteht aus 32 T. Sennesblättern, 16 T. Manna, 6 T. Koriander und 1 T. Weinsteinsäure in feinen Spezies. (Hager.)

Tee, Rickels, bei Verstopfung, Blähungs- und Hämorrhoidalbeschwerden, Appetitlosigkeit, Magenverschleimung und ähnlichen Übeln, besteht aus je 3 T. Cassia lignea und Anis, je 4 T. Kümmel- und Fenchelsamen und 20 T. Sennesblättern. Sämtliche Samen sind unzerquetscht. (Selle und Hager.)

Thé de Santé ist Spec. laxant. St. Germain.

Tee, Schlumbergers, besteht aus 4 T. Sassafrasholz, 2 T. Sarsaparillwurzel, 12 T. Holztee, 1 T. Sennesblättern und 2 T. rotem Santelholz.

Tee, Schrammscher, besteht aus 3 T. Fol. Sennae mit je 1 T. Fruct. Anisi, Fruct. Foeniculi und Lign. Santalin. rubr.

Thé de Smyrne besteht aus 4 T. St. Germain-Tee, 2 T. Manna und je 1 T. Herb. Hederae und Veronicae. (Hager.)

Tee „Sowa", ein Mittel gegen Geschlechtsleiden von Adolf Sowa in Dortmund ist ein Teegemisch, darin nachweisbar enthaltend: Cortex Quercus, Cort. Quillaiae, Herba Equiseti, Fol. Uvae Ursi, Fol. Trifol. fibrini. (Röhrig.)

Thé Suisse von Dr. Landolt in Näfels gegen Husten usw. enthält die gewöhnlichen Ingredienzien des Brusttees. (Wittstein.)

Tee zum Kopfwaschen von Anna Csillag besteht aus Kamillenblüten. (Bischoff.)

Tee, Prof. Dr. Walberers, gegen Blasenleiden, ist Herba Herniariae glabr.

Teerolin von H. Roch in Dresden, ist eine Karbol-Teer-Schwefel-Kräuterseife.

Teerseifen, weiße siehe Poths.

Tegmin ist nach Gehes Codex eine Emulsion aus Wachs, Gummi arabicum und Wasser im Verhältnis 1:2:3 mit wenig Lanolin und 5% Zinkoxyd.

Teinte de Fisme, ein Weinfärbemittel, ist eine Flüssigkeit, hergestellt aus 2 T. Holunderbeersaft, 1 T. gewöhnlichem Rotwein und 5—6% Alaun.

Teinte gros noir, Cleves Pulver, zum Rotfärben des Weins, ist ein Gemenge dreier Farbstoffe, von welchen der eine Indigokarmin ist, während die beiden anderen Azofarbstoffe der Naphthalinreihe, und zwar Sulfoverbindungen zu sein scheinen. (König.)

Teinture américaine pour la barbe, amerikanische Barttinktur, zum Schwärzen des Bartes, besteht aus drei Flüssigkeiten nebst einer Bürste. I. enthält eine Lösung von Gallussäure in Weingeist oder Galläpfeltinktur, II. eine ammoniakalische Höllensteinlösung mit 9% Höllenstein, III. eine Lösung von Schwefelnatrium. (Wittstein.)

Teinture de Venus von Dr. Louis Bonnot, ein Haarfärbemittel, ist ein Gemisch aus Bleizucker, Schwefelmilch, Glyzerin und Franzbranntwein. (Hager.)

Teintures instantanées sind Lösungen von Bleioxyd in Kalkwasser. (Dubrisay und Chatin.)

Teintures progressives sind ammoniakalische Lösungen von Silbernitrat. (Dubrisay und Chatin.)

Teinture Richards, Haarfärbemittel, von A. Seguin in Bordeaux, Dr. Richards instantaneous Dye, besteht aus drei Präparaten: a) Lösung von Pyrogallol, b) Silbernitratlösung, c) Schwefelkaliumlösung.

Teitge's Nervolin (Ne-ma-Nervenbalsam) von L. Teitge & Co. G. m. b. H. in Berlin enthält Perubalsam, Zimt- und Zitronenöl und noch andere ätherische Öle in Weingeist gelöst. (Griebel.)

Tektrion, patentierte Füllmasse für Wasserheizungen von der Staßfurter Chem. Fabr. Aktiengesellschaft vorm. Vorster & Grüneberg, ist eine Lauge von Chlormagnesium, welche eine Konzentration von $30-33^0$ B. und ein spez. Gew. von 1,263—1,297 besitzt.

Temperin, rosafarbige Kristalle, welche als Zusatz für Petroleum, Solaröl, Rüböl etc. höchste Leuchtkraft erzeugen sollen, bestehen aus Naphthalin. (Chemnitzer Untersuchungsamt.)

Tempol ist ein flüssiges Fruchtsaftkonservierungsmittel, welches nach Juckenack und Pasternack Salizylsäure (8,25%), Borsäure (8,0%), Glyzerin (etwa 35%) und Chlornatrium (3%) enthält und vor dessen Verwendung demnach gewarnt werden muß.

Tendriff, ein Schnupfenmittel, besteht aus 84,27% Baumwolle (Watte), 7,5% teilweise invertiertem Rohrzucker, 1,44% schwefelsaurer Tonerde und 6,79% Wasser. (A. Gawalovsky.)

Tenosin, ein Mutterkornpräparat, enthält p-Oxyphenyläthylamin und β-Imidazoläthylamin.

Terasol, Orientalisches Kraft-Nähr- und Büstenpulver, von Willy Lehmann in Berlin, auch als Mittel gegen Neurasthenie und dergleichen angepriesen: ein Gemenge aus Arrow-Root, Bohnenmehl und Eisenzucker. Sein Gehalt an Eisenzucker betrug rund 15%. (Juckenack und Griebel.)

Terebinto, synthetisches Terpentinöl, ist ein Gemisch von nicht schmierölartigem Mineralöl (Kohlenwasserstoffen der Mineralölreihe) mit terpentinartigen Kohlenwasserstoffen, wobei das Mineralöl überwiegt.

Tergolith stellt eine mit Nitrobenzol parfümierte Seife dar, welcher besonders wertvolle Eigenschaften zum Beseitigen von Flecken etc. zukommen sollen. (Breslauer Untersuchungsamt.)

Terminol ist eine Kupferzitratsalbe zur Verwendung bei Trachom und Augenbindehautentzündung. (Zimmer & Co.)

Terosinbalsam besteht in der Hauptsache aus einer 6%igen alkoholischen Lösung von Styrax. (Pharm.-Ztg.)

Terpacid, von Dr. Rucke in Charlottenburg, ein Einreibungsmittel bei Gicht, Rheumatismus usw., ist reines Fenchon.

Terpentinöl, synthetisches siehe Terebinto.

Terpinomenth besteht aus Menthol, Latschenkieferöl, Eukalyptusöl und rektifiziertem Terpentinöl.

Terpinpflaster von O. Köhler-Leipzig-Reudnitz gegen Rheumatismus besteht angeblich aus 3,5 venezianischem Terpentin, 3 Harz, 0,4 Wachs, 0,6 Olivenöl, 0,3 Roßmark, 1 Hammeltalg, 0,5 Pfeffertinktur, 0,2 Farbe, 0,3 Calcium- und 0,2 Eisenoxyd.

Terpipetrol von M. Doenhardt in Cöln a. Rh. wird eine in Wasser und Weingeist klar lösliche petroleumhaltige Seife genannt.

Terrorika, Kälberheil, von Wilhelm Wiese, Flensburg, besteht aus gepulvertem Katechuextrakt. (Röhrig.)

Testalin, ein Steinschutzmittel zur Herstellung wetterbeständiger Häuserfassaden, besteht aus einer alkoholischen Lösung von Ölseife und einer Lösung von essigsaurer Tonerde. (Allgem. Chem.-Ztg.)

Testiculin von Dr. Freund & Redlich in Berlin ist ein zur Behandlung von Prostatismus und Prostatahypertrophie, sexueller Neurasthenie und Impotenz bestimmtes Testesextrakt.

Testiglandol siehe Glandole.

Testormon Richter, ein Augenpräparat, ist ein Testisextrakt, das in sterilen Ampullen zu 1,1 ccm in den Handel kommt. (Pharm. Ztg.)

Testijodyl von Dr. L. Oestreicher in Berlin ist ein Jodeiweißpräparat. Es enthält 81,48% Eiweißstoffe, 15,24% Jod und 0,25% Eisen. (Vierteljahrsschr. f. prakt. Pharm.)

Tetosol ist eine 50proz. wässerige Lösung von Kresol. Darsteller: Julius Thiecke in Berlin-Weißensee.

Tetrahydroatophan ist ein durch naszierenden Wasserstoff gewonnenes Reduktionsprodukt des Atophans, der Phenylchinolinkarbonsäure. Hersteller: Chemische Werke in Grenzach.

Tetralgin enthält als wirksame Bestandteile Koka, Lithium und Strontium. Anwendung: zur Nervenkräftigung. (Zernik.)

Tetrapol, eine flüssige Seife von Stockhausen & Traiser in Krefeld, besteht aus 20 % Tetrachlorkohlenstoff, 25 % Monopolseife und 55 % Wasser.

Teufelsnüsse. In Petersburg, namentlich aber im Kaukasus werden die Früchte der Trapa natans unter dem Namen Teufelsnüsse a Stück 1 Silberrubel nebst einer gedruckten Legende für 15 Kopeken verkauft. (C. Schuppe.)

Textra-Kresolseifenlösung von Dr. Noerdlinger, Flörsheim, enthält 50 p. c. Rohkresol und 20 p. c. Seife, aus Öl und Harzseife bestehend.

Thallokos ist ein den Augentropfgläsern gleicher Tropfapparat, der mit einer 2 prozentigen Höllensteinlösung oder 20 prozentigen Protargollösung gefüllt ist und als Vorbeugungsmittel gegen Tripper verwendet wird.

Thapsia-Platser ist ein auf Zeugstoff gestrichenes, mit einem baumwollenen gazeartigen Gewebe überklebtes Pflaster, das aus Kautschuk und 10% Thapsiaextrakt bestehen soll.

Thé siehe Tee.

Theinhardts Kindernahrung siehe Hygiama.

Theobrom nennt Lefèbre ein aus Zuckerrüben gewonnenes Getränk, welches mit Theobroma Kakao aber nichts gemein hat.

Théobromade und **Théobromine** von Duval, gegen Brustkrankheiten, ist zur Trockne gebrachtes wässeriges Kakaoschalen-Extrakt. (Chevallier.)

Theobrominat zur Aufbesserung des eigentlichen Kakaoaromas, ist eine Lösung von 15% Korianderöl in Spiritus.

Theolin, ein Benzinersatzmittel, ist das Destillat einer amerikanischen Pinusart.

Theo-Rheuma-Creme, sauerstoffhaltige nervenstärkende Theodimethyl-Rheumaseife des Naturheilkundigen Carl Gadow in Berlin, besteht im wesentlichen aus Fett, Wachs, Kampfer, Magnesiumsulfat, Aluminiumoxyd und geringen Mengen eines Superoxydes. (Juckenack und Griebel.)

Therapie siehe Malthuspräparate.

Therapogen, ein Antiseptikum und Desodorans, wird als wasserlösliche Verbindung verschiedener Terpene mit der Naphthalingruppe bezeichnet. Fabrikant: Apotheker Max Doenhardt in Köln a. Rh.

Thermalseife siehe Janke's Th.

Thermit ist eine Mischung von Metalloxyden und Aluminium und dient zur Erzeugung hoher Temperaturen zwecks Zusammenschweißens von Eisenrohren und Eisenbahnschienen und zur Gewinnung chemisch reiner, kohlenstofffreier Metalle.

Thermofuge ist eine dicke Paste, die aus Tonerdesilikat, Glyzerin, Borsäure, Thymol, Eukalyptusöl und Jodammoninm besteht. Angewendet wird sie als Umschlag, nachdem sie mit heißem Wasser etwas verdünnt worden ist, bei Wunden, Geschwüren, Verbrennungen ersten Grades und bei Insektenstichen.

Thermogen-Gichtwolle wird von C. Degen & Cie. in Frankfurt a. M.-Bockheim als Ersatz des Capsicinpflasters empfohlen.

Thermogéne-Watte ist eine mit spanischer Pfeffertinktur getränkte Watte. Fabrikant: Apotheker Verganoven in Brüssel, Boulevard de Waterloo.

Thermolin-Gichtwatte enthält Capsicumtinktur. Fabrikant: Paul Hartmann, Verbandstoff-Fabrik in Heidenheim a. B.

Thermosine-Larochette besteht aus Watte von orangegelblicher Farbe. Sie ist mit Heilmittelstoffen getränkt. (Pharm.-Ztg.)

Dr. Theurers Mastpulver von Süßmann in Breslau besteht aus Weizenkleje, Fleischmehl, Steinnußabfällen, Anis, Viehsalz und phosphorsaurem Kalk. (Unters.-Amt Bonn.) Nach anderen Untersuchungen enthält es auch noch getrocknetes Blut und Fenchel.

Dr. Theuers Nerventee. Unter dieser Bezeichnung wird das Kraut von Veronica montana in den Handel gebracht.

Thial (Thialfluid), oxymethylsulfosaures Formin, ist ein weißes, geruchloses in Wasser leicht lösliches Pulver. Es soll entwicklungshemmend auf Mikroben wirken und als ungiftiges Desinfiziens für Wunden, Waschungen und Ausspülungen dienen. Fabrikant: Glöß in Solothurn.

Thiarsol ist eine kolloidale Lösung von Schwefelarsen. (Pharm. Ztg.)

Thilaven ist eine Auflösung von Linylacetatthiozonid in Alkalithiozonat. Zur Bereitung von Schwefelbädern.

Thilossia I, Kraft-Nährpulver von Dr. Weisbrod & Co. in Weidmannlust-Berlin, besteht im wesentlichen aus Leguminosenmehl, Bananenmehl, Hafermehl, Rohrzucker, Kochsalz, sowie geringen Mengen von Lezithinalbumin, Kakaopulver, Hämoglobin, Eisenzucker und Calciumphosphat.

Thiocamf von Emerson Reynolds, ein Desinfektionsmittel, enthält als wesentlichsten Bestandteil die beim Zusammenbringen von Kampfer mit schwefliger Säure resultierende Flüssigkeit.

Thiocolin, ein Mittel gegen Bronchitis und Lungenkrankheiten, enthält nach Angabe des Fabrikanten Guajacol. sulfuric. 6 T. Bismut loietinic. 1 T., Aqua dest. 60 T. und Sirup. compos. 33 T. Fabrikant: Chem. Fabrik Erfurt G. m. b. H. in Erfurt-Ilversgehofen.

Thiolan, eine gegen Ekzem angewendete Salbe, erhält man durch Lösen von 2,o bis 2,5 Schwefel in 1000 g Fett, Zusatz von 45,o bis 50,o Ol. sulfuratum und dem aus 40,o bis 50,o Calc. sulfurat. frisch bereiteten möglichst entwässerten Schwefel.

Thiopetrol besteht aus Schwefel in sulfuriertem Öl und Petroleum (Schwefel-Petrol-Emulsion). Gegen Haarausfall. (Pharm.-Ztg.)

Thiopinol, ein Bäderzusatz, enthält lösliches Schwefelalkali neben Nadelholzölen, Weingeist und Glyzerin. Auch als Thio-pinolkopfwasser, -Salbe, -Seife und -Schwefelbad im Handel.

Thiorubrol besteht aus sulfuriertem, fettem Öl mit einem Zusatz Phloxin und emulgierbarem Kalisalz. (Pharm.-Ztg.)

Dr. Thisquens Jodarsid-Rheumacidpillen, gegen Rheumatismus und viele andere Leiden empfohlen, enthalten neben Fenchelöl, Zucker, Stärke etc. Salizylsäure 14,40%, Jod 1,28% und Kalzium-karbonat 23,75%. (Aufrecht.) Nach Angabe des Inhabers der Firma Dr. med. Thisquen enthalten die Pillen keine freie Salizyl-säure, sondern eine Mischung verschiedener Verbindungen der-selben, außerdem eine Arsenverbindung.

Thomaqua, ein Mittel gegen Seekrankheit, von Dr. Thoma in Hamburg, besteht aus einem Gemenge von ca. 1 Teil Brom-natrium mit 2 Teilen Bromkalium, dem rund 2% Antipyrin, 10% Stärke und etwa 3% eines pflanzlichen Extraktstoffes, wahr-scheinlich Rheum oder CascaraSagrada, zugesetzt sind. (Pharm.-Ztg.)

Dr. Thomsons Haarfarbe schwarz war eine wässerige Lösung von Kupferchlorid und Pyrogallol.

Thrasaetus, ein Mittel gegen Gicht und Rheumatismus von F. O. Scymanski in Berlin-Schöneberg, besteht nach Angabe des Fabrikanten, die sich im wesentlichen als zutreffend erwies, aus Ol. Eucalypti etwa 2%, Ol. Juniperi Ligni etwa 2%, Ol. Olivar. etwa 30%, Roßmark etwa 60%, Camphora 6%. (Griebel.)

Thüringer Pillen siehe Thürpil.

Thürpil werden die Thüringer Pillen gegen Kälberruhr der Firma Cl. Lagemann in Erfurt genannt. Dieselben bestehen nach Angabe des Fabrikanten aus Pelletierin 0,133, Myrobalanen 10,o, Extr. Rosae 2,o, Extr. Granati 2,o, Gummi arab. 1,o, Sacch. 1,o auf 24 Pillen.

Thybon ist ein Präparat aus Tierkohle und Thymol. Es ver-bindet die Adsorptionskraft der ersteren mit der kräftig darmdesinfizierenden und wenig toxischen Eigenschaft des Thymols. Indikationen: Behandlung von Typhusbazillenträgern. Darsteller: Kalle & Co. A.-G. Biebrich a. Rh.

Thymin-Poehl, ein neues Thymuspräparat in Tabletten, wird aus der Thymusdrüse von Kälbern hergestellt. Das Präparat soll bei Basedowscher Krankheit, sowie bei Schlaflosigkeit Anwendung finden. Fabrikant: Prof. Dr. A. v. Poehl & Söhne in St. Petersburg. (D. Med. Wochenschr. 1913.)

Thymobromal wird nach Gehe's Codex aus Extr. Thymi, Extr. Fol. Castan. vesc. und Extr. Senegae mit Zusatz von je 3 Tropfen Bromalhydrat pro 5 ccm hergestellt.

Thymobronchin ist eine stark süße Flüssigkeit, die neben Pflanzenauszug 0,61% Bromkalium enthält. (Pharm.-Ztg.)

Thymocain, ein für zahnärztliche Zwecke bestimmtes Lokalanästhetikum von August Utz in Heidelberg, ist im wesentlichen eine wässerige Lösung von etwas mehr als 1% Kokainhydrochlorid und 1% Chlornatrium, die neben geringen Mengen Alkohol anscheinend noch sehr geringe Quantitäten von Thymol und von einem Nebennierenpräparat enthielt. (Pharm. Institut, Berlin.)

Thymoloform besteht aus feingeschlämmtem weißen Ton, Magnesium- und Kaliumkarbonat, Thymol, sowie Formaldehyd. Es wird als Fußstreupulver angewendet. Darsteller: Apotheker Heinrich Hauck in Amberg.

Thymolpalmitat ist ein Palmitinsäure-Thymolester und wird bei Ruhr und Trichinose angewendet. Darsteller: E. Merck in Darmstadt.

Thymosatum enthält Dialysate von Thym. serpyll., Thym, vulg., Grindel. robust., Aconit., ferner Tribrommethan, Natr. bromat. und wird als Sedativum, Expectorans bei Keuchhusten und bei anderen Affektionen der Respirationsorgane angewendet. Hersteller: Temmler-Werke, Detmold.

Thyreoglandol siehe Glandole.

Thyriotin der Gesellschaft Thyriota Comp., Hanau, „einzig sicheres Mittel von hervorragender Wirkung gegen Haarausfall und Kahlköpfigkeit": 130 ccm einer grünlich-gelben Flüssigkeit mit 94,69 Vol.-pCt. Alkohol, mit Ammoniak alkalisch gemacht. (Röhrig.)

Thyroprotein ist ein Extrakt, das in konzentrierter Form die wirksamen Bestandteile der Schilddrüse enthält und auf einen bestimmten Jodgehalt eingestellt ist. Herst.: Parke, Davis & Co. Detroit.

Tic-Pills von F. Earle in Hull gegen Gesichtschmerz sind 16 Pillen a 0,2 mit Lycopodium bestreut, pro Pille 0,09 Veratrin und 0,02 Opium, etwas bitteres Extrakt und Rhabarber enthaltend. (Hager.)

Tillytropfen bestehen aus Oleum Terebinthinae sulfuratum.

Tima, ein Schwindsuchtsmittel aus Tampico in Mexiko, mit Niederlage in Bremen, sind die mit Zucker zu einem Sirup gemachten Früchte von Crescentia edulis. (Walz.)

Dr. Timpes Trokkin, ein Mittel gegen Bettnässen der Hirsch-apotheke in Freren, besteht aus einer Flasche mit etwa 30 ccm einer bitter schmeckenden Flüssigkeit, einem schwach alkoholischen Pflanzenauszug und aus 24 Stück 1,o schweren Pastillen, die als wirksamen Bestandteil ein Hopfenpräparat enthalten (Röhrig.)

Tinctura confortativa von Sicherer zur Erhaltung und Stärkung der geschwächten Manneskraft ist eine weingeistige Lösung verschiedener Harze, wie Storax, Perubalsam, Benzoeharz, und wahrscheinlich auch Cantharidin enthaltend. (Klinger.)

Tinctura Ferri phosphorici Viennensis siehe Glyzerin-Eisenlikör.

Tinctura Perigozzi, gegen Cholera, von einem gewissen Fontanaci, Obsthändler in München, ist eine Tinktur aus Rhus coriaria. (Hager.)

Tinctura Rusci compos. von Dr. Schendel aus der Strauß-Apotheke von Max Friedländer in Berlin ist ein 1% Schwefelsalze enthaltender verdünnter Weingeist mit Birkenteeröl und Buchenteeröl versetzt.

Tinctura salina der Waisenhaus-Apotheke in Halle ist eine im Dampfbade hergestellte Digestion von je 500 T. Pottasche und Wasser mit 125 T. unreifen Pomeranzenfrüchten; nach dem Kolieren mit einer Enzianabkochung versetzt. (Ernst.) Siehe auch Salztinktur.

Tinctura Solaris ist eine mit Teerfarbe rotgefärbte Auflösung von Bittermandelöl in Alkohol.

Tinctura stomachica Lentini besteht aus 25 g Kalmus-, 25 g Galgant-, 25 g Enzian-, 25 g Zitwer- und 12,5 Rhabarberwurzel, 4 g Cochenille, 6 g Kardomomen, 15 g Pomeranzenschalen (Flavedo), 25 g Kardobenediktenkraut und 1000 g verdünntem Weingeist.

Tinkalin von W. Engeljohann in Berlin ist entwässerter Borax.

Tineol, zur Vertilgung von Wanzen, Schwaben, Motten, Flöhen etc., besteht aus Insektenpulver und Schweinfurter Grün. (Hager.)

Tiodine (Cognet) ist eine Verbindung von Thiosinamin und Jodäthyl.

Tip-top-tablet-Tea von J. L. Musset ist in Tafeln gepreßter minderwertiger Tee. (Pharm.-Ztg.)

Tirisin, Nervennahrung von Ed. Patermann in Berlin-Schöneberg, sind rechteckige Tabletten, die im wesentlichen aus Lezithinalbumin, Kakaopulver, Rohrzucker und Kalziumglyzerophosphat bestehen. (Griebel.)

Tisane de Callac, ein altes spanisches Geheimmittel, entspricht dem Zittmannschen Dekokt.

Tisanias Crescent siehe Malthuspräparate.

Prof. Tissanders Heilmittel gegen Rheumatismus, Gicht und Ischias, mit Kakao überzogene Tabletten, enthalten emodinhaltige Pflanzenpulver (Rhabarber, Senna usw.), ca. 12% Schwefel und mineralische Salze. (E. Richter.)

Toddy, von Kothé, ein Aquavit, soll ein Destillat aus Fichtennadeln enthalten. — Einen mit aromatischer Tinktur aromatisierten Rum nennt man in Nordamerika auch Toddy.

Togal, ein Mittel gegen Rheumatismus und Nervenschmerzen in Tablettenform, besteht nach den Literaturangaben aus 64,3% Acetylsalicylsäure, 4,06% Chinintannat, 12,6% Lithiumsalicylat, 6,6% Stärke und 10,6% Magnesium und Bolus.

Tolma, Haarfarbewiederhersteller von Ziegler, besteht nach den Literaturangaben aus 200 g eines Gemisches aus 32 g Bleiessig, 2,o Schwefelmilch und 166 g Rosenwasser.

Tollwutmittel für kleinere Stubenhunde von Pastor Dreher, vertrieben von Hugo Klaffki in Berlin, ist eine Mischung von zerstoßenen Maiwürmern (Meloe proscarabaeus.) mit einem Pflanzenpulver, wahrscheinlich narkotischer Natur (etwa Aconit.)

Tollwutmittel für Menschen von Pastor Dreher, vertrieben von Hugo Klaffki in Berlin, ist eine Mischung von zerstoßenen Maiwürmern (Meloe proscarabaeus) mit einem nicht festgestellten Pflanzenpulver. (Geißler.)

Tollwutmittel von Marcus besteht aus Meloe majalis, getrocknet und gepulvert, nebst Salbei, Raute, Hundsrosenwurzel, Taxusbaumholz und Myrrhe zu gleichen Teilen.

Tolu Chewing Gum besteht aus 4 T. Tolubalsam, 12 T. Burgunderharz, 1—2 T. weißem Wachs und ebensoviel Paraffin.

Toluta ist ein Keuchhustenmittel verschiedener Zusammensetzung. Toluta I soll Stib. sulf. aur., Kal. sulfoguajac., Natr. sulfuric., Senna praep., Succ. Liquirit., Elaeosacch. und Reinkultur von Bac. bulgaricus (Yoghurtbakterien) enthalten, während Toluta II aus Heroin, hydr. 0,0002, Hydropyr 0,1, Cacao, Sacchar., Bac. bulgar. pro Tablette bestehen soll. (Pharm. Ztg.)

Toni Kola Sécrestat enthält 12,27 g Weingeist, 17,83 g Extrakt und 15,79 g Zucker und ist aus Kolanüssen und Süßwein hergestellt.

Tonica Rordorf, eine schweizerische Spezialität, enthält nach Angaben des Fabrikanten die „wirksamen, leicht verdaulichen Bestandteile des Fleisches, der Knochen, des Eisens (!), der Phosphate, der Chinarinde, der Kola, des Mangans und des Kalkes". Es wurden in dem Präparat aber auch Orange, Wermut. Ingwer und Gewürznelken gefunden. (Nachr. f. Zollst.)

Tonnola-Tabletten, ein Mittel gegen Fetttleibigkeit, von D. F. Steiner & Co. in Berlin, sind grünlichbraune etwa 1 g schwere Tabletten, die im wesentlichen aus Natriumchlorid, Natriumsulfat, Natriumkarbonat, Magnesiumsulfat, Schwefel, Rohrzucker, Eisenzucker, Sennesblätterpulver und Süßholzpulver bestehen. (Griebel.)

Tono Sumbul von Wm. R. Warner & Cie. in London wird als nervenstärkendes, anregendes Mittel empfohlen; es enthält die wirksamen Bestandteile der Sumbulwurzel und Chinarinde, ferner Eisen- und Phosphorsäure.

Tonotabletten sind verzuckerte und rotgefärbte Pillen, die in ihrer Zusammensetzung im wesentlichen mit den Blaudschen Pillen übereinstimmten. (Griebel.)

Tonquinol ist Trinitroisobutyltoluol und wird als Moschusersatz gebraucht.

Tonsillaform heißen Formaldehydhaltige Mundtabletten. (Zimmer & Co.)

Tonsillitan, der Chem. Fabrik Ebenau in München, ein verbessertes Boluspräparat, enthält Bolus, Kohle, Kampfer, Extr. Myrtilli, Malzextrakt und aromatische Stoffe. Kommt in den Handel in Zeltchen von honigartiger Konsistenz und wird bei Angina, Tonsillitis, Pharyngitis etc. angewendet.

Tonsor, Rasierpulver, enthält Calciumoxysulfid, Calciumkarbonat Stärke, ein flüchtiges Öl, Spuren von Arsen und Eisen. (Untersuchungsamt Budapest.)

Tony purgatif von Audin-Rouvière ist eine Tinktur aus ca. 10 T. Aloe, 10 T. Jalapenknollen, 5 T. Rhabarber, 1 T. Wermut mit 200 T. Weingeist von 40%.

Topasole sind Gemische verschiedener Metallsulfate, welche als Desinfektionsmittel Verwendung finden. Topasol I oder Antiperonosporin ist Zinkkuprisulfat. Topasol II oder Anticornutin ist Zinkkupriferrosulfat. Topasol III oder Antimucorin ist Ferrozinksulfat. Topasol IV oder Anticornutin ist Ferrozinkcalciumsulfat. Topasol V oder Anticorvin ist Ferrozinkmagnesiumsulfat.

Topique Indien von Colmet d'Ange in Paris gegen Zahnweh und Gesichtsreißen besteht in zwei Fläschchen. Nr. I enthält 12,0 g einer Tinktur, durch Extraktion von Sternanis mit Weingeist und Versetzen des Auszuges mit einigen Tropfen Pfefferminzöl nebst wenigem Anilinrot bereitet. In dem II. Fläschchen liegen 12 rosarot gefärbte Baumwolle-Bäuschchen je von der Größe einer Schminkbohne, welche mit gestoßenem Pfeffer gefüllt sind. (Wittstein.)

Toral, eine Füllmasse für zahnärztliche Zwecke von Ad. Kirch in Wiesdorf a. Rh., ist eine Mischung aus etwa 1 Teil Kresol und 2 Teilen Tribromphenolwismut. (Lenz und Lucius.)

Tord Boyaux, Rattengift von Guérard & Co. in Paris, ist ein Gemisch von 2 T. Meerzwiebelpulver und 3 T. braunem Bratenschmalz in Form kleiner Würste.

Tord Tripe von A. Cousseau in Marseille, Traverse Garzinos, zum Vernichten von Ratten, Mäusen, Maulwürfen u. dergl., ist ein Gemisch aus Kleie, Zucker, Meerzwiebel, Gips und Mutterkorn.

Torleys Milch- und Mastpulver besteht aus 1—2 T. Johannisbrot, 2 T. Mais, 1 T. Gerste oder Malz und 1 T. Erbsen oder Bohnen in grob vermahlener Form.

Torosanpulver und **Torosanpillen** sind als Hämoglobinpräparate zu bezeichnen. (Nachr. f. Zollst.)

Total siehe Ungeziefermittel.

Toxodesmin besteht aus 5 T. Tierkohle, 2,5 T. Natriumsulfat und 2,5 T. Magnesiumsulfat. Es soll ein Gegengift gegen alle Vergiftungen, ausgenommen derer mit Säuren und Laugen sein, auch wird es bei Magen-Darm-Entzündungen, ferner als diätetisches Mittel z. B. statt Joghurt und Sauermilch angewendet. Bei Krankheiten gibt man 1—4 mal 5,0 täglich. (Pharm. Zentral-Halle.)

Trabin, von Apotheker Gronwald & Co.-Berlin, „pflastermüde Lahmheiten, krumme Beine, steife Fesseln usw. beseitigt ohne Ruhestellen schmerzlos Trabin": Flasche mit 950 ccm einer gelben, trüben, öligen Flüssigkeit, bestehend aus einem Fischtran mit 1,5 v. H. Zusatz eines ätherischen Öles, dem Geruche nach Eukalyptus. (Röhrig.)

Trank, roter, von Taylor ist eine Tinktur aus Kochenille und 50 prozentigem Weingeist, mit Mairanöl, Angelikaöl und Anisöl aromatisiert.

Trank, Wardeleworths, gegen akuten Gelenkrheumatismus besteht aus 2,0 Kal. jodat., 20,0 Sirup. Croci, 160,0 Aq Menth. pip. (Hager.)

Transpirol-Creme, -Puder und **Lotion Transpirol** enthalten nach Mitteilung der Transpirolgesellschaft in Berlin N Homologe der Benzolkarbonsäure (Zimtsäure usw.). Sie eignen sich nach Dr. Kantorowitz sehr gut zur Behandlung reichlicher Schweißabsonderung, besonders zur Beseitigung des Schweißgeruches. (Allgem. Med. Zentr.-Ztg.)

Trastomal von Joh. Lehmann in Berlin NW. werden darmlösliche Gelatinekapseln genannt.

Traubenbrusthonig, rheinischer, von W. H. Zickenheimer in Mainz, besteht aus mit Zucker eingedicktem Traubensaft.

Traumaplast werden neue Wundverbände genannt.

Traumasan von B. Krauß in Eßlingen ist eine Salbe, welche nach den Prospekten des Fabrikanten wie folgt zusammengesetzt ist: Ol. camphorat., Ol. carbolic., Plumb. tannic. pultiform., Ungt. boric. aa 50,o, Ungt. Zinci 100,o, Ungt. peruvian. 50,o. Als Salbengrundlage dient Lanolin. anhydric.

Trefusia besteht aus dem eingedickten Blut junger Rinder in löslicher Form. Als Kräftigungsmittel empfohlen.

Treitlers Wundertränklein siehe Wundertränklein.

Treuenit, ein Fleischkonservierungsmittel von Wolf in Treuen, besteht aus Natriumbisulfit und Glaubersalz.

Treupelsche Tabletten der Hof-Apotheke in Homburg sollen pro dosi Aspirin 0,25, Phenacetin 0,5, Kodein 0,02 und Natriumsulfat 0,05 enthalten.

Triacol soll eine aromatische Lösung aus Kalium und Natrium guajacolicum und Äthylmorphin-Guajacol sein, die bei Husten, Bronchitis, Tuberkulose etc. Anwendung finden soll.

Triastase zum Klären von Bier ist grobgepulvertes Natriumphosphat.

Tribérane, ein in Frankreich vertriebenes Abführmittel, besteht aus: Sacchar. alb. 70,o, Rad. Liquirit. pulv. 20,o, Fol. Sennae Spirit. depur. pulv. 20,o, Sulf. praecipitat. 10,o, Vanillin. 0,2.

Tricarbin enthält etwa 80% eines Kohlensäureglyzerinesters von der Formel $C_9H_{10}O_9$ und 20% Verunreinigungen, darunter 1,24% Mineralbestandteile. Es ist ein indifferentes Verdünnungsmittel z. B. für Novojodin. (Mannich u. Schwedes.)

Trichlorin wird ein Warzenmittel genannt, das aus mit Trichloressigsäure getränkter Infusorienerde besteht. (Pharm. Z.-H.)

Trichon, ein hochgradig polyvalentes Trichophytin, dient zur Behandlung tiefer Bartflechten. Darsteller: Chemische Fabrik vorm. E. Schering in Berlin N.

Trichophytin-Hoechst, ein Bakterienpräparat aus Trichophyton-Stämmen, dient zur spezifischen Diagnose und Bekämpfung der Bartflechte. Darsteller: Farbwerke Meister Lucius & Brüning in Höchst a. M.

Triol, ein dem offizinellen ungarischen Liquor Cresoli saponatus gleichwertiges Fabrikat, enthält 10 p. c. Seife und 50 p. c. Kresol. Darsteller: Gedeon Richter in Budapest.

Triplex-System, Schönheits- und Entfettungsmittel französischen Ursprungs, von H. Grauenhorst G. m. b. H. in Berlin (hinter dieser Firma steht die To-Kalon-Gesellschaft, siehe bei Livola), besteht aus drei verschiedenen Tablettensorten: Nr. I Triplex-Blutnahrung sind 2,75 g schwere, bräunlichgraue Tabletten aus Magermilchpulver, Kasein und etwas Hämoglobin. Nr. 2 Triplex-Nervennahrung sind 1,25 g schwere, aus Lezithalbumin, Rohrzucker und Zerealienstärke hergestellte Tabletten; Lezithingehalt = rund 12,5%. Nr. 3 sind weiße, hygroskopische Tabletten, je 0,8 g schwer, vom Charakter eines künstlichen Mineralsalzes mit relativ hohem Boraxgehalt. (Gesundheitslehrer.)

Triplitestpapier, ein Reagenspapier, welches drei Streifen Lackmus rot, Lackmus blau und Kongorot, nebeneinander enthält. Das Papier wird für Magenuntersuchungen verwendet, da Kongorot in gewissen Konzentrationen, wie sie hier in Frage kommen, nur von Chlorwasserstoffsäure gebläut wird, während organische Säuren, wie Essigsäure, Milchsäure, ohne Einfluß sind. Fabrikant: Chem. Fabrik Helfenberg vorm. E. Dieterich, Helfenberg.

Tripolith von Gebr. von Schenk in Heidelberg, ein für chirurgische Zwecke verwendetes und auch zu Bauzwecken empfohlenes, in England patentiertes Material, besteht aus 955 T. Gips, 100 T. Kohle und 60 T. Eisenhammerschlag. — Nach C. Treumann und Dr. Petersen ein gebranntes Gemenge von Gips mit $^1/_{10}$ Kohle oder Koks.

Trisalven, ein Schutzmittel gegen syphilische Infektion, stellt ein Gemenge von Harzen dar, die durch balsamische Körper in Lösung gebracht sind. Die eigentlichen Desinfizientien sind Phenolkampfer und Sublimat. Fabrikant: Chemisches Institut Dr. Oestreicher in Berlin W. 35.

Trisma, Abführpastillen enthalten 0,15 g Phenolphthalein, 1,31 g braun gefärbten Zucker, 0,003 g Kokain, 0,04 g arabisches Gummi.

Trisma, abführende Wurmpastillen sollen je 0,04 g Santonin, 0,02 g Phenolphthalein, 0,04 g arabisches Gummi und 1,4 g Zucker enthalten. (Nachr. f. Zollst.)

Tritin. Diesen Namen führt jetzt das früher unter der Bezeichnung Tutulin in den Handel gebrachte Präparat der Firma C. Raupenstrauch in Wien II.

Triumphmastpulver von Glogauer-Breslau: Fleischmehl, Roggen-, Weizen- und Gerstenabfall, Viehsalz, etwas Fenchel und Kohle. (Landwirtschaftliche Versuchsstation Pommritz.)

Triumph-Salmiak-Terpentin-Waschpulver bestand aus rund 35% Seifenpulver und 65% verwitterter Soda. Möglicherweise sind auch ursprünglich Terpentinöl und Salmiakgeist zugesetzt worden, diese werden alsdann allmählich der Verflüchtigung anheimgefallen sein. (Breslauer Untersuchungsamt.)

Trivalin locale von Theod. Teichgräber in Berlin, zur örtlichen Betäubung, enthält in 1 ccm 0,0048375 g Morphinvalerianat, 0,0074 g Kodeinvalerianat und 1 Tropfen Suprareninvalerianat (2:100).

Trixidin, ein Mittel gegen Trypanosomen, ist eine 30%ige Emulsion des Antimontrioxyds. (D. med. Wochenschr.)

Trockenmilch wird aus Vollmilch unter Zusatz von Rohrzucker durch Eindampfen im Vakuum hergestellt.

Trochisques von Vichot, Räucherungsmittel gegen Keuchhusten und Asthma, bestehen aus präparierter Kohle.

Trommelsuchtessenz des Parfümeurs Ruß besteht aus 16 T. Spiritus, 1 T. Pfefferminzöl und 4 T. Salmiakgeist. (Innhauser.)

Tropenfarrentee Cédéa, von der Cédéa-Vertriebs-Centrale Carl Delius in Berlin gegen Gicht, Rheumatismus u. dgl. angepriesen, besteht aus zerkleinertem Adlerfarn. (Griebel.)

Tropentee „Papuana" der Transatlantischen Rheumaheiltee-Gesellschaft Kullak & Meyer in Berlin soll aus den Blättern eines noch unbekannten Urwaldbaumes bestehen. Die Polizeibehörde zu Apolda warnt vor diesem Tee, der lediglich aus den Blättern des einheimischen Adlerfarns besteht.

Tropfen, Ballhauser I. Aloe, Lakritzensaft je 125,0, Rhabarber 90,0, Jalapenwurzel, Myrrhe, Sennesblätter, unreife Pomeranzen je 60,0, Pomeranzenschalen, Benzoe, Enzianwurzel je 30,0, Zitronenöl 15,0, Mastix, Styrax, kohlensaures Kalium je 8,0 werden mit 61 60 prozentigem Weingeist und 250,0 weißem Sirup digeriert und filtriert. (Richter.)

Tropfen, Bielefelder, von Bansi sind ein spirituöser Auszug aus Wermut, unreifen Pomeranzen, Rhabarber, Cascarillrinde, Gewürznelken und Enzianwurzel. (Hager.)

Tropfen, bittere von Dr. Mampe sind ein Digest von je 2 T. Cort. Cinnamom, Cort. Aurant. expulp., Herb. Cardui benedicti, Rhiz. Galangae, Rad. Gentian. 4 T. Fruct. Aurant. immatur. und je 1 T. Rhiz. Zingiberis und Caryophylli mit 105 T. Spiritus und 55 T. Wasser. (Hager.)

Tropfen, Hamburger, Familienmedizin Dr. Aug. Königs, ist verstärkte Tinct. Aloes composita.

Tropfen, holländische, bei Lungen-Affektionen und äußerlich bei Geschwüren angewendet, bereitet man aus 3 T. Terpentinöl, 1 T. Schwefel und 1 T. Leinöl. (Vial.)

Tropfen, Riesenberger, bestehen aus Calciumazetat, Alkohol, Äther, Wasser und Zucker. (Gscheidlen.)

Tropfen, Tinctura anticardialgica, Wißmanns, bestehen aus 22,5 Spirit. aether., 12 Tropfen Ol. Foenicul., 6 Tropfen Ol. Menth. pip. und 4,0 Tinct. Opii simpl.

Tropfen von Wade bestehen aus 18,0 Benzoe, 12,0 Styrax, 6,0 Tolubalsam, 3,0 Aloe und 200,0 Weingeist. (Hager.)

Tropfen Warburgs. 500,0 Aloe, 15,5 Rad. Rhei, 15,5 Angelikafrüchte, 15,5 Theriak, 60,0 Alant, 60,0 Safran, 60,0 Fenchel, 60,0 geschlemmte Kreide, 30,0 Enzian, 30,0 Zedoarwurzel, 60,0 Kubeben, 60,0 Myrrha, 60,0 Kampfer, 60,0 Lorbeeren und 15 l 10 prozentiger Sprit werden zwölf Stunden lang im Wasserbade digeriert und nach dem Auspressen in der Flüssigkeit 300,o Chininsulfat in der Wärme des Wasserbades gelöst.

Tropil ist ein wohlschmeckendes, alkoholfreies Erfrischungsgetränk mit dem Geschmack der Ananasfrüchte. Fabrikant: Tropil-Gesellschaft m. b. H. in Emmerich a. Rh.

Tropoferrin-Tabletten von Dr. Laborchin in Berlin enthalten Eiweißkraftnahrung je 1 g und leicht verdauliches Eisen 0,025 g.

Trumilk siehe Magermilchpulver.

Trunececks Serum siehe Serum.

Trunksuchtsmittel Antialkoholin des Alkoholinstitutes Kopenhagen besteht lediglich aus Milchzucker. (Feist.)

Trunksuchtsmittel COHO ist eine wenig Alkohol enthaltende wässerige Flüssigkeit mit geringen Mengen ätherischer Öle. (Feist.)

Trunksuchtsmittel von Ernst ist doppeltkohlensaures Natron (Ortsgesundheitsamt Karlsruhe.)

Trunksuchtsmittel von Max Falkenberg in Berlin besteht in zwei Blechbüchsen, von denen die größere 313,o Enzianwurzelpulver, die kleinere 68,o Kalmuswurzelpulver enthält. Nach Griebel bestand das Mittel aus je 100 g Kalmus- und Enzianwurzelpulver, die in getrennten Papierbeuteln verabfolgt wurden.

Trunksuchtsmittel von E. Francke in Berlin ist ein Gemisch von gepulvertem Kalmus und Enzian. (Bischoff.)

Trunksuchtsmittel von Apotheker Frank in Berlin ist ein Gemenge von Milchzucker und 5% Brechweinstein. (Griebel.)

Trunksuchtsmittel von H. Günther in Altona ist ein weingeistiger Auszug der Haselwurzel mit Cascarillrinde. (Wittstein.)

Trunksuchtsmittel von Theodor Heintz besteht aus 95% Natr. bicarbonic. und 5% Rhizom. Calami pulv., außerdem enthält es Spuren von getrocknetem Aalschleim. (Pharm. Ztg.)

Trunksuchtsmittel von Heymann in Berlin ist ein schwach spirituöser Auzsug von bitteren Drogen, namentlich Enzian.

Trunksuchtsmittel des Spezialisten Karrer-Gallati in Glarus besteht aus zwei Flüssigkeiten. Die braune ist ein weingeistiger Auszug der Enzianwurzel, die zweite farblose eine 2,6 prozentige Lösung von Brechweinstein. (Karlsr. Ortsges.-Rat.)

Trunksuchtsmittel Antidipso sind Pulver gegen Trunksucht, die aus 25% Kaliumbromid und 75% Milchzucker bestehen.

Trunksuchtsmittel von Keeley besteht aus I. 0,7 Goldchloridnatrium, 0,06 Strychninnitrat, 0,01 Atropinsulfat, 0,3 Chlorammon, 0,06 Aloin, 0,1 Hydrastinin, 30,o Glyzerin, 100 ccm Chinafluidextrakt, 30,o Kokafluidextrakt und 30,o destilliertem Wasser. — II. 2,o Goldchloridnatrium, 0,25 Strychninnitrat, 0,06 Atropinsulfat, 60,0 Glyzerin und so viel Chinafluidextrakt, daß die Gesamtmenge 500 beträgt. (Robertson.)

Trunksuchtsmittel des Drogist Kelm in Berlin sind 30 Pillen aus Enzianpulver und Enzianwurzelextrakt mit einer Spur von Eisenoxyd. (Bischoff.)

Trunksuchtsmittel von Th. Konetzki in Berlin war anfänglich ein Gemisch von Angelika, Liebstöckel, Enzianwurzel, Bitterklee und Guajakholz; später aus Wermut, Angelika, Baldrian- und Enzianwurzel. Dazu ein Pulver aus Aloe, Aronswurzel und Enzian, oft nur Enzianwurzel. Außerdem noch Pillen aus Enzianpulver und Enzianextrakt. — Nach veröffentlichten Warnungen des Karlsr. Ortsges.-Rates bestehen die Mittel in einer Tinktur, einem spirituösen Auszug verschiedener, bittere Bestandteile enthaltender Pflanzenstoffe, darunter Aloe, Rhabarber und Safran, und einem Pulver bitterer Pflanzenstoffe, worunter Kalmus, Enzianwurzel und Lärchenschwamm. (Karlsr. Ortsges.-Rat.)

Trunksuchtsmittel von A. Krahmer ist ein graugelbes Pulver, bestehend aus Eisen, Enzian und Süßholz. (Hainberg.)

Trunksuchtsmittel von Frl. Kretschmer in Berlin, Oderwasserstraße 13, besteht in einem Pulver, welches ein Gemisch aus ca. 75% doppeltkohlensaurem Natrium, 10% Weinsäure, 8% Schwefelblumen, 5% Haselwurzelpulver und 2% Päonienwurzelpulver ist. (Hager.)

Trunksuchtsmittel von W. Kröning in Berlin besteht I. in einer Schachtel mit 200—300 Pillen aus Eisenpulver, Enzianpulver, Enzianextrakt und Altheepulver und II. in einem Paket mit Pulver, gemischt aus Kalmus und Enzian. (Quenzel.)

Trunksuchtsmittel von Dr. Oska in Stein-Säckingen besteht in 70,0 Enzianpulver und 180,0 eines Teegemisches aus Enzianwurzel und Bitterkleeblättern. (Karlsr. Ortsges.-Rat.)

Trunksuchtsmittel von J. H. Rungel in Wandsbek ist eine wässerige Lösung von Brechweinstein mit $3\frac{1}{2}\%$ des letzteren und $\frac{1}{2}\%$ einer indifferenten organischen Substanz. (E. Harms.)

Trunksuchtsmittel von Dr. Schulze, königl. preuß. Oberarzt, durch die deutsche medizinische Buchhandlung in Rixdorf in Form autographierter Rezepte vertrieben. Dieselben lauten: Ferr. carb. sacch., Extr. Gentian., Pulv. Rad. Gentian. sing. 5,0 Muc. Gumm. arab. q. s. ut fiant pilul. Nr. 100.

Trunksuchtsmittel von Franz Schumacher in Köln ist Brechweinsteinlösung.

Trunksuchtsmittel der Firma E. J. Woods in London besteht aus Pulvern und Pastillen. Die Pulver stellen ein Gemisch von Zucker mit 2,5% Brechweinstein dar. Die Pastillen enthalten neben Zucker 12% des gleichen Antimonsalzes. (Beythien u. Hempel.)

Trunksuchtsmittel vom Institut du Zexa in Paris, 9 rue du Faubourg Montmartre dürfte nach Prof. H. Wefers, Bettink einer Mischung aus 3 g Natriumkarbonat, 35 g Kalmuswurzel- und 22 g Enzianwurzelpulver entsprechen.

Trunksuchtspillen des Drogisten Vollmann in Berlin sind Pillen aus Enzianwurzelextrakt und Enzianpulver, mit Lycopodium bestreut, dazu 40,0 feines Enzianwurzelpulver. (Bischoff.)

Trunksuchtspulver „Coladin" bestand aus zwei verschiedenen Präparaten. Das eine gelbliche Pulver erwies sich als ein Gemisch von 48,87 v. H. Natriumbikarbonat mit Zucker und einer gemahlenen Wurzel, wahrscheinlich Enzianwurzel. Das andere bräunliche Pulver enthielt etwa 67 v. H. Natriumbikarbonat, 20 v. H. Weinsäure, 7 v. H. Schwefelblumen und 6 v. H. einer gemahlenen Wurzel (Enzian). (Beythien u. Hempel.)

Truon gegen übermäßige Schweißabsonderung empfohlen, enthält Borsäure, Formaldehyd und Lanolinpaste. Fabrikant: Apoth. A. Müller in Bad Kreuznach.

Trybol (Kräutermundwasser) ist ein alkoholischer Auszug verschiedener Kräuter (Kamillen, Arnika, Salbei u. a.) unter Zusatz von ätherischen Ölen (Nelken-, Pfefferminzöl u. a.) von hellbrauner Farbe. (Zeitschr. f. Zollwesen u. Reichssteuern 1901.)

Tryen des Westlaboratorium in Wilmersdorf-Berlin, ein organisches Jodpräparat zur Wundbehandlung, ist angeblich Parajodorthosulfooxycyclohexatrienpyridin. (Zimmer & Co.)

Trypaflavin ist 3 . 6 . Diamino-10 . methylakridiniumchlorid und hat sich besonders bewährt in der Wundbehandlung, bei infektiösen Erkrankungen usw. Hersteller: Leopold Cassella in Frankfurt a. M.

Tryparosan, ein Mittel gegen Lungentuberkulose, ist halogeniertes Parafuchsin. (Zimmer & Co.)

Tsa-tsin des Dr. Schöpfer sind sehr klein geschnittene und glatt gestampfte Blätter einer Art römischen Kamille oder einer Art Gänsefuß; angegeben wird als Mutterpflanze Rhynchosia excavata.

Dr. Tschernichs Universal-Lungenkraut setzt sich aus dem ganzen zerschnittenen Kraut des Hohlzahns, Galeopsis ochroleuca, zusammen. (Beythien.)

Tubarsyl ist ein Tuberkulosemittel, welches angeblich aus amidophenylarsinsaurem Natrium und Alttuberkulin besteht.

Tuberkel-Liquor siehe Horn.

Tuberkulin Denys ist nach den Literaturangaben eine durch eine Porzellankerze filtrierte, glyzerinhaltige Kulturbouillon, in der Tuberkelbazillen, aus menschlichem Organismus herstammend, gezüchtet worden waren. Das Präparat kommt in 8 Verdünnungen in den Handel. T III unverdünnt, T II verdünnt 1 : 10, T I = 1 : 100, T 0 = 1 : 1000, T $^1/_{10}$ — 1 : 10000 usw.

Tuberkulin Rosenbach von Kalle & Co. in Biebrich, ist ein Tuberculinpräparat, das durch Einwirkung des Trichophytonpilzes auf Bazillenkulturen erhalten wird.

Tuberkulocarpin ist ein Tuberkulinpräparat, welchem Pilocarpin beigefügt ist. (Zimmer & Co.)

Tuberkulojodin ist ein Tuberkulinpräparat, dem Jod beigefügt ist. (Zimmer & Co.)

Tuberkulinetio von Dr. A. Bernhard Nchf. in Berlin, ist der Name für das Tuberculin Koch in sofort gebrauchsfertigen sterilen Lösungen. Es wird in drei Serien A, B und C von $^1/_{1000}$ mg bis 1000 mg geliefert.

Tuberculophobine besteht aus einer zehnprozenzigen Abkochung von Ramalina fraxinea, die durch Kaffeesirup gefärbt und mit mehr oder weniger Weingeist versetzt ist. (v. Ledden-Hulsebosch.)

Tuberkeltod, auch Dr. Stickes **Eiweiß-Kräuterkognak-Emulsion** genannt, eine schwarzbraune, trübe Flüssigkeit von schwach alkalischer Reaktion, schwach zimtartigem Geruch und widerlich aromatischem Geschmack, besteht aus Hämoglobin-Eiweiß 3, Zucker 10, Eisentinktur 10, Weingeist 25, Wasser 52%. Zimtöl Spur. (Aufrecht.)

Tuberkuloseheilmittel Friedmann ist ein aus avirulenten Tuberkelbazillen hergestelltes Präparat. (Pharm. Ztg.)

Tuboblennal ist ein Gonorrhöemittel in einer Zinntube. Der Tubeninhalt besteht aus Katheterpurin mit Zusätzen wie Albargin, Protargol u. a.

Tubolytin ist eine aus Tuberkelbazillen hergestellte Flüssigkeit mit einem im Verhältnis zum Gehalt an Trockenrückstand, Asche und Stickstoff hohem Tuberkulinwert. Die in Tuberkelbazillenkulturen vorhandenen unspezifischen Substanzen sind tunlichst vermieden. (Riedels Mentor.)

Tuckers Specific for Asthma gegen katarrhalische Erkrankungen der Atmungsorgane ist eine rotbraune, schwach sauer reagierende Flüssigkeit und besteht aus Kokainchlorhydrat 1, Kaliumnitrat 5, Glyzerin 35, Bittermandelwasser 30, Wasser 25, Pflanzenextraktivstoffen 4%. (Aufrecht.)

Tuklin, als saurer Formalinalkoholäther bezeichnet, wird mit ätherischen Ölen gemischt zu Inhalationen bei Erkrankungen des Rachens und der Luftröhre, sowie bei Lungenaffektionen empfohlen. Bezugsquellen: C. Fr. Hausmann in St. Gallen (Schweiz) und Apotheker P. Weinreich in Davos-Platz.

Tulisan von Dr. L. Oesterreicher in Berlin W., ein Inhalationsmittel gegen Asthma soll aus 73,59% aus Perubalsam hergestellter Inhalationsflüssigkeit, 0,94% Alypin. nitricum, 0,47% Eumidrin, 5% Nebenniere (1:1000) und 20% Glyzerin bestehen.

Turicol, ein Nährmittel schweizerischer Herkunft, ist im wesentlichen ein Gemisch aus Pflanzeneiweiß mit kleinen Mengen von tierischem Eiweiß und Kohlehydraten. Der Eiweißgehalt beträgt ca. 75%. Außerdem ist darin rotes Farbholz, wahrscheinlich Santelholz, enthalten. (Nachr. f. Zollst.)

Turiolignin ist eine dem Lignosulfit ähnliche, leicht getrübte braune Flüssigkeit, die aus der Kellnerschen Kocherlauge und zwar aus der Ablauge gewonnen wird. Zu seiner Einatmung bedarf man eines besonderen, säurefesten Turiolignin-Verdunstungsapparates. Angewendet wird es bei allen Erkrankungen der Luftwege. Fabrikant: Dr. med. Schalenkamp in Crombach, Rbz. Arnsberg.

Dr. Turners Triplex-System, eine Entfettungskur der Firma Dr. Turner & Company in Paris ist identisch mit dem „Triplex-System" der To-Kalon-Company. Siehe dieses.

Turricula gegen Asthma und Bronchialkatarrh enthalten: Stramoniumkraut 66% wirkt krampflindernd; Salpeter 33%, wirkt lösend; Menthol 1%, bezweckt, daß der Patient leicht aufatmet. Fabrikant: Apotheker Söhnlin, Scheessel (Prov. Hannover).

Tussalvin aus Simons Apotheke in Berlin O., wird eine gebrauchsfertige Lösung von Hydrochinin. hydrochloricum Zimmer in 0,8 %iger Chlornatriumlösung in Ampullen genannt, welche in 6 verschiedenen Stärken, entsprechend dem Alter der Patienten, in den Handel kommt. (Pharm. Ztg.)

Tussiculin ist ein Hustenmittel, welches die ätherischen Öle von Serpyllum und Persica vulgaris (?), sowie Kajeputöl und die wirksamen Stoffe von Alcanna tinctoria enthalten soll. Fabrikant: Dr. Wasserzug in Frankfurt a. M.

Tussisolvol ist ein gegen Husten angewandter Bromoformsirup.

Tussobromin ist ein Bromoformsirup gegen Keuchhusten, der außerdem Akonit, Tolubalsam und Kodein enthält. (Zimmer & Co.)

Tussopastillen bestehen aus einem Gemenge von 81% Rohrzucker, 9% Goldschwefel und etwas Pfefferminzöl.

Tussorin-Asthmatropfen von W. Lehmann in Berlin-Halensee ist ein alkoholhaltiges Destillat, das vorwiegend nach Pfefferminzöl riecht. (Griebel.)

Tussothym von O. H. Arendt in Berlin SW. 61 ist ein schwach alkoholisches Destillat aus Thymian und wahrscheinlich noch anderen indifferenten Drogen. (Zernik.)

Tussylit-Klistiere sind gebrauchsfertige Klistiere, die Hydrochininum hydrochloric. in sechs verschiedenen Stärken, zum Teil auch Veronal enthalten und zur Behandlung des Keuchhustens dienen sollen. (Therap. Monatshefte.)

Tutamentum von Dr. Heß in Berlin, Präservativ- und Schutzmittel gegen persönliche Ansteckung beiderlei Geschlechts, ist eine Mischung von 2 T. Glyzerin, 11 T. Wasser, 3 T. Javellescher Lauge und einer kleinen Menge Kampferspiritus. (Hager.)

Tutelol siehe Malthuspräparate.

Tutopyrintabletten des Tutogenlaboratoriums Eugen Bark, Szittkehmen-Rominten, gegen Rheuma, Influenza usw., enthalten ein nicht näher geprüftes Salicylsäurederivat des Benzols. (Röhrig.)

Tutulin, ein Nährpräparat, soll chemisch reines Pflanzeneiweiß darstellen. Fabrikant: Nahrungsmittelwerke Althen & Mende in Halle a. S.

Tutus siehe Malthuspräparate.

Tympanitessenz gegen Tympanitis der Rinder besteht aus 5,0 Tinct. Aloes und 95,0 Liq. Amon. caust. (Tierärztl. Rundschau.)

Typenpulver, ein zum Waschen gebrauchter Lettern und Klischees gebräuchliches Pulver, ist ein Gemisch aus Soda, Seifenpulver und 10—15% Ätznatron.

Typhus-Tabletten. Nr. I. Für den Anfang der Krankheit: bestehen aus 0,131 g Podophyllin, 0,077 g Kalomel, 0,077 g Guajakolkarbonat, 0,077 g Menthol und 0,033 g Eukalyptol. — Nr. II. Für den dritten und vierten Tag bestimmt: 0,131 g Podophyllin, 0,077 g Kalomel, 0,077 g Menthol, 0,077 g Thymol, 0,016 g Guajakolkarbonat und 0,066 g Thymol, 0,033 g Menthol und 0,165 g Eukalyptol.

Tyrabus Oribasci von Henry in Paris ist ein aus Bariumkarbonat, Zucker und Mehl bestehendes Mäusegift. (Quenzel.)

Tyramine, Tabletten von Borroughs Welcome & Co., London enthalten 0,005 g p-Oxyphenyläthylamin Ersatz für Mutterkornpräparate.

Tyrmol, Heilsalbe des Laborat. Tyrmol, Dresden, ist eine pechähnliche Salbe aus Wachs, Fett, Pech, fetten Ölen mit etwa 0,05 Zinkoxyd. (Röhrig.)

Tysablenal werden Tabletten genannt, welche Natriumbenzoat, Natriumsalicylat und Thymol enthalten. Fabrikant: C. H. Burck in Stuttgart. (Pharm. Z.-H.)

Überlinger Kälbermehl besteht aus Hafermehl, gequetschter Leinsaat und Erdnußteilen. (Unters.-Amt Pommritz, Jena, Kolmar, Hohenheim.) Unters.-Amt Speyer fand überdies in dem Präparat noch phosphorsauren Kalk.

Ubrigin ist eine Pflanzenfaserseife, die auch mit medikamentösen Zusätzen in den Handel gebracht wird.

Uhlmanns Creme gegen Fußschweiß, wunde Füße, aufgesprungene Hände, Riß- und Brandwunden und alle Hautunreinigkeiten bestand aus gelb gefärbtem, schwach parfümiertem Schweinefett. (B e y t h i e n.)

Ulcerine ist eine Salbe, die bei durch Radiumstrahlen erzeugten Hautentzündungen und anderen schlaffen Geschwüren angewandt wird. Sie besteht nach G a s t a n aus Extr. viride Populi nigr., Extr. flav. Populi balsamif., Extr. aquos. Populi tremul. aa 3,o, ferner je 5 g der wäßrigen Extrakte von Atropa belladonna, Hyosc. niger, Solanum nigr. und Papav. Fruct., 5 g Balsam. peruv. und 40 g Axnugia.

Ullrichs Kräuterwein siehe Kräuterwein.

Undinol soll nach Angabe des Herstellers aus 60% weingeistfreier Seifenlösung, 40% Koniferenextrakten und Ölen, sowie geringen Spuren von Anilinfarbstoff bestehen. (Pharm. Ztg.)

Ungarischer Pußta-Tee von G. W e r t h e n , Berlin, gegen Verstopfung, besteht aus Fol. Sennae, Herb. Marrubii, Flores Rhoeados, Flor. Trifol. alb. et rubr., Fol. Farfarae, Fol. Menthae pip., Herb. equiset. arvens., Herb. Meliloti, Herb. Millefol., Herb. Hyssopi. (R ö h r i g.)

Ungeziefermittel. W a n z o l i n , M o t t o l i n , R u s s o l i n , R a t t o - lin, M a u s o l i n , S c h w a b o l i n , R a d i k a l und T o t a l . Die gegen die Säugetiere angewendeten Mittel beruhen auf der bekannten Wirkung der Phosphorlatwerge. Gegen die Insekten werden im wesentlichen Mischungen des Formalins mit Ligroin, Teer oder Schwefelkohlenstoff oder eine ähnliche Kombination ang wendet. (Röhrig.)

Ungrol, ein von dem chemischen Laboratorium H. U n g e r in Berlin hergestelltes Prophylaktikum gegen Gonorrhoe und Syphilis, besteht aus Glyzeringelatine mit Sublamin.

Ungt. nigrojodicum siehe Citosan.

Unguentum Radio für offene Wunden, Brandwunden usw. soll eine radiumbromidhaltige, vegetabilische Fettsalbe sein. Hersteller: Chem. Werke M. C. H o r n , Biesenthal-Berlin.

Unguentum resinoli, Resinol, besteht aus Ol. Cadin. 5,o, Lanolin. 15,o, Vaselin. 10,o. (Pharm. Ztg.)

Unguentum formentoli Bernatzik. (B e r n a t z i k s F o r m a l - d e h y d s a l b e) ist eine Salbe, welche einen Glyzerin-Stärke-Salbenkörper zur Grundlage hat, 5 bezw. 10% Formaldehyd und etwas Menthol enthält und namentlich gegen Fußschweiß Anwendung finden soll. Fabrikant: Apotheker K. W. B e r - n a t z i k in Mödling bei Wien.

Unguentum sanans „E. Bark" soll in einer reizlosen Salbengrundlage als wirksame Substanz einen Azokörper sowie Acidum boricum, Bals. peruvian. und Zinc. oxydatum enthalten. Hersteller: Tutogenlaboratorium in Szittkehmen-Rominten.

Unguentum Tamaquaré siehe Tamaquaré.

Unibrot von **F r o m m** für **Diabetiker** enthält 69% Stickstoffsubstanz und 14% Kohlenhydrat. (Dresd. Unt.-A.)

Unicum, Hühneraugenentferner, ist eine in Staniol gewickelte Pflasterstange, enthaltend 60% Seifenpflaster, 40% Salizylsäure. (R ö h r i g.)

Universalbalsam vom Apoth. **F a l k e n b e r g** in Königssee ist eine bräunliche Flüssigkeit, in welcher Terpentin, Wacholderbeeröl und Anisöl nachgewiesen werden konnten. (Gscheidlen.)

Universalbalsam von **G r e b e h a h n** in Reichmannsdorf ist eine Auflösung von Schwefelbalsam in Leinöl. (H a g e r.)

Universalbalsam von **J o a c h i m** in Berlin, gegen Gicht Rheuma usw. ist eine Salbenseife aus 3 T. Palmöl mit 1 T. Ätznatronlauge und etwas Rosmarinöl und Lavendelöl gemischt. (Hager.)

Universalbalsam der Königseer Olitätenhändler besteht aus 4 kg. Schwefelbalsam, 200,o Kopaivabalsam, 75,o Fenchelöl, 30,o Anisöl und 15,o brenzlichem Wacholderöl. (R i c h t e r.)

Universalbalsam der Frau **M a a z** in Berlin ist eine der Mixt. oleos.-balsamica ähnliche Mischung, in welcher Zimtöl, Nelkenöl, Bergamottöl, Pfefferminzöl und Alkohol zu konstatieren sind. (B i s c h o f f.)

Universalbalsam, M ö l l e r s, besteht aus Schwefelbalsam, Kopaivabalsam, Fenchelöl, Anisöl und Wacholderöl. (B e h r e.)

Universalbalsam von **N o h a s c h e c k** in Mainz ist Oleum Terebinthinae sulfuratum. (W i t t s t e i n.)

Universalbalsam von J. **W e i n h o l d** in Dresden ist eine spirituöse Lösung von Kampfer, Krauseminzöl, Rosmarinöl, Kümmelöl und Thymian- oder Quendelöl, gefärbt mit Alkanna.

Universal-Blutreinigungs-Kräutertee, amerikanischer, von Dr. **K u h r** besteht aus je 10 T. weißem Andorn, Eibischwurzel, Süßholz, Sassafras, je 5 T. Anis, Koriander, Fenchel; 4 T. Klatschrosen, 2 T. Lavendelblüten, je 1 T. Sennesblättern, Pfefferminze, Schafgarbenblüten und Baldrianwurzel. (K u h r und A. S e l l e.)

Universal-Blutreinigungstee von Frau **B e u t l e r** in Berlin-Schöneberg besteht lediglich aus geschnittenem Sassafrasholz. (G r i e b e l.)

Universal-Blutreinigungstee Marke „Medico", von Otto **R e i c h e l** in Berlin, das zur Blütezeit gesammelte geschnittene Kraut von Hypericum perforatum. (J u c k e n a c k und G r i e b e l.)

Universal-Blutreinigungstee von **S a n d r o c k** in Berlin besteht aus Quecken, Faulbaumrinde, Lavendelblüten und Pomeranzenschalen. (B i s c h o f f.)

Universal-Bräune-Einreibung und **Diphtheritis-Tinktur, L a m p e r t s,** besteht wahrscheinlich aus einem mit Nelkenöl versetzten Gemische von Holzteer, Kreosot, Sprit und Zucker. (A u f r e c h t.)

Universal-Dauer-Wurstgewürz von B ö r n e r , besteht aus 70 T. weißem Pfeffer und 30 T. Cayennepfeffer (kleinfrüchtiger Art), beide fein gepulvert. (T. F. H a n a u s e k.)

Universal-Flechtenmittel von O. R e i c h e l in Berlin besteht aus Nadelholz-Teer. (J u c k e n a c k und G r i e b e l.)

Universalgeist von W i l d b r a n d in Berlin gegen Gliederreißen, Gicht und Podagra ist eine Auflösung von 2 T. Kochsalz, 2 T. Kampfer und 30 T. Salmiakgeist in 180 T. Brennspiritus. (S c h ä d l e r.)

Universalgewürz von A n d r e a e , besteht aus schwarzem Pfeffer, Cayennepfeffer, Muskatnuß, Gewürznelken und reichlich 50% Herb. Saturejae; sämtlich fein gepulvert und mit Kochsalz gemischt. (H a n a u s e k.)

Universalkitt, chemisch-hydraulischer, von Friedrich R e i n ö h l in Stuttgart, Leimpulver und Metallkitt für Eisen, Kupfer und Messing, ist eine Mischung von gebranntem Marmor mit Gummi arabicum. (H a g e r.)

Universal-Kräuter-Magen-Präservativ nach Dr. B o r h a v e r von Albin M ü l l e r in Brünn ist eine klare gelbbräunliche Flüssigkeit von angenehmem, bitter gewürzhaftem Geschmack, bestehend aus 70,0 90prozentigem Spiritus, 38,0 Zucker, 0,5 Aloe, 11,5 Extraktsubstanz aus Zimt, Galgant, Zitwerwurzel, Angelikawurzel, Gewürznelken, Enzian, Quassienholz und 100,0 Wasser. (H a g e r.)

Universal-Lebensöl, Hamburger, ist eine mit Alkanna rot gefärbte Mischung aus 4 T. Nelkenöl, 4 T. Pomeranzenschalenöl, 1 T. Sternanisöl, 150 T. Weingeist. Wird in länglichen Fläschchen zu 25,0 Inhalt abgegeben. (H a g e r.)

Universal-Likör, Dr. H u f n a g e l s , genannt **Samariter,** von E. K r e p l i n , ist eine rötliche klare Flüssigkeit, im Gewicht von 200,0, bestehend aus 25 T. 90prozentigem Spiritus, 16 T. Zucker, 161 T. Wasser, 1,5 T. Stoffen aus Galgant- und Zitwerwurzel, welche mit einem 12prozentigen Spiritus daraus auszieh- bar sind und einer Spur eines rotfärbenden Fruchtsaftes, wahr- scheinlich der Blaubeeren. (H a g e r.)

Universal-Magenbitter von Dr. R o b a c k ist ein nicht un- angenehm schmeckender klarer bitterer Likör von blaß bräun- lichgelber Farbe, dessen Hauptbestandteile Enzian und Angelika neben kleinen Mengen mehrerer gewürzhaften Substanzen und Spuren Essigäther sind. Er enthält 36% Weingeist und 21% Zucker. (H a g e r.)

Universal-Magensalz von F. J. W e l t e r in Hamburg ist doppelt- kohlensaures Natrium.

Universalmedizin des Heilkünstlers William B e c k e r in Berlin besteht in einem mit vegetabilischen Abführmitteln versetzten Sirup. (Karlsr. Ortsges.-Rat.)

Universalmittel des früheren Mühlenbesitzers A. G l a s e r in M a u s k o w besteht in 20,₀ Milchzucker. (Karlsr. Ortsges.-Rat.)

Universalmittel von H a r m s e n in Berlin ist ein Pflanzenauszug, wahrscheinlich verdünnte Arnikatinktur. (B i s c h o f f.)

Universalmittel gegen Rheumatismus von J. J a n k e in Berlin besteht in 90,₀ Flüssigkeit, welche sich in der Ruhe in zwei Schichten scheidet, bestehend aus Rüböl, · Petroleum, Terpentinöl, Wacholderöl und Wasser. (S c h ä d l e r.)

Universalmittel gegen Rheumatismus und Diphtherie des Zimmermanns Eduard P o c h l e r, Heilkünstler aus Giäfenberg bei Nürnberg, ist gereinigtes Leinöl.

Universalpillen, Dr. M a t t h a e y i s, von Fr. J a s p e r s in Cleve, gegen Nervenkrankheiten, Leibesverstopfung und Hämorrhoidalbeschwerden sind 200 Stück schwarze glänzende Pillen, hauptsächlich aus Ammoniakgummi, Guajakharz und Sennesblätterpulver bestehend. (S c h ä d l e r.)

Universal-Reinigungssalz von B u l l r i c h in Berlin ist gepulvertes unreines Natriumbikarbonat.

Unversal-Speisenpulver von Dr. G ö l i s in Wien ist ein Gemisch aus 84 T. doppeltkohlensaurem Natrium, 6 T. Cremor Tartari, 1 T. Salmiak, 4 T. Schlämmkreide. (H a g e r.)

Universaltee, Berliner, von C. J. H. H a b e r e c h t in Berlin ist eine Mischung von Fenchel, Anis, Zimt, Sennesblättern, Koriander und fremden Blattfragmenten, wahrscheinlich von einer Verfälschung der Sennesblätter herrührend. (J a c o b s e n.)

Universaltee, Radhorster, aus der Apotheke „Zur Mutter Gottes" von J. S e i c h e r t im Molken-Kurorte Roznau am Radhorst in Mähren, besteht in 120 g eines Gemisches aus Quecken, Bittersüß, Weidenrinde, Eibischkraut, Huflattich, Betonika, Salbei, Mohnkapseln u. a.

Universaltee von Frau Z e i d l e r in Berlin enthält Koriander, Anis, Fenchel, Süßholz, Faulbaumrinde, Sennesblätter, Fliederblüten, Stiefmütterchen, weiße Taubnesselblüten, Huflattich und Manna. (B i s c h o f f.)

Universal-Waschmittel von H e n k e l & C o. in Aachen besteht aus Natronwasserglas (64,14%), das infolge der Einwirkung der atmosphärischen Kohlensäure teilweise zersetzt ist, und dem geringe Mengen Stärkemehl (1,30%), Seife (1,08%) und als zufällige Bestandteile etwas Eisenoxyd sowie Tonerde (1,79%) beigemengt sind. Wassergehalt 31,69%. (Richard M e y e r.)

Universal-Weingeistlack von M i l l e r besteht aus einer Auflösung von 250,₀ Sandarac, 250,₀ Mastix, 15,₀ Kampfer in 500,₀ Alkohol. Man befördert die Auflösung im Wasserbade zu einem farblosen glänzenden Lack, der sich schön polieren läßt.

31*

Universalzement, weißer, von K r a k o w , ein Kitt für Glas, Meerschaum usw., besteht aus Hausenblasenlösung.

Universum, Breslauer, Blut-Säfte-Reinigungs- und Stärkungsmittel aus der Fabrik chemischer Produkte von Oscar S i l b e r - s t e i n aus Breslau besteht aus 25,o eines schwachen Spiritus mit einer durch Geruch und Geschmack kaum zu erkennenden Menge Löffelkrautspiritus oder Senfspiritus versetzt. (H a g e r.)

Unnas Natriumperoxydseife wird durch Vermischen von 30 T. flüssigem Paraffin und 70 T. medizinischer Seife mit 2—20 T. Natriumperoxyd dargestellt. Sie dient zur Erweichung und Entfernung von Sommersprossen. (K. T ö l l n e r.)

Unterleibspillen, Dr. M e y e r s , gegen Magenschwäche, Leibesverstopfung und Hämorrhoidal-Beschwerden, von der Löwen-Apotheke in Berlin sind durchschnittlich 0,13 g schwer und bestehen in ihrer Hauptmasse aus 120 Pillen aus 7,o eingedickter Ochsengalle, 5,o Seife, 2,o Lakritzensaft, mit etwas organischem Pulver (Jalape, Rhabarber, Althaea) zur Masse gemacht. (H a g e r.)

Unversagend, ein Hilfsmittel für die Trächtigkeit und Heilmittel gegen Weißfluß der Kühe, soll bestehen aus 200 g Terpentinöl, 300 g Wacholdergeist, 200 g Enzian, 300 g Feinsprit und 250 g Stinkasant. — Gefunden wurden in 100 g 20 g Terpentinöl, 0,63 g Trockenrückstand, 0,02 g Asche, 54,80 g Weingeist, 0,65 g Ammoniak und 22,9 g Wasser. (Pharm. Ztg.)

Uralla siehe Sommersprossensalbe.

Uralysol, ein Gichtmittel in Tabletten besteht aus Urotropin, Lysidine, Helmithol, Lithiumsalzen und Thymiansäure. (Pharm. Ztg.)

Urbanuspillen von August H e m m e in Hannover enthalten Aloe, Rhabarber und Sennesblätter. (Karlsr. Ortsges.-Rat.)

Urethralkapseln, Dr. H e i l s , gegen Erkrankungen der Harnröhre enthalten Methylenblau 0,05, Santelöl 0,2, Kopaivabalsam 0,2, Zimtöl 0,05.

Urinin, Tierarzt M e t z n e r s , bewährtes Mittel gegen Kolik der Pferde, vom Zentralinstitut für Tierzucht, Dr. K i r s t e i n , Berlin SW., vertrieben, enthält als wesentliche Bestandteile Aloe und Brechweinstein. Daneben konnten ziemlich reichliche Mengen ätherisches Öl sowie indifferente vegetabilische Stoffe, in denen Zerealienstärke und der Eibischwurzel ähnliche Gewebsteile neben Blatttrümmern sich erkennen ließen, nachgewiesen werden. (Z e r n i k.)

Uriozon-Gichtsalz siehe Pharmazon.

Urkraft, Görlitzer Viehmastpulver, besteht aus 10 T. Fenchel, 10 T. Enzian, 10 T. Sassafras, 10 T. Futterkalk, 7 T. Schwefel, 53 T. Pulvis Herbarum.

Uroballan, Karlsbader diuretischer Tee, besteht aus Herba Ballotae lanatae (Wollkraut), Fol. Sennae, Fruct. Juniperi, Bulb. Scillae, Rhiz. Graminis, Rad. Ononidis, Herba Equiseti. (Pharm. Ztg.)

Urodonal ist ein gekörntes Brausesalz, dessen wirksame Stoffe Lysidin (Methylglyoxalidin), Sidonal (chinasaures Piperazin) und Hexamethylentetramin sind.

Uro-Lenicettabletten von Dr. R. R e i ß in Charlottenburg bestehen aus Lenicet und Hexamethylentetramin.

Urolysin, Gichtlikör der Firma Dr. Max W e i t e m e y e r, München, enthält nach der Analyse von M a n n i c h und S c h w e d e s etwa 2,5% Kaliumjodid, etwa 3% Natriumsalizylat, sehr geringe Mengen Colchicin und 1,6% pflanzliche Extraktivstoffe in wässerig-alkoholischer Lösung. Der Alkoholgehalt beträgt 18%.

Urosemin, ein Präparat in Ampullen, wird vom Hersteller, Dr. Hugo R o s e n b e r g, Berlin-Charlottenburg, als eine im Autoklaven sterilisierte Harnsäure-Eusemin-Anreibung bezeichnet. Nach den Ermittelungen von M a n n i c h und S c h w e d e s enthält jede Ampulle 0,02 g Harnsäure, 0,0074 g Cocain. hydrochl. und eine in bezug auf Farbreaktion sich wie Adrenalin verhaltende Substanz.

Urpin ist ein wasserlösliches Teerpräparat zur Stalldesinfektion.

Ursin stellt entweder eine Mischung von Chinasäure mit zitronensaurem Lithium dar oder chinasaures Lithium. Im Handel ist es zu haben als 50prozentige Lösung oder als Brausepulver. (W a l j a s c h k o.)

Ursol D. Unter diesem Namen wird in der Rauchwarenfärberei das bekannte Paraphenylendiamin angewendet.

Urtanno wird ein Brennesseltanninhaarwasser von R. P i n t z in Apolda i. Thür. genannt.

Urtiarsyl dient zur Behandlung der Gicht auf der Grundlage von arseniger Säure und Ameisensäure in keimfreier Lösung. Darsteller: Bernhard H a d r a in Berlin.

Usego ist ein japanisches Pflanzenpapier.

Uterine, ein Tierarzneimittel, ist ein aus dem Harz einiger Koniferen hergestelltes Medikament, das aus drei Teilpulvern besteht. (Tierärztl. Rundschau.) Nach R ö h r i g bestehen die Pulver aus Natriumkarbonat und Sadebaumspitzen.

Uterusan (Antifluor) ist ein alkoholisch-wässeriger Pflanzenauszug mit 32,9% Extrakt und 5% Alkohol. (B e y t h i e n und H e m p e l.)

Utubalsam, vertrieben von der morgenländischen Drogenimportgesellschaft in Jaffe und Berlin, bestand nach Angabe der genannten Firma, die sich als zutreffend erwies, aus Mekkabalsam. dem Harz von Blasmodendron Gileadense Kth. (G r i e b e l.)

Uzara ist der Name eines aus der Wurzel der Uzarapflanze hergestellten Mittels gegen Dysenterie und Brechdurchfall. Hersteller: U z a r a g e s e l l s c h a f t m. b. H., Melsungen.

Uzaratan besteht aus den wirksamen Stoffen von Uzara und
Tannin. Anwendung: bei Durchfall, Dysenterie und Asthma.
(Berl. Klin. Wochenschrift.)

Vaccigon ist eine polyvalente Gonokokken-Vakzine. Darsteller:
Sächsisches Serumwerk in Dresden.

Vaginal Antiseptic von „The Abbott Alkaloidal Co. Chicago“,
zu Spülzwecken in der Frauenheilkunde bestimmt. Ein dem
Präparat in Zusammensetzung und Wirkung ähnliches Produkt
läßt sich durch Zusammenmischen herstellen aus Zinksulfat
2%, Borsäure 60%, Salizylsäure 5%, Kalialaun 33%, Fuchsin
Spur. (A u f r e c h t.)

Valamin, von Dr. N e u m a n n in Charlottenburg, ein Baldrianpräparat, ist der Isovaleriansäureester des Amylenhydrats.

Valbromid von S t e i n in Durlach ist ein Baldrian enthaltendes
Brom-Brausesalz.

Valda-Pastillen bestehen in Übereinstimmung mit dem Elikettenaufdruck aus einer grüngefärbten Grundmasse von Gummi
und Zucker, welche als wirksame Bestandteile Eukalyptol und
Menthol enthielten. (B e y t h i e n und H e m p e l.)

Valeriana-Digitalysatum Bürger, ein Dialysat aus Fol. Digitalis
und Rad. Valerianae ist in seiner Wirkung dem Digitalysatum
gleich und wird in ebenso hohen Gaben verordnet wie letzteres.

Valobrom ist ein Brom-Baldrian-Elixir.

Valofin der Chem. Fabrik Helfenberg A.-G. in Helfenberg ist ein
Baldrian-Pfefferminzpräparat von vorzüglicher Wirkung.

Valose ist ein aus Fleisch, Fleischmehl u. dergl. hergestelltes
Eiweißpräparat.

Valvin ist eine durch Emulgierung einer ätherischen Silicium-
Cerotinmasse hergestellte Creme. Das Präparat soll gegen Ausschläge und zum Schutz gegen Ansteckung bei Operationen angewendet werden.

Valvoline ist Mineralöl von dicker Konsistenz zum Schmieren
der Maschinen. (S c h w e i ß i n g e r.)

Vanadarsin ist eine Lösung einer Verbindung von Vanadium
und Arsenik im Verhältnis 1:1000, die in Ampullen zu 1 ccm mit
2 mg in den Handel kommt. (Pharm. Zentr.-H.)

Vanadiol siehe Vanadioserum.

Vanadioserum. Von seiten des „Vanadiumdepot“ in Vollmerhausen, Bez. Köln, werden zwei Vanadiumpräparate gegen Lungenschwindsucht empfohlen, das V a n a d i o l und V a n a d i o -
s e r u m. Eine Analyse der Präparate liegt noch nicht vor.

Vanadozon der Société française des Composés du Vanadium in Paris wird angeblich nach folgendem Rezept hergestellt: Vanadinsaures Natriumchlorat 400 g, Wasser 600 g. — In der gelben wässerigen Lösung sind Natriumchlorat und geringe Mengen einer Vanadinsäureverbindung nachweisbar. Der Gehalt an Vanadinsäureverbindung, berechnet als V_2O_5, beträgtnur 0,04%.

Vanolin, ein schwedischer Lanolinersatz, besteht aus Oxycholesterin 5,0, Cera, Paraffin. solid. ana 2,o, Paraffin. liquid. 91,o.

Vaparoles sind dünnwandige Glaskügelchen, gefüllt mit einem zum Einatmen bestimmten Heilmittel, umgeben mit einer dünnen Seidenhülle. Zum Gebrauche werden sie zerdrückt und auf einer Eisenplatte erwärmt.

Vapo-Kresolene, eine Spezialität gegen Keuchhusten von der Firma v. T u b e r g e n in Harlem, welche im Krankenzimmer verdampft werden soll, besteht nach v. d. W i e l e n aus unreinem, verflüssigten Phenol mit 93% Phenol und 5% Kresolen.

Varicosanbinde heißt eine gebrauchsfertige Zinkleimbinde.

Vascosan nennt die S c h w a n a p o t h e k e in Dresden eine Grundlage für Augensalben, die in bezug auf Weichheit zwischen Vaselin und Eucerin steht.

Vaseline nennt man geruchlose und von allen sauren und ätzenden Bestandteilen befreite Rückstände der Petroleumraffinerie.

Vaselon ist eine Auflösung der Produkte der trockenen Destillation von Stearinsäure, bezw. Rinderfett mit Kalk und Vaselinöl. Das Präparat findet Anwendung als Ersatz für Vaseline.

Vasenoloformpuder soll ein Vasenolpuder mit 10% einer Formalin-Salizylverbindung sein. Nach anderen Angaben enthält das Präparat neben Vasenolpuder 5 bis 10% Formalin und 1% Salizylsäure.

Vaseptol ist ein Vanadiumpräparat, das zur Wundbehandlung angewendet wird.

Vasohypertensin, ein blutdrucksteigerndes Mittel, wird aus der Hypophyse gewonnen. (Berl. klin. Wochenschr.)

Vasotonin von Theodor T e i c h g r ä b e r in Berlin ist Yohimbinnitrat-Urethan und kommt in Ampullen von 1,2 ccm Flüssigkeit in den Handel. 1 ccm enthält 0,06 g Vasotonin bezw. 0,01 g Yohimbin. Gegen Arteriosklerose, Asthma bronchiale usw.

Vedânta, ein Kräftigungsmittel bei Erkrankungen des Magens u. dergl. von Frau Elise B o c k , G. m. b. H. in Berlin ist ein unter Verwendung von Franzbranntwein hergestellter Auszug aus Vegetabilien, darunter einer emodinhaltigen Droge. (G r i e b e l.)

Vegetabilien-Pomade von E. K r e p l i n in Lehrte ist eine zusammengeschmolzene Mischung aus 30% Stearin und 70% Olivenöl, parfümiert mit etwa Bergamottöl. (H a g e r.)

Vegetalin von S t r e u b e l in Paris ist nach einem patentierten Verfahren unverbrennlich, undurchdringlich und unveränderlich gemachte Zellulose.

Vegetaline, ein Speisefett, ist reines Kokosöl. (B e y t h i e n.)

Végétaline naturelle von C. C o m p è r e & C o m p. in Paris, als Mittel gegen Kesselstein empfohlen, sind Meeresalgen.

Végétol Fournier stellt die wässerige Lösung eines aromatischen Nitrokörpers und einer Phenolschwefelsäure dar. (Pharm.-Ztg.)

Venetian Horse Liniment, Dr. T o b i a s', aus New-York, ist eine bräunlich gelbe, klare Flüssigkeit, bestehend aus 30,o Salmiakgeist, 12,o Kampfer, 30,o Tinct. Capsici, 200,o Weingeist und 60,o Wasser. (S c h ä d l e r.)

Venetianisches Augenwasser von Otto R e i c h e l, Berlin, ist ein aromatisches Wasser, wahrscheinlich Rosenwasser, dem zur Erhaltung der klaren Beschaffenheit 2,28% Alkohol zugesetzt worden ist.

Venol, ein Antiseptikum, stellt eine wässerige Lösung von Chinosol dar. (Pharm.-Ztg.)

Venos soll nach J. M. A n d r e a e, Frankfurt, aus 60 g Olivenöl, 25,5 g Terpentin, 12 g gelbem Wachs und 2,5 Pikrokarmin bestehen.

Ventrase von H u m a n n & T e i s l e r in Dohna soll eine 10 prozentige Lösung von Argentum colloidale mit besonderen Schutzkolloiden sein und gegen Kälberruhr verwendet werden.

Ventrozon siehe Dr. B e r g m a n n s V.

Venusmilch der Gebrüder T e c k l e n b u r g in Leipzig, ein früher sehr berühmtes Mittel für Alles, besteht aus 5,o Benzoetinktur und 200,o Rosenwasser. (O. Q u e n z e l.)

Venus-Pillen der Firma A. H o c q u e t t e in Paris (identisch mit der To-Kalon-Gesellschaft, siehe bei L i v o l a!) enthalten eisen- und tonhaltige Lakritzen und etwas Ammoniumchlorid. (S c h w e d e s.)

Veravita, Dr. H e r z b e r g s, ist eine rotbraune, trübe Flüssigkeit mit 20,2 Vol.-Proz. Alkohol, 25,3% Extrakt, 1,63% Proteinsubstanz, 0,09% Phosphorsäure, Coffein nachweisbar, eine Mischung des alkoholischen Extraktes von Turnera diffusa, Cort. Condurango, Vanille, Kolanüssen mit Eieremulsion, Malaga und Lezithin; Muyra puama und Sellerieextrakt waren nicht nachweisbar. (R ö h r i g.)

Verdauungs-Magenlikör aus Wien, angeblich von dem Professor der Chemie August M ü l l e r in Berlin, besteht aus Spiritus, Zucker, Wasser und 9,55% eines Extraktes, in welchem Spuren von Maleïnsäure vorhanden sind, ferner aus kleinen Mengen flüchtigen Öles und Bitterstoffen. (I n n h a u s e r.)

Vergol, eine zum Überziehen von Vergoldungen bestimmte Flüssigkeit, ist eine Auflösung von 5% Nitrozellulose (Zelluloid) in technischem Amylazetat, also eine Art Zaponlack.

Vergotinin ad usum veter., ein Heilmittel gegen Herzkrankheiten und Krankheiten der Atmungsorgane der Pferde, soll bestehen aus 3 g Veratin, 2,o Strychninsulfat, 10,o Ergotin und 150,o Glyzerin. (Pharm.-Ztg.)

Veril ist ein Wurmmittel. Es enthält als wirksamen Bestandteil Arekanußpulver. (R i c h t e r.)

Verjüngungstee Marke „Jungborn" gegen harnsaure Diathese und deswegen gegen vorzeitiges Altern, von M. P e r l s in Charlottenburg empfohlen, besteht aus einem Gemenge zerkleinerter Vegetabilien, darunter Folia Rosmarini, Herba equiseti, Cortex quercus und Folia Fragariae. (G r i e b e l.)

Verkalbin, ein Mittel gegen das Verkalben der Kühe, ist ein Gemenge zahlreicher, in der Veterinärmedizin angewendeter vegetabilischer Pulver, wie Anis, Enzianwurzel, Bockshornsamen u. dergl., das außerdem noch Harze, darunter Stinkasant und Bernstein, sowie sehr geringe Mengen von Natriumsulfat enthält. Darsteller: Apoth. H. W e i t z , Berlin. (G r i e b e l.)

Vermiculin, U n g t. C h i n i n. c a m p h o r. c o m p., enthält nach den Literaturangaben Kampfer, Chinin und Thymol.

Vermifuge von S w a i m sind 300 g eines Infusum aus 15,o Flor. Cinae, 4,o Agaricus, 5,o Rad. Rhei, 7,5 Rad. Valerian., gemischt mit einer Lösung von 8 Tropfen Ol. Tanacet. und 4 Tropfen Ol. Caryophyllor. in 100,o Weingeist.

Vermin Killer von B a t t l e und G i b s o n , Pulver gegen Ratten und Mäuse, enthält Strychnossamen.

Vermouth di Turino besteht aus 8 T. Wermuttinktur (Assenzio minore o pontico der Italiener), 2 T. Pomeranzenschalentinktur, 20 T. Zucker, 70 T. italienischem Wein. (H a g e r.)

Vernera-Tabletten von Dr. H a r t m a n n gegen Syphilis sind glänzende, schwarze, mit Zuckermasse, überzogene, 0,65 g schwere ovale Tabletten, die mit einem pflanzlichen Extrakt gefüllt sind. Die Extrakte sollen angeblich folgende sein: Sarsaparill. fluid. Aletr.(?), Stilling, spiss. Hel. (Helenii oder Hellebori?).

Vernolith, eine Desinfektionsmasse für Aborte usw., ist eine dicke, schmierige Masse, in welcher kleine Stückchen von Ätzkalk bemerkbar sind. Sie besteht aus 1 T. Gasteer und 4 T. gelöschtem Kalk. (Breslauer Untersuchungsamt.)

Vero s. Fleischsaft V.

Verobromal, ein Schlafmittel, besteht aus Veronal und Bromsalzen.

Veropyrin, ein Hypnoticum und Sedativum, ist eine Kombination von Veronal und Aspirin, resp. Kalmopyrin mit Morphin. (Pharm.-Ztg.

Veronazetin, von Dr. O. W e i l in Frankfurt a. M., ein Hypnotikum und Sedativum, enthält Natr. diaethylbarbituric., Phenazetin und Codein. phosphoricum.

Verophen-Wundwasser der Verophen-Gesellschaft m. b. H., Dresden, enthält ca. 0,2% Chinosol. (Pharm.-Ztg.)

Verrin wird ein Staubentfernungsmittel genannt, welches, frei von Ölen und Fetten, sämtlichen Staub festhält, wenn es, ähnlich wie Sägespäne usw., beim Kehren Anwendung findet. Fabrikant: Apotheker M. L e u c h t e r in Berlin.

Verrulin von B. B r a u n in Melsungen sind Tabletten, die Magnes. bicarbon., Rhiz. Rhei, Argilla, Bolus und Ol. Menth. pip. enthalten.

Vesicaesan ist ein Extrakt aus Bärentraubenblättern, das in Pillenform in den Handel kommt.

Vésicatoire von A l b e s p e y r e ist ein 20 cm breites und 1 m langes Sparadrap auf grüner Wachsleinwand, deren eine Seite mit einer ca. 1,15 mm dicken Pflasterschicht überzogen ist. Die letztere ist ein Gemisch aus je 30 T. Wachs, Kolophon und Schwarzpech, 5 T. Terpentin, 20 T. Leinöl, 40 T. Cantharidenpulver und 3 T. Perubalsam (K r o m b a c h) — oder von je 10 T. Rizinusöl und Lärchenterpentin, je 15 T. Schwarzpech und Kolophon, 35 T. Wachs und 45 T. fein gepulverten Canthariden. (H a g e r.)

Vesiculin gegen Erkrankung der Harnorgane, soll bestehen aus Hexamethylentetramin 2,5, Natriumsalicylat 1,o, Baldrianextrakt 1,o und 250 g eines Sirups aus Fruct. Cannab. sativ., Herb. Herniar., Fol. Uvae Ursi, Rad. Gentianae, Herb. Urtic. und Herb. Equiset. (Zentralbl. f. d. ges. Therapie.)

Vesolmassagecreme enthält laut Angabe Extr. Fuci vesiculosi aquos. in einer Fettgrundlage.

Vesolpastillen sollen Extr. Fuci vesiculosi aquos. und Extr. Rhei comp. Pharm. Brit. enthalten.

Vesta siehe Seifenspiritus.

Vesta Hand- und Gesichtscreme (Najád Krém) ist eine weiße, nach Blüten duftende Salbe mit folgender Zusammensetzung: Wasser 70,o%, freie Fettsäure (Stearinsäure) 9,6%, Kaliseife 4,3%, Glyzerin 13,4%. (Pharm.-Ztg.)

Vestosol, ein Formaledhydpräparat, ist nach G e h e s Codex eine gelblich-weiße Salbe mit 2% Formaldehyd, das an ein neutrales Fettgemisch gebunden sein soll.

Vialonga-Wurmperlen sind ein Mittel zur Bekämpfung der Spul- und besonders Madenwürmer; sie enthalten wahrscheinlich Chanopodiumöl. Darsteller: V i a l o n g a - W e r k e , Apotheker Fritz S c h n e l l , Düren (Rheinland).

Viandal I, ein Fleischkonservierungsmittel. In 1 l wurden gefunden: 9,7 g Aluminiumoxyd und 20,o Essigsäure als essigsaure und basisch essigsaure Tonerde, 74,3 g Rohrzucker, 37,4 g Salpeter, 3,o g Schwefelsäure, 1,2 g Kaliumoxyd, Spuren von Chlor, Kalk und Magnesia.

Vianders Wanzentod besteht aus Ol. petrae mit 5—10% Nitrobenzol.

Vials tonischer Wein siehe Vin de Vial.

Vibrona (tonischer Wein) ist ein dem Chinawein ähnliches Präparat. (Pharm.-Ztg.)

Viburnintabletten enthalten pro Stück 0,12 Extr. Viburni prunifolii, 0,05 Extr. Aletris farinosae, 0,03 Extr. Mitchellae rep. und 0,015 Caulophyllin.

Vichy chez soi ist Sodawasser.

Vichy-Schokolade siehe Chocolat digestif.

Viehglück, Triumphmastpulver von Glogauer in Breslau, setzt sich zusammen aus Fleischmehl, Roggen-, Gersten- und Weizenmehl, Viehsalz, Fenchel und Kohle. (Unters.-Amt Möckern.)

Viehheil, orientalisches, von E. v. Walkowsky in Berlin ist zerfallenes Glaubersalz 280,o, Alaunpulver 10,o, Schlämmkreide 70,o, Sem. Foeni graeci 60,o, Kamillen 18,o, rotes Sandelholz 18,o, Enzian 60,o, Roggenmehl 125,o, gemischt als mittelfeines Pulver. (Hager.)

Viehmastpulver, aromatisches englisches, enthält 14,7% Rohprotein und 7,4% Fett und ist zusammengesetzt aus Erdnußkuchenmehl, Reisfuttermehl, Maisgrieß, sowie geringen Mengen Salz, Kümmel, Pfefferminze, Kamillen und Lavendel. (Benecke.)

Viehmastpulver von Gregory und Bazaglia in Zug ist grob gepulverter Maissamen. (Benecke.)

Viehmastpulver der Sächsischen Viehnährmittelfabrik Radeberg. Drei Sorten, für Schweine, Pferde, Rinder, sind Gemenge von Futterkalk mit Johannisbrot, Leinmehl und Drogen (Wacholder, Bockshorn, Süßholz), eine Sorte, für Kühe, ist Futterkalk.

Viehmastpulver, Schweizer, besteht aus Bockshornkleesamen, Rapssamen, Getreidespreu, arsenhaltigem Schwefelantimon 2%, Kochsalz 1,5%, Calciumkarbonat und Salpeter. (Neßler.)

Vieh-, Nähr- und Heilpulver, Korneuburger, von Apoth. Kwizda enthält 85 T. zerfallenes Glaubersalz, 10 T. Schwefelblumen und 5 T. Enzian als grobes Pulver. (A. Selle und Hager.)

Viehpulver von Friedländer besteht aus gleichen Teilen Pulver zur Konservierung von Nahrungsmitteln und Kochsalz mit Terpentinöl.

Viehpulver von A m b r o s. S c h i e f f e r in Köln wird als Milch- und Freßpulver und als Freß- und Mastpulver in den Handel gebracht. Es besteht aus 28 T. unverbrennlichen Bestandteilen, vorzugsweise Kochsalz, Antimon und Eisen, und 72 T. Wasser und verbrennlichen Stoffen, bestehend aus viel Schwefel, Anis und anderen Pflanzenstoffen. (N e ß l e r.)

Viehpulver, T h o r l e y s, enthält 14,2% Protein, 4,4% Fett und 15,8% Zucker und ist dargestellt aus Mais, Leinsamen, Bockshornkleesamen und Johannisbrot.

Viehwaschmittel „Rationell" besteht nach Angabe des Fabrikanten aus 2,0% Nikotin, 3,50% Seife, 0,05% ätherischem Öl, 9,45% denaturiertem Weingeist, 85,0% wässerigem Pflanzenauszug. (Nachr. f. Zollst.)

Viehwaschpulver siehe Satruper V.

Vigoral ist ein flüssiges Fleischextrakt der Firma A r m o u r & Cie.

Vigorit von B j ö r k m a n n ist nitrierter Sirup mit chlorsaurem Kalium, Salpeter und Zellulose.

Viktoriaröte I, ein Fleischfärbemittel, besteht aus dem Pulver der Capsicumfrucht, dem ein großer Teil seiner Schärfe entzogen worden ist.

Vilbeler H. S., von M. T ö p f e r in Böhlen b. Rötha, holländische Säuglingsnahrung nach Prof. Dr. K o e p p e, ist ein fertiges diätetisches Buttermilchpräparat. Es gelangt sowohl pulverförmig in Dosen zu 250 g, als auch trinkfertig in ¼ l-Flaschen in den Handel und soll trinkfertig 3,3% Eiweiß, 9,5% Kohlenhydrate und 0,65% Mineralbestandteile enthalten.

Vilja-Creme, von O b e r m e y e r & Cie. in Hanau a. M. gegen Juckreiz, Wundsein usw. empfohlen, ist ein mit Rosmarinöl oder einem ähnlichen Öl aromatisiertes wasserhaltiges Wollfett. (Z e r n i k und K u h n.) — Nach den Anzeigen der Fabrikanten soll die Creme enthalten: „Adeps lanae comp. 80%, Verbena 2½%, Trigonella 2½%, Saponaria 3%, Betonica 2%, Capsella burs. past. Ol. 3½%, Tanacetum Ol. 3⅓%, Ruta 3%."

Villerino der Schützen-Apotheke Hans F a s c h i n g in München wird als „ärztlich anerkanntes, vorzügliches, nur schmerzloses Entleerungsmittel gegen Wassersucht aller Art Wiederholungen" angepriesen. Es enthält beträchtliche Mengen eines nicht näher bezeichneten Herzgiftes. (M a n n i c h und S c h w e d e s.)

Viliphiline, ein Desinfektionsmittel, besteht wie **Phytophiline** im wesentlichen aus Wasser, Seife und Pflanzenextrakten.

Vin de Colombo composé von B o u c h a r d a t ist eine mit zusammengesetzter Chinatinktur versetzte Auflösung von Colomboextrakt, Enzianextrakt und Zucker in Weißwein.

Vin de Fordice gegen Blenorrhagien ist ein Digest aus 100 T. Calisaya-China, 4 T. Gewürznelken und 1000 T. Xereswein.

Vin de Moride ist aus Meerpflanzen bereitet und enthält auf 1 l 1 g Jod. Die Wirkung entspricht der des Lebertrans. Fabrikant: Pharmacie M o r i d e in Paris.

Vin de. Vasseur aus Paris ist ein arsenhaltiger, mit aromatischen Bitterstoffen versetzter Chinawein. (Österr. Ministerium 27. Juli 1893.)

Vin de Vial: Nach dem Formulaire des médicins de Reims besteht das Präparat, welches nach. Angabe des Fabrikanten aus Fleischsaft hergestellt wird, aus 10 g Kola-Fluidextrakt, 10 g Koka-Fluidextrakt, 5 g Brechnußtinktur, 20 g Natriumphosphat, Zitronensäure q. s., 200 g Pomeranzenschalensirup, Malagawein bis zur Gesamtmenge von einem Liter.

Vin Defresne à la Peptone enthält die löslichen Bestandteile des Fleisches und der Muskelfasern, die durch Digestion verflüssigt und assimilierbar gemacht worden sind. Fabrikant: Apotheker D e f r e s n e in Paris.

Vin Duflot gegen Gcht, Rheumatismus, Ischias ist ein schwerer Rotwein mit Meerzwiebelauszug und Jodkalium. (L i n d e n e r und N e s e m a n n.)

Vin Désiles, als allgemeines Stärkungsmittel empfohlen, enthält nach Angabe der Lieferanten H e n n & K i t t l e r in Straßburg i. E. in einer Flasche die wirksamen Bestandteile von 5 g Chinarinde, 5 g Kolanüssen und 10 g Kokablättern neben 5 g phosphorsaurem Kalk, 1 g Tannin und Orangenaroma.

Vin Mariani soll ein weiniger Auszug der Folia Coca sein.

Vin Nourry ist ein Lebertranersatz und enthält auf einen Eßlöffel 0,05 g Jod und 0,1 g Tannin. Fabrikant: C l i n & C o m a r in Paris.

Vin toni-nutritif au Quinquina et au Cacao von B u g e a u d. 100 T. Caracaskakaosamen werden geröstet, grob gepulvert und mit 400 T. Franzbranntwein übergossen. Nach zweitägiger Digestion werden hinzugefügt 120 T. Königschinarinde, 10 T. Zimtkassie, 200 T. Zuckersirup und 2000 T. spanischer Wein.

Vin tonique EFKA enthält Kola, Coca, Kakao, Kalkphosphat. Anwendung als Stärkungsmittel bei Blutarmut, Rachitis usw. (Schw. Apoth.-Ztg.)

Vincozit, ein Mittel gegen Rheumatismus u. dergl., wird von der V i n c o - C o m p a n i e vertrieben. Es war eine dem Karmelitergeist ähnliche Zubereitung. (G r i e b e l.)

Vinegar-Bitters von Joseph W a l k e r in Natik, Mass., gegen Hämorrhoiden, wird fabriziert aus Trauben- und Apfeltrestern, Holzessig, Aloe und Wasser.

Vinose, Fruchtextrakt, besteht aus im Vakuum eingedampftem, unvergorenen Traubensaft und Zitronensaft. (Pharm.-Ztg.)

Vinum Colae compositum enthält neben den Bestandteilen des gewöhnlichen Kolaweins nicht unwesentliche Beimengungen von Koka, Koffein und Guarana. (Pharm. Ztg.)

Vioformfirnis ist ein dem Mastisol (siehe dieses) ähnlicher Wundfirnis, der durch seinen Gehalt an Vioform zugleich eine desinfizierende Wirkung ausübt.

Vional siehe K ü h n s Gesichtscreme.

Viraltan der L ö w e n - A p o t h e k e in Buttelstedt, ein Mittel gegen Gonorrhöe, bildet eine angenehm schmeckende, fett- und balsamfreie Lösung. Nach den Angaben des Darstellers ist das Mittel eine Kombination höherer Bornatriumverbindungen mit Hexamethylen und der diesbezüglichen Benzolkerngruppe und soll ein Methylaminobenzoyltetrabornatrium darstellen.

Virchosol-Heilpulver zur Anwendung bei nässenden und eiternden Wunden, von H. A. M a y e r & Co. in Hamburg, besteht aus Lycopodium, Kräuterpulver und geringen Mengen von Weizenmehl. (G r i e b e l.)

Dr. Virchows Gallensteinlikör von M. C. H o r n in Biesenthal-Berlin, enthält nach Angabe des Fabrikanten „den wirksamen Bestandteil des Jalapa-Derivats".

Virginia, Frauenschutz, ist eine mit Borsäure getränkte Seidenquaste.

Viricitin besteht aus versilberten und lackierten Pillen, die Chinin, Eisen, Pfefferpulver und andere indifferente Pflanzenpulver enthalten. (Pharm.-Ztg.)

Virol, ein Nähr- und Kräftigungsmittel, besteht aus einem Gemisch aus Knochenmark, Malzextrakt und anderen nicht näher bestimmbaren Stoffen.

Virus Scott ist ein aus Agar-Agar und Fleischbrühe hergestellter Bakteriennährboden, in welchem die trüben Stellen durch Bakterienkolonien hervorgerufen sind.

Visbovin siehe Fleischsaft Visbovin.

Viscin ist ein aus der weißen Mistel hergestelltes medizinisches Klebmittel.

Viscosin, ein Mittel zur Erzeugung von Schaum auf Bier usw., besteht aus Seifenwurzelextrakt, welches mit Zuckerfarbe oder Farbmalzauszug versetzt ist.

Vishaemyl der L ö w e n - A p o t h e k e in Buttelstedt ist ein Eisenpräparat, das nach den Angaben des Prospektes aus einer Verbindung von Eisen mit Stickstoff, Schwefel und Kohlenstoff bestehen soll. Das Präparat dient als Badezusatz und soll unter Umgehung des Magens dem Körper Eisen in Form von Bädern zuführen.

Visia ist ein zum Gebrauch in der Tierheilkunde bestimmtes Hefepräparat.

Visnervin. Inserate in den Zeitungen mit dem Titel „Der Mann mit den 365 Krankheiten" führen eine Unzahl Nervenbeschwerden auf und preisen das „Visnervin" als Mittel dagegen an. Weiteres siehe unter R e n a s c i n.

Visol, ein Mittel gegen Lahmheit der Tiere von W. K i r s t e i n in Berlin, ist im wesentlichen eine Lösung von Kupfersulfat, Ammoniumsulfat und geringen Mengen von Kaliumnitrat in Ammoniakflüssigkeit.

Vispul I enthält etwa 50% organische Stoffe, wie stark verunreinigtes Leinmehl, getrocknetes Blut und gepulverte Drogen (Bockshornklee, Enzian, Wacholder, Fenchel), sowie etwa 50% Mineralbestandteile, wie phosphorsauren Kalk, Kochsalz, doppeltkohlensaures Natron. **Vispul II** hat anscheinend nur ein anderes Mischungsverhältnis dieser Stoffe. (Unters.-Amt Möckern.)

Vitalia von P h a l o n & S o n s in New-York besteht aus zwei Flüssigkeiten. I. eine Natriumhyposulfitlösung, II. eine rötliche klare Flüssigkeit mit ca. 3% Bleigehalt. Die Gebrauchsanweisung schreibt vor, 1 T. der Flüssigkeit Nr. II mit 2 T. der Flüssigkeit Nr. I zu verdünnen. (C h a n d l e r.)

Vitaline, Extrait d'herbes aromatiques, ein Haarwasser besteht aus 90,0 einer klaren, gelblichen, angenehm riechenden Flüssigkeit, ähnlich Mixtura oleoso-balsamica mit 1% Gerbsäuregehalt.

Vitalin, ein Desinfektionsmittel, bildet eine braune Flüssigkeit mit starkem Harzgeruche, jedoch ohne Parfüm und besteht im wesentlichen aus einem Gemisch von Harznatronseife und Harzöl, in welchem sich auch noch Harz unverseift befindet. Mit Wasser gibt es gleich dem Kreolin eine bleibende Emulsion. In dünner Schicht auf eine Glasplatte aufgetragen, trocknet es ähnlich wie Lackfirnis ein. (Ztschr. f. Zollwesen u. Reichssteuern.)

Vitalito-Entfettungspillen enthalten nach den Literaturangaben Extr. Fuci vesiculosi, Extr. Frangulae, Extr. Casc. Sagr. desamarat. und Geschmackskorrigentien.

Vita-Malz der Vita-Malz-Compagnie A. J o h a n n i n g in Berlin besteht vorwiegend aus einem Gemenge von Bananenmehl, Malzpulver und Zucker, außerdem aus verhältnismäßig geringen Mengen Maismehl, Calciumphosphat, Natriumchlorid, Eiweiß und etwas Lezithin.

Vitasan, Nervenkraftnahrung (Lezithin-Hämoglobin), ist ein mit Vanillin aromatisiertes Gemenge von Magermilchpulver, Lezithinalbumin, Milchzucker und Zerealienmehl.

Vitulinuspulver gegen Durchfall der Kälber von G. Z a c h r a u , Tierarzneilaboratorium in Militsch i. Schles. besteht aus Gerbsäure, Alaun, kohlen- und phosphorsaurem Kalk, Magnesia und einem vegetabilischen Pulver.

Vitulosal, ein Schutzmittel gegen Kälberruhr von B. M e n g e in Tichau O.-S., ist nach A u f r e c h t (Pharm.-Ztg. 1898, Nr. 99) eine trübe, hellgelb gefärbte und schwach alkalisch reagierende Flüssigkeit von eigentümlichem Geruche nach verdorbener Fleischbouillon und fadem Geschmacke. Das Filtrat gibt mit Alkali und Kupfersulfat die Biuretreaktion, auf Zusatz von absolutem Alkohol einen flockigen, grauen Niederschlag, beim Hinzufügen von Ferrozyankalium und Essigsäure eine deutliche Trübung. 100 g der Flüssigkeit enthielten neben Wasser und sehr geringen Mengen Salzen etwa 4,5 g Peptone und Albuminosen. Bei der bakteriologischen Prüfung wurden in dem Präparat folgende Spezies von Spaltpilzen gefunden: Bacterium vulgare γ Zenkeri, Bacillus subtilis.

Vixol, unter diesem Namen stellt eine Londoner Firma (The Vixol Syndicate London Brixton Hill S. W.) ein Mittel her, welches gegen asthmatische Leiden empfohlen, jedoch nur an Patienten gegen Honorar von *M.* 40 verabfolgt wird. Nach A u f r e c h t stellt das Vixol eine Art versüßten Fluidextraktes dar, dessen wesentliche Bestandteile Salpeter, Lobeliakraut und Cascara-Sagrada sind. Andere Bestandteile waren mit Sicherheit nicht nachweisbar. Nach K o b e r t enthält Vixol auch Atropin! M ö r n e r fand folgende Bestandteile: 0,1% Nitroglyzerin, 0,1% Atropin, 2% Kaliumnitrat, Alkohol, Salizylsäure, Extraktivstoffe von Pflanzen und Glyzerin.

Vließseife vom K. K. Obertierarzt Franz P i c h l e r in Prag, gegen Haar- und Hautkrankheiten der Schafe, aber auch als Kräftigungsmittel für Kinder, zur Erhaltung eines zarten rosigen Teints, gegen flechtenartige Hautausschläge, Sommersprossen, Hautdrüsen und als Barterzeugungsmittel empfohlen, ist braune Harzseife mit buntfarbigen Stücken gewöhnlicher Abfallseife in sehr zerkleinertem Zustande gemengt. (J a c o b s e n.)

Vocalin sind schwarze Täfelchen, die 30% Süßholzextrakt, 70% Zucker und Spuren von Pfefferminzöl enthalten. (Pharm.-Ztg.)

Voelkers Kräutertee von Oskar V o e l k e r in Berlin, enthält Folliculi Sennae, Fol. Uvae ursi, Herb. Centaurii, Flor. Stoechados, Stipit. Juniperi, Cort. Frangulae, Fruct. Coriandri, Herb. Millefolii und Herb. Bursae Pastoris. (J u c k e n a c k und G r i e b e l.)

Völlners weltberühmte Rheumatismus-Watte von W. V ö l l n e r, Rheumatismus-Watten-Fabrik, Hamburg, London, New-York, dargestellt, ist weiter nichts als ein Stück auf der einen Seite oberflächlich abgesengter Tafelwatte. (Z e r n i k.)

Voltakreuz ist ein aus zwei aus Zink und Kupfer bestehenden Stäbchen gebildetes und auf ein Stück roten Filz befestigtes Kreuz, welches gegen alle Krankheiten helfen soll.

Vomi-purgatif von L e r o y ist ein Digest aus 282 T. Senna und 2000 T. Weißwein, in welchem auf je 125,0 1,0 Brechweinstein aufgelöst ist.

Voorhof-Geest, van der Lunds Bart- und Haarerzeugungs-
mittel von A. Rennenpfennig in Halle a. S., besteht
aus 38,o einer braungelben Flüssigkeit und ist a) ein Auszug aus
4,o Cort. Nuc. Jugland. mit 30,o Spiritus, 12,o Rosenwasser,
15 Tropfen Cantharidentinktur, 3,o Äther, 2 Tropfen Bergamottöl,
4 Tropfen Lavendelöl, 1 Tropfen Zimtöl. Preis M. 0,55. (Hager.)
— b) Eine Lösung von Lavendelöl, Bergamottöl, Zimtöl, Nelkenöl
und Perubalsam in Weingeist. (A. Span.)

Vosssche Katarrhpillen siehe Katarrhpillen.

Vulcanfiber besteht aus Jute und Eisenoxyd und wird als elek-
trischer Nichtleiter empfohlen. Unter Vulcanfiber versteht man
auch eine durch Tränkung von dünnem, ungeleimtem Papier
mit Chlorzinklösung gewonnene wasserdichte Pappe.

Vulneral, von P. Grundmann in Berlin, ist eine schwach
parfümierte, dem Cold Cream ähnliche Zubereitung, die weißes
Quecksilberpräzipitat enthält.

Vulneralblutreinigungstee, von Apotheker Grundmann in
Berlin, bestand aus einem Gemenge zerkleinerter Vegetabilien,
darunter Fruct. Anisi, Fruct. Foenic., Fol. Sennae, Rad. Liquir.,
Rhiz. Graminis, Rad. Ononidis, Hb. Viol. tricoloris und Fruct.
Coriandri. (Griebel.)

Vulneralcreme, ein von Apotheker Grundmann in Berlin
gegen allerhand Leiden, insbesondere als Mittel gegen Flechten,
Ausschlag u. a. m. angepriesenes Mittel, präsentiert sich als
schmutzig-braune, schwach perubalsamartig riechende Salbe,
welche aus etwa 6% Perubalsam und ca. 94% unverseifbarem
Fett (Vaseline?) besteht. (Aufrecht.)

Vulneral-Toilette-Creme, von Apotheker Grundmann in
Berlin: eine im wesentlichen aus Fett, Lanolin, Wachs, Bor-
säure und Zinkoxyd hergestellte Salbe, mit Perubalsam und
Rosenöl parfümiert. (Juckenack und Griebel.)

Vulite, ein Kesselsteinmittel, ist eine tiefbraune Flüssigkeit. Die
Trockensubstanz betrug 37,8%, worunter sich 35,1% organische
Stoffe und 2,7% Mineralstoffe befinden. Die sodafreie Ware
stellt ein stark gerbsäurehaltiges, wässeriges Pflanzenextrakt dar,
dessen hoher Zuckergehalt (15,4) aus der Pflanze stammt und
durch Eindicken karamelisiert ist.

Vuzin bihydrochloricum ist Isoctylhydrokuprein bihydrochloricum
und dient als Wundantiseptikum. Hersteller: Vereinigte Chinin-
fabriken Zimmer & Co. in Frankfurt a. M.

Waboo, Schuppenwasser, enthält 28% Alkohol und als Spezifikum
Salizylsäure, ferner ein Odorans. (Röhrig.)

Wac Tailings, ein Schmiermittel, ist ein in Wasser untersinkender
Rückstand von der Mineralöldestillation. (Pharm.-Ztg.)

Wachol, R i e m e l s , der Augusten-Drogerie in München, wird als präparierter Wacholderbeersaft bezeichnet.

Wacholderbeerenöl von Ig. S c h u l t h e i ß Nachfolger in Gutenbach, als ausgezeichnetes Mittel gegen Gicht empfohlen, ist ein Gemisch von 2 T. ätherischem Wacholderbeeröl und 1 T. Wasser. (Karlsr. Ortsges.-Rat.)

Wagners destillierte Hustentropfen sollen hergestellt sein aus Benzoe, Kampfer, Alant, Salmiak, kohlensaurem Kali, Anis, Wasser und Spiritus. (Pharm.-Ztg.)

Wagners Nerventropfen sind ein schwach alkoholisches Destillat, das stark nach Baldrian und Menthol riecht. (J u c k e n a c k und G r i e b e l.)

Dr. Walsers Asthmatee besteht nach Angabe des Fabrikanten aus Rad. Seneg. 5,o, Herb. Plantag., Fol. Althaeae, Flor. Malvae, Fruct. Iujubae, Flor. Verbasci. aa 10,o, Rad. Valerian., Fol. Menth. pip., Fol. Melissae aa 5,o, Cort. Frangul., Cort. Casc. Sagr., Fruct. Ceraton., Caricar., Malt. Hordei aa 2,5, Rad. Liquir., Flor. Rhoead., Flor Cyani aa q. s.

Dr. Waites lokaler Schmerztöter, angeblich eine wässerige Lösung von Kokain, Jod, Thymol und Glyzerin, enthält nur Kokain und Kreosot in glyzerinhaltigem Wasser. (Nachr. f. Zollst.)

Walchs Blähsuchtmittel für Rinder, eine trübe, schmutzigbraune Flüssigkeit, enthält Salmiakgeist, Weingeist, Extraktivstoffe, ferner in geringen Mengen Eisen, Kali, Tonerde, Kalk, Schwefel und Kohlensäure. (Tierärztl. Rundschau.)

Waldschneckensaft von Antonie K e f e r s t e i n in Ilfeld a. Harz ist ein gelbbrauner Sirup, welcher aus Honig und in Wasser gelöstem Gummi arabicum besteht. (J a c o b s e n.) — Nach Angabe der Darstellerin wird der Saft durch Kochen schwarzer Waldschnecken in Zuckersaft bereitet.

Waldwolle von L a i r i t z ist gewöhnliche Baumwolle, durch Kiefernadelauszug riechend gemacht und gefärbt.

Wallwernit, Wally Werneckes schmerzlose Geburtshilfe. „Destillierte Pflanzenwurzeln nebst präparierten Fettstoffen mit Eiweißteilen versetzt", besteht vorwiegend aus Pferdefett, das geringe Mengen von Eiweißstoffen enthält. (J u c k e n a c k und G r i e b e l.)

Walpurgisöl entquillt den mit Saurierfett gesättigten Eichstätter Liasbänken und wird unter obiger Etikette dem zur heiligen Walpurgis wallfahrenden gläubigen Volke von den geistlichen Herren in Eichstätt verkauft. — Von der katholischen schlesischen Volkspresse wird diese Abstammung bestritten und angegeben, daß die dortigen Klosterfrauen das Walpurgisöl periodisch in einem Becken, welches in einer verschließbaren Nische des Walpurgisaltars unter dem Sarge mit den Gebeinen der heiligen Walpurgis aufgestellt ist, sammeln, und daß dasselbe in den bekannten kleinen Fläschchen an der Klosterpforte an jedermann abgegeben wird. — Analytiker geben dasselbe als aus Olivenöl mit etwas empyreumatischem Wacholderbeeröl bestehend, auch wohl mit Petroleum versetzt, an.

Wanzalin, ein Mittel gegen Wanzen, besteht in der Hauptsache aus bei 85 bis 145° siedenden Kohlenwasserstoffen mit wenig teerartigen Beimengungen. (Pharm.-Ztg.)

Wanzenmittel von K e m p e , angeblich aus Tabak bereitet, erwies sich, im gerichtlichen Auftrage untersucht, als aus Mistjauche bestehend. (Q u e n z e l.)

Wanzentinktur von S o l b r i g in München besteht aus 1 T. Kolophonium in 3 T. Weingeist gelöst. (E c k e r t.)

Wanzolin siehe Ungeziefermittel.

Warburgs Fevertincture (Tinctura antiperiodica). Die Originalvorschrift dazu soll lauten: Aloes 543,o, Rad. Rhei 120,o, Sem. Angelicae 120,o, Confect. damacratis 120,o, Rad. Inulae 60,o, Croci 60,o, Sem. Foeniculi 60,o, Cretae praepar. 60,o, Rad. Gentian. 30,o, Rad. Zedoariae 30,o, Cubebar. 30,o, Myrrhae 30,o, Camphorae 30,o, Bolet. Laricis 30,o, Spirit. diluti 25 Pints (= ca. 14,21 Liter).

Wärmeschutzmasse, Wattenpapier von F. B e c k e r und H. M ü l l e r in Kohlenscheid bei Aachen besteht aus zwei Lagen zähen und starken Papiers, zwischen welche eine Watte von Baumwolle, Wolle, Haaren usw. derartig vermittelst eines Klebmittels gelagert ist, daß die beiden Papierlagen mit der zwischenliegenden Watte ein Stück bilden. Dieses wird schraubenförmig ein oder mehrere Male um das zu schützende Rohr herumgelegt und mit Bindfaden befestigt.

Warners Pillen siehe Pilulae antisepticae und chalybeatae.

Waschgallerte von B a e r l e & C o. zur Reinigung alter Putztücher besteht aus Seife und Schwefelnatriumwasserglas.

Waschglanz besteht aus 5 T. Stearinsäure mit 5 T. absol. Alkohol geschmolzen und mit 95 T. Weizenmehl verrieben.

Waschkristall ist eine klare Lösung von Borax und kristallisiertem Natriumkarbonat zu gleichen Teilen in der zehnfachen Menge Wasser.

Waschkristall, englischer, Waschmittel in Pulverform, enthält 6 T. Wasserglas, 29 T. trockene Soda, 60 T. doppeltkohlensaures Natrium und 5 T. Wasser.

Waschkugeln. 3 T. Pfeifenton, 2 T. weißer Pfeffer, $^1/_5$ T. Stärke, $^1/_5$ T. Veilchenwurzel werden mit 2 T. Seife und Wasser gelöst, zusammengemischt und zu Kugeln geformt.

Waschlaugenpulver, Rannersdorfer, von C. G i r s t l & C o., ist ein Gemisch gleicher Teile kalzinierter Soda und gelöschten Kalkes. (G a w a l o w s k i.)

Waschmethode von Franz P a l m e in Trautenau gipfelt in einem W a s c h p u l v e r, bestehend aus 30% Borax, 61% halb verwitterter Soda, 4% Chlornatrium, 5% Mais und Weizenstärke mit anhängender Klebersubstanz. (H a g e r.)

Waschmittel verschiedener Art, die als S e i f e n e r s a t z in den Handel gelangen, bestehen im wesentlichen meist aus Wasserglas, welches mit Nitrobenzol parfümiert und mit etwas Ammoniak oder ähnlichen Mitteln versetzt ist.

Waschmittel „D i n g a n s i c h", „D a l l y", „H e i n z e l - m ä n n c h e n" und „S c h n e e w i t t c h e n" enthalten alle Natriumsuperoxyd.

Waschmittel, insektentötendes, von H. H a r m a n n in Holton, Kansas, besteht aus gelöschtem Kalk, Wasser, Gasteer, Walfischtranseife und Lehm.

Wascholin, ein Seifenersatzmittel, besteht im wesentlichen aus Natronwasserglas.

Waschpulver. Eine Anzahl von Waschpulvern des Handels ergab folgende Zusammensetzung: **Pearline.** Wasser 12,6%, Natr. carb. (anhydr.) 32,3%, Seife 35,1%. **Soapine.** Wasser 15,2%, Natr. carb. (anhydr.) 49,6%, Seife 35,2%. **Boraxine.** Wasser 14,8%, Natr. carb. (anhydr.) 57,9%, Seife 23,7%. **Goldstaub.** Wasser 8,1%, Natr. carb. (anhydr.) 49,0%, Seife 43,0%. **Ivorin.** Wasser 14,5%, Natr. carb. (anhydr.) 47,2%, Seife 38,3%. **Babbits 4776 Pulver.** Wasser 8,7%, Natr. carb. (anhydr.) 37,6%, Seife 53,8%. **Acme.** Wasser 15,4%, Natr. carb. (anhydr.) 58,5%, Seife 26,1%. **Gillets Pulver.** Wasser 17,1%, Natr. carb. (anhydr.) 82,9%. **Shirrells Kullujun.** Wasser 53,8%, Natr. carb. (anhydr.) 46,2%. (H a s e l s t e i n.) — **Blitzblank** enthält Soda, Holzmehl und Glasstaub. (B è y t h i e n und H e m p e l.) — **Ding an sich** ist ein Seifenpulver und Peroxyde in getrennten Packungen enthaltendes Waschmittel.

Waschsoda von H e n c k e l & C o. ist ein Gemenge von Wasserglas mit Soda.

Waschwasser von K u m m e r f e l d t, gegen alle Hautkrankheiten, erhält man aus je 6 Teilen Kampfer und Gummi arabicum, 20 T. Schwefel und 168 T. Kalkwasser.

Wäscheglanz von H u d d i n g s f e l d besteht aus 50,0 Walrat, 50,0 arab. Gummi, 50,0 Borax, 125,0 Glyzerin und 725,0 destilliertem Wasser.

Wasmuts Pain Killer besteht lediglich aus Menthol, das zum innerlichen oder äußerlichen Gebrauch je nach Bedarf in Hoffmannstropfen, Kognak, Kampferspiritus, Olivenöl u. dergl. aufgelöst werden soll. (G r i e b e l.)

Wasserglaskomposition von v a n B a e r l e & S p o n n a g e l in Berlin besteht aus 1 T. Natronseife, 9 T. Wasserglas und eingeblasener Luft. (G. M e r z.)

Wasserpillen der Königseer Olitätenhändler enthalten Aloe, Jalape, Gutti, Scammonium, Kalomel, Koloquinten und als Ersatz der Jalapenwurzel oft auch Krotonöl. (H a g e r.)

Wasserpulver, Dr. Finns siehe Finns W.

Wassersuchtmittel von Hans W e b e r in Stettin besteht aus 44 Pulvern zu je 2 g eines Gemisches von Sand und Kohle und den Verbindungen von Kalk, Magnesia, Kalium und Natrium mit Kieselsäure, Kohlensäure, Schwefelsäure, Phosphorsäure und Chlor, vielleicht auch einzelnen der genannten Basen in ungebundenem Zustande nebst Sand und Kohle. (Polizeipräsidium in Stettin.) — Nach W e l l e r bestehen die Pulver lediglich aus Tabakasche.

Wassersuchtstee, Stuttgarter. Mit Stuttgarter Wassersuchtstee sind wohl die Spec. diuretic. Kreuser nach einer aus der K r e u - s e r schen Apotheke in Stuttgart stammenden Vorschrift gemeint. Dieselbe lautet: Flor. Sambuci 10,o, Fruct. Carvi, Fruct. Junip. aa 3,o, Bulb. Scill., Fruct. Petrosel. aa 2,o. M. f. spec.

Wassersuchtstee, Wiener, ist ein Gemisch von Flores Sambuci, Bulbus Scillae, Fructus Juniperi, Fruct. Foeniculi, Fructus Petroselini, Fructus Carvi. (R ö h r i g.)

Wassersucht-Universalmittel von Dir. Dr. B e s s e r in Berlin besteht aus 50,o Stengeln und Blättern von Spartium Scoparium. (S c h ä d l e r.)

Wattenpapier siehe Wärmeschutzmasse.

Weckerlesche Sängerpastillen bestehen aus Gummi arabicum und Lakritzen, versetzt mit Veilchenduft. Fabrikant: W e c k e r l e - sche Bonbonfabrik in Feuerbach-Stuttgart.

Wegscheiders Tee besteht I. nach M a e r k e r aus Fol. Jugland., Fol. Sennae aa 2,o, Fruct. Foeniculi 8,o, Rad. Althaeae 30,o, Rad. Liqirit. 15,o, Sem. Lini 43,o. — II. nach K. S c h a c h t aus Fol. Sennae 10,o, Fruct. Foeniculi, Rad. Liquirit., Sem. Lini aa 20,o, Rad. Althaeae 30,o.

Weidemanns Knöterichtee siehe Knöterichtee.

Weidentee von P. S t r e l l e r in Meißen gegen Gallenleiden angepriesen, besteht nur aus der zerkleinerten gewöhnlichen Weidenrinde, hat nach Mitteilung des Berliner Polizeipräsidiums keine Heilwirkung bei den angegebenen Leiden.

Weidhaas' Heilverfahren siehe Heilverfahren.

Weidhaas' Sterntee siehe Sterntee.

Weigands Rheumatismus- und Gichtgeist, ein als Einreibung empfohlenes Mittel, besteht aus Terpentinöl 55, Kampferspiritus (mit denaturiertem Spiritus bereitet) 55, venezianischer Seife 5. (Z e r n i k.)

Dr. Weills Epilepsiemittel besteht aus Hämoglobin und Acid-albumin, Eisenbromiden und Enzianbitterstoffen.

Weinfarbstoff von Ch. Firmenich in Genf ist ein aus den Rückständen der Fuchsinfabrikation gewonnener Farbstoff. (Jacobsen.)

Weinholds Dresdner Blutreinigungspulver besteht nach Angabe des Darstellers aus 20 g Weinstein, 30 g Schwefelblüte, 50 g Zucker, 2 g Magnesiumkarbonat, 2 g Rhabarber und 0,3 g Zitronenöl. Nach anderer Angabe aus 2 kg Kremortartari, 200 g Rhabarber, 200 g Magnesia, 18 kg Schwefelblüte, 28 kg Zucker, 1350 g Sennesblättern, 50 g Pfefferminz- und Zitronenöl.

Weinholds Dresdner Universal-Balsam besteht nach Angabe des Darstellers aus 0,5 g Pfefferminz-, 0,5 g Krauseminz-, 0,5 g Zitronen-, 1 g Rauten-, 1,5 g Lavendel-, 3 g Kümmel-, 3 g Rosmarin- und 8 g Wacholderbeerenöl, 5 g Arnikatinktur, 5 g Baldrianextrakt und 75 g Weingeist. Nach einer anderen Angabe aus 50 g Pfefferminz-, 50 g Krauseminz-, 50 g Zitronen-, 100 g Rauten-, 150 g Lavendel-, 300 g Kümmel-, 300 g Rosmarin- und 800 g Wacholderbeerenöl, 2,5 kg Vanillentinktur, 2,5 kg Kampferspiritus, 45 kg verschiedene Kräutertinkturen (darunter Arnika und Baldrian), 25 kg Spiritus und 23,2 kg destilliertem Wasser. Nach Beythien besteht der Balsam aus einem Gemisch von Arnikatinktur und Baldrianextrakt, das mit Pfefferminz-, Zitronen-, Lavendel-, Nelken- und Wacholderöl parfümiert worden ist. Fabrikant: Gebr. Weinhold in Dresden-A. 19, Wartburgstr. 39.

Weinkonservierungsmittel von Franz Bauer in Straßburg-Neudorf i. E. besteht aus Kochsalz, Borsäure und Kaliumsulfat. (Karlsr. Ortsges.-Rat.)

Weinkonservierungsflüssigkeit von J. Wickersheimer besteht aus 2 Flüssigkeiten, einer 10 prozentigen alkoholischen Lösung von Salizylsäure und einer Lösung von Borsäure in Glyzerin. 37 ccm der ersteren und 63 ccm der zweiten Lösung zusammen auf 1 hl Wein. (J. Moritz.)

Weinprüfer ist ein kleiner mit Zinkscheibe und Gummiplatte unten verschlossener, oben mit einer Spirale versehener Glaszylinder. Man soll denselben zuerst mit Rotwein füllen, darauf in ein Glas mit Wasser tauchen und das Ventil öffnen. Entfärbt sich der Wein oder sinkt er nach unten, so soll derselbe gefälscht sein. (Schweißinger.)

Weinverbesserungsmittel, Veroneser, enthält 16,172% Weinsäure, 1,52% Fuchsin und 63,4% Zucker.

Weinverbesserungspulver besteht aus 37 T. Galläpfel, 2 T. Weinsteinsäure, 1 T. Iriswurzel, sämtliches grob gepulvert. (E. Vinasse.)

Weisers Sanitätstee besteht lediglich aus geschnittenen Brombeerblättern.

Weißenbergs Gesundheitstee von P. K r u g in Berlin besteht lediglich aus zerkleinerter Schafgarbe. (G r i e b e l.)

Weißflußtabletten bestehen aus Zimt, Calcium- und Magnesiumkarbonat. (Pharm.-Ztg.)

Weißflußpulver Frebar zu Spülungen besteht aus Alaun. (Pharm.-Ztg.)

Weiß-Neurolin werden Tabletten genannt, welche 2% Nährsalze, 3% Peroxyde und 4% Eisen enthalten sollen. (Pharm. Z.-H.)

Weißmanns Schlagwasser siehe Schlagwasser.

Weißpulver, Spahnpulver, Wood Gun Powder von S c h u l t z e in Potsdam. Fein gekörntes hartes Holz wird mit Chlorkalk gebleicht und mit Sodalösung gereinigt, alsdann nitriert, schließlich mit Salpeter- und Blutlaugensalzlösung behandelt, welche man nach dem Kollodieren mehrmals eintrocknen läßt.

Wellenöl zum Glätten der Wogen, von R i c h t e r , ist nach W a r n e c k e rohe Ölsäure mit etwa 10% Amylalkohol.

Wellinal von Apoth. W e l l i é in Hagen i. W., E s s e n t i a C u p r e s s a e a r o m a t i c a W e l l i é , besteht aus einem Destillat, welches die flüchtigen, wirksamen Bestandteile von Pfefferminze und Thymian, sowie Zypressenöl und Latschenkiefernöl enthält. Zum Beträufeln der Wäsche und Einatmen bei Keuchhusten.

Weltgesundheitstee „Triumphator" von O. L i n s e r in Pankow bei Berlin, war Knöterichtee. (G r i e b e l.)

Dr. Wenders Viehmastpulver von Dr. W e n d e r & C o. in Breslau: 10% Viehsalz, 20% Knochenmehl, Fleischmehl, Blutmehl, Kleie, Steinnußmehl.

Wenzel-Salbe gegen Flechten, Hautausschläge usw. besteht aus: Myrrhe 2, Kampfer 1,75, Weihrauch 1,75, Terpentinöl 1,05, Perubalsam 0,875, Bleiweiß 0,875, Olivenöl 10, Fett 9,6, Wachs 7, Rosenöl 0,01. Fabrikant: Chr. W e n z e l - Mainz.

Weplers Heilmittel gegen Epilepsie. a) K r a m p f t e e besteht aus: Fol. Sennae, Viscum album, Flores Arnicae, Flores Chamomillae Romanae, Radix Paeoniae, Radix Valerianae, Radix Artemisiae, Cortex Frangulae, Kalium bromatum. b) K r a m p f p u l v e r besteht aus: Kalium bromatum (17,2 Gew.-Proz.), Magnesium carbonicum (4,2%), ferner: Rad. Dictamni, Radix Zedoariae, Radix Valerianae, Cortex Frangulae, Extractum Artemisiae, Extractum Visci, Oleum Valerianae, Oleum Cajeputi.

Werderol, ein Konservierungsmittel für Fruchtsäfte von Gebr. R a d e c k e in Werder a. Havel, ist nach O t t o und T o l m a c z eine etwa 10 prozentige Ameisensäurelösung, die mit etwas Fruchtsaft (Himbeersaft?) und wahrscheinlich auch mit etwas Frucht- (Himbeer-) Äther und natürlichem Farbstoff versetzt ist. Die konservierende Wirkung dieses Mittels ist lediglich der Ameisensäure zuzuschreiben.

Wermolin der Adler-Apotheke in Hilden ist eine mit Oleum Chenopodii anthelmintici hergestellte Emulsion.

Westphals Pflanzenheilverfahren. Der Ortsgesundheitsrat in Karlsruhe warnte vor dem „Pflanzenheilverfahren" des Fritz W e s t p h a l in Berlin, Pritzwalkerstr. 16.

H. Wickes Bandwurmmittel enthält Kamala und Koso in Verbindung mit einer wohlschmeckenden, abführenden Fruchtmarmelade.

Dr. Whites Augenwasser von Traugott E h r h a r d t in Ölze besteht aus 1,73% Zinksulfat, 2% Honig, 2,56% Alkohol und 0,204% Essigsäure als Acetum aromaticum. Außerdem ist die Flüssigkeit mit ätherischen Ölen parfümiert. (Chemnitzer Untersuchungsamt.) — Nach B e y t h i e n ist es eine mit Nelkenöl parfümierte, mit Zuckerkouleur braun gefärbte, schwach essigsaure Lösung von Zinkvitriol.

Dr. Whites amerikanisches Haarwasser zum Färben ergrauter Haare, ist eine parfümierte Auflösung von. Bleiazetat, welche Schwefel suspendiert enthält. Gefunden wurden im Filtrat 0,26 bis 0,32% Blei.

Whites Yucutan Gum besteht in der Hauptsache aus einem gummiartigen Pflanzensaft mit Zusatz von Zucker und besitzt pfefferminzartigen Geschmack. (Pharm.-Ztg.)

Wickersheimersche Flüssigkeit zur Konservierung anatomischer Präparate besteht aus 100 T. Alaun, 25 T. Kochsalz, 12 T. Salpeter, 60 T. Pottasche, 10 T. arseniger Säure, gelöst in 3000 T. Wasser. Der filtrierten Lösung setzt man zu 1550 T. Glyzerin und 300 T. Methylalkohol.

Wiener Balsam siehe Lebensbalsam.

Wiener Kraftpulver von S c h u l z in Dresden, ist eine Mischung aus Gebäck und Zucker (15%). (R ö h r i g.)

Wienit, ein Konservierungsmittel für frisches Fleisch, besteht aus Salizylsäure, Borsäure und Borax, für geräuchertes Fleisch aus Borsäure, Kochsalz und Salpeter. (Wiener Stadtphysikat.)

Wiesbadener Quellsalz-Zahnpasta, hergestellt von Ferd. M ü l - h e n s in Köln a. Rh., enthält 40% Quellsalz des Wiesbadener Kochbrunnens. Es ist eine weiche Paste, die in Zinntuben in den Handel kommt.

Wigands Rheumatismusgeist (S p i r i t u s W i g a n d i c u s). Die Vorschrift lautet: Spirit. camphorat. 30,o, Spirit. Rosmarini 50,o, Spirit. Dzondii 10,o.

Wilberts Tablets (Cinnamol Tablets) (alkaline antiseptic) hat folgende Zusammensetzung: Natr. bicarbon., Natr. biboracic., Natr. chlorat., Natr. sulfocarbolic. aa 0,25, Olei Cinnamomi 0,005.

Wildfutterpulver, vegetabilisches, von H o l f e l d , ist ein Gemisch aus Kleie, Kochsalz, Melilotus, Foenum graecum und Leinsamen.

Wildscher Kräutertee von Heinrich S t e g e r in Mitlödi besteht aus einem Gemenge von verschiedenen getrockneten und zerkleinerten Kräutern. (Nachr. f. Zollst.)

Williams poröses Pflaster ist ein durchlochtes Pflaster, dessen Masse besteht aus 10 g Kautschukpflaster, 0,05 g Arnikaextrakt, 0,1 g Zaubernußextrakt und 0,01 g Spanisch-Pfefferextrakt.

Wilsons echt amerikanisches Kraftnährpulver aus dem Nährmittel-Laboratorium München ist eine Mischung aus rohem Bohnenmehl, Zucker, Kochsalz und Natriumbikarbonat. (G. A m b ü h l.)

Wind- und Magentropfen nach Dr. H a g e r ist ein Gemisch aus verschiedenen aromatischen Tinkturen und aus Branntwein, dem mehrere flüchtige Öle, z. B. Pfefferminzöl und Fenchelöl, in geringer Menge neben Äther zugesetzt worden sind. (Nachr. f. Zollst.)

Wind- und Magentropfen des Dr. H o f f m a n n in Brennporitschen, von Apotheker Karl P o t u c e k , bestehen aus 3% Pfefferminzöl, Spuren Äther und Salpeteräther, größeren Spuren Ipecacuanha und sehr wenig Opium, neben 2,6% Harz (Jalapenharz) und Myrrha). (H a g e r.)

Winters Gichtkette siehe Gichtkette.

Winters Nährsalze siehe unter W i n t h e r .

Winthers Nature health restorer n a t ü r l i c h e r G e s u n d heitshersteller, von M. A. W i n t e r & Cie. in Washington, wird nach den Prospekten der Fabrikanten hergestellt aus Sarsaparilla, Wald-Stillingia, Gelbem Duck, Rotem Klee, Goldlack, Türkischem Korn (Wurzeln), Guajacumholz, Cascara Sagrada, Süßholzwurzel, Chinarinde. Nach Z e r n i k besteht es aus mit dünnem Schokoladenüberzug versehenen Tabletten von etwa 0,38 g Gewicht, die viel Aloe und daneben eine brennende scharfschmeckende harzige Substanz enthalten.

Winthers Nährsalze von A. W i n t e r in Lörrach i. Bad. Das h y g i e n i s c h e N e r v e n s a l z besteht aus einem Gemisch von Natrium- und Ammoniumphosphat. Das hygienische N ä h r s a l z I besteht aus Sulfaten, Phosphaten, Karbonaten, Chloriden und geringen Mengen von Tartrat des Natrium, Kalium und Ammonium. Das hygienische N ä h r s a l z II besteht aus Sulfaten, Phosphaten, Chloriden und Karbonaten des Natrium, Calcium, Magnesium, Kalium und Ammonium sowie geringen Mengen von Tartraten und Silikaten, Eisen und Mangan. Das N ä h r s a l z III enthält neben 21% Milchzucker die gleichen Bestandteile wie Nährsalz II. N ä h r s a l z - M i l c h s c h o k o -

l a d e enthält neben Nährsalz II die gewöhnlichen Bestandteile der Schokolade. (Z e r n i k.)

Winthers Physiologisches Normal-Tafelsalz von A. W i n t h e r & Cie., bester Ersatz für gewöhnliches Kochsalz, besteht aus 51,5% Natriumchlorid, 32% Seignettesalz, 8,6% Glaubersalz, 6,3% Kaliumphosphat, 8,8% Wasser, 2,8% Verunreinigungen (Calcium- und Magnesiumphosphat. (Württemb. Med.-Bericht 1906.)

Wisbola wird eine Wismut-Bolus-Brandbinde genannt.

Witch-Hazel Bay. Unter dieser Bezeichnung wird in Amerika eine Waschflüssigkeit, die zur Verwendung nach dem Rasieren bestimmt ist, verstanden, welche das destillierte Extrakt von Hamamelis virginica und Bay-Rum zu gleichen Teilen oder den einen oder den anderen Bestandteil im Überschuß enthält. (The Western Druggist 1902.)

Wittenburger Salbe von Apotheker S a l c h o w - Wittenburg ist eine Zinkpaste, die aus viel Zinkoxyd, wenig Amyl. trit. und nur soviel Fett (Vaselin), mit einem Zusatz von Ol. Jecor. Asell. besteht, um Salbenkonsistenz zu bekommen. (H e c k e r.)

Wistariaöl ist eine braune balsamisch riechende Flüssigkeit, bestehend aus einem Gemisch von Kopaivabalsam, türkischem Geraniumöl, Perubalsam und etwas Ylang-Ylangöl.

Dr. Wiulffs Gichtremedium in zwei Formen besteht aus Rohrzucker, Natriumsulfat, Natriumbikarbonat mit etwas Kakao einerseits und einem Gemenge von Salizylsäure, salizylsaurem Natrium und zerkleinerten Kamillenblüten andrerseits. (Pharm.-Ztg.)

Wohlgedeih, Mast- und Freßpulver von S c h m i t t in Saargemünd enthält 20 T. Futterkalk, 10 T. Kreide, 10 T. Glaubersalz, 5 T. Viehsalz, 9 T Schwefel, 46 T. Leinsamenmehl und andere Vegetabilien.

Wohlin ist ein den Anforderungen des neuen Fleischschaugesetzes entsprechendes Konservierungsmittel. Es besteht aus ganz wenig Salpeter und das übrige ist Organisches, jedoch keine Salizylsäure, auch keine Benzoesäure. Dagegen ist ziemlich viel Zucker darin enthalten. (A u f r e c h t.)

Wohltäter, Schweizer Alpenkräuterbitter, enthält 90 prozentigen Alkohol mit etwas vanilleartigem Parfüm.

Wolferstädters Lebenswecker von G. W o l f e r s t ä d t e r in Straßburg i. Els. Aloe 2%, Rhabarber 4%, Lärchenschwamm 7%, Myrten 4%, Angelikawurzel 10%, Enzianwurzel 4%, Zitwerwurzel 8%, Kalmuswurzel 6%, Safran 1%, Kümmel 12%, Fenchel 12%, Schlangenwurzel 4%, Baldrianwurzel 2%, Meerzwiebel 2%, Chinesischer Zimt 2%, Kardamomen 1%, Myrrhe 1%, Honig 7%, Xereswein 6%, 500 g echter Branntwein.

Dr. Wolfstirns Heilmittel gegen Gicht und Rheumatismus ist eine amerikanische Spezialität unbekannter Zusammensetzung. Bezugsquelle: J. W. L a u s b e r g & S ö h n e in Krähwinkler-brücke a. d. Wupper.

Wollentschweißungsmittel von S c h l i e p e r ist eine Lösung von 20 T. Soda, 5 T. Ölsäure und 5—10 T. Salmiak (bei feiner Wolle die größere Menge Salmiak). (Max V o g e l.)

Wollmars Desinfektionsmittel ist ein Eisenchloridpräparat, welches gewonnen wird, indem eisenoxydhydrathaltige Mineralien mit Salzsäure und Sägemehl zu·Haufen aufgeschichtet sich selbst überlassen werden. Die aussickernde Flüssigkeit ist Wollmars Desinfektionslösung, der Rückstand Wollmars Streupulver. Beide enthalten wesentliche Mengen Eisenchlorid und Eisen-chlorür.

Wollwaschkomposition von K r i m m e l b e i n ist eine pulverige Mischung von 35 T. entwässerter Soda, mit ca. 3% Natrium-hydrat, 10 T. Seifenpulver und 10 T. Salmiak. (H a g e r.)

Wollwaschmittel von W a r d ist eine Mischung aus 90 T. zer-fallener Soda mit 10 T. Seifenpulver. (H a g e r.)

Wollwaschpulver von H i r s c h ist ein Gemisch von 96 T. wasser-freiem kohlensaurem Natrium, 3 T. schwefelsaurem Natrium und Chlornatrium, 18 T. Wasser und 23 T. Quillayarinden-extrakt. (H a g e r.)

Wolo-Menthol besteht aus einer 3% haltenden Menthol-Emulsion.

Wolominth, ein Mundwasser, besteht aus einer Pfefferminzöl-Emulsion, in der noch 0,5% Salol enthalten ist.

Wolsiffers Mast- und Freßpulver soll bestehen aus 45% Futter-kalk + Spießglanz + Glaubersalz, 55% Liquiritia und Gentiana pulv.

Woods Lebenselixir gegen sämtliche Leiden empfohlen von D. S c h ö n in Preßburg (Ungarn). Zusammensetzung: Guajakharz 3,0, Ammoniakflüssigkeit 0,5, Herbstzeitlosensamen 10,0, Pipe-razin 0,1, salizylsaures Lithium 1,0, verdünnter Weingeist 75,0 ohne weitere chemische Zusätze.

Dr. Worms allgemeine Flußtinktur ist ein alkoholischer Auszug von Rhabarber und Aloe. (B e y t h i e n.)

Wormin, ein Rasierpulver von F. W o r m s in Berlin, besteht aus Strontiumsulfid, Zinkoxyd, Kieselsäure und Zerealienstärke. (G r i e b e l.)

Wuk ist ein ähnlich wie Fleischextrakt zu verwendendes Hefe-extrakt. Sein Name ist zusammengesetzt aus den Anfangsbuch-staben von ,,Würze und Kraft". (W e i l.)

Wundbalsam von O e l m a n n in Berlin ist eine Auflösung von venezianischem Terpentin in Alkohol. (B i s c h o f f.)

Wund-Creme von Paul H e y d e in Berlin besteht aus einer mit gelbem Vaselin hergestellten borsäurehaltigen Zink-Amylum-Pasta. (J u c k e n a c k und G r i e b e l.)

Wundensalbe Mikrobin besteht aus Vaselin. flav., Bals. peruvian., Hydrarg. oxydat. flav. und abgetöteten Streptokokkenkulturen. (Schweiz. Wochenschr. f. Chem. u. Pharm.)

Wundensalbe von D i c k in Zittau ist Empl. fusc. camphor.

Wunderbalsam von G. P. G r a g g e , gegen Gicht innerlich und äußerlich, ist ein Gemisch von Terpentinöl, Steinöl und Ziegelsteinöl. (G u l i e l m o.)

Wunderbalsam, englischer, existiert in zwei Verpackungen, die eine als Schmiere für den Menschen, die andere als Schmiere für das Vieh bezeichnet. Beide Flüssigkeiten sind gleich zusammengesetzt, von grüner Farbe und bestehen aus einer Mischung von 2 T. Olivenöl mit 1 T. Terpentinöl, welches mit Anilingrün gefärbt ist; letzteres ist durch eine Spur Anilinöl in Lösung gebracht. (Bernhard J e g e l.)

Wunderbalsam, englischer, vom Friseur B e r l i n g h o f in Karlsruhe, Wilhelmstr. 44, ist mit Sandelholz rot gefärbte zusammengesetzte Benzoetinktur. (Karlsr. Ortsges.-Rat.)

Wunderbalsam, englischer, von D i n k l e r in Oberweißbach ist zusammengesetzte Benzoetinktur, mit Sandelholz rot gefärbt. (Karlsr. Ortsges.-Rat.)

Wunderbalsam, schweizer, Baume Suisse, Baume Racine, sind 65 mm lange, fast 15 g wiegende Stangen von Empl. fusc. camph.

Wunder-Fuß-Zugpflaster der Magic foot Draft Comp., London, ist ein Wachstuchpflaster mit einer braunen, nach Teer riechenden Pflastermasse, in der Hauptsache aus Getreidemehl und Holzteer bestehend. (R ö h r i g.)

Wunder-Kron-Essenz ist ähnlich der Tinct. Aloes comp. zusammengesetzt. (S c h w e n d l e r.)

Wundermittel von Dr. S e q u a h bestehen in **Sequahöl** und **Prairie-Flower.** Ersteres besteht aus 2 T. Ol. Olivarum, 1 T. Ol. Terebinth. und einem kleinen Zusatz von Ol. Cajeput. und Ol. Caryophyllor.

— Prairie-Flower ist eine alkalische Tinktur aus Rhabarber und Cayenne-Pfeffer. (S t e i n s.)

Wunderpflaster, R a d e m a c h e r s , ist Empl. fusc. camph. mit 3% Bernstein und 1% gebranntem Alaun.

Wunderpflaster, W a l t h e r s , ist ebenso zusammengesetzt.

Wundersaft, Dr. John J a c o b y s ist 300 g einer braunen, etwas trüben Flüssigkeit, bereitet aus gutem Apfelweine, Weingeist, Zucker und kleinen Mengen Tinct. aromatica und Tinct. amara, Spuren Bittermandelwasser und gefärbt mit indischem Sirup. (S c h ä d l e r.)

Wundersaft oder **Nahrungssaft** von K o c h in Berlin ist 125 g weißer Zuckersirup, mit einer Spur Rettigsaft versetzt. (Hager.)

Wundersaft von Joh. Z e i d l e r in Berlin existiert in 5 Nummern: I. gegen Gicht und Rheumatismus, II. gegen Brust- und Lungenleiden, III. gegen Magen- und Unterleibsleiden, IV. gegen Epilepsie, V. gegen Schwächezustände bei jung und alt. — Nr. I ist ein Gemisch aus 100,o Farinzucker, 135,o Wasser und 10,o ammoniakalischer Guajakholztinktur. Nr. IV war ebenso zusammengesetzt, enthielt aber die doppelte Menge Guajakholztinktur. (H a g e r.)

Wundersalbe von Johann T r e i t l e r , Einsiedler am Spittelberge bei Glatz, in der Strafanstalt für Geistliche zu Rehden in Westpreußen bereitet, ist Empl. fusc. camph. mit einem Zusatz von Olivenöl oder Pech.

Wundersalz, H e r m a n n s , von Traugott Friedrich Q u a r i z i u s besteht aus 0,7 g Salpeter in einer kleinen Karaffe. (H a g e r.)

Wunder-Tabletten, Dr. v o n F l e c k s , der Magic foot Draft Comp., London, sind linsenförmige Tabletten, in denen ein Gehalt an Aloe, Kampfer und Eisenphosphat nachweisbar ist. (R ö h r i g.)

Wundertränklein des Johann T r e i t l e r , Einsiedler am Spittelberge bei Glatz, bereitet in der Strafanstalt für Geistliche zu Rehden in Westpreußen, mit der Aufschrift: „In Nazareth, bester Jerusalemer Balsam" ist Kalmusschnaps.

Wunderwasser, A l t h o f f s , gegen torpide Geschwüre: 750 T. Weinessig, 100 T. Kupfervitriol, 25 T. Pottasche, 30 T. Salmiak, 8 T. Sauerkleesalz, 375 T. Franzbranntwein werden zusammen in einer Glasflasche einige Tage digeriert und hieraus aus einem gläsernen Kolben bis zur Trockne destilliert. (W i t t s t e i n.)

Wundrams Gichtpulver siehe Gichtpulver.

Wundrams Kräutertee siehe Kräutertee.

Wundsalbe, Apotheker G r i s s i n g e r - Ründeroth (Rheinl.): ein Mineralfett mit 5,6 % Zinkoxyd. (R ö h r i g.)

Wundsalbe von H e i n e r ist ein Benzoesäure-Cholesterin-Ester.

Wundwasser von K r a n t z läßt sich aus 25 Tropfen Spirit. Aether. chlorat., 2,o Liq. Ammon. acetici, 12,o Acet. destillat. und 60,o Spirit. dilut. zusammensetzen.

Wundwasser, U l l r i c h s , ist eine Auflösung von Salmiak und Chlorkalium in Wasser mit etwas Kampferspiritus und Alkohol bis zur Klärung versetzt.

Wurmemulsion gegen Madenwürmer und Spulwürmer enthält 3% Chenopodiumöl und 20% Rizinusöl.

Wurmöl, holländisches, ist ein Produkt der trockenen Destillation aus 2 T. Aloe, 2 T. Myrrhe, 1 T. Olibanum und 18 T. Olivenöl. Zum Einreiben auf die Nabelgegend gegen Spulwürmer.

Wurmol, Dr. B u f l e b s , gegen Würmer, besteht aus Kakao, Zucker und Arekanußpulver. (Nicht zu verwechseln mit der Nikotin-Arsen-Harzseife Wurmol.)

Wurmpatronen, Dr. K l u g e s , sind mit ätherischem China-Extrakt bereitete rot gefärbte Pastillen.

Wurmpillen, vegetabilische, für junge Hunde enthalten Aloe, Santonin, Süßholz und etwas Stärkemehl.

Wurmpulver für Hunde enthält Kamala, Santonin und ein indifferentes Pflanzenpulver.

Wurmsalbe für Pferde von T e r r a t besteht aus 5,0 Quecksilberchlorid, 6,0 gelbem Schwefelarsen, 2,5 Arseniger Säure, 2,5 Euphorbium und 30,0 Lorbeeröl. (H a g e r)

Wurmzäpfchen enthalten 5% Naphthalin.

Wuths Haarregenerator ist eine Auflösung von Bleiazetat, welche Schwefel suspendiert enthält; Gehalt an metallischem Blei 0,2%.

Wutkrankheit-Latwerge von Fr. S o n n t a g in Zwickau. Feilspäne einer Legierung von Blei, Zinn und Silber 2,5 T., feine Raspelspäne eines Holzes, wahrscheinlich von der Rottanne, Amylum und häutige Reste des Käfers Meloe Proscarabaeus 20 T., Honigzucker mit geringen Mengen Fett und scharf schmeckenden organischen Substanzen 64 T., pflanzensaurer Kalk 1,1 T., gummöse proteinhaltige Substanz 12,5 T. (W a c k e n r o d e r.)

Wutkrankheitsmittel von B. K o w a t s in Siebenbürgen: Radix Vincetoxici 24,0, Cort. Crataegi torminalis 8,0 und der innere Teil von 9 Knoblauchzwiebeln werden in einen neuen Topf von ¼ Liter Inhalt getan, dieser mit Wasser angefüllt, nach 12 Stunden mit einem Deckel versehen, der Inhalt zum Kochen erhitzt, eine Stunde lang darin erhalten, dann durchgeseihet und der Absud getrunken. Obige Portion reicht für einen Tag hin. (W i t t - s t e i n.)

Wyandotte, Reinigungspulver, ist gewöhnliche kalzinierte Soda. (R ö h r i g.)

Wyberttabletten, Hustenmittel der G o l d e n e n A p o t h e k e in Basel, bestehen aus: Succus Liquirit. dep. 540,0, Sacchar. alb. pulv. 900,0, Ol. Menth. pip. 10,0, Gummi arab. pulv. 360,0, in dünne Tafeln ausgewalzt und in rhombische Stücke geschnitten.

Xerase, ein aus 150 T. chemisch reiner Hefe, 125 T. Bolus, 20 T. Zucker und 3 T. Nährsalzen bestehendes Hefepräparat, soll bei Kolpitis und gegen gonorrhoische und nicht gonorrhoische Erosionen, jauchende Wunden und Geschwüre Verwendung finden.

Xyloïdin, Nitrostärke, Pyroxam, U c h a l i u s sches **Weißpulver,** wird gewonnen, durch Auflösen von Kartoffelstärke in rauchender Salpetersäure, hierauf folgenden Zusatz von Schwefelsäure und schließliches Waschen mit Sodalösung und Wasser.

Yanatas. Ein Geheimmittel, gegen Seekrankheit, soll aus einer
1prozentigen Chloralhydratlösung bestehen, die mit Zucker versüßt und mit Vanillin und Zimtöl parfümiert ist. Gefärbt ist
die Lösung mit Säurefuchsin. Yanatas kommt in Flaschen von
110 ccm Inhalt aus London in den Handel. (Pharmakolog. Institut in Bonn.)

Yermeth ist ein alkoholfreies, kohlensäurehaltiges Getränk, das
aus Paraguaytee oder Mate hergestellt ist und außerdem etwas
zitronensaures Natrium und Natriumkarbonat enthält. Es ist
reich an Stoffen, die den Wert des Mate bedingen, Kaffein, Kaffee-
gerbsäure und Pflanzeneiweiß. Das schädliche Teeöl ist beseitigt.
Das Getränk wirkt außerordentlich belebend und wird sich unter
anderem auch vorzüglich zum Füllen der Feldflaschen der Tou-
risten, Radfahrer usw. eignen. Fabrikant: O b s t in Bayreuth.

Yohydrol ist Yohimbin. hydrochlor. von J. D. R i e d e l A.-G.
in Britz-Berlin.

Youpla, Haarfarbewiederhersteller von K o p p und J o s e p h
in Berlin, ist eine ammoniakalische Silbernitratlösung, die außerdem noch eine organische Säure enthält. Das dem Mittel beigegebene Probefläschchen „Corrigator-Brillantine" enthält eine
Pyrogallollösung. (G r i e b e l.)

Zaanvol, ein Mittel gegen Zahnschmerz, bringt Ernst August
W e i d e m a n n in Liebenburg in Form von Zahnwatte in den
Handel. Dieselbe enthält als wirksame Bestandteile Kampfer
und Nelkenöl. Andere Bestandteile waren in der Watte nicht
nachweisbar. (A u f r e c h t.)

Zacherlin von J. Z a c h e r l in Wien ist fein gemahlenes Insektenpulver in Glasflaschen.

Zahnamalgam zum Ausfüllen hohler Zähne enthält 69 T. Quecksilber und 31 T. Kupfer. (F. L. B l e y.)

Zahnbalsam von H o f f m a n n in München, zur Stillung von
Zahnschmerzen, besteht aus 5 T. Katechu mit 15 T. Alkohol ausgezogen und mit 1 T. Nelkenöl versetzt. (R o t t m a n n e r.)

Zahnbürsten, Imprägnierte. Die „Imprägnierung" besteht aus
0,05 g Weinsäure, Spuren Menthol und einigen Zentigramm
gummiartigen Bindemitteln — ist also wertlos. (M ö r n e r.)

Zahnengel von B a r h'e i n e in Berlin ist eine alkoholische Lösung
von Salizylsäure. (G s c h e i d l e n.)

Zahnelixir der Benediktinermönche ist eine stark alkoholische
Lösung von Pfefferminzöl, Anisöl, Nelkenöl, gefärbt mit Kochenille. (B i s c h o f f.)

Zahnessenz und Zahnbalsam von D e t r o i t ist Pfefferminzöl
und Karbolsäure in Alkohol gelöst. (G s c h e i d l e n.)

Zahnhalsbänder verschiedener Herkunft bestehen aus zusammen-
genähten Samtstreifen, in welche mit Schwefel überzogene Lein-

wandstreifen eingenäht sind.   An beiden Enden befinden sich Bänder, womit sie um den Hals gebunden werden.   Solche Zahnhalsbänder kommen von Gebr. G e h r i g , M o l l , K a u f m a n n , G l a t t e , S c h r a d e r und anderen in den Handel.

Zahnhalsbänder für Kinder von B. B u r c h e l l aus England bestehen aus 12 zylindrischen, 13 mm langen, in ihrer Mitte 4 mm im Durchmesser haltenden, nach den Enden sich schwach verjüngenden Perlen aus Knochen, auf einen seidenen Faden gereiht. Daneben befinden sich 1,3 g eines gelblich weißen Pulvers zum Eingeben, welches aus präparierten Austerschalen, mit Schlämmkleide durchmischt, besteht.   (H a g e r.)

Zahnhöhlentinktur, W i t z e l , Mischung aus Alkohol und Pfefferminzwasser, aa 250,o, Spir. sapon. 20,o mit Zusätzen von Ol. Menth. und Ol. Caryophyllor. usw.

Zahnkissen von Dr. H e i m zum Tragen für kleine Kinder zur Erleichterung des Zahnens sind Kißchen, gefüllt mit Tausendgüldenkraut, Veilchenwurzel und etwas Moschus.

Zahnkitt von L a l l e m a n d ist eine Mischung aus Zinkoxyd mit gesättigter Chlorzinklösung.   (H a g e r.)

Zahnkitt O s t e r m a i e r s , ist ein Pulvergemisch aus 7 T. Ätzkalk und 6 T. glasiger Phosphorsäure.

Zahnkitt von S o r e l in Paris ist basisches Chlorzink.

Zahnnervtöter von J u r k i e w i c z in Leipzig ist eine braune, klare Flüssigkeit mit deutlichem Geruch nach Ammoniak, Nelkenöl, Cajeputöl, Kampfer und Essigäther.   (R ö h r i g.)

Zahnpasta von A. H. A. B e r g m a n n in Waldheim.   20,o feine Ölseife und 10,o weißer Zucker in 40%igem Weingeist bei gelinder Wärme gelöst, mit Pfefferminzöl und Anilinrot versetzt und in Formen gegossen. (W i t t s t e i n.)

Zahnpasta d e V i l b i ß' besteht aus 10,o Magnesia, 7,5 Borax, 3,75 Seifenpulver, 5,o geschlämmter Kreide, 42,o Honig, 2,o Veilchenwurzelfluidextrakt, parfümiert mit Rosenöl, Nelkenöl und Geraniumöl und gefärbt mit ammoniakalischer Karminlösung.

Zahnpasta von Hofzahnarzt P f e f f e r m a n n in Wien: 1000 g durch Schlämmen sorgfältig gereinigte, feinst gepulverte Austernschalen werden mit 12 g Kochenille so lange verrieben, bis die Farbe des Mehles eintönig wird; dann wird 1 g pulverisiertes hypermangansaures Kalium und 1 g pulverisierte Borsäure hinzugesetzt und so lange verrieben; bis eine vollständige Vermengung stattgefunden hat.   200 g venezianische Seife und 5 g Glyzerin werden feinst abgeschäumt und mit obiger Masse innig vermengt, sodann 150 g kochend abgeschäumter Honig löffelweise zugesetzt und auch mit der Masse verrieben, schließlich das Ganze mit 50 g Pfefferminzöl übergossen und noch einmal gut abgerührt. Die so bereitete Masse wird nun in einem Mörser eine Stunde lang gestoßen, weitere zwei Stunden mit den Händen geknetet und in Glasdosen gefüllt. (Pharm.-Ztg.)

Zahnpasta, aromatische, des Dr. Suin de Boutemard, Arzt in Rheinsberg, von Raymond & Comp. in Berlin, enthält 62,5% Ölseife, 6,5% Stärkemehl, 17,4% Kugellack, 7,35% kohlensauren Kalk, 0,95% schwefelsauren Kalk und 6,2% Bimsstein nebst wenig Pfefferminzöl. (Wittstein.)

Zahnperlen, patentierte, für Kinder, von Gehrig & Grunzig in Berlin sind 25 cg schwere Perlen (Pillen) aus Guttapercha mit Schwefelgehalt. 36 Perlen aufgereiht auf eine Gummischnur, am Ende mit einem blauen Glasknopf.

Zahnpillen von Schreyer & Co. in München bestehen aus 4 T. Kochsalz, 4 T. Pfeffer, 1 T. Zimt, 1 T. Nelken und 4 T. Gummi arabicum zu 5 dg schweren Pillen geformt. (Wittstein.)

Zahnpulver, aromatisches, von Dr. Johnson besteht aus kohlensaurem Kalk, Alaun, Veilchenwurzel, Kochenille und Nelkenöl.

Zahnpulver, Burows, besteht aus 1,0 Conchae, 2,0 Rad. Iwarancusae pulv. und 4,0 Carbo pulv.

Zahnpulver von Frikow besteht aus je 20,0 Ossa Sepiae und Lapides Cancrorum, 15,0 Rhizoma Iridis, 5,0 Lapis Pumicis, 0,6 Carminum rubrum, 0,15 Oleum Menthae piperitae, 0,05 Oleum Rosae.

Zahnpulver, Millers, Calc. carbon. praecip. 120,0, Cort. Chinae fuscae 60,0, Conchae praep. 60,0, Myrrh. pulv. 35,0, Ol. Menth. pip. gtt. XV.

Zahnpulver von Lorenz Ziesing in Bremen ist ein graues Pulver in eleganter Holzschachtel, welches zu seiner Basis Natriumbikarbonat, ferner Veilchenwurzel und andere aromatische Substanzen enthält. (Hager.)

Zahnpulver, vegetabilisches, von J. G. Popp in Wien, besteht aus 20,0 Veilchenwurzel, 10,0 gebranntem Hirschhorn und 1,0 Florentiner Lack. (Hildwein.)

Zahnschmerzmittel von Marie Danziger in Magdeburg ist eine 42 cm lange, 52 mm breite, wattierte und durchnähte Binde von blauem Tibet. Die Watte ist vorher mit Ol. Caryophyllor. besprengt und hier und da einige Gewürznelken in dieselbe gesteckt. Die beiden Döckchen, welche in den Gehörgang gesteckt werden sollen, bestehen aus einem, eine Gewürznelke enthaltenden, mit blauem Tibet überwickelten Wattenhäufchen. Außerdem 30,0 Späne von Franzosenholz, welche mit Milch zu kochen und als Mundwasser zu benutzen sind.

Zahnschmerzmittel von Golz in Berlin besteht aus geraspeltem Guajakholz, Guajaktinktur und einigen unkenntlichen Wurzelstücken. (Bischoff.)

Zahnschmerzmittel von Gustav **T r a b e r t h** in Eisenach (mit elektrischem Strom) ist ein längliches Fläschchen von 15,0 Inhalt, am Boden mit einer kleinen Schicht rotgefärbter Baumwolle, getränkt mit Schwefelkohlenstoff und wahrscheinlich versetzt mit 1 Tropfen Senföl. (H a g e r.)

Zahnschmerztropfen, Dobberaner, bestehen aus gleichen Teilen Kajeputöl, Opiumtinktur und Äther.

Zahn-Schöne von Joh. Georg **K o t h e** in Berlin zum Nachputzen der Zähne ist ursprünglich ein Gemisch von 1,0 Alaun und 3,0 kohlensaurem Kalk, parfümiert mit Pfefferminzöl, welches nach längerer Aufbewahrung infolge Umsetzung Gips enthält. (S c h ä d l e r.)

Zahnseife von O. **B e r g m a n n** besteht aus einer Glyzerinseife, stark parfümiert mit Pfefferminzöl und versetzt mit aromatischen Auszügen.

Zahnsirup von **M a r k s** in Berlin ist mit Safran versetzter Zuckersirup. (B i s c h o f f.)

Zahntinktur von **A n c e l o t** ist zusammengesetzt aus 2 T. Tinct. Pyrethri und je 1 T. Spirit. Lavandul., Spirit. Rosmarini und Spirit. Rosarum.

Zahntinktur von Nik. **B a k é** in Stuttgart ist eine mit schlechtem Branntwein bereitete Wermuttinktur, von welcher der Leidende so viel nehmen soll, bis er berauscht ist, — dann hört der Zahnschmerz auf. (F o r s t e r.)

Zahntinktur von Dr. John **B a r e l** besteht in vier Fläschchen, jedes in einem Etui mit Gebrauchsanweisung nebst kleinem Porzellannäpfchen und zwei Federstückchen mit Bart. Ein Fläschchen enthält 2,7 einer rotbräunlichen klaren Flüssigkeit, welche Guajakharztinktur ist.

Zahntinktur, schmerzstillende, von **J a v a n o w i t z** ist eine Lösung von 3 dg Tannin in 5½ g Parakressentinktur, aus 1 T. frischem blühenden Kraut und 2 T. Weingeist bereitet. (H a g e r.)

Zahntinktur, Mailänder, von Dr. **R a u.** 5 T. Kino, 5 T. Zimtrinde, 500 T. Weingeist und ca. 1 T. Pfefferminzöl werden digeriert, filtriert und in Fläschchen zu 24,0 abgegeben. (L ö w.)

Zahntinktur von Dr. **R e i c h e l** in Petersburg besteht aus Mekkabalsam, Perubalsam, Laudanum je 4 T., Kreosot 1 T., Tolubalsam 8 T., Nelkenöl 2 T., Alkohol 950 T.

Zahntinktur von **V o g l e r** ist ein weingeistiger Auszug von Guajakholz, Sassafrasholz, Bertramwurzel, langem Pfeffer, Nelken und Sandelholz. (W i t t s t e i n.)

Zahntinktur oder **Elixir antodontalgicum** von J. J. **W a l k e r** in Eßlingen. 1 T. Bertramwurzel wird mit 12 T. Weingeist extrahiert, in dem Auszuge je 1 T. Kampfer und Guajakharz gelöst und filtriert. (B u c h n e r)

Zahntinktur von W e b e r ist eine Lösung von einigen Harzen und Kampfer in Weingeist mit etwas Terpentinöl. (G. Martin.)

Zahntinktur von Professor L. W u n d r a m in Braunschweig ist ein Gemisch aus Kajeputöl, Rosmarinöl, amerikanischem Pfefferminzöl je 1 T., wasserfreiem Spiritus ½ T. (H a g e r.)

Zahntropfen von G e i g e r aus der Mohrenapotheke in Graz sind zusammengesetzt aus 90 T. Chloroform und 1 T. ätherischem Senföl; nach anderen enthalten dieselben neben Chloroform essigsaures Morphium.

Zahntropfen, schwedische, von Dr. G. G r a f s t r ö m bestehen in rot gefärbtem Pfefferminzöl. (W i t t s t e i n.)

Zahnwasser von B e r g m a n n & C o. ist eine rötliche Flüssigkeit, enthaltend Alkohol, Pfefferminze und Anisöl. (G s c h e i d - l e n.)

Zahnwasser von Joh. Georg K o t h e , fabriziert von J. G r i t t - n e r in Berlin, Prinzessinnenstr. 20, gegen Zahnschmerzen und den üblen Geruch des Mundes, ist eine Lösung von 0,3 Salizylsäure in 100,o 65prozentigem Alkohol, versetzt mit einigen Tropfen Pfefferminzöl. (S c h ä d l e r.) — Nach neueren Untersuchungen soll es nur etwa 0,5% Pfefferminzöl, aber keine Salizylsäure enthalten.

Zahnwasser, Millers. Thymol 0,25, Acid. benzoici 3,o, Tinct. Eucalypt. 15,o, Alcohol. absolut. 100,o, Ol. Gaultheriae gtt. XXV. 1 Kinderlöffel in ½ Weinglas Wasser.

Zahnwehmittel, Dr. H u f n a g e l s , aus der Fabrik von E. K r e p l i n in Lehrte, besteht aus einer farblosen klaren Flüssigkeit, welche gegen 0,008 g Morphium enthält und mit 30% Spiritus versetzt ist.

Zahnwolle von B e r g m a n n ist ein fingerlanges Strähnchen roter feiner Baumwolle in Stanniol gehüllt. Soll an einem Ende angezündet, dann ausgeblasen und der Dampf eingeatmet werden. (W i t t s t e i n.)

Zahnzement von Dr. R o b i n besteht aus 1 T. Trioxymethylen, 100 T. Zinkoxyd und ferner Steinkohlenkreosot, sowie 40% Formaldehyd zu gleichen Teilen so viel, um eine weiche Paste zu erzielen.

Zahn-Zigaretten von J. v. T ö r ö k in Pest, Mittel gegen Zahnschmerz sind 9 cm lange Zylinder von der Stärke eines dünnen Federkiels, bestehend aus einem 7,75 cm breiten Stück chamoisfarbenen Papiers, welches mit etwas Styrax oder Benzoetinktur und wenig Salpeter getränkt ist. (H a g e r.)

Zambakapseln, L a h r s , enthalten Salol und Sandelholzöl.

Zambelettis lösliches Eisenarseniat ist lösliches arsensaures Eisen, das in Form von Pillen oder Tropfen eingenommen bzw. unter die Haut gespritzt wird.

33*

Zanzibar-Carbon dient zur Fleischkonservierung und besteht aus 75% Kochsalz und 25% Bismarckbraun, neben ätherischen Ölen.

Zartin, von G. J. S c h u l z in Berlin, ist ein parfümiertes Gemisch von Benzoetinktur mit Wasser oder Rosenwasser. (G r i e b e l.)

Zaubertropfen siehe Malthuspräparate.

Zeamin ist ein gereinigtes Maisspeisemehl, welches als Zusatz zur Milch und anderen Nährmitteln angewendet werden soll.

Zehr-Majamin, ein Mittel gegen Korpulenz aus der Yoghurt-Centrale Dr. J. S c h a f f n e r & Co. in Berlin, besteht aus einem Gemenge von Magermilchpulver mit einem Joghurttrocken-präparat, das lebende Joghurtbakterien enthält.

Zeiodelith von B ö t t g e r besteht aus 10 T. Schwefel, 1 T. Graphit und 9 T. Kieselpulver. (Industriebl.)

Zeiodelith von M e r r i k besteht aus 1 T. Schwefel und 2 T. Glaspulver.

Zematone - Asthmapulver der E i n h o r n - A p o t h e k e in Frankfurt a. M. sollen nach früherer Angabe des Fabrikanten enthalten: Kal. nitric. 22, Hyoscyam. nig. 8, Datura Stram. 8, Solan. nigr. 4, Papav. oss. 5, Atrop. Bellad. 6, Grindelia robust. 15, Agaric. 5. Auf dem übergeklebten Zettel lautet die Zusammensetzung jetzt: 30,0 Grindelia, 12,0 Stechapfel, 8,0 Lärchen-schwamm, 5,0 Mohn, 22,0 Salpeter. Es wurde aber trotzdem Fol. Belladonnae und Fol. Hyoscyami darin nachgewiesen. (Pharm.- Ztg.)

Zematone-Asthma-Zigaretten enthalten nach A u f r e c h t nur Salpeter und Stechapfelblätter.

Zementin siehe Ciment.

Zeo-Bäder siehe Kohlensäurebäder.

Zeolith von W. H e r b r e c h t e r & C i e. Dortmund, enthielt in 100 T. rund 16,40% Wasser, 0,40% Fluornatrium, 15% phos-phorsaures Natrium (Na_2HPO_4), 51% Chlornatrium und 17% essigsaures Natrium. (M a t t h e s.)

Zeozonbäder siehe Sauerstoffbäder.

Zeozonpaste, von K o p p & J o s e p h in Berlin, gegen Sonnen-brand, enthält als wesentlichen Bestandteil das Orthooxyderivat des Aesculins.

Zerlings Naturheilmethode siehe Naturheilmethode.

Zeuners Hustenpastillen enthalten Thymus vulgaris, Thymus Ser-pyllum, Resina Guajaci und Anästhesin. Fabrikant: V i k t o r i a - A p o t h e k e in Berlin SW.

Zieglers Spezifikum gegen Gelbsucht und Gallensteine besteht aus etwa 80% Natriumsulfat und 20% Kaliumkarbonat. (Z e r n i k.)

Ziethens Pulver gegen Wassersucht nach Dr. W e n d l a n d, von Apotheker F. Z i e t h e n in Weimar, besteht nach Angabe des Fabrikanten aus 15 Teilen Extract. Ononidis, 10 T. Extr. cort. Sambuci, 15 T. Arum maculat., 5 T. Scilla maritima, 10 T. Natr. sulfuric. sicc. und 10 T. Kal. sulfuric. pulv.

Ziglin, Heilmittel gegen Gicht, Rheuma u. dgl. von Ida Ziegler in Berlin, besteht aus roher Jutefaser, die stark mit· Holzteer imprägniert ist. (J u c k e n a c k und G r i e b e l.)

Zinkalium ist eine Legierung, welche aus Aluminium unter Zusatz geringer Mengen von Magnesium und Zink besteht. Es ist härter und billiger als Aluminium, besitzt aber eine geringere Beständigkeit chemischen Einflüssen gegenüber und leitet die Elektrizität schlechter.

Zinkfackeln der Firma G a n t s c h in München sind 1,340 kg schwere, 1 m lange, 3 cm starke Zinkhülsen, welche mit einem Gemisch von Kalisalpeter, Schwefel und rotem Arsenik, 4,2% arseniger Säure entsprechend, gefüllt sind.

Zitronentee besteht aus getrockneten Scheiben und Scheibenstücken von geschälten und entkernten Zitronen. (Nachr. f. Zollst.)

Zubeils Kolikmittel für Pferde von Gustav Z u b e i l in Berlin ist ein rotgefärbtes Gemisch von Petroleum und Amylalkohol. (J u c k e n a c k und G r i e b e l.)

Zubeils Mauke-Kur, von G. Z u b e i l in Berlin, ist eine konzentrierte Salizylsäurelösung, die mit denaturiertem Spiritus und anscheinend unter Zusatz von etwas Fuselöl hergestellt ist. Gehalt an Salizylsäure rund 24%. (J u c k e n a c k und G r i e b e l.)

Zubeils Roßmark-Einreibung ist gewöhnliches Pferdefett (Roßmark) ohne jeden Zusatz. Die R o ß m a r k - P o m a d e von Z. enthält neben Roßmark noch Mineralfett (Vaseline, Petroleum). (B e y t h i e n.)

W. F. Zuchardts Mara mit dem Pinsel von Georg W i l d e , Leipzig, ist ein Mittel gegen Gicht und besteht aus reinem Ol. Pini oder Ol. Pini Pumilionis. (R ö h r i g.)

Zuckerfeind, H ö p p e n e r s , gegen Diabetes, von Otto S c h ä - d e l in Lübeck. Bestandteile: Vacc. myrtill. 10,3, Ol. tereb. 25,7, Ol. citri 2,1, Spir. vin. 51,5, Aqua.

Zuckerharnruhrmittel von Richard B e r g e r in Dresden-Blasewitz besteht aus 4 Fläschchen mit je annähernd 25 g pulverförmigem Inhalt, aus fein pulverisiertem Milchzucker mit einigen Tropfen Kreosot; Nr. II und IV sind durch etwas roten Bolus schwach rötlich gefärbt. Außerdem werden 5 g Nußblättertee beigegeben. (J. M ü l l e r.)

Zuckerkapseln mit Eisensaccharat des Chemikers F l e i s c h e r von J o r d a n & T i m a e u s in Dresden, in zwei Stärken, zu 0,004 und 0,0075 Eisengehalt, enthalten in Zuckersirup klar gelöstes Eisenoxydsaccharat.

Zuckerkrankheit-Heilmittel vom Medizinalrat Dr. Johannes M ü l l e r in Berlin besteht aus zwei Medikamenten, I. einer Einreibung aus 2% Perubalsam und Spiritus, und II. einer für den innerlichen Gebrauch bestimmten Lösung von wenig Glaubersalz und Salizylsäure in Zimtwasser mit einer wässerigen Abkochung unschädlicher bitterer Pflanzen. (B i s c h o f f.)

Zuckers Kohlensäurebäder mit dem Kissen bestehen aus Ameisensäure und doppeltkohlensaurem Natron.

Zuckooh-Creme, ein Hautkosmetikum von L. Z u c k e r & C o. in Berlin W. 57, enthält weißes Wachs, Stärke und Gelatine. (E. R i c h t e r.)

Zündröhren von A b e l enthalten chlorsaures Kalium und Phosphorkupfer.

Zwieback-Essenz, als Ersatz für Eier zu Bäckereizwecken empfohlen, erwies sich als eine Lösung von 11 g Kochsalz und 5 g Tropaeolin in 250 g Wasser. (B e y t h i e n.)

Zylonit ist Papier aus einer dem Zelluloid ähnlichen Masse; es dient als Filter bei quantitativen Wägungen.

Zymine ist ein englisches Präparat, welches die verdauenden Stoffe der Pankreasdrüse enthält.

Druck von Oscar Brandstetter in Leipzig.